Springer-Lehrbuch

Klaus Diedrich
Wolfgang Holzgreve
Walter Jonat
Askan Schultze-Mosgau
Klaus-Theo M. Schneider
Jürgen M. Weiss (Hrsg.)

Gynäkologie und Geburtshilfe

2., völlig neu bearbeitete Auflage

Mit 547 farbigen Abbildungen und 97 Tabellen

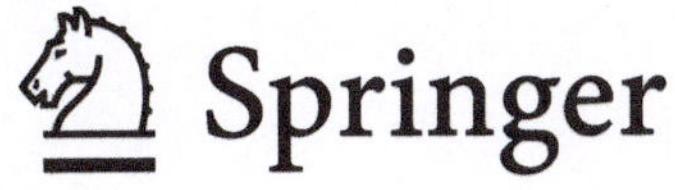

Prof. Dr. med. Klaus Diedrich
Dr. med. Askan Schultze-Mosgau
Klinik für Gynäkologie und Geburtshilfe
Universitätsklinikum Schleswig-Holstein, Campus Lübeck
Ratzeburger Allee 160, 23538 Lübeck, Deutschland

Prof. Dr. med. Dr. h.c. mult. Wolfgang Holzgreve, MS, FRCOG, FACOG
Vorsteher Frauenklinik
Universitätsspital Basel
Spitalstrasse 21, 4031 Basel, Schweiz

Prof. Dr. med. Walter Jonat
Klinik für Gynäkologie und Geburtshilfe
Universitätsklinikum Schleswig-Holstein, Campus Kiel
Michaelisstr. 16, 24105 Kiel, Deutschland

Prof. Dr. med. Klaus-Theo M. Schneider
Technische Universität München
Frauenklinik und Poliklinik
Abteilung für Perinatalmedizin und Perinatalphysiologie
Ismaninger Str. 22, 81675 München, Deutschland

Prof. Dr. med. habil. Jürgen M. Weiss
Universitätsfrauenklinik Ulm
Prittwitzstr. 43, 89075 Ulm, Deutschland

ISBN-10 3-540-32867-X 2. Auflage Springer Medizin Verlag Heidelberg
ISBN-13 978-3-540-32867-4 2. Auflage Springer Medizin Verlag Heidelberg

Bibliografische Information der Deutschen Nationalbibliothek
Die Deutsche Nationalbibliothek verzeichnet diese Publikation in der Deutschen Nationalbibliografie; detaillierte bibliografische Daten sind im Internet über http://dnb.d-nb.de abrufbar.

Springer Medizin Verlag
springer.com

Printed in Germany

Planung: Peter Bergmann, Heidelberg
Projektmanagement: Sigrid Janke, Heidelberg
Lektorat: Dr. Monika Merz, Sandhausen, Dr. Vera Glöckner, Heidelberg
SPIN 11515524
Layout und Einbandgestaltung: deblik Berlin
Satz und Digitalisierung der Abbildungen: Fotosatz-Service Köhler GmbH, Würzburg
Druck: Stürtz GmbH, Würzburg

Gedruckt auf säurefreiem Papier 15/2117 – 5 4 3 2 1 0

Vorwort

Die sich rasch wandelnde Lehre in der studentischen Ausbildung machte es erforderlich, das Konzept der ersten Auflage gründlich zu überdenken. Die Texte der ersten Auflage wurden von Wissen, welches sich eher an Facharztanwärter richtete, befreit und inhaltlich überarbeitet und damit auf ein studentisches Publikum ausgerichtet. Zusätzliche Kapitel sprechen die wichtigen Notfälle, die Infektionen in der Schwangerschaft und gerade auch die Leitsymptome an, die in keinem Studentenlehrbuch fehlen dürfen. Gerade die Leitsymptome als auch das Fallquiz, welches das diagnostische Denken vom Leitsymptom zur Diagnose bis hin zur daraus folgenden Therapie schulen soll, spiegeln den problemorientierten Lehransatz, welcher mittlerweile in den meisten Universitäten in Deutschland nach Einführung der jetzt gültigen Approbationsordnung Einzug gefunden hat, wider. Natürlich dient das Buch auch in besonderem Maße den Kolleginnen und Kollegen in der Weiterbildung sehr gut als Unterstützung, basiert es doch auf den klassischen drei Säulen unseres Faches:

1. Reproduktionsmedizin und gynäkologische Endokrinologie
2. Pränatalmedizin und Geburtshilfe und
3. Onkologie und operative Gynäkologie.

Die Didaktik wurde grundlegend erneuert. Übersichten, Merke- und Cave-Auszeichnungen und die jedem wichtigen Krankheitsbild folgenden Zusammenfassungen bilden einen Rahmen, über den sich dem Lernenden das Wissen leicht erschließen kann. Zusätzliche Praxistipps bieten nützliche Hinweise zur praktischen Handhabung, die später am Patienten sehr nützlich sein können. Die bewährten Fallbeispiele in den Kapiteln geben einen ersten Einblick in den Alltag im Krankenhaus.

Wir möchten allen Kolleginnen und Kollegen danken, die mit ihrer entsprechenden Fachkompetenz als Autoren die entsprechenden Kapitel verfasst haben.

Unser besonderer Dank gilt auch diesmal dem Springer Verlag und seinen Mitarbeitern, Frau Janke, Herrn Bergmann und Frau Dr. Merz. Die Zusammenarbeit mit ihnen war stets konstruktiv und fruchtbar. Das hier vorliegende, neu konzipierte Lehrbuch wäre ohne sie nicht möglich gewesen. Gedankt sei auch den zahlreichen Studenten, die durch stete konstruktive Kritik und Verbesserungsvorschläge sehr zum Gelingen beigetragen haben.

Basel, Kiel, Lübeck, München, Ulm, im August 2006
Klaus Diedrich, Wolfgang Holzgreve, Walter Jonat, Askan Schultze-Mosgau,
Klaus-Theo M. Schneider, Jürgen Michael Weiss

Die Herausgeber

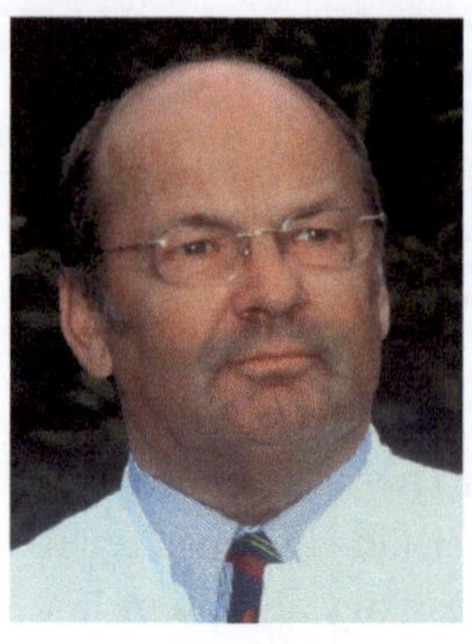

Klaus Diedrich
geboren am 28.04.1946. Studium der Humanmedizin und spätere Facharztausbildung an der Universität Hamburg. Oberarzttätigkeit an der Klinik für Frauenheilkunde und Geburtshilfe in Lübeck. Habilitation 1981. Ab 1984 leitender Oberarzt an der Universitätsfrauenklinik in Bonn und Ernennung zum Professor. 1993 Übernahme des Lehrstuhls für Frauenheilkunde und Geburtshilfe an der Universität Lübeck. Präsident der European Society of Human Reproduction and Embryology (ESHRE). Schriftführer der Deutschen Gesellschaft für Gynäkologie und Geburtshilfe (DGGG). Ab 2000 zunächst Vizepräsident, später Präsident und inzwischen 2. Vizepräsident der Deutschen Gesellschaft für Gynäkologie und Geburtshilfe (DGGG).

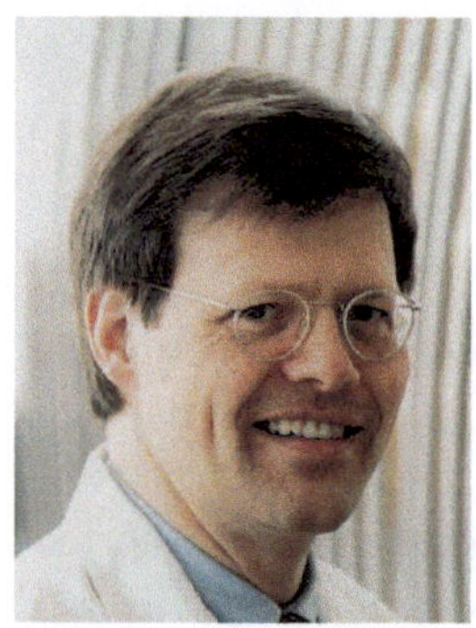

Wolfgang Holzgreve
geboren 1955 in Westfalen. Studium der Humanmedizin an der Universität Münster und Master of Science in Genetik an der Universität von Kalifornien, Berkeley. Facharztausbildung in Münster und 1982-1984 ein Postdoctoral Fellowship an der Universität von Kalifornien, San Francisco. 1986 Habilitation. 1991 Ernennung zum Professor für Frauenheilkunde auf Lebenszeit und zum geschäftsführenden Oberarzt in Münster. Seit 1995 Ordinarius für Gynäkologie und Geburtshilfe an der Universität Basel. Maternité-Preis und Erich Saling-Preis, Liley Medal, Price Oratim, vier Ehrendoktorate, Ehrenmitglied im Royal College of Obstetricians and Gynaecologists und im American College of Obstetrics and Gynaecology.

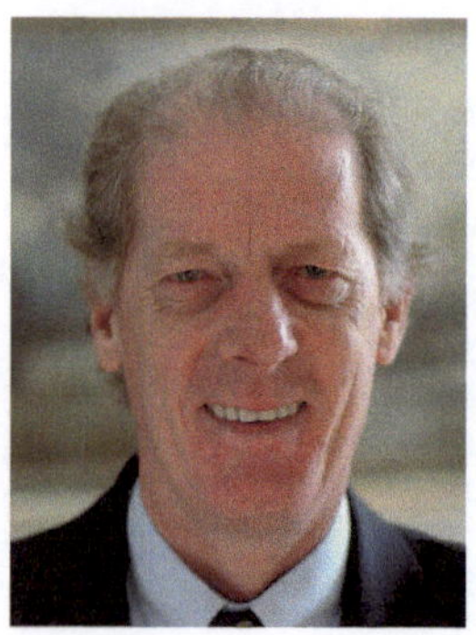

Walter Jonat
Studium der Humanmedizin in Hamburg, 1974 Approbation. 1976 Promotion mit einer Arbeit über den Steroidhormonmetabolismus. 1976 bis 1985 Assistent und Oberarzt an der Frauenklinik des Zentralen Krankenhauses in Bremen. 1984 externe Habilitation an der Universität Hamburg. 1986 Ruf auf eine C3 Professur für Gynäkologie und Geburtshilfe an der Universitätsfrauenklinik Eppendorf. 1994 Berufung auf die C4 Professur an der Universitätsfrauenklinik Köln. Weitere Rufe folgten. Seit 1995 C4 Professor und Direktor der Universitätsfrauenklinik in Kiel.

Schwerpunkt der klinischen und wissenschaftlichen Arbeit: gynäkologische Onkologie, u.a. Einführung des Steroidhormonrezeptorkonzeptes, Entwicklung von adjuvanten Therapieschemata und Reduktion der operativen Radikalität durch das Wächterlymphknotenkonzept. Setzen eines heute weltweit anerkannten Therapiestandards durch Schlüsselstudie zur endokrinen Therapie in der Prämenopause. Etablierung eines deutschlandweiten Versorgungsnetzwerkes bei hereditärem Mammakarzinom durch Untersuchungen seiner Arbeitsgruppe.

1992 Deutscher Krebspreis neben anderen Ehrungen für seine Brustkrebsforschung. Vertreter der deutschen Gynäkologie und Geburtshilfe in nationalen und internationalen Gesellschaften und Komitees. Mitglied des Editorial Boards bei Fachzeitschriften (American Journal of Cancer, Archives of Gynecology and Obstetrics, Geburtshilfe und Frauenheilkunde, Journal of Pharmacology and Therapy, Labormedizin). Seit 1993 tätig in Gremien der Deutschen Krebshilfe. 2006 Präsidentschaft der Deutschen Gesellschaft für Gynäkologie und Geburtshilfe (DGGG).

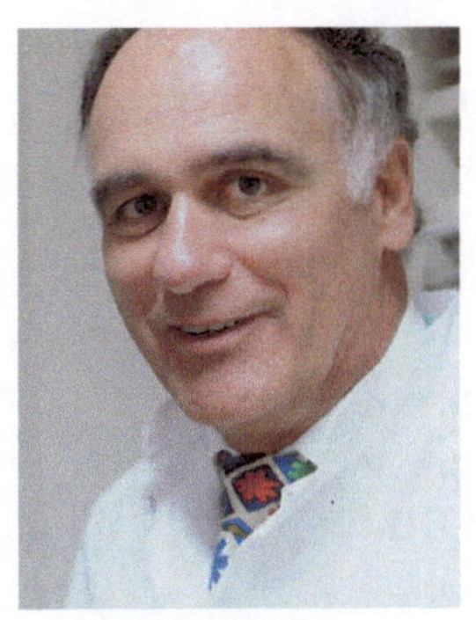

Klaus-Theo M. Schneider
geboren am 3.5.1950, Studium der Humanmedizin in Würzburg. Ausbildung in Berlin und Zürich. Promotion 1978, Habilitation 1987. 1990 Berufung zum C3 Professor und Extraordinarius an der Frauenklinik der TU München. Leiter der Abteilung für Perinatalmedizin und Perinatalphysiologie. Stellvertretender Klinikdirektor. Vertreter des geburtshilflichen Boards in der Leitlinienkonferenz. Vorstandsmitglied in mehreren geburtshilflichen Gesellschaften. Herausgeber der Zeitschrift für Geburtshilfe und Neonatologie. Zahlreiche wissenschaftliche Veröffentlichungen, Mitherausgabe von Fachbüchern und Buchbeiträgen. Umfangreiche Fortbildungstätigkeit. Wissenschaftliche Schwerpunkte: Perinatalphysiologie. Antepartuale Überwachung und Optimierung des Entbindungstermins. Intrauterine Wachstumsretardierung, Qualitätssicherung und -verbesserung.

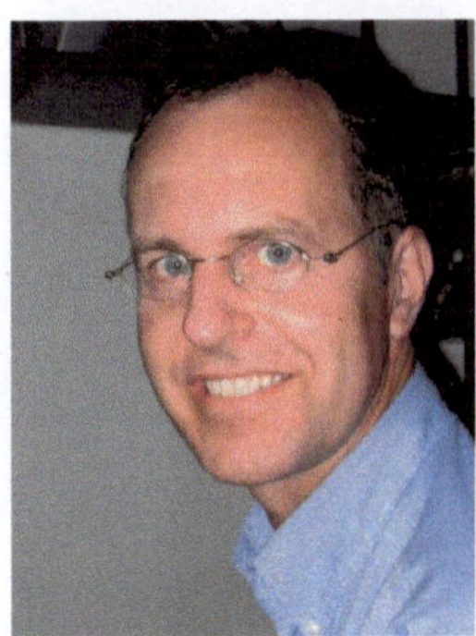

Askan Schultze-Mosgau
geboren 1967 in Hamburg. Studium der Humanmedizin an der Christian-Albrechts-Universität zu Kiel. Seit 1995 an der Klinik für Frauenheilkunde und Geburtshilfe des Universitätsklinikums Schleswig-Holstein, Campus Lübeck. Promotion an der Klinik. 2003 Ernennung zum Oberarzt und Leiter des Bereiches Reproduktionsmedizin und gynäkologische Endokrinologie. Forschungsaufenthalte an den National Institutes of Health (NIH) in Bethesda/USA. Förderstipendium der Deutschen Gesellschaft für Gynäkologie und Geburtshilfe 1998.

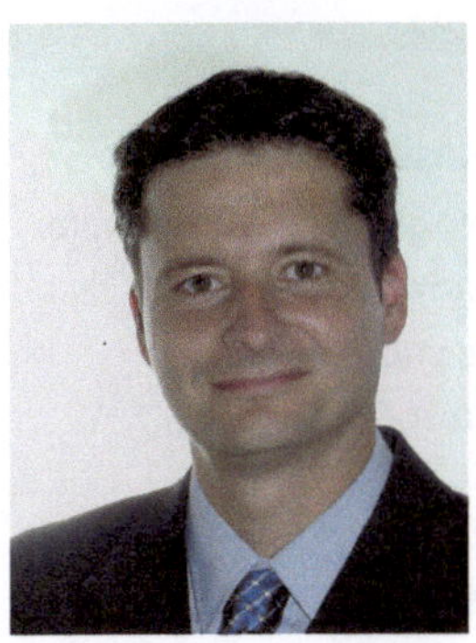

Jürgen M. Weiss
geboren 1967 in Esslingen. Studium der Humanmedizin an der Universität Tübingen. Facharztausbildung an der Klinik für Frauenheilkunde und Geburtshilfe der Universität Lübeck. Seit 2002 Oberarzt. Habilitation 2004. Seit 2006 Professur für Endokrinologie und Reproduktionsmedizin an der Frauenklinik der Universität Ulm. Forschungsaufenthalte am NIH, USA. Forschungsschwerpunkte: experimentelle und klinische Endokrinologie. 1998 Ludwig-Fraenkel-Preis.

Beitragsautoren

Priv.-Doz. Dr. med. Christopher Altgassen
Klinik für Gynäkologie und Geburtshilfe
Universitätsklinikum Schleswig-Holstein, Campus Lübeck
Ratzeburger Allee 160
D-23538 Lübeck

Priv.-Doz. Dr. med. Monika Bals-Pratsch
Zentrum für Gynäkologische Endokrinologie, Reproduktionsmedizin und Humangenetik
Hemauerstraße 1
D-93047 Regensburg

Dr. med. Dirk O. Bauerschlag
Klinik für Gynäkologie und Geburtshilfe
Universitätsklinikum Schleswig-Holstein, Campus Kiel
Michaelisstr. 16
D-24105 Kiel

Priv.-Doz. Dr. med. Gabriele Bonatz
Frauenklinik Augusta-Krankenanstalt-Bochum
Bergstr. 26
D-44791 Bochum

Prof. Dr. med. Klaus Diedrich
Klinik für Gynäkologie und Geburtshilfe
Universitätsklinikum Schleswig-Holstein, Campus Lübeck
Ratzeburger Allee 160
D-23538 Lübeck

Prof. Dr. med. Ricardo Felberbaum
Klinik für Gynäkologie und Geburtshilfe/ Perinatalzentrum
Klinikum Kempten-Oberallgäu
Robert-Weixler-Str. 50
D-87439 Kempten

Dr. med. Dominique Finas
Klinik für Gynäkologie und Geburtshilfe
Universitätsklinikum Schleswig-Holstein, Campus Lübeck
Ratzeburger Allee 160
D-23538 Lübeck

Dr. med. Dorothea Fischer
Klinik für Gynäkologie und Geburtshilfe
Universitätsklinikum Schleswig-Holstein, Campus Lübeck
Ratzeburger Allee 160
D-23538 Lübeck

Prof. Dr. med. Michael Friedrich
Klinik für Gynäkologie und Geburtshilfe
Universitätsklinikum Schleswig-Holstein, Campus Lübeck
Ratzeburger Allee 160
D-23538 Lübeck

Priv.-Doz. Dr. med. Annegret Geipel
Abteilung für Geburtshilfe und Pränatale Medizin
Universitätsklinikum Bonn
Sigmund-Freud-Straße 25
D-53105 Bonn

Priv.-Doz. Dr. med. Ute Germer
Zentrum für Pränatalmedizin
Klinik für Frauenheilkunde und Geburtshilfe der Universität Regensburg am Caritas-Krankenhaus St. Josef
Landshuter Str. 65
D-93053 Regensburg

Dr. med. Sabine Gröger
Praxis für Frauenheilkunde und Geburtshilfe
Colonnaden 49
D-20354 Hamburg

Dr. med. Barbara Grüne
Frauenärztin
Lülsdorfer Str. 227
D-51143 Köln

Dr. med. Michael Holweg
Frauenarztpraxis
Breite Str. 95
D-23552 Lübeck

Prof. Dr. med. Dr. h.c. mult. Wolfgang Holzgreve, MS, FRCOG, FACOG
Vorsteher/Chefarzt
Universitätsspital Basel, Frauenklinik
Spitalstrasse 21
CH-4031 Basel

Priv.-Doz. Dr. med. Irene Hösli
Frauenklinik
Universitätsspital Basel
Spitalstraße 21
CH-4031 Basel

Prof. Dr. med. Walter Jonat
Klinik für Gynäkologie und Geburtshilfe
Universitätsklinikum Schleswig-Holstein, Campus Kiel
Michaelisstr. 16
D-24105 Kiel

Dr. med. Tanja Kasimzade-Rücker
Klinik für Gynäkologie und Geburtshilfe
Universitätsklinikum Schleswig-Holstein, Campus Lübeck
Ratzeburger Allee 160
D-23538 Lübeck

Prof. Dr. med. Marion Kiechle
Klinikum Rechts der Isar TU München
Frauenklinik und Poliklinik
Ismaninger Str. 22
D-81675 München

Prof. Dr. med. Wolfgang Küpker
Frauenklinik
Klinikum Bremen-Nord gGmbH
Hammersbecker Str. 228
D-28755 Bremen

Dr. med. Enrique Lehmann-Willenbrock
Klinik für Frauenheilkunde und Geburtshilfe
Reinhard-Nieter Krankenhaus
Friedrich-Paffrath-Str. 100
D-26389 Wilhelmshaven

Dr. med. Martin Löning
Klinik für Gynäkologie und Geburtshilfe
Universitätsklinikum Schleswig-Holstein, Campus Lübeck
Ratzeburger Allee 160
D-23538 Lübeck

Dr. med. Antje Lopens
Klinik für Frauenheilkunde und Geburtshilfe
Humaine Klinikum Bad Saarow
Pieskower Str. 33
D-15526 Bad Saarow

Prof. Dr. med. Michael Ludwig
Endokrinologikum Hamburg
Zentrum für Hormon- und Stoffwechselerkrankungen, Reproduktionsmedizin und Gynäkologische Endokrinologie
Lornsenstr. 6
D-22767 Hamburg

Dr. med. Karin Maass-Poppenhusen
Klinik für Gynäkologie und Geburtshilfe
Universitätsklinikum Schleswig-Holstein, Campus Kiel
Michaelisstr. 16
D-24105 Kiel

Prof. Dr. med. Nicolai Maass
Klinik für Gynäkologie und Geburtshilfe
Universitätsklinikum Schleswig-Holstein, Campus Kiel
Michaelisstr. 16
D-24105 Kiel

Prof. Dr. med. Liselotte Mettler
Klinik für Gynäkologie und Geburtshilfe
Universitätsklinikum Schleswig-Holstein, Campus Kiel
Michaelisstr. 16
D-24105 Kiel

Prof. Dr. med. Peter Miny
Abteilung Medizinische Genetik
Departement Klinisch-Biologische Wissenschaften
Universitäts-Kinderspital beider Basel (UKBB)
Postfach
CH-4005 Basel

Prof. Dr. med. Jacobus Pfisterer
Klinik für Gynäkologie und Geburtshilfe
Universitätsklinikum Schleswig-Holstein, Campus Kiel
Michaelisstr. 16
D-24105 Kiel

Dr. med. Christian Schem
Klinik für Gynäkologie und Geburtshilfe
Universitätsklinikum Schleswig-Holstein, Campus Kiel
Michaelisstr. 16
D-24105 Kiel

Dr. med. Thilo Schill
Zentrum für Reproduktionsmedizin und gynäkologische Endokrinologie
Ostpassage 9
D-30853 Langenhagen

Dr. med. Andreas Schmutzler
Klinik für Gynäkologie und Geburtshilfe
Universitätsklinikum Schleswig-Holstein, Campus Kiel
Michaelisstr. 16
D-24105 Kiel

Prof. Dr. med. Klaus-Theo M. Schneider
Technische Universität München
Frauenklinik und Poliklinik
Abteilung für Perinatalmedizin und Perinatalphysiologie
Ismaninger Str. 22
D-81675 München

Dr. med. Thoralf Schollmeyer
Klinik für Gynäkologie und Geburtshilfe
Universitätsklinikum Schleswig-Holstein, Campus Kiel
Michaelisstr. 16
D-24105 Kiel

Dr. med. Askan Schultze-Mosgau
Klinik für Gynäkologie und Geburtshilfe
Universitätsklinikum Schleswig-Holstein, Campus Lübeck
Ratzeburger Allee 160
D-23538 Lübeck

Dr. med. Dominika Strik
Klinik für Frauenheilkunde und Geburtshilfe
der Universität Regensburg am Caritas-Krankenhaus St. Josef
Landshuter Str. 65
D-93053 Regensburg

Prof. Dr. med. Daniel Surbek
Ordinarius und Chefarzt
Universitäts-Frauenklinik
Inselspital
Effingerstrasse 102
CH-3010 Bern

Priv.-Doz. Dr. med. Sevgi Tercanli
Frauenklinik
Universitätsspital Basel
Spitalstraße 21
CH-4031 Basel

Dr. med. Elke Vollersen
Frauenarztpraxis
Grüner Gang 15
D-23730 Neustadt

Priv.-Doz. Dr. med. Diedrich Weisner
Klinik für Frauenheilkunde und Geburtshilfe
Universitätsklinikum Schleswig-Holstein, Campus Kiel
Michaelisstr. 16
D-24105 Kiel

Prof. Dr. med. Jürgen M. Weiss
Universitätsfrauenklinik Ulm
Prittwitzstr. 43
D-89075 Ulm

Gynäkologie: das neue Layout

Über **500 farbige Abbildungen:** veranschaulichen komplizierte und komplexe Sachverhalte

Einleitung: thematischer Einstieg ins apitel

Einführung

Tumoren des Unterbauchs stellen häufige Probleme in der gynäkologischen Diagnostik dar. Palpationsbefund, vaginale und abdominale Sonographie sowie ausgewählte Laboruntersuchungen ermöglichen in den meisten Fällen die wichtige Entscheidung, ob eine gut- oder bösartige Erkrankung vorliegt, ob eine konservative oder operative Therapie indiziert ist oder ob weitere, auch invasive Diagnostik, erforderlich ist. Da gynäkologische Tumoren auch eine akute Bedrohung für die Patientin darstellen können, ist eine zügige Klärung notwendig.

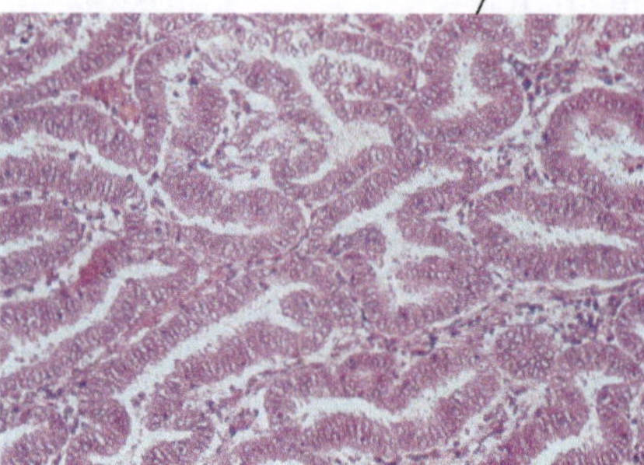

Abb. 11.11 Endometriumkarzinom mit histologischem Differenzierungsgrad I

Die Diagnosestellung erfolgt nach der Münchener Nomenklatur II (Einteilung nach Papanicolaou, PAP, Tab. 11.11).

Verweise auf Abbildungen und Tabellen: deutlich herausgestellt und leicht zu finden

HPV-Diagnostik

Die Diagnostik auf Zervixinfektionen mit humanen Papillomaviren (HPV) mittels PCR oder Hybrid-capture II-Assay (HCII-Assay) hat derzeit keinen Stellenwert im primären Screening auf CIN. **HPV-Testung** sollte nur durchgeführt werden im Rahmen klinisch-wissenschaftlichen Studien oder bei Frauen mit rezidivierenden **zytologischen** Abstrichen PAP III sowie im Rahmen der Nachbeobachtung nach Konisation mit CIN III.

Histologische Typen des Endometriumkarzinoms (WHO-Klassifikation 1994)

75–80%	Endometrioides Adenokarzinom (Sonderformen: adenosquamöse Differenzierung, Adenokanthom)
< 1%	Seröses Adenokarzinom
4%	Klarzelliges Adenokarzinom
1%	Muzinöses Adenokarzinom
< 1%	Squamöses Adenokarzinom
10%	Gemischtes Adenokarzinom
< 1%	Undifferenziertes Karzinom

Bei Patientinnen ab einem **PAP IIID (CIN I, II,** Abb. 11.6) sollte immer eine **Kolposkopie** durchgeführt werden. Dabei kann die Läsion lokalisiert (ektozervikaler oder endozervikaler Sitz, Ausmaß der Läsion, Schweregrad der Läsion) werden.

Die **histologische Sicherung** einer CIN oder des invasiven Zervixkarzinoms erfolgt durch Biopsie (Knipsbiopsie, Bröckelentnahme mit scharfem Löffel, fraktionierte Abrasio) aus dem Tumor. Wenn makroskopisch kein Tumor zu sehen ist, wird die Konisation durchgeführt.

11

Leitsystem: schnelle Orientierung über alle K apitel und den Anhang

Man nimmt an, dass das Endometriumkarzinom von glandulären Zellen der Zona functionales ausgeht. Mikroskopisch werden der histopathologische Typ, Hyperchromasie, Pleomorphie der Zellen und Zellkerne, Mitosen, Strominvasion, der histologische und nukleäre Differenzierungstyp beurteilt (Abb. 11.11, Abb. 11.12).

Schlüsselbegriffe erleichtern fett hervorgehoben das Lernen

Praxisbox Hegar-Schwangerschaftszeichen

Vor der 7./8. SSW kann die Auflockerung des Uterus vor allem im Isthmusbereich diagnostisch hinweisend sein (Abb. 14.23). Bei der bimanuellen Untersuchung scheinen sich dabei innere und äußere Untersucherhand zu berühren, da die aufgelockerte Zervix keinen Widerstand bietet.

Piscacek-Schwangerschaftzeichen

Ferner kann bei der Palpation eine Asymmetrie des Uterus durch eine einseitige Ausladung im Bereich der Implantationsstelle auffallen (Abb. 14.24).

Symtomatik. Im Gegensatz zu den meisten anderen Karzinomen weisen frühzeitige Symptome oft schon im Anfangsstadium auf das Endometriumkarzinom hin.

! Jede Blutung in der Postmenopause ist hochgradig verdächtig auf ein Korpuskarzinom und muss abgeklärt werden.

Aber auch irreguläre Blutungen und fleischwasserfarbiger Ausfluss sowie Unterleibsbeschwerden können auf eine maligne Transformation des Endometriums hinweisen.

Praxisbox: detaillierte Darstellung des diagnostischen und therapeutischen Vorgehens

Cave: Vorsicht! Bei falschem Vorgehen Gefahr für den Patienten!

Übersichten: wichtige Fakten auf einen Blick

Definition: Erklärung zentraler Begriffe zum besseren Verständnis

Inhaltliche Struktur: klare Gliederung durch alle Kapitel

Navigation: Seitenzahl und Kapitelnummer für die schnelle Orientierung

5.2.4 Genitale Amenorrhö

Definition

Die **uterine Amenorrhö** ist primär durch eine Fehlanlage oder sekundär durch erworbene Veränderungen des Endometriums bzw. der Gebärmutter bedingt.

Ätiopathogenese. Der **primären** uterinen Amenorrhö liegt häufig eine Uterus- und/ oder Vaginalaplasie oder -fehlbildung zugrunde (**Mayer-Rokitansky-Küster-Hauser-Syndrom,** ▶ Kap. 3.1.2).

schen Patientinnen erfolgen. Zu den Medikamenten, die Hyperprolaktinämien auslösen können, zählen Dopaminrezeptorblocker bzw. Dopamin-entspeichernde Substanzen wie Phenothiazine, trizyklische Antidepressiva, Butyrophenone, Anxiolytika, Reserpin, Methyldopa, Metoclopramid, Sulpirid, Östrogene und Cimetidin.

Beispiel

36-jährige Patientin, sekundäre Amenorrhö seit Geburt vor 4 Jahren.

Befunde: Hormonstatus: Prolaktin 5-fach erhöht, LH vermindert, Östradiol vermindert, Gestagentest positiv. Vaginalsonographie: unauffällig, keine Follikeldominanz. Kernspintomographie der Hypophyse: Kein Tumornachweis.

Diagnose: Hyperprolaktinämische Ovarialinsuffizienz Gruppe VI.

Therapie: Dopaminagonisten-Dauertherapie einschleichend, Dosisanpassung alle 2 Wochen, bis Prolaktinwert normalisiert, Wiederaufleben der ovulatorischen Zyklusfunktion meist 6 Wochen nach Therapiebeginn.

> Die Frage nach der Dauer der **gegenwärtigen Beschwerden** (chronische Schmerzen oder akutes Abdomen) bestimmt oft die Dringlichkeit.

Eine sorgfältige Schmerzanamnese (seit wann, wo, zyklisch, Art der Schmerzen, bei welchen Tätigkeiten) gibt oftmals Hinweise auf die Organzugehörigkeit. Fieber, Blasen- oder

Tab. 11.13. 5-Jahres-Überlebensrate beim Zervixkarzinom unabhängig von der Behandlungsart

FIGO-Stadium	5-Jahres-Überlebensrate
0	100%
I	0–85%
II	65–85%
III	20–30%
IV	7–12%

Kallmann-Syndrom (olfaktogenitale Dysplasie)

Hierbei handelt es sich um eine seltene hypothalamische Amenorrhö in Kombination mit einer kongenitalen An- oder Hypoosmie durch Fehlentwicklung des Bulbus olfactorius. Die Verbindung von GnRH- und olfaktorischen Neuronen ist embryologisch dadurch zu erklären, dass beide Neurone einen gemeinsamen Ursprung haben und GnRH-Neurone entlang der olfaktorischen Axone zu ihrem Zielort im Hypothalamus wandern.

Überwiegend ist das männliche Geschlecht betroffen (Inzidenz 1:10.000, bei Frauen 1:50.000). Das Kallmann-Sydrom ist häufig mit einer Rot-Grün-Blindheit oder Nierenfehlbildungen assoziiert. Mädchen mit diesem Syndrom zeigen typischerweise eine verzögerte pubertäre Entwicklung. Eine endokrine Therapie sollte nach Diagnosestellung begonnen werden, um die Ausbildung der sekundären Geschlechtsmerkmale und eine körperliche Reifung zu erreichen.

In Kürze

Gutartige Neubildungen der Vagina

- **Vaginalzysten:** Meist Gartner-Gang-Zysten, relativ selten, symptomarm. Exzision nur bei Beschwerden.
- **Condylomata acuminata (Feigwarzen, Feuchtwarzen, spitze Kondylome):** Viel seltener als an Vulva. Therapie mit hochprozentiger Essigsäure lokal, scharfem Löffel, elektrischer Schlinge oder Laser.
- **VAIN (vaginale intraepitheliale Neoplasie I–III):** Präkanzerose, Entartungsrisiko 5%. Rötung, Leukoplakie, Kondylome. Histologische Abklärung. Therapie je nach Ausdehnung mit Exzision, Laser, Kontaktbestrahlung bis zur Vaginektomie.

Vaginalkarzinom

Primäres: 2–2,5% der Genitalmalignome, eher selten, ältere Patientinnen, 90% Plattenepithelkarzinome. 5-Jahresüberlebensrate nur 40% wegen später Diagnosestellung, schlechter Therapiemöglichkeiten, hoher Komplikations- und Rezidivgefahr.

Symptomatik: Kontaktblutende Läsionen, Ulzerationen, schmerzlose Blutung, bräunlicher Fluor.

Diagnostik: Spekulumeinstellung, Zytodiagnostik, Kolposkopie, rektovaginale Untersuchung wegen Ausdehnung auf Nachbarorgane, Histologie.

Therapie: Radikale Operation (abdominale Hysterektomie, partiale Vaginektomie, pelvine Lymphonodektomie, Kolpektomie, ggf. Exenteratio) in frühen Stadien. Bei Ausdehnung auf Nachbarstrukturen und Lymphknotenmetastasen Kontaktbestrahlung, hohe Gefahr der Fistelbildung.

Sekundäres: 60% aller Vaginalmalignome greifen von anderen Organen ausgehend, meist Zervix auf Vagina über. Operative Therapie selten noch möglich.

Merke: das Wichtigste auf den Punkt gebracht

Tabelle: klare Übersicht der wichtigsten Fakten

Exkurs: interessante Zusatzinformationen, die das Grundlagenwissen vertiefen

In Kürze: Wiederholung der wichtigsten Fakten zu jedem Krankheitsbild – zur Vorbereitung auf die Prüfung

Der Fall: der »Aeskulapstab« schärft den Blick für die Klinik

Inhaltsverzeichnis

I Gynäkologie

II Geburtshilfe

III Gynäkologische Leitsymptome und Notfälle

I Gynäkologie

Funktionelle Anatomie der weiblichen Genitalorgane

J. Pfisterer, M. Ludwig, E. Vollersen

Einführung

Funktionelle Anatomie versteht sich als Zusammenschau von Form und Aufgabe. Der weibliche Genitaltrakt unterliegt aufgrund der hormonellen Schwankungen während des Menstruationszyklus regelmäßigen Veränderungen. Extrem hohen Beanspruchungen ist er während der Schwangerschaft ausgesetzt, wenn der Uterus um ein Vielfaches seiner Eigengröße zunimmt und die Cervix uteri den Verschluss des Organs gewährleisten muss. Das knöcherne Becken, der muskuläre Beckenboden und die Vagina müssen ihre Aufgabe als suffizienter Halteapparat erfüllen. Unter der Geburt dürfen sie beim Austritt des Kindes kein Hindernis darstellen.

1.1 Anatomie des Beckens

1.1.1 Knöcherner Beckenring

Das knöcherne Becken (Pelvis), bzw. der Beckengürtel (Cingulum pelvicum), besteht aus (Abb. 1.1):

- den beiden **Ossa coxae** (Hüftbeinen), die durch die **Symphysis pubica** (Symphyse, Schambeinfuge) miteinander verbunden sind,
- dem **Os sacrum** (Kreuzbein) und
- dem **Os coccygis** (Steißbein).

Das **Os coxa** setzt sich zusammen aus Os ilium (Darmbein), Os ischii (Sitzbein) und Os pubis (Schambein), die im Bereich des Azetabulums (Hüftgelenkspfanne) aufeinander treffen und beim Erwachsenen untrennbar miteinander verwachsen sind.

Das **Os sacrum** zeichnet sich durch einen ventral gerichteten Knick an seiner Oberkante im Übergangsbereich zur Lendenwirbelsäule aus, dem **Promontorium**. Dieser Vorsprung wird bedingt durch die aufrechte Haltung des Menschen. Von hier aus zieht eine verstärkte Knochenleiste nach vorne zur Symphyse und teilt den kaudal liegenden Teil als sog. **kleines Becken** ab.

Den vorderen Abschluss des Beckengürtels bildet die **Symphyse**, ausgefüllt vom fibrösknorpeligen Discus interpubicus. Verstärkt wird die Symphyse oben und unten durch das Lig. pubicum superius bzw. das Lig. arcuatum pubis.

Im Bereich des Beckengürtels sind die Symphyse und das Steißbein hormonabhängig, ihre Beweglichkeit nimmt während der Schwangerschaft und insbesondere unter der Geburt zu.

> Physiologischerweise kommt es unter der Geburt zur Aufdehnung der Symphyse, pathologischerweise zur Überdehnung oder Symphysensprengung. Ein nicht bewegliches Steißbein kann ein unüberwindbares Geburtshindernis (Gefahr des Steißbeinbruchs) sein.

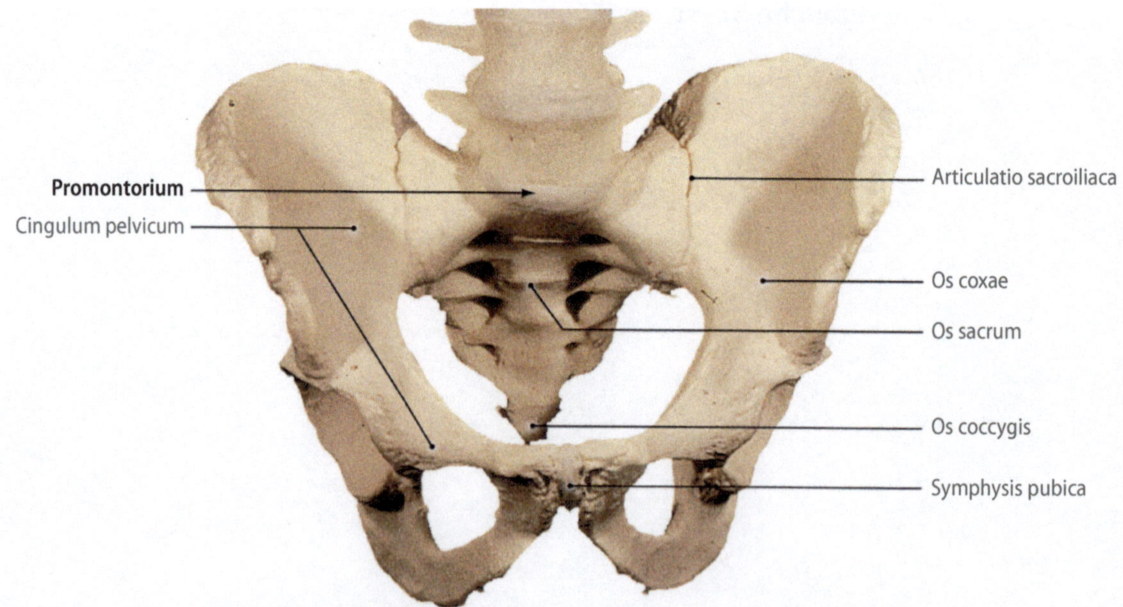

Abb. 1.1. Knochen des Beckenringes (Cingulum pelvicum)

Von eher historischer Bedeutung sind heute die Beckenmaße (▶ Kap. 14), die früher zur Beurteilung der Möglichkeit einer vaginalen Geburt herangezogen wurden.

1.1.2 Beckenboden

Der Beckenboden (◘ Abb. 1.2, ◘ Abb. 1.3) ist ein aktiv elastisches Stützpolster, das sich lateral und kaudal zwischen dem knöchernen Beckenring ausspannt und dabei stark weitenvariable Durchtrittsöffnungen gewährleistet. Ermöglicht wird dies durch ein in 3 Etagen angeordnetes Bindegewebe-Muskelsystem.

Muskulatur

Innere Schicht

Die innere Schicht ist das Diaphragma pelvis. Es besteht aus dem M. levator ani, der sich aus M. puborectalis, M. pubococcygeus und M. iliococcygeus zusammensetzt, und dem M. coccygeus, sowie deren Faszien. Zwischen den beiden nach dorsal ziehenden Levatorenschenkeln liegt der Levatorspalt (Hiatus urogenitalis), durch den Urethra, Vagina und Rektum durchtreten. Einige Fasern des M. levator ani ziehen in das Spatium rectovaginale zwischen Rektum und Vagina, die restlichen sind über eine Sehnenplatte, dem Lig. anococcygeum am Steißbein befestigt.

> Der Beckenboden bildet einen nach vorne unten gerichteten offenen Trichter, der unter der Geburt für die Leitung des führenden Teils des Kindes verantwortlich ist.

Mittlere Schicht

Das **Diaphragma urogenitale** stellt als mittlere Schicht eine derbe Platte von faserigem Bindegewebe dar, die den Winkel zwischen den Schambeinästen ausfüllt. Durch Muskelbündel des M. transversus perineae profundus ist die Achse elastisch verstärkt, wobei ein willkürlich verschließbarer Durchlass für die Harnröhre ausgespart bleibt.

Äußere Schicht

Die äußere Schicht (**Schließmuskelschicht**) wird von der Dammmuskulatur gebildet, namentlich den M. sphincter

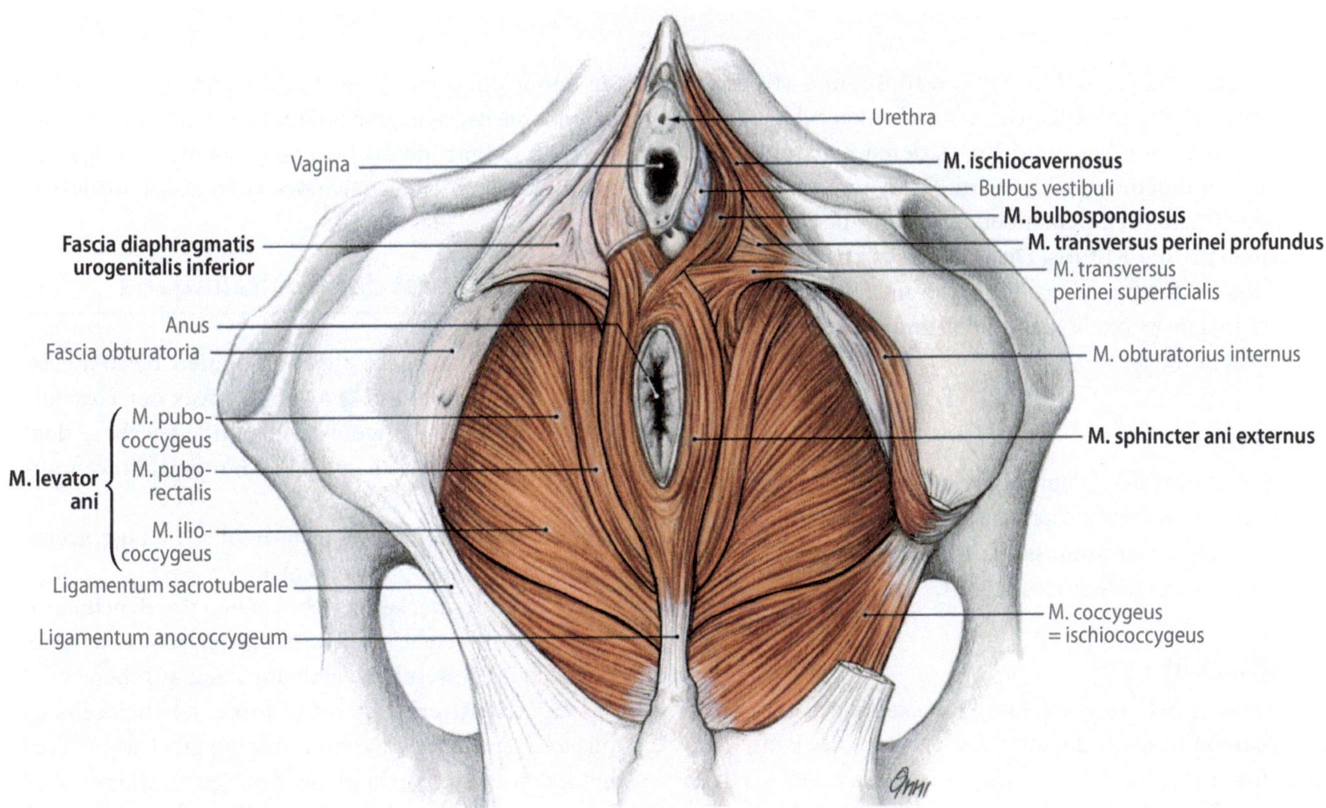

◘ **Abb. 1.2.** Beckenboden der Frau

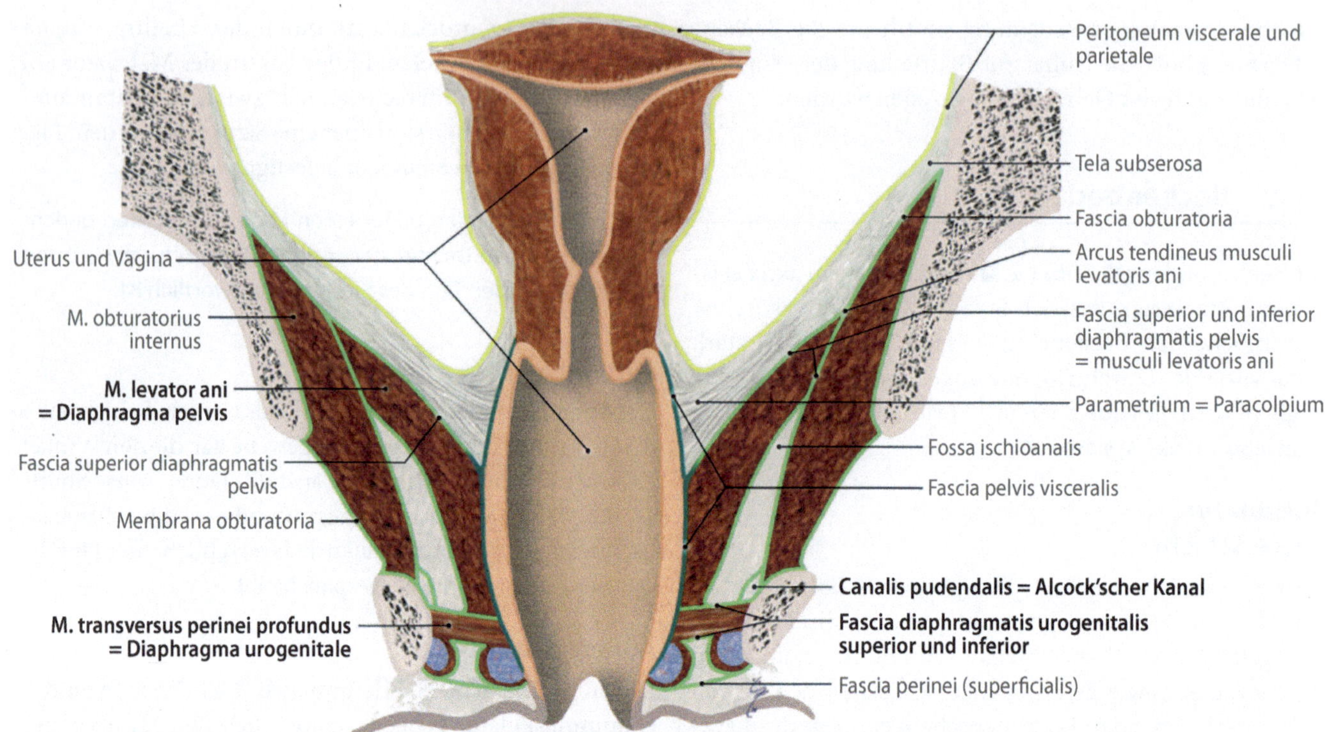

Abb. 1.3. Frontalschnitt durch das weibliche Becken im Bereich von Vagina und Uterus, Ansicht der hinteren Schnittfläche

ani, M. bulbospongiosus, M. ischiocavernosus und M. transversus perinei superficialis. Die ersten beiden bilden eine Achterschlinge um Anus und Vulva, deren Zentrum vom Centrum tendineum gebildet wird. Die Mm. ischiocavernosi liegen nahe den Schambeinästen und bedecken die Schwellkörper der Klitoris. Der M. transversus perinei superficialis ist häufig nur rudimentär am Hinterrand des Diaphragma urogenitale ausgebildet und hat keine wesentliche Haltefunktion.

Innervation

Die Innervation des Diaphragma pelvis und urogenitale erfolgt über den Plexus sacralis (S2–S4) und ist daher unwillkürlich. Die Dammmuskulatur wird willkürlich durch den N. pudendus (S2–S4) innerviert.

Belastbarkeit

Seine stärkste Belastung erfährt der Beckenboden während der Austreibungsperiode unter der Geburt. Dies kann Ursache für eine später auftretende statische Insuffizienz des Beckenbodens sein, einschließlich einer Senkung des Genitales.

> Die Vermeidung von Verletzungen und Überbeanspruchungen des Beckenbodens in Zusammenhang mit Schwangerschaft, Geburt und Wochenbett gehören zum Aufgabenbereich einer präventiven Gynäkologie und Geburtshilfe.

1.1.3 Halteapparat der Genitalorgane

Die inneren Genitalorgane sind im kleinen Becken elastisch befestigt (Abb. 1.4, Abb. 1.5). Aus der Gesamtheit des den Uterus umgebenden Bindegewebes, dem **Parametrium**, lassen sich einzelne Bandstrukturen abgrenzen.

Man unterscheidet die Ligg. cardinalia, die Ligg. sacrouterina sowie die Ligg. pubovesicalia.

Einige Züge des Beckengewebes heben das Bauchfell zu Duplikaturen an, welche als Ligamenta bezeichnet werden, obwohl sie keine wesentliche Haltefunktion ausüben:

- Das **Lig. teres uteri** (**Lig. rotundum**) zieht beidseits als muskelfaserreicher Zug vom Tubenwinkel des Uterus durch den Leistenkanal in die große Schamlippe.
- Das **Lig. latum uteri** verbindet die Gebärmutter mit dem seitlichen Becken.

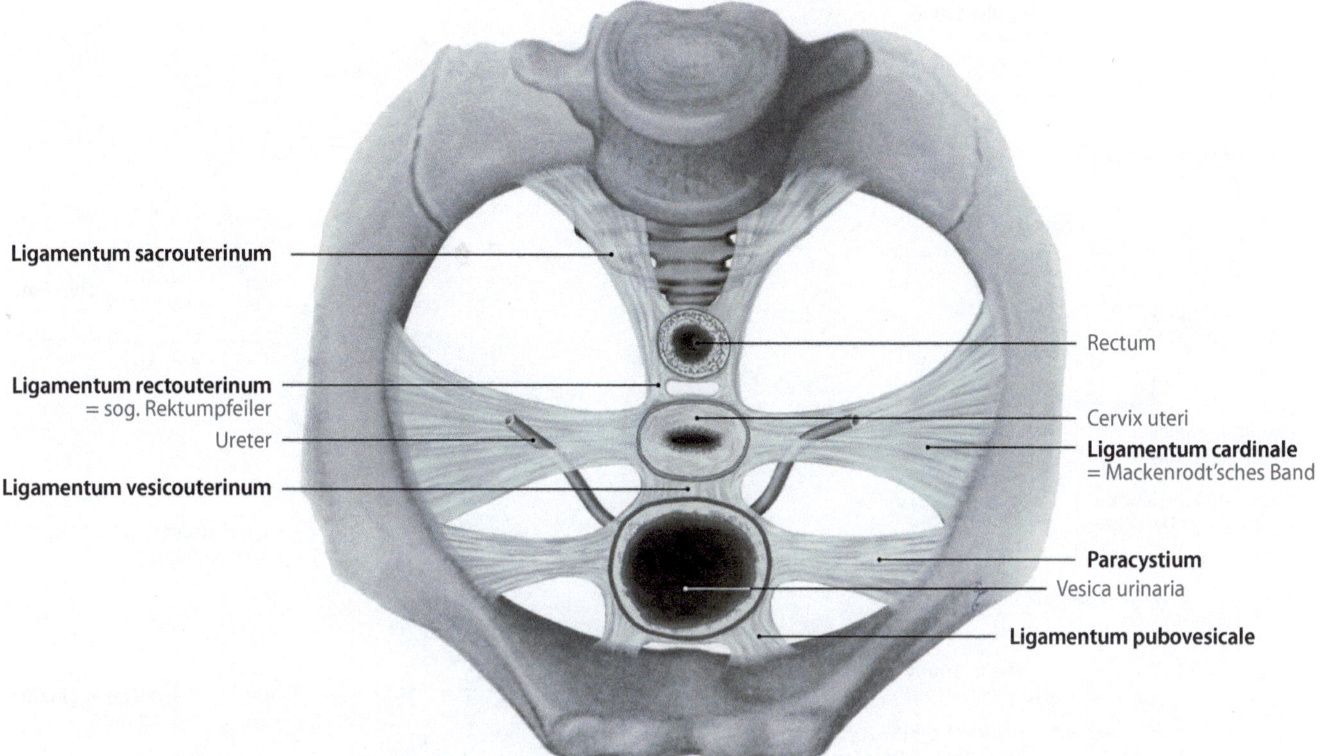

Abb. 1.4. Bandstrukturen im weiblichen Becken, Ansicht von oben

- Das Lig. ovarii proprium verläuft zwischen dem Tubenwinkel des Uterus und dem Ovar.
- Das Lig. suspensorium ovarii strahlt vom Ovar und der Tube zur seitlichen Beckenwand aus und enthält jeweils die A. ovarica.

Der gesamte Muskelbandapparat des Beckeninnenraumes spielt als Stützapparat gegenüber Senkungen des Genitale keine Rolle.

> Dem Beckenboden fällt die alleinige Stützfunktion der inneren Beckenorgane zu.

1.2 Äußeres weibliches Genitale

Das äußere weibliche Genitale (Abb. 1.6) wird zusammenfassend als **Vulva** (Cunnus, Pudendum feminum) bezeichnet.

Anteile der Vulva
- Mons pubis, Mons veneris (Schamhügel oder Venushügel)
- Labia majora pudendi (große Schamlippen)
- Labia minora pudendi (kleine Schamlippen)
- Vestibulum vaginae (Scheidenvorhof)
- Introitus vaginae (Scheideneingang)
- Klitoris mit Crura clitoridis, Praeputium und Glans clitoridis
- Hymen (Jungfernhäutchen)
- Glandulae vestibulares majores (Bartholin-Drüsen, große Vorhofdrüsen)
- Glandulae vestibulares minores (kleine Vorhofdrüsen)
- Ostium urethrae externum (Harnröhrenöffnung) mit der Crista urethralis (Harnröhrenwulst)
- Glandulae paraurethrales (Skene-Vorhofdrüsen)

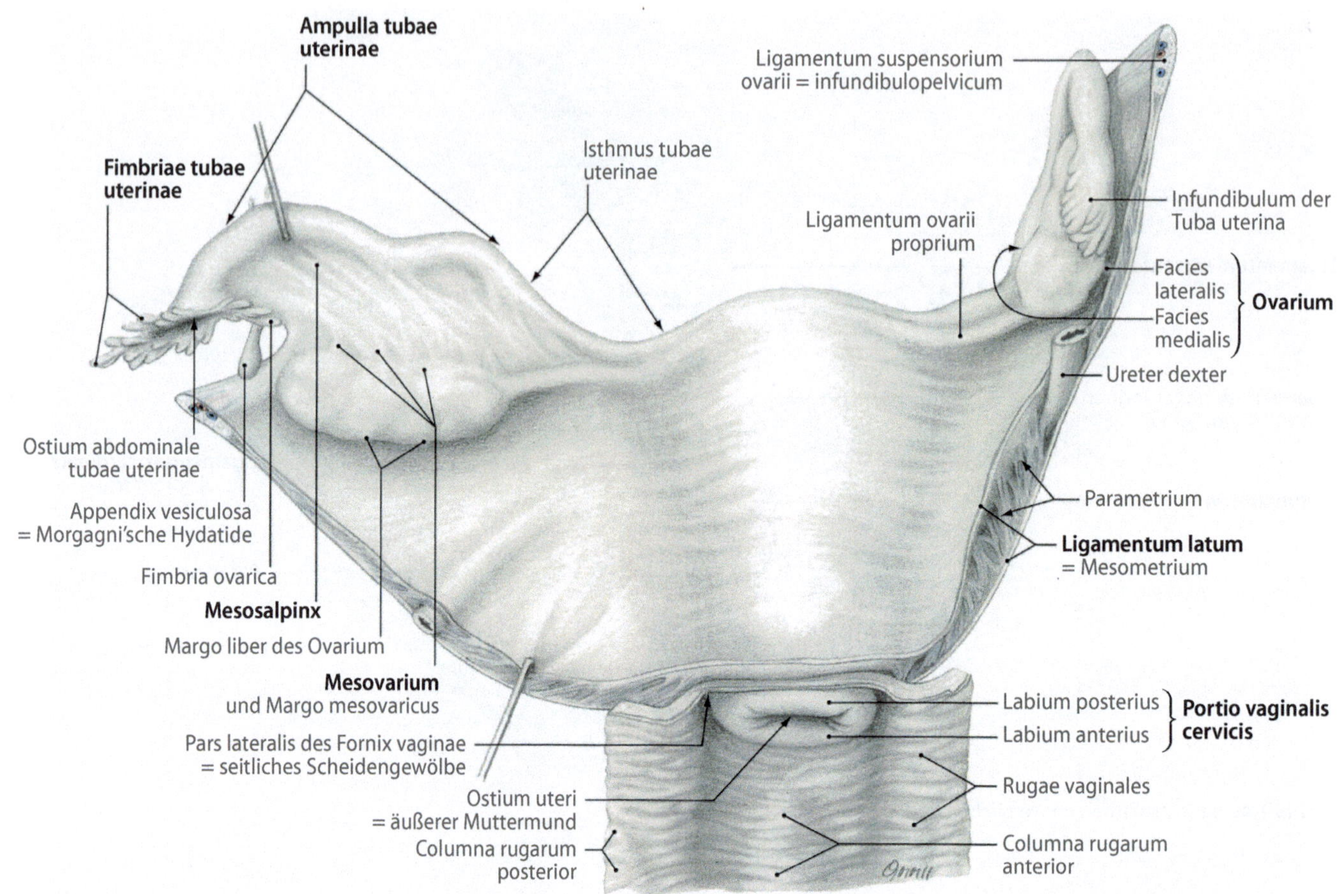

Abb. 1.5. Bauchfellduplikaturen des weiblichen Beckens

Mons pubis

Der Mons pubis wird durch ein Hautfettpolster über der Symphyse gebildet und ist mit Schambehaarung (Pubes) bedeckt.

Labia majora

Die Rima pudendi (Schamfalte) wird lateral von den behaarten Labia majora begrenzt, die als längliche Hautfalten vorne und hinten in der Commissura labiorum anterior bzw. posterior zusammenlaufen. Lateral der Labia majora findet sich der Sulcus genitofemoralis, medial der Sulcus interlabialis. Unter der großen Schamlippe verläuft der M. bulbospongiosus, der einen Schwellkörper (Venenplexus), den Bulbus vestibuli umgibt.

Labia minora

Nach medial schließen sich die Labia minora an, die nach vorn hin über das Frenulum clitoridis bis zur Klitoris reichen und sich nach hinten hin im Frenulum labiorum pudendi vereinigen. Die Labia minora umrahmen gemeinsam mit den Glandulae paraurethrales (Skene-Vorhofdrüsen) das Ostium urethrae externum und den Introitus vaginae.

Hymen

Bei der Virgo ist der Introitus vom Hymen umgrenzt. Dieses ist sehr variabel gestaltet, lässt aber meist nur eine 1–2 cm große Öffnung frei. Nach dem ersten Koitus, insbesondere nach der ersten Geburt reißt das Hymen ein. Zurück bleiben als Reste die Carunculae hymenales bzw. myrthiformes.

Klitoris

An das Frenulum clitoridis grenzt die Glans clitoridis, die die endständige Vereinigung der Crura clitoridis darstellt und vom Praeputium clitoridis überzogen ist. Die Klitoris ist ein sensibles, erektiles Organ. Insbesondere im Bereich der Glans finden sich zahlreiche sensible Nervenendapparate.

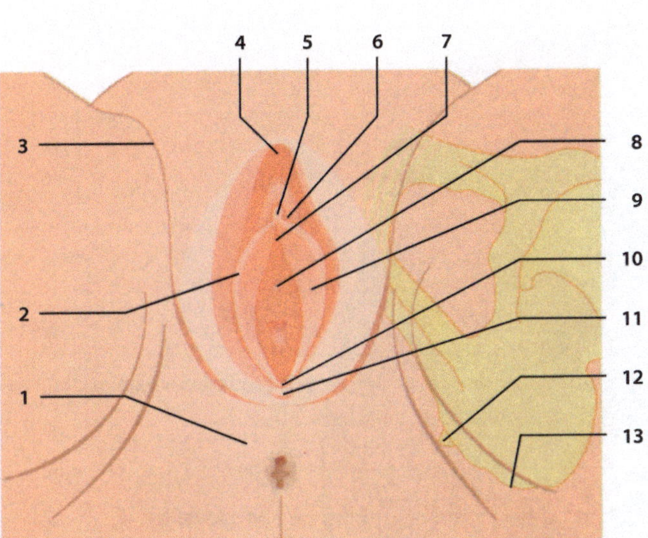

1. Area gluteaeoperinealis
2. Labium majus
3. Sulcus genitofemoralis
4. Commissura labiorum anteriorum
5. Glans clitoridis
6. Frenulum praeputii
7. Frenulum clitoridis
8. Papilla urethralis mit Ostium urethrae externum
9. Labium minus
10. Frenulum labiorum pudendi
11. Commissura labiorum pudendi
12. Tuber ischiadicum, durchscheinend (tastbar)
13. Spina ischiadica, durchsch.

Abb. 1.6. Äußeres weibliches Genitale

Glandulae

Den Raum zwischen Labia minora und Hymen bezeichnet man als Vestibulum vaginae, Scheidenvorhof. Hier münden die Ausführungsgänge exokriner Drüsen. Die beiden Glandulae vestibulares majores (Bartholin-Drüsen) sind bohnengroße, exokrine Drüsen, die zwischen Diaphragma urogenitale und dem dorsalen Ende des Bulbus vestibuli unterhalb der Labia majora liegen. Die Ausführungsgänge ziehen unterhalb der Labia minora entlang und enden bei 4 und 8 Uhr in dem Vestibulum vaginae. Sie dienen wie die zahlreichen, kleineren, ebenfalls im Vestibulum endenden Glandulae vestibulares minorae der **Lubrikation** (Befeuchtung).

1.3 Inneres weibliches Genitale

1.3.1 Vagina

Die Vagina (Scheide, Abb. 1.7, Abb. 1.8) ist ein etwa 8–12 cm langes, 2–3 cm breites, muskulär-bindegewebiges Hohlorgan, das bei der Kohabitation gedehnt werden und sich als Geburtskanal dem Umfang des kindlichen Kopfes anpassen kann. Normalerweise liegen Vorder- und Hinterwand aufeinander, sodass im Querschnitt das Scheidenlumen einen quergestellten strichförmigen Spalt bildet. Die größte Weite erreicht die Vagina im Bereich der **Portio vaginalis cervicis** (Portio). Das Scheidengewölbe (Fornix vaginae), ragt über die Einmündung der Cervix uteri in das Becken hinein. Es erreicht die Excavatio rectouterina, den **Douglas-Raum.**

Funktionen der Vagina
- Kohabitationsorgan
- Teil des Geburtsschlauchs
- Abflussorgan für Sekrete höherer Genitalabschnitte
- Schutzorgan höherer Genitalabschnitte

Zwischen Vagina und Nachbarorganen bestehen sehr feste Verbindungen durch das umgebende Bindegewebe, das **Parakolpium.** Besonders straff ist die Verbindung zwischen vorderer Scheidenwand und der davor liegenden Harnröhre und Harnblase. Diese querstehende Bindegewebsschicht wird als Septum vesicourethrovaginale bezeichnet. Zwischen hinterer Scheidenwand und Rektum verläuft eine etwas lockerere Bindegewebsschicht, das Septum rectovaginale.

Muskulär wird die Vagina aus einem querverlaufenden Bündel glatter Muskelfasern gebildet, in der Hinterwand schwächer ausgebildet und mehr in Längsrichtung angeordnet.

 Das Muskelgeflecht der Vagina kann zusammen mit der Beckenbodenmuskulatur kräftige Kontraktionen ausüben.

Das hintere Scheidengewölbe grenzt kranial an den Douglas-Raum (Excavatio rectouterina), den tiefsten Raum des weiblichen Beckens.

Transvaginale Punktion

Es ist leicht möglich durch transvaginale Punktion aus dem Douglas-Raum, Sekret zur weiteren Abklärung intraabdomineller Prozesse (Blutungen, Entzündungen) zu gewinnen. Diese Punktionen werden heute jedoch kaum noch durchgeführt.

Histologie

Die Vagina wird von einem mehrschichtigen, nicht verhornenden Plattenepithel ausgekleidet. Der Aufbau des Epithels (Basalzellen, Intermediärzellen, Superfizialzellen) unterliegt hormonellen Zyklusschwankungen (▶ Kap. 2).

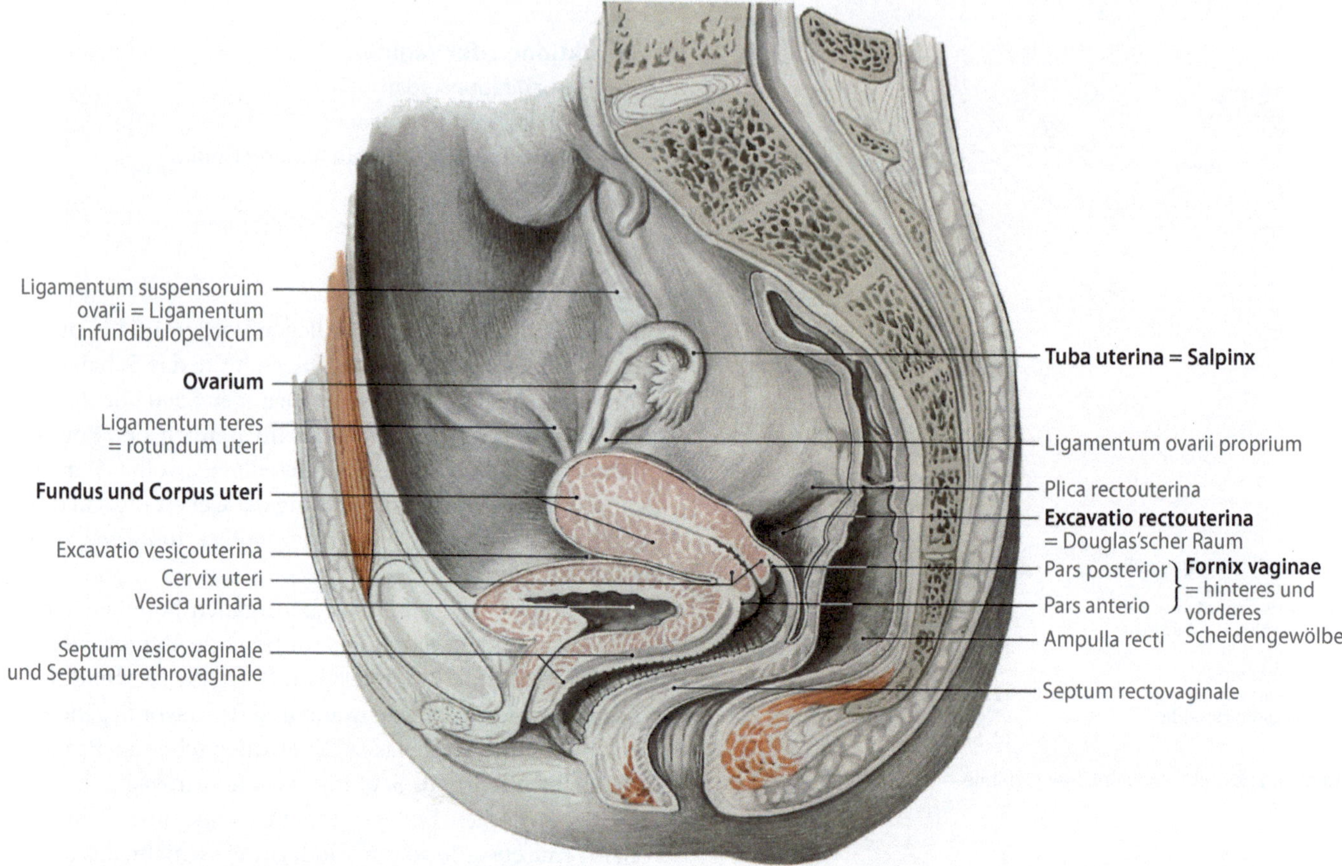

Abb. 1.7. Beckenorgane der Frau, Mediansagittalschnitt

Drüsen sind nicht vorhanden. Das Sekret entsteht durch Transsudation.

Vaginalmilieu

Die in der Vagina vorherrschende **Döderlein-Flora** besteht aus polymorphen Stäbchenbakterien, vorwiegend Laktobazillen und säurebildenden Korynebakterien. Diese spalten das Glykogen der Superfizialzellen in Glukose und Maltose und vergären es zu Milchsäure.

> In der Vagina herrscht normalerweise ein saures Milieu mit einem pH von etwa 4,0. Dieses Milieu schützt vor pathologischer bakterieller Besiedlung.

Ein Schutz vor Pilzen, die bei einem pH-Bereich von 3–9 optimal proliferieren können, besteht jedoch nicht.

1.3.2 Uterus

Der birnenfömige Uterus (Gebärmutter, Abb. 1.8) der geschlechtsreifen Frau ist etwa 7–9 cm lang. Beim jungen Mädchen hat die Gebärmutter ein Gewicht von etwa 40–70 g, der Uterus der erwachsenen Frau wiegt etwa von 80–120 g. In der Schwangerschaft wird das Gewicht mehr als verzehnfacht.

Die oberen zwei Drittel werden dem Körper (**Corpus uteri**), das untere Drittel dem verengten Gebärmutterhals (**Cervix uteri**), zugerechnet. Der oberste Teil des Korpus über den beidseitigen Tubenmündungen wird als **Fundus uteri** bezeichnet. Der Korpus umschließt den dreieckigen Spalt der Gebärmutterhöhle (**Cavum uteri**).

Die untere Spitze der Zervix wird als Portio vaginalis cervicis (**Portio**), der restliche Teil als Portio supravaginalis cervicis bezeichnet. Die Portio ragt in die Vagina und in das dorsale Scheidengewölbe hinein. Zentral öffnet sich auf der Portio ein kleiner Kanal (Canalis cervicis uteri), dessen äußere Mündung **äußerer Muttermund** (Ostium externum

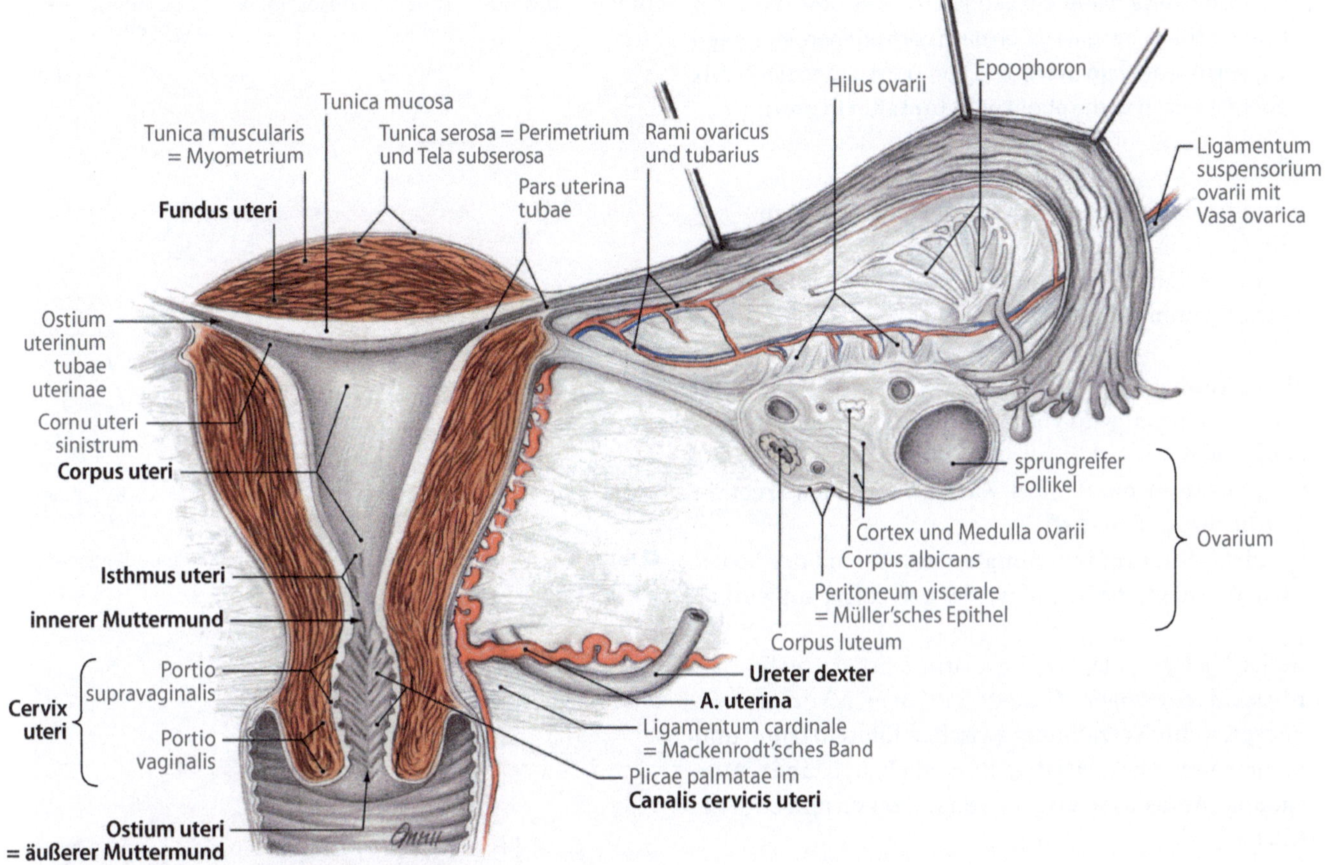

Abb. 1.8. Frontalschnitt durch Uterus, Tube und Ovar

uteri) genannt wird. Dieser wird vorne und hinten durch die Muttermundslippen (Labium anterius et posterius) begrenzt. Der kraniale Teil der Zervix wird vom ca. 1 cm langem **Isthmus uteri**, mit dessen engster Stelle dem **inneren Muttermund** (Ostium internum uteri, bei Nullipara ca. 2–3 mm weit) gebildet. Der Isthmus wird während der Schwangerschaft als unteres Uterinsegment in den Fruchthalter mit aufgenommen.

Die Portio wird von nicht verhorntem, mehrschichtigem Plattenepithel überzogen, der Zervikalkanal hingegen von Zylinderepithel. Die Übergangszone (**Transformationszone**), in deren Bereich das Plattenepithel der Portio und das Zylinderepithel der Zervix aufeinandertreffen, liegt bei Kleinkindern und postmenopausalen Frauen im Zervikalkanal, bei geschlechtsreifen Frauen im Bereich der Portio.

> Die Lage der Transformationszone hat essentielle Bedeutung für die Entnahmetechnik des Vorsorgeabstrichs bzw. die Anlage einer Konisation bei der Abklärung suspekter zytologischer Befunde (▶ Kap. 2).

Lage

Die Lage des Uterus lässt sich mit den Begriffen Positio, Flexio und Versio beschreiben:

- Der Begriff **Positio** bezieht sich auf das Lageverhältnis des Uterus zur Mitte des Beckens. So spricht man bei einer Verlagerung aus der Mittellinie von einer Dextropositio (Rechtsverlagerung) bzw. einer Sinistropositio (Linksverlagerung), oder einer Antepositio (Verlagerung nach vorn) bzw. Postpositio (Verlagerung nach hinten). Weiterhin kennt man die Verlagerung nach unten (Deszensus) und nach oben (Elevatio).
- Davon abzugrenzen ist die **Flexio**, die Neigung der Uteruslängsachse zur Zervixlängsachse; abweichend von der normalen Anteflexio kennt man die Retroflexio (und auch die Sinistro- oder Dextroflexio).
- Als **Versio** bezeichnet man die Neigung der Zervixlängsachse zur Körperlängsachse. Abweichend von der Anteversio kennt man die Retroversio.

> Normalerweise bildet die Längsachse des Uterus mit der Längsachse der Vagina einen nach vorn offenen, stumpfen Winkel (**Anteversio uteri**). Das Korpus ist gegen die Zervix ebenfalls nach vorne abgeknickt (**Anteflexio uteri**).

Aufbau

Der Uterus lässt einen dreischichtigen Bau erkennen:
- Endometrium (Tunica mucosa)
- Myometrium (Tunica muscularis)
- Perimetrium (Tunica serosa)

Endometrium

Das Endometrium wird von Zylinderepithel bedeckt. Man unterscheidet
- das **Stratum basale**, das während der Menstruation nicht abgestoßen wird,
- und das **Stratum functionale**, das während der Menstruation abgestoßen und wieder neu aufgebaut wird.

Eine Lamina propria, wie im Darm existiert nicht. Dafür besteht ein enger Kontakt mit dem Myometrium. Eine regelrechte Verzahnung zwischen Endometrium und Myometrium gewährleistet, dass auch bei einer Ausschabung (Abrasio) stets Reste von Endometrium zurückbleiben.

Myometrium

Das Myometrium besteht aus einem dreidimensionalen Netzwerk von Muskelfasern. Diese Struktur gewährleistet die suffiziente Blutstillung nach einer Geburt, indem durch die Kontraktion des Uterus die in diesem Netzwerk verlaufenden Gefäße unterbunden werden. Im Bereich des Isthmus verlaufen die Fasern vorwiegend in flach ansteigenden zirkulären Zügen, sodass sie bei einem Kaiserschnitt nach Inzision in diesem Bereich leicht nach oben und unten auseinander gedrängt werden können.

Perimetrium

Der Uterus ist außen mit Serosa überzogen, die in den Douglas-Raum tiefer als in die Excavatio vesicouterina reicht.

1.3.3 Tuba uterina

Die Tuba uterina (Salpinx, Ovidukt, Tube, Eileiter) ist ein 10–14 cm langer Muskelschlauch, ausgekleidet von Zylinderepithel (Abb. 1.5, Abb. 1.9, Abb. 1.10).

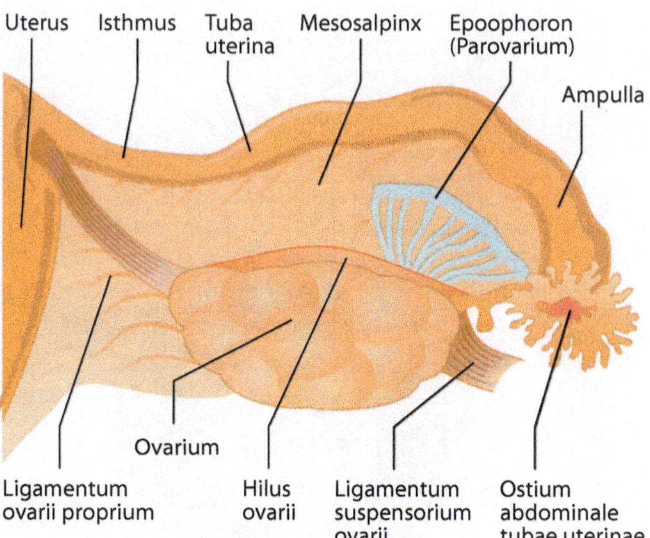

Abb. 1.9. Rechtsseitige Adnexe. Tube, Ovar, Aufhängebänder und Mesosalpinx

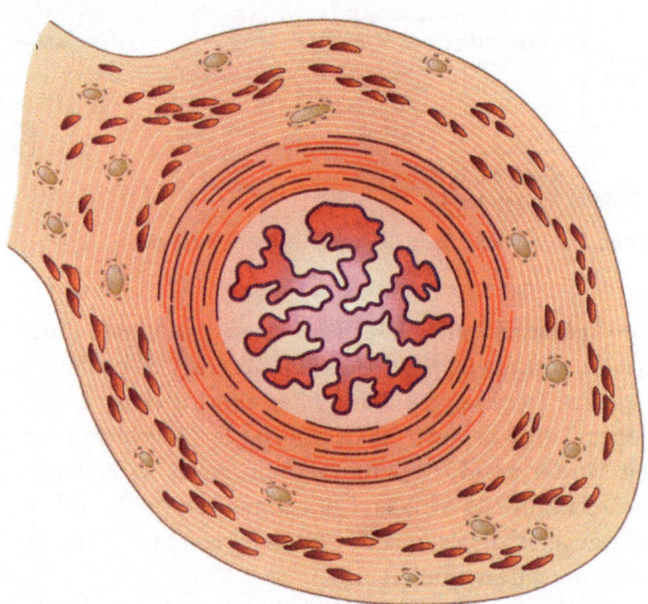

Abb. 1.10. Histologischer Aufbau der Tube im Bereich der Pars isthmica. Die Schleimhaut ist gefaltet und das Lumen eng. Ring- und Längsmuskelschicht sind stärker ausgeprägt als in der Pars ampullaris.

Das **Infundibulum** (Infundibulum tubae uterinae, Tubentrichter) stellt den distalen Teil dar und ist mit bis zu 1,5 cm langen Fimbrien besetzt. Die Fimbria ovarica, die bis zu 3 cm lang sein kann, verbindet das Infundibulum mit dem Ovar. Aufgabe des Infundibulums ist es das Ovum nach dem Eisprung aufzufangen.

> Veränderungen des Infundibulums der Tube, wie z. B. postinflammatorische Verklebungen der Fimbrien sind eine der wichtigsten Ursachen tubarer Sterilität.

Es wird postuliert, dass vor der Ovulation aktive Lageveränderungen von Ovar und Infundibulum zueinander stattfinden, sodass der Fimbrientrichter über dem Ort der Ovulation zu liegen kommt.

Die **Ampulle** (Ampulla tubae uterinae, Eileiterampulle) ist 7–8 cm lang und mit 4–10 mm der dickste Teil der Tube. Sie verjüngt sich vom Infundibulum zum Isthmus hin und verläuft geschlängelt um das Ovar. Die Fertilisierung der Eizelle findet in der Regel am Übergang von der Ampulle zum Isthmus statt.

Der **Isthmus** (Isthmus tubae uterinae, Tubenenge) ist der schmalste Teil der Tube, 3–6 cm lang und 2–4 mm dick.

Die **Pars uterinae tubae** ist der in der Wand des Uterus verlaufende Teil der Tube.

Die Tuba uterina besitzt 2 muskuläre Verschlussmechanismen im Bereich der Pars uterinae und des Infundibulums, möglicherweise als Schutzmechanismus gegen intraperitoneal aufsteigende Infektionen gedacht.

Histologie

Das Zylinderepithel der stark gefalteten Tunica mucosa enthält neben Flimmerepithel auch Drüsenzellen, Stäbchenzellen und Reservezellen. Das Flimmerepithel weist einen koordinierten Wimpernschlag uteruswärts auf, der vor allem dem suffizienten Eizelltransport nach der Ovulation dient. Da jedoch auch Frauen mit immobilen Zilien (Kartagener-Syndrom) schwanger werden können, ist möglicherweise der Zilienschlag doch nicht von der Bedeutung, die ihm historischerseits zugedacht wird. Die Tunica muscularis gliedert sich in eine innere und äußere Längs- sowie eine dazwischen gelegene Ringmuskelschicht.

1.3.4 Ovar

Das Ovar (Ovarium, Oophoron, Eierstock) ist bei der geschlechtsreifen Frau etwa pflaumengroß und misst etwa 4×2×1 cm. Mit dem Uterus ist das Ovar durch das Lig. ovarii proprium verbunden, mit der Beckenwand durch das Lig. suspensorium ovarii (Lig. infundibulo-pelvicum), durch das auch die versorgenden Gefäße eintreten.

Der größte Teil der Ovarien liegt intraperitoneal. Der kleine intraligamentäre Teil des Ovars (Hilus ovarii) liegt extraperitoneal und nimmt die Ovarialgefäße auf. Der intraperitoneal gelegene Ovaranteil ist von einem einschichtigen, kubischen Epithel bedeckt, dem Keimepithel. Darunter findet sich die Tunica albuginea und das eigentliche Keimparenchym, das die Eizellen enthält. Das gesamte Keimparenchym wird zwischen Geburt und Senium aufgebraucht.

> Eine Neubildung von Eizellen findet nicht statt.

1.4 Gefäß- und Nervenversorgung der weiblichen Genitalorgane

1.4.1 Arterielle Versorgung

Die **A. ovarica** (◘ Abb. 1.11a,b, ◘ Abb. 1.12) verläuft von der Aorta abdominalis kommend retroperitoneal auf dem M. psoas zum Lig. suspensorium ovarii und mit diesem zusammen zum Ovar.

Die **A. uterina** ist der stärkste Eingeweideast der A. iliaca interna und zieht im subperitonealen Bindegewebe über den Ureter zur Basis des Lig. latum und in diesem zum Uterus. Auf Höhe der Zervix teilt sie sich dann in ihre beiden Äste, den R. ascendens und descendens. Diese sind stark geschlängelt, um in der Schwangerschaft der Bewegung des Uterus aus dem kleinen Becken heraus folgen zu können.

Die **A. pudenda interna** zieht aus der A. iliaca interna kommend durch das Foramen infrapiriforme, um die Spina ischiadica herum durch das Foramen ischiadicum minus. Von dort verläuft sie an der Seitenwand der Fossa ischioanalis sive ischiorectalis im Canalis pudendalis (Alcock-Kanal), einer Duplikatur der Faszia obturatoria, nach vorn, wo sie nach und nach ihre Endäste abgibt. Fossa ischioanalis wird die mit Fett- und Bindegewebe gefüllte Grube unterhalb des M. levator ani bezeichnet.

1.4.2 Venöser Abfluss

Die venösen Abflusswege entsprechen weitgehend den arteriellen Zuflüssen. Erwähnenswert sind diverse venöse Plexus. So im Bereich der Zervix (Plexus venosus cervicalis uteri), des Korpus (Plexus venosus uterinus), der Vagina (Plexus venosus vaginalis) und am Ovar (Plexus ovaricus). Der schon erwähnte Bulbus vestibuli liegt unterhalb der großen Labien. Der größte Teil des Blutes fließt entlang der V. iliaca interna. Die rechte V. ovarica mündet in die V. cava inferior, die linke V. ovarica mündet in die V. renalis sinistra.

1.4.3 Lymphabfluss

Die Lymphe der Vulva wird hauptsächlich in die Lnn. lymphatici inguinales superficiales und profundi drainiert (Abb. 1.13).

Die Vagina besitzt ein ausgedehntes Lymphgefäßsystem, wobei die Lymphe aus dem oberen Anteil in die Lnn. iliaci externi, die aus dem unteren Teil vorwiegend in die Lnn. inguinales superficiales transportiert wird. Die Lymphe des Uterus gelangt entlang der Vasa ovarica, wie die Lymphe der Tube und des Ovars, zu den Lnn. lumbales und den Lnn. iliaci externi. Die Vorderwand des Uterus wird auch über die Lnn. inguinales superficiales, die Zervix auch über die Lnn. obturatorii und interiliaci drainiert.

1.4.4 Innervation

Die **vegetative Innervation** des inneren Genitale erfolgt über die großen Plexus, die ein Geflecht aus Nervenfasern und darin eingestreuten Ganglien darstellen. Von Bedeutung sind die paraaortalen Plexus, die Plexus mesentericus inferior und hypogastricus superior im Bereich der Bifurkation. Der daraus versorgte Plexus uterovaginalis (Frankenhäuser-Plexus) und der Plexus ovaricus im Bereich des Lig. suspensorium ovarii werden durch Fasern aus dem Plexus renalis und dem Plexus mesentericus superior ergänzt. Der Plexus uterovaginalis hat seine stärkste Ausprägung auf Höhe der Cervix uteri. Die sympathischen Fasern

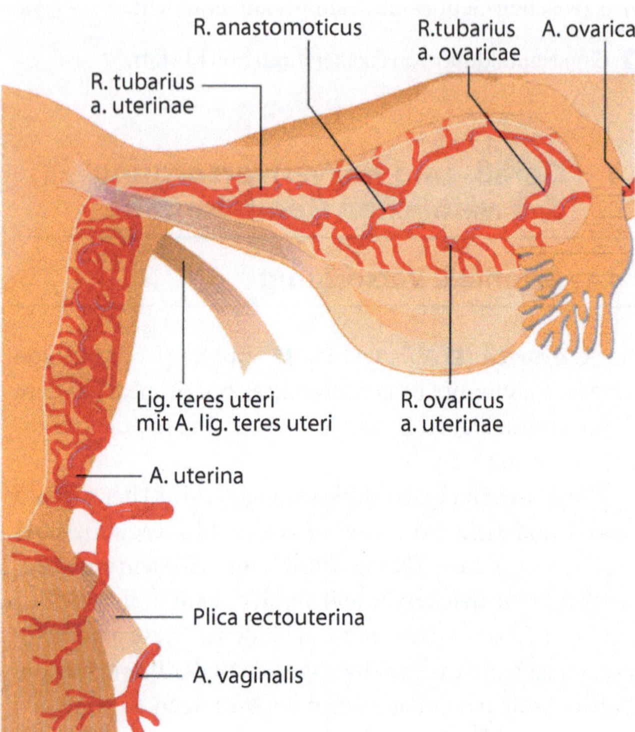

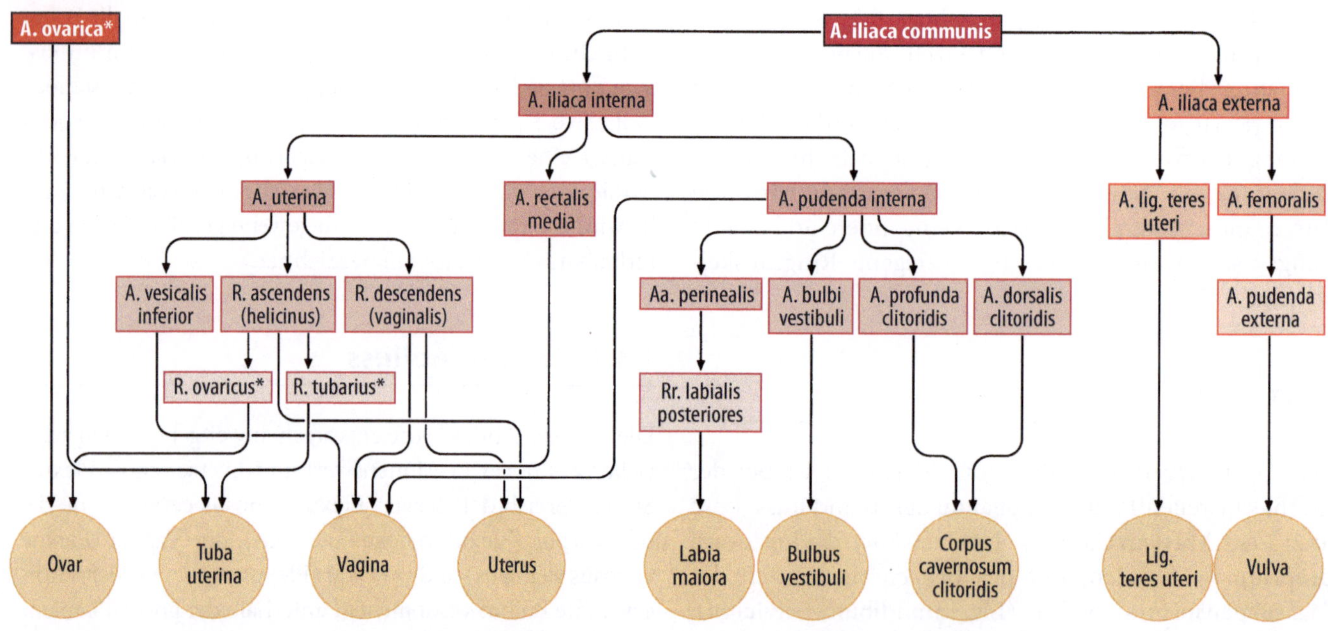

Abb. 1.11a,b. **a** Arterien des Uterus und der Adnexe. **b** Die arterielle Versorgung im Schema

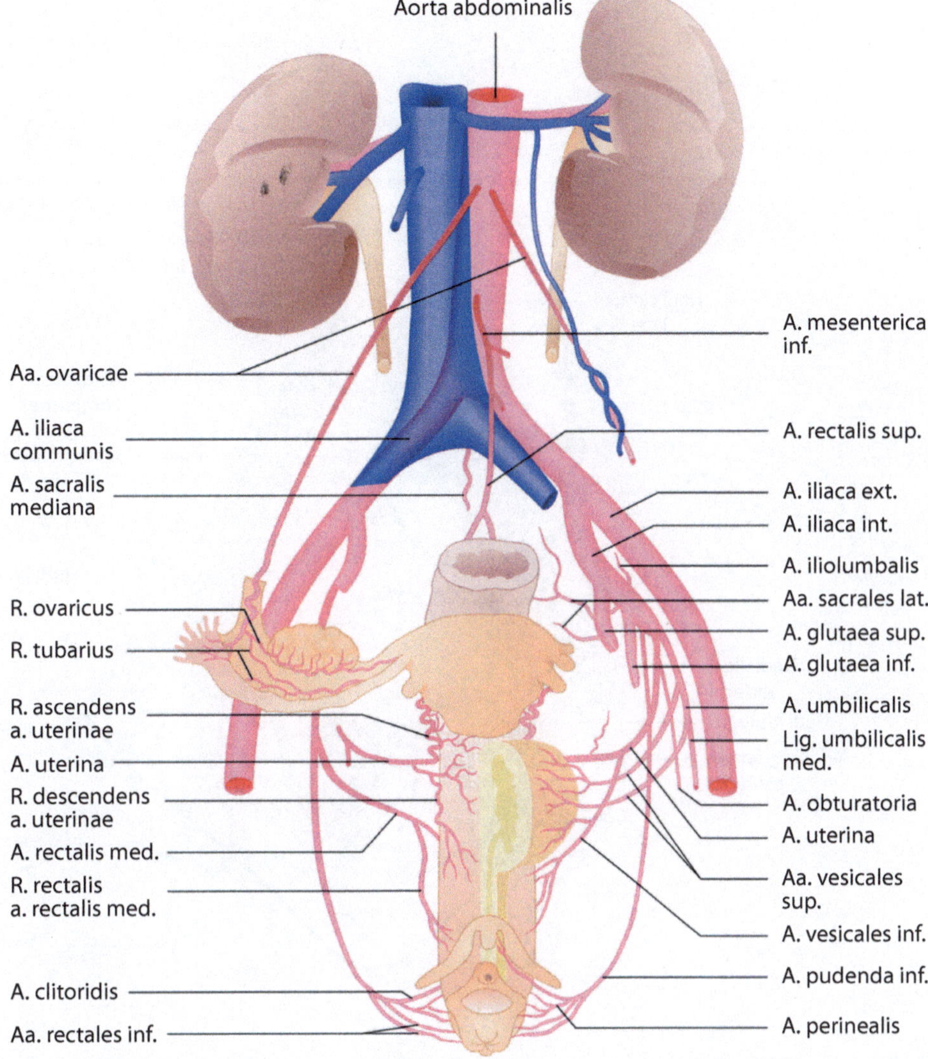

Abb. 1.12. Arterielle Gefäßversorgung der weiblichen Geschlechtsorgane, der Harnblase und des Enddarms mit ihrem Quellgebiet

entstammen den Segmenten Th10–L2 des Rückenmarks, die parasympathischen Fasern vorwiegend dem Sakralmark. Eine Ausnahme bildet das Ovar, das über den N. vagus parasympathisch versorgt wird.

Die **sensible Innervation** von Ovar, Tube und Corpus uteri verläuft entlang des Plexus ovaricus zu den Segmenten Th10–L1, die der Cervix uteri und vermutlich auch des Corpus uteri zu ausschließlich thorakalen Segmenten Th11 und Th12.

1.5 Weibliche Brust

Die voll ausgereifte weibliche Brustdrüse reicht von der 3.–6. Rippe sowie vom Brustbein bis zur vorderen Axillarlinie. Die Basis der Brustdrüse liegt der Faszie des M. pectoralis major und dem M. serratus lateralis auf.

Definition

Die Brustdrüse und der sie umgebende Bindegewebsapparat bilden die **Mamma**.

Die Brustdrüse geht aus dem nicht zurückgebildeten Rest einer auch beim Menschen angelegten Milchleiste zwischen den Abgangsstellen der Extremitäten hervor.

Definition

Bei unvollständiger Rückbildung der Milchleiste kann eine **Polymastie** entstehen.

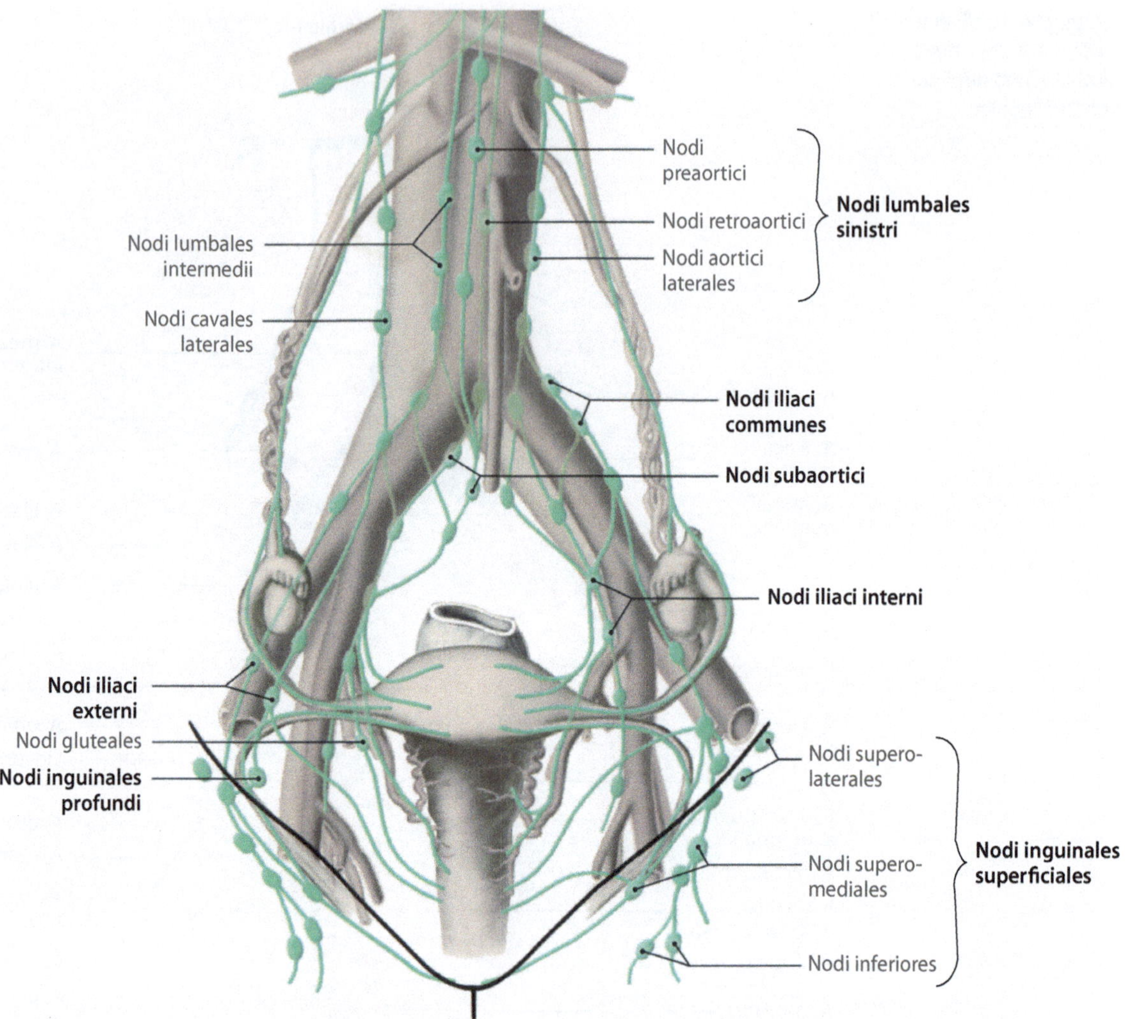

Abb. 1.13. Lymphabflüsse und regionäre Lymphknoten der inneren weiblichen Genitalorgane, Ansicht von vorn

Von der Pubertät an unterliegt die weibliche Brustdrüse sexualzyklischen Veränderungen. Ihre volle Entfaltung erfährt sie während Gravidität und Laktation. Das Sekret der Brustdrüse ist die Milch. Nach Abstillen erfolgt eine Rückbildung der Brustdrüse, nach Einstellung der Keimdrüsentätigkeit eine Altersinvolution.

Aufbau

Die Brustdrüse setzt sich aus etwa 15–20 verzweigten tubuloalveolären Einzeldrüsen (Lobi) zusammen, die einzeln auf der Brustwarze münden (Abb. 1.14). Jede dieser Einzeldrüsen wird von lockerem, zellreichen Bindegewebe umhüllt und von den Nachbardrüsen durch ein straffes, septenartiges Bindegewebe voneinander getrennt. Reichlich Fettgewebe ist im Bindegewebskörper eingelagert.

Jede Drüse gliedert sich in Milchgänge (Ductus lactiferi), Milchsäckchen (Sinus lactiferi) und Ausführungsgang (Ductus lactiferus colligens):

- Die **Milchgänge** sind vielfach verzweigt und am Ende etwas verdickt. Prämenstruell kann es zu einer reversiblen Vergrößerung der Brustdrüse durch Sprossung und Längenwachstum der Gänge kommen. Während der Schwangerschaft bilden sich alveoläre Endstücke aus, welche von einem einschichtigen kubischen Epithel ausgekleidet werden.
- Die **Milchsäckchen** liegen in Höhe der Warzenbasis und sind bei der ruhenden Mamma 1–2 mm, bei der laktierenden Mamma etwa 8 mm weit.
- Die **Ausführungsgänge** münden auf der Brustwarze.

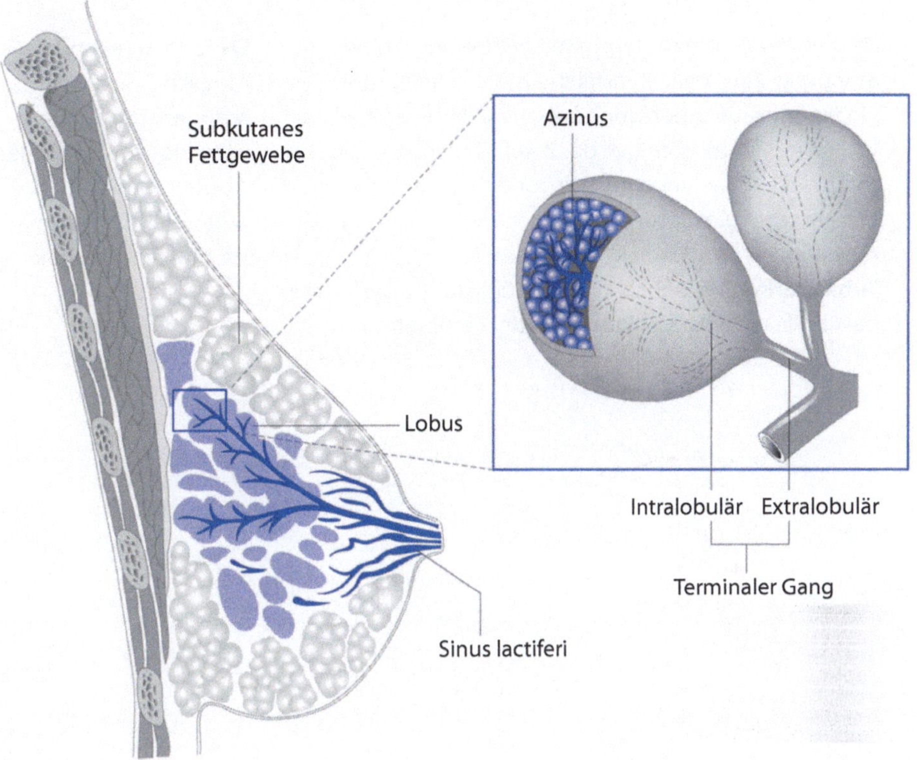

Abb. 1.14. Struktur und Terminologie der Mamma

Blutversorgung und Lymphabfluss

Die **arterielle Blutversorgung** erfolgt aus der A. thoracica interna, aus der zweiten und der dritten A. intercostalis sowie aus der A. thoracica lateralis.

Der **Lymphabfluss** hat 3 Hauptabflusswege:

- **Axillär:** Hier finden sich Lymphgefäße parallel zum Unterrand des M. pectoralis major, die Lnn. axillaris mit Verbindung zur Fossa supraclavicularis, Lnn. cervicalis sowie Lnn. subscapularis.
- **Parasternal:** Der mediale Lymphabfluss führt zu interkostalen parasternalen Lymphknoten entlang der V. thoracica interna mit Verbindung zur V. subclavia sowie dem kontralateralen Lymphsystem.
- **Interpektoral:** Diese Abflussbahn verläuft zwischen beiden Mm. pectoralis und mündet direkt in die tiefen axillären oder infraklavikulären Lymphknoten.

In Kürze

Funktionelle Anatomie

Becken: Knöcherner Beckengürtel (zwei Ossa coxae, Os sacrum, Os coccygis), ventral geschlossen durch Symphyse. Gewährleistet Stabilität, während Schwangerschaft und Geburt hingegen höchstmögliche Beweglichkeit und Dehnbarkeit.

Beckenboden: Stützapparat der Beckenorgane, bindegewebiges Muskelsystem (Diaphragma pelvis, Diaphragma urogenitale, Schließmuskeln). Verletzungen in Schwangerschaft oder unter der Geburt können zu Insuffizienz und Senkung der Genitalorgane führen.

▼

Halteapparat der Genitalorgane: Ligamentäres System. Gefäßführung zu den Organen, ermöglicht sowohl Stabilität als auch Mobilität.

Vulva: Äußere weibliche Genitale, Zusammenschluss mehrere Strukturen.

Vagina: Bindegewebiger Muskelschlauch. Kohabitationsorgan, Teil des Geburtskanals, gewährleistet Sekretabfluss höherer Organabschnitte, saures Vaginalmilieu bietet Infektionsschutz, vaginales Plattenepithel unterliegt hormoneller Stimulation.

Uterus: Birnenförmig, Korpus mit beidseitiger Tubenmündung, Zervix bildet distalen Abschluss mit Portio vaginalis. Transformationszone zwischen Plattenepithel der Vagina und Zylinderepithel der Zervix ändert ihre Lage im Laufe des Lebens. Endometrium mit Myometrium eng verzahnt, dreidimensionales Muskelfasernetz ermöglicht Ausdehnung und Kontraktionsfähigkeit.
Tuba uterina: Muskelschlauch. Ermöglicht die Aufnahme der Eizelle nach der Ovulation, Ort der Fertilisation.
Ovar: Pflaumengroß. Ort der Eireifung, keine Neubildung möglich.
Mamma: Brustdrüse und Bindegewebsapparat, umgeben von Fettgewebe. Aufbau aus Milchgängen, Milchsäckchen, Ausführungsgängen. Produktionsort der Milch. Sexualzyklische Veränderungen ab Pubertät, Wachstum während Gravidität und Laktation.

Gynäkologische Untersuchung

M. Löning, M. Holweg

Einführung

Die gynäkologische Untersuchung erfordert ein hohes Maß an Einfühlungsvermögen und Fingerspitzengefühl. Die sorgfältige Anamneseerhebung steht am Anfang. Nach Inspektion und Palpation des Abdomens erfolgt die eigentliche Untersuchung der Genitalorgane und der weiblichen Brust. In diesem Kapitel werden die speziellen Untersuchungstechniken der Gynäkologie, Besonderheiten bei der Untersuchung von Kindern und Jugendlichen sowie wichtige diagnostische, teils apparative Zusatzmaßnahmen dargestellt.

2.1 Anamnese

Zu Beginn des Anamnesegesprächs sollte man das äußere Erscheinungsbild (Habitus) der Patientin genau beobachten und Besonderheiten, die auf mögliche Erkrankungen hindeuten, dokumentieren.

Die geistige und affektive Situation, vor allem bei Notfallpatientinnen, ist ebenso wie die körperliche zu dokumentieren. Sichtbare Stigmata weisen auf somatische Veränderungen hin (Akne, Hirsutismus, Alopezie auf Hyperandrogenämie, »cushingoide« Fazies auf Nebennierenerkrankungen).

Die Patientin wird gebeten den **Grund ihres Kommens** eigenständig zu umreißen.

Oft gelingt es so erschwerende Umstände, wie eine Abwehr der Patientin aufgrund früherer unbefriedigender Arztkontakte, zu erkennen. Nach Schilderung der subjektiven Beschwerden und ggf. Durchsicht objektiver Unterlagen (Brief des Hausarztes bzw. des vorher behandelnden Gynäkologen, Dokumentation möglicher Voruntersuchungen usw.) beginnt die gezielte Befragung.

Anamnese

Familienanamnese

- **Erbliche Erkrankungen:** Konsanguinität, wegen erhöhter Rate rezessiver chromosomaler Erkrankungen.
- **Bösartige Erkrankungen:** Vor allem weiblicher Verwandter.

Allgemeinanamnese

- **Kinder- und Infektionskrankheiten**
- **Schilddrüsenerkrankungen:** Über- und Unterfunktion können Auswirkungen auf die Eireifung bis hin zur Sterilität haben.
- **Geschlechtskrankheiten**
- **Chronische Erkrankungen:** Insbesondere Epilepsie, multiple Sklerose, Psychose, Diabetes mellitus, Nierenleiden, gemeinsame Betreuung mit dem Fachkollegen ist anzuraten (Teratogenität einiger Antiepileptika).

Vorausgegangene Operationen

- **Allgemeinchirurgische Eingriffe:** Konventionell (Laparotomie), endoskopisch (Laparoskopie). Oftmals Verwachsungen (Adhäsionen) im Bauchraum nach postoperativer Peritonitis.
- **Gynäkologische Eingriffe:** Entfernung der Gebärmutter (Hysterektomie) vaginal, abdominal oder selten pelviskopisch (Absetzung des Uterus meist suprazervikal, Verbleib eines Zervixstumpfes). Verbleib der Ovarien abklären, ggf. postoperative endokrine Veränderungen, wie Hitzewallungen erfragen.
- **Mammachirurgische Eingriffe:** Indikation, Histologie, operierende Institution.

Gynäkologische Anamnese

- **Menarche:** Pubertas praecox (verfrühte Pubertät, erste Menstruationsblutung vor dem 9. Lebensjahr) bzw. Pubertas tarda (verspätete Pubertät, keine Menarche vor dem 17. Lebensjahr).
- **Entwicklung sekundärer Geschlechtsmerkmale:** Beginn des Brustwachstums (Thelarche), des Wachstums der Schambehaarung (Pubarche).
- **Menstruationsanamnese**
  - **Amenorrhö**: Primäre Amenorrhö (völliges Ausbleiben der Menstruationsblutung), sekundäre Amenorrhö (Ausbleiben der Menstruationsblutung nach zunächst regelhaftem Verlauf).
  - **Blutungsart:** Menstruationsblut sollte flüssig sein (hyperfibrinolytische Blutung), Koagelbildung ist pathologisch.
  - **Zyklusdauer:** Oligo- oder Polymenorrhö.
  - **Blutungsstärke:** Hypo- oder Hypermenorrhö (sehr schwache bzw. zu starke Blutung), Menorrhagie (verlängerte, verstärkte Blutung), objek-

▼

tivierbar durch Zahl der täglich benötigten Menstruationsbinden oder Tampons. Bei verlängerten Blutungen ist wichtig, ob diese gleichstark sind oder ob prä- oder postmenstruell schwächere Blutungen (Schmierblutungen) auftreten. Zwischenblutungen und deren Stärke sowie Dauerblutungen können diagnostisch wegweisend sein. Menstruationskalender hilfreich.
- **Blutungsschmerzen:** Schmerzhafte Menses (Dysmenorrhö) kann auf Endometriose hinweisen.

Schwangerschaftsanamnese
- **Konzeption:** Spontan oder unter hormoneller Einflussnahme.
- **Aborte:** Schwangerschaftsalter, spontan oder induziert.
- **Ausgetragene Schwangerschaften:** Kindsgewicht, Geburtsmodus (spontan, operativ), Besonderheiten während Schwangerschaft oder Geburt, z. B. Gestose.
- **Wochenbett**
- **Stillen**
- **Impfungen**

Menopausenanamnese Letzte natürliche Menstruation kennzeichnet Übergang von Prä- in Postmenopause. Infolge des kontinuierlichen endogenen Östrogenabfalles können periklimakterische Blutungsstörungen auftreten.

2.2 Klassische gynäkologische Untersuchung

2.2.1 Vorbereitung und Lagerung

Nach dem Erheben der Anamnese erfolgt eine orientierende, allgemeine Ganzkörperuntersuchung. Im Interesse einer besseren Compliance der Patientin, sollte sie jedoch von der eigentlichen gynäkologischen Untersuchung getrennt werden.

> Die gynäkologische Untersuchung sollte bei männlichen Ärzten aus rechtlichen Gründen immer in Anwesenheit einer weiteren weiblichen Person erfolgen.

Vor der Untersuchung muss die Harnblase entleert werden. Bei Bedarf kann eine Urinprobe (Harnwegsinfekt, Schwangerschaftstest) gewonnen werden.

> Die gynäkologische Untersuchung erfolgt auf dem gynäkologischen Stuhl in **Steinschnittlage**.

Durch den Ausgleich der Lendenlordose wird so die Bauchmuskulatur entspannt. Die untersuchende Person steht zunächst neben der Patientin.

> Jeder Untersuchungschritt sollte erklärt bzw. angekündigt werden. Es muss der Patientin jederzeit ermöglicht werden Körperabschnitte, die nicht untersucht werden, zu bedecken.

2.2.2 Abdomenuntersuchung

Bei der **Inspektion** wird das Abdomen auf sichtbare Tumoren, Operationsnarben, oberflächlich gestaute venöse Gefäße (Caput medusae) und Behaarung geprüft.

Die **Palpation** beginnt mit den Nierenlagern, sowie der Leistenregion, um vergrößerte Lymphknoten in Zahl und Konsistenz zu erfassen. Danach wird das gesamte Abdomen palpiert. Größe, Mobilität, Oberflächenbeschaffenheit und mögliche Organzuordnung eines Befundes sollten bestimmt werden. Bei Schmerzhaftigkeit werden zunächst die nicht betroffenen Quadranten palpiert. Zu klären ist, ob eine lokale oder allgemeine peritonitische Reizung vorliegt (Abwehrspannung).

Bei aufgetriebenem Abdomen wird **perkutiert**, um geblähte Darmschlingen von Aszites zu differenzieren. Bei Verdacht auf Darmverschluss (Ileus) erfolgt primär die **Auskultation** des Abdomens.

Zur Untersuchung der schwangeren Patientin ▶ Kap. 14.

2.2.3 Inspektion des äußeren Genitale

Geprüft wird der **Behaarungstyp** (vermehrte Behaarung oberschenkelwärts, mangelhafte horizontale Abgrenzung der Pubes nach kranial weisen auf Hyperandrogenämie hin). **Effloreszenzen** der Haut werden erfasst.

Danach erfolgt die Inspektion der **Labien.** Bei Ausreifung überdecken die großen Labien die kleinen. Eine Hypertrophie der **Klitoris** weist auf eine Entwicklungsstörung hin (adrenogenitales Syndrom, Intersexualität).

Bei Gebärmuttersenkung (**Descensus uteri**) kann beim Totalprolaps die Portio uteri sichtbar sein, beim subtotalen Prolaps kann dies durch Pressen der Patientin provoziert werden.

2.2.4 Spekulumuntersuchung

Zur Untersuchung der Vagina werden Spiegel (**Spekula**) eingesetzt, die in verschiedenen Größen, vorgewärmt bereitzuhalten sind (▪ Abb. 2.1a,b).

> **Praxisbox Spekulumuntersuchung**
>
> Die linke Hand entfaltet von ventral die Labien. Unter Sicht wird das hintere Spekulum seitlich eingeführt und dammwärts gesenkt (▪ Abb. 2.2). So kann das vordere Spekulum an der empfindlichen Klitoralregion vorbei geführt werden. Die Untersuchung umfasst die makroskopische Beurteilung von Vagina und Portio.
>
> Selbsthaltende Spekula (**Entenschnabelspekula**) werden erst in der Scheide geöffnet (▪ Abb. 2.3a,b). Diese Instrumente haben den Vorteil, dass zur Fixierung der Spekula höchstens eine Hand nötig ist, jedoch den Nachteil, dass die Inspektion der Vagina eingeschränkt ist.

Ventral vom Scheideneingang (Introitus) mündet die Harnröhre, die Harnblase liegt der oberen ventralen Vaginalwand auf. Bindegewebsschwächung kann zur Absenkung der Vaginalwand führen (**Zystozele**), provozierbar durch Pressen der Patientin. Die hintere Vaginalwand liegt dem Rektum auf. Eine Vorwölbung hier (**Rektozele**) kann sich

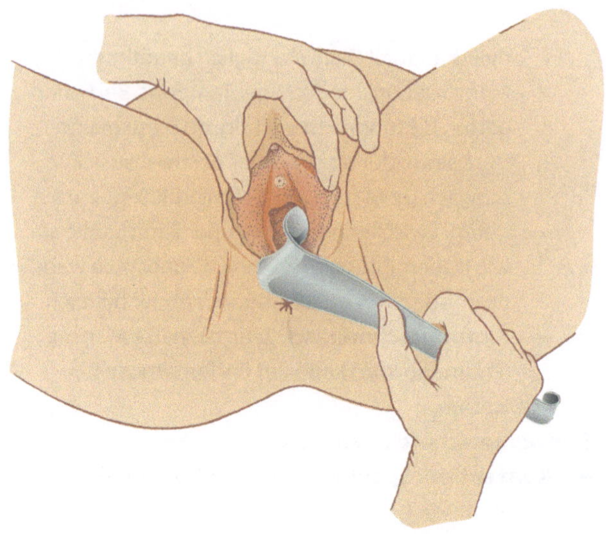

▪ **Abb. 2.2.** Einführen des hinteren Spekulums. Es wird hochkant und unter Drehung in den queren Durchmesser bis zur Scheidenmitte eingeführt

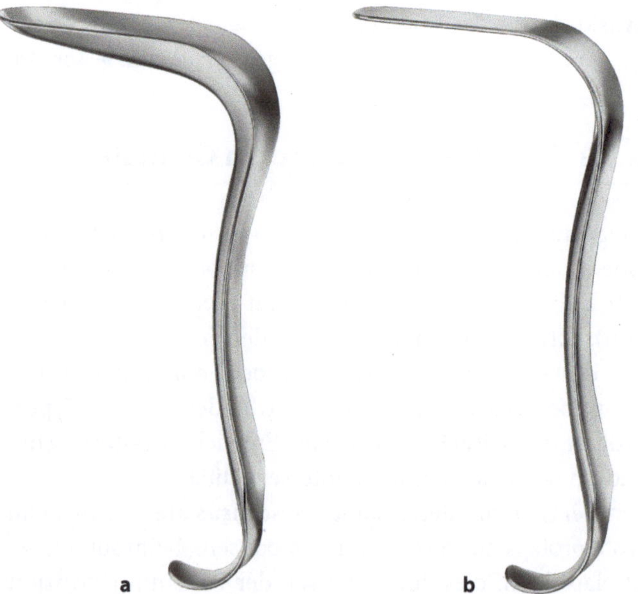

▪ **Abb. 2.1a,b.** Spekula der Fa. Aesculap

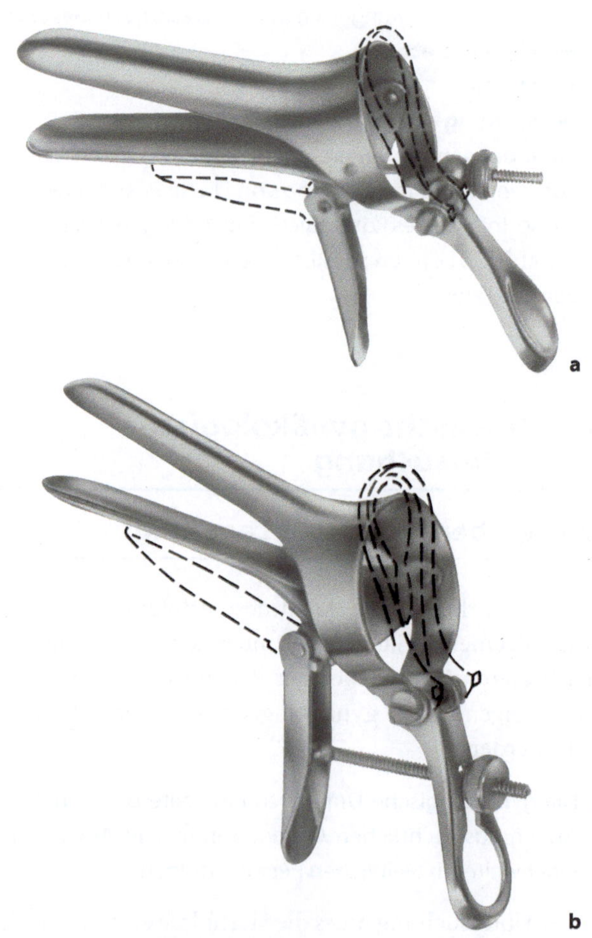

▪ **Abb. 2.3a,b.** Selbsthaltespekula (Entenschnabelspekula) der Fa. Aesculap

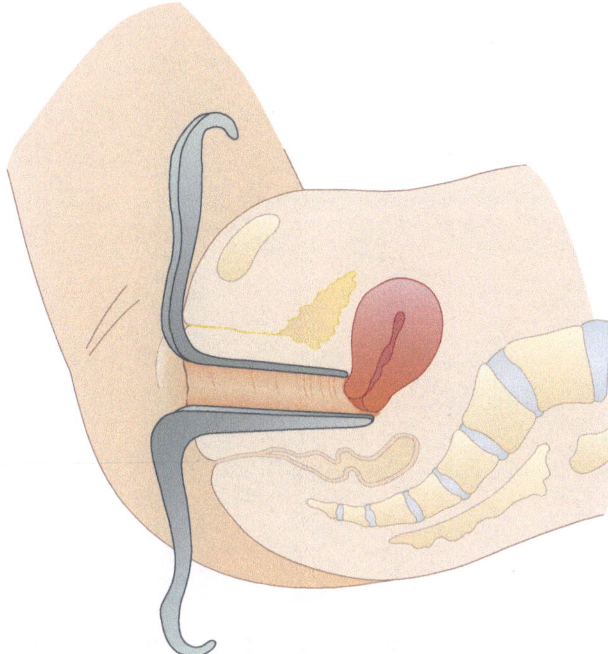

Abb. 2.4. Einstellung der Portio nach Einführen beider Spekula

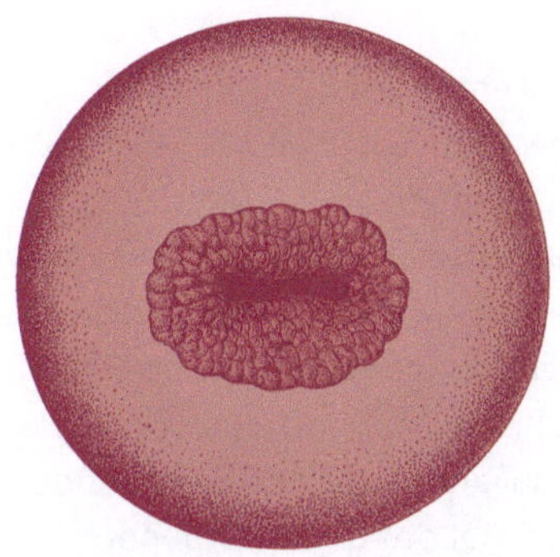

Abb. 2.5. Ektopie der Portio. Es finden sich zarte, regelmäßig gestaltete träubchenförmige Erhebungen um den Muttermund

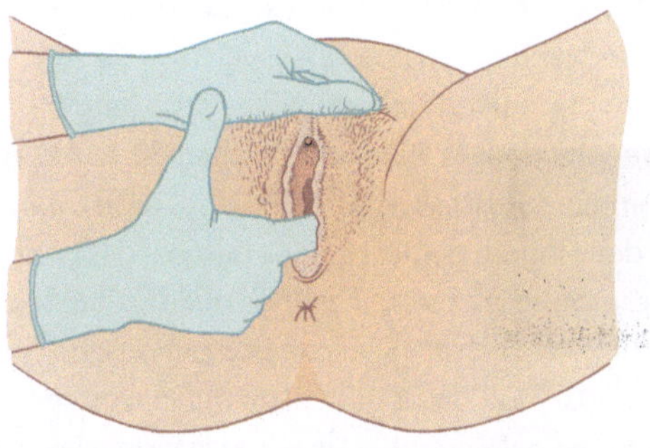

Abb. 2.6. Technik der vaginalen Untersuchung. Der Zeigefinger der inneren (rechten) Hand wird unter Druck gegen den Damm in die Vagina eingeführt, während die äußere (linke) Hand flach auf der Bauchdecke ruht

bis zum Douglas-Raum fortsetzen (**Douglasozele**). Bei älteren Patientinnen, die wegen Senkungsveränderungen Pessare tragen, ist auf **Druckulzera** zu achten.

Häufig ist die Scheide Sitz einer Entzündung (**Kolpitis**), die auch die Zervix erfasst (**Zervizitis**), erkennbar an vermehrter Schleimabsonderung (Fluor vaginalis).

Im Zentrum der **Portio** (Abb. 2.4) mündet der **Zervikalkanal**, nach der ersten Geburt querverlaufend, sodass eine vordere von einer hinteren Muttermundslippe unterschieden werden kann.

Der Zervikalkanal ist durch einen Schleimpfropf gegen Keimaszension verschlossen, dessen Zusammensetzung sich zyklusabhängig ändert (Farnkrautphänomen, ▶ Kap. 4).

Bei der physiologisch vorkommenden **Ektopie** (Abb. 2.5), die als tröpfchenförmige Struktur imponiert, findet sich Zylinderepithel der Zervix auf der Potiooberfläche. Wird dies wieder vom Plattenepithel überdeckt, können sich benigne Retentionszysten (**Ovula Nabothi**, gelbliche Erhebungen) entwickeln.

2.2.5 Bimanuelle Untersuchung

Untersuchungstechnik

Bei der bimanuellen Tastuntersuchung erfolgt zuerst die vaginale Austastung allein mit der inneren, rechten oder linken Hand, dann die bimanuelle Palpation des Uterus und der Adnexregionen.

> Der Gebrauch von Handschuhen ist obligatorisch.

Der Tastbefund wird vom Arzt im Stehen erhoben.

Praxisbox Bimanuelle vaginale Tastuntersuchung

Zu Beginn der vaginalen Untersuchung (Abb. 2.6) werden mit Daumen und Zeigefinger der äußeren Hand oder mit Daumen und Ringfinger der inneren Hand die Labien gespreizt, um schmerzauslösende Gewebespannungen am Introitus zu vermeiden. Das Einführen des untersuchenden Fingers erfolgt stets unter Druck gegen den Damm. Während die **innere Hand** vaginal austastet, liegt die **äußere Hand** flach auf der Bauchdecke zwischen Nabel und Symphyse und bringt die zu palpierenden Organe und Organabschnitte der

▼

inneren Hand entgegen, um deren Lage, Größe, Konsistenz und Beweglichkeit gegen den Widerhalt der inneren Hand zu ermitteln.

Vaginal ausgetastet werden Scheidenwänden, Scheidengewölbe, Beckenboden, Seitenboden des Beckens, Kreuzbeinhöhle, Portio und Hinterfläche der Symphyse ohne Beteiligung der äußeren Hand. Geachtet wird auf anatomische Veränderungen (Vaginalsepten), Elastizität des Gewebes, abnorm derbe, weiche oder fluktuierende Resistenzen.

Zur **Palpation des Uterus** heben die inneren Finger vom hinteren Scheidengewölbe aus die Zervix an und drücken damit den Uterus nach vorn gegen die Bauchdecke, während die äußere Hand das Corpus uteri von seiner Hinterwand her zu umgreifen versucht (◘ Abb. 2.7). Wandern die inneren Finger um die Portio herum in das vordere Scheidengewölbe und drücken die Portio etwas nach hinten, so lässt sich die Größe des Corpus uteri zwischen den Fingern beider Hände abgrenzen (◘ Abb. 2.8). Auf diese Weise lässt sich allerdings nur der anteflektierte oder gut beweglich in Streckstellung befindliche Uterus palpieren. Ist das Corpus uteri nicht mit den inneren und äußeren palpierenden Finger zu ertasten, kann eine **Retroflexio uteri** vorliegen (◘ Abb. 2.9).

Bei der **Palpation der Adnexen** wird zunächst die der inneren Hand entsprechende Adnexe (◘ Abb. 2.10), dann die der gegenüberliegenden Seite untersucht. Bei anamnestischen Angaben über lokalisierte Schmerzen im Unterbauch, wird grundsätzlich mit der Palpation der schmerzfreien Seite begonnen. Pathologische Resistenzen (Tumoren, Zysten) können nicht getastet werden, wenn die äußere Hand nicht hoch genug ansetzt. Die linke Adnexe kann dem Sigmoid realtiv hoch anliegen. Bei schlanken, gut entspannten Bauchdecken sind die normalgroßen **Ovarien** als gut bewegliche, ovale Gebilde tastbar. Ihre Palpation löst meist einen physiologischen Ovarialschmerz aus. Die normalen **Tuben** sind in ihrem Verlauf nicht zu tasten.

Ob nur der Zeigefinger oder Zeige- und Mittelfinger eingeführt werden, hängt von der Weite des Introitus und der Vagina ab.

❗ Werden durch brüskes oder unsachgemäßes Vorgehen gerade zu Beginn der Untersuchung Schmerzen ausgelöst, reagiert die Patientin mit Abwehrspannung und es lässt sich kein eindeutiger Befund erheben.

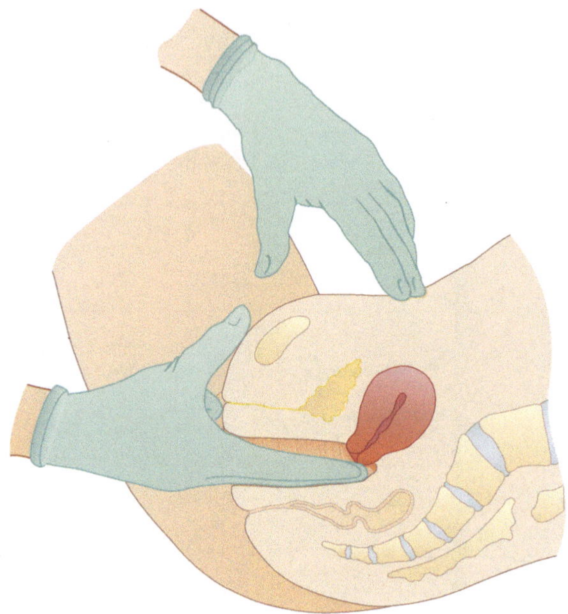

◘ **Abb. 2.7.** Palpation des Uterus. Bei der vaginalen Untersuchung des anteflektierten Uterus heben die (der) Finger der inneren Hand vom hinteren Scheidengewölbe aus die Zervix an und drücken damit das Corpus uteri gegen die Bauchdecke. Die äußere Hand versucht, das Corpus uteri von seiner Hinterwand her zu umgreifen

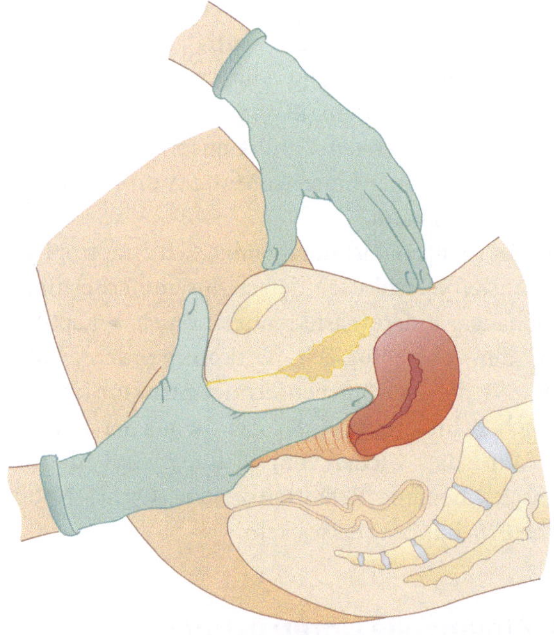

◘ **Abb. 2.8.** Palpation des Uterus. Der (die) untersuchende Finger gleitet(n) in das vordere Scheidengewölbe. Die äußere Hand drückt den Fundus uteri durch die Bauchdecken entgegen. Dadurch kann das anteflektierte Corpus uteri bei der vaginalen Untersuchung zwischen den Fingern der inneren und äußeren Hand abgegrenzt werden

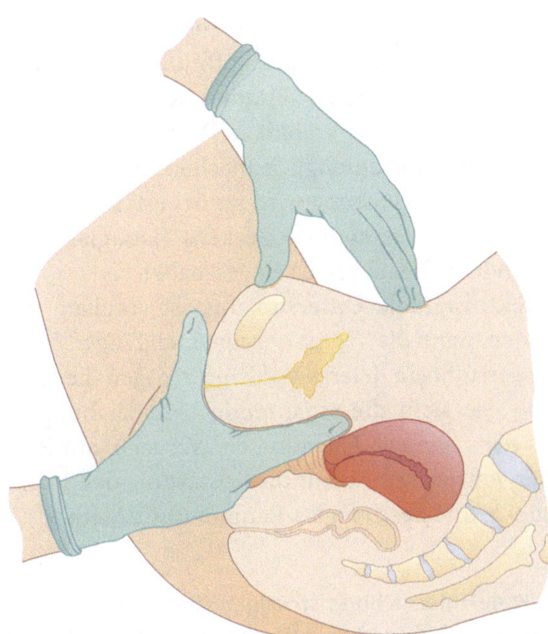

Abb. 2.9. Palpation des Uterus. Liegt der Uterus retroflektiert, so kann er bei der vaginalen Untersuchung nicht zwischen inneren und äußeren Fingern palpiert werden

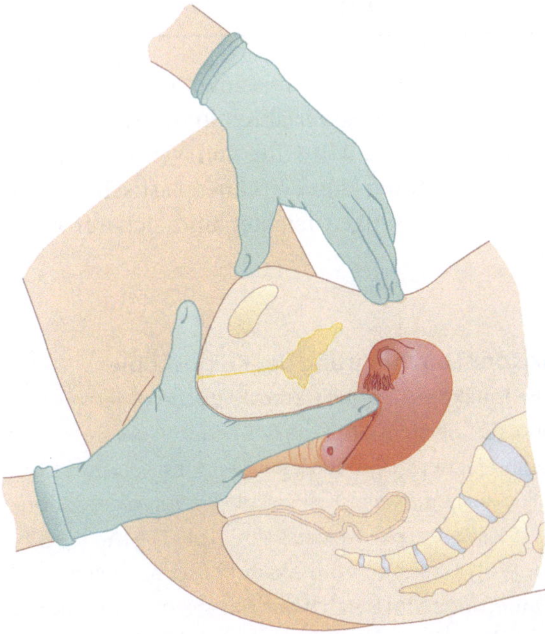

Abb. 2.10. Palpation der Adnexe. Der (die) untersuchende(n) Finger gleitet (gleiten) bei der vaginalen Untersuchung in das seitliche Scheidengewölbe und hebt (heben) von hier aus die Adnexe der äußeren Hand entgegen, die auf der gleichen Seite durch die Bauchdecke palpiert

Praxisbox Rektale Tastuntersuchung

Für die rektale Untersuchung wird der zusätzlich mit einem Fingerling geschützte Zeigefinger unter Verwendung eines Gleitmittels mit der Tastfläche steißbeinwärts gerichtet in den After eingeführt. Unter Drehung seiner Tastfläche wird der untersuchende Finger nach vorn geschoben, bis die Rückflächen der eingeschlagenen Finger gegen den Damm zu liegen kommen.

Beim Einführen des untersuchenden Fingers wird zur Überwindung der Abwehrspannung des M. sphincter ani externus die Patientin aufgefordert zu pressen. Durch Druck gegen den Damm lässt sich die Eindringtiefe steigern.

Die palpierende Funktion der **äußeren Hand** ist begrenzt, da sich die Beckenorgane nicht im gleichen Maße wie bei der vaginalen Untersuchung dem inneren Finger entgegen bringen lassen.

Praxisbox Rektovaginale Tastuntersuchung

Die rektovaginale Untersuchung stellt eine Variante der bidigitalen Untersuchung dar (Abb. 2.11).

Zur Durchführung wird der Zeigefinger in die Vagina, der mit einem Fingerling und Gleitmittel versehene Mittelfinger unter leichtem Pressen der Patientin in das Rektum eingeführt.

Bei Verdacht auf **Retroflexio uteri** wird bei der rektovaginalen Untersuchung versucht, das Corpus uteri soweit wie möglich nach vorne zu bringen, sodass die Finger der äußeren Hand durch die Bauchdecken von der Hinterwand aus den Uterus umgreifen können. Gelingt es nicht den Uterus zu luxieren, oder bereitet dieser Versuch Schmerzen, ist an **Lagefixierung** zu denken und von weiteren Versuchen Abstand zu nehmen. Größe- und Konsistenzbestimmung erfolgen dann nur mit der inneren Hand.

Parametrium und Douglas-Raum lassen sich nur mit Hilfe der rektalen oder rektovaginalen Untersuchung beurteilen.

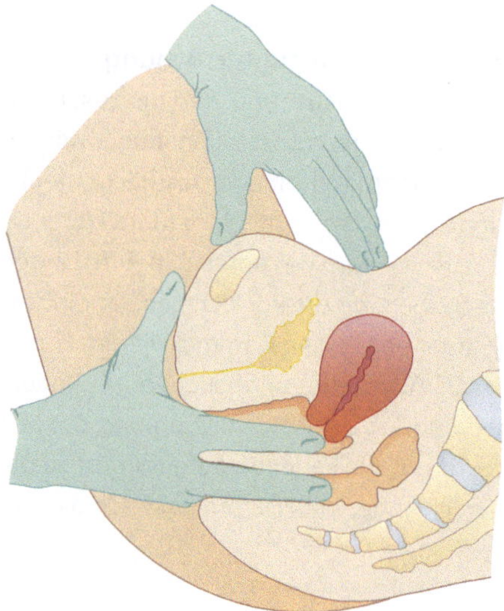

Abb. 2.11. Rektovaginale Untersuchung. Der untersuchende Zeigefinger wird in die Vagina, der Mittelfinger unter leichtem Pressen der Patientin in das Rektum eingeführt

Praxisbox Palpation des Parametriums und des Douglas-Raumes

Bei der **Palpation des Parametriums** kann dies mit dem im Rektum befindlichen Finger als fingerdicker elastischer Strang aufgeladen und von medial nach lateral in seinem Verlauf abgetastet werden. Das Lig. sacrouterinum ist als bleistiftdicker Strang abgrenzbar. Im gleichen Untersuchungsgang wird die Austastung des normalerweise leeren **Douglas-Raumes** angeschlossen. Anschließend wird die Palpation des Septum rectovaginale und der **Rektumschleimhaut** vorgenommen.

> Bei der rektalen oder rektovaginalen Untersuchung ist eine Kontrolle auf Blut am rektalen Fingerling obligat.

Wichtige Differentialdiagnose in der Praxis ist die Abklärung eines rechtsseitigen Unterbauchschmerzes. Mit der äußeren Palpation des **McBurney-Punktes** sowie jeweils 2 Querfinger kranial und kaudal, gelingt oft eine Differenzierung zwischen Adnexitis und Appendizitis, die dann bei der bimanuellen Untersuchung erhärtet werden kann.

Anwendung der Untersuchungsmethoden

Die **vaginale Untersuchung** ist, von wenigen Ausnahmen abgesehen, stets durchzuführen.

Die **rektale Untersuchung** wird anstelle der vaginalen vorgenommen, wenn die Hymenalöffnung für den untersuchenden Finger zu eng ist (Virgines, Kinder), wenn die Scheide fehlt, oder wenn krankhafte Veränderungen eine vaginale Exploration unmöglich machen. Als Ergänzung zur vaginalen Untersuchung wird sie bei unklaren Befunden in der Tiefe des kleinen Beckens (Douglas-Raum, Kreuzbeinhöhle, Parametrien) eingeschaltet.

Die **rektovaginale Untersuchung** ist vorallem dann anzuwenden, wenn die Vagina nur für einen Finger passierbar ist. Sie erlaubt ein tieferes Vordringen gegen die Kreuzbeinhöhle. Sie stellt die ergänzende Untersuchung dar, wenn bei der vaginalen Palpation der Verdacht auf Retroflexio uteri entstanden ist. Für die Austastung des Spatium rectovaginale und des Douglas-Raumes ist sie Methode der Wahl.

> Die rektale Untersuchung ist obligater Bestandteil der gynäkologischen Untersuchung. Wichtig ist die Beurteilung der Parametrien bei Patientinnen mit invasivem Zervixkarzinom. Erkrankungen des Analringes (Hämorrhoiden) und des Rektums (Rektumkarzinom) können durch die rektale oder rektovaginale Austastung erfasst werden.

2.3 Kolposkopie

Die Kolposkopie wurde von Hinselmann im Jahre 1925 als neuartiges Untersuchungsverfahren in die gynäkologische Diagnostik eingeführt. Mit Hilfe von Vergrößerung und optimaler Beleuchtung können präneoplastische und neoplastische Veränderungen leichter und sicherer erkannt werden.

Praxisbox Durchführung der Kolposkopie

Die **Kolposkopie** ist eine stereoskopische Untersuchung, die die lupenoptische Betrachtung der Zervix mit bis zu 30-facher Vergrößerung erlaubt (Abb. 2.12a,b).

Für die Untersuchung wird die Zervix mit verdünnter 3–5%iger Essigsäurelösung betupft. Die mit dem Kolposkop erkennbaren charakteristischen weißen Veränderungen im Bereich der Transformationszone geben Hinweise auf Lokalisation und den Schweregrad von dysplastischen Veränderungen. Phänomene wie Mosaik- und Punktierungsareale weisen auf Dysplasien

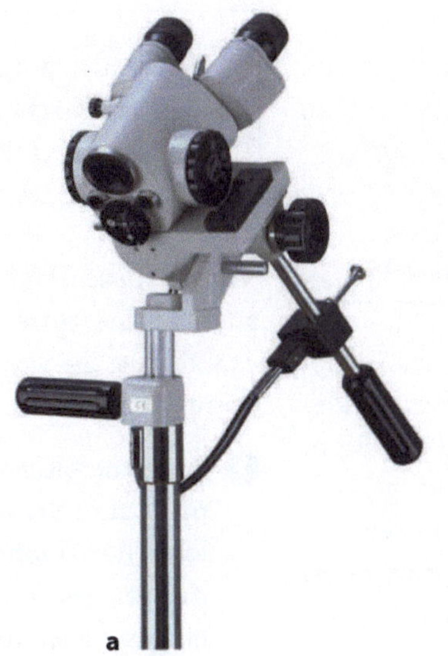
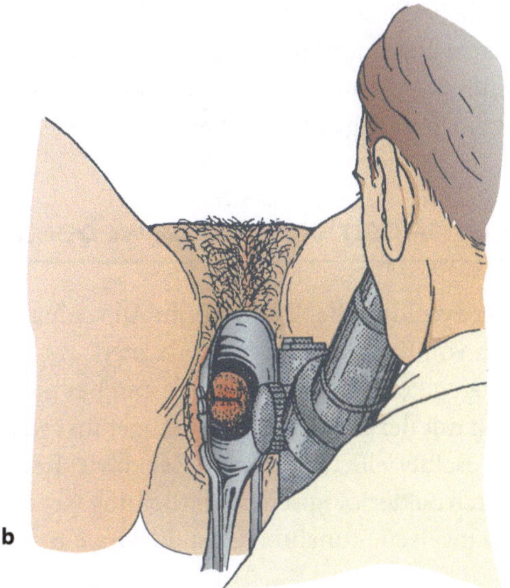

Abb. 2.12a,b. Kolposkopie. **a** Kolposkop Leisegang Modell 3DLF der Fa. Leisegang, Berlin. **b** Betrachtung der Portio mit dem Kolposkop nach Einstellen mit einem Selbsthaltespekulum

hin. Die Kolposkopie ist eine dynamische Untersuchung, d. h. je schneller und je ausgeprägter die Essigreaktion ist, desto schwerer ist die zugrunde liegende Läsion.

Bei der anschließenden Schiller'schen Jodprobe lassen sich nach Betupfen mit Lugol'scher Jodlösung jodnegative Areale abgrenzen. Das außerhalb der Transformationszone gelegene glykogenreiche Plattenepithel färbt sich braun.

Durch die Verwendung von vorgeschalteten Grünfiltern stellen sich pathologische Gefäße besser dar, die Hinweise auf (Prä)-Neoplasien geben können.

Die **Befundung** erfolgt gemäß der kolposkopischen Nomenklatur (Barcelona 2002).

Kolposkopische Nomenklatur

I. Normale kolposkopische Befunde
   a) Originäres Plattenepithel
   b) Zylinderepithel (Ektopie)
   c) Normale Transformationszone
II. Abnorme kolposkopische Befunde
   a) Minimale Veränderungen:
      Flaches essigweißes Epithel
      Zartes Mosaik
      Zarte Punktierung
      Jodgelbe Reaktion
   b) Größere Veränderungen
      Dichtes essigweißes Epthel
      Grobes Mosaik
      Grobe Punktierung
      Jodnegative Reaktion
      Atypische Gefäße
III. Verdacht auf invasives Karzinom
   Irreguläre Oberfläche, Erosion, Ulzeration
   Intensiv essigweiße Veränderungen
   Irreguläre Punktierung und Mosaikstruktur, atypische Gefäße
IV. Unzureichende kolposkopische Befunde
   Transformationszone nicht einsehbar
   Schwere Entzündung, ausgeprägte Atrophie, Verletzung
   Zervix nicht einsehbar
V. Verschiedene Befunde
   Kondylomata acuminata
   Keratose
   Erosion
   Entzündung
   Atrophie
   Dezidualisierung
   Polypen

Aus auffälligen Arealen lassen sich gezielte **Biopsien** unter Sicht entnehmen.

Daneben dient die Kolposkopie auch zur Beurteilung des Verlaufes von Läsionen, die einer regelmäßigen Kontrolle bedürfen (mittel- bis mäßiggradige Dysplasie). Finden sich an der Portio bereits Hinweise auf das Vorliegen eines Karzinoms, so kann die Kolposkopie helfen, einen evtl. Übergang auf die Scheidenwand auszuschließen.

2.4 Abstrich- und Gewebeentnahme

Der **zytologische Abstrich** gibt Aufschluss über das Vorliegen von Dysplasien der Zervix uteri. Bei Gewebeveränderungen können unter kolposkopischer Sicht gezielte Biopsien mit der Biopsiezange durchgeführt werden.

Bakterielle Infektionen (Zervizitis, Kolpitis) lassen sich durch bakteriologische Aufarbeitung von **Nativpräparaten** nachweisen. Zunehmend ist die virale Besiedlung.

2.4.1 Keimdiagnostik

Das **Nativpräparat** dient dem Sofortnachweis einer pathologischen Flora.

Praxisbox Entnahmetechnik des Nativpräparates
Das zu untersuchende Sekret wird mit einem Watteträger gewonnen, auf einem Objektträger mit etwas physiologischer Kochsalzlösung vermischt, mit einem Deckglas versehen und gleich mikroskopisch beurteilt.

Das Nativpräparat eignet sich besonders zum Nachweis von Trichomonaden, E. coli, Pilzen und Lepthotrix sowie Gardnerella vaginalis nach Zugabe von Methylenblau. Trichomonaden lassen sich im gefärbten Präparat nicht darstellen, sie können prinzipiell jedoch bei der Zytodiagnostik miterfasst werden.

> Werden im Nativpräparat intrazelluläre Diplokokken nachgewiesen, besteht der Verdacht auf Gonorrhö. Eine bakteriologische Untersuchung muss angeschlossen werden.

2.4.2 Zytologische Untersuchung

Definition
Für die **zytologische Untersuchung** werden oberflächliche, aus dem Gewebsverband herausgelöste Zellen
▼
gewonnen, auf einem Objektträger ausgestrichen, fixiert und nach der Papanicolaou-Färbung unter dem Mikroskop zytologisch begutachtet.

Vorteil dieser Technik ist die unkomplizierte, im Regelfall auch schmerzlose Handhabung. **Nachteil** ist, dass keine exakte Aussage über die Tiefenausdehnung möglicherweise bösartiger Veränderungen gemacht werden kann.

> Die zytologische Untersuchung stellt ein wichtiges Instrument zum **Screening** und zur **Verlaufskontrolle** pathologischer Veränderungen dar, zur genaueren Abklärung müssen jedoch histologische Untersuchungstechniken eingesetzt werden.

Eine zytologische Untersuchung ist prinzipiell an der Vulva, der Vagina, der Portio und dem Zervikalkanal möglich.

Der Aufbau bzw. die Ausreifung des Epithels ist hormonabhängig. Im Rahmen der **hormonellen Funktionsdiagnostik** können altersentsprechende Zellbilder, Veränderungen infolge von Hormoneinnahmen oder endokrine Störungen diagnostiziert werden. Für die Diagnostik von Hormoneffekten genügt ein vaginaler Abstrich aus dem seitlichen Scheidengewölbe.

Im zytologischen Abstrich können auch charakteristische Veränderungen im Rahmen von **Infektionen** erkannt werden.

Im Bereich der **Transformationszone** (Übergangszone) grenzt das nichtverhornende, mehrschichtige Plattenepithel der Portio uteri an das Zylinderepithel des Zervikalkanals. Dieser Übergang liegt bei Kindern und postmenopausalen Frauen im Zervikalkanal, bei der geschlechtsreifen Frau in der Regel ektozervikal.

> Dysplasien der Zervix uteri (Krebsvorstufen) treten besonders häufig im Bereich der Transformationszone auf.

Für eine Diagnostik im Rahmen der **Krebsfrüherkennung** (Krebsvorsorge, ► Kap. 2.7, ► Kap. 11) muss deshalb dieser Bereich mit dem zytologischen Abstrich erfasst werden.

Praxisbox Entnahmetechnik des zytologischen Abstrichs
Für die Zellentnahme (■ Abb. 2.13, ■ Abb. 2.14) im Rahmen der Krebsfrüherkennungsuntersuchung

(PAP-Abstrich) wird unter (kolposkopischer) Sicht mit dem Spatel oder der Bürste Zellmaterial gewonnen und anschließend auf einen Objektträger übertragen. Der Objektträger ist mit Namen, Geburtsdatum, Abnahmedatum sowie der Abnahmestelle zu kennzeichnen. Zellmaterial wird ektozervikal und endozervikal gewonnen. Da die Zellen schnell austrocknen, muss der Objektträger gleich alkoholisch fixiert werden.

Die Abstriche werden nach einer auf **Papanicolaou** (**Pap-Smear;** ◘ Tab. 2.1) zurückgehenden Methode gefärbt und bewertet.

2.4.3 Gewebeentnahme

Biopsien

> Die Untersuchung von **Biopsien** ermöglicht eine Beurteilung von Zellveränderungen im Zellverband. Insbesondere kann unterschieden werden, ob bei Malignitätsverdacht die Basalmembran noch intakt ist (**Carcinoma in situ**) oder ob bereits eine Infiltration stattgefunden hat (**mikroinvasives Karzinom**).

Die Indikation zur **Knipsbiopsie** sollte großzügig gestellt werden, da die Patientinnen durch die Entnahme nur gering belastet werden, die diagnostische Aussagekraft der Biopsie dagegen sehr groß ist.

Praxisbox Praxisbox Entnahmetechnik der Knipsbiopsie

Bei der Knipsbiopsie erfolgt die Gewebsentnahme durch die sogenannte Biopsieknipszange. Im Bereich der Portio uteri ist dies auch ohne vorherige Anästhesierung möglich. Blutungen an der Entnahmestelle lassen sich durch Druck mit einem Wattetupfer, der gegebenfalls mit einem Hämostyptikum getränkt wurde, stillen.

Fraktionierte Abrasio und Strichkürettage

Die fraktionierte **Abrasio** (Ausschabung, Kürettage) wird durchgeführt, um Gewebsmaterial aus dem Zervikalkanal und dem Corpus uteri zu gewinnen.

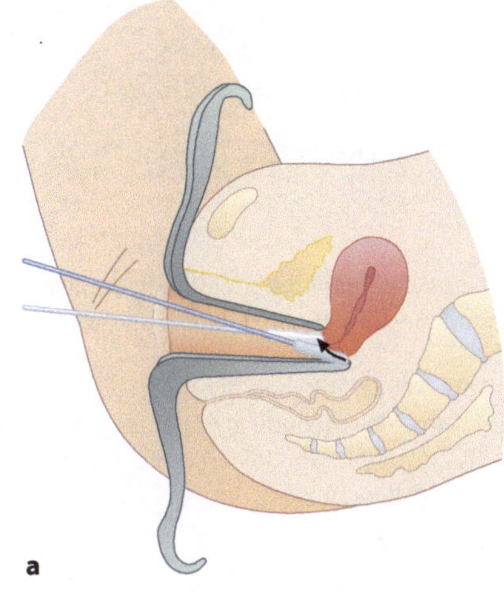

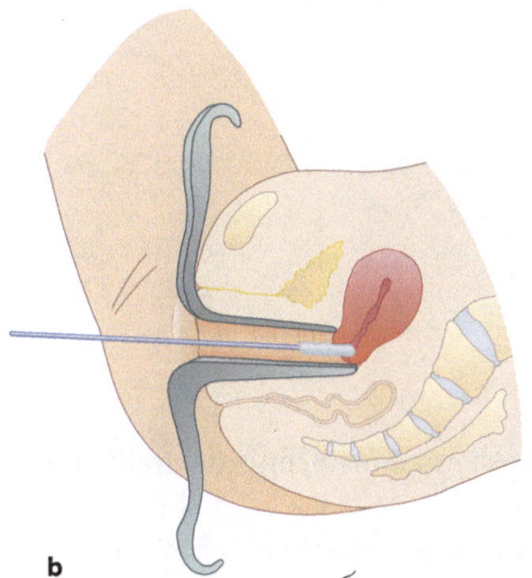

◘ **Abb. 2.13a,b.** Technik der zytologischen Abstrichentnahme. **a** Abstrich von der Portiooberfläche (Ektozervix). **b** Abstrich aus dem Zervikalkanal (Endozervix)

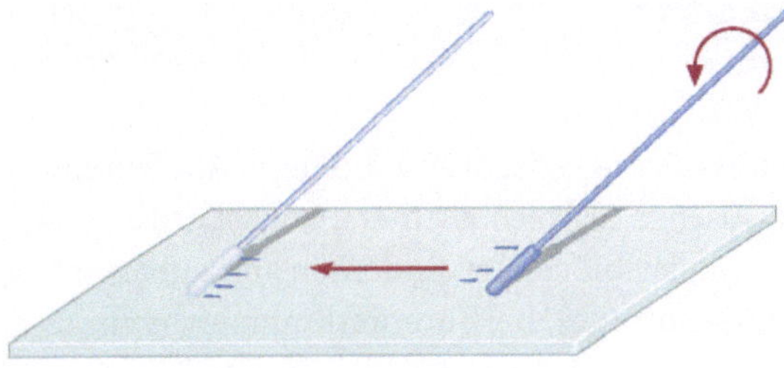

◘ **Abb. 2.14.** Austreichen des Abstrichmaterials auf einem Objektträger unter Abrollen des Watteträgers in Pfeilrichtung

Tab. 2.1. Einteilung und Bewertung der zytodiagnostischen Befunde und ihre Zuordnung zu den Atypiegraden der intraepithelialen Neoplasien (Münchner Nomenklatur II, 1997)

Gruppe	Zytologischer Befund Diagnose	Empfohlene Maßnahmen
I	Normales Zellbild	Keine
II	Normales Zellbild, aber mit entzündlichen, metaplastischen, regenerativen oder degenerativen Veränderungen	Eventuell zytologische Kontrolle
III	Unklares Zellbild bedingt durch 1. Schwere entzündliche oder degenerative Veränderung, die eine Beurteilung zwischen gut- und bösartig nicht zulässt 2. Auffällige Drüsenzellen, die eine Beurteilung zwischen gut- und bösartig nicht zulassen	Kurzfristige Abstrichkontrolle oder histologische Abklärung
III D	Leichte Dysplasie (CIN I) Mäßige Dysplasie (CIN II)	Kolposkopisch-zytologische Kontrolle innerhalb von 3 Monaten
IV A	Zellen einer schweren Dysplasie oder eines Carcinoma in situ (CIN III)	Kolposkopie und histologische Klärung (Konisation)
IV B	Zellen einer schweren Dysplasie oder eines Carcinoma in situ, invasives Karzinom nicht auszuschließen	Kolposkopie und histologische Klärung (Konisation)
V	Invasives Karzinom	Histologische Klärung

Praxisbox Entnahmetechnik der fraktionierten Abrasio

Die fraktionierte Abrasio ist ein operativer Eingriff, der in Narkose durchgeführt wird. Nach Dilatation des Zervikalkanals wird mit einer Curette Gewebe aus dem Zervikalkanal und dem Corpus uteri gewonnen und getrennt zur histologischen Untersuchung gesandt.

Bei **Blutungsstörungen** ist die fraktionierte Abrasio sowohl als diagnostischer, als auch als therapeutischer Eingriff zu verstehen (ungleichförmiger Endometriumaufbau infolge einer Hormonstörung). Bei Tumorerkrankung kann so die Ausdehnung abgeschätzt werden, d. h. beurteilt werden, ob ein Zervixkarzinom bereits in das Corpus uteri vorgewachsen ist, bzw. ob ein Korpuskarzinom die Zervixregion infiltriert hat.

Definition

Die **Strichkürettage** ist eine lokal begrenzt durchgeführte Abrasio (Ausschabung).

Indikationen zur **Strichkürettage** sind

- Gewinnung von Endometriumsproben, um Hormoneffekte in der Sterilitätsdiagnostik nachzuweisen und
- multimorbide Patientinnen, denen keine fraktionierte Abrasio zugemutet werden kann.

Konisation

Werden durch Zytologie bzw. Knipsbiopsie schwere Dysplasieveränderungen an der Portio uteri nachgewiesen, wird der Patientin zur Durchführung einer **Konisation** geraten.

Praxisbox Technik der Konisation

Bei der Konisation wird ein Gewebskegel (**Konus**), dessen Spitze in Richtung Zervikalkanal weist, entnommen. Größe und Form des Kegels wird durch die kolposkopisch bestimmte Ausdehnung des erkrankten Areals und das Alter der Patientin (Transformationszone, ► Kap. 2.3.2) bestimmt. So muss der Konus bei geschlechtsreifen Frauen (Transformationszone auf der Portio) flach, bei postmenopausalen Frauen (Transformationszone im Zervikalkanal) eher steil und spitz sein.

Das Gewebe wird mittels Messer, Elektroschlinge oder Laser entnommen.

Der Konus wird fadenmarkiert (12 Uhr), um den topographischen Sitz der Läsion zuordnen zu können. Die Konisation wird mit einer Zervixabrasio verbunden, um höhergelegene Pathologien nachweisen zu können.

2.5 Bildgebende Verfahren im Rahmen der gynäkologischen Routineuntersuchung

2.5.1 Vaginalsonographie

Praxisbox Vaginalsonographie
Bei der Vaginalsonographie kommen speziell anatomisch angepaßte Schallköpfe zum Einsatz, die aus hygienischen Gründen jeweils mit Kondomen überzogen werden, in denen sich das Kontaktgel befindet. Die vaginale Sonographie wird bei entleerter Harnblase durchgeführt.

Mit der Vaginalsonographie lassen sich Uterus und die Adnexregionen exzellent darstellen.

Die **Cervix uteri** ist in gesamter Länge abbildbar. Bei Schwangerschaften ist die exakte Vermessung der Zervixlänge sowie die Darstellung des unteren Eipoles möglich.

Im **Corpus uteri** können inhormogene Areale des Endometriums als potentielle Blutungsquelle identifiziert werden. Die Infiltrationstiefe von Polypen und Tumoren ist messbar. Im Rahmen der Sterilitätsdiagnostik kann mit der Vermessung der Endometriumdicke die Östrogeneinwirkung bestimmt werden. Frühgraviditäten können erkannt werden, insbesondere kann zwischen intrauterinem und extrauterinem Sitz (Extrauteringravidität, EUG) differenziert werden. Bei intrauterinen Anlagen lässt sich als Zeichen der intakten Schwangerschaft ab der 6./7. SSW die embryonale Herzaktion darstellen.

Die Darstellung der **Tuben** wird bei pathologischer Auftreibung, z. B. durch Flüssigkeitsansammlung (Saktosalpinx, Hämatosalpinx) erleichtert. Oft können Eileiterschwangerschaften mittels Vaginalsonographie erkannt werden.

Tumore des **Ovars** sind bereits in frühen Stadien vaginalsonographisch erkennbar. Flüssigkeitsgefülltee (zystische) Anteile sind von soliden gut zu differenzieren. Bei zystischen Befunden kann zwischen klarflüssig und eingeblutet (Endometriose) unterschieden werden. Dignitätskriterien zystischer Befunde sind Binnenechos und Septierungen, insbesondere wenn Wanddickenschwankungen zu erkennen sind. Im Rahmen der Sterilitätsdiagnostik kann nach hormoneller Stimulation das Follikelwachstum exakt dokumentiert werden. Im Rahmen der In-vitro-Fertilisation wird die Vaginalsonographie zur gezielten Punktion der Follikel eingesetzt.

> Prinzipiell ist mit dem vaginalen Schallkopf auch eine **rektale Sonographie** möglich. Indiziert ist sie bei Virgo intacta.

Die **perineale Sonographie** wird in Verbindung mit der Abklärung urologischer Beschwerden in der Urodynamik eingesetzt.

2.5.2 Abdominalsonographie

Die Abdominalsonographie sollte bei gefüllter Harnblase durchgeführt werden.

Sie kommt zum Einsatz bei Virgines, bei Befunden, die über das kleine Becken hinausragen und zur Schwangerschaftsdiagnostik nach dem 1. Trimenon. Sie wird ferner eingesetzt um einen Harnaufstau mit Dilatation des Nierenbeckensystems nachzuweisen. Bei akutem Abdomen wird das Verfahren großzügig eingesetzt, insbesondere zur Diagnostik von Blutungen in die Bauchhöhle.

> Freie Flüssigkeit im Abdomen (Blutung, Extrauteringravidität) kann leicht sonographisch diagnostiziert werden. Bei Steinschnittlagerung sammelt sich die Flüssigkeit im Douglas-Raum, dem tiefsten Punkt der Bauchhöhle.

Die Vaginalsonographie vermag hierbei sogar schon geringste Flüssigkeitsmengen darzustellen.

2.5.3 Röntgen-, Computer- und Kernspintomographie

> Der Einsatz von Tomographien (Röntgen-, Computer- und Kernspintomographie) ist speziellen Fragestellungen vorbehalten.

Bei Tumorverdacht dienen diese bildgebenden Verfahren zur Klärung
- der Dignität,
- der Ausdehnung,
- der Infiltration von Nachbarorganen sowie
- des regionären Lymphknotenbefalls.

Die **Röntgentomographie** wird nahezu ausschließlich zur Skelettuntersuchung bei Verdacht auf ossäre Metastasen eingesetzt.

Die **Computertomographie (CT)** ermöglicht die Darstellung des gesamten Abdomens, d. h. zusätzlich zum kleinen Becken auch die Darstellung der höher liegenden paraaortalen Lymphknotenstationen sowie des Oberbauches einschließlich der Leber.

Im Gegensatz zum CT benötigt die **Kernspintomographie (MR/NMR)** keine Röntgenstrahlung zur Darstellung. Im NMR lassen sich vor allem Weichteilstrukturen gut gegeneinander abgrenzen (Tumorinfiltration von Nachbarorganen).

2.6 Untersuchung der Mamma

2.6.1 Inspektion

Die Untersuchung beginnt mit der Inspektion des **Oberkörpers.** Der Untersucher erfasst dabei zunächst Fehlhaltungen infolge orthopädischer Erkrankungen. Dann wird die **Haut** auf Effloreszenzen abgesucht. Eine Besonderheit, die dokumentiert werden sollte, stellen dabei zusätzliche Mammaeanlagen (akzessorische Mammae) dar.

Praxisbox Inspektion der Mammae

Die Inspektion der **Mammae** (▶ Kap. 11) erfolgt von frontal und lateral. Vollständige Symmetrie ist selten, bei deutlichen Größendifferenzen (Anisomastie) muss die Dauer des Bestehens erfragt werden. Die Größendifferenz kann beim Vergleich der unteren Konturen und des Höhenstands der Mamillen erfasst werden. Ein gutes Maß stellt der Jugulum-Mamillen-Abstand dar. Die Kontur der Mammae kann Hinweis auf Tumore geben. Die Patientin wird angehalten, die Arme in die Hüften zu stemmen, um den M. pectoralis anzuspannen. Anschließend lässt man die Arme über den Kopf führen. Auch kleinere Befunde können sich durch mangelhafte Hautbeweglichkeit bemerkbar machen. Besonders suspekte Veränderungen, wie exulzerierender Tumor oder Peau d'orange-Phänomen (Orangenhaut) müssen sofort abgeklärt werden.

Bei der Inspektion der **Mamillen** ist auf ekzematöse Veränderungen (Morbus Paget) und Hohlwarzen, insbesondere neu aufgetretene, zu achten. Perimamilläre Behaarung (Hinweis auf Hyperandrogenämie) sollte hinsichtlich Symmetrie bzw. Neuauftreten dokumentiert werden.

2.6.2 Palpation

Praxisbox Palpation der Mammae

Die Palpation der **Mammae** (▶ Kap. 11) beginnt im Supraklavikularfeld, um Lymphome zu erfassen (Virchow-Drüse). Die untersuchende Hand streicht von dort aus über das Infraklavikularfeld sowie den kranialen Brustansatz bis zur Mamille und setzt dieses im Uhrzeigersinn fort, sodass der gesamte Brustdrüsenkörper sorgfältig gegen die kontralaterale Hand sowie gegen die Thoraxwand abgetastet wird. Resistenzen im Drüsenkörper werden auf Schmerzhaftigkeit, Abgrenzbarkeit und Verschieblichkeit gegen Brustwand und Haut untersucht. Bei gutartiger Knotenbildung (Mastopathie) mit Nachweis mehrerer Resistenzen ist oftmals die simultane beidseitige Palpation hilfreich, um Asymmetrien aufzudecken.

Hochverdächtig auf das Vorliegen eines Malignoms ist das sogenannte **Plateau-Phänomen** (Jackson-Phänomen): Bei dem Versuch, die Haut über einem Tastbefund zu falten, tritt keine Vorwölbung auf.

Bei der Palpation der **Axilla** wird bei entspannt angewinkeltem Arm waagrecht in die Achselhöhle eingegangen und vorsichtig nach kranial getastet. Sind Lymphome feststellbar, so sollte Zahl, Konsistenz sowie Beweglichkeit gegenüber Unterlage und Haut dokumentiert werden.

Zum Schluss erfolgt eine sanfte Provokation einer **Mamillensekretion**, wobei ein direkter Abstrich auf den Objektträger zur zytologischen Untersuchung entnommen werden kann.

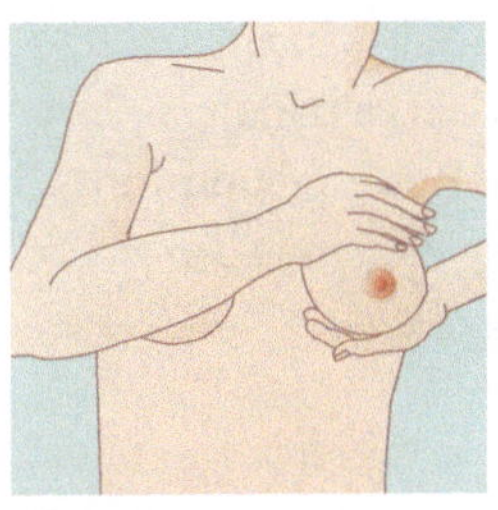
a

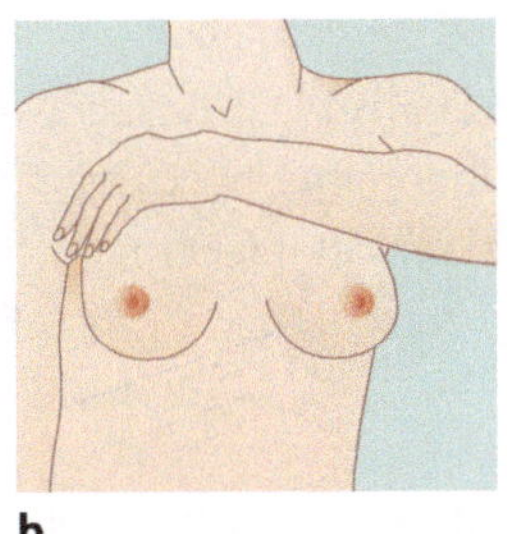
b

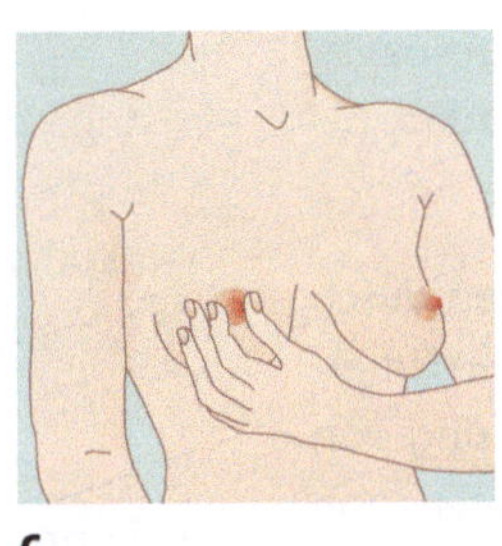
c

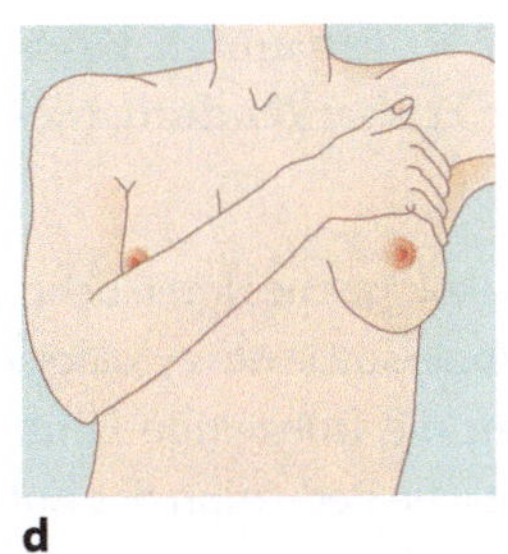
d

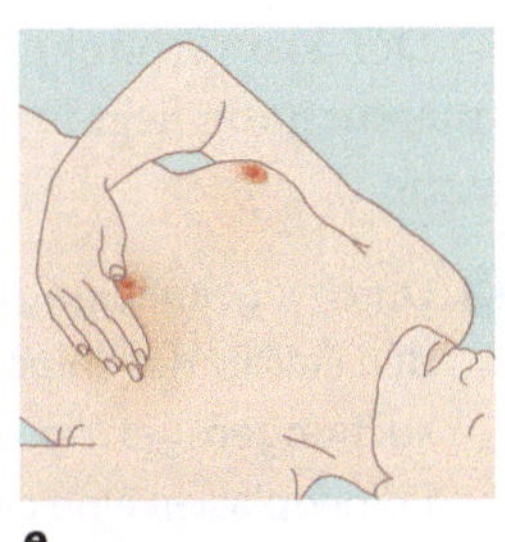
e

Abb. 2.15a-e. Selbstuntersuchung der Brust. **a** Durchtasten der Brustdrüse zwischen den flach aufgelegten Händen. **b** Abtasten des Drüsenkörpers im Sitzen bei angelegtem und erhobenem Arm. **c** Antasten des Warzenhofes und der Brustwarze. **d** Austasten der Achselhöhle bei angelegtem und erhobenem Arm. **e** Abtasten des Drüsenkörpers im Liegen

Eine prallelastische Resistenz deutet eher auf einen gutartigen Befund (Zyste) hin, wohingehend ein oftmals schmerzloser, derber, unruhig konturierter Tastbefund auf ein Malignom hinweist. Beides muss durch bildgebende Verfahren abgeklärt werden.

> Die meisten Mammakarzinome werden von der Patientin selbst entdeckt. Alle Patientinnen sollten in die Untersuchungstechnik eingewiesen werden, um regelmäßig monatliche **Selbstkontrollen** durchführen zu können (Abb. 2.15a-e).

Die Selbstuntersuchungen, sollten am günstigsten um den 6. Zyklustag durchgeführt werden, da dann mögliche perimenstruelle Spannungen abgeklungen sind.

2.6.3 Bildgebende Verfahren im Rahmen der Mammauntersuchung

Die **Sonographie** bietet den Vorteil der einfachen Durchführbarkeit ohne Belastung durch Röntgenstahlen. Sie wird eingesetzt bei Verdacht auf Vorliegen einer Flüssigkeitsansammlung (Zyste oder Abszess), unter sonographischer Sicht kann dabei gleichzeitig eine gezielte Punktion erfolgen.

> ! Das Ziel von **Screeninguntersuchungen** an der Mamma ist der Nachweis von Früh- bzw. prämalignen Veränderungen. Die für Frühformen maligner Veränderungen der Mamma charakteristischen Mikrokalzifikationen lassen sich nur mammographisch, nicht sonographisch nachweisen.

Bei jungen Frauen sowie Patientinnen mit einer gutartigen Knotenbildung (Mastopathie) wegen Gewebsverdichtungen ist hingegen die Mammographie schwer zu interpretieren. In diesen Fällen ist die Durchführung der ergänzenden Mammasonographie besonders sinnvoll.

Bei der **Mammographie** wird jede Brust in zwei Ebenen geröntgt. Hierbei ist eine, von den Patientinnen oft unangenehm empfundene Kompression der Brust notwendig, um eine homogene Durchstrahlung zu erreichen.

> Die Interpretation der Mammographien erfordert viel Erfahrung.

Es wird nach Asymmetrien, neu aufgetretenen Verdichtungsarealen, nach Mikrokalzifikationen sowie in Verbindung mit der klinischen Untersuchung nach Konturveränderungen gefahndet.

Die **Kernspintomographie** (**MR/NMR**) ist speziellen Fragestellungen vorbehalten, sie ist kein Instrument der Basisuntersuchung. Mit dem MR kann bei gesichertem Tumorknoten in der Brust die Frage geklärt werden, ob weitere Krebsareale vorliegen (multifokales Tumorgeschehen). Die Kernspintomographie ist ein extrem sensitives Verfahren, die Interpretation der gewonnenen Befunde sollte nur durch erfahrene Untersucher erfolgen.

2.7 Bedeutung von Früherkennung und Vorsorge

Prävention wird gegliedert in
- primäre Prävention (Vorsorge),
- sekundäre Prävention (Früherkennung) sowie
- tertiäre Prävention (Nachsorge zur Rezidivabwehr).

Zur **Vorsorge** zählt die Aufklärung darüber, welches Verhalten und welche Noxen zu Erkrankungen führen können, um zur Verhaltensänderung beizutragen. So führt beispielsweise das Rauchen (Nikotinabusus) zu einer Verdoppelung des Risikos für ein Zervixkarzinom!

Der Schwerpunkt der so genannten **Krebsvorsorgeuntersuchung** liegt in der **Früherkennung** (Sekundärprävention).

> Durch regelmäßige gynäkologische Untersuchungen, durch den Einsatz der Kolposkopie sowie der zytologischen Untersuchungen gelang über die frühzeitige Entdeckung von Präneoplasien eine deutliche Reduktion des Auftretens von Zervixkarzinomen.

Aus diesem Grund wird die gynäkologische Vorsorgeuntersuchung als Paradebeispiel für die Effektivität von Früherkennungsmaßnahmen herausgestrichen. Prinzipiell lässt sich sowohl bei gynäkologischen Tumoren als auch bei Mammakarzinomen feststellen, dass eine Behandlung um so effektiver ist, je früher eine Veränderung entdeckt und behandelt wird.

2.8 Besonderheiten der gynäkologischen Untersuchung von Kindern und Jugendlichen (Paidogynäkologie)

Gynäkologische Erkrankungen bei **Kindern** sind selten.

Wenn es sich nicht um primäre Erkrankungen bei der **Geschlechtsdifferenzierung** bzw. **Anlage der Genitalorgane** handelt, steht die Frage nach **Manipulationen** im Vordergrund. Aus diesem Grunde muss die Untersuchung in einer vertraulichen Atmosphäre erfolgen, wobei durchaus nach Anzeichen für **Kindesmissbrauch** gefahndet werden sollte.

Praxisbox Gynäkologische Untersuchung von Kindern

Die Untersuchung kann auf einer normalen Liege erfolgen. Nach einem behutsamen Gespräch wird das Kind angehalten die Beine angewinkelt seitlich fallen zu lassen (»wie ein Frosch«). Die Labien werden vorsichtig gespreizt und mit speziellen Optiken (Vaginoskop) in unterschiedlichen Größen Vagina und Portio inspiziert. In die Vagina manipulierte Fremdkörper (z. B. Murmel) können über diese Instrumente gezielt gefasst und entfernt werden. Bei Verdacht auf das Vorliegen von Missbrauchshandlungen muss ein bakteriologischer Abstrich entnommen werden sowie ein weiterer Abstrich zum Sperma-/DNA-Nachweis. Die Palpation erfolgt von abdominal, bei besonderer Fragestellung von rektal mit dem kleinen Finger. Auf die Intaktheit des Hymens ist zu achten.

Die **Sonographie** wird mit möglichst gefüllter Harnblase von abdominal durchgeführt, eine schmale Vaginalsonde kann mit Gleitmittel versehen vorsichtig von rektal eingesetzt werden.

Die Vorstellung von **Jugendlichen** in der gynäkologischen Ambulanz erfolgt meist wegen Zyklusstörungen bzw. dem Wunsch zur Kontrazeption. Wichtig ist die Vermittlung einer Vertrauensbasis, sodass die Ratsuchende keine Scheu auch vor vermeintlich »dummen Fragen« hat. Besonders bei der ersten gynäkologischen Untersuchung werden alle Untersuchungsschritte im Voraus erläutert, Instrumente und Techniken erklärt. Für den Erstkontakt sollte sich der Arzt großzügig Zeit lassen.

> Ein unsensibles Vorgehen bei der ersten gynäkologischen Untersuchung kann zu einer dauerhaften Ablehnungshaltung auch gegenüber Vorsorgeuntersuchungen führen.

In Kürze

Gynäkologische Untersuchung

Anamnese: Sorgfältige Erhebung der Krankengeschichte, Grund des Kommens (Schmerzen, Kontrazeption, Schwangerschaft, Krebsvorsorge), allgemeinmedizinische und gynäkologische Vorerkrankungen.

Orientierende Ganzkörperuntersuchung, Abdomenuntersuchung: Getrennt von gynäkologischer Untersuchung durchzuführen.

Gynäkologische Untersuchung: Inspektion der Genitale, Spekulumuntersuchung von Vagina und Portio, Kolposkopie. Bimanuelle vaginale, rektale und rektovaginale Tastuntersuchung der inneren Organe. Besondere Vorsicht bei Kindern und Jugendlichen.

Keimdiagnostik: Nativpräparat, bakteriologische Aufarbeitung, virale Abstriche.

Zytodiagnostik: Untersuchung oberflächlichen Zellmaterials bei Infektionen, Hormondiagnostik, Krebsvorsorge zur Diagnostik maligner Frühformen.

Gewebsentnahme: Biopsie/Knipsbiopsie zur Beurteilung der Tiefenausdehnung maligner Veränderungen.

Abrasio/Strichkürettage bei Blutungsstörung und/oder Tumorerkrankung. Konisation beim Nachweis schwerer Epitheldysplasien an der Portio uteri in der Zytologie oder der Knipsbiopsie.

Bildgebende Verfahren:

- **Sonographie**: Abhängig von Fragestellung und Patientin Vaginal- oder Abdominalsonographie, zentrales Verfahren der Gynäkologie und Geburtshilfe.
- **Röntgentomographie, CT, MRT:** Abklärung der Ausdehnung von Tumoren.

Mamma: Hautveränderungen, Mamillensekretion, Palpation von Resistenzen, Anleitung zur Selbstuntersuchung. Sonographie (Zyste-, Abszessabklärung), Mammographie (Tumorfrüherkennung).

Sexuelle Differenzierung und Entwicklung

M. Ludwig, G. Bonatz, W. Küpker und A. Schultze-Mosgau

3.1 Sexuelle Differenzierung und ihre Störungen

M. Ludwig

Einführung

Die sexuelle Differenzierung wird durch die An- oder Abwesenheit eines Y-Chromosoms in der befruchteten Eizelle bestimmt: Ist ein Y-Chromosom vorhanden, differenziert sich die zunächst indifferente Keimdrüsenanlage zu Hoden und diese induzieren die Differenzierung der anderen männlichen Geschlechtsorgane. In Abwesenheit eines Y-Chromosoms entwickeln sich weibliche Geschlechtsorgane.

Störungen der sexuellen Differenzierung sind durch Gen- oder Chromosomendefekte oder exogene Noxen bedingt. Sie lassen sich in Gonadendysgenesie (Funktionsausfall der Keimdrüsen), Intersexualität und Genitalfehlbildungen einteilen.

3.1.1 Normale sexuelle Differenzierung

Geschlechtsdeterminierung. Das genetische Geschlecht eines Menschen ist durch seinen **Karyotyp**, d. h. die Anzahl und Struktur seiner Chromosomen, vom Moment der Befruchtung an festgelegt. Ein normales Individuum hat 46 Chromosomen: 22 Autosomenpaare und 2 Geschlechtschromosomen (Heterosomen: X, Y). Männer besitzen ein X- und ein Y-Chromosom (XY, Abb. 3.1), Frauen besitzen zwei X-Chromosomen (XX, Abb. 3.1).

Chromosomensatz:
Mann: 22 Autosomenpaare + XY
Frau: 22 Autosomenpaare + XX

Gonadale Differenzierung. Die Anlage der Keimdrüsen (Gonaden) ist indifferent (Abb. 3.2). Die Differenzierung der Gonaden wird durch die An- oder Abwesenheit des Y-Chromosoms bestimmt: Ist ein Y-Chromosom vorhanden, differenzieren sich die Gonaden ab etwa der 6. bis 8. Embryonalwoche (d. h. 6. bis 8. Woche nach Befruchtung) zu Hoden.

In der Embryologie wird das Schwangerschaftsalter und damit das Alter des Embryos bzw. Fetus stets ausgehend von der Befruchtung und nicht wie im klinischen Alltag ausgehend von der letzten Regelblutung berechnet.

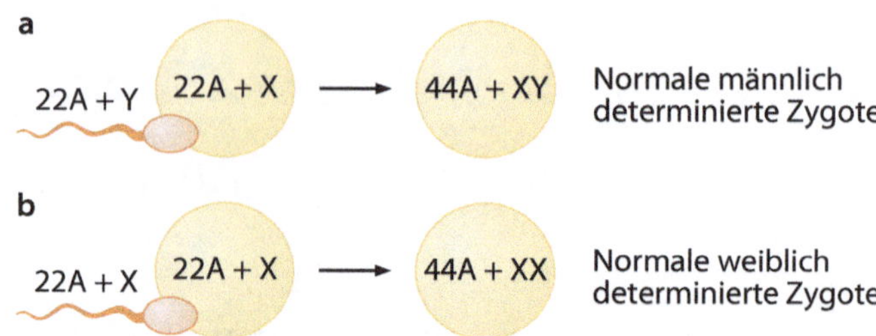

Abb. 3.1. Männlicher **(a)** und weiblicher **(b)** Karyotyp

Verantwortlich für die Differenzierung der Gonaden zu Hoden ist ein Protein, der »testes differentiating factor« (TDF), der vom SRY (»sex-determining region of the y-chromosome«)-Gen des Y-Chromosoms kodiert wird.

Weitere Differenzierung des männlichen Genitales

Für die weitere Differenzierung des männlichen Genitales sind in den Hoden gebildete Hormone verantwortlich: das von den Leydig-Zellen produzierte Testosteron (induziert die Proliferation (»Stabilisierung«) der Wolff-Gänge (► unten) und damit die Differenzierung des äußeren männlichen Genitales) und das von den Sertoli-Zellen produzierte Anti-Müller-Hormon (AMH, induziert die Rückbildung der Müller-Gänge, ► unten). Bei Fehlen des Y-Chromosoms differenzieren sich die Gonaden zu Ovarien, da TDF und AMH fehlen.

Differenzierung des Ovars und Entwicklung der Eizellen (Oogenese). Das Ovar entwickelt sich aus einer Verdickung des Zölomepithels – der Genitalleiste, die die indifferente Gonadenanlage bildet, – und den Urkeimzellen: In die indifferente Gonadenanlage wandern in der 5. bis 6. Embryonalwoche die Urkeimzellen aus dem Dottersack ein. Aus ihnen entstehen beim weiblichen Embryo durch synchrone Mitosen insbesondere ab der 12. Entwicklungswoche ca. 6 Mio. **Oogonien**, die wachsen und nun als **primäre Oozyten** bezeichnet werden. Diese treten während der Fetalzeit in die Prophase der Meiose (Abb. 3.3) ein und verharren mindestens bis zur Pubertät im Diktyotän (zwischen Pro- und Metaphase I). Sie bilden mit dem sie umgebenden Epithel die Primärfollikel. Erst kurz vor der Ovulation treten sie wieder in die Meiose ein und vollenden die 1. Reifeteilung. Die entstehende **sekundäre Oozyte** tritt in die 2. Reifeteilung ein und vollendet sie nach der Befruchtung.

Die Zahl der primären Oozyten sinkt bis zur Geburt auf ca. 1.000.000, vor und während der Pubertät sinkt sie weiter, sodass zu Beginn der Geschlechtsreife je Ovar dann noch ca. 200.000 vorhanden sind, von denen insgesamt nur ca. 450 zur Reifung gelangen. Den Untergang von Oozyten und umgebendem Epithel, also des Follikels, bezeichnet

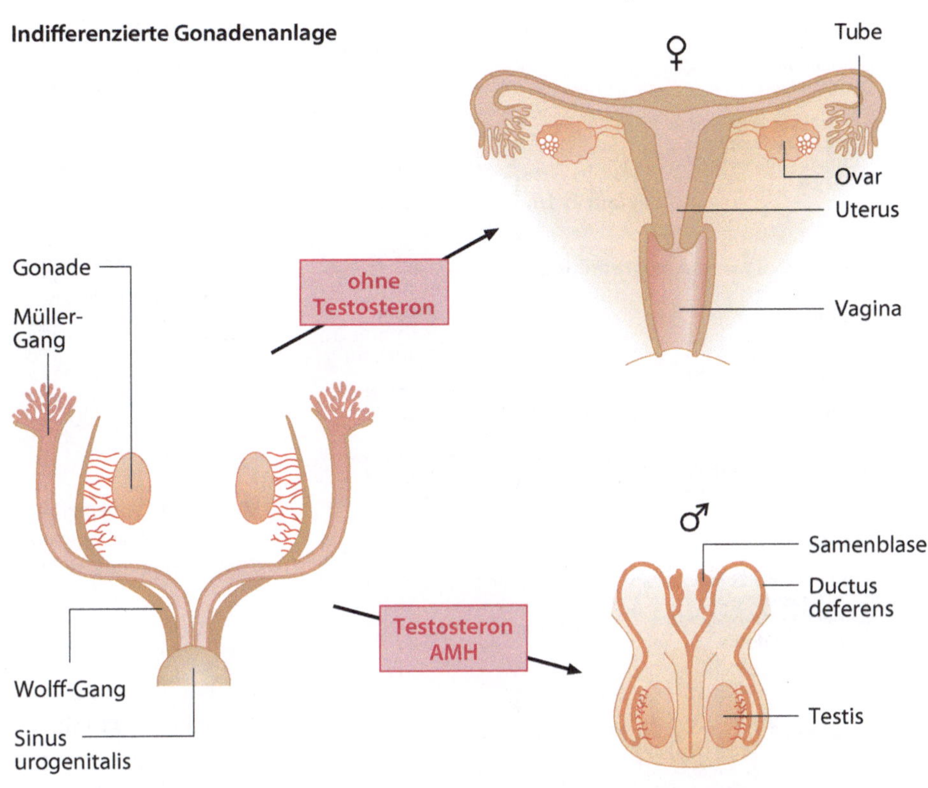

Abb. 3.2. Normale sexuelle Differenzierung. Bei Vorliegen eines Y-Chromosoms differenzieren sich die zunächst indifferenten Gonaden zu Hoden, die Testosteron und Anti-Müller-Hormon (AMH) produzieren. Testosteron stabilisiert die Wolff-Gänge, aus denen sich die inneren männlichen Genitalien entwickeln, AMH induziert die Rückbildung der Müller-Gänge. In Abwesenheit eines Y-Chromosoms entwickeln sich weibliche Geschlechtsorgane

man als **Follikelatresie**; er tritt postnatal und zu Beginn der Menarche verstärkt auf.

> Es werden ca. 6 Mio. Oogonien angelegt. Bei Geburt liegen aufgrund von Follikelatresie noch 1.000.000 vor, durch weitere Rückbildung verbleiben bei Geschlechtsreife insgesamt noch 400.000, wovon bis zur Menopause 400 zur Ausreifung gelangen. Im Unterschied zum Mann werden bei der Frau nach der Geburt wahrscheinlich keine neuen Keimzellen in nennenswerter Zahl mehr gebildet.

Differenzierung der anderen weiblichen Genitalorgane. Bei Embryonen beiderlei Geschlechts entstehen zuerst die Urnierengänge **(Wolff-Gänge),** die in den Sinus urogenitalis münden. Lateral von diesen entstehen in der 6. und 7. Entwicklungswoche, ausgehend vom kranialen Ende der Wolff-Gänge, die **Müller-Gänge**. Distal überkreuzen die Müller-Gänge die Wolff-Gänge und münden gegen Ende der 8. Embryonalwoche ebenfalls in den Sinus urogenitalis (Abb. 3.2). Beim weiblichen Embryo vereinigen sich die kaudalen, parallel verlaufenden Abschnitte der Müller-Gänge etwa in der 12. Entwicklungswoche zum **Uterovaginalkanal,** der zunächst noch durch ein medianes Septum geteilt ist. Nach dessen Auflösung entsteht aus dem kranialen Abschnitt des Uterovaginalkanals das **Cavum uteri**, aus dem distalen Abschnitt entstehen die **oberen 2/3 der Vagina**. Die kranialen Abschnitte der Müller-Gänge diffenzieren sich zu den **Tuben**. Die trichterförmige Einsenkung am Abgang der Müller-Gänge aus den Wolff-Gängen bildet die Anlage des abdominalen, offenen Tubenendes.

Aus den 4 Genitalgängen (2 Wolff-, 2 Müller-Gänge) entwickelt sich die mit dem Perineum in Verbindung stehende **epitheliale Vaginalplatte**, die kranial in der Uterovaginalkanal übergeht. Aus ihr entsteht das **kaudale 1/3 der Vagina**. In der Vaginalplatte bildet sich ab der 11. Entwicklungswoche ein Lumen, das im 5. Entwicklungsmonat vollständig ausgeprägt ist. Inwieweit das Epithel des Sinus urogenitalis an der Bildung der Vagina beteiligt ist, ist nicht endgültig geklärt. Im distalen Abschnitt der Vaginalplatte, an der Grenze zum Sinus urogenitalis, bleibt eine epitheliale Schicht stehen, die außen von Mesoderm überzogen ist: das Hymen (Jungfernhäutchen). Es kennzeichnet die Grenze zwischen innerem und äußerem weiblichem Genitale.

Das **äußere weibliche Genitale** entwickelt sich aus dem Sinus urogenitalis, dem Genitalhöcker, den Genitalfalten und Genitalwülsten (Tab. 3.1). Die Wolff-Gänge degenerieren beim weiblichen Embryo; Reste können sowohl in

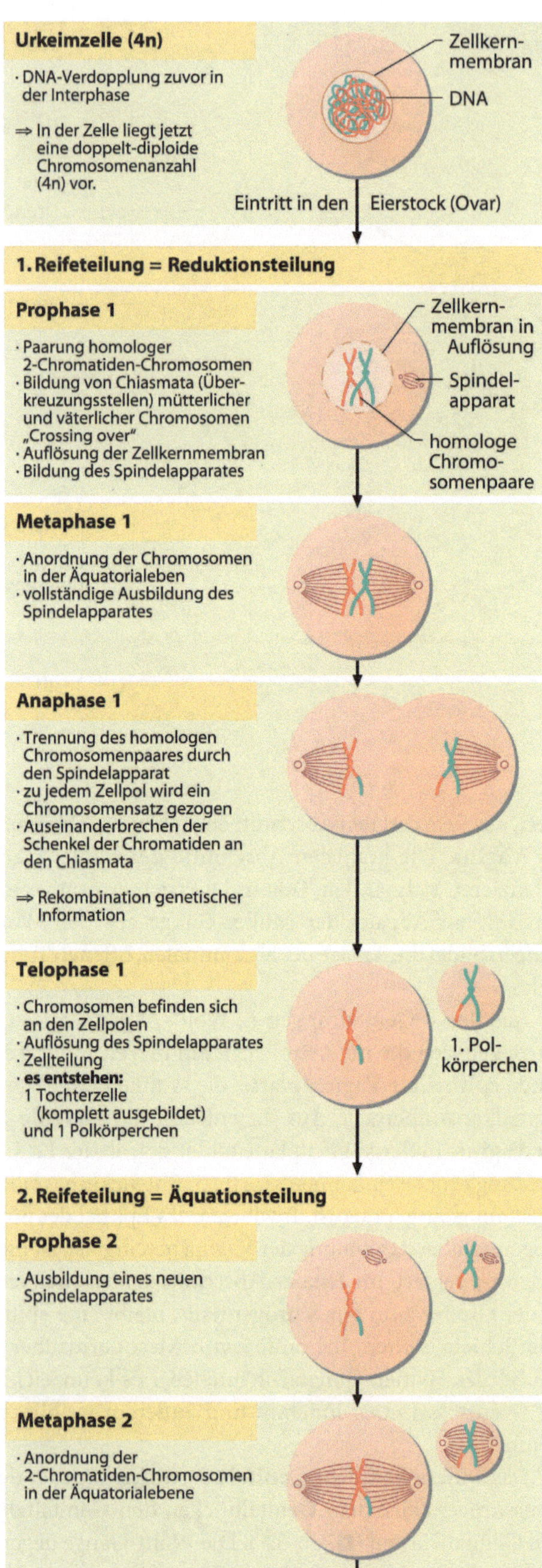

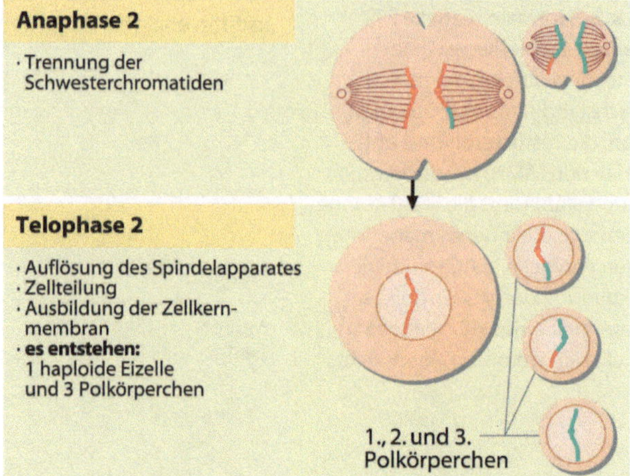

Abb. 3.3. Schematische Darstellung der Meiose (Reifeteilung) im Rahmen der Oogenese. Es ist nur ein Chromosomenpaar des Chromosomensatzes dargestellt

seinem distalen als auch seinem kranialen Abschnitt erhalten bleiben (Tab. 3.1 und Abb. 3.4): distal in der Vaginalwand als Gartner-Gang, kranial als Paroophoron und Epoophoron. In allen Resten können sich während der Geschlechtsreife unter hormonellem Einfluss Zysten entwickeln.

In Kürze

Geschlechtsdeterminierung: genetisches Geschlecht festgelegt durch Karyotyp; normales Individuum besitzt 46 Chromosomen, Geschlechtschromosomen (Heterosomen): Mann XY, Frau XX.

Gonadale Differenzierung: Anlage der Keimdrüsen (Gonaden) ist indifferent, Differenzierung der Gonaden wird durch die An- oder Abwesenheit des Y-Chromosoms bestimmt. In Abwesenheit eines Y-Chromosoms kommt es zur Entwicklung weiblicher Geschlechtsorgane.

Differenzierung der weiblichen Genitalorgane:

- Entwicklung des Ovars aus Genitalleiste und Urkeimzellen, letztere differenzieren sich zu Oozyten.
- Tuben, Uterus und die oberen 2/3 der Vagina entstehen aus den Müller -Gängen.
- Das untere 1/3 der Vagina entwickelt sich teils aus Müller- und Wolff-Gängen, teils aus epithelialen Anteilen des Sinus urogenitalis.
- Äußeres weibliches Genitale: Entwickung aus Sinus urogenitalis, Genitalhöcker, den Genitalfalten und Genitalwülsten

Tab. 3.1. Analoge Anteile des weiblichen und männlichen Genitale in Abhängigkeit vom embryonalen Ursprungsorgan

	Männlich	Weiblich
Wolff-Gang	Ductus epididymidis, Ductus deferens, Appendix epididymidis	*Rudiment:* Epoophoron, Paraophoron, Gartner-Gang, Appendix vesiculosa Morgagni
Müller-Gang	*Rudiment:* Appendix testis, Utriculus prostaticus	Eileiter; Uterus, Vagina (aus dem Uterovaginalkanal)
Sinus urogenitalis		
Pars vesicourethralis	Proximale Urethra, Harnblase	Ganze Urethra, Harnblase
Pars pelvina	Proximale Urethra, Pars membranacea urethrae, Prostata, Bulbourethraldrüsen	Vagina, Gll. vestibulares majores
Pars phallica	Urethra des Penisschaftes, Gll. urethrales	Gll. vestibulares minores
Genitalhöcker	Corpora cavernosa penis, Glans penis	Klitoris
Genitalfalten	Corpus spongiosum	Labia minora
Genitalwülste	Skrotum	Labia majores

3.1.2 Störungen der sexuellen Differenzierung

Störungen der sexuellen Differenzierung können durch Gendefekte (Punktmutationen), Chromosomenanomalien oder exogene Noxen bedingt sein. **Chromosomenanomalien** lassen sich unterteilen in Veränderungen der Chromosomenstruktur **(strukturelle Chromosomenanomalien** [Aberrationen], z. B. Translokation, Deletion) und Veränderungen der Chromosomenanzahl **(numerische Chromosomenanomalien).** Numerische Chromosomenanomalien entstehen, wenn homologe Chromosomen bei der Mitose oder Meiose nicht getrennt werden (Non-disjunction). Eine Non-disjunction bei den ersten beiden mitotischen Teilungen der befruchteten Eizelle führt zu einem **Mosaik**, d. h. der Koexistenz von Zellen mit normalem und abnormalem Chromosomensatz.

Manifestation von Störungen der sexuellen Differenzierung
- Gonadendysgenesie
- ovarielle oder testikuläre Dysgenesie
- Intersexualität
- Genitalfehlbildungen

Gonadendysgenesie

Ein Entwicklungsstop vor oder mit Beginn der Gonadendifferenzierung mündet in einer Gonadendysgenesie.

Definition
Als Gonadendysgenesie bezeichnet man das Fehlen funktionstüchtiger Gonaden.

Die Gonaden bestehen hierbei lediglich aus bindegewebigen Strängen (Streakgonaden); Keimzellen fehlen. Die Gonaden sind hierbei stark unterentwickelt oder nicht vorhanden. Ein Entwicklungsstop nach Beginn der gonadalen Entwicklung wird ovarielle oder testikuläre Dysgenesie genannt. Hierbei sind Gestalt und Funktion der Ovarien mit unterschiedlicher Ausprägung gestört. Es bestehen fließende Übergänge zwischen der Gonadendysgenesie und der ovariellen/testikulären Dysgenesie.

Ätiologie. Ursache sind meist numerische Anomalien der Gonosomen (Tab. 3.2, ► unten). Sie führen zu einem Entwicklungsstopp vor oder bei Beginn der Gonadendifferenzierung.

Klinik. Leitsymptome bzw.- befunde bei Gonadendysgenesie sind die primäre Amenorrhö (das Ausbleiben der Regelblutung nach Vollendung des 15. Lebensjahres), der

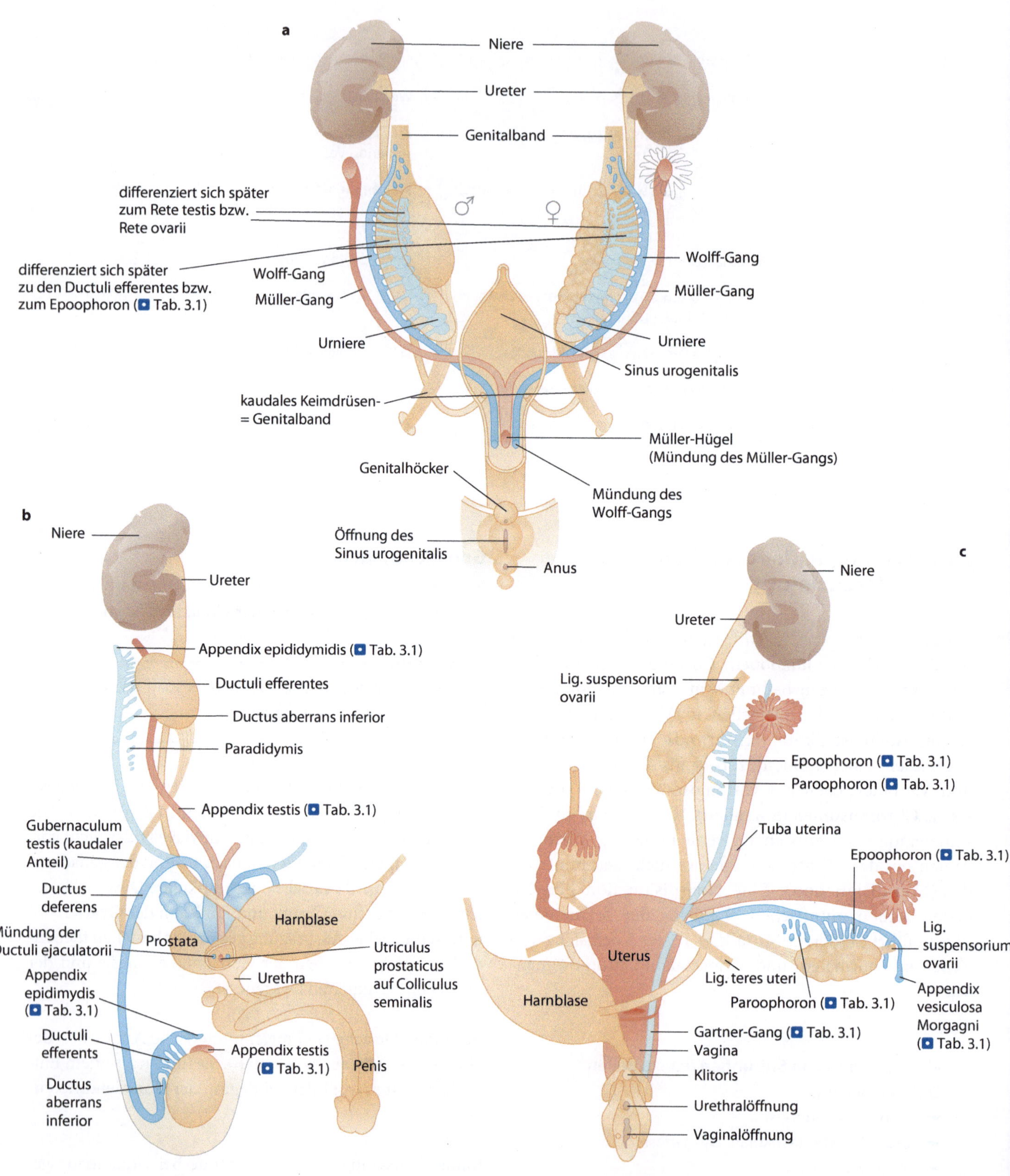
a
Niere
Ureter
Genitalband
differenziert sich später zum Rete testis bzw. Rete ovarii
differenziert sich später zu den Ductuli efferentes bzw. zum Epoophoron (Tab. 3.1)
♂
♀
Wolff-Gang
Müller-Gang
Wolff-Gang
Müller-Gang
Urniere
Urniere
Sinus urogenitalis
kaudales Keimdrüsen- = Genitalband
Müller-Hügel (Mündung des Müller-Gangs)
Genitalhöcker
Mündung des Wolff-Gangs
Öffnung des Sinus urogenitalis
Anus
b
Niere
Ureter
Appendix epididymidis (Tab. 3.1)
Ductuli efferentes
Ductus aberrans inferior
Paradidymis
Appendix testis (Tab. 3.1)
Gubernaculum testis (kaudaler Anteil)
Ductus deferens
Harnblase
Mündung der Ductuli ejaculatorii
Prostata
Utriculus prostaticus auf Colliculus seminalis
Urethra
Appendix epidimydis (Tab. 3.1)
Ductuli efferents
Appendix testis (Tab. 3.1)
Penis
Ductus aberrans inferior
c
Niere
Ureter
Lig. suspensorium ovarii
Epoophoron (Tab. 3.1)
Paroophoron (Tab. 3.1)
Tuba uterina
Epoophoron (Tab. 3.1)
Lig. suspensorium ovarii
Uterus
Lig. teres uteri
Harnblase
Paroophoron (Tab. 3.1)
Appendix vesiculosa Morgagni (Tab. 3.1)
Gartner-Gang (Tab. 3.1)
Vagina
Klitoris
Urethralöffnung
Vaginalöffnung

Tab. 3.2. Mögliche Gonosomenkomplemente der Zygote bei Fehlverteilung der Gonosomen während der Gametogenese

Spermium	Reife Eizelle		
	X	XX	0
X	XX normal weiblich	XXX Triplo-X (»superfemale«)	X0 Turner-Syndrom
Y	XY normal männlich	XXY Klinefelter-Syndrom	Y0 (letal)
XY	XXY Klinefelter-Syndrom	XXXY Variante des Klinefelter-Syndroms	XY »normal männlich«
0	X0 Turner-Syndrom	XX »normal weiblich«	00 (letal)

niedrige Östrogenspiegel und erhöhte Gonadotropinspiegel.

Diagnostik. Wegweisend sind neben den o. g. Laborbefunden die Bestimmung des Kerngeschlechts und des Karyotyps.

Bestimmung des Kerngeschlechts

In Zellen, die mehr als ein X-Chromosom enthalten, werden die überzähligen »inaktiviert« und liegen in der Interphase als Chromatinverdichtung der Kernmembran an. Diese Chromatinverdichtung **(Barr-Körperchen, Geschlechts- oder Sexchromatin)** lässt sich durch Anfärbung identifizieren.

Bei Frauen findet man normalerweise ein Barr-Körperchen, bei Männern dagegen keines.

Barr-Körperchen finden sich nicht in allen weiblichen Zellen und Geweben. Deshalb müssen zu ihrer Erfassung 200 Interphasekerne aus z. B. Abstrichen der Mundschleimhaut, des Vaginalepithels oder der Haarwurzeln des Kopfhaares ausgewertet werden. Mögliche Befunde zeigt Abb. 3.5.

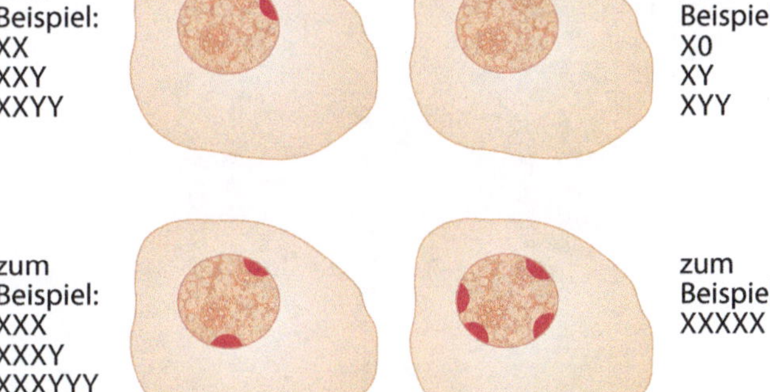

Abb. 3.5. Geschlechtschromatin bei verschiedenen Karyotypen. Das inaktivierte X-Chromosom wird als Geschlechtschromatin in 25–90% der Zellen je nach Gewebe abgelagert und als Barr-Körper an der Kernmembran sichtbar. Numerische Anomalien der Gonosomen sind aus der Zahl der Barr-Körper nach der Formel × – 1 ableitbar

◄ **Abb. 3.4.** Die Entwicklung der Genitalorgane. **a** Die Anlagen der Genitalorgane im indifferenten Stadium. *Hellblau:* Derivate des Wolff-Gangs. **b** Die Genitalorgane beim Mann. *Rot:* Derivate des Müller-Gangs und ehemaliger Verlauf des Müller-Gangs (durchscheinend dargestellt), *blau:* Derivate des Wolff-Gangs und ehemaliger Verlauf des Wolff-Gangs (durchscheinend dargestellt). **c** Die Genitalorgane bei der Frau. *Rot:* Derivate des Müller-Gangs, *blau:* Derivate des Wolff-Gangs und ehemaliger Verlauf des Wolff-Gangs (durchscheinend dargestellt).

Darstellung der Chromosomen

Lymphozyten oder Hautfibroblasten werden angezüchtet und mit dem Spindelgift Colchicin behandelt, sodass sie in der Metaphase der Mitose verbleiben. Nach Lyse der Zellkerne und Färbung der Chromosomen (ergibt für jedes Chromosom ein spezifisches Bandenmuster) wird eine Chromosomenkarte (Karyogramm, Abb. 3.6) angefertigt, auf der jedes Chromosom anhand seiner Größe, der Lage des Zentromers – das die Chromosomen in 2 Arme teilt – und des Bandenmusters zu identifizieren ist. Die relative Länge der Arme und die Lage des Zentromers lässt darüber hinaus die Zuordnung der Chromosomen zu 7 Gruppen (A bis G) zu. Bei möglicher Mosaikkonstellation sollten möglichst 2 unterschiedliche Gewebe kultiviert werden. Numerische oder strukturelle Anomalien des Y-Chro mosoms können durch fluoreszenz-

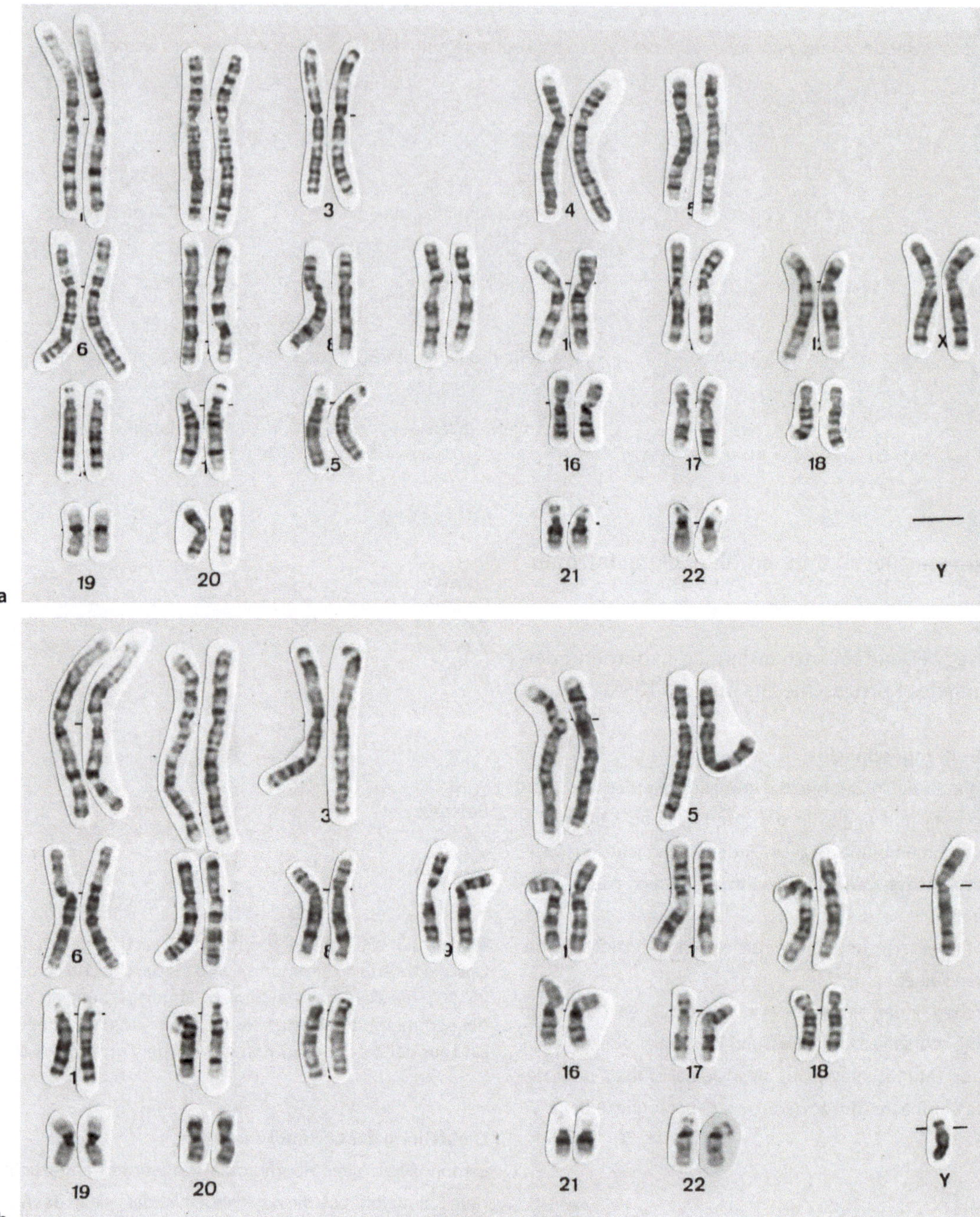

Abb. 3.6a, b. Normale Karyogramme. a Männlicher, b weiblicher Karyotyp

mikroskopische Untersuchungen der Interphasezellen, z. B. aus der Wangenschleimhaut, aufgedeckt werden.

Therapie. Sie ist symptomatisch: Mit Beginn der Pubertät wird ein Östrogen- und später ein **Östrogen-Gestagen-Kombinationspräparat** verabreicht. Liegt ein Y-Chromosom vor, besteht das Risiko einer malignen Entartung der Streakgonaden. Dann empfiehlt sich die frühzeitige Entfernung der Streakgonaden.

Formen der Gonadendysgenesie

Ullrich-Turner-Syndrom. Dieses beruht auf einer **gonosomalen Fehlverteilung** (Karyotyp 45, X0) oder einem Mosaik (▶ unten, gemischte Gonadendysgenesie). Es ist mit 1:2

500–7500 die häufigste Form der Gonadendysgenesie. Der Phänotyp ist weiblich. Charakteristisch sind Kleinwuchs, eine Hypoplasie des inneren und äußeren Genitales und primäre Amenorrhö. Aufgrund des Östrogenmangels setzt frühzeitig eine progrediente Osteoporose ein. Oft bestehen weitere Charakteristika: Pterygium colli (Flügelfell, eine Hautfalte, die von der Halsseite zur Schulter zieht), fassförmiger Thorax, gedrungene Figur, Cubitus valgus, Epikanthus. Auch Fehlbildungen können vorliegen, z. B. Hufeisenniere, gedoppelte Ureteren, ASD und VSD des Herzens, Koarktation der Aorta. Diese sind schon pränataldiagnostisch in der Sonographie nachweisbar. Die Intelligenz ist weitgehend normal, es bestehen jedoch Defizite in bestimmten Bereichen, z. B. dem räumlichen Wahrnehmungsvermögen.

Abzugrenzen ist das **Noonan-Syndrom**, bei dem bei normalem weiblichen Karyotyp auch normale funktionstüchtige Ovarien vorliegen, aber klinische Stigmata des Turner-Syndroms zu finden sind.

Swyer-Syndrom (reine Gonadendysgenesie). Meist besteht ein männlicher Karyotyp (46, XY), seltener ein weiblicher (46, XX). Der Phänotyp ist weiblich (auch bei männlichem Karyotyp), mit hypoplastischem Genitale. Bei Vorliegen eines Y-Chromosoms empfiehlt sich aufgrund des **erhöhten Malignitätspotenzials** – insbesondere des Potenzials zur Entwicklung von Dysgerminomen – die Entfernung der Gonaden.

Gemischte Gonadendysgenesie. Sie hat den Karyotyp 45, X0/46, XY. Aufgrund dieser Mosaikkonstellation können Symptome des Turner-Syndroms auftreten (▸ oben). Die einseitig angelegte Hodenanlage kann das äußere Genitale entsprechend den Stadien I–V nach Prader (◘ Abb. 3.7) verändern. Um eine Virilisierung und eine Tumorentstehung zu verhindern, ist auch hier die frühzeitige Entfernung der Gonaden zu empfehlen.

Rössle-Syndrom. Bei diesem Syndrom mit dem Karyotyp 45, X0 besteht eine Gonadendysgenesie mit Kleinwuchs ohne andere phänotypische Veränderungen.

Klinefelter-Syndrom. Dieses Syndrom zeigt meist den Karyotyp 47, XXY, aber es kommen auch Varianten (◘ Tab. 3.2) und Mosaike vor. Der Phänotyp ist männlich, jedoch finden sich eine Gynäkomastie, ein weiblicher Behaarungstyp und eine Hypoplasie des Genitales (Hodenatrophie) mit Azoospermie. Oft besteht Hochwuchs. Die Androgenspiegel sind niedrig, der FSH-Spiegel hoch (hypergonadotroper Hypogonadismus). Für die beiden Hauptsymptome Gynäkomastie und Infertilität existieren keine ausreichenden Therapieoptionen.

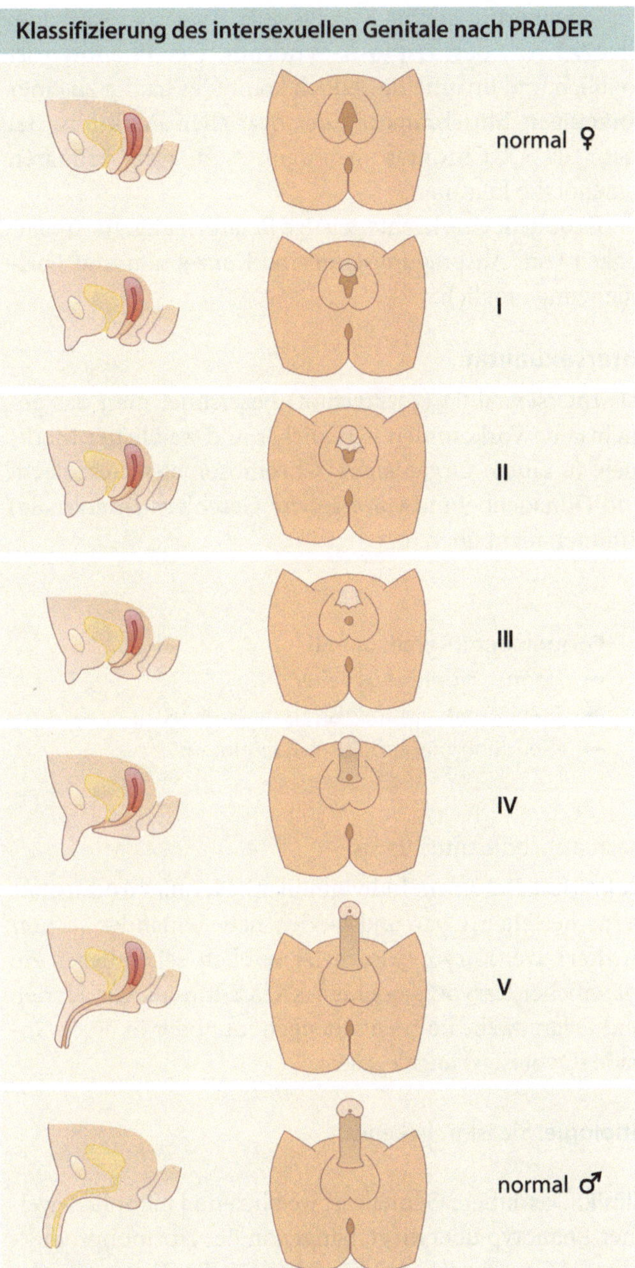

◘ **Abb. 3.7.** Klassifizierung des intersexuellen Genitale nach Prader

Ovarielle bzw. testikuläre Dysgenesie

Hierunter versteht man einen Entwicklungsstopp nach Beginn der gonadalen Differenzierung. Gestalt und Funktion der Gonaden sind – in unterschiedlicher Ausprägung – gestört, die Zahl der Keimzellen in den Gonaden ist reduziert.

Ursache hierfür ist eine X-Polysomie. Typischer Karyotyp ist 47, XXX, das **Triplo-X-Syndrom**. Der Phänotyp ist weiblich und unauffällig, jedoch kommt es häufig zu einer vorzeitigen Einschränkung der ovariellen Funktion. Bei mehr als 3 X-Chromosomen kann es zu einer primären Amenorrhö kommen.

Es besteht eine leichte geistige Retardierung. In Abhängigkeit vom Ausprägungsgrad sind Konzeption und Fortpflanzung möglich.

Intersexualität

Als Intersexualität (Zwittertum) bezeichnet man das gemeinsame Vorkommen männlicher und weiblicher Merkmale in einem Organismus. Chromosomales Geschlecht und Gonadenbefund (und äußere Geschlechtsmerkmale) stimmen nicht überein.

Formen der Intersexualität
- Hermaphroditismus verus
- Pseudohermaphroditismus masculinus
- Pseudohermaphroditismus femininus

Hermaphroditismus verus

Definition. Bei einem Individuum mit Hermaphroditismus verus bestehen Ovar und Hoden nebeneinander (echter Zwitter). Der Karyotyp ist meist weiblich, selten liegen ein männlicher Karyotyp oder ein XX/XY-Mosaik vor. Hoden und Ovargewebe können seitengetrennt oder in einer Gonade (Ovotestes) angelegt sein.

Ätiologie. Sie ist unbekannt.

Klinik. Das äußere Genitale ist weiblich und männlich; welcher Phänotyp überwiegt, hängt von der Hormonproduktion der Gonaden ab. Am häufigsten ist Typ II nach Prader (◘ Abb. 3.7).

Diagnostik. Wegweisend sind das klinische Bild und der histologische Nachweis von Hoden- und Ovargewebe.

> Da das äußere Genitale für die psychosoziale Identifizierung richtungsweisend ist, bestimmt der Phänotyp die Geschlechtsfestlegung.

Therapie. Der vorherrschende Phänotyp sollte durch plastische-chirurgische Eingriffe, Hormonsubstitution (vorherrschender weiblicher Phänotyp: Östrogene, Gestagene: vorherrschender männlicher Phänotyp: Testosteron) und psychologische Maßnahmen betont werden.

Pseudohermaphroditismus masculinus

Definition. Verweiblichung des äußeren Genitales bei männlichem Karyotyp 46, XY und normal angelegten, funktionstüchtigen Hoden. Die Betroffenen sind männliche Scheinzwitter.

Epidemiologie. Diese Anomalie ist mit einer Häufigkeit von 1:10.000 sehr selten.

Ätiologie und Pathogenese. Ursache ist ein Androgenrezeptordefekt, der zu einer kompletten oder inkompletten Androgenresistenz führt. Die normal angelegten Hoden produzieren Testosteron und Anti-Müller-Hormon, d. h. die Müller-Gänge bilden sich zurück, die Stabilisierung und Differenzierung der Wolff-Gänge bleibt jedoch aus, da der Testosteronrezeptor der Zielzellen defekt ist. Da die Hoden funktionstüchtig sind, wird das Krankheitsbild auch als testikuläre Feminisierung bezeichnet.

Klinik. Bei kompletter Androgenresistenz ist das äußere Genitale weiblich, die Mammae entwickeln sich bei normaler Körpergröße normal. Die Körperbehaarung, die androgenabhängig ist, fehlt jedoch meist vollständig (»hairless women«). Die Patientinnen fallen in der Pubertät auf, da die Menarche ausbleibt.

Bei partieller Androgenresistenz ist das äußere Genitale oft zwittrig: Aufgrund der verminderten Testosteronwirkung kommt es zu einer unterschiedlich ausgeprägten Virilisierung mit Klitorishypertrophie, männlichem Behaarungstyp und männlicher Stimme.

Bei beiden Formen bleiben die Hoden intraabdominell oder im Leistenkanal liegen. Die Vagina endet blind, Tuben und Uterus fehlen vollständig.

Diagnostik. Die Diagnose wird durch Karyotypisierung, einen Androgenresistenztest und der Untersuchung des Androgenrezeptorgens gestellt.

Therapie. Wegen der Gefahr der malignen Entartung (► oben, Abschnitt »Therapie der Gonadendysgenesie«) sollten die Hoden entfernt werden. Bei kompletter Androgenresistenz nach der Pubertät, bei partieller Androgenresistenz möglichst frühzeitig, um weitere Virilisierungserscheinungen zu verhindern und eine normale weibliche psychosoziale Entwicklung zu gewährleisten. Eine Östrogensubstitution ist

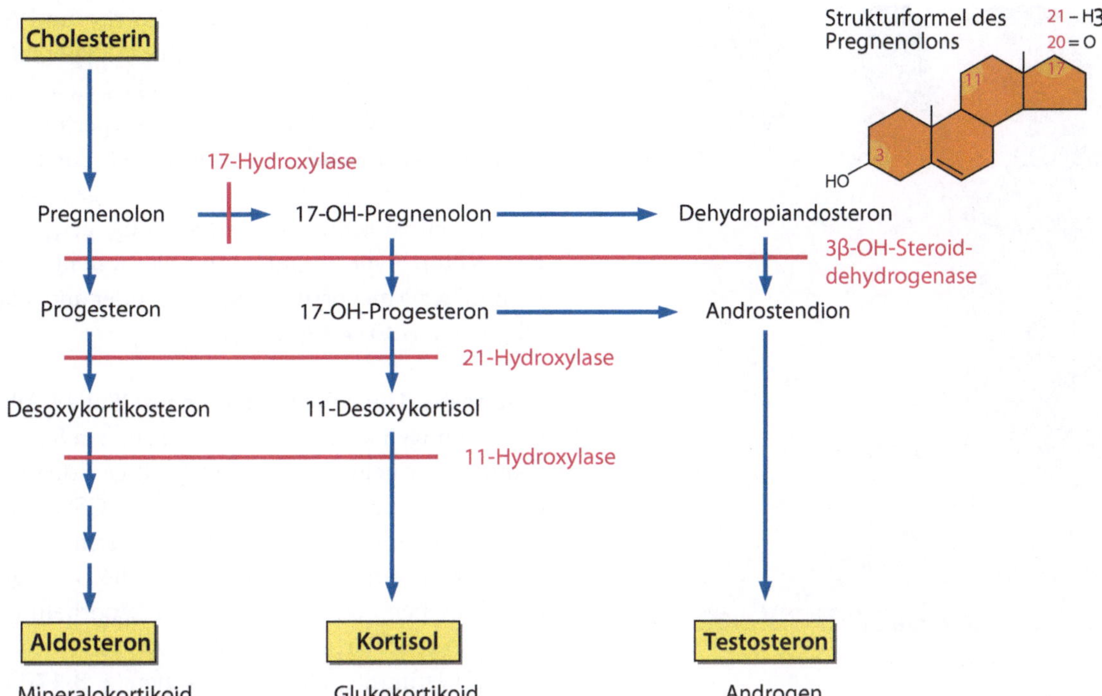

Abb. 3.8. Schema der Steroidsynthese und der dem adrenogenitalen Syndrom zugrunde liegenden Enzymdefekte. Bei Defekt der Enzyme 1–5 ist die Kortisolsynthese eingeschränkt. Bei Defekt des Enzyms 4 (klassisches AGS) oder des Enzyms 5 (AGS mit Hypertension) kommt es durch vermehrte Androgenproduktion (»im Überlauf«) zur Virilisierung. Der mögliche Salzverlust bei den Defekten 1, 4 und 6 ist durch mangelhafte Aldosteronproduktion bedingt, dagegen ist die Hypertension beim Defekt 5 Folge einer vermehrten Bildung von Desoxykortikosteron. Bei den Defekten 1 und 3 ist die Bildung aller biologisch aktiven Steroide (auch Sexualhormone) eingeschränkt, beim Defekt 2 ist dagegen die Produktion von Mineralokortikoiden nicht behindert, eher erhöht. Defekt 7 (17,20-Desmolasedefekt) und 8 (Steroid-17-Reduktasedefekt) bedingen mangelhafte Androgenproduktion und dadurch bei männlichen Föten einen Pseudohermaphroditismus masculinus

zwingend. Um eine Kohabitationsfähigkeit zu erlangen, müssen operative Korrekturen durchgeführt werden.

> **Praxisbox Aufklärung bei Intersexualität**
> Da die psychosexuelle Entwicklung aufgrund des eindeutigen Phänotyps weiblich ist und eine Aufklärung über die Intersexualität starke Konflikte herbeiführt, muss die Aufklärung über die Störung und die notwendigen operativen Eingriffe gemeinsam mit den erziehungsberechtigten Personen einfühlsam und vorsichtig erfolgen.

Pseudohermaphroditismus femininus

Definition. Vermännlichung des äußeren Genitales bei normalem weiblichen Karyotyp 46, XX.

Ätiologie und Pathogenese. Ursachen sind angeborene Enzymdefekte, die zu ausgeprägter adrenaler Androgenproduktion in der Fetalzeit führen, die Zufuhr virilisierender Hormone während der Gravidität oder, sehr selten, androgenproduzierende Tumoren der Schwangeren. Die häufigste Ursache des Pseudohermaphroditismus femininus ist eine Gruppe autosomal-rezessiv vererbter Enzymdefekte, die die Steroidbiosynthese betreffen und das **adrenogenitale Syndrom (AGS)** hervorrufen. Dem AGS können zahlreiche Enzymdefekte zugrunde liegen (Abb. 3.8). Am häufigsten sind – in der Reihenfolge abnehmender Häufigkeit – die 21-Hydroxylase, die 11β-Hydroxylase, die 3β-Hydroxysteroiddehydrogenase und die 17-Hydroxylase defekt. Durch den Enzymdefekt ist die Kortisol- und Aldosteronsynthese reduziert, sodass über einen Feedback-Mechanismus ACTH-Releasing-Hormon (CRF) aus dem Hypothalamus freigesetzt wird, das die Produktion und Sekretion von ACTH aus dem Hypophysenvorderlappen induziert. Der erhöhte ACTH-Spiegel führt zur Nebennierenrindenhyperplasie. Die Kortisolvorstufen werden zu Androgenen umgewandelt, die zu Veränderungen des Phänotyps führen.

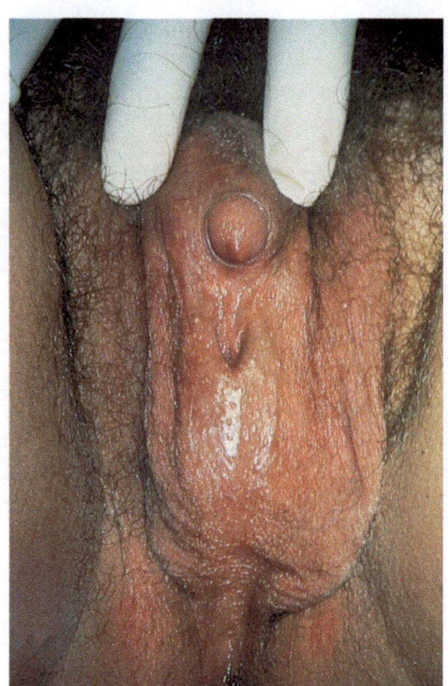

Abb. 3.9. Klitorishypertrophie

Klinik. Man unterscheidet das klassische, konnatale AGS vom Late-onset-AGS. Das klassische, **konnatale AGS** ist durch eine **schon intrauterin stattfindende Virilisierung des weiblichen äußeren Genitales** mit Klitorishypertrophie (Abb. 3.9) bis hin zur Phallusbildung und hypoplastischen Labien gekennzeichnet. In den meisten Fällen kann das Geschlecht als weiblich festgelegt werden, jedoch kommen alle Stadien nach Prader (Abb. 3.7) vor. Da die Androgene die Gonadotropinausschüttung bremsen, fällt der Wachstumsstimulus für die Ovarien weg. Die Folgen sind eine primäre Amenorrhö und ein hypoplastisches inneres Genitale. Beim Knaben findet man bei Geburt eine Hodenhypoplasie und in der weiteren Entwicklung eine Pseudopubertas praecox. Bei beiden Geschlechtern wird durch den erhöhten Androgenspiegel ein **beschleunigtes Längenwachstum** induziert, mit allerdings **vorzeitigem Verschluss der Epiphysenfugen**. Als Kinder sind die Betroffenen größer als ihre Spielgefährten; als Erwachsene im Allgemeinen kleiner als ihre Mitmenschen. Das Behaarungsmuster von Mädchen ist männlich (Stirnglatze, Geheimratsecken, Bartwuchs, Behaarung der Brust und der Extremitäten, männliche Pubeshaarbegrenzung), der Knochenbau ist android, die Mammae sind unterentwickelt.

Bei Defekt der 21-Hydroxylase oder der 3β-Hydroxysteroiddehydrogenase entwickelt sich in den ersten Lebenswochen durch Aldosteronmangel häufig auch ein **Salzverlustsyndrom** mit Erbrechen, Diarrhö und Nahrungsverweigerung bei Hyponatriämie und Hyperkaliämie. Bei Defekt der 11β-Hydroxylase entwickelt sich durch Überschuss an Desoxykortikosteron eine Hypertonie.

Das **Late-onset-AGS** tritt erst nach der Pubertät auf, daher ist die Symptomatik weniger ausgeprägt: Es findet sich ein Hirsutismus mit Aknebildung, gelegentlich auch eine Klitorishypertrophie. Oftmals besteht Sterilität bei sekundärer Amenorrhö (► Kap. 5.2) oder anovulatorischer Oligomenorrhö (► Kap. 5.1.1).

Diagnostik. Um beim **konnatalen AGS** die Virilisierungserscheinungen zu minimieren und ggf. ein Salzverlustsyndrom zu vermeiden, ist eine frühzeitige Erkennung erforderlich. Bei familiärem Auftreten des AGS kann die Diagnose intrauterin durch molekulargenetische Untersuchungen gestellt werden. Ansonsten wird die Diagnose anhand des klinischen Bildes und folgender Laborbefunde gestellt: verminderter Kortisol-, erhöhter ACTH-Spiegel, erhöhte Spiegel bestimmter Hormonvorstufen (z. B. 17-OH-Progesteron bei 21-Hydroxylase-Defekt, 11-Desoxykortisol bei 11-Hydroxylase-Defekt). Auf das Salzverlustsyndrom weisen Hyperkaliämie mit metabolischer Azidose und Hyponatriämie hin.

Beim **Late-onset-AGS** lassen sich die erhöhten Androgenspiegel beim Dexamethason-Hemmtest supprimieren (bei einem hormonbildenden Tumor wäre dies nicht der Fall). Ein ACTH-Test sollte zur Sicherung der Diagnose durchgeführt werden.

Therapie. Therapie der Wahl beim **konnatalen AGS** ist die lebenslange Substitution mit einem Glukokortikoid (z. B. Hydrokortison), bei Salzverlustsyndrom auch mit einem Mineralokortikoid (z. B. Fludrokortison). Bei pränataler Diagnose des AGS verabreicht man der Schwangeren Glukokortikoide, um intrauterine Virilisierungserscheinungen zu vermeiden. Unter dieser Behandlung kann eine zyklische Ovarialfunktion mit normalen Menstruationsblutungen erreicht werden. Auch eine Schwangerschaft ist bei von AGS betroffenen Frauen möglich, da die Vagina lediglich stenotisch ist, was durch plastische Operationen und Bougierungen behoben werden kann.

Auch beim **Late-onset-AGS** ist die lebenslange Substitution mit einem Glukokortikoid Therapie der Wahl. Nebenwirkungen der Therapie sind Infektanfälligkeit, Hypertonie, Induktion eines Diabetes mellitus und Osteoporose.

häufige Hymenalkonfigurationen

ringförmig halbmondförmig gezahnt

septiert imperforiert

■ **Abb. 3.10.** Häufige Hymenalkonfigurationen

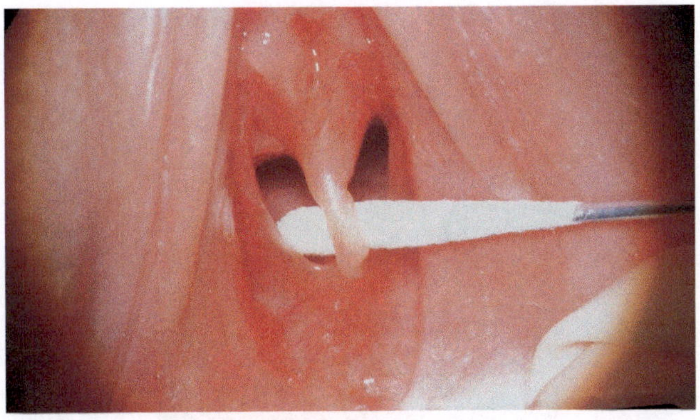

■ **Abb. 3.11.** Hymenalseptum

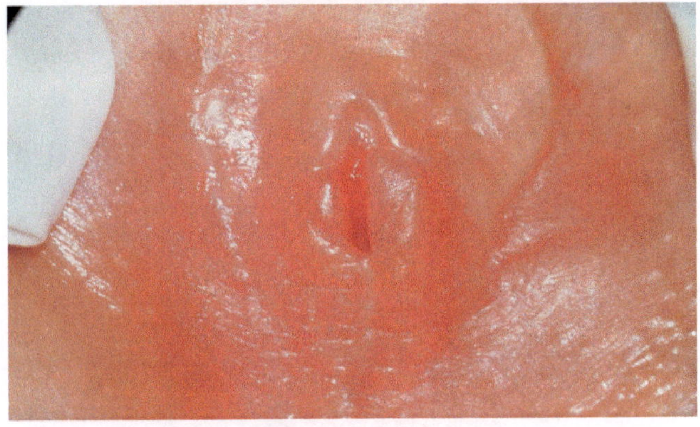

■ **Abb. 3.12.** Labiensynechie

Genitalfehlbildungen

Überblick

Ätiologie und Pathogenese. Genitalfehlbildungen sind nicht durch Chromosomenanomalien, sondern durch Gendefekte und exogene Noxen bedingt. Die Art der Fehlbildung hängt von dem Zeitpunkt ab, an dem sich der Gendefekt manifestiert oder die exogene Noxe einwirkt.

Klinik. Hemmungsfehlbildungen, d. h. Fehlbildungen, die durch mangelndes Wachstum, fehlende Kanalisierung oder fehlende Verschmelzung der Müller-Gänge entstehen, ziehen entweder Abflussbehinderungen des Menstrualblutes nach der ersten Regelblutung oder aber eine primäre Amenorrhö nach sich. Bei ungleicher Doppelbildung und einseitig funktionsgerechtem innerem Genitale kann sich ein akutes Abdomen aufgrund einer Abflussbehinderung entwickeln.

Diagnostik. Diagnostische Methoden sind Inspektion, Palpation, Sonographie, u. U. Röntgenkontrastdarstellung und Endoskopie.

Praxisbox Diagnostik bei Genitalfehlbildungen

Da Genitalfehlbildungen häufig mit Fehlbildungen der Harnwege kombiniert sind, sollte man auch eine urologische Diagnostik durchführen. Um anatomische Fehlbildungen zu diagnostizieren, ist die Kenntnis der Normvarianten entscheidend: So müssen z. B. Normvarianten des Hymens (■ Abb. 3.10 und 3.11) von einer Labiensynechie (■ Abb. 3.12) und einer Hymenalatresie abgegrenzt werden.

Therapie. Meist ist ein chirurgischer Eingriff erforderlich.

Hymenalatresie

Pathogenese. Das Hymen bildet die Trennplatte zwischen dem Sinus urogenitalis und der Vaginalanlage aus den Müller-Gängen. Bleibt die Perforation aus, wird das ursprüngliche Epithel durch Bindegewebe ersetzt. Dieser Vorgang führt bei 1:16.000 Mädchen zur Hymenalatresie.

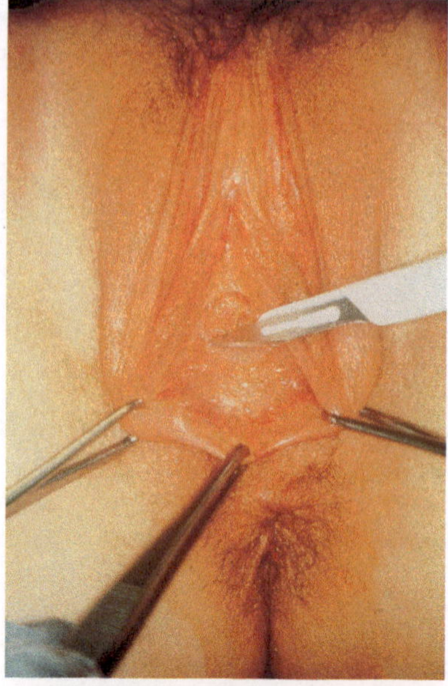

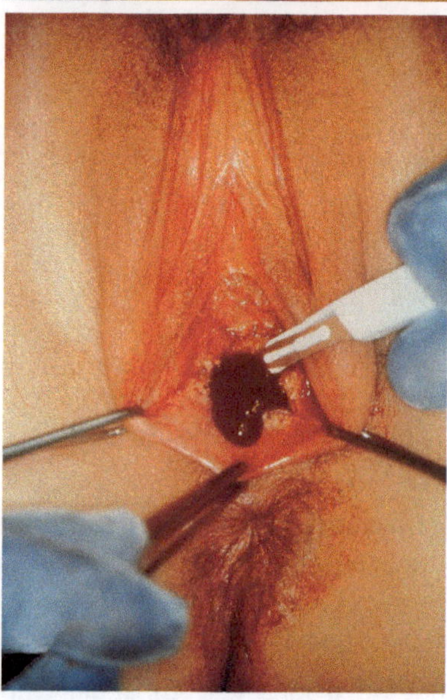

Abb. 3.13. Therapie des Hämatokolpos durch Inzision

Klinik. Bei einer Abflussbehinderung entwickelt sich nach der ersten Regelblutung ein **Hämatokolpos** (Blutansammlung in der Scheide), später auch eine **Hämatometra** (Blutansammlung im Uterus) bis hin zur **Hämatosalpinx** (Blutansammlung in der Tube). Es kann sich ein **akutes Abdomen** entwickeln. Bei primärer Amenorrhö treten in monatlichen Intervallen krampfartige Unterbauchschmerzen auf, die an Intensität zunehmen. Sie werden als **Molimina menstrualia** bezeichnet. Dysurie, Harnverhalt und Stuhlentleerungsstörungen können auftreten.

Diagnostik. Die primäre Amenorrhö mit Molimina menstrualia ist wegweisend. Die Inspektion und die rektale Untersuchung des Genitales erlauben eine Verdachtsdiagnose: Bei Spreizung der kleinen Labien sieht man einen sich vorwölbenden, bläulich schimmernden Tumor, der palpatorisch das kleine Becken ausfüllt und bis zum Nabel reichen kann. Die abdominale oder rektale Sonographie zeigt einen Hämatokolpos, evtl. eine Hämatometra und Hämatosalpinx.

Therapie. Das Hymen wird kreuzweise inzidiert (Abb. 3.13), die Ränder daraufhin fixiert. Das Blut fließt aus der Scheide und dem Uterus spontan ab, aus den Tuben wird es gewöhnlich resorbiert. Wegen der Gefahr einer aufsteigenden Infektion ist eine Antibiotikaprophylaxe sinnvoll.

Fehlbildungen der Vagina

Pathogenese und Formen. Es handelt sich um Hemmungsfehlbildungen:

- Unterbleibt die Verschmelzung der Müller-Gänge, bildet sich keine Vagina aus **(komplette Vaginalaplasie)** und der Uterus ist meist nur rudimentär angelegt (► »Fehlbildungen des Uterus, Rokitansky-Küster-Mayer-Hauser-Syndrom«).
- Verschmelzen die Müller-Gänge, unterbleibt aber die Kanalisierung, ist nur das kraniale Drittel der Vagina vorhanden **(partielle Vaginalaplasie).** Uterus und Tuben sind meist normal entwickelt. Die Fehlbildung manifestiert sich durch primäre Amenorrhö und Kohabitationsschwierigkeiten.
- Bildet sich nach Verschmelzung der Müller-Gänge das mediane Septum nur teilweise zurück, entsteht die **Vagina septa bzw. subsepta**: Längs oder quer verlaufende Septen unterteilen die Vagina komplett bzw. teilweise. Die Fehlbildung kann zu Kohabitationsschwierigkeiten führen; Blutungsstörungen bestehen nicht.
- Verschmelzen die Müller-Gänge nur teilweise miteinander und entwickeln sich unabhängig voneinander weiter, entsteht eine **Vagina duplex**.
- Eine **Vaginalatresie** ist eine erworbene Fehlbildung (Folge einer intra- oder extrauterinen Infektion), bei der das obere Scheidendrittel kein Lumen aufweist.

Diagnostik. Die Symptomatik in Verbindung mit Inspektion und bimanueller Palpation des Genitales erlauben eine Verdachtsdiagnose, die Sonographie (vaginal soweit möglich, sonst rektal oder abdominal) gibt Aufschluss über die höher liegenden Abschnitte des Genitales. Oft ist eine Pelviskopie bzw. Laparoskopie sinnvoll, insbesondere wenn Schmerzen oder Kinderwunsch bestehen.

Therapie. Bei Vaginalaplasie oder -atresie lässt sich eine Neovagina durch Bildung eines Tunnels zwischen Rektum und Harnröhre/Blase herstellen, der dann mit Spalthaut ausgekleidet wird. Wegen starker Schrumpfungstendenz ist eine lange Nachbehandlung (bis zu 2 Jahren) mit Dilatatoren erforderlich.

Weitere Behandlungsmethoden der Vaginalaplasie oder -atresie

Eine Alternative ist das Verfahren nach Vecchietti, bei dem Zugfäden an die Stelle des o. g. Tunnels treten, die mittels Pelviskopie/Laparoskopie oder Laparotomie eingebracht werden. Sie treten einerseits durch die Bauchdecke, andererseits durch die Hymenalmembran aus und ziehen einen Dilatator durch konstante Traktion innerhalb von etwa 8 Tagen soweit nach kranial, dass eine Neovagina entsteht, die durch mitgezogene Perinealhaut ausgekleidet ist. Auch hier ist eine Nachbehandlung mit Dilatatoren sinnvoll. Kommt man mit diesen Verfahren nicht zum Ziel, kann auch ein ausgeschaltetes Dünn- oder Dickdarmsegment als Scheidenersatz dienen. Dies ist jedoch eine relativ aufwendige Operation. In jedem Falle ist die Anlage einer Neovagina nur dann sinnvoll, wenn eine regelmäßige Kohabitation zu erwarten ist, weil damit der Schrumpfungstendenz entgegengewirkt wird.

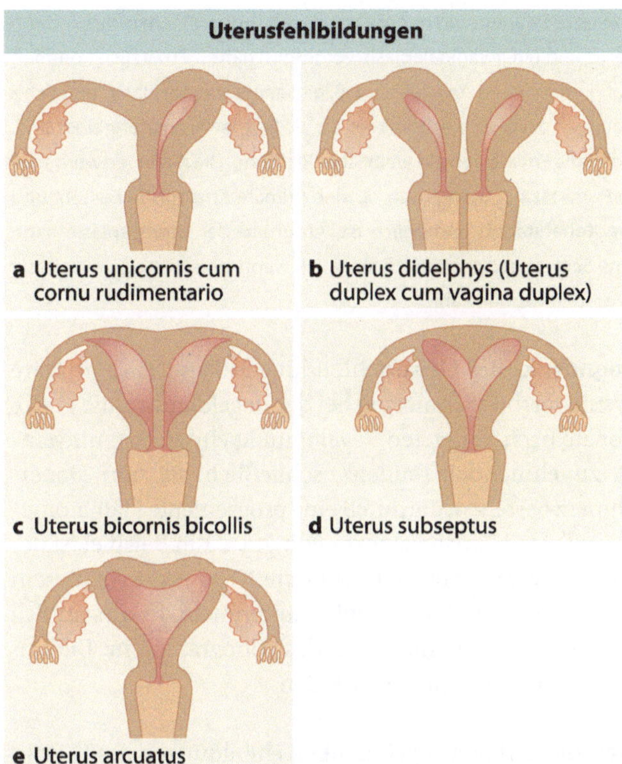

Abb. 3.14a–e. Uterusfehlbildungen. **a** rudimentäres Nebenhorn, **b** Uterus didelphys (Uterus duplex) mit Vagina duplex, **c** Uterus bicornis, **d** Uterus septus, **e** Uterus arcuatus

Fehlbildungen des Uterus

Pathogenese und Klinik. Es handelt sich um Hemmungsfehlbildungen. Die Art der Fehlbildung hängt von dem Zeitpunkt ab, an dem die Differenzierungsstörung der Müller-Gänge auftritt:

- Tritt die Differenzierungsstörung bis zur **9. Schwangerschaftswoche (SSW)** auf, kann dies zur Aplasie beider Müller-Gänge und damit zur **Aplasie des Uterus** führen. Der Uterus besteht dann lediglich aus einem bindegewebigen Strang. Ist nur ein Müller-Gang aplastisch, so wird ein **Uterus unicornis** ausgebildet. Wird dieser Gang nur rudimentär entwickelt, kann ein rudimentäres Nebenhorn bestehen (Abb. 3.14a).
- Tritt die Differenzierungsstörung zwischen der **10. und 12. SSW** auf, kommt es zu Doppelbildungen von Uterus und Vagina:
  - Unterbleibt die Verschmelzung der Müller-Gänge, entsteht ein **Uterus didelphys (Uterus duplex) mit Vagina duplex** (Abb. 3.14b).
  - Verschmelzen lediglich die kaudalen Abschnitt der Müller-Gänge, entsteht ein **Uterus bicornis (bicollis,** Abb. 3.14c).
  - Bleibt die Lumenbildung der Müller-Gänge aus, kommt es zu einem **Uterus didelphys rudimentarius solidus** oder einem **Uterus bicornis rudimentarius solidus.**
  - Erfolgt die Verschmelzung der Müller-Gänge normal, wird jedoch das Septum nicht resorbiert, so resultiert ein **Uterus septus** (Abb. 3.14d) mit normaler Form und Größe, jedoch unterteiltem Cavum uteri. Das Septum kann auch in der Vagina vorhanden sein.
  - Beim **Uterus arcuatus** (Abb. 3.14e) besteht lediglich eine Eindellung des Fundusbereiches.

Doppelbildungen der Gebärmutter oder der Zervix können unter der Geburt Probleme verursachen; im Allgemeinen wird jedoch das zweite Uterushorn während der Schwangerschaft verdrängt.

Rokitansky-Küster-Mayer-Hauser-Syndrom

Eine Kombination von Uterus- und Vaginalhemmungsfehlbildungen ist das **Rokitansky-Küster-Mayer-Hauser-Syndrom** (Inzidenz: 1 : 5000 neugeborene Mädchen) mit familiär-autosomalem Erbgang: Normal angelegte Ovarien sind mit rudimentären Tuben, einem rudimentären Uterus und einer Vaginalaplasie vergesellschaftet. Zusätzlich kommen häufig urologische Anomalien, z. B. einseitige Nierenaplasie, und Fehlbildungen des Skelettsystems vor. Da die Ovarien normal angelegt sind, erfolgt die Entwicklung in weiblicher Richtung. Die Mädchen werden in der Pubertät symptomatisch, da eine primäre Amenorrhö besteht und eine Kohabitation unmöglich ist. Aufgrund der Uterusaplasie kann keine Schwangerschaft eintreten, auch wenn eine Neovagina operativ hergestellt werden kann.

Diagnostik. Bei Uterusfehlbildungen kann eine primäre Dysmenorrhö (Schmerzen bei der Regelblutung, die einige Monate nach der ersten Regelblutung einsetzen) mit ständig zunehmender Tendenz, schließlich bis zum Dauerschmerz bestehen, die durch eine progrediente Hämatometra und eine Hämatosalpinx bedingt ist. Ein Beispiel ist der **Uterus bicornis** mit rudimentärem Nebenhorn: In diesem Horn kann sich Menstrualblut ansammeln. In diesem Fall können der Tastbefund und das sonographische Bild als Adnextumor interpretiert werden.

Therapie. Bei den angeborenen Fehlbildungen des Uterus, die zur Amenorrhö führen, besteht keine Behandlungsnotwendigkeit. Es gibt kein Verfahren, das die resultierende Sterilität beseitigen kann. Die übrigen Fehlbildungen lösen keine Blutungsstörungen aus und werden erst bei der Behandlung einer Sterilität oder Infertilität bedeutungsvoll. Eine Ausnahme hiervon ist der **Uterus bicornis** mit abflussgestörtem rudimentärem Horn: Eine abdominale Operation mit Entfernung der Hämatosalpinx und des Nebenhorns ist bei Bildung einer Hämatometra angezeigt. Ergänzend ist eine Hysteroskopie zu empfehlen, um die Fehlbildung exakt zu klassifizieren und um festzustellen, ob beide Tubenostien darstellbar sind.

In Kürze

Störungen der sexuellen Differenzierung:
- **Gonadendysgenesie:** meist durch Fehlverteilung der Gonosomen bedingt; häufigste Form Ullrich-Turner-Syndrom (45, X0); primäre Amenorrhö
- **Intersexualität:**
  - **Hermaphroditismus verus** (selten): gleichzeitiges Vorliegen von Hoden und Ovarien
  - **Pseudohermaphroditismus masculinus:** chromosomales Geschlecht männlich, äußeres Genitale aufgrund einer Androgenresistenz verweiblicht; bei kompletter Androgenresistenz fehlende Schambehaarung (»hairless women«)
  - **Pseudohermaphroditismus femininus:** chromosomales Geschlecht weiblich, äußeres Genitale – meist aufgrund eines Enzymdefekts der Steroidbiosynthese (adrenogenitales Syndrom) – vermännlicht
- **Genitalfehlbildungen:** durch Gendefekte oder exogene Noxen bedingt; unvollständiges Verschmelzen der Müller-Gänge

3.2 Die Entwicklungsphasen der Frau und ihre Störungen

W. Küpker, M. Ludwig, G. Bonatz und A. Schultze-Mosgau

 **Einführung**

Die Frau durchläuft während ihres Lebens verschiedene Phasen:
- Geburt
- Ruhephase (Kindheit)
- Pubertät
- Geschlechtsreife
- Klimakterium und Menopause
- Senium
- Tod

Das folgende Kapitel beschäftigt sich mit den Besonderheiten dieser Lebensphasen und den Störungen der Pubertätsperiode.

3.2.1 Normale Entwicklung der Frau

Präpubertät

Nach der Geburt sind die Gonaden – nach einer initialen Stimulation – durch eine Inaktivierung der Hypothalamus-Hypophysen-Gonaden-Achse zunächst weitgehend ruhig gestellt.

Charakteristika	Ausbildung der sekundären Geschlechtsmerkmale	Stadium	Charakteristika
einzig die Brustwarze ist über das Hautniveau angehoben	Thelarche 10 ± 2 Jahre 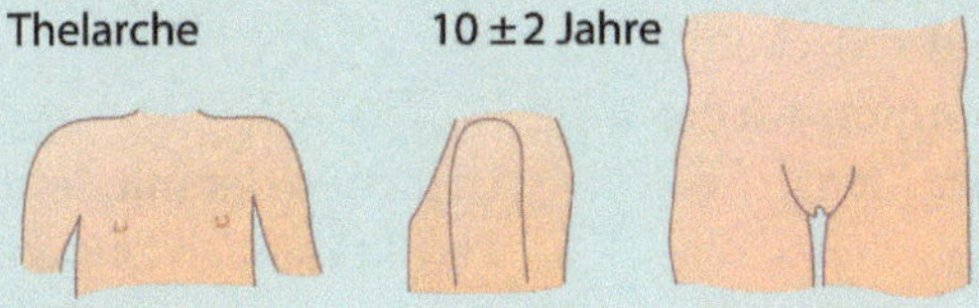	I	Die Behaarung der Genitalgegend entspricht der des Abdomens, d. h. keine Schambehaarung
Knospenbrust: leichte Erhebung der Brust und der Brustwarze über das Hautniveau, Areola gegenüber Stadium I im Durchmesser vergrößert	Pubarche 11 ± 2 Jahre 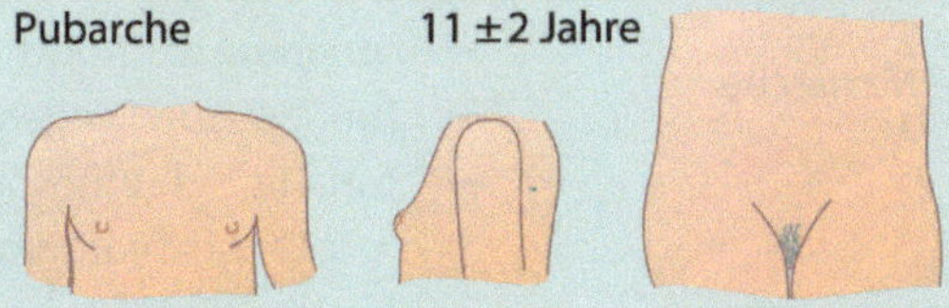	II	spärliches Wachstum von langen, leicht pigmentierten, geraden oder nur leicht gekräuselten Haaren an der Basis des Penis oder der großen Labien
Brust und Areola vergrößert und gegenüber Stadium II stärker über das Hautniveau angehoben, fließender Übergang der Areolakontur in die Brustkontur bei seitlicher Betrachtung	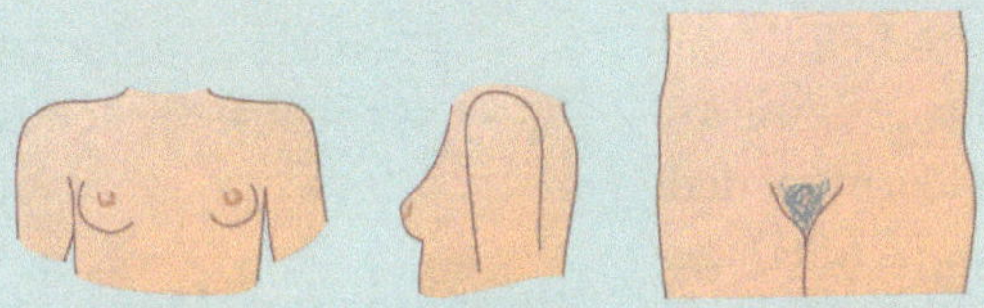	III	wesentlich dunklere, dichtere und gekräuselte Haare über der Symphyse
Areola und Brustwarze bilden eine zweite Erhebung, die sich von derjenigen der Brust abhebt[1]	Menarche 13 ± 2 Jahre 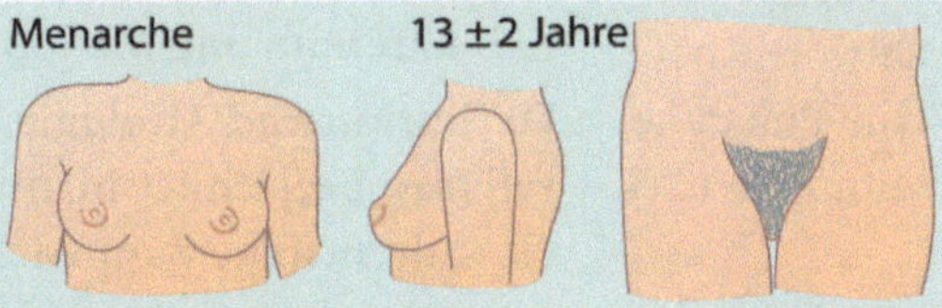	IV	Haarstruktur vom Erwachsenentyp, jedoch noch keine dreieckförmige Verteilung und kein Übergang auf die Oberschenkel
vollentwickelte Brust: Die Areola ist abgeflacht und hebt sich von der Kontur der Brust nicht mehr ab[2]	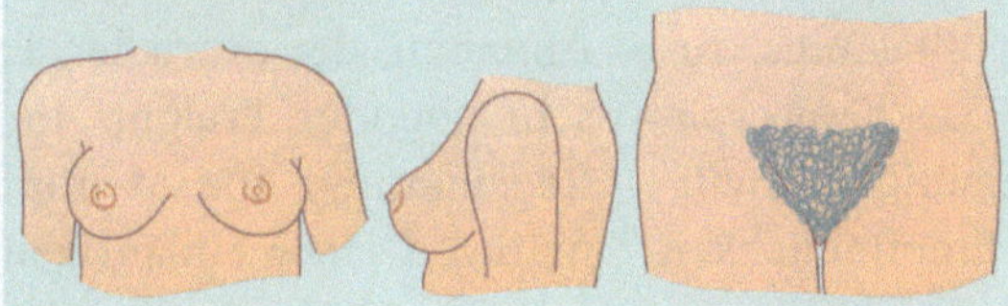	V	dreieckförmige Verteilung der Haare mit horizontalem Abschluss (klassische feminine Verteilungsform), Übergang auf die Innenseite der Oberschenkel
		VI	über Stadium V hinausgehende Behaarung, auf der Linea alba gegen den Nabel zugespitzt, dreieckförmig (dieses Stadium wird von 80% der Männer und 10% der Frauen erreicht)

1 Das Stadium IV wird nicht von allen Mädchen durchlaufen, d. h. ein direkter Übergang von Stadium III in Stadium V ist möglich.
2 Stadium V kann erst spät oder überhaupt nie erreicht werden.

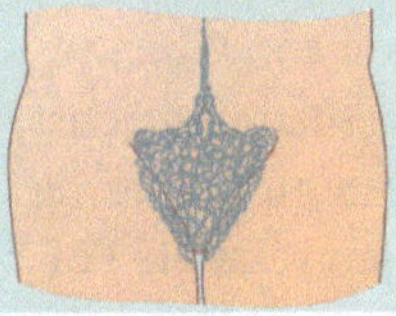

Abb. 3.15. Stadien der Brustentwicklung und der Entwicklung der Schambehaarung nach Tanner; Pubertätsmeilensteine (*mittleres Alter)

Pubertät und Adoleszenz

Körperliche Veränderungen

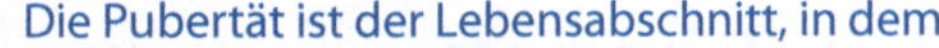

Die Pubertät ist der Lebensabschnitt, in dem
- die Geschlechtsorgane zur Funktionsreife gelangen,
- die sekundären Geschlechtsmerkmale sich entwickeln,
- die Fortpflanzungsfähigkeit erreicht wird.

Die Pubertät dauert ca. 3–6 Jahre.

Der Zeitpunkt des Beginns der Pubertät hängt von endokrinen Faktoren, aber auch von Umweltfaktoren wie Klima und Ernährung ab. Er hat sich über die vergangenen 175 Jahre pro Dekade um 1–3 Monate nach vorne verlagert. Erstes Pubertätszeichen bei Mädchen ist der Beginn der Brustentwicklung (**Thelarche**) ab dem 8. Lebensjahr. Ungefähr 6 Monate nach der Thelarche folgt der Beginn der Entwicklung der Schambehaarung (**Pubarche**). Die Entwicklung der Brustdrüse und der Schambehaarung wird in Stadien (nach Tanner) unterteilt (Abb. 3.15). Mit der ersten Regelblutung (**Menarche**) ist im 12. bis Lebensjahr zu rechnen. Die ersten Zyklen sind jedoch anovulatorisch und unregelmäßig. Es vergeht ca. 1 Jahr, bis der regelmäßige Zyklus etabliert ist. Während im ersten Jahr nach der Menarche noch 55% aller Zyklen anovulatorisch sind, findet nach 5 Jahren bei mindestens 80% der Zyklen eine Ovulation statt.

Ein wesentliches Merkmal der Pubertät ist der **Wachstumsschub**. Nachdem direkt vor der Pubertät die Wachstumsgeschwindigkeit auf 3–6 cm pro Jahr abgenommen hat, nimmt sie während der Pubertät durch vermehrte Ausschüttung peripherer Sexualhormone und konsekutive vermehrte Ausschüttung von Wachstumshormon wieder rapide zu, sodass Mädchen – deutlich vor der Menarche – eine Spitzenwachstumsgeschwindigkeit von bis zu 8 cm pro Jahr erreichen können.

Thelarche – Pubarche – Wachstumsschub – Menarche

Hormonelle Veränderungen

Zwischen dem 8. und 10. Lebensjahr nimmt die Produktion und Sekretion von Androgenen in der Nebennierenrinde zu. Diese sog. **Adrenarche** wird möglicherweise von einem bisher nicht isolierten hypophysären Hormon, dem adrenalen androgenstimulierenden Hormon (AASH), gesteuert. Die Zona reticularis der Nebennierenrinde entwickelt sich. Der Anstieg der Androgene ist verantwortlich für die Entwicklung der Schambehaarung, also die Pubarche. Es wird vermutet, dass die Androgene die Reifung des Sexualzentrums im Hypothalamus fördern.

Mit dem Beginn der Pubertät kommt es zur **pulsatilen Ausschüttung von GnRH** aus dem Hypothalamus, zunächst nur nachts, in Korrelation zu den REM-Phasen, später auch tagsüber im typischen, ca. 90-minütigen Rhythmus. Die pulsatile Freisetzung steigert die Empfindlichkeit der Hypophyse gegenüber GnRH und führt so zu einer stetig zunehmenden Produktion und Sekretion von Gonadotropinen. Auch diese werden pulsatil freigesetzt: zunächst nachts, später auch tagsüber. Sie induzieren eine Reifung der Gonaden **(Gonadarche).** In den Ovarien setzt die Follikelreifung und damit die Östrogensynthese ein. Die während des Ovarialzyklus gebildeten Hormone Östradiol und Progesteron steuern die Entwicklung der Brustdrüse.

Geschlechtsreife

Die Geschlechtsreife ist erreicht, wenn sich ein regelmäßiger Zyklus etabliert hat, der mit einer Ovulation einhergeht.

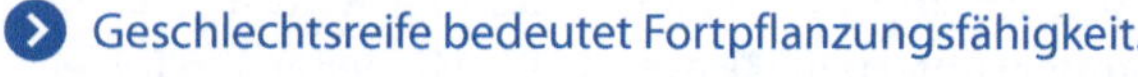
Geschlechtsreife bedeutet Fortpflanzungsfähigkeit.

Zentrale Elemente der Fortpflanzungsfähigkeit der Frau sind ein normaler Menstruationszyklus (▶ Kap. 2.2) und eine normale Anatomie des inneren und äußeren Genitales (▶ Kap. 11). Mit fortschreitendem Alter kommt es zur Erschöpfung der ovariellen Reserven. So ist eine natürliche Schwangerschaft nur noch bei ca. 45% der Frauen im Alter von 40–45 Jahren möglich, während in der Altersgruppe der 20- bis 25-Jährigen nur 5% kinderlos bleiben. Schließlich kommt es mit dem Übergang in das Klimakterium zur Beendigung des fortpflanzungsfähigen Alters.

Ursachen der mit dem Alter abnehmenden Fertilität (nach Leidenberger 1992)
- Zunahme gestörter ovarieller Zyklen
- Zunahme der Abortrate
- Zunahme der Totgeburten
- Zunahme chromosomaler Aberrationen (z. B. Down-Syndrom)
- Zunahme pathologischer Veränderungen des inneren Genitale (evtl. durch vorangegangene Geburten)
- Abnahme der Koitusfrequenz

Klimakterium, Menopause und Senium

Klimakterium und Menopause

Definition und Ätiologie. Als **Klimakterium** bzw. **Wechseljahre** bezeichnet man die Übergangsperiode von der Geschlechtsreife zum Alter (Senium). Sie liegt ungefähr zwischen dem 45. und 55. Lebensjahr und ist durch eine Abnahme der ovariellen Funktion gekennzeichnet. Einschneidendes Ereignis in dieser Periode ist die letzte Regelblutung, die **Menopause**. Sie wird definitionsgemäß von einer einjährigen sekundären Amenorrhö gefolgt. Somit kann die Menopause nur retrospektiv bestimmt werden. Die Zeit vor und nach dieser Blutung wird als Prä- bzw. Postmenopause bezeichnet. Die Menopause tritt durchschnittlich zwischen dem 51. und 52. Lebensjahr auf.

Menopause: letzte physiologische Regelblutung
Klimakterium: Übergang von der Geschlechtsreife zum Alter

Dem Klimakterium zugrunde liegt die Alterung des Ovars. Das Ovargewicht nimmt ab dem 40. Lebensjahr ab. Im Verlauf der 5. Dekade kommt es zu einer Sklerose der ovariellen Gefäße und einer Verarmung an Follikeln, sodass eine suffiziente Östradiolproduktion nicht mehr gewährleistet ist. Das alternde Ovar stellt seine endokrine Funktion jedoch nicht völlig ein, vielmehr findet sich auch weiterhin eine ausgeprägte Androgensynthese insbesondere in den Hilus-Zellen. Diese Androgene können im peripheren Fettgewebe durch die dort vorhandene Aromatase in Östrogene, vor allem in Östron, umgewandelt werden.

Mit zunehmendem Alter steigt der Anteil anovulatorischer Zyklen an. Er ist zwischen dem 25. und 35. Lebensjahr mit 5% am geringsten und steigt in den letzten 5 Jahren vor der Menopause auf über 15% an; 35% aller Zyklen weisen eine Lutealinsuffizienz auf.

Hormonelle Veränderungen. Aufgrund der abnehmenden Granulosazellreserven, des Abfalls der Inhibin-Produktion als Hemmstoff des sezernierten FSH, sowie einer zunehmenden Einschränkung der Östradiolsekretion kommt es reaktiv zu einem Anstieg von FSH, sowie – geringfügig – auch zu einem solchen von LH. Während des Klimakteriums steigt LH auf das 4- bis 5-fache, FSH auf das 10- bis 15-fache der Werte in der Geschlechtsreife an, und der LH/FSH-Quotient, der in der Geschlechtsreife bei 1 liegt, sinkt auf unter 0,7 ab. Der FSH-Spiegel im Blut liegt über 20–40 mU/l, der LH-Spiegel über 15 mU/l, der Östradiolspiegel unter 10–20 pg/ml. Nicht nur die Menge, sondern auch die Qualität des sezernierten LH scheint sich von der des unter Östrogeneinfluss sezernierten LH zu unterscheiden.

Körperliche Veränderungen. Neben hormonellen kommt es zu körperlichen Veränderungen. Diese äußern sich vornehmlich in Blutungsunregelmäßigkeiten, die alle Facetten der Regelstörungen (► Kap. 3.3) aufweisen können, sich jedoch meist als Menometrorrhagien äußern. Ursache ist oftmals eine lang dauernde Follikelpersistenz. Diese führt zu einer übermäßigen Endometriumproliferation, glandulär-zystischen Endometriumhyperplasie und schließlich zu einer Blutung (► Kap. 3.1).

> Bei jeder postmenopausalen Blutung, die nicht durch Hormonsubstitution zu erklären ist, muss zum Ausschluss maligner Veränderungen eine Abrasio mit histologischer Untersuchung des Endometriums durchgeführt werden.

Der Wegfall der peripheren Sexualhormone, insbesondere der Östrogene und ihres parasympathikotonen Effekts, wirkt sich auch auf das vegetative Nervensystem aus: Aufgrund einer hypersympathikotonen Situation kommt es zu sog. klimakterischen Symptomen, insbesondere zu Hitzewallungen, Frösteln, Nachtschweiß, Schlafstörungen und Konzentrationsschwäche.

Psychische Veränderungen. Psychische Veränderungen sind einerseits auf das Absinken der Sexualhormonproduktion zurückzuführen, andererseits auf die Umstellung von der Phase der Fortpflanzungsfähigkeit auf eine Phase, in der eben diese und die sich daraus ergebenden Möglichkeiten unwiederbringlich verloren gegangen sind. So kann es zu Reizbarkeit, Müdigkeit, Niedergeschlagenheit, Lustlosigkeit und depressiven Reaktionen kommen. Zur Häufigkeit dieser Beschwerden ◘ Tab. 3.3.

◘ Tab. 3.3. Häufigkeit klimakterischer Beschwerden

	Nach Nestler u. Sies 1991	Nach Neugarten u. Kraines 1965
Depressionen	30%	78%
Gewichtszunahme		61%
Herzklopfen	24%	44%
Hitzewallungen	55%	68%
Irritierbarkeit	29%	
Kopfschmerzen	38%	71%
Müdigkeit	43%	88%
Nervosität	41%	
Psychische Labilität		92%
Rückenschmerzen	25%	48%
Schlaflosigkeit	32%	51%
Schwindel	24%	
Schwitzen	39%	
Stechen und Kribbeln	22%	
Vergesslichkeit		64%

Die psychische Reaktion auf das Klimakterium und insbesondere die Menopause hängt nach Nestler und Sies vorwiegend von kulturellen Bedingungen ab: Solange die Frau in ihrem gesellschaftlichen Umfeld keine Abwertung erfährt – oder zu erfahren glaubt –, wie z. B. in Indien, wird sie keine oder nur sehr geringe klimakterische Beschwerden entwickeln; in einem westeuropäischen Land dagegen kann das Gefühl der Abwertung klimakterische Beschwerden aggravieren.

Senium

Haben sich das Zwischenhirn und das vegetative Nervensystem auf die hormonelle Veränderung eingestellt, kommt es etwa im 65. Lebensjahr zum Übergang in das Senium. Die Gonadotropinspiegel sinken langsam wieder ab, sind jedoch noch immer höher als während der Geschlechtsreife. Der Östrogenmangel führt zu **atrophischen Veränderungen** zahlreicher Gewebe und Organe: Im Bereich des Genitales äußern sie sich vor allem an Vulva, Vagina und Mammae. Es kann sich eine (progrediente) Belastungs-

Harninkontinenz entwickeln, da der Muskeltonus der Urethra und des urethralen Epithels nachlässt und so ein wichtiger Verschlussmechanismus insuffizient werden kann.

In Kürze

Normale Entwicklung der Frau

- **Thelarche:** Beginn der Brustdrüsenentwicklung
- **Pubarche:** Beginn der Schambehaarung
- **Menarche:** erste Regelblutung
- **Prämenopause:** Beginn des Klimakteriums mit Abnahme der ovariellen Funktion
- **Menopause:** letzte Regelblutung
- **Postmenopause:** letzte Phase des Klimakteriums
- **Senium:** Altersphase mit atrophischen Veränderungen der Genital- und anderer Organe

3.2.2 Störungen der Pubertätsperiode

Pubertas praecox

Definition. Einsetzen der Brustentwicklung und der Entwicklung der Schambehaarung (Thel- und Pubarche) vor dem 7. Lebensjahr und Menarche vor dem 8. Lebensjahr.

Ätiologie und Pathogenese. Hinsichtlich der Pathogenese unterscheidet man zwischen **echter Pubertas praecox (Pubertas praecox vera)**, die durch eine vorzeitige Induktion des hypothalamisch-hypophysären Regulationsmechanismus bedingt ist, und die **Pseudopubertas praecox**, die durch eine pathologische periphere Sexualhormonproduktion oder Zufuhr dieser Hormone bedingt ist.

Ursachen für eine Pubertas praecox

Pubertas praecox vera

- idiopathisch – konstitutionell
- zerebral
- Tumoren
- Infektionen

Pseudopubertas praecox

- adrenal
- adrenogenitales Syndrom (ohne Behandlung bei männlichen Individuen und nach Behandlung mit Kortison bei weiblichen Individuen)
- androgen- bzw. östrogen-produzierende Tumoren

▼

- gonadal
- androgen- bzw. östrogen-produzierende Tumoren
- McCune-Albright-Syndrom
- exogene Hormonzufuhr

Klinik. Bei der Pubertas praecox vera treten die Pubertätszeichen in derselben Reihenfolge wie bei der zeitgerechten Pubertät auf, bei der Pseudopubertas praecox treten sie isoliert und in abweichender Reihenfolge auf. Unabhängig von der Ursache führt eine schnelle Knochenreifung zu einem extremen Wachstumsschub in der Kindheit und zu einer verminderten Endgröße im Vergleich zu anderen Erwachsenen.

Diagnostik. Sie umfasst die Anamnese (Reihenfolge des Auftretens der Pubertätszeichen?), die körperliche Untersuchung (Hinweise auf Grunderkrankung? ▶ oben), die Bestimmung von Östradiol, Androgenen und Gonadotropinen im Serum (bei Pseudopubertas praecox sind Östrogene oder Androgene evtl. erhöht, ▶ oben) und den GnRH-Test. Bei Pubertas praecox vera steigen die Gonadotropinspiegel nach GnRH-Injektion an, bei Pseudopubertas praecox nicht. Bei Verdacht auf zentrale Ursachen der Pubertas praecox ist ein kraniales CT oder MRT indiziert.

Therapie. Bei **Pubertas praecox vera** werden GnRH-Agonisten verabreicht. Ihre kontinuierliche Anflutung in der Hypophyse führt initial zu einer Freisetzung von Gonadotropinen, dann zur Suppression der Gonadotropinsekretion (Down-Regulation der Rezeptoren). Bei **Pseudopubertas praecox** hängt die Therapie von der Ursache ab.

Pubertas tarda

Definition. Von Pubertas tarda spricht man, wenn bis zum vollendeten 15. Lebensjahr keine menstruelle Blutung eingetreten ist oder nach dem 13. Lebensjahr noch keine Thelarche und Pubarche erkennbar sind.

Ätiologie. Die häufigste Ursache ist die primäre hypergonadotrope Ovarialinsuffizienz infolge Gonadendysgenesie oder Hermaphroditismus verus. Seltener ist eine Unterfunktion des hypothalamisch-hypophysäre Achse infolge schwere Allgemeinerkrankungen (z. B. Malignome), massiven Gewichtsverlusts (z. B. Anorexia nervosa), Hypophysentumoren oder hereditärem GnRH-Mangel (z. B. Kallmann-Syndrom).

Klinik. Es besteht eine primäre Amenorrhö; die sekundären Geschlechtsmerkmale sind nicht ausgebildet.

Diagnostik. Die Hormonanalyse (Bestimmung der Gonadotropine und von Prolaktin) und die Karyotypisierung führen zur Diagnose. Bei Verdacht auf Hypophysentumor sind radiologische Untersuchungen indiziert.

Therapie. Soweit möglich, ist die Therapie kausal (z. B. Entfernung eines Hypophysentumors). Bei funktionslosen Gonaden ist eine lebenslange Substitution mit Östrogenen und Gestagenen erforderlich.

In Kürze

Störungen der Pubertätsperiode

- **Pubertas praecox vera:** vorzeitige Pubertät, hypothalamisch-hypophysäre Ursache
- **Pseudopubertas praecox:** vorzeitige Pubertät aufgrund gesteigerter peripherer Sexualhormonproduktion oder Zufuhr dieser Hormone
- **Pubertas tarda:** verspätete Pubertät, meist Folge einer Gonadendysgenesie

Hormonelle Regulation

R. Felberbaum, J. M. Weiss, A. Lopens

 Einführung

Die physiologischen Funktionen der weiblichen Geschlechtsorgane werden hormonell gesteuert. Beteiligt sind nicht nur die Genitalorgane, sondern auch übergeordnete Zentren, vor allem der Hypothalamus und die Hypophyse. Mittels komplexer Regelkreise wird die Ausschüttung der Hormone, die spezifische Wirkungen auslösen, gelenkt. Bei der geschlechtsreifen Frau zeigt der menstruelle Zyklus das komplexe Zusammenspiel zwischen Botenstoffen und Funktionsorganen.

4.1 Hormonelle Regelkreise

4.1.1 Hormone und Hormonrezeptoren

Definition

Hormone sind biologisch aktive Verbindungen, die als Botenstoffe von den Zellen hormonaktiver Organe synthetisiert werden. Diese Organe nennt man **endokrine** (nach innen absondernde) **Drüsen**.

Endokrine Drüsen besitzen im Gegensatz zu exokrinen Drüsen keinen Ausführungsgang, sondern sezernieren ihre Produkte in das venöse Blut. Da Hormone nur der Informationsübermittlung und Initiierung nachfolgender Funktionen dienen, sind vergleichsweise niedrige Mengen ausreichend. Über den Blutweg gelangen die Hormone zu ihren Erfolgsorganen.

Definition

Hormone binden in den Erfolgsorganen an spezifische Rezeptoren (**Hormonrezeptoren**) und lösen dadurch für das Hormon charakteristische Reaktionen aus. Die Rezeptoren erkennen das passende Hormon (**Liganden**) oder eine begrenzte Anzahl von hormonähnlichen Substanzen und binden diese mit hoher Affinität.

Eine solche Bindung ist physikalischer, nicht chemischer Art. Sie ist nur von kurzer Dauer und reversibel. Wenn der Rezeptor durch das entsprechende Hormon aktiviert worden ist, übernimmt er die Hormonbotschaft und befördert sie in die Zelle. Das Hormon selbst oder der Hormonrezeptorkomplex wird zerstört, abgebaut oder ausgeschieden. Soll eine Hormonwirkung andauern, bedarf es einer längerfristig aufrechtzuerhaltenden Hormonkonzentration im Blut des betreffenden Organismus.

 Stellt eine endokrine Drüse ihre Hormonsekretion ein, sinkt die Hormonkonzentration und der Hormoneffekt am Erfolgsorgan wird nicht ausgelöst.

Funktionsmuster der Hormone

Neben der klassischen **endokrinen Funktion** können bei Hormonen oder hormonähnlichen Substanzen noch weitere Funktionsmuster beobachtet werden (■ Abb. 4.1):

- **Autokrine Funktion:** Das von einer Zelle produzierte Hormon wirkt über Rezeptoren an der eigenen Zelle auf diese selbst (autokrin = in sich selbst absondernd).
- **Parakrine Funktion:** Das von einer Zelle produzierte Hormon wirkt über Rezeptoren an einer direkt benachbarten Zelle auf diese unter Umgehung des großen Kreislaufs (parakrin = in die nächste Umgebung absondernd).
- **Neurokrine Funktion:** Ein in einem Neuron synthetisiertes Hormon wird an den extrazellulären Raum abgegeben und wirkt direkt an benachbarten Nervenzellen (Ligand-Rezeptor-Interaktion) unter Umgehung des großen Kreislaufs.
- **Neuroendokrine Funktion:** Wird ein Hormon von einer Neuralzelle produziert und über den extrazellulären Raum in den Blutkreislauf sezerniert, so spricht man von einer neuroendokrinen Funktion. Das endokrine System ist eng mit dem Nervensystem verknüpft. Zusammen mit diesem koordiniert es die Funktion von z. T. räumlich weit voneinander entfernten Organen und Organsys-

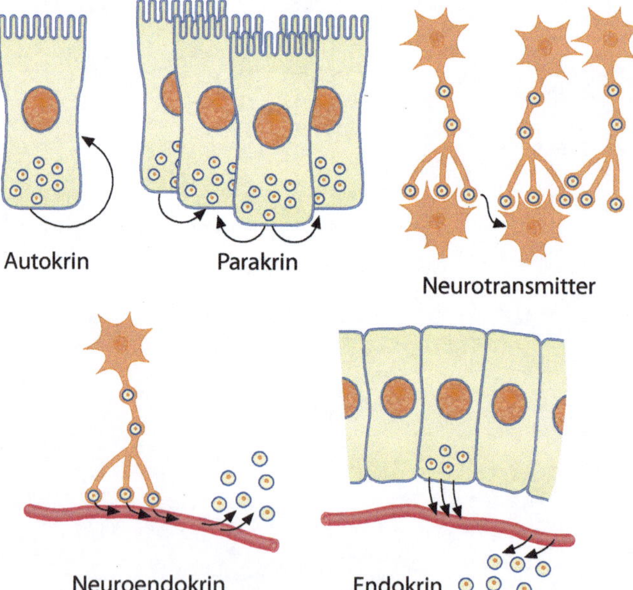

■ **Abb. 4.1.** Formen der Informationsübermittlung durch Botenstoffe

temen. Die dem menstruellen Zyklusgeschehen der erwachsenen Frau übergeordneten Systeme von Hypothalamus und Hypophyse mit ihren Hormonen (Gonadotropin-Releasinghormon, Gonadotropine) stellen eine solche neuroendokrine Funktion dar.
- **Neurotransmitterfunktion:** Ein in einem Neuron synthetisierter spezifischer Stoff (Neurotransmitter, z. B. Acetylcholin) wird am axonalen Ende sezerniert, überquert den synaptischen Spalt und bindet auf der anderen Seite des Spaltes an spezifischen Rezeptoren eines benachbarten Neurons.

Hormone sind chemisch betrachtet uneinheitlich und gehören verschiedensten Stoffklassen an.

> In der Gynäkologie sind in erster Linie die **Peptid**- und **Glykoproteinhormone** sowie die **Steroidhormone** von Bedeutung.

Die Wirkung am Erfolgsorgan wird bestimmt durch
- die Hormonkonzentration,
- die Affinität und
- die Rezeptoranzahl.

Je höher die Affinität zwischen Hormon und Rezeptor ist, umso geringerer Hormonkonzentrationen und niedrigerer Rezeptordichten bedarf es zu seiner Wirksamkeit.

Hormonrezeptoren können nach ihrer **Lokalisation** unterschieden werden. Im Falle der Glykoprotein- und Peptidhormone wird die Wirkung über zellmembranständige Rezeptoren vermittelt, während Steroidhormone ihre zellspezifischen Wirkungen hauptsächlich über intrazelluläre Rezeptorproteine ausüben.

Definition

Membranständige Hormonrezeptoren sind in der Zellmembran verankert. Die Hormone werden an der Zellaußenseite gebunden und müssen nicht in die Zelle eindringen, um wirken zu können.

Neuroendokrine Hormone, wie **GnRH (Gonadotropin-Releasinghormon)** und **Oxytozin** sowie die Gonadotropine **FSH (follikelstimulierendes Hormon)** und **LH (luteinisierendes Hormon)**, die an den Granulosazellen des Ovars oder den Leydig-Zwischenzellen des Hodens ansetzen, binden an membranständigen Rezeptoren.

Rezeptorenkontakt

Die Rezeptoren sind mobile Makromoleküle, die in die Zellmembran integriert, untereinander funktionellen Kontakt aufzunehmen können. Der Kontakt kann eine Erhöhung oder auch eine Verminderung der Affinität bewirken. Man spricht von einer positiven oder negativen Kooperation.

Die Hormone lösen mit ihrer Bindung an das Rezeptormolekül eine Konformationsänderung desselben aus, der Rezeptor wird aktiviert. Bei dieser Rezeptoraktivierung wird das hormonelle Signal auf intrazelluläre Second-messenger-Systeme übertragen, die als Signalverstärker wirken. Verschiedene **Second-messenger-Systeme** sind bekannt:
- Adenylatzyklase (cAMP),
- Phospholipase C, Inositolphosphate, Proteinkinase C,
- Arachidonsäure und Metabolite,
- Tyrosinkinase,
- Kalzium,
- Phospholipase D und
- Diazylglyzerin (DAG).

Diese Second-messenger-Systeme werden von einer Vielzahl von Hormonen benutzt. In Abhängigkeit von der Differenzierung der Zielzelle fällt dann die Antwort des Erfolgsorgans aus. Führt die Aktivierung des Adenylzyklasesystems im Falle der Granulosazellen zu einer vermehrten Synthese und Sekretion von Sexualsteroiden, so bildet beispielsweise die Follikelzelle der Schilddrüse vermehrt Thyroxin.

Der aus gebundenem Hormon und Rezeptor bestehende Hormonrezeptorkomplex wird nach Übermittlung der hormonellen Information durch die entsprechenden Second-messenger in die Zelle aufgenommen (**Internalisierung** des Hormonrezeptorkomplexes) und dort lysosomal abgebaut. Der verlorene Rezeptor wird durch Neusynthese ersetzt und so im Regelfall das System im Gleichgewicht gehalten.

> **Zytosolische** Hormonrezeptoren, z. B. Östrogenrezeptoren liegen frei intrazellulär. Andere Rezeptoren befinden sich sowohl im Zytoplasma, als auch **zellkernständig** intrazellulär, z. B. Gestagenrezeptoren.

Sexualsteroide wie Östrogene und Gestagene sind sehr lipophil und daher gut in der Lage, Zellmembranen zu durchdringen. Sie diffundieren deshalb in die Zelle und binden dort an ihr spezifisches Rezeptorprotein.

Konformationsänderung zellulärer Rezeptoren

Dadurch ändert sich die Konformation dieser Rezeptoren. Nach Freisetzen des bis dahin kappenförmig aufsitzenden Heat-shock-Proteins (HSP 90) bindet der Steroidrezeptorkomplex an die DNA des Zellkerns. Dort regt er die vermehrte Bildung von mRNA an.

Der Steroidrezeptorkomplex induziert die DNA-mRNA-Transkription. Die mRNA verlässt den Zellkern und gelangt zu den Ribosomen, dem Ort der Proteinsynthese. Bei den gebildeten Proteinen handelt es sich um Enzyme, Strukturproteine, Substrate von Enzymen und Peptiden, die wiederum selbst hormonaktiv sein können.

4.1.2 Hormone des Hypothalamus

Der Hypothalamus bildet den Boden des Zwischenhirns. Er ist der Koordinator für alle wichtigen Regulationsvorgänge des Organismus, wie Schlaf-Wach-Rhythmus, Thermoregulation, Flüssigkeitshaushalt, Wahrnehmung und Bewusstsein und eben die endokrine Regulation.

Er steht in engem Kontakt mit den somatischen, vegetativen und endokrinen Funktionsträgern und erhält Informationen des Kortex, des limbischen Systems, des Thalamus und externer Stimuli.

> Als übergeordnetes System steuert der Hypothalamus mit Hilfe der stimulierenden **Releasinghormone** und hemmenden **Inhibitinghormone** (Tab. 4.1) den Hypophysenvorderlappen (Adenohypophyse).

Die Hormone werden aus den Axonen der Neurone freigesetzt und gelangen in das Blutgefäßsystem des hypothalamisch-hypophysären Kreislaufs. Es handelt sich um Peptidhormone mit einfacher Struktur von 3 bis 56 Aminosäuren. Die Adenohypophyse entspringt aus dem medialen Bereich des Hypothalamus mit ihrem Hypophysenstiel (Infundibulum) und steuert wiederum die meisten endokrinen Drüsen.

> Der wichtigste Pulsgeber in der Gynäkologie ist das **Gonadotropin-Releasinghormon (GnRH**, ► Kap. 4.2). GnRH stimuliert Synthese und Sekretion der Hormone FSH und LH in der Hypophyse.

Erst das fein abgestimmte Integrationssystem aller genannten Hormone und Stoffe ermöglicht ein funktionierendes System.

Im Nucleus supraopticus und Nucleus paraventricularis des Hypothalamus werden auch das **antidiuretische Hormon** (**ADH**, Vasopressin) und **Oxytozin** produziert. Beide Hormone werden auf neuronalem Weg in den Hypophysenhinterlappen (Neurohypophyse) verbracht und dort gespeichert.

Tab. 4.1. Releasing- und Inhibitinghormone

Abkürzung	Hormonname	Steuert	Anzahl der Aminosäuren
Releasinghormone			
TRH	Thyreotropin-Releasinghormon	TSH	3
GnRH	Gonadotropin-Releasinghormon	FSH, LH	10
CRH	Corticotropin-Releasinghormon	ACTH	41
GHRH	Growth-Hormon-Releasinghormon	GH	44
PRH	Prolaktin-Releasing-hormon	Prolaktin	Komplex aus mehreren Stoffen
Inhibitinghormone			
PIH (Dopamin)	Prolaktin-Inhibiting-hormon	Prolaktin	56
GHIH	Growth-Hormon-Inhibitinghormon	GH	

4.1.3 Hormone der Hypophyse

Die Hypophyse (Hirnanhangdrüse) besteht aus

- dem Hypophysenvorderlappen (HVL, Adenohypophyse), der die endokrine Drüse darstellt, und
- dem Hypophysenhinterlappen (HHL, Neurohypophyse), einer Ausstülpung des Zwischenhirns. Dieser ist somit neuronaler Struktur.

Die **Adenohypophyse** sezerniert, vom Hypothalamus kontrolliert, zielorganestimulierende Hormone (Tab. 4.2).

Die **Neurohypophyse** speichert die in hypothalamischen Kernen gebildeten Hormone ADH (antidiuretisches Hormon, Vasopressin) und Oxytozin, die bei elektrischer Erregung der Zelle in die Blutbahn abgegeben werden.

Hormone des Hypophysenvorderlappens

Die Hormone der Adenohypophyse sind sich strukturell ähnlich.TSH, LH und FSH bestehen aus einer identischen

Tab. 4.2. Hormone der Hypophyse

Abkürzung	Hormonname	Steuert
Adenohypophyse		
ACTH	Adrenocorticotropes Hormon	Nebennierenrinde
TSH	Thyreoideastimulierendes Hormon	Schilddrüse
FSH	Follikelstimulierendes Hormon	Gonaden
LH	Luteinisierendes Hormon	Gonaden
GH (STH)	Growth-Hormon (somatotropes Hormon)	Alle Körperzellen
PRL	Prolaktin	Mammae
Neurohypophyse		
ADH	Antidiuretisches Hormon	Niere
Oxytocin		Uterus, Mammae

α-Untereinheit und unterscheiden sich nur durch ihre β-Untereinheit.

Die gynäkologisch relevanten Hormonen sind **FSH**, **LH** und **Prolaktin**.

Definition

FSH und LH werden auch als **Gonadotropine** bezeichnet, da sie ihre Wirkung an den Gonaden (Keimdrüsen) entfalten.

FSH (follikelstimulierendes Hormon)

Das follikelstimulierende Hormon FSH ist ein Glykoprotein, das in den basophilen Zellen der Adenohypophyse gebildet wird.

> **FSH** stimuliert in den Ovarien die Granulosazellen zur Bildung von Östrogenen und die Follikelreifung. Beim Mann wird die Spermatogenese (Tubuli seminiferi) durch FSH angeregt.

Die Sekretion von FSH erfolgt, gesteuert vom **GnRH** des Hypothalamus pulsatil und wird durch **Inhibin** gehemmt. Die Halbwertszeit von FSH beträgt ca. 3 h. Die Normalwerte von FSH sind zyklusabhängig und liegen zwischen 2–20 mIE/ml, die postmenopausalen Werte liegen bei über 40 mIE/ml.

LH (luteinisierendes Hormon)

> **LH** fördert in der Lutealphase die Östrogen- und Progesteronsynthese und löst die Ovulation aus. Im männlichen Organismus stimuliert LH (= ICSH, interstitielle Zellen stimulierendes Hormon) die Androgensynthese in den Leydig-Zellen.

Auch die Sekretion von LH wird durch **GnRH** pulsatil gesteuert. Die Halbwertszeit beträgt ca. 15–20 min. Der Maximalwert im Serum mit 80 mIE/ml wird vor der Ovulation erreicht. Die postmenopausalen Werte liegen bei 30–60 mIE/ml.

Prolaktin (laktogenes Hormon)

Das strukturell mit dem STH verwandte Peptidhormon Prolaktin wird in den azidophilen Zellen des Hypophysenvorderlappens gebildet. Es kommt im Plasma beider Geschlechter mit den Normalwerten für Männer bei 0–11 ng/ml und für Frauen bei 2–16 ng/ml vor. Die Halbwertszeit beträgt ca. 20 min. Die Ausschüttung unterliegt einem zirkadianen Rhythmus mit hohen Spiegeln in der Nacht-Schlafphase.

Prolaktin fördert die Milchsekretion und die **Galaktosynthese**.

> **Prolaktin** fördert die Entwicklung der weiblichen Brustdrüse und die Produktion der Milch. Beim Mann wirkt Prolaktin synergistisch mit Testosteron und potenziert die Wirkung von LH auf die Leydig-Zellen des Hodens.

Die Prolaktinsekretion wird durch einen Verbund von TRH, VIP, Angiotensin II und Endorphinen gefördert. Im Gegensatz zu den anderen besprochenen Hormonen lässt sich keine Einzelsubstanz als Releasinghormon ausmachen.

> **Dopamin** wirkt als Prolaktin-Inhibitinghormon und unterdrückt die Prolaktinfreisetzung.

Dieser Zusammenhang erklärt, warum Neuroleptika, die das Dopaminsystem hemmen, zu einer Hyperprolaktinämie führen können. Weiterhin wird dadurch klar, dass Dopaminagonisten wie Bromocriptin oder Cabergolin zum Abstillen eingesetzt werden.

Da Prolaktin hemmend auf die Gonadotropinsekretion wirkt, führt eine Hyperprolaktinämie zu einer Amenorrhö. Auch Konditionen wie die Einnahme anderer Medikamente (z. B. Metoclopramid), eine Hypothyreose, Schwangerschaft, Brustmanipulation, ein Prolaktinom und körperlicher wie psychischer Stress (durch verstärkte Endorphin-

Ausschüttung) können zu einer Hyperprolaktinämie führen, ebenso ständig mäßig erhöhte Östrogenspiegel. Andererseits wirken Östrogene in hohen Dosierungen antagonistisch und senken den Prolaktinspiegel. Letzteres kommt umgekehrt kurz nach der Geburt zum Tragen, wenn die hohen Östrogenspiegel der Schwangerschaft abfallen und die bis dahin niedrige Prolaktinkonzentration ansteigt, um die Produktion der Milch zu fördern, die dann dem Säugling zur Verfügung steht.

Hormone des Hypophysenhinterlappens

Oxytozin

Oxytozin ist ein Nonapeptid, das im Hypothalamus gebildet und in der Neurohypophyse gespeichert wird.

> **Oxytozin** bewirkt die Kontraktion der Uterusmuskulatur zum Schwangerschaftsende. In der Brustdrüse steigert Oxytozin die Kontraktion der Myoepithelien, wodurch die Milchsekretion gefördert wird.

Oxytozin wird bolusförmig ausgeschüttet.

Als **Ferguson-Reflex** wird die vermehrte Ausschüttung von Oxytozin aufgrund einer mechanischen Reizung von Vagina und Cervix uteri bezeichnet. Östrogen sensibilisiert gegen Ende der Schwangerschaft den Uterus gegenüber Oxytozin. Oxytozin bewirkt eine vermehrte Kontraktilität der Gebärmutter, dadurch wird der Foetus gegen Zervix und die Vagina gedrückt und verursacht die oben erwähnte mechanische Reizung. Dieser Mechanismus unterhält sich selbst und fördert dadurch den Geburtsfortschritt.

Die Wirkung von Oxytozin auf die Brustdrüse ähnelt der auf die Gebärmutter. Auch hier führt die mechanische Reizung der Mamille durch den Saugakt über nervale Verbindungen zum Hypothalamus zu einer vermehrten Ausschüttung von Oxytozin. Dies wiederum bewirkt eine Kontraktion des Myoepitheliums der Brustdrüse. Die dadurch ausgelöste Kompression der Alveolen ist für die Ejektion der Milch ursächlich.

Die Kopplung der beiden Systeme ergibt sich daraus, dass das frühzeitige postpartale Anlegen des Kindes an die Brust die Uteruskontraktion fördert und somit eine Prophylaxe gegen eine Subinvolutio uteri (unzureichende Rückbildung der Gebärmutter nach der Geburt) darstellt.

ADH (antidiuretisches Hormon)

ADH entfaltet seine Wirkung an den Nieren und spielt in der Gynäkologie keine Rolle.

4.1.4 Steroidhormone

Steroidhormone (Abb. 4.2) leiten sich vom Steran-Gerüst des Cholesterin ab. Kleine Veränderungen in der chemischen Struktur bewirken deutliche biologische Aktivitätsänderungen. Östrogene sind C 18-, Androgene C 19- und Gestagene C 21-Verbindungen. Sie binden an einen intrazellulären Rezeptor.

Östrogene

Definition

Östrogene sind die Hormone des Paarungstriebes, der Brunst (Östrus). Die natürlich vorkommenden Östrogene sind 17β-Östradiol, Östron und Östriol.

17β-Östradiol ist das während der Geschlechtsreife dominierende und potenteste von den dreien. Nach der Menopause ist Östron vorherrschend. Nur etwa 2% der Östrogene zirkulieren in freier Form, der Rest ist zu 60% an Albumin, zu 38% an das sexualhormonbindende Globulin (SHBG) gebunden.

Die Thekazellen bilden androgene Präcursoren (Androstendion, Testosteron), die dann in den Granulosazellen der Ovarien und in der Plazenta, in geringerer Ausprägung in der Nebennierenrinde, im Hoden, in der Leber und im Fettgewebe zu Östrogenen aromatisiert werden. In der Postmenopause werden die anfallenden Androgene in den Stromazellen des Fettgewebes aromatisiert. Die Östrogene werden in der Leber oxidiert und konjugiert. Sie unterliegen zu einem beträchtlichen Teil dem enterohepatischen Kreislauf.

Wirkungen der Östrogene

Bildung der primären und sekundären Geschlechtsmerkmale

Brust: Pigmentierung der Areola.
Uterus: Verstärkung des uterinen Blutflusses, Steigerung der Erregbarkeit und Aktivität der Gebärmuttermuskulatur.
Tube: Erhöhung der Tubenbeweglichkeit.
Knochen: Hemmende Wirkung auf Knochenabbau.
Haut und Schleimhäute: Regenerativer Effekt.

Die hemmende Wirkung auf den Knochenabbau beugt einer Osteoporose vor oder verlangsamt zumindest deren Entstehung. Östrogene erhöhen den Spiegel der Hydroxy-

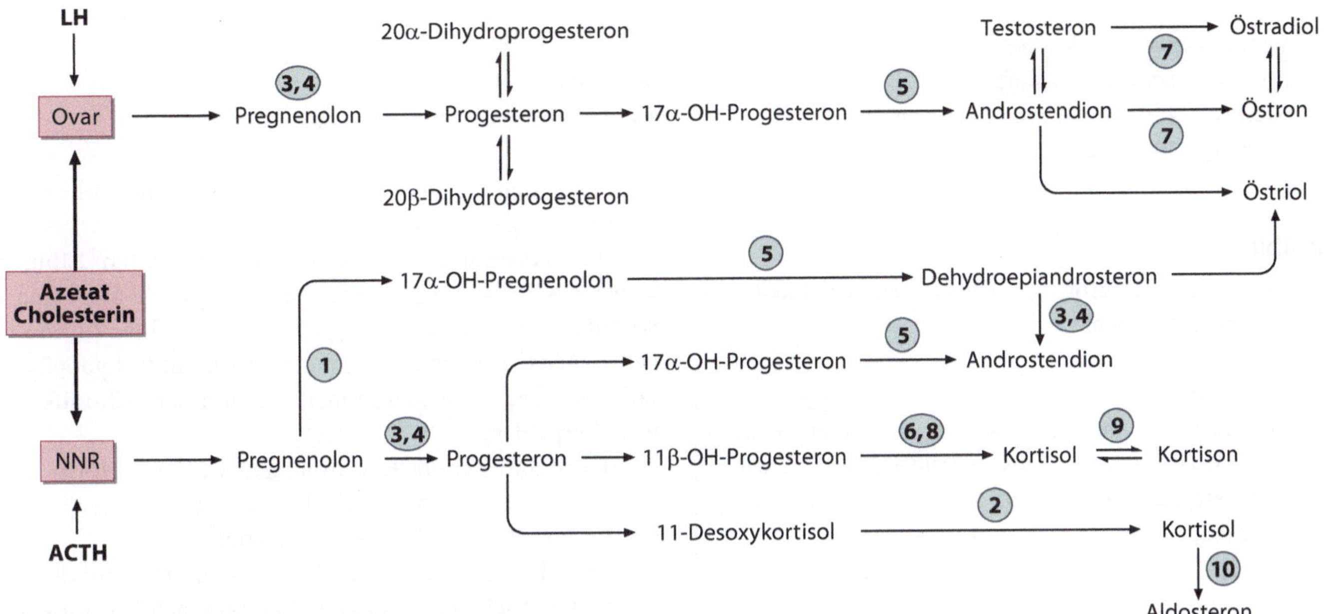

Abb. 4.2. Biosynthese von Steroidhormonen, die wichtigsten Zwischenstufen und ihre Enzymsysteme. 1=17α-Hydroxylase, 2=17β-Hydroxylase, 3=Isomerase, 4=3β-ol-Dehydrogenon, 5=Desmolase, 6=21-Hydroxylase, 7= Aromatase, 8=11β-Hydroxylase, 9=18-Hydroxylase, 10=18-Hydroxysterreoid-Dehydrogenase, 11=17β-ol-Dehydrogenase

lase, die Vitamin D in seine aktive Form (1,25-Dihydroxy-) umwandelt, und wirken auch direkt auf die Osteoblasten, wodurch zumindest eine leichte Stärkung der Knochenformation erreicht werden kann.

Über den negativen Feedbackmechanismus senkt Östrogen die Gonadotropinsekretion. Dies wird kontrazeptiv bei der Pille genutzt (Tab. 4.3).

Progesteron (Gelbkörperhormon)

Definition

Progesteron ist das Hormon der Gelbkörperphase. Es transformiert die vom Östrogen proliferierte Gebärmutterschleimhaut in die sekretorische Form und bereitet so die Einnistung eines frühen Embryos vor.

Tab. 4.3. Östrogensekretionsmengen in verschiedenen Phasen

Frühe Follikelphase	Präovulatorisch	Lutealphase	Postmenopause
36 µg/Tag	380 µg/Tag	250 µg/Tag	niedrige Spiegel

Das so genannte Gelbkörperhormon (Abb. 4.2, Tab. 4.4, Tab. 4.5) wird vornehmlich vom Corpus luteum gravidarum und der Plazenta produziert.

Progesteron ist das für den Erhalt der Frühschwangerschaft entscheidende Hormon.

Wie Östrogen zirkuliert es nur zu 2% frei, 80% werden an Albumin und 18% an Transcortin gebunden. Es hat eine kurze Halbwertszeit von unter 5 min und wird nach Umwandlung durch die Leber zu Pregnandiol konjugiert und über die Niere ausgeschieden. Ebenso wie die Östrogene durchlaufen die Gestagene den enterohepatischen Kreislauf.

Wirkungen des Progesterons

Brust: Stimulation der Entwicklung von Alveolen und Läppchen.

Uterus: Senkung der Anzahl der Östrogenrezeptoren, antiöstrogene Effekte, Umwandlung des proliferativen Endometriums in das sekretorische.

Gehirn: Sedierende Wirkung

Thermoregulation: Temperaturerhöhung in zweiter Zyklushälfte nach der Ovulation.

▼

Ventilation: Minderung des alveolären pCO_2 in Lutealphase und Schwangerschaft.
Niere: Blockade von Aldosteron am distalen Tubulus, natriuretische Wirkung.

Inhibin

Inhibin ist ein Glykoprotein, das aus zwei unterschiedlichen Untereinheiten besteht.

Definition
Inhibin wird in den Granulosazellen des Ovars und in den Sertoli-Zellen des Hodens gebildet. Es wirkt direkt in der Hypophyse hemmend auf die FSH-Produktion, ohne jedoch die LH-Sekretion zu beeinflussen.

Die Sekretion ist zyklusabhängig mit niedrigen Werten in der Lutealphase, einem Anstieg in der Follikelphase und höchsten Werten kurz vor dem Eisprung.

Aktivin

Aktivin besteht aus den beiden β-Untereinheiten des Inhibins.

Definition
Aktivin ist der Gegenspieler des Inhibins. Es stimuliert die FSH-Sekretion, während es nicht auf LH wirkt.

Das für die Follikelreifung wichtige Aktivin wird in den Granulosazellen gebildet. Aktivin wird reversibel von **Follistatin** gebunden. Follistatin hemmt daher die Wirkung von Aktivin und führt so zu einer Hemmung von FSH.

4.1.5 Hormonbestimmungen, Hormonsubstitution

Zur Unterscheidung zwischen physiologischen und pathologischen Hormonkonzentrationen bzw. zum Erkennen von Funktionstörungen endokriner Drüsen ist die Bestimmung der Hormonkonzentrationen notwendig. Einige Hormone (Prolaktin, Kortisol, etc.) zeigen eine zirkadiane Rhythmik, andere sind zyklusphasenabhängig (LH, FSH, etc.). Bei der Bewertung der hormonellen Spiegel ist das Alter und Geschlecht des Patienten zu berücksichtigen.

Zur Diagnostik hormoneller Störungen dienen
- statische Tests,
- funktionelle Tests sowie
- dynamische Bestimmungen.

Mit **statischen** Hormonbestimmungen wird die Höhe des Hormonspiegels ermittelt.

Durch **funktionelle** Tests werden Reaktivitäten (Fähigkeiten des Erfolgsorgans oder der Erfolgszelle auf einen Stimulus mit Aktivität zu reagieren) der einzelnen hormonellen Achsen untersucht. Die hypothalamisch-hypophysär-ovariellen Achsen kann man z. B. mit dem **Clomifentest** überprüfen.

Bei **dynamischen** Bestimmungen wird ein Hormon, z. B. Östradiol, an mehreren Zyklustagen gemessen, um den Konzentrationsverlauf erkennen zu können.

Wird der Nachweis eines Hormons auf der Grundlage seiner spezifischen biologischen Wirkung geführt, spricht man von **Bio-Assay**, im Gegensatz zu den **In-vitro-Assays** (RIA, ELISA).

Mit Hilfe des **TRH-Tests** lässt sich der Regelkreis Hypothalamus–Hypophyse–Schilddrüse sowie der negative Feedbackmechanismus der Schilddrüsenhormone (T3; T4) prüfen.

Eine hypophysäre Insuffizienz kann mit dem **GnRH-Test** bestätigt oder ausgeschlossen werden.

Die Bestimmung der Hormonkonzentrationen kann aus den verschiedensten Körperflüssigkeiten erfolgen, wie Plasma, Harn und Follikelflüssigkeit. Die Werte der Hormonbestimmungen sind in Abhängigkeit vom Messverfahren zu beurteilen.

Kennt man die Normwerte der endokrinen Hormonproduktion (Tab. 4.4, Tab. 4.5) und die Bioverfügbarkeit der Präparate, kann man mit einer geeigneten Hormontherapie (**Hormonsubstitution**) Funktionsstörungen und Krankheiten beeinflussen.

> Durch die **Hormontherapie** sollen Abweichungen des normalerweise harmonischen endokrinen Systems, den hormonbildenden Drüsen sowie der Zielorgane, auf funktionellem Weg beseitigt werden.

So kann bei Ausfall einer hormonaktiven Drüse durch Verabreichung des natürlichen Hormons ein Hormonmangel ausgeglichen und die physiologische Reaktion induziert werden. Hat z. B. eine Frau in der Geschlechtsreife aufgrund einer Operation beide Eierstöcke verloren, so kann durch die sequentielle Gabe von Östrogenen und Gestagenen ein menstrueller Zyklus etabliert und die klimakterischen Ne-

Tab. 4.4. Normalwerte radiometrisch/enzymatisch bestimmter Hormone in Plasma oder Serum peripheren Blutes (Schwankungen je nach Methode)

Hormon	Einheit	Follikelphase		Ovulation	Corpus-luteum-Phase	Postmenopause
GnRH[b]						
LH	mIU/ml	1,1–11,1		17,5–72,9	0,4–15,1	6,8–46,6
FSH	mIU/ml	2,0–17,7		3,1–28,9	1,8–11,7	22,9–167
Prolaktin	ng/ml	3,6–14,8				
17-β-Östradiol	pg/ml	<5–160		139–299	99–171	<5–28
Progesteron	ng/ml	<1,82			3,3–30,0	
Testosteron	ng/ml	0,23–4,15[a]				
Androstendion	ng/ml	0,8–4,5				0,3–2,0
DHEA-S	µg/ml	0,23–4,15[a]				
Kortisol	ng/ml	Morgens: 70–250	Abends: <60			
T3	ng/ml	0,7–2,0				
T4	ng/ml	40–120				
fT3	pg/ml	2,2–4,7				
TSH	mE/ml	0,2–4,0				

[a] = Basalwerte zwischen dem 3.–5. Zyklustag
[b] = Aufgrund der kurzen Halbwertzeit zur Messung im peripheren Blut nicht geeignet!

Tab. 4.5. Normalbereiche Hormonlabor der Klinik für Frauenheilkunde und Geburtshilfe, Lübeck (Werte entsprechen den Normalbereichen nach Herstellerangaben)

		Männer	Frauen (Reproduktionsphase)			Frauen (Postmenopause)
Hormon	Einheit		Follikelphase	Periovulatorisch	Lutealphase	
LH	mIU/ml	0,9–10,6	1,1–11,1	17,5–72,9	0,4–15,1	6,8–46,6
FSH	mIU/ml	2,0–17,7	3,6–16,0	3,1–28,9	1,8–11,7	22,9–167
17-β-Östradiol	pg/ml	<5–48	<5–60	139–299	99–171	<5–28
Progesteron	ng/ml	<2,40	<1,82		3,29–30,0	
Prolaktin	ng/ml	1,8–14,4		3,6–14,8		
SHBG	nmol/ml	13,9–58,8		20,3–131,0[a]		
DHEA-S	µg/ml	0,69–5,04	0,23–4,15[b]			
Testosteron	ng/ml	2,20–9,20	0,20–1,25[b]			

[c] = Bei Ammenorrhö: 25,9–107,0 nmol/l, bei Hirsutismus: 14,9–88,2 nmol/l
[d] = Basalwerte zwischen dem 3.–5. Zyklustag HCG mIU/ml: <5 (negativ)

benwirkungen eines Östrogenmangels (Hitzewallungen, Schweißausbrüche, Osteoporose) verhindert werden.

Andererseits können neben den natürlichen Hormonen auch **synthetisch hergestellte Hormone** eingesetzt werden. Sie leiten sich meist von den natürlichen Hormonen ab, sind aber in ihrer molekularen Struktur und Konfiguration verändert.

> Synthetische Hormone binden an die vorhandenen Rezeptoren und haben hier stimulierende (agonistische) oder hemmende (antagonistische) Effekte. In manchen Fällen können beide Wirkungsqualitäten auch in unterschiedlichem Ausmaß kombiniert sein.

So besitzt z. B. das Antiöstrogen **Clomiphen** (▶ Kap. 6) einen schwachen eigenen Östrogeneffekt. Seine Hauptwirkung erklärt sich jedoch durch seine Kompetition mit dem Östradiol um die Bindung an den Östrogenrezeptoren. Durch diese Bindung abgeschirmt sind Hypothalamus und Hypophyse nicht in der Lage, auf die tatsächlich zirkulierende Östrogenmenge adäquat zu reagieren. Die »Falschmeldung« einer unzureichenden Östrogenkonzentration wird mit einer vermehrten Sekretion von FSH und LH beantwortet. Diese erhöhte Gonadotropinsekretion kann die Follikelreifung stimulieren und bei Patientinnen mit einem anovulatorischen Zyklus therapeutisch die Ovulation induzieren.

4.1.6 Bestimmung von Hormonrezeptoren

Steroidhormonrezeptoren (◘ Abb. 4.3) haben alle einen strukturell ähnlichen Aufbau. Daher sind sie in der Lage nicht nur das spezifische Hormon, sondern auch mit geringerer Affinität, andere Steroide zu binden.

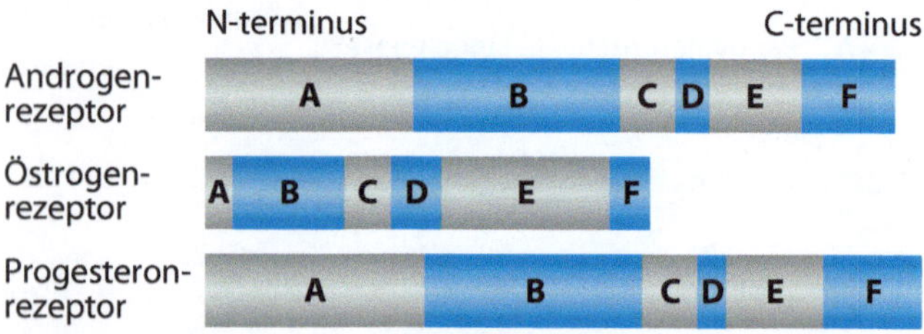

◘ **Abb. 4.3.** Schematischer Aufbau einiger Steroidhormonrezeptorengene. Einige Rezeptoren wurden von verschiedenen Arbeitsgruppen sequenziert und kloniert. Entsprechend der Aminosäuresequenzhomologie wurden die Rezeptoren in sechs Domänen unterteilt. Das N-terminale Fragment der Rezeptoren zeigt die größte Varianz zwischen den Rezeptoren, in Länge und Aminosäuresequenz. Region C wurde als DNA-Bindungsdomäne identifiziert. Region E representiert die Steroidbindungsdomäne. Sie ist eine hochkonservierte Region innerhalb der Mammilaria. Zum Beispiel unterscheiden sich der humane- und der Kaninchen-Progesteronrezeptor nur in einer einzigen AS

Steroidhormonrezeptoren erfüllen als Regulatormoleküle mindestens 3 Hauptfunktionen. Sie sind in der Lage
- entspechende Hormone zu binden (Region E)
- an DNA zu binden (Region C) und
- Gentranskription zu regulieren (Regionen A und B).

Als nukleäre Rezeptoren liegen Steroidhormonrezeptoren intrazellulär.

Östrogenrezeptor (ER)

Zur Vermittlung der östrogenen Wirkung sind Östrogenrezeptoren notwendig. Bisher sind zwei Östrogenrezeptoren (ER-α und ER-β) bekannt. Der zuerst entdeckte ER-α wird besonders hoch im weiblichen Genitale exprimiert. Ähnlich dem Progesteronrezeptor liegt der Östrogenrezeptor sowohl zytosolisch als auch nukleär vor. Nach Bindung des adäquaten Liganden kommt es zur Dimerisierung des Östrogenrezeptors und zum »shift« in den Zellkern. Hier erfolgt dann die ligandenabhängige, also östrogenbedingte Stimulation der Gentranskription.

Progesteronrezeptor (PR)

Der menschliche Progesteronrezeptor (PR) ist ein nukleärer Transkriptionsfaktor, der die Progesteronaktivität am Zielgewebe vermittelt. Derzeit wurden 3 verschiedene PR-Proteine, PR A (81–83 kDa), PR B (116–120 kDa) und PR C (78 kDa), beschrieben. Der unterschiedliche Gehalt an PR A und PR B lässt auf unterschiedliche Funktionszustände und biologische Aktivitäten schließen. Der PR pendelt kontinuierlich zwischen Nukleus und Zytoplasma. Der Rezeptor diffundiert in das Zytoplasma und wird aktiv in den Zellkern transportiert. Das gleiche Phänomen wurde für den ER und den Glukokortikoidrezeptor beschrieben.

Androgenrezeptor (AR)

Der AR vermittelt die Androgenreaktionen im Zellkern. Jedoch wird auch die Wirkung von verschiedenen Gestagenen, z. B. Medroxyprogesteronazetat (MPA), vom AR vermittelt. Es konnte nachgewiesen werden, dass auch ER-/PR-negative Zellen reagieren können. Dies ist durch die Homologie im Aufbau der Rezeptoren möglich. Die Androgenwirkung erfolgt nicht nur durch den Androgenrezeptor. Es wurde ein androgeninduzierter Wachstumsfaktor, der androgenabhängige Wirkung im malignen Gewebe vermittelt, beschrieben.

Das Vorhandensein von Rezeptoren für bestimmte Hormone an den Effektorzellen eines Organs erlaubt einen direkten Zugriff und eine direkte Einflussnahme auf den Stoffwechsel der betreffenden Zellen.

Die Bestimmung der Steroidhormonrezeptoren findet häufig bei pathologischen Zuständen, z. B. in Tumoren, Vitamin-D-Verwertungsstörungen Anwendung, wenn die alleinige Bestimmung der hormonellen Spiegel keine Aussage über die Funktionslage im Gewebe zulässt.

Einige der klinisch relevanten, malignen Neoplasien entstehen aus steroidhormonempfindlichen Epithelzellen. Daher sind sie in ihrem Wachstums- und Differenzierungsverhalten hormonabhängig.

> Sexualsteroidabhängige Malignome (Mammakarzinom, Endometriumkarzinom, Prostatakarzinom) sind einer hormonellen Therapie zugänglich, unter der Voraussetzung, dass sie rezeptorpositiv sind. Die endokrine Therapie mit ovariellen Hormonen und ihren Antagonisten nimmt daher einen entscheidenden Platz in den Behandlungsschemata der Karzinome ein.

Daher ist die Bestimmung der Hormonrezeptoren und deren quantitative Messung von entscheidender, auch prognostischer Bedeutung. Je entdifferenzierter ein solches Karzinom ist, umso mehr verliert es die Charakteristika seiner ursprünglich hormonsensiblen Ursprungszelle. Ein nur geringer oder auch vollständig fehlender Rezeptorbesatz spricht für einen hohen Entdifferenzierungsgrad und macht einen hormontherapeutischen Zugriff auf die Erkrankung fast unmöglich. Im Falle einer hohen Quantität von Rezeptoren jedoch, z. B. beim östrogenrezeptorpositiven Mammakarzinom, hat sich die Gabe von Antiöstrogenen oder aber die temporäre Kastration der Patientin durch Suppression der hypophysären Aktivität durch ein GnRH-Analogon fest etabliert. Ähnliches gilt für sexualhormonabhängige benigne Erkrankungen wie die Endometriose, den Uterus myomatosus, das progesteronrezeptorpositive Meningeom oder die benigne Prostatahyperplasie.

So gelten bei Patientinnen mit primärem **Mammakarzinom** neben dem axillären Lymphknotenstatus, der Größe des Primärtumors, dem Menopausenstatus und der histopathologischen Klassifikation, der Östrogen-(ER)- bzw. Progesteron Rezeptor (PR) Status als wichtiger, klinisch anerkannter Prognosefaktor. Es konnte gezeigt werden, dass Patientinnen mit einem hohen ER-/PR-Gehalt im Zytosol im Tumorgewebe eine bessere Prognose haben. Zusätzlich ist auch bekannt, dass das Ansprechen auf eine endokrine Therapie besser ist. Der prädiktive Wert des Steroidhormonrezeptorstatus für das Auftreten eines Rezidivs konnte weder für prä- noch postmenopausale Patientinnen ermittelt werden. Die Vorhersage für ein längeres rezidivfreies Intervall wird durch neue Prognosefaktoren, wie unterschiedliche Klassen von Proteasen, deren Inhibitoren und Rezeptoren (Matrixmetalloproteasen, Zysteinproteasen, Aspartyl- und Serinproteasen) zusätzlich erfasst.

Androgene scheinen bei der Entstehung von **Endometriumkarzinomen** eine entscheidende Rolle zu spielen. Alterationen im Androgenrezeptorgen mit Funktionseinschränkungen des Androgenrezeptors führen zu genetisch determinierten Erkrankungen wie der **testikulären Feminisierung**.

In Kürze

Hormonelle Regulation

Hormone: Botenstoffe. In Gynäkologie insbesondere Peptid-, Glykoprotein- und Steroidhormone.

Hypothalamus: Steuert als übergeordnetes Zentrum durch Releasing- und Inhibitinghormone.

- **GnRH** lenkt Ausschüttung der Gonadotropine FSH und LH.
- **Hypophyse:**
  - FSH lenkt Follikelreifung und Östrogenbildung im Ovar.
  - LH löst Ovulation aus, fördert Östrogen- und Progesteronsynthese.
  - Prolaktin stimuliert Brustentwicklung und Milchproduktion.
  - Oxytozin fördert Uteruskontraktionen und die Milchsekretion.

Steroidhormone:

- **Östrogene:** Vielfältige Wirkungsweise wie Ausbildung der Geschlechtsmerkmale, Verstärkung des uterinen Blutflusses, Steigerung der Erregbarkeit und Aktivität der Gebärmuttermuskulatur, Erhöhung der Tubenbeweglichkeit, Follikulogenese, Hemmung des Knochenabbaus, Regeneration von Haut und Schleimhäuten.
- **Progesteron:** Stimulation der Brustentwicklung, antiöstrogene Effekte am Uterus, Umwandlung des proliferativen Endometriums ins sekretorische, Temperaturerhöhung nach der Ovulation, Minderung des alveolären pCO_2 in Lutealphase und Schwangerschaft, Blockade von Aldosteron am distalen Tubulus, natriuretische Wirkung.
- **Inhibin** hemmt FSH-Produktion in der Hypophyse, **Aktivin** stimuliert FSH-Produktion.

Hormonbestimmung: Ermittlung der Hormonwerte mittels unterschiedlicher Verfahren.

Hormonsubstitution: Natürliche oder synthetische Hormone werden eingesetzt um Funktionsstörungen oder Erkrankungen zu beeinflussen.

▼

Hormonrezeptoren: Memranständig, zytosolisch oder zellkernständig, durch Bindung mit Hormon wird spezifische Reaktion im Erfolgsorgan ausgelöst.
Hormonrezeptorbestimmung: Insbesondere bei Malignomen prognostisch bedeutsam, hormonelle Therapie rezeptorpositiver maligner Zellen erlaubt Zugriff auf deren Stoffwechsel.

4.2 Physiologie des menstruellen Zyklus

Die zyklisch auftretenden hormonellen Veränderungen bei der Frau spiegeln sich in den gleichfalls zyklischen Veränderungen der Gebärmutterschleimhaut wieder. Das Auftreten uteriner Blutungen in regelmäßigen zeitlichen Abständen von normalerweise 28 Tagen ist das äußere Kennzeichen der Geschlechtsreife einer Frau.

Zyklusphasen

Der erste Tag der Menstruation wird als **1. Zyklustag** bezeichnet. Die uterine Blutung zeigt den Anfang eines ovariellen Zyklus an.

Damit beginnt die **Follikelphase**, die Phase der Eizellreifung die in ihrer Länge durchaus variiert.

Im regelhaften Zyklus erfolgt der **Eisprung** am 14. Zyklustag.

Danach folgt die **Lutealphase**, die Gelbkörperhormonphase, die im ovulatorischen Zyklus konstant 14 Tage beträgt.

Die erneute Blutung markiert das Zyklusende.

Zykluslängen zwischen 24 und 35 Tagen können durchaus normal sein, wenn sie auf einer verkürzten oder verlängerten Follikelphase beruhen. Ist dagegen die Lutealphase verkürzt und geht sie mit Blutungsstörungen wie Schmier- oder Zwischenblutungen einher, liegt eine **Corpus-luteum-**

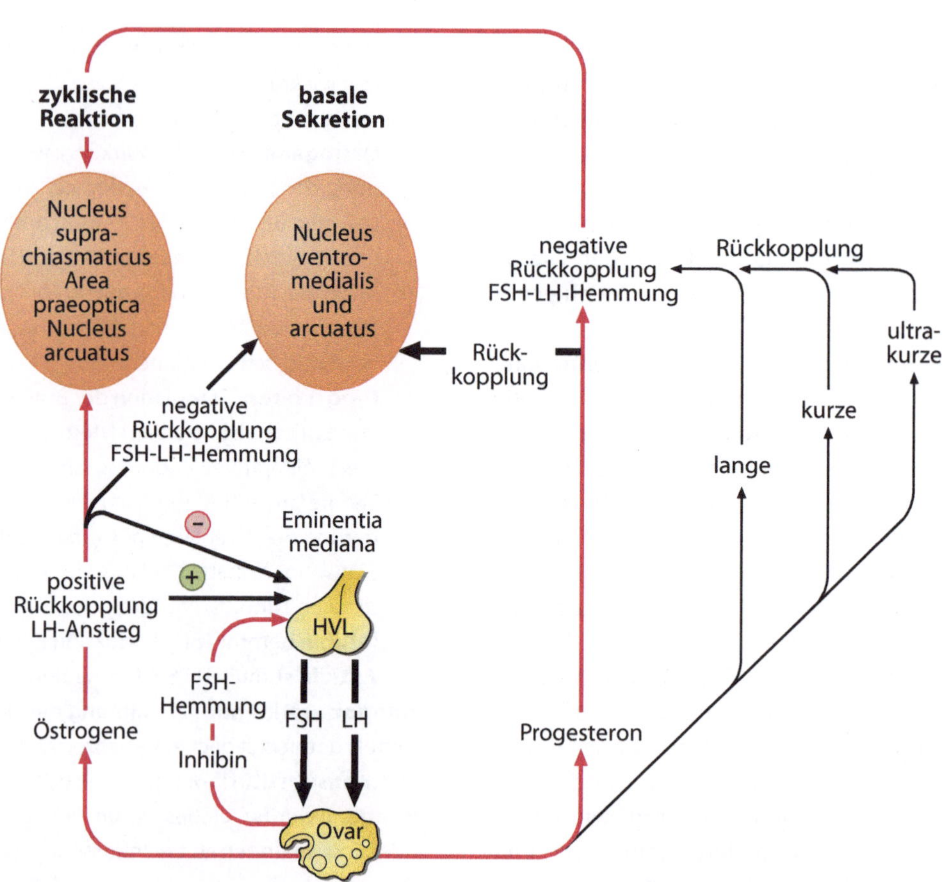

Abb. 4.4. Gegenwärtige Vorstellungen über die Rückkopplung (Feedback) im Regelkreis Hypothalamus-Hypophysenvorderlappen-Ovar

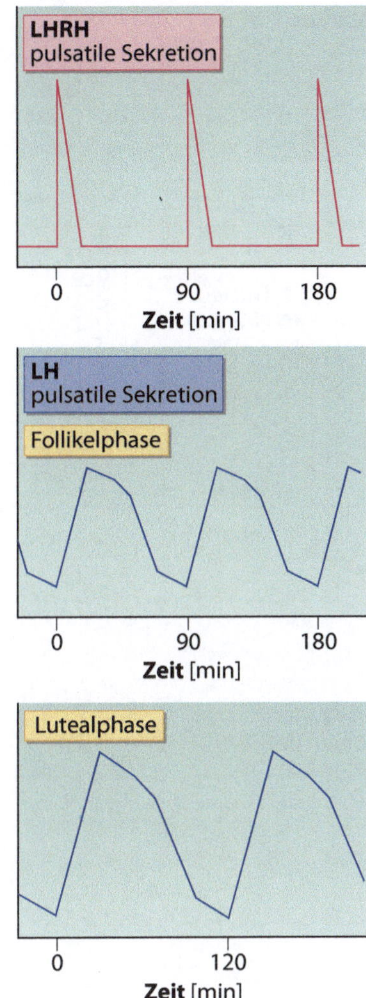

Abb. 4.6. Pulsatile Sekretion von GnRH und LH. In Follikel- und Lutealphase unterschiedliche Höhe und Intervalle

Die Phase des dominanten Follikels ist gekennzeichnet durch einen exponentiellen Anstieg der Östrogene im Serum (Abb. 4.9). Durch ein negatives Feedback kommt es zu einem zwischenzeitlichen Absinken der FSH- und LH-Konzentrationen.

Während der Follikelphase regeneriert sich das **Endometrium** aus seiner Basalis (Stratum basale) heraus erneut. Unter dem Östrogeneinfluss wird die Funktionalis (Stratum functionale), die bei der nächsten Menstruation wieder abgestoßen werden soll, aufgebaut. Während dieser **Proliferationsphase** (5.–14. Zyklustag) des Endometriums, die bis zur Ovulation andauert, wachsen Epithel, Bindegewebszellen und Drüsen.

Die Zervixschleimhaut unterliegt während dem Zyklus keinen größeren Veränderungen und wird auch nicht abgestoßen. Während der Proliferationsphase verändert sich jedoch zunehmend der Zervixschleim, der eigentlich die Einwanderung von Keimen in den Uterus verhindern soll. Seine Viskosität nimmt kontinuierlich ab.

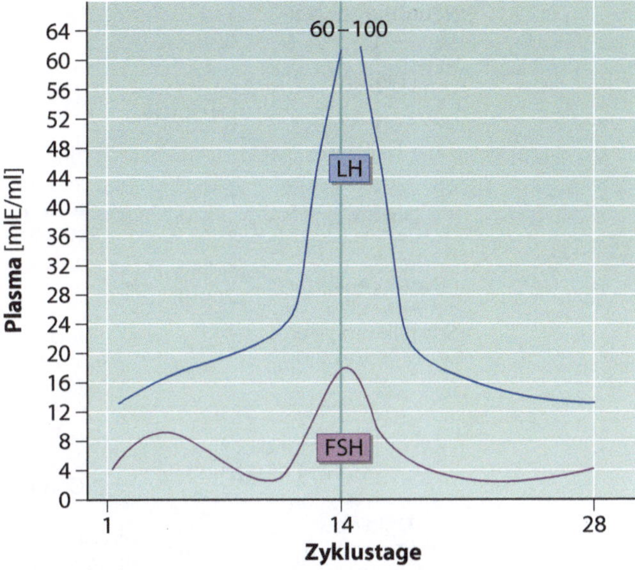

Abb. 4.7. FSH- und LH-Werte im Plasma während des normalen Zyklus

4.2.3 Ovulation

Nach Erreichen einer maximalen Östrogenkonzentration von zwischen 150 und 500 pg/ml Östradiol im Serum für 36 h, unmittelbar vor dem Sprung des Graaf-Follikels, kommt es zu einer massiven Freisetzung von luteinisierendem Hormon durch die Adenohypophyse (**LH-Peak**; positives Feedback, Abb. 4.9). Der Eisprung tritt ca. 10–12 h nach dem LH-Maximum ein.

> Diese massive **Freisetzung von LH** (**LH-Peak**) ist der eigentliche, die Ovulation auslösende Faktor.

Die Ovulation hat eine Blutung aus eingerissenen Thekagefäßen in die Follikelhöhle zur Folge. In dieser entsteht ein kleines Blutgerinsel, das **Corpus rubrum**.

Unter dem Einfluss der Östrogene kommt es zu Konsistenzänderungen des **Zervixschleims**, um eine Aszension der Spermien zum Zeitpunkt der Ovulation zu ermöglichen. Zum Zeitpunkt der Ovulation ist der Zervixschleim am dünnflüssigsten. Mit einem Watteträger kann in den Zervikalkanal eingegangen werden und der Zervikalschleim beim Zurückziehen beobachtet werden.

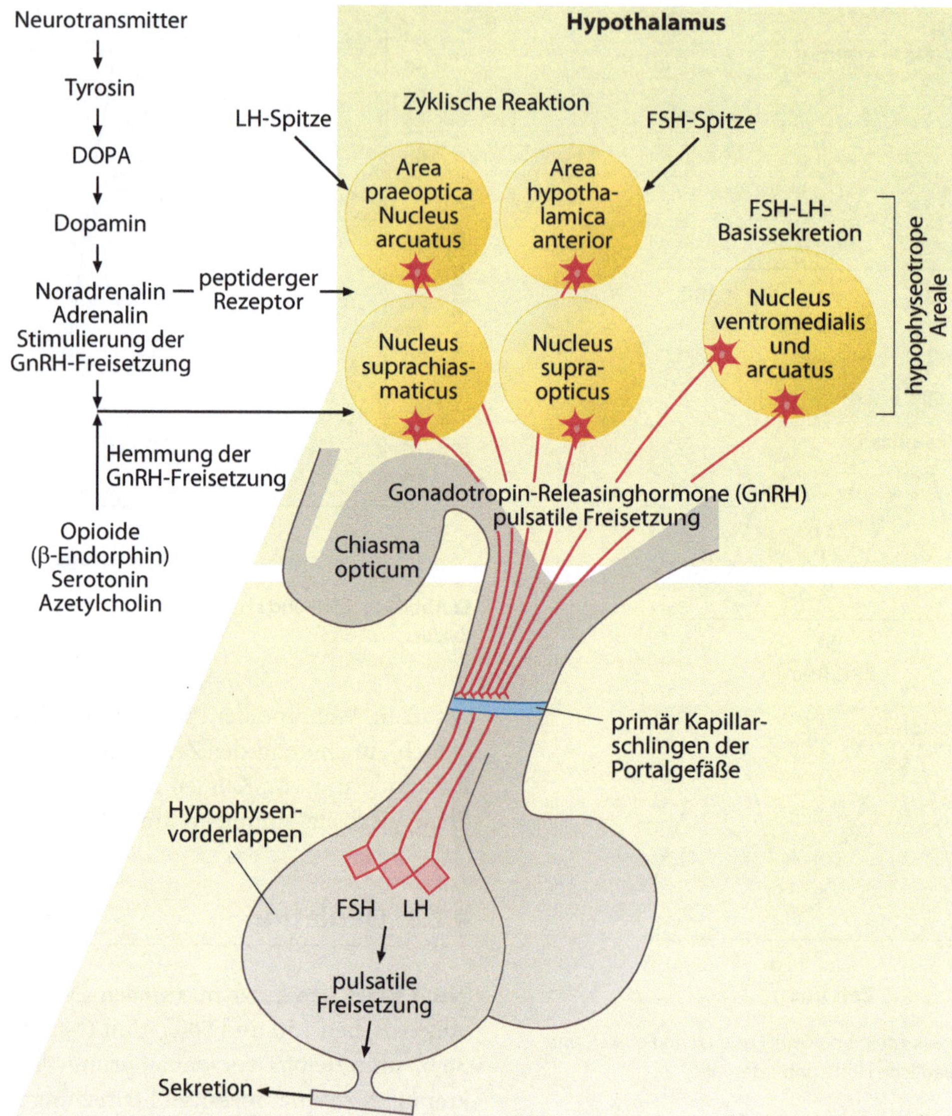

Abb. 4.5. Biochemische und funktionelle Regelung der FSH- und LH-Sekretion im Hypothalamus-Hypophysenvorderlappen-System

Hormonelle Steuerung der Selektion

Entscheidend für den Ablauf bei der Selektion des dominanten Follikels scheint neben weiteren intraovariellen Mechanismen das Verhältnis zwischen den Androgenen, die in den die Follikel umgebenden Thekazellen produziert werden und der Kapazität der die Follikel auskleidenden Granulosazellen, diese in Östrogene umzuwandeln (Aromatisierung) zu sein (Abb. 4.8).

Während FSH an die Granulosazellen bindet und dort die Östrogensynthese induziert, bindet LH an die Thekazellen, in denen die für die Östradiolsynthese notwendigen androgenen Präkursoren (Androstendion, Testosteron) gebildet werden. Follikel, die in ungenügendem Maße FSH akkumulieren, werden dabei in hohen Konzentrationen nicht aromatisierten Androgenen ausgesetzt und gehen durch Atresie zugrunde. Im Gegensatz zu diesen ist die Aromataseaktivität der Granulosazellen des dominanten Follikels funktionell an seine FSH- und LH-Rezeptoren gekoppelt. Angesichts fallender FSH-Konzentrationen und steigender LH-Konzentrationen zur Zyklusmitte hin, stimuliert LH im Falle des dominanten Follikels sowohl die Androgensynthese als auch die Aromatisierung und dadurch die Östrogensekretion.

Der dominante Follikel produziert mehr Östrogene als der nicht dominante. Dies spiegelt seinen höheren Bedarf an Androgenen als Substrat für die Aromatisierung wider. Gleichzeitig produziert der dominante Follikel verstärkt Inhibin, das zusätzlich die Reifung weiterer Follikel bremst.

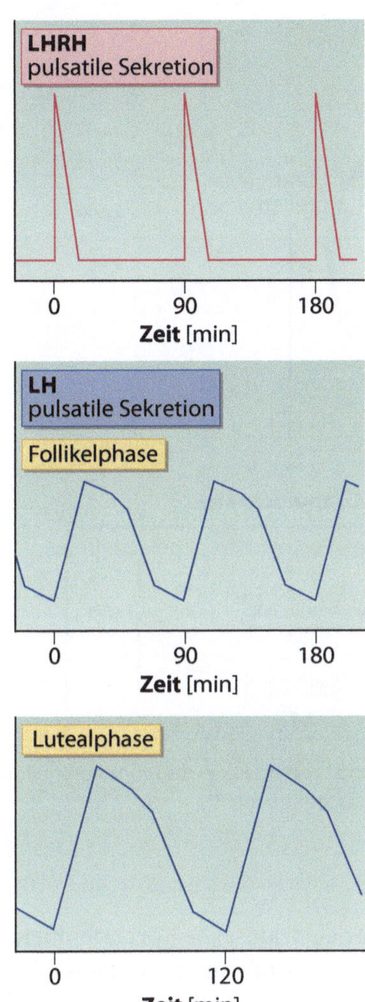

Abb. 4.6. Pulsatile Sekretion von GnRH und LH. In Follikel- und Lutealphase unterschiedliche Höhe und Intervalle

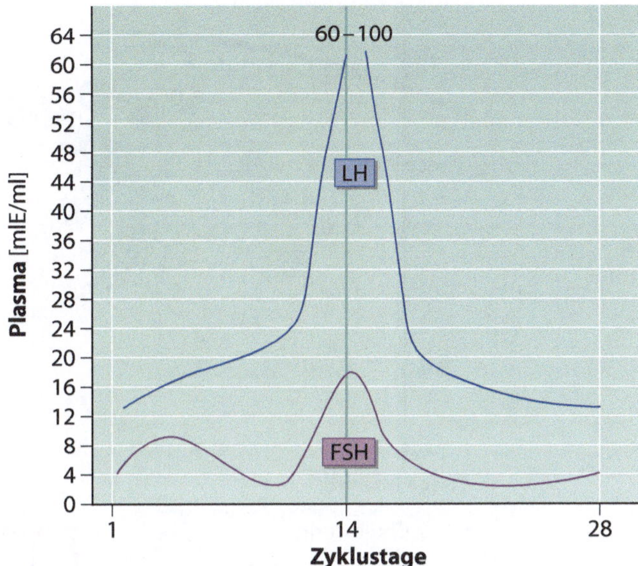

Abb. 4.7. FSH- und LH-Werte im Plasma während des normalen Zyklus

Die Phase des dominanten Follikels ist gekennzeichnet durch einen exponentiellen Anstieg der Östrogene im Serum (Abb. 4.9). Durch ein negatives Feedback kommt es zu einem zwischenzeitlichen Absinken der FSH- und LH-Konzentrationen.

Während der Follikelphase regeneriert sich das **Endometrium** aus seiner Basalis (Stratum basale) heraus erneut. Unter dem Östrogeneinfluss wird die Funktionalis (Stratum functionale), die bei der nächsten Menstruation wieder abgestoßen werden soll, aufgebaut. Während dieser **Proliferationsphase** (5.–14. Zyklustag) des Endometriums, die bis zur Ovulation andauert, wachsen Epithel, Bindegewebszellen und Drüsen.

Die Zervixschleimhaut unterliegt während dem Zyklus keinen größeren Veränderungen und wird auch nicht abgestoßen. Während der Proliferationsphase verändert sich jedoch zunehmend der Zervixschleim, der eigentlich die Einwanderung von Keimen in den Uterus verhindern soll. Seine Viskosität nimmt kontinuierlich ab.

4.2.3 Ovulation

Nach Erreichen einer maximalen Östrogenkonzentration von zwischen 150 und 500 pg/ml Östradiol im Serum für 36 h, unmittelbar vor dem Sprung des Graaf-Follikels, kommt es zu einer massiven Freisetzung von luteinisierendem Hormon durch die Adenohypophyse (**LH-Peak**; positives Feedback, Abb. 4.9). Der Eisprung tritt ca. 10–12 h nach dem LH-Maximum ein.

> Diese massive **Freisetzung von LH** (**LH-Peak**) ist der eigentliche, die Ovulation auslösende Faktor.

Die Ovulation hat eine Blutung aus eingerissenen Thekagefäßen in die Follikelhöhle zur Folge. In dieser entsteht ein kleines Blutgerinsel, das **Corpus rubrum**.

Unter dem Einfluss der Östrogene kommt es zu Konsistenzänderungen des **Zervixschleims**, um eine Aszension der Spermien zum Zeitpunkt der Ovulation zu ermöglichen. Zum Zeitpunkt der Ovulation ist der Zervixschleim am dünnflüssigsten. Mit einem Watteträger kann in den Zervikalkanal eingegangen werden und der Zervikalschleim beim Zurückziehen beobachtet werden.

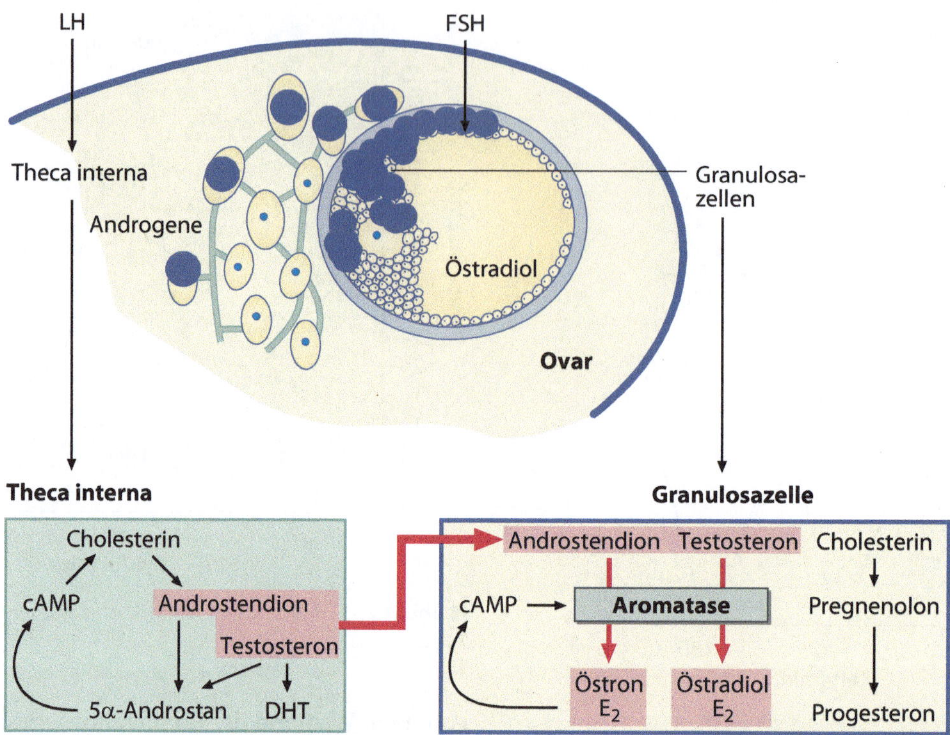

Abb. 4.8. LH stimuliert die Theca interna und die Androgenbildung aus Cholesterin. FSH fördert die Östrogenbildung in den Granulosazellen aus Androgenen über die Stimulierung des Enzyms Aromatase. FSH und LH stimulieren die Progesteronbildung in den Granulosazellen aus Pregnenolon

> Unter kräftiger Östrogenwirkung erhöht sich die **Spinnbarkeit** des Zervikalschleims. Wird der Wattetupfer über einen Objektträger gestrichen und luftgetrocknet, lässt sich unter dem Mikroskop das **Farnkrautphänomen** nachweisen.

4.2.4 Corpus luteum

Der Abbau des Corpus rubrum erfolgt durch Granulozyten und Histiozyten und dauert durchschnittlich 3–4 Tage. Das in der Follikelhöhle zurückgebliebene, LH-Rezeptoren tragende Granulosaepithel wird unter dem Einfluss von hypophysärem LH in den Gelbkörper, das **Corpus luteum** umgewandelt.

Definition

Das **Corpus luteum** ist eine kleine, kompakte, temporär aktive Drüse, die das Gelbkörperhormon, das Progesteron, produziert.

Die Produktion des Progesterons (Abb. 4.9) äußert sich aufgrund seines thermogenetischen Effektes in der hyperthermen Phase des Zyklus. Die Körpertemperatur der Frau steigt nach dem Eisprung um mindestens 0,3 °C innerhalb von 2 Tagen an und bleibt während der 2. Zyklushälfte, die normalerweise 14 Tage dauert, konstant erhöht.

> Die Messung der **morgendlichen Basaltemperatur** erlaubt daher, zwischen einem ovulatorischen und einem anovulatorischen Zyklus zu unterscheiden.

Wird die Eizelle nicht befruchtet, vollzieht sich gegen Zyklusende die Rückbildung des Corpus luteum, sodass zum Schluss ein kleines narbiges Residuum verbleibt, das **Corpus albicans.**

Unter dem Einfluss von Östrogen und Progesteron nach dem Eisprung bereitet sich das **Endometrium** während der **Sekretionsphase** auf eine mögliche Einnistung der befruchteten Eizelle vor. Zur Gebärmutterhöhle hin bildet sich aus der Funktionalis eine dichte Epithelschicht (Lamina compacta) sowie darunter lockeres Bindegewebe (Lamina spongiosa) mit Spiralarterien und an Glykogen, Lipiden und Proteinen reichen Stromazellen (Prädezidualzellen). Die Drüsen verlängern sich stark und sezernieren vermehrt glykogenreichen

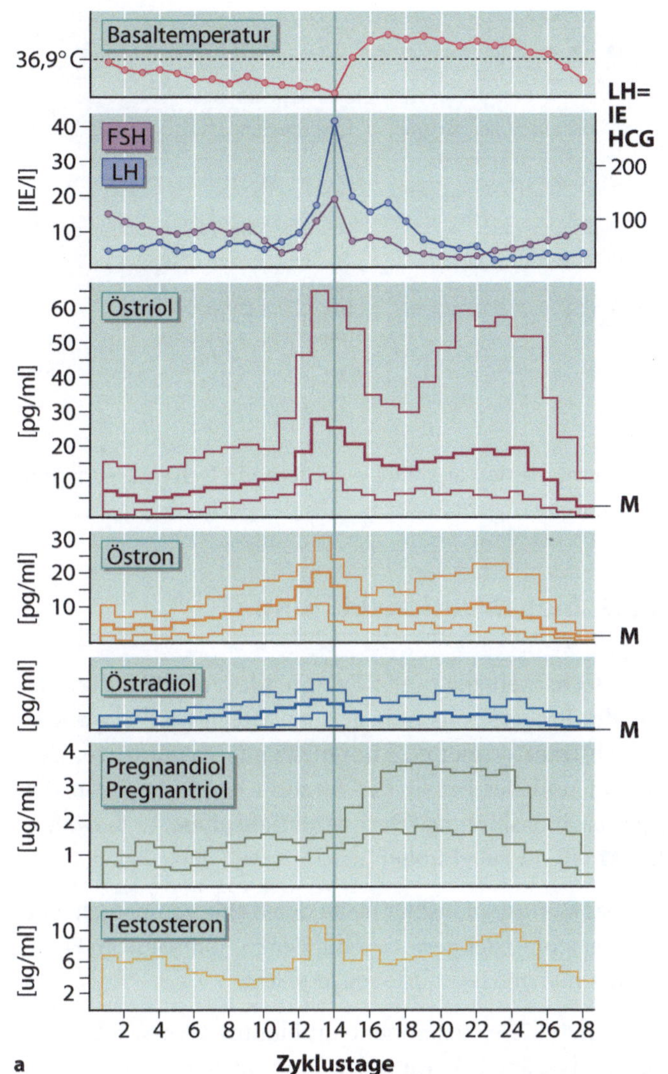

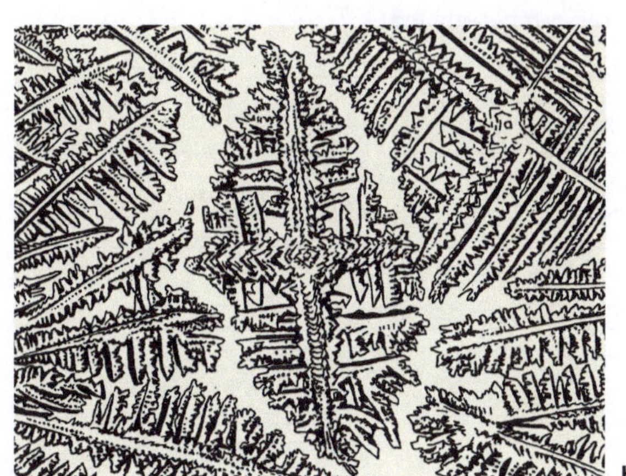

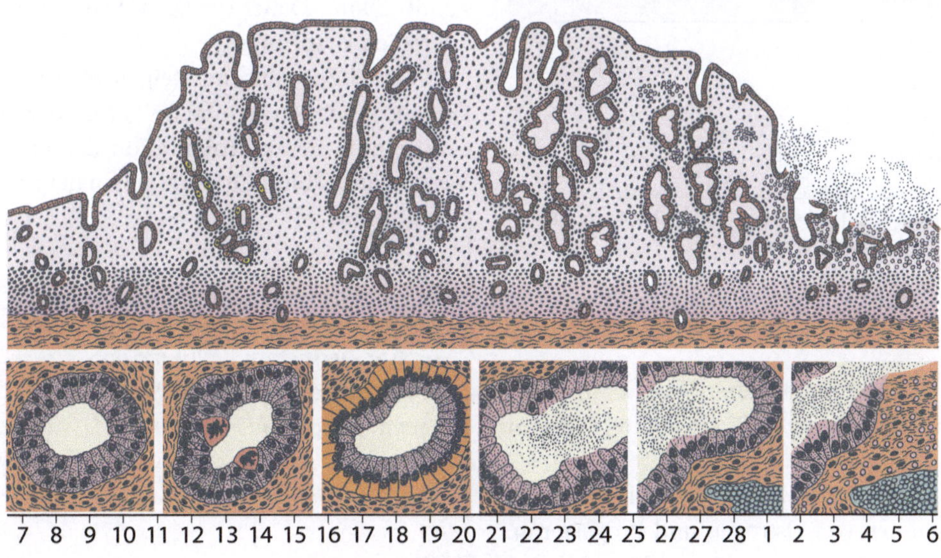

Abb. 4.9a-d. Physiologische Veränderungen während des Menstruationszyklus. **a** Hormonverlauf während des Zyklus (M = Menstruationsbeginn). **b** Farnkrautphänomen im Zervikschleim. als Zeichen kräftiger Östrogenwirkung. **c** Endometrium. Links Proliferation, rechts Sekretion, Implantation. Unten Drüsenepithel in den einzelnen Zyklusphasen in stärkerer Vergrößerung. **d** Zyklische, östrogen- und gestagenabhängige Veränderungen am Muttermund und Zervixschleim. Follikeldurchmesser im Ultraschall

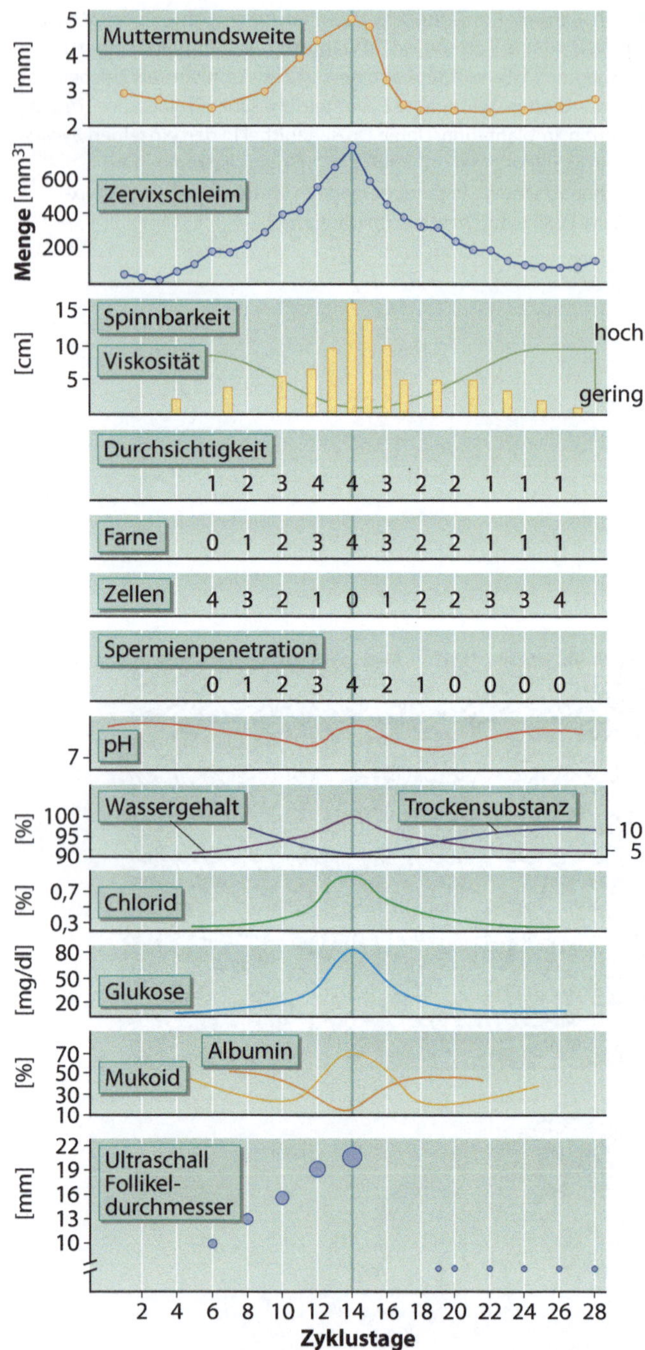

Abb. 4.9a-d (Legende ► S. 75)

Schleims, sodass es zu einer weiteren Verdickung der Schleimhaut kommt, die in der 2. Zyklushälfte 7–8 mm dick ist.

Bleibt eine Konzeption aus, sinken gegen Ende des Zyklus die Konzentrationen von Östrogen und Progesteron. Vor allem der Abfall des Progesterons löst ein Verschließen der Spiralarterien aus. Die resultierende Ischämie schädigt das Gewebe oberhalb der Basalis des Endometriums.

Tab. 4.6. Hormonelle Stimulation und Wirkung am Endometrium

Stimulation durch	Wirkung
Östrogene	Proliferation des Endometriums
Östrogene und Progesteron	Sekretorische Transformation des proliferierenden Endometriums
Absinken der Hormone	Hormonentzugsblutung (menstruelle Blutung)

4.2.5 Menstruationsblutung

Der Hormonentzug gegen Zyklusende, vor allem der Entzug des Progesterons induziert eine Regression des sekretorisch-transformierten Endometriums, das in kurzer Zeit zerfällt und bei Erhalt des Stratum basale in Form der Menstruationsblutung (**Desquamationsphase**, 1.–4. Zyklustag, Tab. 4.6) abgestoßen wird.

> Das Menstruationsblut bleibt durch eine vorübergehende Steigerung der gewebsgebundenen Fibrinolyse im Endometrium flüssig und koaguliert nicht.

Der durch diese Hormonentzugsblutung verursachte Blutverlust beträgt bei normaler Blutungsstärke im Durchschnitt 50 ml. Dabei ist das Menstruationsblut zu ca. 3/4 arteriellen Ursprungs.

Parallel zur Blutung steigen FSH und LH, sowie die Östrogenkonzentrationen im Serum der Frau an. Dies bewirkt eine erneute Proliferation des Endometriums. Die Menstruationsblutung versiegt, ein neuer menstrueller Zyklus beginnt.

In Kürze

Physiologie des menstruellen Zyklus
Erster Zyklustag: 1. Blutungstag.
Follikelphase: Phase der **Eizellreifung,** Dauer variabel, etwa 14 Tage. GnRH stimuliert FSH- und LH- Ausschüttung. Bis 3. Zyklustag Recruitment der Follikelkohorte. Bis 7. Zyklustag Selektion des dominantan Follikel.
▼

Danach massiver Anstieg der Östrogenproduktion. Im Endometrium aus Basalis Aufbau der Funktionalis (Proliferationsphase). Zunahme von Viskosität des Zervixschleims.
Ovulation: 14. Zyklustag, ausgelöst durch **LH-Peak**. Corpus rubrum entsteht aus Follikelhöhle. Höchste Spinnbarkeit des Zervixschleims (Farnkrautphänomen).
Lutealphase: Dauer konstant 14 Tage, Bildung des **Corpus luteum** aus Granulosaepithel der Follikelhöhle, Produktionsort von Progesteron (Gelbkörperhormon). Progesteronanstieg bewirkt Ansteig der morgendlichen Basalkörpertemperatur. Wachstum des Endometriums (**Sekretionsphase**) mit Zunahme von Spiralarterien sowie von an Glykogen, Lipid und Protein reichen Stromazellen (Prädezidualzellen). Beim Ausbleiben der Konzeption bewirkt Abfall von Östrogenen und Progesteron Umbau des Corpus luteum zum Corpus albicans.
Menstruationsblutung: Hormonentzug bewirkt Regression des Endometriums durch Verschluss der Spiralarterien, Abstoßung der Funktionalis (**Desquamationsphase,** 1.–4. Zyklustag).

Hormonell und nicht hormonell bedingte Blutungsstörungen

M. Bals-Pratsch, E. Lehmann-Willenbrock, J. M. Weiss

 Einführung

Unter dem Begriff Blutungsstörungen (Zyklusstörungen) sind Abweichungen vom normalen Menstruationszyklus zusammengefasst. Unterschieden werden Störungen des Blutungsintervall, des Blutungsmusters, azyklische oder dysfunktionelle Blutungen, Zusatzblutungen und schmerzhafte Blutungen. Die Art der Blutungsstörung erschließt sich am besten bildlich im sog. Kaltenbach-Schema. Neben hormonellen Regulationsstörungen können organische Veränderungen, wie z. B. Fehlbildungen, Neubildungen oder Entzündungen nicht hormonell bedingte Blutungsstörungen verursachen.

Das Blutungsintervall beträgt im Mittel 27–28 Tage, die Dauer der Menstruation 4–5 Tage. Tatsächlich sind nur 10–15% aller Zyklen genau 28 Tage lang. Als kürzeste Dauer eines biphasischen Zyklus werden 21 Tage angenommen. Die Variabilität der Zykluslänge sollte jedoch in mehreren aufeinander folgenden Zyklen nicht mehr als 5 Tage ausmachen.

Der gesamte Blutverlust sollte weniger als 80 ml, im Mittel ca. 50 ml betragen.

Definition

Eine **Eumenorrhö,** eine normale, regelrechte Regelblutung liegt vor, wenn die Blutung 3–7 Tage dauert, alle 21–35 Tage eintritt, nicht übermäßig stark und nicht schmerzhaft ist (Abb. 5.1).

5.1 Regeltempostörungen

Definition

Regeltempostörungen sind Störungen des Blutungsintervalls, d. h. Abweichungen von den normalen Blutungsabständen bei meist erhaltener zyklischer Regelblutung.

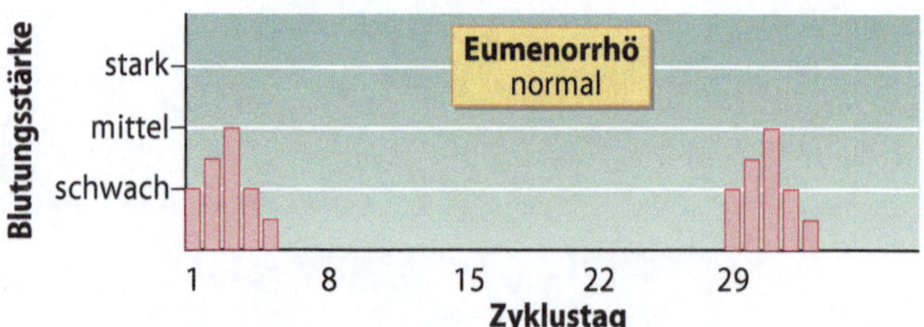

Abb. 5.1. Kaltenbach-Schema bei normaler Blutung

Im Extremfall finden keine Regelblutungen statt.

Ätiopathogenese. Bei ovulatorischen Zyklen haben Tempostörungen ihre Ursache in einer Verkürzung oder Verlängerung der Follikelphase. Es schließt sich häufig eine normale Corpus-luteum-Phase an. Allerdings kann auch eine gestörte Gelbkörperphase, infolge einer unzureichenden Follikelreifung, Ursache der Tempostörung sein.

Therapie. Therapeutisch kommen bei Regeltempostörungen Östrogen-Gestagen-Kombinationspräparate oder Gestagene zyklisch zum Einsatz, wenn nur die Regulierung des Zyklus gewünscht wird. Besteht Kinderwunsch, ist eine ovarielle Stimulationsbehandlung indiziert.

5.1.1 Oligomenorrhö

Definition

Bei der **Oligomenorrhö** liegt eine zu seltene Regelblutung vor. Der Abstand zwischen zwei Blutungen ist länger als 35 Tage und kürzer als 3 Monate (Abb. 5.2).

Ätiopathogenese. Die Oligomenorrhö ist häufig bei jungen Mädchen oder perimenopausalen Frauen als Zeichen einer noch »unreifen« hypothalamo-hypophysären Steuerung der Ovarfunktion oder einer beginnenden primären Ovarialinsuffizienz (▶ Kap. 5.8) zu beobachten. Die Oligomenorrhö kann bei der Entwicklung einer hypothalamischen Amenorrhö (▶ Kap. 5.7.1) aus einer Eumenorrhö, eine Zwischenstufe darstellen. In der reproduktiven Phase der Frau ist meist ein polyzystisches Ovar-Syndrom Ursache einer Oligomenorrhö. Bei ovulatorischen Zyklen ist die Follikelphase aufgrund einer verzögerten Follikelreifung verlängert. Die Gelbkörperphase hingegen ist verkürzt oder normal.

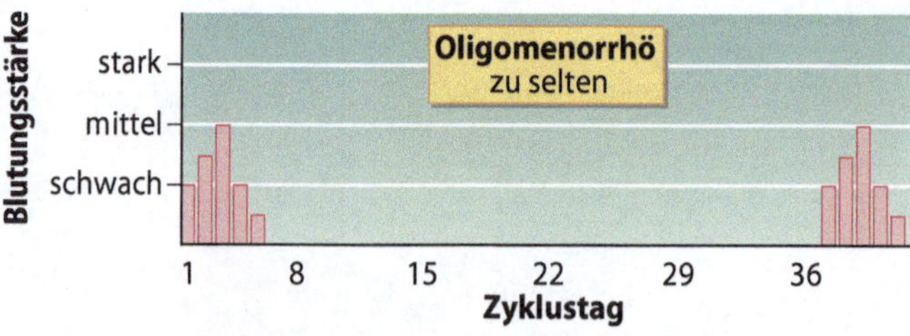

Abb. 5.2. Kaltenbach-Schema bei Oligomenorrhö

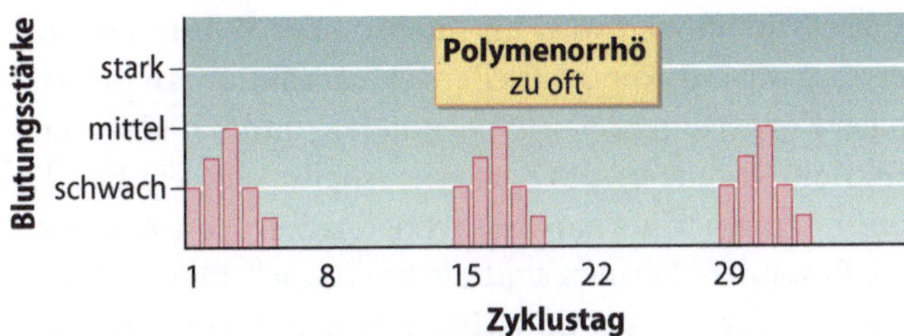

Abb. 5.3. Kaltenbach-Schema bei Polymenorrhö

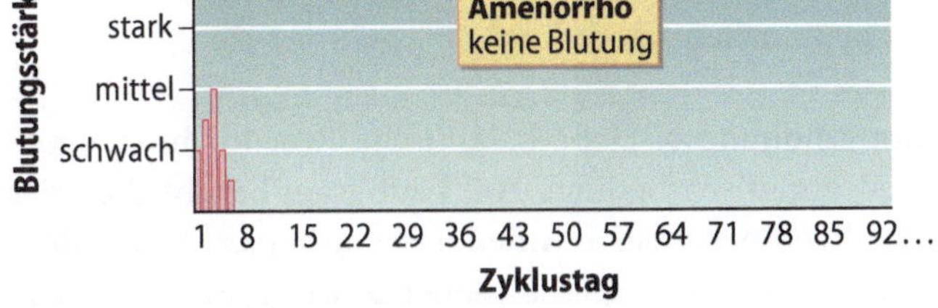

Abb. 5.4. Kaltenbach-Schema bei Amenorrhö

5.1.2 Polymenorrhö

Definition

Bei der **Polymenorrhö** ist der Zyklus kürzer als 21 Tage. Die Regelblutungen treten zu häufig auf (Abb. 5.3).

Ätiopathogenese. Die Polymenorrhö tritt häufiger bei Frauen über 35 Jahre auf. Meist liegt eine verkürzte Follikelphase mit normaler oder auch verkürzter Lutealphase zugrunde.

Therapie. Bei einer Polymenorrhö wird eine Hormonbehandlung notwendig, wenn eine Anovulation besteht oder wenn die gehäuften Blutungen gleichzeitig verstärkt sind und aus dem Blutverlust eine sekundäre Anämie resultiert.

5.2 Amenorrhö

Klassifikation der Amenorrhö

Primäre Amenorrhö – Sekundärer Amenorrhö

Organisch bedingte Amenorrhö – Funktionell bedingte Amenorrhö

Abhängig von Lokalisation der Organstörung:

- Hypothalamische Amenorrhö
- Hypophysäre Amenorrhö
- Ovarielle Amenorrhö
- Uterine Amenorrhö
- Extragenitale Amenorrhö

Definition

Eine **primäre Amenorrhö** liegt vor, wenn nach Vollendung des 15. Lebensjahres die erste Regelblutung (Menarche) noch nicht eingetreten ist.

▼

Bei einer **sekundären Amenorrhö** bleibt die Menstruation über 3 Monate aus, obwohl keine Gravidität besteht (Abb. 5.4).

Eine Amenorrhö kann bedingt sein

- **organisch** durch eine Genitalfehlbildung (z. B. Mayer-Rokitansky-Küster-Hauser-Syndrom),
- **funktionell** durch eine Erkrankung oder eine Funktionsstörung der Ovarien, der Hypophyse oder des Hypothalamus oder anderer endokriner Organe, die den hypothalamo-hypophysär-ovariellen Regelkreis beeinflussen.

Anatomische Fehlentwicklungen sind nur für ca. 1% der Amenorrhöen verantwortlich. Die funktionelle Störung kann auf jeder Ebene des hormonellen Regelkreises Hypothalamus-Hypophysenvorderlappen-Ovar, im Uterus oder in der Vagina, aber auch in anderen endokrinen Organen liegen.

> Bei der primären Amenorrhö stehen organische Ursachen im Vordergrund. Bei den häufigeren sekundären Amenorrhöen handelt es sich vorwiegend um funktionelle Störungen.

Entsprechend der Lokalisation der Organstörung unterteilt man in eine hypothalamische, hypophysäre, ovarielle, genitale oder extragenitale Amenorrhö.

5.2.1 Hypothalamische Amenorrhö

Definition

Die **hypothalamische Amenorrhö** beruht auf einem Mangel oder einem Fehlen der hypothalamischen GnRH-Sekretion. Der Hypophysenvorderlappen und die Ovarien sind meist funktionell intakt.

Epidemiologie. Etwa 40% der sekundären Amenorrhöen sind hypothalamisch bedingt.

Ätiopathogenese. Hypothalamische Amenorrhöen sind selten **organisch** bedingt. Am häufigsten beruht die primäre hypothalamische Amenorrhö auf einer Anlagestörung (kongenitale Aplasie), einer Reifungsstörung oder einer pränatalen Schädigung der Steuerungszentren, die zu einem Mangel an GnRH führen. Außerdem können Fehlbildungen im Bereich des Ventrikelsystems sowie Tumoren in dieser Region Drucknekrosen des Hypothalamus, bei Tumorausdehnung auch der Hypophyse, verursachen. Traumen wie Schädelhirnverletzungen, degenerative oder entzündliche Prozesse im Bereich der hypothalamischen Steuerungszentren können in seltenen Fällen zu einer sekundären hypothalamischen Amenorrhö führen.

Kallmann-Syndrom (olfaktogenitale Dysplasie)

Hierbei handelt es sich um eine seltene hypothalamische Amenorrhö in Kombination mit einer kongenitalen An- oder Hypoosmie durch Fehlentwicklung des Bulbus olfactorius. Die Verbindung von GnRH- und olfaktorischen Neuronen ist embryologisch dadurch zu erklären, dass beide Neurone einen gemeinsamen Ursprung haben und GnRH-Neurone entlang der olfaktorischen Axone zu ihrem Zielort im Hypothalamus wandern.

Überwiegend ist das männliche Geschlecht betroffen (Inzidenz 1:10.000, bei Frauen 1:50.000). Das Kallmann-Sydrom ist häufig mit einer Rot-Grün-Blindheit oder Nierenfehlbildungen assoziiert. Mädchen mit diesem Syndrom zeigen typischerweise eine verzögerte pubertäre Entwicklung. Eine endokrine Therapie sollte nach Diagnosestellung begonnen werden, um die Ausbildung der sekundären Geschlechtsmerkmale und eine körperliche Reifung zu erreichen.

Die häufigste Ursache der sekundären hypothalamischen Amenorrhö sind **funktionelle** Störungen. Meist handelt es sich um reaktiv-psychische Faktoren, die den neuroendokrinen Stoffwechsel im Hypothalamus beeinflussen und zu einer verminderten GnRH-Sekretion führen.

Hormonelle Dysregulation bei psychogenem Stress

Es kommt zur vermehrten β-Endorphin- und Prolaktinausschüttung, sodass eine Verminderung der pulsatilen LH-Freisetzung und eine niedrigere FSH- und Östradiolkonzentration im Serum resultieren. Zunächst sind die zirkadianen spontanen LH-Episoden vermindert oder aufgehoben. In dieser Phase ist die Spontanheilungsrate hoch. Dauert die psychogene Belastung an, kommt es auch zum Verlust der nächtlichen LH-Pulse mit der Folge einer andauernden Amenorrhö.

In Stresssituationen wird im Interesse der Selbsterhaltung des Organismus die ovarielle Zyklusfunktion zugunsten vitaler Körperfunktionen (Nebennieren- und Schilddrüsenfunktion, Regulation des Zuckerhaushaltes) aufgehoben. Es kommt zu einer normo- bis hypogonadotropen Amenorrhö. Besondere Formen sind die funktionell-hypothalamischen Amenorrhö bei **Gewichtsverlust** und **Anorexia nervosa** sowie bei **Leistungssport.**

5.2.2 Hypophysäre Amenorrhö

Definition

Hypophysäre Amenorrhöen beruhen auf einer Schädigung oder Fehlentwicklung der Hypophyse.

Epidemiologie. Die primäre hypophysäre Amenorrhö ist extrem selten. Auf Grund der großen Reservekapazität der Adenohypophyse kommt es zur gonadalen Insuffizienz erst dann, wenn der Organausfall mindestens 75% beträgt.

Ätiopathogenese. Beim Ausfall der Hypophysenfunktion sind neben Entzündungen (Lues, Tbc, Autoimmunhypophysitis) vor allem Tumore mit und ohne endokrine Aktivität, z. B. das Kraniopharyngeom ursächlich. Adenome des Hypophysenhinterlappens können ebenfalls eine Amenorrhö verursachen.

Prolaktinom

Der häufigste Hypophysentumor ist das Prolaktinom, ein benignes Prolaktin sezernierendes Adenom.

> Hyperprolaktinämien sind in ca. 20% der Fälle Ursache einer sekundären Amenorrhö.

Ätiopathogenese. Pathophysiologisch führen erhöhte Prolaktinspiegel zur Aufhebung der pulsatilen LH-Ausschüttung. Ein Störung der Eizellreifung sowie eine herabgesetzte Ansprechbarkeit von Hypothalamus und Hypophyse auf östrogene Stimuli mit Beeinträchtigung der positiven Rückkopplung von Östrogenen auf die LH-Ausschüttung ist die Folge. Es resultiert eine Corpus-luteum-Insuffizienz, ein anovulatorischer Zyklus oder in ausgeprägten Fällen ein Amenorrhö.

Diagnostik. Es werden Mikro- (<10 mm Durchmesser) und Makroprolaktinome (≥1 cm Durchmesser) unterschieden. Mikroprolaktinome sind am häufigsten. Die Größe des Adenoms korreliert grob mit der Höhe des Prolaktinspiegels. Prolaktinwerte zwischen 1.500 und 2.000 mU/l deuten auf ein Mikroprolaktinom hin, während Werte darüber hinaus ein Makroprolaktinom vermuten lassen.

Kleine Mikroadenome, die die Struktur der Sella turcica nicht verändern, können nur durch CT- und MRT-Untersuchungen erfasst werden.

Therapie. Therapie der Wahl sind heutzutage Dopaminagonisten der dritten Generation, wie das langwirksame und gut verträgliche Cabergolin. Dieses hemmt wie das endogene hypothalamische Dopamin die Prolaktinausschüttung und erreicht über den Blutkreislauf die Tumorzellen im Hypophysenvorderlappen. Bei Therapieresistenz, Unverträglichkeit von Dopaminagonisten oder großen Makroadenomen ist die transnasale-transsphenoidale mikrochirurgische Tumorentfernung Methode der Wahl. Dies ist heutzutage nur noch sehr selten erforderlich.

Sheehan-Syndrom

Das Sheehan-Syndrom (postpartale Hypophysenvorderlappeninsuffizienz mit Agalaktie) ist heutzutage eine Rarität.

Ursache ist eine postpartale Nekrose der Adenohypophyse, die nach Geburtskomplikationen mit schwerer Hämorrhagie und konsekutivem hypovolämischen Schock mit Mikrothrombosierung auftreten kann. Je nach Ausmaß der Nekrose findet man nur den Ausfall der Gonadotropine als alleiniges Symptom (leichte Form) oder auch den kombinierten Ausfall der Hypophysenvorderlappenhormone ACTH, TSH und Prolaktin. Dieses macht die Substitution mit Östrogen-Gestagen-Kombinationen, ggf. auch mit Nebennieren- und Schilddrüsenhormonen und antidiuretischem Hormon (ADH) erforderlich.

5.2.3 Ovarielle Amenorrhö

Funktionsstörungen der Ovarien sind meist klinisch symptomatisch im Sinne von Zyklusstörungen und Infertilität.

Definition

Die ovarielle Amenorrhö beruht generell auf fehlenden, rudimentär angelegten, hypoplastischen Ovarien oder auf einer erworbenen Ovarfunktionsstörung bzw. -schädigung.

Epidemiologie. 10% der sekundären Amenorrhöen im fertilen Alter sind ovariell bedingt.

Ätiopathogenese. Bei den **primären** ovariellen Amenorrhöen steht die kongenitale Störung der Gonadenfunktion an erster Stelle. In vielen Fällen findet man chromosomale Störungen. Dieses betrifft vor allem verschiedene Formen der Gonadendysgenesie (Ullrich-Turner-Syndrom, Swyer-Syndrom, gemischte Gonadendysgenesie, ▶ Kap. 3.1.2), den Pseudohermaphroditismus masculinus (testikuläre Feminisierung, ▶ Kap. 3.1.2) und den echten Hermaphroditismus (Ovotestes, ▶ Kap. 3.1.2). Die seltene primäre Ovarialhypoplasie (reine Gonadendysgenesie) ist durch kleine, parenchymarme Ovarien bei normalem Karyotyp gekennzeichnet. Eine Gonadenagenesie ist extrem selten.

Unter den **sekundären** ovariellen Amenorrhöen steht die prämature Ovarialinsuffizienz an erster Stelle. Andere Ursachen der ovariellen Amenorrhö sind die Ovarektomie oder Atrophie der Ovarien durch Bestrahlung, Zytostatika oder schwere Infektionen. Auch im Zusammenhang mit einer Tubenligatur und einem ausgeprägten Nikotinabusus wird ein vorzeitiges Erlöschen der Ovarialfunktion gesehen. Bei Autoimmunerkrankungen (Morbus Addison, Hashimoto-Thyreoiditis, Morbus Basedow) kann das Ovar durch zirkulierende Autoantikörper beteiligt sein und eine autoimmun bedingte hypergonadotrope Ovarialinsuffizienz resultieren. Eine immunsuppressive Therapie zur Verbesserung der Ovarfunktion ist auch mit hohen Glukokortikoid-Dosen in diesen Fällen nicht möglich. Ovarialtumoren können auf mechanischem (Verdrängung oder Zerstörung des Ovarialgewebes) oder funktionellem Weg zu einer Amenorrhö führen. In letzterem Fall kommt es hauptsächlich bei androgen- oder östrogenproduzierenden Ovarialtumoren aber durch eine zentrale Hemmung der Gonadotropinausschüttung zu einer Amenorrhö.

Symptomatik. Die volle Geschlechtsreife wird bei den kongenitalen Störungen mit ovarieller Amenorrhö entweder nicht oder nur für wenige Jahre erreicht. Die Genitalorgane und daraus resultierend die sekundären Geschlechtsmerkmale bleiben bei einer kongenitalen Störung unterentwickelt. Aufgrund der ovariellen Insuffizienz kommt es zu einer verminderten ovariellen Östrogenproduktion. Als Folge davon sezerniert die Hypophyse vermehrt Gonadotropine (negatives Feedback).

> Bei der ovariellen Amenorrhö liegt in der Regel eine hypergonadotrope Ovarialinsuffizienz mit erhöhten Gonadotropinspiegeln, fehlender Eizellreifung und Anovulation vor. Gleichzeitig besteht ein Östrogen- und Progesteronmangel.

Die FSH-Werte sind auf das 10–40-Fache, die LH-Werte auf das 5–10-Fache im Vergleich zur FSH- und LH-Sekretion bei regelrechter Ovarialfunktion in der Geschlechtsreife erhöht. Diese postmenopausalen FSH-Werte sind gleichzeitig der Schlüssel zur Diagnose. Auch bei der hypogonadotropen ovariellen Amenorrhö mit verminderten Gonadotropinspiegeln besteht ein Östrogen- und Progesteronmangel.

Prämature Ovarialinsuffizienz

Ätiopathogenese. Hierbei kommt es zu einer vorzeitigen Erschöpfung des Keimepithels. Eine spontane Remission kommt kaum vor. Allerdings kann das Eintreten der prämaturen Ovarialinsuffizienz einen wellenförmigen Verlauf über Monate zeigen. Dieses kann an schwankenden FSH-Werten und erneuten Regelblutungen erkennbar sein.

Diagnostik. Die Diagnose einer prämaturen Ovarialinsuffizienz wird bei amenorrhoischen Patientinnen gestellt, die jünger als 40 Jahre alt sind und bei zwei Hormonbestimmungen im Abstand von mindestens einem Monat einen postmenopausalen Hormonstatus zeigen (Östrogene vermindert, FSH-Wert >40 U/l).

Resistant-ovary-syndrome

Ätiopathogenese. Beim so genannten *resistant-ovary-syndrome* findet man einen erhaltenem Follikelapparat mit verschiedenen Reifungsstadien der Follikel. Sie können infolge blockierender Autoantikörper oder Mutationen im Gonadotropinrezeptor nicht zu präovulatorischen Follikeln heranreifen.

5.2.4 Genitale Amenorrhö

> **Definition**
> Die **uterine Amenorrhö** ist primär durch eine Fehlanlage oder sekundär durch erworbene Veränderungen des Endometriums bzw. der Gebärmutter bedingt.

Ätiopathogenese. Der **primären** uterinen Amenorrhö liegt häufig eine Uterus- und/ oder Vaginalaplasie oder -fehlbildung zugrunde (**Mayer-Rokitansky-Küster-Hauser-Syndrom,** ▶ Kap. 3.1.2).

> Bei der uterinen Amenorrhö ist die Ovarialfunktion in der Regel normal. Daher sind die sekundären Geschlechtsmerkmale meist voll ausgebildet.

Eine zu forcierte Abortkürettage oder Nachräumung im Wochenbett, mit einer partiellen oder vollständigen Entfernung des Endometriums einschließlich des Stratum basale, kann zu einer **sekundären** uterinen Amenorrhö führen (**Asherman-Fritsch-Syndrom).**

Asherman-Fritsch-Syndrom

Ätiopathogenese. Der Amenorrhö beim Asherman-Fritsch-Syndrom liegen Synechien mit einer kompletten oder partiellen Verödung des Cavum uteri zugrunde. Die Synechien sind infolge einer zu tiefen Kürettage mit Zerstörung des Endometriums einschließlich des Stratum basale oder sehr selten auch infolge von Entzündungen wie einer Endometritis tuberculosa oder einer schweren puerperalen Infektion entstanden.

Therapie. Das Krankheitsbild ist selten und in der Regel nicht behandelbar. Es kann hysteroskopisch versucht werden, die Synechien zu lösen. Sofern noch regenerationsfähige Endometriuminseln im Cavum vorhanden sind, ist eine Schwangerschaft möglich.

5.2.5 Extragenitale Amenorrhö

> **Definition**
> Funktionsstörungen anderer endokriner Organe können mit einer primären oder sekundären, extragenitalen Amenorrhö einhergehen.

Ätiopathogenese. Häufig führen angeborene oder erworbene Störungen der Nebennierenrindenfunktion (klassisches adrenogenitales Syndrom, AGS oder Late-onset-Form, ▶ Kap. 3.1.2) ohne endokrine Therapie zu einer Amenorrhö. Andere Erkrankungen, wie das Cushing-Syndrom, aber auch Hypothyreosen (primäre Hypothyreose mit Erhöhung des hypothalamischen TRH, Stimulation der Prolaktinausschüttung und hyperprolaktinämischen Amenorrhö) und schwere Allgemeinerkrankungen wie Leukämie und Morbus Hodgkin können als Begleitsymptom eine Amenorrhö haben. Metabolische Störungen, wie bei Diabetikerinnen mit schlechter Einstellung oder unbehandelten prädiabetischen Störungen wie Insulinresistenz, gestörter Nüchternglukose und gestörter Glukosetoleranz, können zu Zyklusstörungen bis hin zur Amenorrhö führen.

Therapie. Die geeignete Therapie der Grundkrankheit führt meist zu einer Wiederherstellung der reproduktiven Funktion.

5.2.6 Diagnostik bei Amenorrhö und Oligomenorrhö

Die Bedeutung der gründlichen Anamneseerhebung wird auch dadurch deutlich, dass etliche Allgemeinerkrankungen den Menstruationszyklus beeinträchtigen. Sind solche Erkrankungen und eine Schwangerschaft ausgeschlossen, wird in einem Stufenplan zur Abklärung der Zyklusstörung die Diagnostik mit Funktionstests und Hormonanalysen vorangetrieben. Der Gestagen-, Östrogen-Gestagen-, Clomiphen- und der GnRH-Test gehören ebenso dazu wie eine Bestimmung von Prolaktin, Gonadotropinen, Sexual-, Schilddrüsen- und Nebennierenrindenhormonen, Insulin und anderen Stoffwechselpara metern.

Besteht kein Kinderwunsch, sollte eine Hormontherapie durchgeführt werden (Tab. 5.1)

Tab. 5.1. Diagnostik bei Zyklusstörungen

WHO-Gruppe	Kinderwunsch	Kein Kinderwunsch
I	GnRH pulsatil, Gonadotropine	Östrogen-Gestagen-Kombination (HT)
II	Clomifen, Gonadotropine	Gestagene zyklisch, HT (antiandrogen)
III		HT
IV		ggf. Östrogen-Therapie, HT
V	Dopaminagonisten, ggf. zusätzlich Gonadotropine, ggf. Neurochirurgie	Dopaminagonisten, ggf. zusätzlich Gestagene zyklisch, HT
VI	Dopaminagonisten, ggf. zusätzlich Gonadotropine	Dopaminagonisten, ggf. zusätzlich Gestagene zyklisch, HT
VII	meist Neurochirurgie, Gonadotropine	meist Neurochirurgie, HT

HT: Hormontherapie (Östrogen-Gestagen-Kombination)

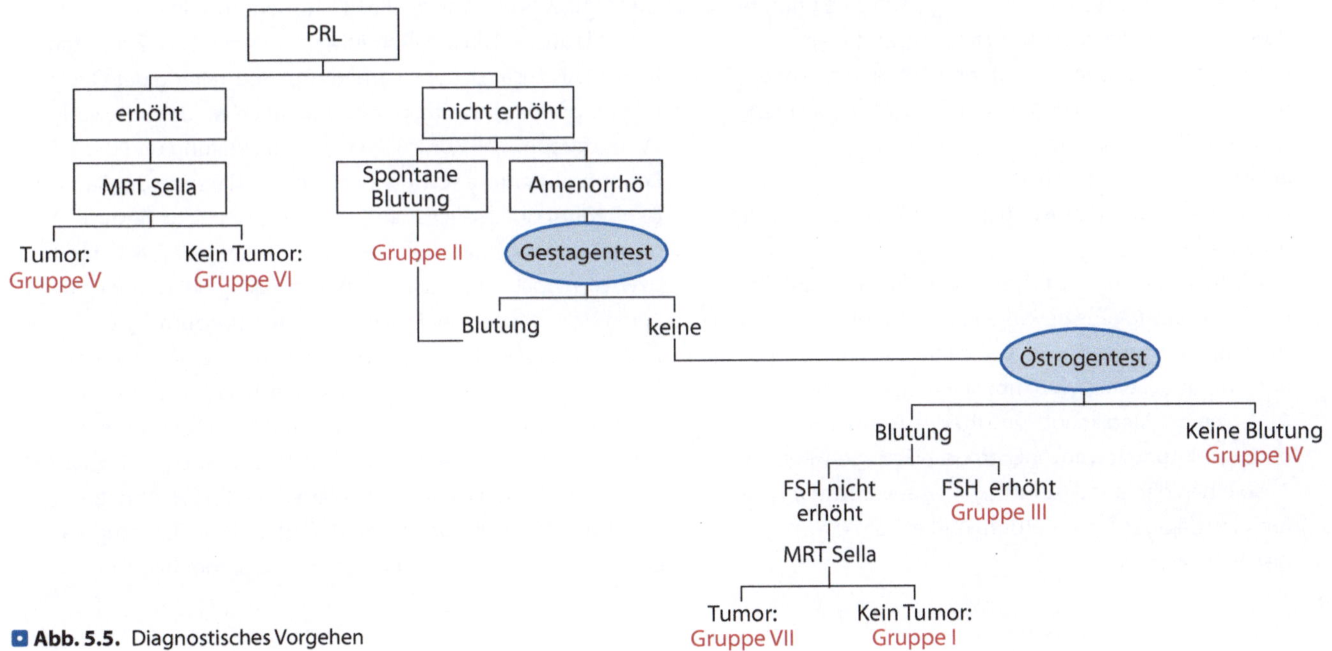

Abb. 5.5. Diagnostisches Vorgehen

Bei Kinderwunsch kommen die in Kapitel 6 dargelegten Behandlungen zur Ovulationsinduktion und kontrollierten ovariellen Hyperstimulation zur Anwendung.

Die klinische Abklärung der Oligo- und Amenorrhö erfolgt nach folgendem Stufenplan (Abb. 5.5):

- **Gestagentest**: Beurteilung endogener Östrogenspiegel
- **Östrogen-Gestagentest**: Ausschluss einer uterinen Ursache
- **Clomifentest**: Beurteilung der Ovulationschance mit Clomifen bei ausreichenden endogenen Östrogenspiegeln
- **GnRH-Test**: Differenzierung hypothalamische oder hypophysäre Amenorrhö

Klinisch bedeutsam sind vor allem der Gestagen- und der Östrogen-Gestagentest.

Praxisbox Stimulationstests bei Blutungsstörungen

Gestagen-Test

Indikation: Amenorrhö, Beurteilung der endogenen Östrogenspiegel, Ausschluss eines uterinen Faktors als Ursache der Amenorrhö.

Testprinzip: Östrogene führen zur Proliferation der Gebärmutterschleimhaut. Gestagene bewirken die sekretorische Transformation des Endometriums. Beim anovulatorischen Zyklus werden zwar vom Ovar Östrogene gebildet, es fehlen aber die vom Gelbkörper nach dem Eisprung gebildeten Gestagene. Demzufolge treten nur unregelmäßig Durchbruchsblutungen und keine Hormonentzugsblutungen auf. Tritt nach Gabe von Gestagenen eine uterine Blutung auf, ist ein endogener Östrogenmangel ausgeschlossen.

Testablauf: Täglich orale Gabe eines Gestagens in voller Transformationsdosis über mindestens 10–14 Tage (z. B. 10–20 mg Dydrogesteron).

Beurteilung: Der Test ist positiv, wenn es 3–7 Tage nach dem Absetzen der Gestagene zu einer Entzugsblutung kommt. Bei negativem Testergebnis kann eine primäre oder sekundäre Ovarialinsuffizienz mit endogenem Östrogenmangel oder eine uterine Amenorrhö angenommen werden. Bei negativem Test ist ein Östrogen-Gestagen-Test indiziert.

Östrogen-Gestagen-Test

Indikation: Negativer Gestagen-Test, Ausschluss uterine Amenorrhö.

Testprinzip: Östrogene führen zur Proliferation des Endometriums. Gestagene bewirken die sekretorische Transformation. Nach sequentieller Gabe von Östrogen und Gestagen erfolgt bei einem funktionsfähigen Endometrium nach Absetzen der Medikation eine uterine Hormonentzugsblutung (positiver Östrogen-Gestagen-Test). Bei Ausbleiben der Entzugsblutung (negativer Test) fehlt ein funktionsfähiges Endometrium und es liegt eine organische Ursache vor.

Testablauf: Nachahmung eines natürlichen ovulatorischen Zyklus durch Gabe eines reinen Östrogens (z. B. 1–2 mg Estradiolvalerat pro Tag) über 9–14 Tage, gefolgt von der zusätzlichen Gabe eines Gestagens in voller Transformationsdosis über 12–14 Tage (z. B. 10–20 mg Dydrogesteron pro Tag).

Beurteilung: Positiver Test bei Entzugsblutung 3–7 Tage nach Absetzen der Medikation. Negativer Test spricht für uterine Amenorrhö (Asherman-Fritsch-Syndrom, Fehlen des Uterus, Mayer-Rokitansky-Küster-Hauser-Syndrom).

Clomifen-Test bei Anovulation

Indikation: Beurteilung der Ovulationschance nach Clomifenbelastung bei anovulatorischen Frauen mit positivem Gestagen-Test (ausreichende endogene Östrogenspiegel).

Testprinzip: Bei intaktem Regelkreis Hypothalamus-Hypophyse-Ovar und ausreichenden basalen endogenen Östrogenspiegeln führen Antiöstrogene (Clomiphencitrat) durch negative Rückkopplung zur gesteigerten hypothalamischen und hypophysären Sekretion von FSH und LH. In 40–75% der Fälle kommt es zur Stimulation des Follikelwachstums und zur ovariellen Östrogenproduktion.

Testablauf: 50–100 mg Clomiphencitrat vom 5.–9. Zyklustag täglich. Als zusätzlicher Parameter zur Beurteilung des Ovulation empfehlen sich das Monitoring durch wiederholte vaginosonographische Kontrollen der Follikelreifung und der Endometriumdicke sowie morgendliche Messung der Basaltemperatur durch die Patientin selbst. Zusätzliche Bestimmung von Progesteron im Serum am 21. und 30. Zyklustag bzw. ca.1 Woche nach sonographisch nachgewiesener Ovulation bzw. Anstieg der Basaltemperaturkurve um 0,5°C.

Beurteilung: Der Test ist positiv, wenn es zu einem ovulatorischen Zyklus mit nachfolgender Menstruationsblutung oder Schwangerschaft kommt. Der Test ist eingeschränkt, wenn eine Menstruation folgt ohne Nachweis einer Ovulation bei erhöhtem Progesteronspiegel. Der Test ist negativ, wenn kein Progesteronanstieg mit oder ohne Menstruation erfolgt. Ursache eines negativen Tests ist in der Regel ein

▼

Östrogenmangel auf Grund einer fehlenden oder nur minimalen Aktivität der Hypothalamus-Hypophysen-Ovar.-Achse. Es ist in diesem Fall eine Störung auf der Ebene des Hypothalamus oder der Hypophyse anzunehmen.

■ **GnRH-Test**

Indikation: Differenzierung zwischen hypothalamischer und hypophysärer Amenorrhö bei hypogonadotropem Hypogonadismus, verzögerte oder ausbleibende Pubertät.

Testprinzip: GnRH wird im Hypothalamus synthetisiert und bewirkt die Freisetzung der Gonadotropine LH und FSH aus der Hypophyse. Bleibt ein Anstieg der Gonadotropine nach GnRH aus, ist zumindest eine partielle Hypophyseninsuffizienz in Bezug auf die Hypophysen-Ovar-Achse oder fehlende Speicherung der gonadotropen Hormone LH und FSH im Hypophysenvorderlappen wegen fehlender hypothalamischer Stimulation anzunehmen. Der Anstieg der Gonadotropine LH und FSH spiegelt darüber hinaus den pubertären Reifungsgrad der Hypothalamus-Hypophysen-Gonaden-Achse wieder. Der Test dient als Ersatz für die mühevolle Messung der episodischen LH-Fluktuationen durch serielle Blutentnahmen über mindestens 6–24 Stunden. Er ist ein indirekter Nachweis der endogenen pulsatilen GnRH-Sekretion und somit die Funktionsprüfung des hypothalmischen GnRH-Pulsgenerators.

Testablauf:

1. Blutentnahme für basale FSH- und LH- Bestimmung
2. Gabe von GnRH 100 µg i.v.
3. Blutentnahme nach 23 min (30 min) für LH
4. Blutennahme nach 45 min für FSH

Beurteilung:

Test negativ: LH-Anstieg <20 U/l

Test eingeschränkt: LH-Anstieg >20 U/l, absoluter LH-Wert aber <40 U/l

Test unauffällig: LH-Anstieg >20 U/l, absoluter LH-Wert aber >40 U/l

Klinische Bemerkung: Bei negativem Testergebnis ist der Test nach einem »Hypophysentraining« durch einwöchige pulsatile Gabe von GnRH mit Hilfe einer Minifusionspumpe zu wiederholen. Nach einer Vorbehandlung reagiert beim hypothalamischen Hypogonadismus die Hypophyse mit Ausschüttung von LH und FSH. Beim hypophysären Hypogonadismus ist auch nach pulsatiler Stimulation keine Sekretion von Gonadotropinen möglich. Denn es fehlen intakte gonadotrope Hypophysenvorderlappenzellen, die LH und FSH synthetisieren, speichern und sezernieren können.

5.3 Regeltypusstörungen

Definition

Regeltypusstörungen sind Anomalien des Blutungsmusters. Es liegt eine verstärkte, eine abgeschwächte, eine verkürzte oder eine verlängerte Regelblutung vor.

Regeltypusanomalien werden im Gegensatz zu den Regeltempostörungen mit verändertem Blutungsintervall vorwiegend durch organische Störungen verursacht.

5.3.1 Hypomenorrhö

Definition

Bei der **Hypomenorrhö** beträgt der Blutverlust weniger als 25 ml (■ Abb. 5.6).

Ätiopathogenese. Zu schwache Regelblutungen sind meist auf 1–2 Tage oder gar nur Stunden verkürzt und werden häufig durch **endometriale Störungen** verursacht.

Eine solche Störung kann beispielsweise auf einer mehrere Wochen oder Monate dauernden Gestagenbehandlung beruhen, die eine reversible Atrophie des Endometriums verursacht hat. Eine kontinuierliche Gestagentherapie wird beispielsweise bei der Behandlung eine Endometriose durchgeführt. Dysfunktionelle Störungen mit prämenstrueller Regression oder unvollkommener, d. h. oberflächlicher Abstoßung des Endometriums bei der Corpus-

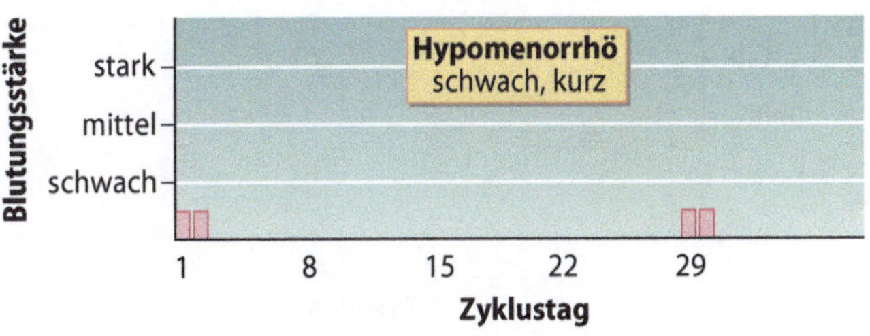

■ **Abb. 5.6.** Kaltenbach-Schema bei Hypomenorrhö

luteum-Insuffizienz oder Follikelatresie können weitere Ursachen sein. Das Asherman-Fritsch-Syndrom (Verwachsungsstränge innerhalb der Gebärmutterhöhle als Folge einer schweren Endometriumschädigung, ▶ Kap. 5.7.4) kann ebenfalls zu einer zu schwachen Regelblutung führen.

Therapie. Eine Hypomenorrhö bei ovulatorischen Zyklen ist in der Regel nicht behandlungsbedürftig.

5.3.2 Hypermenorrhö

> **Definition**
> Eine **Hypermenorrhö** liegt vor, wenn der Blutverlust 150 ml übersteigt (◻ Abb. 5.7).

Ätiopathogenese. Die Hypermenorrhö ist in ca. 80% organisch, 15% funktionell und 5% extragenital bedingt.

Die Kontraktionsfähigkeit des Uterusmuskels kann durch organische Veränderungen wie intramurale und submuköse Myome, Endometriose des Myometriums (Endometriosis genitalis interna = Adenomyosis uteri), entzündliche und narbige Prozesse (Adnexitis, Parametritis, Endometritis), Uterushypoplasie (muskelschwacher Uterus), Retroflexio uteri, Polypen und Karzinome des Endometriums sowie auch Intrauterinpessare eingeschränkt sein.Hormonelle Ursachen wie beispielsweise ein Gestagendefizit mit mangelhafter Transformation des Endometriums sowie eine lokale Hyperfibrinolyse können ebenfalls eine überregelstarke Blutung bedingen.

Allgemeinerkrankungen, eine venöse Stauung im kleinen Becken, Gerinnungsanomalien sind weitere, wenn auch seltene Ursachen.

> Eine **fraktionierte Abrasio** bei Hypermenorrhö ist diagnostisch (Ausschluss von benignen oder malignen Neubildungen wie Polypen oder Endometriumkarzinom) und therapeutisch (Blutstillung) indiziert.

Therapie. Bei organisch oder extragenital bedingten Hypermenorrhöen muss eine kausale und damit häufig operative Behandlung erfolgen.

Bei schwächeren Hypermenorrhöen ist oft ein Therapieerfolg bereits durch eine gestagenbetonte Östrogen-Gestagen-Kombination möglich, z. B. täglich vom 5.–25. Zyklustag. Eine weiterere Therapiemöglichkeit besteht in der hochdosierten Gestagentherapie, die zur Atrophie des Endometriums führt (5.–25. Zyklustag täglich 10–20 mg Norethisteronacetat). In bedrohlichen Fällen wird die medikamentös induzierte, reversible therapeutische Amenorrhö durch mehrmonatige kontinuierliche Anwendung angestrebt, beispielsweise durch Gabe eines GnRH-Analogon (z. B. Triptorelin, Goserelin) oder von GnRH-Antagonisten (Cetrorelix, Ganirelix). Flankierend kommen Uterotonika (Sekalepräparate) sowie antifibrinolytische Hämostyptika zum Einsatz. Die Hysterektomie sollte bei abgeschlossener Familienplanung und unbefriedigendem konservativen Behandlungserfolg in Ausnahmefällen erwogen werden. In besonderen Fällen ist auch die hysteroskopische Endometriumablation möglich.

5.3.3 Menorrhagie

> **Definition**
> Bei der **Menorrhagie** ist die Blutung verstärkt und verlängert. Sie dauert zwischen 7 und 14 Tagen (◻ Abb. 5.8).

Ätiopathogenese. Die Menorrhagie hat meist dieselben organischen Ursachen wie die Hypermenorrhö. Vor- bzw. Nachblutungen können zu einem der Menorrhagie ähnlichen Blutungsmuster führen. Diese funktionell bedingten Blutungen sind in der Regel relativ schwach und damit von der Menorrhagie zu unterscheiden.

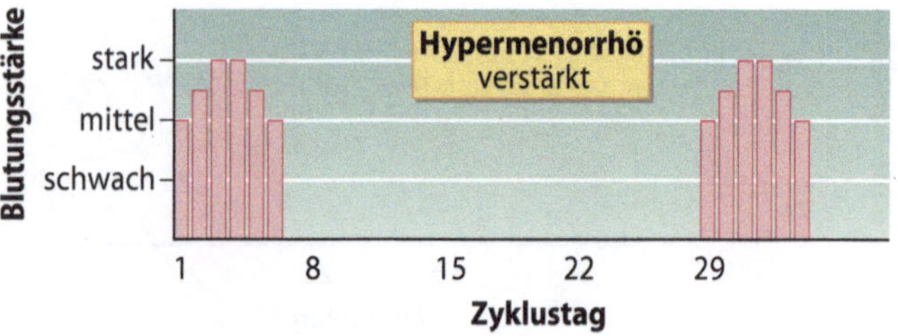

◻ **Abb. 5.7.** Kaltenbach-Schema bei Hypermenorrhö

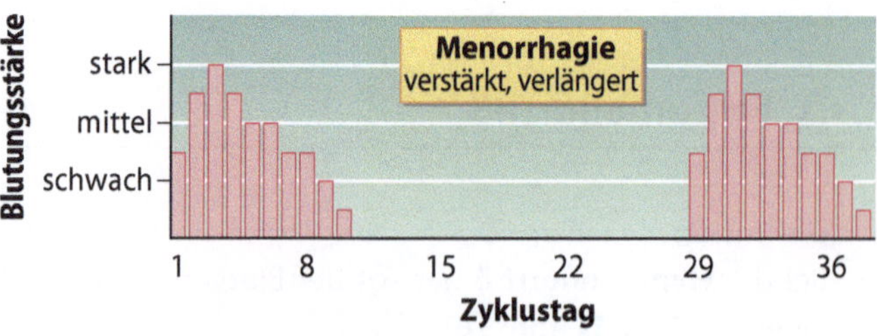

◻ **Abb. 5.8.** Kaltenbach-Schema bei Menorrhagie

Therapie. Bei der Menorrhagie kommen grundsätzlich die gleichen Behandlungen wie bei der Hypermenorrhö in Betracht.

5.4 Metrorrhagie (azyklische oder dysfunktionelle Dauerblutung)

> **Definition**
> Die **Metrorrhagie,** die azyklische oder dysfunktionelle Dauerblutung, ist eine unregelmäßige, zyklusunabhängige Blutung (◻ Abb. 5.9).

Ätiopathogenese. Organische Ursachen (► Kap. 10, ► Kap. 11) sind:
- Uteruskarzinome (Tuben-, Endometrium- und Zervixkarzinome),
- submuköse Myome,
- Polypen der Korpusschleimhaut,
- schwere Endometritis und
- Granulosazelltumor (östrogenbildender Ovarialtumor).

Intrauterinpessare können eine Metrorrhagie verursachen. Eine gestörte Frühschwangerschaft (Abort, ektope Gravidität) ist immer auszuschließen.

Als häufigste **funktionelle** Ursache gilt die Follikelpersistenz.

> **Definition**
> Bei der **Follikelpersistenz** findet keine Ovulation statt. Trotz Follikelreifung erfolgt keine Luteinisierung.

Die Follikelpersistenz ist vor allem in der Adoleszenz (**juvenile Blutung**) sowie in der Perimenopause die dominierende Ursache für eine Dauerblutung. Der Follikel bleibt bestehen und bildet über 5–8 Wochen weiterhin Östrogene. Dies führt zu einer unphysiologisch langen Endometriumproliferation und zur Entwicklung einer endometrialen Hyperplasie. Nach mehreren Wochen kommt es in Folge eines relativen Östrogenmangels zu einer Durchbruchblutung.

Blutungsanomalien im Sinne einer azyklischen Dauerblutung treten auch unter Ovulationshemmern auf.

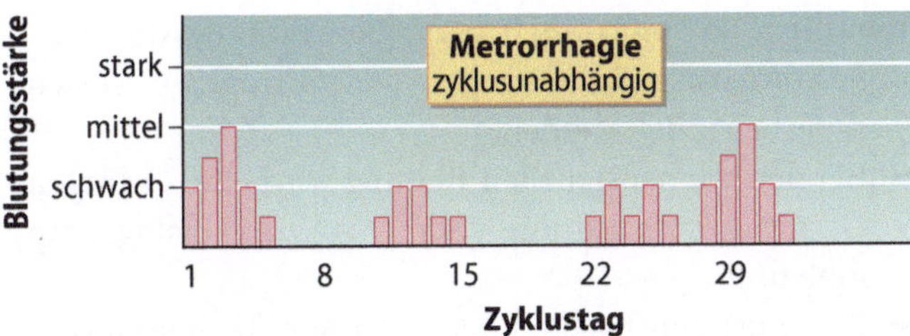

◻ **Abb. 5.9.** Kaltenbach-Schema bei Metrorrhagie

Diagnostik. Bei der Follikelpersistenz geht der Durchbruchblutung typischerweise ein blutungsfreies Intervall von 4–8 Wochen voraus. Die Sonographie zeigt den persistierenden Follikel. Bei Verdacht auf Follikelpersistenz als Ursache der Dauerblutung ist die Kürettage mit histologischer Bestätigung einer endometrialen Hyperplasie für die Sicherung der Diagnose in der Perimenopause in der Regel unerlässlich.

> Jede unklare Dauerblutung erfordert eine diagnostische Klärung durch eine fraktionierte Abrasio mit Histologie zum Ausschluss eines Malignoms.

Therapie. Bei organischen Störungen richtet sich die Therapie nach dem Grundleiden. Bei der funktionell bedingten Dauerblutung richtet sich die Therapie nach der Dauer der Blutung. Eine kombinierte Östrogen-Gestagen-Gabe über 10–14 Tage führt bei kürzeren Dauerblutungen innerhalb von 3–4 Tagen zur Blutstillung. Etwa 2–3 Tage nach Absetzen der Tabletten tritt eine Hormonentzugsblutung ein. Bei längeren Blutungen über mehr als 3 Wochen ist zur Blutstillung zunächst die Epithelialisierung und danach der zyklusgerechte Aufbau des Endometriums durchzuführen. Das kann durch eine orale oder parenterale Sequentialtherapie mit Östrogenen und Gestagenen erfolgen. Nach jeder erfolgreichen Blutstillung empfiehlt sich eine hormonelle Prophylaxe über 3–6 Zyklen mit Östrogen-Gestagen-Kombinationen.

Die juvenile Dauerblutung bei **Follikelpersistenz** wird vorzugsweise mit Gestagenen zyklisch behandelt. 20 mg Dydrogesteron pro die über 10–14 Tage dienen zur Transformation des Endometriums. Nur bei Versagen der Hormonbehandlung ist in Ausnahmefällen eine Abrasio indiziert. Bei massiver Blutung ist die Kürettage als Notfallbehandlung indiziert. In der Peri- und Postmenopause muss primär die fraktionierte Abrasio durchgeführt werden.

> Bei der funktionell bedingten azyklischen Dauerblutung ist sowohl durch die fraktionierte Abrasio als auch durch Östrogen-Gestagen-Kombinationspräparate die Blutstillung zu erzielen. Im Einzelfall ist in Abhängigkeit vom Alter und dem gynäkologischen Befund zwischen beiden zu entscheiden.

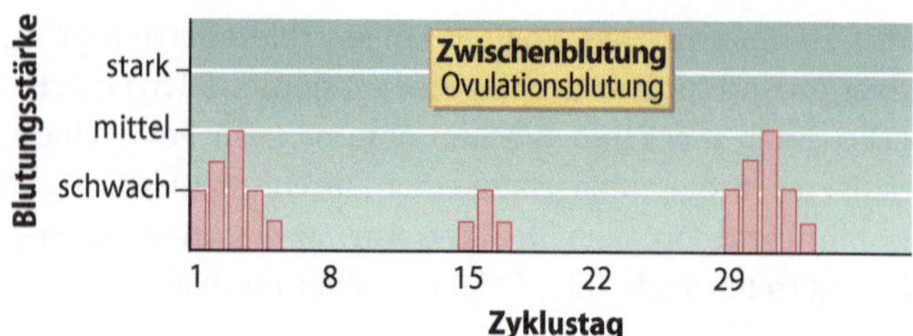

Abb. 5.10. Kaltenbach-Schema bei Zwischenblutung

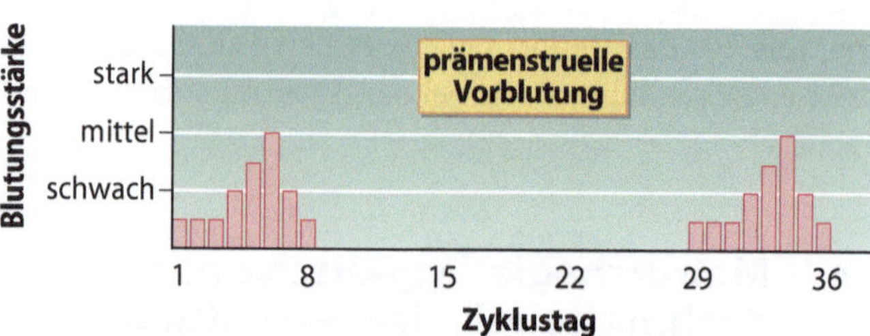

Abb. 5.11. Kaltenbach-Schema bei prämenstrueller Vorblutung

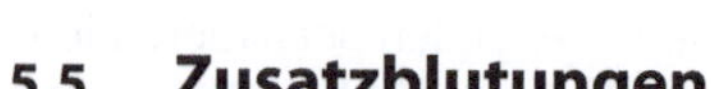

5.5 Zusatzblutungen

> **Definition**
> **Zusatzblutungen** sind alle Blutungen, die zusätzlich zur normalen Menstruationsdauer von 7 Tagen auftreten (Abb. 5.10).

Ätiopathogenese. Zwischenblutungen können als prämenstruelle, postmenstruelle oder periovulatorische Blutung auftreten und sowohl organisch als auch funktionell bedingt sein.

Es gibt eine Reihe von **organischen Erkrankungen**, die Zusatzblutungen verursachen können:

- Entzündungen (Kolpitis, Endometritis),
- Myome,
- Korpus- und Zervixpolypen,
- Karzinome des Uterus, der Vagina und der Vulva,
- Portioektopien,
- Verletzungen und hämorrhagische Diathesen.

> ! Erst wenn eine sorgfältige Diagnostik organisch bedingte Ursachen ausgeschlossen hat, kann eine funktionelle Störung angenommen werden.

Zu den **funktionell** verursachten **Zusatzblutungen** zählen:

- **Prämenstruelle** Schmierblutungen 2–3 Tage vor Eintritt der Regelblutung können auf einer Corpus-luteum-Insuffizienz mit einem vorzeitigen Abfall der Progesteron- und Östradiolkonzentrationen beruhen (Abb. 5.11).
- **Postmenstruelle** Blutungen treten im Anschluss an die Regelblutung oder nach 1–2-tägigem Intervall auf. Sie beruhen häufig auf einer verzögerten Regeneration des Endometriums infolge einer eingeschränkten ovariellen Östrogenbildung (Abb. 5.12). Eine verzögerte Abstoßung des Endometriums kann Folge einer verzögerten Rückbildung des Corpus luteum mit verzögertem Abfall der Östrogene und des Progesterons sein.

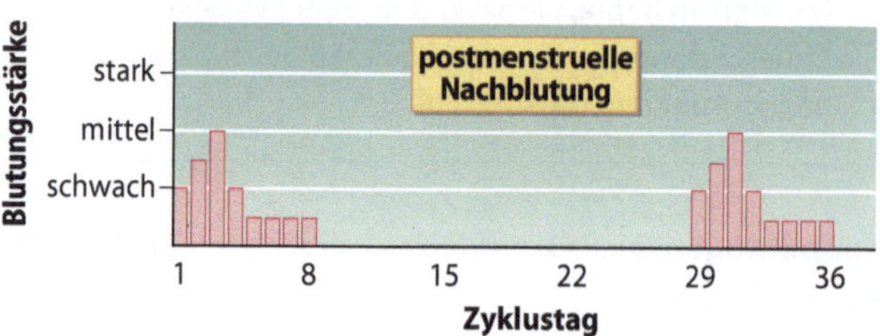

Abb. 5.12. Kaltenbach-Schema bei postmenstrueller Nachblutung

- **Ovulationsblutungen** sind Östrogenentzugsblutungen, die durch das Absinken des Östrogenspiegels periovulatorisch ausgelöst werden.

> Ovulationsblutungen sind oft mit einem **Mittelschmerz** kombiniert. Hierbei handelt es sich um einen zur Zyklusmitte auftretenden Schmerz, der wahrscheinlich Folge des Follikelsprungs ist.

Diagnostik. Bei der Abklärung spielen sowohl die fraktionierte Abrasio als auch endokrinologische und vaginosonographische Untersuchungen eine wichtige Rolle.

> ! Erst wenn eine sorgfältige Diagnostik organisch bedingte Ursachen ausgeschlossen hat, kann eine funktionelle Störung angenommen werden.

Klinisch sind Ovulationsblutungen oft mit einem **Mittelschmerz** kombiniert. Die Schmerzursache dürfte in der peritonealen Reizung durch die ovulationsbedingte Blutung liegen.

Therapie. Die **funktionell** bedingten Blutungsstörungen können durch alleinige Östrogen- oder Östrogen-Gestagen-Therapie behandelt werden:

- Bei der prämenstruellen Blutung wird eine Östrogen-Gestagen-Substitution vom 16.–25. Zyklustag empfohlen.
- Eine postmenstruelle Blutung kann mit einem niedrig dosierten Östrogen vom 3.–7. Zyklustag behandelt

werden. Damit erreicht man eine schnellere Epithelisierung des Endometriums. Liegt eine verzögerten Corpus-luteum-Rückbildung vor, wird eine Östrogen-Gestagen-Kombination 5 Tage vor der erwarteten Menstruation verabreicht.

- Die Behandlung einer Ovulationsblutung mit einer Östrogensubstitution vom 12.–16. Zyklustag ist nur erforderlich, wenn sie als Störung empfunden wird.

5.6 Dysmenorrhö

Definition
Dysmenorrhö (Menorrhalgie, Algomenorrhö) bezeichnet ein Krankheitsbild, das durch eine sehr schmerzhafte Regelblutung mit ausgeprägten Allgemeinbeschwerden gekennzeichnet ist.

Symptomatik. Die typischen krampfartigen Unterleibsschmerzen setzen einige Stunden vor Blutungsbeginn oder am ersten Blutungstag ein und enden spätestens mit der Menstruation. Die Schmerzintensität ist zu Beginn der Menstruation am stärksten und lässt nach 10–12 h nach. Begleitsymptome können Rückenschmerzen, Übelkeit, Erbrechen, Kopfschmerzen bis hin zur Migräne und Kollapsneigung sein.

Ätiopathogenese. Befunde wie Uterushypoplasie oder Retroflexio uteri werden als Ursache meist überbewertet. Psychische Faktoren können eine Rolle spielen. Weiterhin kommen eine Endometriose, Adenomyose (Endometrioseherde im Myometrium), Myome, Uterusfehlbildungen, Zervikalstenose, Intrauterinpessare sowie Entzündungen der Adnexe und des Endometriums als Ursache in Betracht.

Therapie. **Prostaglandinsynthesehemmer** reduzieren die Prostaglandinbildung im Endometrium und erzielen Schmerzerleichterung. In etwa 80% aller Fälle wird Beschwerdefreiheit erreicht. Der günstige Effekt von **Ovulationshemmern** auf die Dysmenorrhö erklärt sich durch die stark reduzierte Prostaglandinbildung im atrophischen und prädezidual umgewandelten Endometrium.

> Bei Dysmenorrhö kann in vielen Fällen durch Anwendung von Ovulationshemmern Schmerzfreiheit erzielt werden.

5.6.1 Prämenstruelles Syndrom (PMS)

Definition
Als **prämenstruelles Syndrom** (**PMS**) bezeichnet man ausgeprägte psychische und physische Beschwerden, die fast ausschließlich bei ovulatorischen Zyklen 7–10 Tage vor der Menstruation beginnen und mit dem Einsetzen der Regelblutung aufhören.

Epidemiologie. Das PMS betrifft bevorzugt Frauen vom 40. Lebensjahr an bis zur Menopause. Schätzungsweise 20–40% aller Frauen leiden in der 2. Zyklushälfte unter verschiedenen Beschwerden. Bei 10–20% dieser Frauen sind die Beschwerden behandlungsbedürftig.

Symptomatik. Folgende Symptome sind für das PMS typisch:

- Brustspannen und empfindliche Brustwarzen (**Mastodynie**),
- abdominale Beschwerden mit Völlegefühl und Meteorismus,
- Ödeme aller Körperregionen, vor allem der Hände, der Füße und des Gesichtes,
- Herz-Kreislaufprobleme,
- Kopfschmerzen (Migräne),
- gesteigertes Durst- und Hungergefühl,
- ausgeprägte psychische Störungen in Form von Angstzuständen, psychischer Labilität mit aggressiver oder depressiver Neigung bis zur Lethargie, Erschöpfungszuständen und Schlaflosigkeit, teilweise in Verbindung mit Triebstörungen (gesteigerte Libido oder abnormes Ess- und Trinkverhalten).

Die psychischen Symptome werden nicht selten mit Konflikten in der Familie und am Arbeitsplatz in Verbindung gebracht.

Pathogenese. Die genaue Ursache des PMS ist unklar. Alle bisher erhobenen Befunde deuten auf eine multifaktoriell bedingte Störung hin, die durch ein hormonelles Ungleichgewicht ausgelöst wird. Frauen mit einer psychovegetativen Labilität leiden häufiger unter PMS. Der Nachweis niedriger Progesteronkonzentrationen und erhöhter Östrogenspiegel in der 2. Zyklushälfte deutet auf ein Ungleichgewicht der Östrogen-Progesteron-Relation als eine Ursache des prämenstruellen Syndroms hin.

Therapie. Die unklare Ursache des PMS gestattet keine kausale Therapie. Symptomatisch werden Gestagene sowie niedrigdosierte hormonale Kontrazeptiva in der 2. Zyklushälfte (16.–25. Zyklustag) zum Ausgleich der Schwankungen der Sexualsteroidhormone eingesetzt.

5.7 Nichthormonell bedingte Blutungsstörungen

Ursachen nichthormonell bedingter, organischer Blutungsstörungen liegen in Fehlbildungen der Genitalorgane, Neubildungen, Entzündungen oder Störungen, die nach ärztlichen Eingriffen oder auch Geburten auftreten. Je nach Ursache sind bestimmte Blutungsstörungen zu erwarten, wie die folgende Übersicht zeigt.

Nichthormonell bedingte Blutungsstörungen

Amenorrhö bei:
- Vaginalatresie (▶ Kap. 3.1.2)
- Hymenalatresie (▶ Kap. 3.1.2)
- Asherman-Fritsch-Syndrom (▶ Kap. 5.2.4)
- Zervixstenose
- Fehlbildungen des Uterus (▶ Kap. 3.1.2)

Hypermenorrhö bei:
- Intramuralen und submukösen Myomen (▶ Kap. 11)
- Metropathischem Uterus
- Adenomyosis (▶ Kap. 12)
- Endometritis (▶ Kap. 10)
- Polypen (▶ Kap. 11)
- Uterushypoplasie mit einer Kontraktions- und/oder einer vaskulären Blutungsschwäche

Postmenstruelle Nachblutung bei:
- Vorausgegangener Abrasio
- Vorausgegangener Geburt
- Endometritis

Hypomenorrhö bei:
- Chronisch-entzündlichen Veränderungen des Endometriums
- Iatrogenen Veränderungen: Asherman-Fritsch-Syndrom

Metrorrhagie bei:
- Karzinomen (▶ Kap. 11)
- Submukösen Myomen
- Polypen
- Endometritis

Dysmenorrhö bei:
- Uterus bicornis mit abflussgestörtem Nebenhorn (▶ Kap. 3.1.2)
- Endometriose (▶ Kap. 12)
- Adenomyosis uteri
- Uterus myomatosus
- Entzündlichen Veränderungen im kleinen Becken
- Narbigen Stenosen im Zervikalkanal

Metropathischer Uterus

Pathogenese. Die Ursache ist unklar. Man diskutiert eine chronische Subinvolution des Uterus nach Geburten oder Aborten, vielleicht auch eine Bindegewebsvermehrung. Das Verhältnis von metropathischem Uterus zu Uterus myomatosus beträgt in Operationspräparaten etwa 1:15.

Diagnostik. Es besteht eine Menorrhagie oder Hypermenorrhö. Die Inspektion und die Palpation des Genitale ergeben einen vergrößerten Uterus, Druckschmerz besteht im Allgemeinen nicht. Die vaginale Sonographie zeigt eine Wandverdickung des Myometriums bis zu 2 cm und eine Sondenlänge von 10 cm und mehr, oft auch gleichzeitig Anzeichen für eine Endometriumhyperplasie.

Therapie. Eine Abrasio dient dem Ausschluss endometrialer Veränderungen, beseitigt aber die Symptome nicht, ebenso wie hormonelle Therapieversuche. Eine therapeutische Hysterektomie ist zu erwägen.

5.8 WHO-Klassifikation der funktionellen Ovarialinsuffizienz

Definition

Ein Ausfall oder eine Einschränkung der Ovarialfunktion wird als **Ovarialinsuffizienz** bezeichnet. Funktionsstörungen der Ovarien sind meist klinisch symptomatisch im Sinne von Zyklusstörungen und Infertilität.

Patientinnen mit Zyklusstörungen können entsprechend einem Schema der WHO aus dem Jahre 1976 den Ovarialinsuffizienz-Gruppen I bis VII zugeordnet werden (◻ Abb. 5.5). Zusätzlich zu ihrem diagnostischen Wert hat sich die

WHO-Klassifizierung der Ovarialinsuffizienzen vor allem wegen ihrer therapeutischen Bedeutung für Sterilitätspatientinnen bewährt. Klassifiziert wird anhand des Gonadotropinspiegels (hypogonadotrop, normogonadotrop, hypergonadotrop) bzw. des Prolaktinspiegels (normoprolaktinämisch, hyperprolaktinämisch). Erhöhte Androgene führen zu einer sogenannten hyperandrogenämischen Amenorrhö (z. B. polyzystisches Ovar-Syndrom).

Funktionelle Ovarialinsuffizienz (WHO-Klassifikation)

Gruppe I: Hypogonadotrope normoprolaktinämische Ovarialinsuffizienz
Gruppe II: Normogonadotrope normoprolaktinämische Ovarialinsuffizienz
- Gruppe IIa: mit spontanen Blutungen
- Gruppe IIb: mit Amenorrhö

Gruppe III: Hypergonadotrope Ovarialinsuffizienz
Gruppe IV: Anomalie des Genitaltraktes
Gruppe V: Hyperprolaktinämie mit Tumorbildung
Gruppe VI: Hyperprolaktinämie ohne Tumorbildung
Gruppe VII: Normoprolaktinämische Ovarialinsuffizienz mit Tumornachweis

Gruppe I: Hypogonadotrope normoprolaktinämische Ovarialinsuffizienz

Definition
Patientinnen der Gruppe I haben erniedrigte Gonadotropinspiegel und normale Serumprolaktinspiegel. Nach exogener Gestagenzufuhr kommt es wegen des Östrogenmangels nicht zur Entzugsblutung.

Ein Hypophysentumor muss durch radiologische Diagnostik ausgeschlossen werden.

Amenorrhoische Patientinnen mit einer Pubertas tarda (idiopathische Entwicklungsverzögerung, ► Kap. 3.2.2), einem Kallmann-Syndrom und anderen Formen der hypothalamo-hypophysären Dysfunktion wie bei einer Anorexia nervosa gehören in Gruppe I.

Diagnostik. Die Bestimmung der basalen LH-, FSH- Östrogen- und Prolaktinkonzentrationen ist häufig nicht ausreichend, sodass ein GnRH-Test ggf. mit pulsatiler GnRH-Vorbehandlung indiziert ist.

Beispiel
25-jährige Patientin, sekundäre Amenorrhö seit 3 Jahren, zuvor Ovulationshemmer, Anorexia nervosa im 16. Lebensjahr, Body-Mass-Index minimal 16,3, Psychotherapie erfolgt.
Befunde: Aktuell Body-Mass-Index 18,8. Hormonstatus: LH leicht vermindert, Östradiol niedrig, Gestagen-Test negativ, GnRH-Test positiv. Vaginalsonographie: unauffällig, keine Follikeldominanz.
Diagnose: Hypothalamische Amenorrhö WHO-Gruppe I.
Therapie: Östrogen-Gestagen-Therapie zyklisch oder Ovulationshemmer (Mikropille), da kein Kinderwunsch.

Gruppe II: Normogonadotrope normoprolaktinämische Ovarialinsuffizienz

Die Patientinnen haben spontane Blutungen (Gruppe IIa) oder sind amenorrhoisch (Gruppe IIb).

Gruppe IIa

Zugrunde liegt eine Corpus-luteum-Insuffizienz (► Kap. 6), bei ausgeprägten Störungen auch eine Anovulation mit Zyklusstörungen im Sinne von Oligomenorrhöen.

Gruppe IIb

Bei diesen Patientinnen liegt eine primäre oder sekundäre Amenorrhö vor. Letztere haben einen positiven Gestagentest, d. h. eine Abbruchblutung nach Gestagengabe. Ursächlich kann eine unzureichende hypothalamische GnRH-Sekretion wie beispielsweise bei einer anorektischen Reaktion sein.

Aber auch eine Hyperandrogenämie ovarieller Genese wie beim PCO-Syndrom (PCOS, ► Kap. 6) oder adrenaler Genese wie beim adrenogenitalen Syndrom (konnatales AGS, Late-onset-AGS, ► Kap. 3.1.2) kann zu einer Ovarialinsuffizienz führen.

Ein Drittel der Patientinnen mit virilisiertem Genitale kann wegen eines mangelhaft ausgebildeten Introitus vaginae keinen regelrechten Geschlechtsverkehr ausüben.

Gruppe III: Hypergonadotrope Ovarialinsuffizienz

Patientinnen mit primärer oder sekundärer Amenorrhö werden dieser Gruppe zugerechnet. Im Vergleich zu Gruppe I zeigen diese Patientinnen einen erhöhten FSH-Wert als Ausdruck einer primären Ovarialinsuffizienz (■ Abb. 5.5).

Gruppe IV: Anomalie des Genitaltraktes

Das Leitsymptom ist die primäre oder sekundäre Amenorrhö mit ansonsten meist normaler somatischer und sexueller Entwicklung. Die Amenorrhö bei den Patientinnen dieser Gruppe ist auf anatomische Veränderungen und nicht auf eine Ovarialinsuffizienz zurückzuführen. Das bekannteste Beispiel einer anatomisch bedingten primären Amenorrhö ist das **Mayer-Rokitansky-Küster-Hauser-Syndrom** (▶ Kap. 3.1.2, 5.2.4).

Gruppe V: Hyperprolaktinämie mit Tumorbildung

Leitsymptom der Patientinnen der Gruppe V sind erhöhte Prolaktinwerte und der Nachweis eines Prolaktinoms (▶ Kap. 5.2.2).

Gruppe VI: Hyperprolaktinämie ohne Tumorbildung

Eine Hyperprolaktinämie ohne Tumornachweis kann funktionell oder aber medikamentös durch Beeinflussung des Dopaminstoffwechsels bedingt sein. Daher muss eine sorgfältige Medikamentenannamnese bei hyperprolaktinämischen Patientinnen erfolgen. Zu den Medikamenten, die Hyperprolaktinämien auslösen können, zählen Dopaminrezeptorblocker bzw. Dopamin-entspeichernde Substanzen wie Phenothiazine, trizyklische Antidepressiva, Butyrophenone, Anxiolytika, Reserpin, Methyldopa, Metoclopramid, Sulpirid, Östrogene und Cimetidin.

Beispiel

36-jährige Patientin, sekundäre Amenorrhö seit Geburt vor 4 Jahren.

Befunde: Hormonstatus: Prolaktin 5-fach erhöht, LH vermindert, Östradiol vermindert, Gestagen-Test positiv. Vaginalsonographie: unauffällig, keine Follikeldominanz. Kernspintomographie der Hypophyse: Kein Tumornachweis.

Diagnose: Hyperprolaktinämische Ovarialinsuffizienz Gruppe VI.

Therapie: Dopaminagonisten-Dauertherapie einschleichend, Dosisanpassung alle 2 Wochen, bis Prolaktinwert normalisiert, Wiederaufleben der ovulatorischen Zyklusfunktion meist 6 Wochen nach Therapiebeginn.

> Schwangere und stillende Frauen zählen nicht zur Patientinnengruppe VI, da es sich hier um eine physiologische Hyperprolaktinämie handelt.

Gruppe VII: Normoprolaktinämische Ovarialinsuffizienz mit Tumornachweis

In dieser Gruppe werden Patientinnen zusammengefasst, die einen meist hormoninaktiven Tumor im Bereich der Hypophyse haben. Ähnlich wie in Gruppe I besteht bei einem normalen bis subnormalen FSH-Wert ein Östrogenmangel. Durch Zerstörung und Raumforderung können diese Tumore, bei denen es sich in der Kindheit und Adoleszenz meist um **Kraniopharyngeome** handelt, die angrenzenden Strukturen wie die GnRH-produzierenden Neurone in ihrer Funktion beeinträchtigen. Dadurch erklärt sich die Funktionsruhe der Ovarien. Die Patientinnen werden häufig durch eine **Pubertas tarda** (▶ Kap. 3.2) in Kombination mit Kopfschmerzen, Übelkeit, Gesichtsfeldausfällen und Kreislaufstörungen auffällig. Eine intraselläre Ausbreitung kann mit einer allgemeinen Hypophyseninsuffizienz mit Minderwuchs, Hypothyreoidismus und Nebennierenrindeninsuffizienz vergesellschaftet sein.

Therapie der funktionellen Ovarialinsuffizienz

Die Therapie der funktionellen Ovarialinsuffizienz orientiert sich grundsätzlich daran, ob eine kausale Therapie möglich, Kinderwunsch (▶ Kap. 6) besteht oder eine Kontrazeption (▶ Kap. 7) gewünscht wird (■ Tab. 5.1). Liegt ein Tumor der Ovarialfunktionsstörung zu Grunde, so ist eine tumorspezifische Therapie erforderlich.

Im Rahmen einer **Substitutionstherapie** empfiehlt sich die sequentielle oder kombinierte Substitution mit Östrogenen und Gestagenen in physiologischen Dosen unter Beachtung der Kontraindikationen für eine Hormontherapie. Sie gewährleistet regelmäßige Entzugsblutungen aus einem sekretorisch transformierten Endometrium und schützt das Endometrium vor Endometriumdysplasien.

Die Folgen eines **unbehandelten Östrogenmangels** sind die frühzeitige Osteoporose und mögliche klimakterische Beschwerden. Die Langzeitschäden eines Östrogenmangels sind insbesondere für junge Patientinnen schwerwiegend. Durch die psychotrope Wirkung von Östrogenen kann außerdem die Neigung zu depressiven Verstimmungen, Reizbarkeit und zu Schlafstörungen günstig beeinflusst werden. Bei der Gonadendysgenesie empfiehlt sich in der Adoleszenz zunächst eine niedrige Dosierung der Östrogene, da möglicherweise so eine Verbesserung des Längenwachstums erreicht werden kann.

> **!** Die alleinige Östrogensubstitution ist grundsätzlich kontraindiziert, da unter einer solchen Monotherapie das Risiko von Korpuskarzinomen erhöht ist. Eine Ausnahme besteht nur bei Frauen ohne Uterus (Mayer-Rokitansky-Küster-Hauser-Syndrom, Hysterektomie).

In Kürze

Hormonell und nichthormonell bedingte Blutungsstörungen

- **Eumenorrhö:** Normale, regelrechte Regelblutung, Dauer 3–7 Tage, alle 21–35 Tage, nicht übermäßig stark, nicht schmerzhaft.
- **Regeltempostörungen:** Störungen des Blutungsintervalls, Abweichung vom normalen Blutungsabstand bei meist erhaltener zyklischer Regelblutung, meist funktionell bedingt, Follikelphase verkürzt.

  Oligomenorrhö zu seltene Regelblutung, Blutungsabstand länger als 35 Tage: Perimenopausale Frauen als Zeichen beginnender Ovarialinsuffizienz, Zwischenstufe bei der Entwicklung einer hypothalamischen Amenorrhö aus einer Eumenorrhö, bei ovulatorischen Zyklen Follikelphase verlängert, Gelbkörperphase hingegen verkürzt oder normal.

  Polymenorrhö zu häufige Regelblutungen, Zyklus kürzer als 21 Tage.

- **Amenorrhö:**

Primäre Amenorrhö: Bis zum 15. Lebensjahr keine Menarche, selten, meist **organisch** (Genitalfehlbildung, Anomalie) bedingt.

Sekundäre Amenorrhö: Ausbleiben der Menstruation über 3 Monate ohne Gravidität, meist funktionell verursacht.

Hypothalamische Amenorrhö: Mangel oder Fehlen der GnRH-Sekretion, selten **organisch** (kongenitale Aplasie, Reifungsstörung, pränatale Schädigung, Tumore, Verletzungen, Entzündungen) bedingt, meist funktionelle Störung (Stress, Gewichtsverlust, Anorexia nervosa, Leistungssport).

Hypophysäre Amenorrhö: Schädigung, Fehlentwicklung der Hypophyse, primäre hypophysäre Amenorrhö (Lues, Tbc, Autoimmunerkrankungen, Tumore wie Kraniopharyngeom, Prolaktinom, Sheehan-Syndrom) extrem selten.

Ovarielle Amenorrhö:

  Primär ovariell mit fehlenden, hypoplastischen Ovarien (chromosomale Störungen wie Gonadendysgenesie bei Ullrich-Turner-Syndrom, Swyer-Syndrom, gemischte Gonadendysgenesie, Pseudohermaphroditismus masculinus, echter Hermaphroditismus oder primäre Ovarialhypoplasie, Gonadenagenesie.

  Sekundär ovariell vor allem bei prämaturer Ovarialinsuffizienz (vorzeitiger Erschöpfung des Keimepithels), resistant-ovary-syndrome (Follikelreifungsstörung), aber auch Ovarektomie, nach Radiatio, Zytostatika, Infektion, Tubenligatur, bei ausgeprägtem Nikotinabusus, Autoimmunerkrankungen wie Morbus Addison, Hashimoto-Thyreoiditis, Morbus Basedow, Tumoren.

Uterine Amenorrhö: Ovarialfunktion in der Regel normal, sekundären Geschlechtsmerkmale meist voll ausgebildet.

  Primäre Amenorrhö durch eine Fehlanlage (Uterus- und/ oder Vaginalaplasie oder -fehlbildung, (Mayer-Rokitansky-Küster-Hauser-Syndrom)

  Sekundäre Amenorrhö bei Endometriumschädigung durch zu forcierte Kürettage (Abort, Nachräumung postpartal, Ashermann-Fritsch-Syndrom).

Extragenitale Amenorrhö: Bedingt durch Funktionsstörungen anderer Organsysteme wie bei Erkrankungen der Nebennierenrinde (adrenogenitales Syndrom, Late-onset-Form), Cushing-Syndrom, Hypothyreosen, schwere Allgemeinerkrankungen wie Leukämie, Morbus Hodgkin, metabolische Störungen wie Diabetes mellitus.

- **Regeltypusstörungen:** Störungen des Blutungsmusters, verstärkte, abgeschwächte, verkürzte oder verlängerte Regelblutung, meist organisch bedingt.

  Hypomenorrhö: Blutverlust weniger als 25 ml, meist endometrial verursacht, bei ovulatorischem Zyklus keine Therapie nötig.

  Hypermenorrhö: Blutverlust mehr als 150 ml, 80% organisch bedingt durch Tumore oder Entzündungen, funktionell bedingt bei Gestagendefizit, fraktionierte Abrasio diagnostisch zum Ausschluss von Neubildungen und therapeutisch zur Blutstillung indiziert.

  Menorrhagie: Blutung verstärkt und verlängert, Dauer 7–14 Tage, organische Ursachen wie bei Hypermenorrhö.

  Metrorrhagie (azyklische oder dysfunktionelle Dauerblutung): unregelmäßige, zyklusunabhängige Blutung. Organisch bedingt durch Neubildungen, Entzündungen, Intrauterinpessare, gestörte Frühschwangerschaft, funktionell durch Follikelpersistenz (trotz Follikelreifung keine Ovulation, keine Luteinisierung). Diagnostische Abrasio grundsätzlich notwendig, bei organischer Ursache Therapie des Grundleidens, bei Follikelpersistenz Hormonbehandlung.

  Zusatzblutungen: Alle Blutungen zusätzlich zur normalen Menstruationsdauer von 7 Tagen, organisch bedingt durch Neubildung, Ektopie, hämorrhagische Diathese, funktionell durch prämenstruelle Schmierblutungen bei Corpus-luteum-Insuffizienz, postmenstruelle Blutungen bei verzögerter Endometriumregeneration, Ovulationsblutung als Östrogenentzugsblutung.

- **Dysmenorrhö:** (Menorrhalgie, Algomenorrhö): Sehr schmerzhafte Regelblutung (krampfartige Schmerzen zu Blutungsbeginn), ausgeprägte Allgemeinbeschwerden (Rückenschmerzen, Übelkeit, Erbrechen, Kopfschmerzen, Migräne, Kollapsneigung). Organische Ursachen wie Uterushypoplasie, Retroflexio uteri, Endometriose, Myome, Uterusfehlbildungen, Zervikalstenose, Intrauterinpessare, Entzündungen möglich, psychische Faktoren. Therapie mit Prostaglandinsynthesehemmern, Ovulationshemmern.
- **Nichthormonell bedingte Blutungsstörungen:** Fehlbildungen, Neubildungen, Entzündungen, Störungen wie bei metropathischem Uterus (Subinvolution nach Schwangerschaft) bedingen unterschiedlichste Blutungsstörungen.

Sterilität und Infertilität

A. Schultze-Mosgau, T. Schill, D. Strik, U. Germer

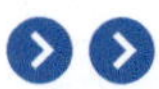 Einführung

In Deutschland wird von 1,5–2 Mio. sterilen Paaren ausgegangen. In der Reproduktionsmedizin wurden in den letzten Jahrzehnten große Fortschritte gemacht. Trotzdem kann ein Erfolg der Sterilitätstherapie nicht garantiert werden. Eine Unterstützung des Paares durch geschulte Psychologen ist wünschenswert.

6.1 Ätiologie

Die Ursachen ungewollter Kinderlosigkeit sind vielfältig, häufig sind mehrere Faktoren verantwortlich.

Definition

Sterilität bedeutet, dass bei bestehendem Kinderwunsch und regelmäßigem, ungeschütztem Geschlechtsverkehr innerhalb von 2 Jahren keine Schwangerschaft eintritt.

Bei **primärer Sterilität** (Impotentia concipiendi) hat noch nie eine Befruchtung stattgefunden.

Bei **sekundäre Sterilität** ist eine Schwangerschaft vorausgegangen, die zu einem lebenden Kind, zu einem Abort oder zu einer Extrauteringravidität geführt hat.

Die Begriffe Sterilität und Infertilität werden oft synonym verwendet.

Definition

Bei **Infertilität** (Impotentia generandi) tritt eine Schwangerschaft ein, führt jedoch nicht zur Geburt eines lebenden Kindes.

Die Ursachen der Sterilität liegen zu 45% bei der Frau, zu 40% beim Mann, zu 35% bei beiden Partnern und bleiben in 15% ungeklärt.

Das **biologische Alter** des Ovars terminiert die Fertilität der Frau (Abb. 6.1).

Im Alter nehmen auch andere Sterilitätsursachen (Adhäsionen nach operativen Eingriffen, Infektionen, Endometriose, Myome) zu. Der Zusammenhang zwischen Alter und Fertilität beim Mann ist nicht sicher geklärt.

Die Erfolgsrate einer Sterilitätsbehandlung hängt auch vom Lebensalter der Patientin ab.

Chronische **Intoxikationen** (Umweltgifte, Alkohol, Nikotin, Drogen) können die Fertilität negativ beeinflussen. Raucherinnen haben höhere Raten an Zyklusstörungen, Fehl- und Totgeburten. Chronischer Alkoholkonsum kann zu Hodenatrophie mit Spermatogenesestörung führen.

Allgemeinerkrankungen (endokrinologische Erkrankungen, Autoimmunerkrankungen, Nierenerkrankungen) beeinträchtigen die Fertilität. Sowohl Übergewicht als auch Untergewicht können ungewollte Kinderlosigkeit bedingen.

6.2 Diagnostik

 Die Diagnostik betrifft das ungewollt kinderlose Paar.

Meist sucht die Frau zunächst den Gynäkologen auf.

6.2.1 Anamnese

Die Anamnese sollte sowohl einzeln als auch in Anwesenheit beider Partner erhoben werden.

Die ärztliche Schweigepflicht gilt gegenüber beiden Partnern.

So darf der Arzt keine Information über vorausgegangene Schwangerschaften ohne Einverständnis des Patienten an den Partner weitergeben.

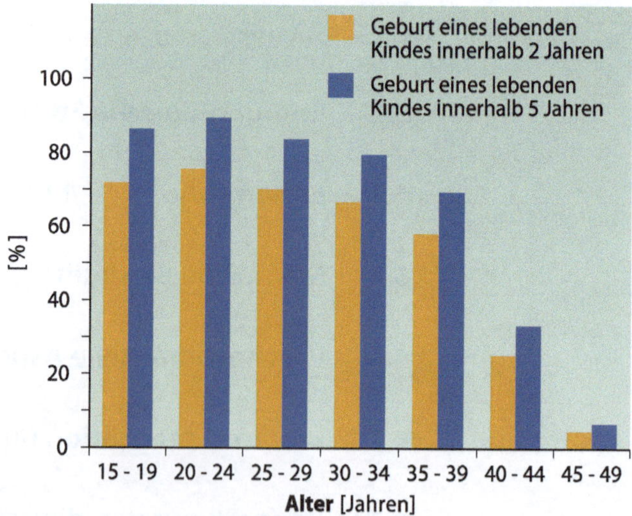

Abb. 6.1. Altersabhängigkeit der Fertilität in einer Population ohne Empfängnisverhütung

Zu erfragen sind:

- **Schwangerschaften**, ungewollte Kinderlosigkeit in früheren Partnerschaften.
- **Zyklusanamnese.**
- Bauchoperationen, gynäkologische Infektionen als Hinweis auf **Verwachsungen. Schmerzen** bei Defäkation oder Miktion können Zeichen für Entzündungen oder Endometriose sein. **Chronische Entzündungen** (M. Crohn, Autoimmunerkrankungen), **Stoffwechselerkrankungen** (Schilddrüsenfunktionstörung, Diabetes mellitus).
- **Vegetative Anamnese** (Hitzewallungen, Schweißausbrüche bei Ovarialinsuffizienz; Nervosität, Schlafstörungen bei Schilddrüsenfunktionsstörungen) als Hinweis auf endokrine Störungen. Alkohol-, Nikotin-, Drogen- oder Medikamentenabusus, notwendige Dauermedikation (Antihypertensiva, Antikonvulsiva), Gewichtsveränderungen.
- **Sozialanamnese** mit beruflicher Belastung, Wohnungsverhältnisse, Exposition von Umweltgiften (Holzschutzmittel, Schwermetalle).

> Die Dauer des Kinderwunsches und die Häufigkeit des Geschlechtsverkehrs ist zu erfragen. Über den optimalen Konzeptionszeitpunkt muss gegebenenfalls aufgeklärt werden.

6.2.2 Körperliche und gynäkologische Untersuchung

Inspektion von Körperbau, Haut (Behaarungstyp, Akne), sekundären Geschlechtsmerkmalen, Schilddrüse und Mammae (Galaktorrhö) können auf endokrine oder chromosomale Störungen hinweisen.

Der gynäkologische **Tastbefund** ist häufig unauffällig. Ein vergrößerter Uterus (Myome), verdickte Adnexen (Adnexitis), Resistenzen der Adnexe oder im Douglas (Schmerzen und Resistenzen im Douglas bei Endometriose) sind zu beachten. Bei der Untersuchung von Vagina und Zervix muss auf Infektionen und Neoplasien geachtet und ein zytologischer Abstrich entnommen werden.

6.2.3 Funktionstests, Hormonbestimmung

Basaltemperatur

> Die morgens, immer zur selben Zeit vor dem Aufstehen und an der selben Stelle (oral, vaginal oder anal) gemessene **Basaltemperatur** zeigt beim ovulatorischen Zyklus einen biphasischen Verlauf mit Temperaturanstieg von 0,5°C etwa 1–2 Tage nach der Ovulation.

Progesteron scheint den Temperaturstellwert im Hypothalamus zu verändern.

> Der ausbleibende Anstieg der Basaltemperatur spricht für **Anovulation**.

Ein langsamer oder treppenförmiger Anstieg oder eine Verkürzung der 2. Zyklushälfte auf weniger als 10 Tage weist auf eine **Corpus-luteum-Insuffizienz** hin.

Funktionszytologie, Funktionshistologie

Die **vaginale Zytologie** (**Funktionszytologie**) erlaubt eine orientierende Aussage über Zyklusphase, Einfluss von Östrogen und Progesteron und die Beurteilung des Zervixmukus.

Die **Strichkürettage** zur Gewinnung einer Endometriumsbiopsie wird 2–3 Tage vor Beginn der Menstruation durchgeführt. Die histologische Beurteilung gibt Auskunft über die sekretorische Umwandlung des Endometriums (Einfluss von Östrogen, Progesteron).

Hormonprofil

Quantitative Analysemethoden (ELISA, RIA) ermöglichen die schnelle und zuverlässige endokrine Diagnostik. Die **Basishormonanalyse** erfolgt zu Zyklusbeginn (3.–7. Zyklustag) und umfasst LH, FSH, Prolaktin, Progesteron, Östradiol, Testosteron, DHEA-S und TSH.

Die Östrogenbestimmung zur Beurteilung der Follikelreifung sollte mehrfach während der Follikelphase wiederholt werden.

Die Corpus-luteum-Insuffizienz kann nur durch mehrfache Progesteronbestimmung nach der Ovulation ausgeschlossen werden.

Endokrine Funktionstests

Bei Oligomenorrhö oder Amenorrhö kann ein **Gestagentest** durchgeführt werden.

Praxisbox Gestagentest

Der Patientin werden Gestagene zur sekretorischen Umwandlung des Endometriums gegeben. Anschließend erfolgt eine Blutung (positiver Gestagentest), sofern zuvor unter endogenem Östrogeneinfluss das Endometrium aufgebaut worden ist. Falls keine Blutung eintritt (negativer Gestagentest), ist davon auszugehen, dass das Endometrium nicht durch Östrogene aufgebaut wurde.

Zum Ausschluss einer uterinen Amenorrhö wird ein **Östrogen-Gestagentest** durchgeführt.

Praxisbox Östrogen-Gestagentest

Beim Östrogen-Gestagentest werden nach Gravidationsausschluss 60 µg Ethinylestradiol täglich p.o. über 20 Tage verabreicht. Zusätzlich werden Gestagene, z. B. Lynestrenol 10 mg täglich p.o. vom 11.–20. Einnahmetag gegeben. Möglich ist die Verwendung eines Kombinationspräparates.

Mit dem **GnRH-Test** kann bei niedrigen Gonadotropinwerten zwischen hypothalamischem und hypophysärem Hypogonadismus unterschieden werden.

Praxisbox GnRH-Test

Zunächst erfolgt eine venöse Blutentnahme zur Bestimmung der basalen Werte von FSH und LH. Danach werden 100 µg GnRH i.v. appliziert und nach 30 min erneut eine Bestimmung von FSH und LH durchgeführt. Die gonadotrope Insuffizienz ist ausgeschlossen, wenn FSH und LH mindestens das 3-Fache ihres Basalwertes erreicht haben

Zur Zyklusmitte kann mittels Serumprobe oder Urinstix der präovulatorische **LH-Anstieg** bestimmt werden, der der Ovulation ca. 36–40 h vorausgeht und somit die Ovulation voraussagt. Durch wiederholte **transvaginale Sonographie** wird das Follikelwachstum und nach dessen Ruptur, als Ovulationsnachweis häufig freie Flüssigkeit im Douglas-Raum beobachtet. Ein präovulatorischer Follikel hat eine Größe von ca. 20 mm.

Postkoitaltest

Der Postkoitaltest (früher Sims (1868)-Huhner (1913)-Test), weist u. a. auf Störungen der männlichen Fertilität hin.

Praxisbox Postkoitaltest

Nach 3–5-tägiger sexueller Karenz des Mannes wird 9–24 h nach dem Koitus endozervikal Mukus aus dem Zervikalkanal entnommen und unter dem Phasenkontrastmikroskop beurteilt. Sind motile Spermien vorhanden, ist der Test positiv. Lassen sich auch bei mehrmaliger Wiederholung keine oder nur unbewegliche Spermien nachweisen (negativer Postkoitaltest), besteht der Verdacht auf männliche Infertilität. Die Beurteilung des Ejakulates (Spermiogramm) ermöglicht die Diagnose.

6.2.4 Invasive Diagnostik

Zur invasiven Diagnostik zählt:
- **Laparoskopie** (Bauchspiegelung),
- **Hysteroskopie** (Spiegelung der Gebärmutter)
- **Tuboskopie** (Spiegelung der Eileiter).

Die Verfahren sollen vor allem Eileiterverschlüsse oder Verwachsungen mit Fixierung der Tuben ausschließen. Die Tuboskopie gilt nicht als Standardverfahren.

Die **Hysterosalpingographie** (radiologische Darstellung von Uterus und Tuben mit Hilfe von Kontrastmittel) wird wegen der gonadalen Strahlenbelastung und fehlender Aussage über peritubare Adhäsionen immer seltener durchgeführt.

Auch die **Pertubation der Eileiter** wird kaum noch durchgeführt. Alternativ kann durch die transvaginale Sonographie mit Applikation von Ultraschallkontrastmittel die Tubenpassage nachgewiesen werden (**Hysterosalpingosonographie**).

> Eine invasive Diagnostik wird erst nach Abklärung der endokrinen Situation und der männlichen Fertilität veranlasst.

6.3 Therapie

Keine Therapiemöglichkeiten können bestehen bei
- Chromosomenstörungen,
- Agenesie der Genitalorgane anderer Ursache,
- hypergonadotrope Ovarialinsuffizienz.

Für die Behandlung **ovarieller Funktionsstörungen** stehen Antiöstrogene und Gonadotropine zur Verfügung.

6.3.1 Antiöstrogene

Hierzu gehören Clomifen, Tamoxifen, Epimestrol und Cyclofenil.

Clomifencitrat (CC)

Wegen guter oraler Bioverfügbarkeit und Verträglichkeit wird meist Clomifen eingesetzt.

Wirkmechanismus des Clomifencitrats (CC)

Als Antiöstrogen besetzt CC die Östrogenrezeptoren am Hypothalamus. Die Blockade der negativen Rückkopplung (Feedback) des Östradiols auf hypothalamischer Ebene führt zur Erhöhung der GnRH-Pulsfrequenz und -Amplitude, gefolgt von einer Zunahme der Pulsfrequenz von FSH und LH in der Hypophyse. Gleichzeitig besitzt CC einen schwachen, östrogenartigen Effekt, der ausreicht, um auf hypophysärer Ebene die gonadotropinproduzierenden Zellen für GnRH-Pulse zu sensibilisieren.

> Clomifencitrat stimuliert die Follikulogenese in den Ovarien.

Unter dem Gonadotropineinfluss entwickelt sich ein oder mehrere konzeptionsfähige Oozyten.

Indikationen für die CC-Therapie sind:
- Follikelreifungsstörung
- Corpus-luteum-Insuffizienz
- Syndrom der polyzystischen Ovarien (PCOS).

Kontraindikationen sind:
- Ovarialzysten,
- Gravidität,
- Leberfunktionsstörungen.

Nebenwirkungen sind:
- Mehrlingsgraviditäten,
- Ovarialzysten,
- Hitzewallungen, Schwindelgefühl, Brustspannen,
- Verschlechterung der Zervixfaktoren (Antiöstrogenwirkung des CC).

Antiöstrogene Effekte können das Endometrium und die Lutealfunktion beeinträchtigen. Um einer Corpus-luteum-Insuffizienz vorzubeugen, kann die Lutealphase mit Progesteron oder HCG gestützt werden.

Die Ovulationsraten liegen zwischen 50–96%, die Schwangerschaftsrate bei 25–56%.

6.3.2 Gonadotropine

In den 60er-Jahre wurde von Schwangerschaften nach ovarieller Stimulation mit **humanem Menopausengonadotropin** (**HMG**, aus dem Urin postmenopausaler Frauen gewonnen) berichtet. Mittlerweile steht auch **FSH** zur Induktion der Follikelreifung zur Verfügung. Zuletzt wurde **rekombinantes FSH und LH** (biotechnologisch hergestelltes) in die Sterilitätstherapie eingeführt.

Indikationen für den Einsatz von Gonadotropinen sind:
- Clomifenresistente Ovarialinsuffizienz,
- hypophysär bedingte Ovarialinsuffizienz (WHO I),
- PCO-Syndrom (polyzystisches Ovarsyndrom) nach Clomifenbehandlung.

Gonadotropine sind grundsätzlich indiziert nach erfolgloser Clomifenstimulation und bei männlicher Subfertilität in Kombination mit homologer Insemination. Durchgesetzt hat sich die hormonelle Stimulation mit Gonadotropinen als Vorbereitung für die extrakorporale Befruchtung.

Gonadotropinbehandlung

Die Behandlung beginnt am Zyklusanfang (2. oder 3. Zyklustag). Dosisabhängig entwickeln sich ein oder mehrere Follikel, deren Anzahl und Größe sonographisch kontrolliert wird. Parallel zum Wachstum der Follikel und Reifung der Oozyten steigt der Östradiolspiegel im Serum. Die Ovulation wird durch HCG induziert. Die Anzahl der konzeptionsfähigen Oozyten kann vor Behandlungsbeginn nicht bestimmt werden, sondern ist von der Sensibilität der Ovarien gegenüber den Gonadotropinen abhängig. Eine sonographische und hormonelle Zyklusüberwachung ist notwendig, um das Mehrlingsrisiko für die Patientin einzuschätzen.

> ! Zu den Risiken der Gonadotropinbehandlung gehören **Mehrlingsschwangerschaften** und **ovarielle Überstimulation** (Aszites, Pleuraergüsse, intravasaler Flüssigkeitsverlust, bei Hämokonzentration hohes Risiko thrombembolischer Erkrankungen bis hin zum Herzinfarkt).

Erhöhte LH-Konzentrationen während der frühen Follikulogenese sollen sich nachteilig auf die Eizellreifung auswirken und mit einer hohen Abortrate einhergehen. Durch den Einsatz reiner **FSH-Präparate** kann dies vermieden werden.

6.4 Endokrine Störungen

Weibliche Sterilität beruht zu 40% auf endokrinen Störungen.

Definition

Der Begriff **endokrine Störungen** fasst sämtliche Störungen auf der Hypothalamus-Hypophysen-Gonaden-Achse zusammen.

Verantwortlich für die Ausschüttung der Gonadotropine in der Hypophyse ist die **pulsatile Sekretion von GnRH** (Gonadotropin-Releasinghormon) aus dem Hypothalamus.

> Eine Änderung der GnRH-Pulsfrequenz scheint Ursache diverser Störungen der Ovarialfunktion zu sein.

Symptome ovarieller Funktionsstörungen (Follikelreifungsstörungen) sind ursachenunabhängig meist
- **Blutungsstörungen**, bis hin zur Amenorrhö oder
- **vegetative Symptome**, ähnlich denen der Perimenopause (Hitzewallung, Schweißausbrüche).

Die WHO hat zur Klassifizierung der funktionellen Sterilität die Ovarialinsuffizienz in 7 Gruppen aufgeteilt (▶ Kap. 5.8).

6.4.1 Hypogonadotrope normoprolaktinämische Ovarialinsuffizienz

Definition

Bei der hypogonadotropen normoprolaktinämischen Ovarialinsuffizienz (hypothalamische-hypophysäre Ovarialinsuffizienz, WHO-Gruppe I) ist durch eine Störung der GnRH-Sekretion die Stimulation der hypophysären Gonadotropinsynthese vermindert.

Im **GnRH-Test** zeigt sich bei der hypothalamischen Störung ein Anstieg von FSH und LH, der bei der hypophysären Störung ausbleibt.

Häufiges **Symptom** der hypothalamischen Ovarialinsuffizienz ist die Amenorrhö.

Ätiopathogenese. Die Patientinnen leiden häufig unter Anorexia nervosa, sind Hochleistungssportlerinnen, stehen unter psychischem Stress oder in starken Konfliktsituationen (exzessive Diäten, Krieg). Organische Ursachen wie Tumoren, Meningitiden, Traumata, strahlenbedingte oder vaskuläre Schäden des Hypothalamus oder der Hypophyse sind eher selten. Das **Sheehan-Syndrom** (Ausfall verschiedener hypophysärer Funktionen als Folge einer unter der Geburt aufgetretenen Hypophysenminderperfusion) ist als Beispiel zu nennen.

Therapie. Zur Ovulationsinduktion bei hypothalamischer und hypogonadotroper Ovarialinsuffizienz stehen Gonadotropin-Releasinghormon (GnRH) oder Gonadotropine zur Verfügung.

> Die **pulsatile Behandlung mit GnRH** führt zu einer weitgehend physiologischen Stimulation mit LH und FSH.

Die Sekretion hypophysärer Gonadotropine ist von der pulsatilen Freisetzung des GnRH aus dem Hypothalamus abhängig. Ist diese gestört, kommt es zur Anovulation mit hypogonadotroper hypothalamisch bedingter Amenorrhö. Zu Beginn der 80er-Jahre wurde die pulsatile Therapie mit GnRH eingeführt und erste Schwangerschaften erzielt.

Bei hypergonadotropen Ovarialinsuffizienz (WHO-Gruppe III) oder Ausfall der gonadotropen Hypophysenfunktion ist die GnRH-Behandlung nicht wirksam.

> Die Applikation des GnRH erfolgt mittels einer automatischen Pumpe. Unter i.v.-Therapie sind <90% der Patientinnen der WHO-Gruppe I nach 2–3 Behandlungsmonaten schwanger

6.4.2 Normogonadotrope normoprolaktinämische Ovarialinsuffizienz

Corpus-luteum-Insuffizienz

Bei der Corpus-luteum-Insuffizienz liegt eine normogonadotrope normoprolaktinämische Ovarialinsuffizienz (WHO-Gruppe II) vor.

Ätiopathogenese. Eine Follikelreifungsstörung der 1. Zyklushälfte führt zur unvollkommenen Ausbildung des Corpus luteum. Das vom Corpus luteum produzierte Progesteron, aber auch Östradiol, Inhibin und Relaxin (Funktion bisher nicht geklärt) werden ungenügend sezerniert.

Definition

Eine Corpus-luteum-Insuffizienz liegt vor, wenn wiederholt eine ungenügende oder zu kurze Progesteronsekretion in der Lutealphase auftritt.

Die meisten Autoren sprechen von einer Corpus-luteum-Insuffizienz, wenn die Lutealphase auf weniger als 10 Tage verkürzt ist.

Die Sterilität beruht wahrscheinlich auf einer Störung der Synchronisation zwischen Transportdauer des Embryos durch die Tuben und Transformation des Endometriums. Eine Implantation des Embryos bleibt aus.

Epidemiologie. Bei ungewollter Kinderlosigkeit findet man in 5–10% eine Corpus-luteum-Insuffizienz. Diese muss nicht dauerhaft, sondern kann sporadisch auftreten. Auch normal fertil Frauen können eine Störung der Lutealphase aufweisen.

Symptomatik. Typische Symptome sind prämenstruelle Schmierblutung und treppenförmiger Anstieg der Basaltemperatur. Durch den frühen Abfall der Progesteron- und auch Östrogenkonzentration in der 2. Zyklushälfte kommt es zum vorzeitigen Eintritt der Blutung.

Die Gonadotropinspiegel sind im Normbereich.

Diagnostik. Die Diagnostik umfasst:

- **Anamnese**: Meist verkürzter Zyklus mit Vor- und Nachblutungen.
- **Klinische Untersuchung**: Kurze Hyperthermiephase von weniger als 11 Tagen, treppenförmiger Anstieg der Basaltemperaturkurve. Manchmal Mastodynie (empfindliche Brust) in der 2. Zyklushälfte.
- **Labor**: Mehrfache Progesteronbestimmung in der 2. Zyklushälfte.
- **Ultraschall**: Überwachung von Follikelreifung und Ovulation durch serielle transvaginale Sonographie.
- **Endometriumbiopsie**: Zur Beurteilung der zeitgerechten Endometriumtransformation (ca. 3–5 Tage prämenstruell). Histologische Beurteilung und korrekte zeitliche Zuordnung erfordern spezielle Erfahrung, wird vor allem in den USA propagiert, weniger in Europa.

> Keine der genannten Untersuchungen kann für sich alleine eine Corpus-luteum-Insuffizienz diagnostizieren, entscheidend ist die Zusammenschau der Befunde.

6.4.3 Hypergonadotrope Ovarialinsuffizienz

Epidemiologie. Ungefähr 10–15% aller Amenorrhöen sind durch eine sekundäre hypergonadotrope Ovarialinsuffizienz bedingt.

Ätiopathogenese. Physiologisch tritt die hypergonadotrope Ovarialinsuffizienz (WHO-Gruppe III, primäre Ovarialinsuffizienz) in der Prämenopause auf. Lässt die ovarielle Steroidbiosynthese nach, kommt es durch einen negativen Feedbackmechanismus zum Anstieg der Gonadotropinsekretion der Hypophyse.

Eine Beschädigung des Keimepithels (Zytostatika, Strahlentherapie, operative Entfernung des Ovarialgewebes) kann dieselbe Wirkung erzielen. Eine Ganzkörperbestrahlung führt meist zu einem irreversiblen Verlust der Gonadenfunktion. Bei Patientinnen unter Zytostatikatherapie kann sich die Ovarialfunktion nach Abschluss der Therapie wieder einstellen, das Risiko der verfrühten Menopause ist jedoch deutlich erhöht.

Ovarialschutz bei Radiatio

Mit der laparoskopischen Oophoropexie kann vor der Radiatio des kleinen Beckens durch Verlagerung der Ovarien aus dem Bestrahlungsfeld hinter den Uterus die Gonadenfunktion erhalten werden. Ein weiterer noch experimenteller Ansatz ist die laparoskopische Entnahme von Ovarialgewebe vor der Bestrahlung mit anschließender Kryokonservierung, um bei Bedarf später die In-vitro-Maturation der Eizellen für eine künstliche Befruchtung durchzuführen.

Definition

Beim **idiopathischen Climacterium praecox** liegt eine hypergonadotrope Ovarialinsuffizienz ohne Follikulogenese vor dem 40. Lebensjahr unklarer Genese vor.

Ein ähnliches Krankheitsbild ist das **POF** (***premature ovarian failure***). Im Gegensatz zum Climacterium praecox kann sich die Ovarialfunktion verbessern und Schwangerschaften auftreten. Die Ätiologie ist ungeklärt.

Schließlich kommen noch seltene Autoimmunerkrankungen, Chromosomenstörungen oder kongenitale Fehlbildungen als Ursache in Frage.

6.4.4 Hyperprolaktinämie

Die WHO unterscheidet zwischen Hyperprolaktinämie mit Tumorbildung (WHO-Gruppe V) und ohne Tumorbildung (WHO-Gruppe VI).

Epidemiologie. Bei Frauen mit unerfülltem Kinderwunsch wird in bis zu 20% ein erhöhter Prolaktinspiegel gefunden.

Ätiopathogenese. Die Prolaktinsekretion wird von hypothalamischen Zentren reguliert und hauptsächlich über eine durch Dopaminrezeptoren vermittelte Inhibition gesteuert.

> Ein erhöhter Prolaktinspiegel führt zur Abnahme der GnRH-Pulsatilität und der hypophysären Gonadotropinsekretion. Folge ist eine **Follikelreifungsstörung**.

Eine Ursache der Hyperprolaktinämie ist die quantitative Zunahme prolaktinsezernierender Zellen durch **Mikro-** oder **Makroadenome** oder **Zellhyperplasie** in der Hypophyse.

Auch vermehrte TRH-Sekretion des Hypothalamus bei **Hypothyreose** (fehlendes negatives Feedback der Schilddrüsenhormone) führt, da TRH zum prolaktinstimulierenden Komplex gehört, zur erhöhten Prolaktinausschüttung.

Entzündliche Erkrankungen von Hypothalamus oder Hypophyse (Herpes Zoster, Enzephalitis), **Traumata, Stress** (bereits die Blutentnahme kann genügend Stress bedeuten) und **Brustwarzenstimulation** (keine Hormonbestimmung nach Mammapalpation) können eine Prolaktinerhöhung bedingen.

Insbesondere muss bei Prolaktinerhöhung als Ursache an die Einnahme zentral wirksamer **Medikamente** (▣ Tab. 6.1) wie Anxiolytika, Antidepressiva, H_2-Blocker, zentralwirksame Antihypertensiva und Dopaminrezeptorantagonisten wie Neuroleptika gedacht werden.

Symptomatik. Blutungsstörungen (Oligo- oder Polymenorrhö, Amenorrhö) können auftreten.

▣ **Tab. 6.1.** Medikamenteninduzierte Hyperprolaktinämie

Neuroleptika	Phenothiazine Butyrophenone Pimozid Sulpirid
Antidepressiva	Amitryptilin Doxepin
Antihypertensiva	Methyldopa Clonidin Reserpin
Magen-Darm-Mittel	Metoclopramid Domperidon Cimetidin Rantidin

> Hauptwirkung des Prolaktins ist die Stimulation der Brustdrüsen.

Ein erhöhter Prolaktinspiegel kann auch bei nicht schwangeren Frauen zur Galaktorrhö führen.

Gelegentlich weisen Patientinnen mit Hyperprolaktinämie eine Erhöhung adrenaler Androgene auf.

Diagnostik. Zur Diagnostik gehören:
- **Anamnese**: Einschränkung des Gesichtsfeldes, Kopfschmerzen, erhöhter Hirndruck, Ausfall endokriner Regelkreise (Diabetes insipidus, Hypothyreose, NNR-Insuffizienz, Galaktorrhö) bei Raumforderung.
- **Klinische Untersuchung**: Ausschluss einer Galaktorrhö, Gesichtsfelduntersuchung (Einschränkungen des Gesichtsfeldes bei Kompression des Chiasma opticum).
- **Labor**: Serumprolaktin, TSH basal, gegebenenfalls TRH-Test.
- **Bildgebende Verfahren:** Röntgenaufnahme der Sella, MRT oder CT vom Schädel bei deutlich erhöhten Prolaktinwerten (>40–50 ng/ml).

Mikroadenome (<1 cm) entgehen gelegentlich den bildgebenden Verfahren und sind eine Ausschlussdiagnose.

Die Höhe der basalen Prolaktinspiegel korreliert mit der Tumorgröße. So finden sich bei Prolaktinkonzentrationen von 50–100 ng/ml Serum häufig Mikroadenome (<1 cm) und bei Konzentrationen von über 100 ng/ml Makroadenome.

> **!** Bei Hyperprolaktinämie ist eine iatrogen induzierte Erhöhung des Prolaktinspiegels durch Medikamente, bei deutlicher Hyperprolaktinämie ein Hypophysentumor auszuschließen.

Therapie. Beim Makroadenom muss geklärt werden, ob eine **transsphenoidale Tumorentfernung** erforderlich ist. Die in der Schwangerschaft durch Tumorwachstum gefürchteten Komplikationen sind bei Mikroprolaktinomen selten (Visusausfall, Blutungen mit Kompressionssymptomen).

Prolaktinhemmer wirken als Dopaminagonisten und hemmen in der Adenohypophyse Synthese und Freisetzung von Prolaktin (▣ Tab. 6.2).

> **!** Eine **Hypoprolaktinämie** durch Überdosierung der Prolaktinhemmer kann zur Corpus-luteum-Insuffizienz bis hin zur Anovulation führen.

Tab. 6.2. Prolaktinhemmer

Substanz	Wirkdauer	Medikation oral	Ovulationsrate	Schwangerschaftsrate	Indikation
Bromocriptin	12 h	2×1,5–7,5 mg/die	85%	45%	Standardtherapie
Lisurid	6–12 h	2×200–600 µg/die	85%	45%	Standardtherapie
Metergolin	24 h	1×8–12 mg/die	50–60%	10–20%	Bromocriptin-unverträglichkeit
Cabergolin	14 die	4×0,5 mg/14 die	72%	45%	Bromocriptin-unverträglichkeit
Quinagolid	24 h	1×0,06 mg/die	85%	45%	Bromocriptin-resistente Hyperprolaktinämie

a) **Bromocriptin:** Seit Einführung in den 70er-Jahren ist die Therapie mit dem Mutterkornalkaloidderivat Bromocriptin Standard. Die Nebenwirkungen leiten sich aus der dopaminergen Wirkung sowie Interaktionen mit serotoninergen und adrenergen Rezeptoren ab. Häufig sind Übelkeit, Hypotonie, Müdigkeit, abdominelle Beschwerden und Verschlechterung einer Psychose. Oft ist eine Dauertherapie während der Sterilitätsbehandlung notwendig.
b) **Cabergolin:** Cabergolin ist ein dopaminerges Ergolinderivat mit extrem langer Halbwertzeit und Wirkungsdauer bei sehr guter Verträglichkeit. Es wird neuerdings auch zum primären Abstillen im Wochenbett eingesetzt.
c) **Quinagolid:** Octahydrobenzo(g)quinoline ist ein neu entwickeltes synthetisches Nonergotderivat, welches wie Cabergolin eine weitgehend selektive Wirkung am hypophysären D2-Rezeptor entfaltet. Es hemmt die Prolaktinfreisetzung nach einmaliger Gabe signifikant über 24 h.

Während der Schwangerschaft kann die Behandlung mit Prolaktinhemmern fortgeführt werden.

6.4.5 Störungen der Schilddrüsenfunktion

Epidemiologie. Bei Frauen mit gestörter Ovarialfunktion findet man in 5–15% pathologische Schilddrüsenhormonspiegel. Hypothyreosen sind häufiger als Hyperthyreosen.

Ätiopathogenese. Das fehlende negative Feedback der Schilddrüsenhormone bei Hypothyreose führt zur vermehrten TRH-Ausschüttung im Hypothalamus mit Folge einer vermehrten Sekretion von Prolaktin und LH aus der Hypophyse. Die Hyperthyreose führt häufiger zu Aborten.

Hypothyreose, Hyperthyreose

Die **latente Hypothyreose** ist die häufigste Schilddrüsenfunktionsstörung und vor allem in Jodmangelgebieten verbreitet. Von latenter Hypothyreose spricht man, wenn die peripheren Schilddrüsenhormone im Normbereich liegen, das basale TSH gleichzeitig erhöht oder die TSH-Sekretion nach TRH-Stimulation vermehrt ist.

Eine **manifeste Hypothyreose** kann angeboren oder erworben sein. Erworbene Schilddrüsenunterfunktionen sind Folge von Thyreoiditiden (Hashimoto-Thyreoiditis als Autoimmunerkrankung), einer Strumektomie, Radiojodtherapie, medikamentöser Behandlung (Thyreostatika, Lithium) oder Hypophyseninsuffizienz (Hypopituitarismus).

Die **Hyperthyreose** ist meist durch Autoimmunerkrankung (M. Basedow) oder durch Autonomie des Schilddrüsengewebes bedingt.

Diagnostik. Zur Diagnostik gehören:
- **Anamnese**
- **Klinische Untersuchung**: Struma, Herzfrequenz, Blutdruck, Exophtalmus, Myxödem.
- **Labor:** Bestimmung der peripheren Schilddrüsenwerte, des TSH und evtl. Durchführung eines TRH-Tests.
- **Bildgebende Diagnostik:** Sonographie, ggf. Szintigraphie.

> Als Screening-Test ist die Bestimmung des TSH basal ausreichend.

Therapie. Die **Hypothyreose** wird mit L-Thyroxin substituiert. Jodmangel sollte mit Jodid behandelt werden. Die

Hyperprolaktinämie bei Hypothyreose wird durch L-Thyroxin mitbehandelt.

Die **Hyperthyreose** wird mit Thyreostatika und Schilddrüsenhormonen behandelt.

! Die Sterilitätstherapie darf erst nach Absetzen der Thyreostatika und normaler Schilddrüsenfunktion begonnen werden.

6.4.6 Hyperandrogenämie und polyzystisches Ovarsyndrom (PCOS)

Hyperandrogenämie

Epidemiologie. Bei etwa 30% der Patientinnen mit hormonell bedingter Sterilität findet man erhöhte Androgenwerte.

Ätiopathogenese. Ort der Androgenbildung kann die Nebennierenrinde (Dehydroepiandrosteron, DHEA und Dehydroepiandrosteronsulfat, DHEAS) oder das Ovar (Testosteron) selbst sein.

Ursachen der Hyperandrogenämie

- **Adrenale Ursachen:** Selten Nebennierenrindentumor. Häufiger kongenitale Nebennierenrindenhyperplasie mit verminderter Enzymaktivität der Nebenniere (meist 21-Hydroxylase) als **AGS** (**adrenogenitales Syndrom**, Salzverlustsyndrom, Klitorishypertrophie) oder **Late-onset-AGS** (Manifestation erst in Pubertät).
- **Zentrale Ursachen**: Hypophysentumoren wie ACTH-produzierendes Hypophysenadenom (M. Cushing), Prolaktinom.
- **Ovarielle Ursachen**: Selten hormonproduzierende Ovarialtumoren (Arrhenoblastom, Granulosazelltumor, Hiluszelltumor, Lipidzelltumor, Gynandroblastom). Erhöhte basale LH-Spiegel, erhöhte Androgenproduktion der Thekazellen unter adrenergem Einfluss bei Stress.
- **Konstitutionelle Faktoren:** Adipositas.
- **Metabolische Faktoren**: Stoffwechselerkrankungen wie Hyperinsulinämie, Diabetes mellitus, Schilddrüsenerkrankungen, Leber- und Nierenerkrankungen.

Ausgeschlossen werden muss eine iatrogeninduzierte Hyperandrogenämie (Anabolika).

In den meisten Fällen liegt eine moderate Hyperandrogenämie unklarer Genese vor.

Pathogenese der Hyperandrogenämie

Durch die chronisch erhöhten Androgenwerte im Plasma kommt es zur azyklischen Östrogensynthese, da Androgene in Östrogene umwandelt werden. Dies scheint die Pulsatilität von GnRH zu verändern und die Empfindlichkeit der Hypophyse für GnRH zu steigern. Die LH-Sekretion reagiert dabei sensibler als die FSH-Produktion, LH stimuliert wiederum die Synthese von Androgen aus Cholesterol in den Thekazellen des Ovars. Diese Androgene werden FSH-abhängige in den Granulosazellen in Östrogen metabolisiert. Damit ist ein Circulus vitiosus geschlossen ( Abb. 6.2). Die LH-abhängige Androgensynthese ist jedoch nicht mit einer adäquaten FSH-abhängigen Aromatisierung der Androgene in Östrogene verbunden.

> Androgene hemmen die Follikelentwicklung und führen zu einer Atresie des Follikels.

Symptomatik. Adipositas gilt als eine Ursache der Hyperandrogenämie. Allerdings scheinen Patientinnen mit androider Verteilung des Fettgewebes an Bauch und Taille, häufiger eine Hyperandrogenämie aufzuweisen als Patientinnen mit gynoider Verteilung des Fettgewebes an Oberschenkeln und Gesäß.

Neben klinischen Androgenisierungserscheinungen kann die Hyperandrogenämie Zyklusstörungen bis hin zur Amenorrhö verursachen und so Ursache einer Sterilität sein. Die Virilisierungserscheinungen machen oft eine Therapie auch ohne Kinderwunsch erforderlich.

Therapie. Bei nicht vorhandenem Kinderwunsch werden störende Virilisierungserscheinungen mit oralen Kontrazeptiva, Cyproteronacetat, Gestagenen oder Spironolakton behandelt.

Cyproteronacetat (CPA)

Cyproteronacetat (CPA) ist gestagen wirksam und kann in der Sterilitätstherapie wegen der ovulationshemmenden Wirkung und des Risikos der Verweiblichung männlicher Embryonen nicht eingesetzt werden. Es wirkt antiandrogen über eine kompetitive Hemmung von Androgenrezeptoren. In Kombination mit einem Ovulationshemmer wird zusätzlich die gonadale Androgenproduktion gehemmt. CPA wird in Kombination mit Ethinylestradiol verabreicht.

Spironolakton

Bei Kontraindikationen gegen eine Kortisoltherapie kann eine Spironolaktontherapie erfolgen. Spironolakton hemmt die Synthese der ovariellen Androgene, fördert als Antagonist der Mineralkortikoide die Kaliumretention und wirkt blutdrucksenkend.

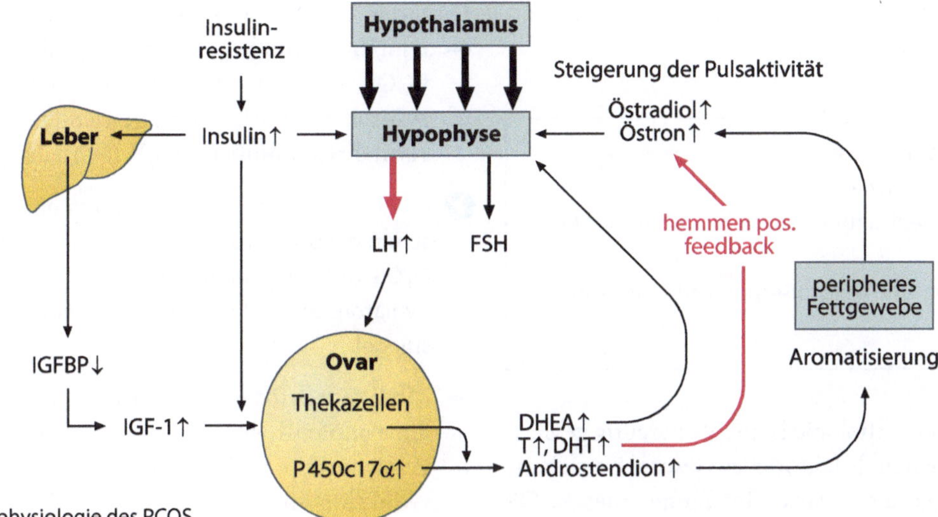

Abb. 6.2. Pathophysiologie des PCOS

Bei **Kinderwunsch** richtet sich die Therapie nach der Genese:

- **Adrenale Ursache**: Nebennierenrindentumoren müssen operativ entfernt werden. Bei AGS (andrenogenitales Syndrom) und Late-onset-AGS wird mit Glukokortikoiden die ACTH-Stimulation der Nebenniere supprimiert und die Sekretion adrenaler Androgene vermindert (Mädchen mit klassischem AGS benötigen eine lebenslange Glukokortikoidtherapie zur Senkung des erhöhten Aldosteronspiegels). Eine Normalisierung der Androgene kann meist nicht erzielt werden, da die Kortisontherapie in der notwendigen Dosis zu dem klinischen Bild eines Cushing-Syndromes führen würde. Die Kortisontherapie wird üblicherweise mit Hydrocortison durchgeführt.

> Die adrenale Androgensynthese kann durch **Kortikosteroide** supprimiert werden.

- **Zentrale Ursachen:** Symptomatische Hypophysentumoren (Sehstörungen) sollten chirurgisch entfernt werden. Prolaktinome werden mit Dopaminagonisten behandelt.
- **Ovarielle Ursachen:** Ovarialtumoren bedüren chirurgischer Therapie. Ein erhöhter basaler LH-Spiegel, der die ovarielle Androgensynthese fördert, kann mit Gestagenen gesenkt werden. Alternativ werden Ovulationshemmer, die die ovarielle Funktion insgesamt hemmen, eingesetzt. Ethinylestradiol wirkt zusätzlich indirekt antiandrogen. Die direkte Suppression der hypophysären LH-Sekretion durch GnRH-Analoga ist nicht möglich, da dies zum völligen Ausfall der gonadalen Steroidproduktion führen würde. Beruht die erhöhte ovarielle Androgenproduktion auf adrenergem Einfluss ist Stressreduktion Therapie der Wahl.
- **Konstitutionelle Faktoren**: Bei Adipositas ist Gewichtsreduktion anzustreben. Häufig tritt unter der Diät eine Normalisierung der Androgenspiegel und der Follikelreifung ein. Glukokortikoide und Cyproteronacetat können hingegen eine Gewichtszunahme zur Folge haben.

Polyzystisches Ovarsyndrom (PCO-Syndrom, Stein-Leventhal-Syndrom)

Beispiel

28-jährige Patientin von 1,60 m Größe und 80 kg Gewicht, neigt zu Aknebildung, leicht androgenisierter Behaarungstyp. Anamnestisch Oligomenorrhö, Kinderwunsch seit 3 Jahren, Versuch der Gewichtsreduktion seit mehreren Jahren erfolglos, Z. n. 3 erfolglosen Clomifenbehandlungen.

Befunde: Im Hormonprofil erhöhtes LH sowie leicht erhöhte Androgene. Im Ultraschall beidseits vergrößerte Ovarien mit am Rand in Reihe angeordneten kleinen Zysten, Normozoospermie des Partners.

Diagnose: Syndrom der polyzystischen Ovarien, PCOS.

Therapie: Empfehlung eines erneuten Versuches der Gewichtsreduktion und Bewegung unter psychologischer Begleittherapie in der Hoffnung auf konsekutives Wiederauftreten eines biphasischen Zyklus. Ovulationsinduktion mit einer Clomifen bzw. Low-dose-Stimulation mit FSH mit engmaschigen Hormon- und Ultraschall-Kontrollen. Ggf. Zugabe von Metformin.

Das Vollbild des PCO-Syndroms wurde erstmals 1935 von Stein und Leventhal beschrieben.

Definition

Das **PCO-Syndrom** umfasst:
- Zyklusstörungen mit Oligo- /Amenorrhö
- Hyperandrogenisierung (laborchemisch oder klinisch)
- Polyzystische und vergrößerte Ovarien im Ultraschall.

Ätiopathogenese. Die Ätiologie ist nicht eindeutig geklärt. Es scheint sich um ein multifaktorielles Geschehen zu handeln. Veränderungen der Ovarien im Sinne eines PCOS treten auch bei Patientinnen ohne Hyperandrogenämie auf. Auch Hyperprolaktinämie und Hyperinsulinämie mit evtl. bestehender Insulinresistenz scheinen in der Pathogenese eine große Rolle zu spielen. Eine familiäre Häufung des PCOS weist auf genetische Prädisposition hin.

Symptomatik. Kennzeichnend ist die deutliche Vergrößerung beider Ovarien mit verdickter Tunica albuginea und polyzystischen Veränderungen, Amenorrhö, Hirsutismus und Adipositas.

Diagnostik. Die Diagnostik umfasst:
- **Anamnese**: Oligo-/Amenorrhö, Sterilität.
- **Körperliche Untersuchung**: Adipositas, Hirsutismus, Akne, Alopezieneigung.
- **Labor**: Der LH/FSH-Quotient ist zugunsten von LH verschoben. Die Diagnose eines adrenalen Enzymdefektes erfolgt durch den ACTH-Test (überschießender Anstieg des 17-α-Hydroxyprogesterons nach ACTH-Gabe) und den Dexametasonhemmtest (Bestimmung von Testosteron und DHEAS nach vorheriger Suppression der Nebenniere durch abendliche Einnahme von Kortison). Zusätzlich Glukosetoleranztest zur Abklärung einer möglichen Insulinresistenz und einer gestörten Glukosetoleranz. Blutfette sollten wegen Disposition zu kardiovaskulären Erkrankungen bestimmt werden.
- **Bildgebende Verfahren**: CT, NMR und Sonographie bei Verdacht auf androgenproduzierenden Tumor des Ovars oder der Nebenniere. Ultraschalluntersuchungen zeigen beim PCO-Syndrom vergrößerte Ovarien mit beiderseits peripher subkapsulär gelegenen, perlschnurartigen multiplen kleinen Follikelzysten.

Therapie. Verschiedene Ansätze existieren:
- **Diät/Bewegung:** Adipositas gilt als eine Ursache des PCOS. Andererseits sind viele Patientinnen mit polyzystischen Ovarien normgewichtig, zeigen jedoch ein vermehrt stammbetontes Fettverteilungsmuster.

  Gewichtsreduktion oder allein vermehrte Bewegung führt schon bei bis zu 10% der Patientinnen mit Adipositas und PCOS (oder Hyperandrogenämie) zur Wiederaufnahme ovulatorischer Zyklen und Normalisierung der Androgenspiegel.

- **Medikamentöse Behandlung**: Bei Hyperandrogenämie antiandrogene Therapie notwendig.
  Persistiert die Follikelreifungsstörung nach Gewichtsreduktion und antiandrogener Therapie wird **Clomifen** (► Kap. 6.3.1) zur Ovulationsinduktion eingesetzt.
  Bei Clomifenresistenz kann der Einsatz von **Gonadotropinen** (HMG, FSH) unter sonographischer Kontrolle der Ovarien erfolgen (Reifung von mehr als 20–30 Follikeln möglich).
  In der neuesten Literatur wird das Antidiabetikum **Metformin** in Kombination mit Clomifen mit vielversprechenden Resultaten vorgeschlagen. Dieses Vorgehen trägt der diabetogenen Stoffwechsellage beim PCOS Rechnung.

  Bei medikamentöser Ovulationsinduktion mit Clomifencitrat (CC) und Gonadotropinen ist wegen der großen Sensibilität der polyzystisch veränderten Ovarien die Gefahr eines ovariellen Überstimulationssyndromes sowie höhergradiger Mehrlinge hoch.

Weitere Therapieansätze

Die **pulsatile GnRH-Therapie** (► Kap. 6.4.1) ist bei PCOS möglich, weist aber nur Ovulationsraten von 50% mit Schwangerschaftsraten von 28% auf.

Eine **GnRH-Analoga-Therapie** vor Beginn der ovariellen Stimulationsbehandlung mit Gonadotropinen führt zur Senkung des erhöhten LH-Spiegels, der wohl die Follikulogenese behindert und die Abortrate steigert. Eine jüngste Analyse der Literatur zeigt jedoch kein Vorteil für die Behandlung beim PCOS.

- **Operative Therapie:** Wird medikamentös nur eine polyfollikuläre Reaktion des Ovars erreicht, stellt die extrakorporale Fertilisierung mit Reduktion des Mehrlingsrisikos oder die selektive transvaginale Follikelreduktion vor der Ovulation eine Alternative dar.

> Die operative Therapie des PCOS durch Teilresektion der Ovarien ist obsolet.

Nachteil von Ovarkeilresektionen ist das Risiko fertilitätsmindernder postoperativer Adnexadhäsionen. Auch laparoskopische Techniken mit punktueller Koagulation oder Laserung von Ovargewebe mindern das Risiko nur wenig. Nach jüngsten Analysen bringt diese Methode keinen Vorteil gegenüber den medikamentösen Behandlungsformen. Postoperativ tritt bei 90% der Patienten, meist nur vorübergehend, eine Follikelreifung ein.

6.5 Organische Störungen

6.5.1 Zervikale Störungen

Beispiel

24-jährige Patientin mit 29-tägigem Zyklus, Kinderwunsch in dieser Partnerschaft seit 1,5 Jahren, seit ca. 1 Jahr rezidivierender Fluor.

Befunde: Im Zervikalabstrich Nachweis von Chlamydien und Mykoplasmen, Krebsvorsorge PAP III. Partner: Normozoospermie.

Diagnose: Zervizitis.

Therapie: Antibiotische Therapie bei beiden Partnern mit Tetrazyklinen. Im Anschluss Kontrolle des zytologischen Abstriches. Langfristig Ausschluss eines Tubenverschlusses.

Epidemiologie. Die Angaben zur Häufigkeit variieren zwischen 5–10%.

Ätiopathogenese. Das endozervikale Zylinderepithel dient als Spermienreservoir, Spermien sind dort viele Stunden vital nachweisbar. Der vom Zylinderepithel gebildete alkalische Mukus schützt die Spermien vor saurem Vaginalsekret, Immunglobuline und antibakterielle Enzyme geben ihm Barriere- und Filterfunktion. Das Eindringen pathogener Mikroorganismen wird verhindert, funktionell und morphologisch intakte Spermatozoen werden selektiert. Die Konsistenz und Menge des Zervixmukus verändert sich während des Zyklus (▶ Kap. 4). Periovulatorisch nimmt unter Östrogeneinfluss die Menge und Spinnbarkeit des Zervixmukus zu und die Viskosität ab.

> Veränderungen des Zervixmukus können zu fehlender Spermienaszension und Spermienkapazitation führen und somit eine Konzeption verhindern.

Der überwiegend bindegewebige Anteil der Zervix (im Gegensatz zum überwiegend muskulären Anteil des Korpus) erfüllt die Haltefunktion der Zervix während der Schwangerschaft.

> Eine mangelnde Haltefunktion (Zervixinsuffizienz) kann zu rezidivierenden Aborten führen.

Die Ätiologie umfasst:
- **Hormonelle Faktoren**: Eine gestörte Follikelreifung mit verminderter Östrogenproduktion kann Ursache einer unzureichenden Mukusqualität sein. Die Beurteilung der sogenannten **Zervixfaktoren** kann Hinweise geben (◘ Tab. 6.3).
- **Immunologische Faktoren**: Selten finden sich Spermaantikörper der IgA-Klasse im Zervikalschleim, die die Spermatozoen immobilisieren.
- **Entzündliche Faktoren**: Chronische Zervizitis (Chlamydien, Mykoplasmen, Staphylo-, Streptokokken, Kolibakterien, Gonokokken) kann zur Sterilität führen.
- **Morphologische Veränderungen**: Strikturen am äußeren oder inneren Muttermund können postinfektiös entstehen, selten auch idiopathisch bedingt sein. Verletzungen nach Kürettage, Geburtstrauma, Konisation oder Portioamputation können Zervixmilieu verändern oder zur Zervixinsuffizienz führen.

> Östrogenmangel, Infektion oder lokale Anti-Spermatozoen-Antikörper können eine zervikale Sterilität verursachen.

Diagnostik. Die Diagnostik umfasst:
- **Postkoitaltest**, pathologisch bei schlechten Zervixfaktoren, männlicher Infertilität.
- **Bakteriologischer Abstrich**
- **Spermiogramm**

Therapie. Therapiemöglichkeiten sind:
- Hormonelle Behandlung: Ungünstige Zervixfaktoren lassen sich durch Gabe von Ovulationshemmern (Ethinylestradiol) und Gonadotropinen (Entwicklung mehrerer Follikel möglich) verbessern.
- **Antibiotische Behandlung:** Bei bakteriologisch nachgewiesener Zervixinfektion erfolgt die spezifische Therapie (◘ Tab. 6.4).
- **Immunologische Behandlung:** Bei lokalen Spermatozoenantikörpern der Frau ist intrauterine oder intratubare Insemination Therapie der Wahl. Die systemische Glukokortikoidbehandlung hat sich mangels Effektivität nicht durchgesetzt. Führt die Inseminationsbehandlung nicht zum Erfolg, ist die In-vitro-Fertilisation (IVF) Ultima Ratio.

Tab. 6.3. Zervixschleim-Score nach Insler u. Lunenfeld, 1983

	0 Punkte	1 Punkt	2 Punkte	3 Punkte
A = Menge des Zervikalsekrets	Kein Sekret	Wenig Sekret. Geringe Menge ist im ZK feststellbar.	Vermehrt Sekret. Ein glänzender Tropfen ist im ZK sichtbar.	Reichlich Sekret. Sekret fließt spontan aus dem ZK.
B = Muttermundsweite	Geschlossen. Mukosa blassrosa, Os externum kaum für dünne Sonde durchgängig.		Teilweise offen. Mukosa rosa, ZK für Sonde leicht durchgängig.	Offen. Mukosa hyperämisch, Os externum weit offen.
C = Spinnbarkeit	Keine	Leicht. Ein Faden kann, ohne abzureißen auf etwa 1/4 des Abstandes zwischen äußerem Muttermund und Vulva gezogen werden.	Gut. Dies ist auf der Hälfte des Abstandes möglich.	Sehr gut. Der Faden kann bis über die Vulva gezogen werden ohne abzureißen.
D = Farnbildung	Kein kristallisierbares Sekret.	Linear. Feine Linien an einigen Stellen.	Partiell. Gutes Farnkrautphänomen mit seitlichen Verzweigungen an einigen Stellen.	Komplett. Volles Farnkrautphänomen über das ganze Präparat.

Punktzahl = A+B+C+D (maximale Punktzahl = 12)
ZK = Zervikalkanal

Tab. 6.4. Antibiotikatherapie bei Infektionen in den unteren Abschnitten des Uterus (Runnebaum, Rabe 1985)

Keim	Antibiotikum 1. Wahl	Antibiotikum 2.Wahl (je nach Antibiogramm)
Chlamydien	Tetrazykline 200 mg/die für 20 Tage (einschließlich Partner)	Erythromycin 4× 500 mg/die für 20 Tage
Mykoplasmen	Tetrazykline 200 mg/die für 20 Tage (einschließlich Partner)	Erythromycin 4× 500 mg/die für 20 Tage
Gonokokken	Penicillin G + Probenicid Ammoxycillin Tetrazyklin (2 g/die für 1 Woche) Erythromycin	Penicillin G 10 Mill. IE i.v.
Enterokokken	Nach Antibiogramm	
Streptokokken	Penicillin G	
Staphylokokken	Di-Flucloxacillin 2–3 g/die	Penicillin G, Erythromycin, Cephalosporine
Spirochäten	Lang wirksame Penicilline	1 Injektion 1,4 Mill. IE Benzathin-Penicillin G, Procam-Penicillin G 0,6 Mill. E/die für 8 Tage
Candida albicans	oral und lokal	Nystatin, Miconazol, Clotrimazol, Econazol, Nifuratel, Sporostacin
Gadnerella vaginalis (Amin-Kolpitis)	Metronidazol für 3 Tage (Partnerbehandlung)	

6.5.2 Uterine Störungen

Beispiel

33-jährige Patientin mit Hyper- und Dysmenorrhö, Kinderwunsch seit 3 Jahren, Z. n. 2 Frühaborten, laut Basaltemperaturkurve biphasischer Zyklus.

Befunde: Normales Hormonprofil, Normozoospermie des Partners. Im Ultraschall deutlich vergrößerter retroflektierter Uterus mit einem Myom von 6 cm Größe im Fundusbereich und einem 3 cm großen subserösen Myom, welche das Cavum uteri eindrücken.

Diagnose: Uterus mit intramuralem und subserösem Myom.

Therapie: Zur Myomverkleinerung 3 Monate GnRH-Analoga, dann laparoskopische und hysteroskopische Myomextraktion.

Epidemiologie. Uterine Störungen finden sich bei 6% der sterilen Frauen.

Ätiopathogenese. Als Ursache kommen in Betracht:

- Eine **gestörte Follikelreifung** kann zur ungenügenden sekretorischen Umwandlung oder Phasenverschiebung des Endometriums führen, sodass die Implantation der Blastozyste verhindert wird.
- **Postinfektiöse** (Endometritis) Narben oder Adhäsionen im Uteruskavum.
- Forcierte oder häufige **Abrasiones** führen bei Destruktion der Zona basalis des Endometriums zur sekundären Amenorrhö (Asherman-Syndrom).
- **Uterus-Septen,** submuköse oder intramurale **Myome** können die Proliferation des Endometriums über Durchblutungsstörungen beeinträchtigen, gestielte oder subseröse Myome die intramuralen Tubenabschnitte komprimieren.
- **Fehlbildungen** der Müller-Gänge (Uterus subseptus, Uterus septus, Uterus bicornis, Uterus unicornis, Uterus duplex) führen häufig zu habituellen Aborten. Der überwiegende Teil der Patientinnen mit Uterus bicornis oder subseptus wird allerdings schwanger und entbindet ein lebendes Kind. Uterus- und Scheidenaplasien (Rokitansky-Küster-Mayer-Hauser-Syndrom) sind selten.

> Die Implantation der Blastozyste wird bei uteriner Sterilität durch funktionelle oder mechanische Störungen verhindert.

Störungen der Anatomie des Uterus bedingen häufigere Aborte.

> ! Symmetrische Fehlbildungen des Uterus sind oft mit Vaginalsepten und Nierenagenesien kombiniert.

Therapie. Bei **angeborenen uterinen Fehlbildungen** wird operativ vorgegangen:

Treten bei **Uterus bicornis** oder **Uterus subseptus** rezidivierend Aborte auf, ist die operative Entfernung des Septums indiziert.

Bei Uterus bicornis wurde in der Vergangenheit meist die **Strassmann-Operation** (operative Entfernung der medialen Wände beider Uterushörner und anschließende Wiedervereinigung der verbleibenden Teile) durchgeführt. Die postoperative Erfolgsrate lag bei 65–70% Lebendgeburten, die wegen der Gefahr einer Uterusruptur per Sectio entbunden werden sollten.

In den letzten Jahren wird zur Korrektur des partiell oder komplett septierten Uterus hysteroskopisch vorgegangen und das Septum mit Mikroscheren, Laser- oder Elektroresektoskop abgetragen. In etwa 70% der Fälle konnte postoperativ ein lebensfähiges Kind ausgetragen werden. Die Vorteile der **hysteroskopischen Metroplastik** liegen in der kürzeren Hospitalisierungszeit, der reduzierten Morbidität, dem geringeren Risiko pelviner Adhäsionen, sowie der möglichen vaginalen Entbindung.

> Frauen mit nicht oder nur rudimentär angelegtem Uterus (Uterus- und Scheidenaplasie, Rokitansky-Küster-Mayer-Hauser-Syndrom) können nicht schwanger werden.

Die Therapie des **Asherman-Syndroms** (partielle oder komplette Obliteration des Cavum uteri nach häufigen oder forcierten Kürettagen und Abrasiones) beruht auf der Dilatation des Zervixkanals mit Bougierung des Cavum uteri und Lösen der Synechien unter hysteroskopischer Kontrolle. Anschließend werden lokal oder systemischer Östrogene oder eine Östrogen-Gestagen-Kombination über einige Zyklen appliziert. Während des Heilungsprozesses wird das Cavum uteri mit einem Intrauterinpessar (IUP) oder einem Ballonkatheter offengehalten. Voraussetzung für den Therapieerfolg sind regenerationsfähige Endometriuminseln im Cavum uteri. Postoperative Schwangerschaftsraten von 40–70% werden angegeben.

6.5.3 Tubare Störungen

Epidemiologie. Tubare Störungen sind in 20–30% Ursache weiblicher Sterilität.

Ätiopathogenese. Störungen der Tubendurchgängigkeit, Tubenbeweglichkeit und der Tubenschleimhaut sind möglich. Folge ist die ausbleibende Konzeption oder die Störung des Transportes der Blastozyste mit dem Risiko einer Tubargravidität.

- Meist liegen oft symptomlose **Infektionen** (Chlamydieninfektion, Gonnorrhö, Lues) zugrunde. Der fieberhafte Abort sowie Komplikationen nach Kürettagen sind häufig Ursache tubarer Störungen.
- **Postoperative Adhäsionen** nach Appendektomie oder Eingriffen im kleinen Becken können die Tubenfunktion beeinträchtigen.
- **Endometriose** (▶ Kap. 12) kann die Tubenfunktion durch Verschluss, Adhäsionen und Narben der Tubenwand beeinflussen. Eine Sonderform stellt die **Salpingitis isthmica nodosa** (gehäuft nach Aborten oder Abruptiones mit Knotenbildung am Tubenabgang) dar.
- Eine **Sterilisatio** kann als iatrogene Ursache eines Tubenverschlusses angesehen werden.

Neuere Daten weisen daraufhin, dass dem Intrauterinpessar entgegen früherer Betrachtung kaum Bedeutung zukommt.

> Bei 20–25% aller Tubenpathologien liegt ein **proximale Tubenokklusion (PTO)** vor.

Mögliche Ursachen der PTO sind die Salpingitis isthmica nodosa, Polypen, Entzündungen mit Adhäsionen und reversiblen Obliterationen (Pluges) und als Spätzeichen Fibrose.

Diagnostik. Die Abklärung umfasst:

- **Anamnese**: Adnexitiden, Laparotomien, Endometriose.
- **Klinisch-gynäkologische Untersuchung**
- **Bildgebende Verfahren**: Sonographie (Endometrium, Ovarien, Ausschluss von Saktosalpingen, Myomen).
- **Bildgebende Verfahren**: Kontrastsonographie. Wegen gonadaler Strahlenexposition ist die Hysterosalpingographie (HSG) in den Hintergrund getreten.

> **Laparoskopie, Chromopertubation** und **Hysteroskopie** gelten als Goldstandard zur Beurteilung der Tubenfunktion.

Praxisbox Chromopertubation

Mit dem Verfahren wird die Tubendurchgängigkeit im Rahmen einer Bauchspiegelung überprüft.

Hierzu wird nach Anlegen eines sog. Schultze-Apparates an die Portio über den Adapter unter laparoskopischer Kontrolle Indigocarmin oder Methylenblau in den Uterus instilliert und der Blauaustritt aus den Fimbrien kontrolliert.

Im Gegensatz zur HSG und Hysteroskopie ist durch **Laparoskopie** eine Beurteilung der Tubenmotilität und peritubarer Adhäsionen möglich.

Praxisbox Tuboskopie, LICHT

Eine weitere Verbesserung der Tubendiagnostik brachte die Entwicklung von flexiblen Endoskopen (Durchmesser unter 2 mm), die bei der Tuboskopie transluminal durch das Uteruskavum in das Tubenlumen eingebracht werden.

Mit der sogenannten **LICHT**-Untersuchung (**La**paroscopy **I**ncluding **H**ysteroscopy, **C**hromopertubation and **T**uboscopy) kann in Narkose (bei Minilaparoskopie in Analgosedierung) das ganze innere Genitale abgeklärt und evtl. gefundene Läsionen therapeutisch angegangen werden. Dies ist allerdings speziellen Indikationen vorbehalten und nicht als Standardverfahren anzusehen.

Therapie. Zur Behandlung bieten sich an:

- Operative Wiederherstellung der Tubenpassage
- In-Vitro-Fertilisation (IVF)

Die Wahl des Verfahrens ist abhängig von der Fertilität des Partners, dem Alter der Patientin und dem Ausmaß des Tubenschadens.

Der Vorteil der Tubenchirurgie liegt, im Gegensatz zur IVF-Behandlung, in der Möglichkeit der natürlichen Empfängnis ohne weitere ärztliche Hilfestellung.

> Die Mehrzahl der Patientinnen gebärt nach erfolgreicher Tubenrekanalisierung mehrere Kinder.

Die **konventionelle Chirurgie** ist wegen deutlich niedrigerer Geburts- und Schwangerschaftsraten zugunsten der Mikrochirurgie (Operation mit feinsten Instrumenten) weitgehend verlassen worden.

Praxisbox Mikrochirurgische Behandlung
Bei der mikrochirurgischen Tubenrekonstruktion kommen zum Einsatz:
- **Adhäsiolyse**: Lösen von Verwachsungen im Bereich des Ovars (**Ovariolyse**), der Tuben (**Salpingolyse**) und außerhalb des inneren Genitals.
- **Rekonstruktive Eingriffe** an der Tube sind:
  - **Neo-Implantationen** der Tube nach Resektion des proximalen verschlossenen Tubensegments oder
  - **Tubotubare Anastomose**, wobei das okkludierte Tubensegment reseziert wird und die Tubenenden miteinander verbunden werden unter Wiederherstellung eines Tubenlumens.
  - Bei Verschluss des distalen Tubenendes (Fimbrientrichter) kann eine **Salpingoneostomie** (Herstellung eines neuen Ostium) oder eine
  - **Fimbrioplastik** (Rekonstruktion vorhandener Fimbrien) erfolgen.

Welche Technik eingesetzt wird hängt von den anatomischen Verhältnissen ab.

Absolute Kontraindikationen sind:
- Floride Entzündungen,
- Tuberkulose (TBC),
- Fehlen von mehr als 2/3 der Pars ampullaris,
- Gesamttubenlänge von weniger als 4 cm,
- langstreckige Obliteration der Tube.

Relative Kontraindikationen sind:
- Alter der Patientin über 39 Jahre,
- schwere männliche Subfertilität,
- Zweiteingriff nach Mikrochirurgie,
- Doppelverschluss (proximaler und distaler Tubenverschluss),
- *frozen pelvis* (inneres Genitale völlig verwachsen und immobil)
- ausgeprägte Tubenwandpathologie.

Bleibt postoperativ eine Schwangerschaft aus, kann eine Reokklusion der Tube vorliegen. 2 Jahre nach mikrochirurgischer Tubenrekonstruktion sollten alternative Möglichkeiten der Sterilitätstherapie, meist In-vitro-Fertilisation (IVF) eingesetzt werden.

> Die höchsten Schwangerschaftsraten ergeben sich bei mikrochirurgischer Refertilisierung nach vorausgegangener Sterilisation.

Der Vorteil der **operativen Laparoskopie** liegt im Vergleich zur Laparotomie in reduzierter Traumatisierung und schneller Rekonvaleszenz der Patientin. Die **distale** Tubenpathologie (leichte, peritubare Adhäsionen, dünnwandige Hydrosalpingen, Tubenphimose) lassen sich laparoskopisch gut therapieren. Die laparoskopische Behandlung der **proximalen** Tubenpathologie ist problematisch, da die Präparation einer Anastomose unter Erhalt des Tubenlumens extrem schwierig ist.

> Bei der **proximalen Tubenokklusion (PTO)** muss zwischen irreversiblen und reversiblen Obliterationen, funktionellen Spasmen und Schleimhautabnormalitäten differenziert werden.

Bei der histologischen Aufarbeitung von Tubengewebe einer PTO wird in bis zu 60% ein normaler histologischer Befund erhoben. In diesen Fällen sind **passagere funktionelle Störungen** oder reversible Veränderungen zu vermuten. Diese dürften auch Ursachen der erhöhten Schwangerschaftsraten nach Hysterosalpingographie bzw. Chromopertubation sein.

Versuche unter hysterosalpingographischer Kontrolle die PTO mit einem Ballonkatheter zu behandeln, beruhen auf dem letzendlich blinden Einsatz eines koaxialen Katheters zur Sprengung der Obstruktion unter Zuhilfenahme der taktilen Fähigkeit des Operateurs.

Durch Kombination von **Laparoskopie** und **transzervikaler Tuboskopie** mittels eines evertierenden Kathetersystems ist es möglich, unter optischer Kontrolle den Verschluss zu lokalisieren und zu überwinden.

Vorteil der transzervikalen Tubendilatation liegt in der geringen Invasivität und Kürze der Operation. Nachteil ist die Perforationsrate der Tube, sowie die Rate der postoperativen Reokklusion.

> Durch transzervikale tuboskopische Technik wie Katheterisierung und Ballondilatation ist die PTO in bis zu 60% therapierbar.

6.6 Immunologische Störungen

Die Bedeutung der immunologischen Faktoren ist noch unklar. Die bei Frauen nachweisbaren Serumantikörper gegen Spermien oder Teile der Spermatozoen scheinen weniger eine Rolle zu spielen, als die lokal vorhandenen Spermaantikörper vom Typ IgA im Zervixmukus.

Antiphospholipidsyndrom

Bei diesen Patientinnen findet man neben gehäuften Aborten und Totgeburten auch eine Thrombose/Embolieneigung, Autoimmun-Thrombozytopathien oder Coombs-positive hämolytische Anämien. Laborchemisch lassen sich erhöhte Titer für Lupus-Antikoagulans und Antikardiolipin-Antikörper nachweisen, wie sie bei Lupus erythematodes oder anderen Autoimmunerkrankungen des Bindegewebes gefunden werden.

Der Zusammenhang von Sterilität mit dem Vorliegen einer gleichen oder hochgradig übereinstimmenden HLA-DR-Typisierung beider Partner wird kontrovers diskutiert.

6.7 Endometriose

> **Definition**
> Unter **Endometriose** (▶ Kap. 12) werden alle außerhalb der Gebärmutter vorkommenden gutartigen Wucherungen des Endometriums verstanden.

Unumstritten beeinträchtigt die Endometriose die Fertilität der Frau, ungeklar ist in welchem Maße.

> Es wird angenommen, dass 30–40% aller Frauen mit Endometriose ungewollt kinderlos sind.

Die Endometriose kann mit immunologisch-hormonellen Störungen oder Beeinträchtigungen der Spermienfunktion einhergehen. Andererseits treten mechanisch-topographische Behinderungen des Eitransportes (Verwachsungen, Tubenobstruktion, Endometriome der Ovarien) auf, die chirurgisch behandelt werden können.

6.8 Männliche Sterilität

Die Ursachen ungewollter Kinderlosigkeit liegen in 40% der Fälle beim Mann, in 35% findet sich bei beiden Partnern eine eingeschränkte Fertilität. Die frühzeitige Diagnostik einer männlichen Infertilität ist anzustreben.

> **Definition**
> Unterschieden wird zwischen
> - **Impotentia coeundi**, der Unmöglichkeit der Penetration und
> - **Impotentia generandi**, der Unmöglichkeit der Fertilisierung aufgrund einer gestörten Spermatogenese oder eines Verschlusses der ableitenden Samenwege bei normaler Spermatogenese im Hoden.

Ätiopathogenese. Meist liegt eine angeborene oder erworbene Störung der Spermatogenese vor, seltener ein kompletter Verschluss der ableitenden Samenwege, eine Störung der akkzessorischen Geschlechtsdrüsen oder eine Ejakulations- oder Erektionsstörung.

> In bis zu 50% lässt sich keine Ursache der Fertilitätsstörung bei Mann finden.

Ursache für eine **primäre Störung** der testikulären Funktion sind:
- Maldeszensus testis,
- Orchitis nach Mumps,
- Schäden durch Trauma oder Torsion,
- Varikozelen,
- Durchblutungsstörungen,
- Medikamente (Zytostatika, Hormone),
- Genussgifte (übermäßiger Alkoholgenuss, Nikotinabusus, Drogen),
- Intoxikationen (Blei, Kadmium, chlorierte Kohlenwasserstoffe),
- die primäre Leydig-Zellinsuffizienz,
- genetische Faktoren (Klinefelter-Syndrom, Chromosomenaberrationen),
- Stress.

Die **sekundären Störungen** der testikulären Funktion sind mit nur 3% selten. Meist liegt ein Hypogonadismus bei gestörter Hypothalamus-Hypophysen-Funktion (HVL-Insuffizienz) vor, selten Hodentumoren.

Zu den **extratestikulären Ursachen** zählen Prostatitis, Transport- und Entleerungsstörungen oder Stenosen der ableitenden Samenwege bei Infektionen oder Fehlbildungen (Mukoviszidose).

> Meist lässt sich keine Ursache für die gestörte Spermatogenese nachweisen (idiopathische Spermatogenesestörung).

Diagnostik. Die Diagnostik umfasst:

- **Anamnese**: Zeitpunkt des Einsetzen der Pubertät, Kinderkrankheiten (Mumps), chronisch-rezidivierende Infekte, Hodenhochstand, Hernien, Geschlechtskrankheiten, in den letzten Monaten abgelaufene, hochfieberhafte Infekte (Einschränkung der Spermatogenese), Verletzungen, Operationen im Unterbauch, Stoffwechselerkrankungen (Diabetes mellitus). Außergewöhnlicher Stress, Exposition von Umweltgiften, Radioaktivität, Medikamenteneinnahme (Psychopharmaka, Zytostatika, Antihypertensiva, Antiepileptika, Hormonpräparate wie Anabolika).
- **Körperliche Untersuchung**: Körperproportion, Entwicklung der sekundären Geschlechtsmerkmale, Inspektion und Palpation des Genitale, Gynäkomastie.
- **Labor**: Zur Basisuntersuchung gehört das **Spermiogramm** (Tab. 6.5). Das Sperma wird nach einer Karenz von 2–5 Tagen durch Masturbation gewonnen. Weitere Untersuchungen betreffen die **Hormonanalytik**, vor allem LH, FSH und Testosteron.

Definition

Spermiogrammbefunde

Normozoospermie: Normale Zahl, Motilität und Morphologie.

Azoospermie: Keine Spermatozoen im Sperma nachweisbar.

Kryptozoospermie: Nur vereinzelt Spermatozoen nachweisbar (<0,05 Mill./ml).

Oligozoospermie: <20 Mill. Spermatozoen/ml.

Asthenozoospermie: Herabgesetzte Progressivmotilität (Vorwärtsbeweglichkeit, <50%) bei normaler Morphologie und normaler Spermatozoenzahl.

Teratozoospermie: Anteil der Spermien mit normaler Morphologie bei normaler Spermatozoenzahl vermindert (Normbereich laborabhängig).

Nekrozoospermie: Alle Spermatozoen tot (gesichert durch Eosintest).

OAT (**Oligo-Astheno-Teratozoospermie**): Kombination der drei Befunde.

- **Biochemische Untersuchungen** werden zum Nachweis von Fruktose, saurer Phosphatase, und Glukosidase durchgeführt (Funktion von Samenblasen, Prostata und Nebenhoden).
- Eine **zytogenetische Untersuchung** (Chromosomenanalyse) sollte bei hochgradiger OAT oder der Azoospermie wegen hierbei gehäuft auftretenden Chromosomenanomalien veranlasst werden.
- **Bildgebende Verfahren**: Sonographie mit Dopplersonographie (Hodentumor, Varikozele).

Tab. 6.5. Spermiogramm: Referenzbereich normaler Ejakulation nach WHO, 1993

Volumen	2,0 ml oder mehr
pH	7,2–7,8
Spermienkonzentration	20 Mill/ml oder mehr
Gesamtspermienzahl	40 Mill/Ejakulat oder mehr
Motilität	>50% Vorwärtsbeweglichkeit
Morphologie	Normbereich normaler Formen laborabhängig
Leukozyten	<1 Mill/ml

6.9 Psychosomatische Aspekte der Sterilität

> Unerfüllter **Kinderwunsch** kann große emotionale Probleme hervorrufen.

Neben der medizinischen Abklärung und Behandlung des Kinderwunsches sind psychosomatische, psychische und evtl. sogar psychiatrische Aspekte zu beachten (Abb. 6.3).

Der normale, gesunde Kinderwunsch kann bei Nichterfüllung krankmachende Form annehmen (Messiasphantasien). Das Kind soll die Partnerschaft festigen, das soziale

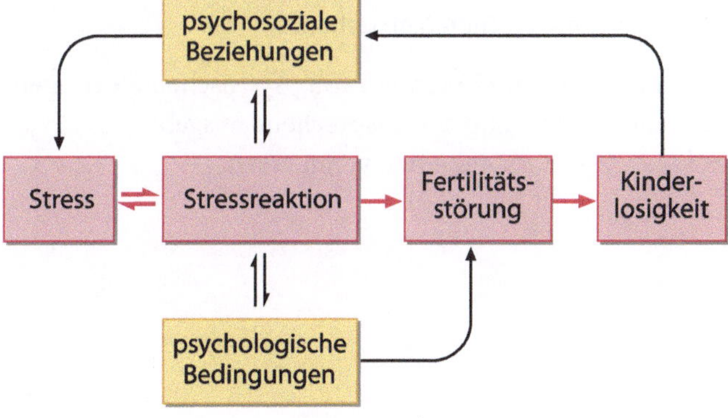

Abb. 6.3. Psychosomatische Aspekte ungewollter Kinderlosigkeit

Ansehen bei Familie, Freunden erhöhen, das Leben mehr »Sinn« machen, Einsamkeit oder Langeweile vertrieben werden, eigene Insuffizienzgefühle kompensiert werden. Für die Frau kann die Nichterfüllung des Kinderwunsches eine narzisstische Kränkung mit Erschütterung des Selbstwertgefühls und Körpergefühls bedeuten. Andererseits besteht bei berufstätigen Frauen möglicherweise ein Konflikt, ob der Beruf dem Kinderwunsch untergeordnet werden soll.

Bei der Verarbeitung können verschiedene Phasen durchlaufen werden: Überraschung, dass es nicht selbstverständlich ist, ein Kind zu bekommen, Verzweiflung, Frustration, Hilflosigkeit, Angst, Trauer und Schuldgefühle.

In der Partnerschaft kann es zu gegenseitiger Schuldzuweisung kommen. Besonders schwierig scheint die emotionale Verarbeitung, wenn trotz ausführlicher Diagnostik keine organische Ursache gefunden werden kann (ungeklärte, funktionelle, idiopathische Sterilität).

Durch den technologischen Ausbau der Sterilitätsdiagnostik und -therapie scheinen sich Emotionalität und Intimität der Sexualität oft zu vermindern.

Die eigentlichen medizinischen Maßnahmen (Blutabnahme, Laparoskopie, Narkose, Follikelpunktion, Embryotransfer) werden weniger belastend empfunden als die Wartezeiten zwischen den Behandlungsschritten. Wegen des hohen Zeitaufwandes der Sterilitätstherapie können berufliche Probleme auftreten.

> Die psychische und physische Belastung während der Therapie erfordert häufig psychologische Unterstützung.

Der Arzt ist medizinischer Ansprechpartner und dringt in die intime Partnerbeziehung ein. Die sehr hohen Erwartungen der Patienten münden oft in Unzufriedenheit und Ablehnung, wenn der Kinderwunsch unerfüllt bleibt. Häufige Arztwechsel sind die Folge.

> Der behandelnde Arzt sollte nicht unkritisch den Anstoß zu immer weiteren Therapien geben.

Der Arzt muss beim Erkennen von psychischen Störungen die Weiterbehandlung bei entsprechend ausgebildeten Psychologen/Psychotherapeuten veranlassen.

6.10 In-vitro-Fertilisation und Embryotransfer

 **Beispiel**

33-jährige Patientin, spontan eingetretene Schwangerschaft in gleicher Ehe vorausgegangen, welche per sekundärer Sectio mit Endomyometritis im Wochenbett beendet wurde, bis vor 2 Jahren Spiralenträgerin, regelmäßige Zyklen, seit 2 Jahren erneuter Kinderwunsch.
Befunde: Normales Hormonprofil, die diagnostische Laparoskopie zeigt einen Verwachsungsbauch, die Chromopertubation ist negativ bei dickwandiger Saktosalpinx, die Tuboskopie zeigt rarifizierte Schleimhaut, der Ehemann hat eine Normozoospermie.
Diagnose: Tubare Sterilität.
Therapie: Wegen des Kinderwunsches ist in Anbetracht des laparoskopischen Befundes eine IVF-Behandlung indiziert, die aufgrund des Alters der Patientin sowie der Normozoospermie gute Erfolgsaussicht hat.

Definition

Unter **In-vitro-Fertilisation (IVF)** und **Embryotransfer** (transzervikale Rückführung des Embryos in den Uterus) versteht man die Befruchtung von Oozyten, die durch vaginale ultraschallgesteuerte Punktion gewonnen werden, im Reagenzglas mit dem Sperma des Partners in vitro inseminiert und fertilisiert werden.

40–50 h später werden die Frühembryos im Vier- bis Achtzellstadium in das Cavum uteri übertragen.

1978 gelang Steptoe und Edwards nach Aspiration einer Eizelle im Spontanzyklus die erste Schwangerschaft durch IVF und Embryotransfer, die mit der Geburt von Louise Brown endete.

Gesetzliche Voraussetzungen

Gemäß den Richtlinien der Bundesärztekammer wird die In-vitro-Fertilisation und der Embryotransfer nur bei Ehepaaren im homologen System (keine Samenspender) vorgenommen. Ausnahmen bedürfen einer positiven Einzelfallentscheidung der jeweiligen Ethikkommission bei der zuständigen Ärztekammer.

Das Gesetz zum Schutz von Embryonen (Embryonenschutzgesetz) vom 13. 12. 1990 regelt den rechtlichen Rahmen zur Durchführung der In-vitro-Fertilisation. Danach sind die Möglichkeiten der Leihmutterschaft und der Eizellspende ausgeschlossen, wie dies z. B. in England möglich ist. Es dürfen innerhalb eines Zyklus nicht mehr als 3 Embryonen übertragen werden. Dies ist in anderen europäischen Ländern nicht gesetzlich begrenzt mit dem Ergebnis einer deutlich erhöhten Rate an Mehrlingsgraviditäten (insbesondere Triplets und Quadruplets).

> Die Geschlechtswahl (sexing) und das Klonen sind in Deutschland ausdrücklich verboten.

Ovarielle Stimulationsbehandlung

Durch eine ovarielle Stimulation wird das Heranreifen mehrerer Oozyten induziert. Anfangs wurden Stimulationen mit Clomifencitrat (CC) bzw. humanem Menopausengonadotropin (HMG) favorisiert. Dann galt jahrelang die **Gonadotropin-Releasinghormon-Agonisten-(GnRH-a-)** Therapie mit konsekutiver Gonadotropinbehandlung weltweit als Goldstandard.

Gonadotropin-Releasinghormon-Agonisten (GnRH-a)

GnRH-a sind synthetische Substanzen mit geringen Veränderungen der Aminosäuresequenz. Sie zeichnen sich durch höhere Bindungsaffinität zu den GnRH-Rezeptoren der Adenohypophyse aus und haben eine längere Halbwertzeit.

Die GnRH-a supprimieren die hypophysäre Gonadotropinsekretion (Down-Regulation), wobei initial ein Flare-up-Effekt (Anstieg von LH und FSH wegen der Entleerung hypophysärer Reserven) auftritt. Folge kann eine Ovarialzystenbildung sein. Die GnRH-a werden verschieden appliziert (Nasenspray, Subkutaninjektion, intramuskuläre Injektion).

Vorteile der GnRH-a bei der IVF-Therapie sind:

- Die Häufigkeit vorzeitiger Luteinisierungen durch Ovulationen (Therapieabbruch nötig) kann verringert werden.
- Niedrige Gonadotropinspiegel führen zur Follikelsynchronisation, die das Heranreifen mehrerer Oozyten in gleicher Reifungsphase ermöglicht.
- Der negative Einfluss erhöhter LH-Spiegel auf Follikelreifung, Eizellqualität und Entwicklungspotential von Embryonen wird nahezu ausgeschaltet.
- Die IVF-Behandlung kann zeitlich so gesteuert werden, dass Eizellgewinnung und Embryotransfer an vorbestimmten Tagen erfolgen können.

Die geringe Rate vorzeitiger Luteinisierungen, höhere Schwangerschaftsraten und niedrigere Abortraten rechtfertigen den Einsatz von GnRH-a.

In den letzten Jahren hat sich aber zunehmend die kombinierte **Gonadotropin-GnRH-Antagonisten**-Behandlung durchgesetzt. Deren Vorteil liegt in der schnell einsetzenden LH- und FSH-Blockade ohne Flare-up-Effekt (LH- und FSH-Anstieg aufgrund Entleerung hypophysärer Reserven). Die Antagonisten können deshalb auch in Kombination mit Gonadotropinen eingesetzt werden. Als weiterer entscheidender Vorteil tritt das ovarielle Überstimulationssyndrom (OHSS) seltener auf.

> ! Das Ovarienhyperstimulationssyndrom (OHSS, ovarielles Überstimulationssyndrom) kann schwerwiegende Folgen bis hin zum Herzinfarkt haben.

Ovulationsauslösung

> Die Ovulationsauslösung mit humanem Choriongonadotropin (HCG) ist Standardtherapie in IVF-Zyklen.

Vorteile sind die exakte Terminierung der Eizellgewinnung und die gleichzeitige Prävention der Lutealinsuffizienz. Der optimale Zeitpunkt der Ovulationsauslösung richtet sich nach der Größe des sonographischen Leitfollikels und der Gesamtöstrogenkonzentration.

> Der entscheidende Nachteil der Ovulationsauslösung mit HCG ist das Risiko eines Hyperstimulationssyndromes bei Patienten mit PCO-Syndrom.

Neben HCG kann LH, das seit neuestem auch rekombinant hergestellt wird, den natürlichen LH-Peak ersetzen.

Indikationen für einen **Therapieabbruch** sind:

- Insuffiziente Follikelreifung
- Vorzeitige Luteinisierung bzw LH-Anstieg oder Progesteronanstieg führt zu häufig degenerierten, nicht befruchtungsfähigen Oozyten.
- Drohendes ovarielles Überstimulationssyndrom (OHSS).

Follikelpunktion

Zu Beginn der IVF-Behandlungen erfolgte die Follikelpunktion laparoskopisch.

Praxisbox Follikelpunktion

Heutzutage werden die Follikel transvaginal unter sonographischer Kontrolle gewonnen. Jeder einzelne Follikel wird sonographisch dargestellt und mittels einer feinen Kanüle 36 h nach HCG-Gabe punktiert. Der Inhalt des Follikels und die darin enthaltende Oozyte wird über eine elektronisch gesteuerte Vakuumpumpe aspiriert und in einem Auffangröhrchen gesammelt.

Spermaaufbereitung

Das durch Masturbation gewonnene Ejakulat muss vor Kontakt mit den Oozyten aufbereitet werden. Morphologisch normale und motile Spermien sollen gewonnen und sämtliche Bestandteile, die die Fertilisierung behindern können entfernt werden.

Verfahren zur Spermaaufbereitung

Zur Anwendung kommen:

- **Percoll** zur Konzentration motiler Spermien.
- **Glaswollfiltration** zur Konzentration morphologisch normaler Spermien.
- **Zentrifugation** zur Konzentration seminalplasmafreier Spermien.
- **Swim-up** zur Konzentration motiler und morphologisch normaler Spermien.
- **Mini-Swim-up** zur Konzentration motiler und morphologisch normaler Spermien bei extremem OAT-Syndrom (Oligoasthenoteratozoospermie).

Methoden der Fertilisierung und Spermiengewinnung

> Bei der IVF-Behandlung werden Oozyten und Spermien in-vitro kultiviert. Zusätzlich kann die **Mikroinjektion** zur assistierten Fertilisierung angewandt werden.

Indikationen für die Mikroinjektion sind:

- Fertilisierungsraten unter 10% nach konventioneller IVF,
- Akrosomendefekte,
- ausgeprägte Oligoasthenoteratozoospermie (OAT),
- immunologische Sterilität,
- Azoospermie infolge Verschluss der ableitenden Samenwege,
- retrograde Ejakulation und
- Anejakulation.

Inzwischen ist es selbst bei Azoospermie (keine Spermatozoen im Sperma nachweisbar) mittels mikrochirurgischer epididymaler Spermienaspiration (**MESA**), testikulärer Spermienextraktion (**TESE**, ◻ Abb. 6.4) oder perkutaner Spermienaspiration (**PESA**) möglich, Spermien zu gewinnen, um dann die Mikroinjektion durchzuführen.

> Die extrem aufwändige Therapie weist jedoch geringere Erfolgsraten auf als die IVF-Behandlung ohne assistierte Fertilisation.

Bei eingeschränkter Samenqualität scheitert die Fertilisation der Oozyte häufig daran, dass das Spermatozoon nicht die Zona pellucida (ZP) durchdringen kann.

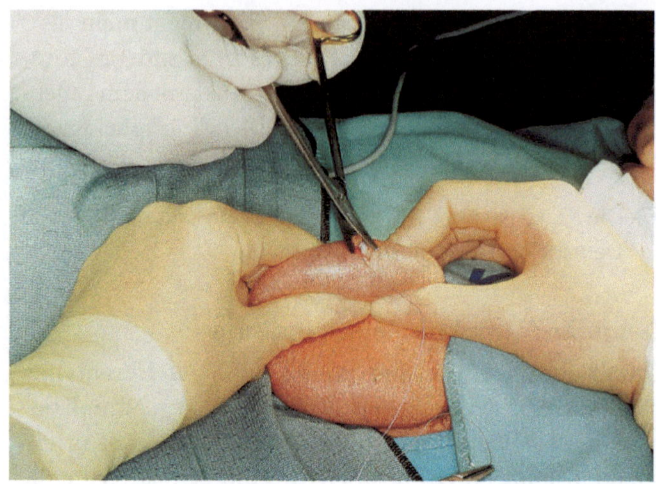

◻ **Abb. 6.4.** Hodenbiopsie für testikuläre Spermatozoenextraktion (TESE)

Historische Entwicklung der Fertilisation

Gordon und Talansky beschrieben 1987 und 1988 das Durchbohren der Zona pellucida (**Zona drilling**) mit vorsichtig aufgebrachter, angesäuerter Tyrode-Lösung. Cohen et al. gelang es erstmalig, bei eingeschränkter männlicher Fertilität nach mechanischer Öffnung der Zona pellucida mittels einer Glaspipette eine Schwangerschaft zu erzielen (**Partial Zona Dissection, PZD**). 1987 wurde von Laws-King und Ng über Fertilisationen mit nachfolgenden Schwangerschaften durch das mechanische Einbringen einzelner Spermien in den perivitellinen Raum berichtet (**Subzonal Insemination, SUZI**).

Bei allen Mikroinjektionsmethoden musste eine motile Samenzelle die Verschmelzung mit der Ooplasmamembran selbst erreichen.

1992 berichteten Palermo et al. über Fertilisationen mit nachfolgenden Schwangerschaften durch die direkte Injektion eines Spermiums in das Zytoplasma (**Intra-Cytoplasmic-Sperm-Injection, ICSI**).

> **ICSI** (**Intra-Cytoplasmatic-Sperm-Injection**) bedeutete den medizinischen Durchbruch bei der Behandlung der männlicher Subfertilität und wurde Methode der Wahl aller Mikrofertilisationsverfahren.

Praxisbox Technik der intrazytoplasmatischen Spermiuminjektion (ICSI)

Bei der intrazytoplasmatischen Spermiuminjektion wird die letzte Barriere zum Zytoplasma der Eizelle, das Oolemma, überwunden. Bei einer 200-fachen Vergrößerung wird eine Samenzelle immobilisiert und mittels

▼

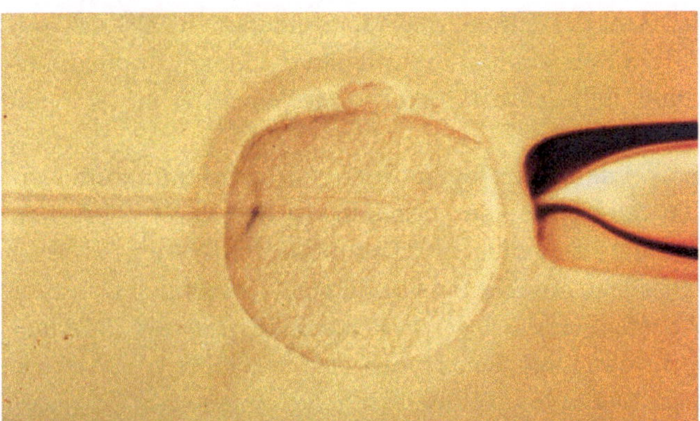

Abb. 6.5. Injektionsvorgang bei der intrazytoplasmatischen Spermieninjektion (ICSI)

einer Injektionspipette aufgenommen. Die Oozyte wird mit der Haltepipette angesogen, sodass der Polarkörper entweder oben oder unten zu liegen kommt. Die Injektionspipette wird dann in die Oozyte und das Zytoplasma eingestochen und die Samenzelle injiziert (Abb. 6.5).

Hinsichtlich kongenitaler Anomalien und chromosomaler Defekte zeigt ICSI eine gering erhöhte **Fehlbildungsrate**. Sie muss mit dem hilfesuchenden Paar besprochen werden.

Eine **humangenetische Untersuchung** des Ehemanns wird bei schwerer OAT, Azoospermie und monomorphen Defekten angeraten, da eine balanzierte chromosomale Aberration bei ICSI möglicherweise unbalanziert an Nachkommen weitergegeben werden kann.

Fertilisationsbeurteilung

16–18 h nach der Insemination bzw. Mikroinjektion werden die Oozyten auf das Vorhandensein von Vorkernen (männliche und weibliche Genome) untersucht. Falls mehr als drei Oozyten Vorkerne zeigen, können die überzähligen Oozyten im Pronukleusstadium kryokonserviert werden.

> Eine Kryokonservierung von Embryonen ist in Deutschland nicht erlaubt.

Embryotransfer

Minimal 48 h nach Eizellgewinnung werden entsprechend des Embryonenschutzgesetzes maximal 3 Embryonen möglichst atraumatisch intrauterin transferiert.

Lutealphasenunterstützung

Unter ovarieller Stimulation mit GnRH-a ist die Lutealphase verkürzt. Die Lutealphasenunterstützung mit HCG oder vaginaler Applikation von mikronisiertem Progesteron ist deshalb Standardtherapie. Letztere werden bei erhöhtem Risiko für ein ovarielles Hyperstimulationssyndrom eingesetzt.

Erfolgsrate

Die Erfolgsrate der IVF-/ICSI-Methode hängt ab von:
- Alter der Patientin,
- Ausmaß der männlichen Subfertilität,
- Anzahl der übertragenen Embryonen,
- Ausmaß der ovariellen Funktionsstörung.

Die Schwangerschaftsrate nach IVF liegt pro Embryotransfer bei 25%, etwa 15% dieser Schwangerschaften enden mit Frühabort. Die Schwangerschaftsraten nach IVF mit ICSI liegen etwas höher. Die Rate an Mehrlingsschwangerschaften liegt bei etwa 15–20% (Drillinge 3–4%, Vierlinge 0,1%)

Mehrlingsschwangerschaften, die mit höherer Morbidität und Mortalität für Mutter und Kinder einhergehen, sind kritisch zu betrachten. Um das Risiko zu verringern, können weniger als 3 Embryonen transferiert werden.

»Embryonenreduktion« bei Mehrlingsschwangerschaften

Beim Transfer von mehr als 3 Embryonen, wie außerhalb Deutschlands möglich, können höhergradige Mehrlingsgraviditäten mit extrem hohem Abortrisiko oder Frühgeburtlichkeit resultieren. In Kenntnis der schlechten Überlebensrate werden »Embryoreduktionen« durchgeführt. Unter Embryoreduktion oder Embryozid wird das Abtöten einzelner Embryonen meist durch intrakardiale Kaliumchlorid-Injektion verstanden. Risiken des Eingriffs sind vorzeitige Wehen, Infektion, Abort und Verlust der gesamten Schwangerschaft, sowie psychologische Probleme der Eltern.

Der Eingriff ist insgesamt sehr kritisch zu bewerten nicht nur wegen der hohen Abortrate, sondern vor allem aufgrund der ethisch-moralischen Problematik, da die Reduktion der Mehrlingsgravidität durch eine verminderte Anzahl transferierter Embryonen zu vermeiden wäre.

> Von einem Erfolg der Methode kann nur gesprochen werden, wenn eine Schwangerschaft auch ausgetragen wird und mit der Geburt eines gesunden Kindes endet (**Baby-take-home-Rate**). Die Baby-take-home-Rate liegt für IVF und ICSI im Durchschnitt bei etwa 18%.

Inseminationsbehandlungen

 **Beispiel**

29-jährige Patientin mit normalem Zyklus, Z. n. einer Schwangerschaft mit anderem Partner, Kinderwunsch seit 2,5 Jahren.

Befunde: Normales Hormonprofil, unauffälliger Ultraschall, der mittzyklisch durchgeführte Postkoitaltest zeigt unbewegliche Spermien bei normalem Zervixschleim, das daraufhin erstellte Spermiogramm bestätigt die Motilitätseinschränkung.

Diagnose: Männliche Subfertilität.

Therapie: Ovarielle Stimulation und homologe intrauterine Insemination nach Spermaaufbereitung.

Bei der **homologen Insemination** erfolgt die Übertragung des Spermas des Partners in den Uterus zum Zeitpunkt der Ovulation. Vorraussetzung für die Konzeption ist die regelhafte Tubendurchgängigkeit.

Praxisbox Homologe Insemination

Das Sperma wird in einer Plastikkappe vor die Portio gelegt oder kleine Mengen direkt in den Zervikalkanal, Corpus uteri oder Tube mit Hilfe einer Kanüle oder eines weichen Katheters injiziert. Zuvor sollten durch eine Spermatozoenaufbereitung (Swim-up, Percoll-Dichtegradientenzentrifugation, Glaswollfiltration) die intakten und motilen Spermatozoen selektiert werden sowie Prostatasektete extrahiert werden, da diese bei **intrauteriner Inseminationen (IUI)** schmerzhafte Uteruskontraktionen bewirken.

Swim up

Beim Swim up wird eine Spermienselektion erreicht, indem die Spermien durch Eigenbewegungen aus dem Pellet in frisches Kulturmedium aufschwimmen. Nach vorheriger Zentrifugation und Waschung werden die sedimentierten Spermien mit 0,3–0,5 ml frischem Medium überschichtet und für 30–60 min bei 37°C inkubiert. Der pipettierte Überstand enthält fast ausschließlich motile und morphologisch intakte Spermien (fast ohne andere zelluläre Bestandteile). Nachteil ist der hohe Spermamengenverlust von bis zu 90%.

Indikationen sind die männliche Subfertilität und die zervikale Sterilität. Die Schwangerschaftsrate ist abhängig von der Spermaqualität, der Follikelanzahl und nimmt mit der Zahl der intrauterinen Inseminationen ab. Nach 4–6 IUI-Zyklen kombiniert mit einer Gonadotropinstimulation sollte eine extrakorporale Fertilisierung erfolgen (Tab. 6.6).

Bei der **heterologen (donogenen) Insemination** werden Spermien eines fremden, in der Regel anonymen Spenders verwendet. Indikation war in der Vergangenheit extreme männliche Subfertilität (Azoospermie). Dank der Weiterentwicklung der IVF-Technik (ICSI) mit Spermagewinnung aus dem Hoden (MESA, TESE, PESA) wird diese Methode zunehmend seltener eingesetzt.

> Die heterologe Insemination ist mit ethischen, rechtlichen und medizinischen Problemen behaftet.

Problematik der heterologen Insemination

- **Medizinisch:** Übertragung von Infektionen oder Erbkrankheiten des Spenders auf die Patientin.
- **Rechtlich:**
  - Anonymität des Spenders, Recht des Einzelnen auf Wissen um die Abstammung.
  - Unterhaltsansprüche des Kindes gegenüber dem Spender, ersatzweise gegenüber dem Arzt.
- **Ethisch-moralisch:** Schuldgefühle in der Paarbeziehung, Verlust der natürlichen Familienstruktur, missbräuchliche Anwendung der Technik zur »Menschenzucht« und zur Fortpflanzungsmanipulation (Auswahl des Spenders anhand eines Kataloges mit Photo und Lebenslauf in den USA).

Praxisbox Intratubarer Gametentransfer (Gamete-intra-fallopian tube-transfer, GIFT)

Bei dieser Technik werden per Laparoskopie Oozyten und gewaschene und aufbereitete Spermatozoenfraktionen in eine oder beide Tuben gebracht. Die Fertilisation erfolgt dann spontan innerhalb der Tube. Voraussetzung für diese Technik ist die Existenz von mindestens einer funktionsfähigen Tube. In der Regel werden maximal 3 Eizellen mit den aufbereiteten Spermatozoen eingespült.

Das **GIFT**-Verfahren wurde bei idiopathischer Sterilität, männlicher Subfertilität sowie bei Endometriose und immunologisch bedingter Sterilität eingesetzt.

> GIFT wird heute praktisch nicht mehr durchgeführt.

Tab. 6.6. Indikationen zur homologen Insemination

Von Seiten des Mannes	Von Seiten der Frau	Von Seiten des Paares
Parvisemie (pathologisch verminderte Ejakulatmenge)	Gestörte Zervixfunktion (Dysmukorrhö, Spermatozoen-Antikörper bei der Frau)	Gestörte Spermatozoen-Mukus-Interaktion (negativer Postkoitaltest)
Impotentia coeundi	Faktoren, die eine vaginale Deponierung unmöglich machen, wie Scheidenstenose, Dyspareunie	Psychologische Indikationen
OAT		
Retrograde Ejakulation		
Spermatozoen-Antikörper beim Mann		

6.11 Behandlung der idiopathischen Sterilität

Bei etwa 15% aller sterilen Paare wird trotz intensiver Diagnostik keine Ursache für die Unfruchtbarkeit gefunden. Bei jungen Paaren und kürzer bestehendem Kinderwunsch ist ein abwartendes Verhalten sinnvoll. Die unterschiedlichen Methoden der assistierten Fortpflanzung führen zu Schwangerschaftsraten von 15–27%.

In Kürze

Sterilität und Infertilität

Sterilität: Keine Schwangerschaft innerhalb 2 Jahren bei Kinderwunsch und regelmäßigem, ungeschütztem Verkehr.

- **Primäre Sterilität:** Befruchtung hat nie stattgefunden.
- **Sekundäre Sterilität:** Schwangerschaft vorausgegangen.

Infertilität: Schwangerschaft kann nicht ausgetragen werden.

Endokrine Störungen

- **Hypogonadotrope normoprolaktinämische Ovarialinsuffizienz:** Störung der GnRH-Sekretion, Gonadotropine vermindert, Follikelreifungsstörung. Anorexia nervosa, Sportlerinnen, Stress, organische Ursachen selten. **Therapie:** Pulsatile GnRH-Gabe, Gonadotropine.
- **Normogonadotrope normoprolaktinämische Ovarialinsuffizienz, Corpus luteum-Insuffizienz:** Follikelreifungsstörung führt zu Störung des Corpus luteum, ungenügende Progesteronsekretion, Embryoimplantation bleibt aus. Prämenstruelle Schmierblutung, treppenförmiger Anstieg der Basaltemperatur.
- **Hypergonadotrope Ovarialinsuffizienz:** Beschädigung des Keimepithels (Radiatio, Zytostatika, Operation), Anstieg der Gonadotropine bei Abfall der ovariellen Hormonsynthese.
- **Hyperprolaktinämie:** Follikelreifungsstörung bei Abfall der GnRH-Pulsatilität und Gonadotropinsekretion, Stress, Medikamenteneinnahme, Prolaktinome. Blutungsstörungen, Galaktorrhö. **Therapie:** Operative Tumorentfernung, Prolaktinhemmer.
- **Störungen der Schilddrüsenfunktion:** Meist Hypothyreosen, TRH-Anstieg bewirkt Prolaktin-/LH-Sekretion. **Therapie:** Hypothyreose: Substitution mit L-Thyroxin, Jodid. Hyperthyreose: Thyreostatika, Schilddrüsenhormone.
- **Hyperandrogenämie, polyzystische Ovarien (PCOS):** Genese meist unklar, AGS (adrenogenitales Syndrom), Late-onset-AGS, Tumoren der Nebennierenrinde, Hypophyse, Ovar, Stress, Adipositas, Stoffwechselstörungen, Anabolika. Follikelatresie, Blutungsstörungen, Adipositas, Virilisierungser-

▼

scheinungen. **Therapie:** Orale Kontrazeptiva, Cyproteronacetat, Gestagene, Spironolakton. Bei Kinderwunsch Kortikosteroide, operative Tumorentfernung, Dopaminagonisten, Gestagene, Ovulationshemmer, Gewichts- und Stressreduktion.

- **PCOS:** Zyklusstörungen, Hyperandrogenämie, polyzystische Ovarien, Adipositas. **Therapie:** Gewichtsreduktion, Bewegung, antiandrogene Therapie (s.o.), Clomifen, Gonadotropine, Methformin. Cave: Ovarielles Überstimulationssyndrom, Mehrlingsschwangerschaften. Ggf. extrakorporale Fertilisation, selektive transvaginale Follikelreduktion.

Organische Störungen

- **Zervikale:** Veränderung des Zervixmukus bei Östrogenmangel, Infektion, lokalen Anti-Spermatozoen-Antikörpern, Zervixinsuffizienz.
- **Uterine:** Mangelhafter sekretorischer Endometriumumbau bei Follikelreifungsstörung, postinfektöse Narben, Adhäsionen, Asherman-Syndrom, Uterussepten, Myome, Fehlbildungen verhindern Embryoimplantation, höhere Abortrate. **Therapie:** Bei mechanischen Störungen operative Korrektur.
- **Tubare:** Postinfektiöse Störungen der Durchgängigkeit, Beweglichkeit, Schleimhaut der Tuben, postoperative Adhäsionen, Endometriose, Z. n. Sterilisation, aber auch passagere funktionelle Störungen. Abklärung durch Laparoskopie, Chromopertubation, Hysteroskopie, Tuboskopie, evtl. LICHT- Untersuchung. **Therapie:** Operative Wiederherstellung der Tubenpassage (Mikrochirurgie, Laparoskopie, transzervikale Tuboskopie), In-vitro-Fertilisation.

Männliche Fertilität: Häufig Ursache ungewollter Kinderlosigkeit, möglichst frühzeitige Diagnostik. **Impotentia coeundi** (Penetration nicht möglich), **Impotentia generandi** (Fertilisierung nicht möglich) bei Störung der Spermatogenese oder der ableitenden Samenwege. Spermiogramm.

Psychosomatische Aspekte: Diagnostik und Therapie sowie mangelnder Erfolg können starke emotionale Belastungen für das Paar bedeuten, Unterstützung durch geschulte Psychologen wünschenswert.

In-vitro-Fertilisation (IVF), Embryotransfer: Ovarielle Stimulation durch Gonadotropin-GnRH-Antagonisten-Therapie (früher Clomifencitrat, HMG, heute auch GnRH-Agonisten-Therapie), Cave: Mehrlingsschwangerschaften, ovarielles Überstimulationssyndrom), Ovulationsauslösung mit HCG (auch LH), transvaginale ultraschallgesteuerte Punktion und Follikelgewinnung, spontane Fertilisierung in-vitro, assistierte Fertilisierung durch Mikroinjektion oder Intra-Cytoplasmic-Sperm-Injection (ICSI), transzervikale Rückführung des Embryos in den Uterus. Spermagewinnung durch Masturbation oder mikrochirurgischer Spermienaspiration, Fertilisation deshalb auch bei Azoospermie möglich.

Homologe Insemination: Positionierung des Partnersperma auf Portio, Injektion in Zervix, Korpus oder Tube.

Heterologe Insemination: Spendersperma, problematisch aus medizinisch, rechtlich und ethisch-moralischen Gründen.

Kontrazeption

B. Grüne, S. Gröger

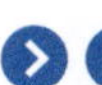 Einführung

Während in Industrieländern die Sterberaten oft die Geburtenraten übersteigen, nimmt die weltweite Bevölkerungszahl expotentiell zu. Jedes Jahr werden mehr als 200 Mio. Frauen schwanger. Die Verdopplungsrate der Weltbevölkerung beträgt weniger als 50 Jahre. 1930 lebten etwa 2 Mrd. Menschen auf der Erde, heute sind es 6,5 Mrd., bis Mitte des Jahrhunderts werden 9,1 Mrd. erwartet. Das Weltbevölkerungswachstum findet nahezu ausschließlich in Entwicklungsländern statt. Bereits seit 1968 ist das Recht auf Familienplanung ein international anerkanntes Menschenrecht.

In Deutschland befinden sich derzeit 17,2 Mio. Frauen im reproduktiven Alter zwischen 14 und 44 Jahren und benötigen möglicherweise eine wirksame Methode zur Familienplanung.

7.1 Allgemeine Aspekte der Empfängnisverhütung

Kontrazeption ist ein unter moralischen, ethischen, soziokulturellen und religiösen Fragestellungen viel diskutiertes Thema. 1968 wurde die Pille als Mittel zur Verhütung in der Enzyklika Humanae vitae von Papst Paul VI geächtet. Diese offizielle Haltung der katholischen Kirche bleibt bis heute unverändert.

Um unter den zahlreichen Kontrazeptionsmethoden die richtige zu finden, müssen Sicherheitsbedürfnis, Anamnese und Risiko abgewogen werden. Ein Thema von zunehmender Bedeutung ist die Kontrazeption bei Jugendlichen wegen der in immer jüngerem Alter aufgenommenen sexuellen Aktivitäten.

Gesundheitspolitische Aspekte

Sichere Kontrazeption bedeutet **Reduktion von unerwünschten Schwangerschaften** und damit auch Senkung der oft von Laien unter unzureichenden hygienischen und apparativen Bedingungen durchgeführten, komplikationsträchtigen Abortinduktionen. An Komplikationen von Schwangerschaft und Geburt als eine der Haupttodesursachen für Frauen sterben jährlich etwa 530.000 Frauen. Seit 1994 ist die Anwendung von Verhütungsmitteln weltweit von 55 auf 61% gestiegen. Jedoch haben immer noch über 350 Mio. Paare keinen Zugang zu entsprechenden Methoden der Familienplanung. Etwa ein Drittel des Weltbevölkerungswachstums beruht heute auf ungewollten Schwangerschaften. Immer mehr Menschen möchten verhüten, der Unterschied zwischen gewünschter und tatsächlicher Kinderzahl ist groß. Sogar in Ländern wie Kenia ist der Kinderwunsch von 8 auf 4,4 Kinder gesunken.

Die Auswahl der Verhütungsmethode sollte auch das Ziel einer **Reduktion sexuell übertragbarer Erkrankungen** (Hepatitis, Lues, Gonorrhö, HIV-, HPV- und Chlamydieninfektionen) verfolgen.

Soziokulturelle Aspekte

Familienplanung ermöglicht es, Zahl der Kinder und Zeitpunkt der Geburt zu bestimmen. Dem Wunsch auf freie und bewusste Lebens- und Familienplanung kann Rechnung getragen werden. Kontrazeption bedeutet eine Trennung von Fruchtbarkeit und Sexualität. Der Abbau der Angst vor ungewollter Schwangerschaft kann das sexuelle Erleben positiv beeinflussen.

Sicherheit

Definition

Der **Pearl-Index** bezeichnet die Versagerquote einer Verhütungsmethode/100 Frauenjahre, also die Anzahl der ungewollten Schwangerschaften, die auftreten, wenn 100 Frauen diese Methode jeweils ein Jahr lang anwenden (■ Tab. 7.1).

Berücksichtigung findet die praktische Zuverlässigkeit unter Einschluss von Anwendungsfehlern, nicht die theoretische Zuverlässigkeit.

Die Häufigkeit des Geschlechtsverkehrs findet im Pearl-Index keine Berücksichtigung.

Ohne Anwendung einer empfängnisverhütenden Maßnahme ist die Schwangerschaftsrate größer als 80 pro 100 Frauenjahre.

Die Zuverlässigkeit einer Verhütungsmethode ist von der Compliance der Anwenderin abhängig. Die meisten ungewollten Schwangerschaften unter Pillenanwenderinnen treten durch fehlerhafte Einnahme auf.

Verträglichkeit

Empfängnisverhütende Verfahren sollten möglichst wenige Nebenwirkungen haben. Die Relation des Risikos dieser Nebenwirkungen zu möglichen Komplikationen von Schwangerschaft und Geburt ist von Bedeutung. In der Diskussion um thromboembolische Erkrankungen unter Pillenanwenderinnen wird häufig außer Acht gelassen, dass in der Schwangerschaft ein deutlich höheres Thromboembolierisiko besteht.

Tab. 7.1. Pearl-Index verschiedener Kontrazeptionsmethoden

Methode	Pearl-Index
Zeitwahl nach Knaus-Ogino	15–40
Basaltemperaturmethode	1–3
Zervixschleimmethode	15–32
Symptothermale Methode	0,3
Temperaturcomputer	0,6–3
Zykluscomputer Persona	6
Zykluscomputer Cyclotest 2 plus	1–3
Chemische Spermizide	3–21
Diaphragma und Spermizid	2–4
Diaphragma erstes Anwendungsjahr	10–15
Portiokappe	6
Kondom für die Frau	5–10
Lea contraceptivum	2,2–2,9
Monophasische Kombinationspräparate, Stufenpräparate	0,1–1,0
Sequenzpräparate	0,2–1,4
Transdermale Kontrazeption	0,9
Verhütungsring	0,65
Minipille	0,5–3
Rein gestagenhaltiger Ovulationshemmer	0,14
Depot-Gestagene (parenteral)	0,3–1,4
Hormonimplantat	0–0,08
Levonorgestrelhaltiges Intrauterinsystem (IUS)	0,16
Kupferhaltiges Intrauterinpessar (IUP)	0,9–3
Laparoskopische Tubensterilisation	0,09–0,4
Vasektomie	0,1
Kondom	4–5
Coitus interruptus	8–38
Keine Kontrazeption	>80

7.2 Natürliche Familienplanung und andere Methoden ohne Anwendung von Hilfsmitteln

Definition

Die **natürliche Familienplanung** (NFP) basiert auf der Beobachtung physiologischer Körperzeichen der fruchtbaren und unfruchtbaren Phase des weiblichen Zyklus. Mit NFP kann eine Schwangerschaft sowohl angestrebt als auch verhütet werden.

Bei den strengen Formen natürlicher Empfängnisverhütung erfolgt in der fruchtbaren Phase kein Geschlechtsverkehr, man spricht von **periodischer Enthaltsamkeit**. Mechanische oder chemische Hilfsmittel werden nicht verwendet.

Bei Frauen besteht zunehmendes Interesse daran, das natürliche Zyklusgeschehen im Sinne einer bewussten Körperwahrnehmung zu beobachten. Ängste vor unerwünschten Wirkungen hormonaler Kontrazeptiva sind ebenfalls häufig der Anlass, die NFP anzuwenden.

Die natürliche Empfängnisverhütung ist von Akzeptanz und Kooperation beider Partner abhängig. Sie setzt den Verzicht auf völlige Spontanität voraus.

> Bei sachgerechter Anwendung wird teilweise eine hohe kontrazeptive Sicherheit erreicht, die durch kombinierte Verfahren noch gesteigert werden kann.

7.2.1 Kalendermethode nach Knaus-Ogino

Die frühen Methoden der natürlichen Empfängnisverhütung orientierten sich ausschließlich an den zeitlichen Abläufen des Zyklus und gehören somit definitionsgemäß nicht zu den Methoden der NFP.

Historische Entwicklung

Seit dem Altertum gibt es Vorstellungen über den Zeitpunkt der fruchtbaren Tage. Bereits im 12. Jahrhundert beschrieb der jüdische Gelehrte Maimonides den 14. Zyklustag als den einzigen Tag der möglichen Empfängnis.

Zu Beginn der 30er-Jahre untersuchte der japanische Gynäkologe Ogino bei Laparotomien die Ovarien auf sprungreife Follikel und Gelbkörper. Er beschrieb den Ovulationzeitpunkt zwischen dem 12. und 16. Tag vor der folgenden Menstruation. Der österreichische Gynäkologe Knaus (1933) ging von der Ovulation am 15. prämenstruellen Tag aus.

Unter Annahme einer konstanten Corpus-luteum-Phase können die fruchtbaren und unfruchtbaren Tage ermittelt werden.

Die **Kalendermethode nach Knaus-Ogino** begrenzt die fruchtbare Phase unter Berücksichtigung einer dreitägigen Spermienüberlebenszeit auf die Zyklustage 9–17.

An den restlichen Tagen soll ungeschützter Geschlechtsverkehr möglich sein. Voraussetzung sind regelmäßige Zyklen in den vorausgehenden 12 Monaten. Der Pearl-Index beträgt 15–40.

Die Kalendermethode ist aufgrund ihrer Unzuverlässigkeit weniger zur Empfängnisverhütung als zur Bestimmung der fruchtbaren Tage bei Kinderwunsch geeignet.

7.2.2 Basaltemperaturmethode

Historische Entwicklung

Der postovulatorische Anstieg der Basaltemperatur wurde vom niederländischen Gynäkologen van de Velde 1927 beschrieben. Erstmals wurde es möglich, den Zeitpunkt der Ovulation im laufenden Zyklus zu bestimmen.

Die **Basaltemperaturmethode** nach Döring (1954) nutzt den thermogenetischen Effekt des vom Corpus luteum gebildeten Progesterons zur Empfängnisverhütung. 24–36 h nach der Ovulation tritt ein Temperaturanstieg ein, durch den der Beginn der unfruchtbaren Tage nach der Ovulation identifiziert werden kann.

Ein signifikanter Temperaturanstieg nach der Ovulation weist über mindestens 3 aufeinander folgende Tage eine um mindestens 0,2°C höhere Temperatur als an den vorausgegangenen 6 Tagen auf.

Der Temperaturanstieg beweist fast immer die Ovulation. Die anschließende hypertherme Phase dauert durchschnittlich 10–16 Tage.

Die unfruchtbaren Tage (Abb. 7.1a) beginnen mit dem dritten Tag nach dem Temperaturanstieg und dauern bis zur folgenden Menstruation.

Bei langsamem, treppenförmigem oder sägezackenförmigem Temperaturanstieg sind 5 ansteigende Temperaturwerte bis zum Beginn der infertilen Phase abzuwarten (Abb. 7.1b–d).

Praxisbox Basaltemperaturmessung

Die Messung der Basaltemperatur wird unmittelbar nach dem Aufwachen noch vor dem Aufstehen durchgeführt. Nach gestörter Nachtruhe sollte die Anwenderin mindestens eine Stunde geschlafen oder entspannt im Bett gelegen haben. Abweichungen der Messzeit von etwa 1,5 Stunden sind meist ohne Bedeutung. Die Messzeit sollte aber notiert werden, um den physiologischen Temperaturanstieg im Tagesverlauf nicht mit der ovulationsbedingten hyperthermen Phase zu verwechseln. Gemessen wird immer an der gleichen Stelle oral, rektal oder vaginal. Fieber, psychische Anspannung oder Alkoholkonsum können den Kurvenverlauf beeinflussen und müssen notiert werden.

Bei regelmäßigem Zyklus, korrekter und konsequenter täglicher Messung der Basaltemperatur bis zum gesicherten Temperaturanstieg erweist sich diese Methode, bei der Geschlechtsverkehr auf die postovulatorische unfruchtbare Phase beschränkt ist, mit einem Pearl-Index von 1–3 als recht sicher.

Bei der **erweiterten Basaltemperaturmethode** werden zusätzlich anhand von mindestens 12 vorausgegangenen Messzyklen 6 Tage vom frühesten Ovulationstermin abgezogen, um den 1. fruchtbaren Tag festzulegen. Die Zeit von Zyklusbeginn bis 6 Tage vor dem frühesten Temperaturanstieg gilt dann als präovulatorisch unfruchtbare Phase.

Die Dauer der Befruchtungsfähigkeit von Spermien (48–72 h) und Eizelle (6–12 h) begründen den durch die Basaltemperatur definierten Zeitraum der potentiellen Fertilität.

7.2.3 Zervixschleimmethode nach Billings

Historische Entwicklung

Die Bewertung der zyklusabhängigen Veränderungen des Zervikalschleims wurde erstmals 1964 von dem australischen Ärzteehepaar Evelyn und John Billings beschrieben.

Zu Zyklusbeginn ist die Vagina relativ trocken, ein zäher Schleimpfropf verschließt die Portio und verhindert die Aszension von Bakterien und Spermien. Um den Ovulationszeitpunkt herum erhöht sich östrogenabhängig die Menge des Zervikalschleims, der an Viskosität verliert und Transparenz gewinnt.

Abb. 7.1a–d. Basaltemperaturkurven. **a** Normaler, biphasischer Verlauf. **b** Langsamer Anstieg. **c** Treppenförmiger Anstieg. **d** Sägezackenförmiger Anstieg

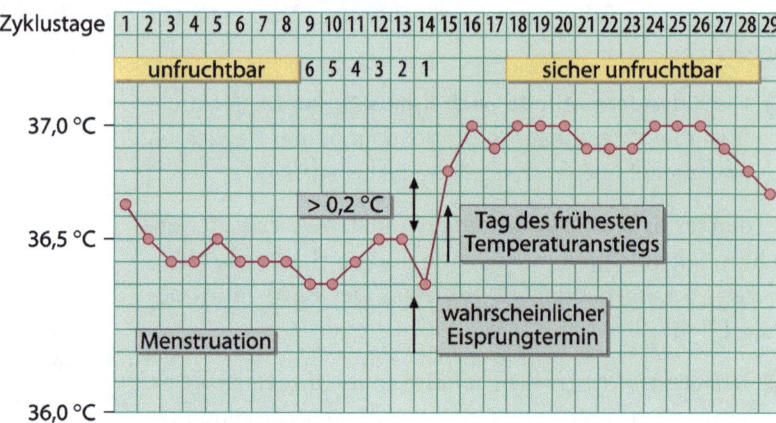

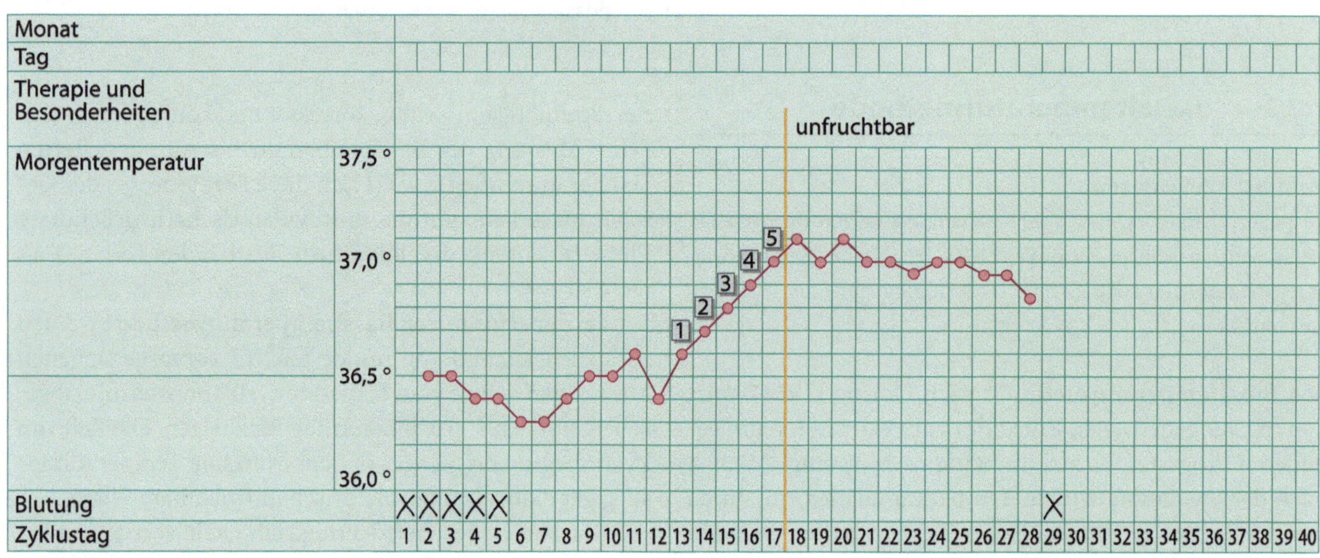

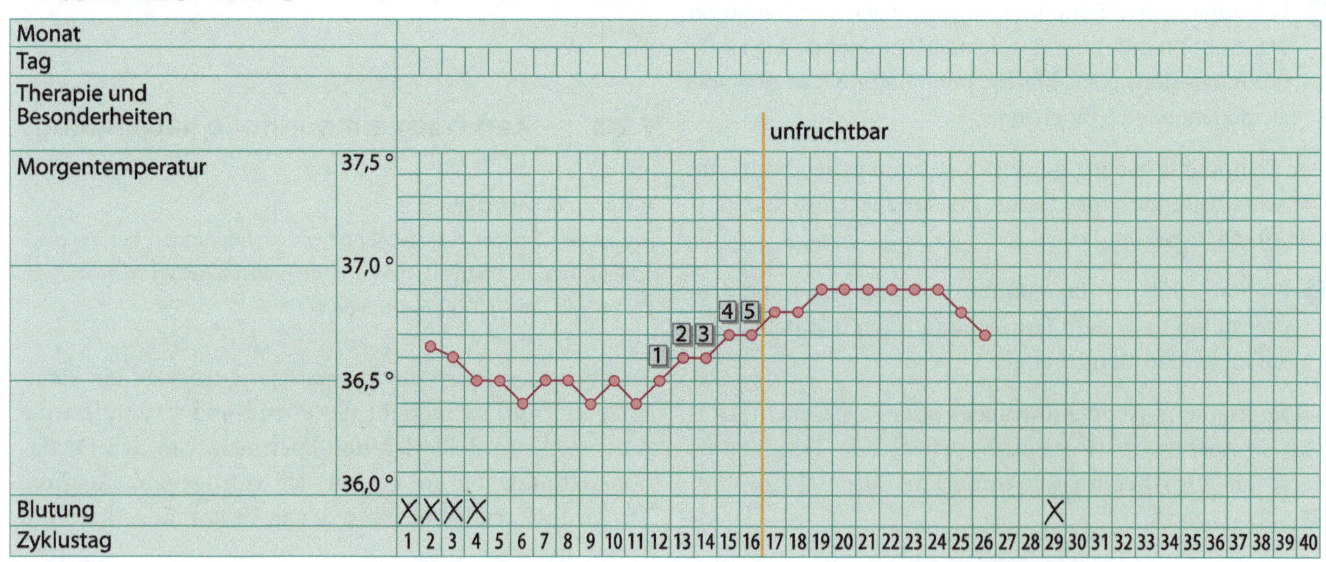

d) sägezackenformiger Anstieg

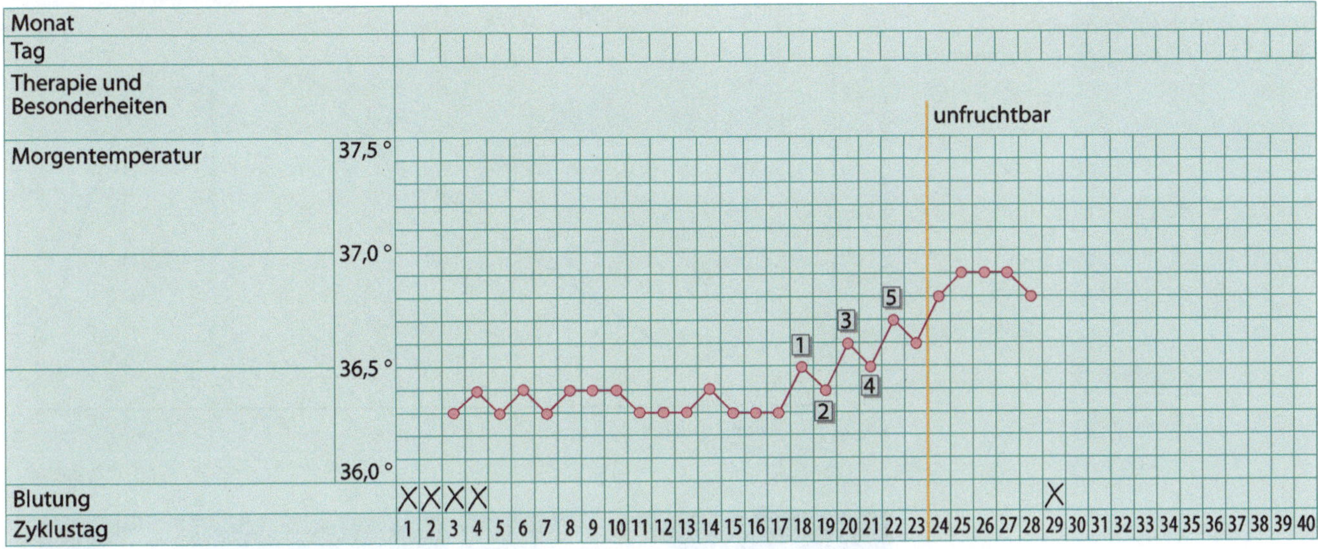

Abb. 7.1d (Legende ▶ S. 128)

Praxisbox Zervixschleimsymptom

Das Zervixschleimsymptom ist beim Gang auf die Toilette zu beobachten: Der verflüssigte Zervixschleim ist nur in der fruchtbaren Zeit vorhanden und am Scheideneingang als Feuchtigkeit oder Nässe fühlbar. Nach dem Wischen über den Introitus kann das Aussehen und die Spinnbarkeit auf dem Toilettenpapier oder an den Fingern beurteilt werden. Das Optimum der Fruchtbarkeit liegt an den Tagen um den so genannten **Höhepunkt des Schleimsymptoms** (**H**, letzter Tag der besten Schleimqualität, Abb. 7.2a). Der periovulatorische Zervixschleim ist glasklar, flüssig wie rohes Eiweiß und lässt sich zwischen Daumen und Zeigefinger mehrere Zentimeter lang spinnen (Abb. 7.2b). Die Spermien haben während dieser Phase die besten Aszensionschancen.

Der Höhepunkt des Schleimsymptoms kann erst festgelegt werden, wenn die Zervixschleimqualität sich wieder verschlechtert hat. Die Menge des Zervixschleims wird geringer, er ist weißlich klumpig und verliert seine Dehnbarkeit (Abb. 7.2c).

> Nach der **Zervixschleimmethode** tritt die postovulatorisch unfruchtbare Phase 3 Tage nach der maximalen Spinnbarkeit ein.

Unter dem Mikroskop findet sich als Ausdruck kristallisierenden Salzes periovulatorisch das so genannte **Farnkrautphänomen.** Kleine Taschenmikroskope, mit deren Hilfe diese Veränderung im Rahmen der Selbstbeobachtung von der Frau beurteilt werden soll, haben sich nicht bewährt.

Die Versagerquote der Zervixschleimbeobachtung allein beträgt 15–32%. Daher sollte sie nur als wichtiger Bestandteil der symptothermalen Methode (▶ Kap. 7.2.4) eingesetzt werden.

! Die Zervixschleimmethode kann als ausschließliche kontrazeptive Methode nicht empfohlen werden.

Im Gegensatz zur Basaltemperaturmessung ist mit der Beobachtung des Zervixschleims bereits der Beginn der fruchtbaren Phase zu erkennen, sodass die Methode bei Kinderwunsch zur Bestimmung des Ovulationstermins genutzt werden kann.

7.2.4 Symptothermale Methode nach Rötzer

Definition

Die symptothermale Methode (Rötzer, 1968) ist die Kombination von Beobachtung der zyklischen Zervixschleimveränderungen und Messung der Basaltemperatur.

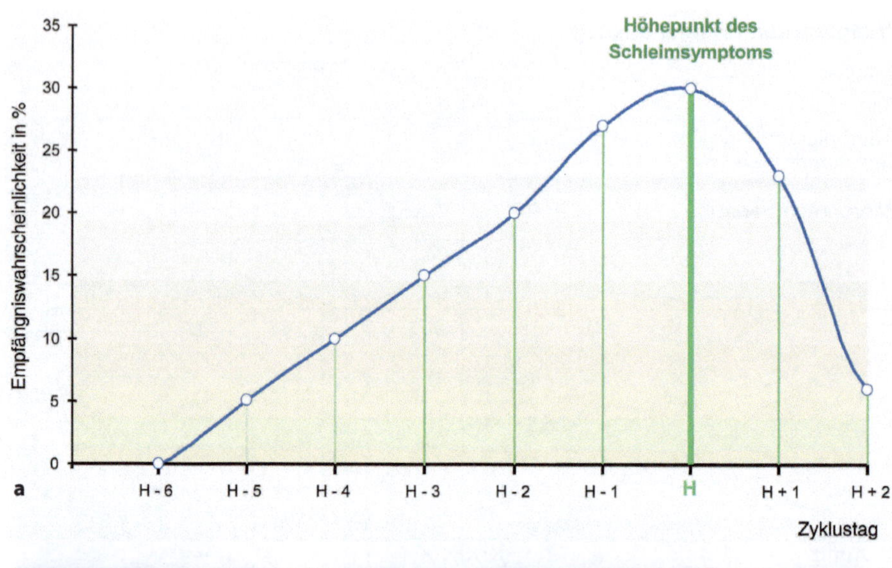

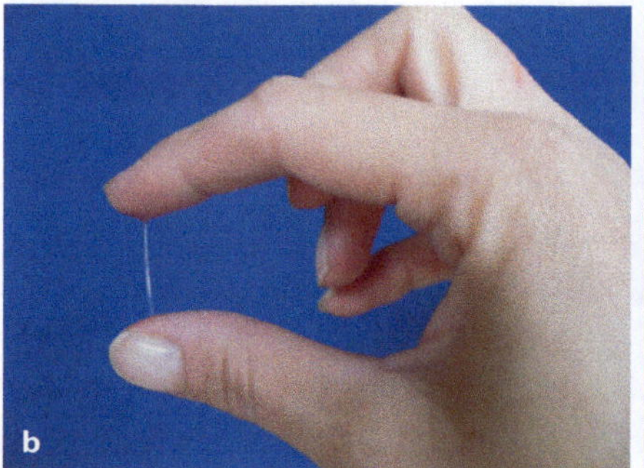

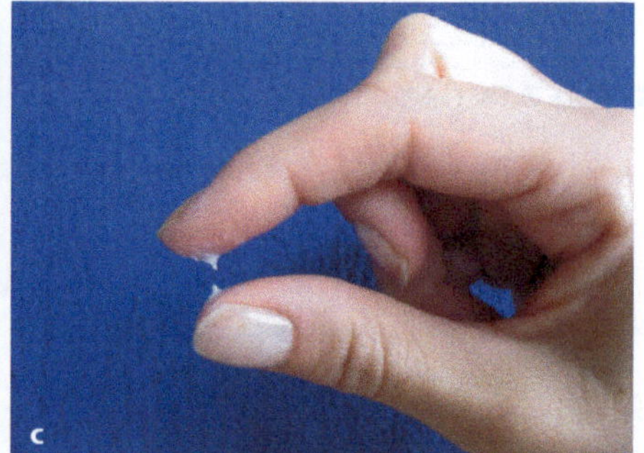

Abb. 7.2. a Empfängniswahrscheinlichkeit und Schleimsymptom. **b** Spinnbarer glasiger Zervixschleim periovulatorisch. **c** Dicklich klumpiger weißer Zervixschleim

Die beiden Parameter zur Bestimmung von Anfang und Ende der fertilen Phase dienen der gegenseitigen Absicherung und doppelten Kontrolle.

Zusätzlich können durch Selbstuntersuchung zyklische Veränderungen der Portio (Größe, Lage, Konsistenz) und der Öffnungsgrad des äußeren Muttermundes erfasst werden. Auf Symptome wie Mastalgie, Mittelschmerz, Ovulationsblutung und Libidoveränderungen wird geachtet (Abb. 7.3). Diese sekundären Symptome werden nicht in die Auswertung einbezogen.

Wichtig ist die ausführliche Anleitung der Anwenderin und die Dokumentation und Auswertung in einem speziellen Zyklusblatt. Bei der Auswertung geht man zunächst von 5 unfruchtbaren Tagen am Zyklusanfang aus. Nach Erfassung von mindestens 12 Zyklen wird der letzte unfruchtbare Tag am Zyklusanfang 8 Tage vor der ersten höheren Temperaturmessung festgelegt. Nach dem Eisprung beginnt die unfruchtbare Zeit, wenn sowohl 3 Tage nach dem Höhepunkt des Schleimsymptoms als auch nach dem Temperaturanstieg vergangen sind.

> Bei regelrechter Anwendung ist die symptothermale Methode mit einem Pearl-Index von 0,3 eine der sicheren kontrazeptiven Methoden. Sie stellt die zuverlässigste und heute am häufigsten angewandte Methode der natürlichen Familienplanung dar.

Auch bei unregelmäßigen Zyklen kann diese Methode angewendet werden. Infolge der zumeist verzögerten Follikelreifung kommt es zur Verlängerung der präovulatorischen Phase. Die durch die Methode berechnete potentiell fruchtbare Zeit dauert solange an, bis die Ovulation stattgefunden hat und nach den Regeln der doppelten Kontrolle die postovulatorisch unfruchtbare Zeit beginnt. Bei Einhaltung dieser Grundsätze ist die Sicherheit auch bei unregelmäßigen Zyklen gegeben.

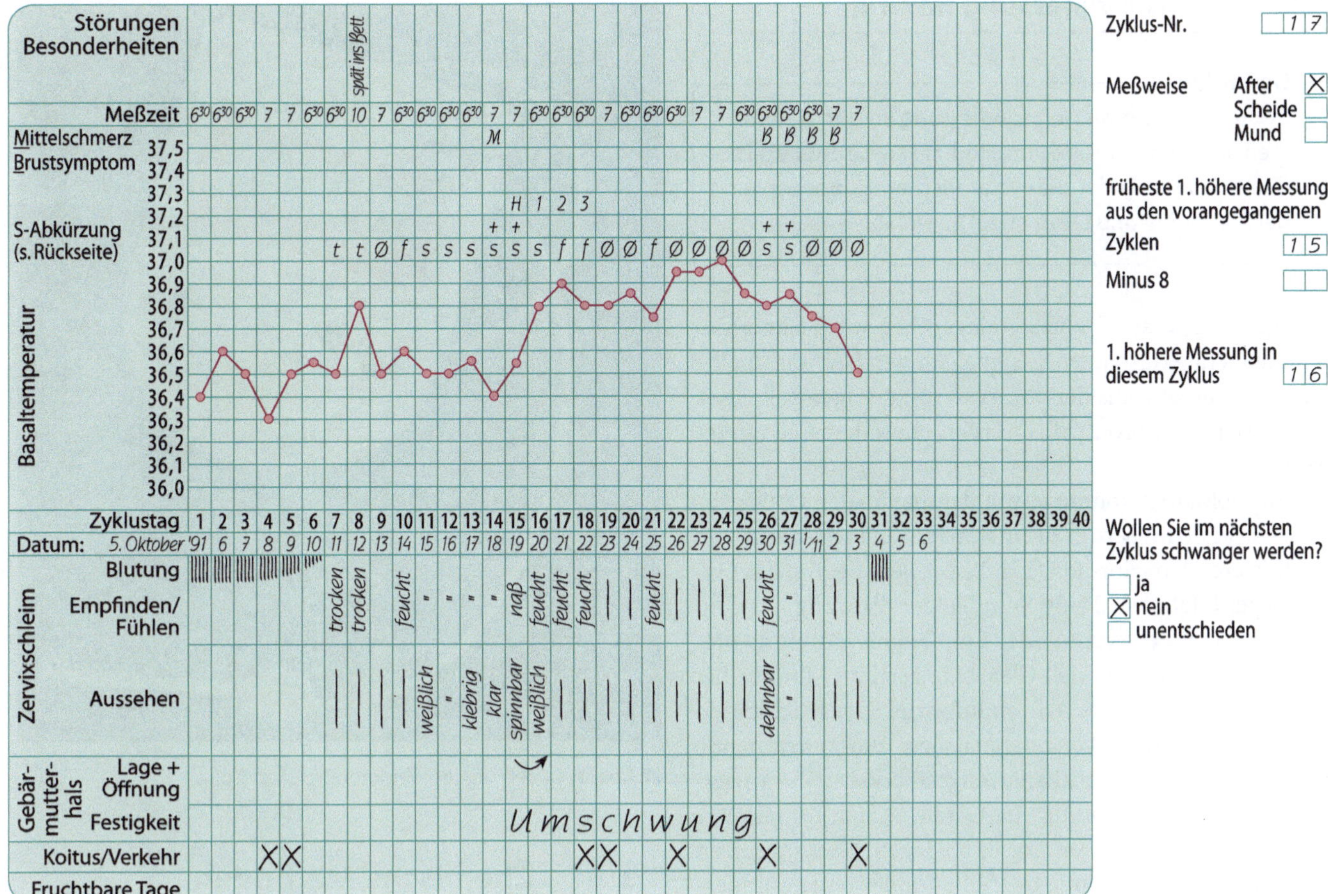

■ **Abb. 7.3.** Ausgefülltes Zyklusblatt der symptothermalen Methode. Der Tag des Höhepunktes des Schleimphänomens ist mit H gekennzeichnet

7.2.5 Verlängerte Stillperiode

In Entwicklungsländern ist die Verlängerung der Stillperiode verbreitet, um unerwünschte Schwangerschaften zu verhindern.

Die Mamillenstimulation beim Stillen führt zur Prolaktinausschüttung, die durch Hemmung der pulsatilen Ausschüttung von GnRH und LH die Follikelreifung behindert.

> In den ersten 10 postpartalen Wochen ist das Konzeptionsrisiko bei vollstillenden Frauen mit <1% sehr gering.

Wird ohne Zufütterung mindestens 5–6-mal täglich gestillt und liegt eine postpartale Amenorrhö vor, kann im ersten halben Jahr nach der Entbindung von einer Empfängniswahrscheinlichkeit von 2% ausgegangen werden.

Wird zugefüttert oder sind die Abstände zwischen den Stillmahlzeiten größer als vier Stunden, muss mit Ovulationen gerechnet werden.

! Stillen Mütter nicht oder nur teilweise, können bereits 4 Wochen post partum wieder Ovulationen auftreten.

7.2.6 Temperaturcomputer

Temperaturcomputer messen die Basaltemperatur. Die Temperaturen müssen nicht mehr in eine Kurve eingetragen und selbst beurteilt werden. Das Thermometer ist an den Computer angeschlossen, die Werte werden automatisch gespeichert und ausgewertet.

Der Pearl-Index schwankt zwischen 0,6–0,7 (Modelle Lady Comp, Baby Comp) und 3 (Cyclotest-D). Der Temperaturcomputer Bioself Plus bestimmt die fruchtbare Zeit im Vergleich zu den anderen Geräten etwas kürzer, was bei Kinderwunsch günstig ist. Für die Empfängnisverhütung ist er deshalb weniger zu empfehlen.

7.2.7 Hormonmessung im Urin

Definition

Zykluscomputer zur Hormonmessung im Urin bestimmen die fruchtbare und unfruchtbare Phase des Zyklus durch Erfassung der präovulatorischen Hormonspiegel (Östrogen- und LH-Anstieg) im Urin.

Nachdem der erste Zyklustag eingegeben wird, signalisieren die Geräte durch Leuchtsignal, an welchen Tagen eine Hormonmessung aus dem Morgenurin erfolgen soll. Etwa acht Teststreifen pro Zyklus werden photometrisch ausgewertet.

Physiologisch kommt es mit der maximalen Östrogenkonzentration im Serum zu einer massiven Freisetzung von luteinisierendem Hormon (LH-Peak), dem Beginn des LH-Anstieges folgt nach 24–36 Stunden der Eisprung.

Das Gerät Persona soll der Empfängnisverhütung dienen, das Nachfolgemodell Clearblue Fertility Monitor hat den Kinderwunsch als Anwendungsziel. Die fruchtbaren Tage werden durch Leuchtsignal bzw. die zunehmende Fruchtbarkeit durch Balkenanzeige markiert. Voraussetzungen für die Anwendung der Geräte ist eine Zykluslänge von mehr als 23 und weniger als 35 Tagen. Nach Absetzen der Pille oder Beendigung der Stillperiode sollten mindestens zwei normale Zyklen stattgefunden haben.

Kontraindikationen liegen vor bei Hormonbehandlungen oder bei Behandlung mit Medikamenten, die den Zyklus beeinflussen. Ungeeignet ist die Methode für Jugendliche und Frauen im Klimakterium. Leber- und Nierenerkrankungen können den Abbau und die Ausscheidung der Hormone im Urin beeinflussen.

Der Pearl-Index liegt bei 6. Die Methode ist damit nicht allzu sicher, die Eignung bei Kinderwunsch ist jedoch gut.

Der Computer Cyclotest 2 plus interpretiert neben der Basaltemperaturmessung als weiteres Symptom den Zervixschleim oder die LH-Konzentration im Urin. Die Temperaturmesswerte werden gespeichert und nach den Regeln der Basaltemperaturmethode ausgewertet. Eine Plausibilitätsprüfung der Messwerte soll die Wahrscheinlichkeit von Fehlmessungen verringern. Der Pearl-Index liegt bei 1–3 (Abb. 7.4).

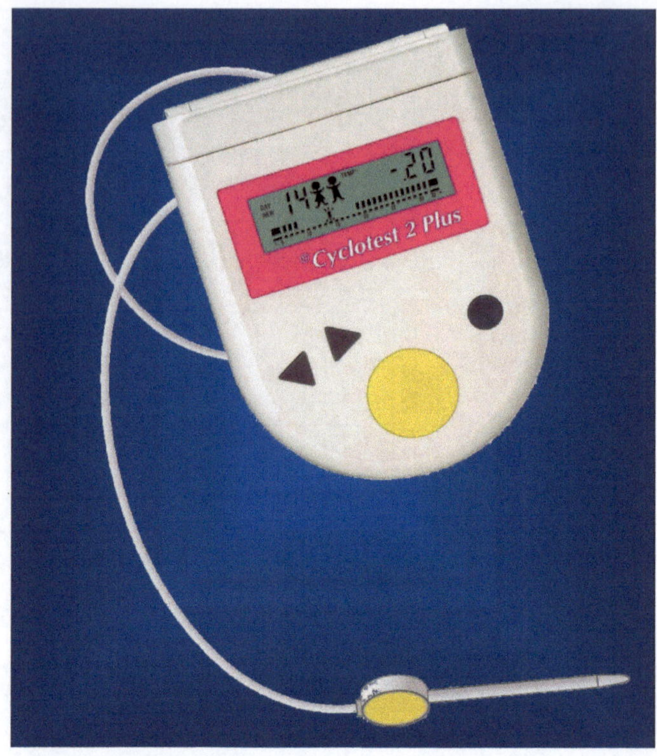

Abb. 7.4. Verhütungscomputer Cyclotest 2 plus

7.3 Chemische Methoden

7.3.1 Chemische Verhütungsmittel

Definition

Spermizide bewirken eine chemische Inaktivierung von Spermatozoen durch Beeinträchtigung der Spermienzellmembran.

Sie werden in Form von Cremes, Gels, Vaginalfilm, Schaumtabletten, -ovula, -sprays und beschichteten Kondomen appliziert. Die Spermizide sollten mindestens 10 min vor dem Geschlechtsverkehr angewendet werden, der kontrazeptive Schutz hält maximal 60 min an. Seit Einführung von hochwirksamen Substanzen wie **Nonoxinol** erreicht der Pearl-Index Werte zwischen 3 und 21.

Lange ging man davon aus, dass die antibakterielle, antimykotische und antivirale Wirkung des Nonoxinols vor verschiedenen Krankheitserregern schützen würde. Inzwischen stellte sich heraus, dass die Substanz die normale Vaginalflora als Bestandteil der natürlichen Immunabwehr zerstört und zu Reizungen der Schleimhäute führt.

Tab. 7.2. Vaginal anzuwendende chemische Verhütungsmittel

Handelsname	Wirkstoff
A-gen 53 (Vaginalzäpfchen)	Nonoxinol-9 und Schwefelsäureester
Ortho-Gel, in Verbindung mit Diaphragma oder Portiokappe	Nonoxinol-9
Gynol II	Nonoxinol-9
Patentex-Gel	Nonoxinol-9
Patentex Oval (Schaumovula)	Nonoxinol-9
Contragel grün, in Verbindung mit Diaphragma oder Portiokappe	Milchsäure

> Das Entstehen vaginaler Infektionen wird durch Spermizide erleichtert.

Studien in Afrika an mehr als 1000 Prostituierten haben eine im Vergleich zu Placebo bis zu 50% höhere HIV-Übertragungsrate gezeigt, da aufgrund der gestörten Schleimhautbarriere der Viruseintritt erleichtert wird. Angesichts der sich in Entwicklungsländern dramatisch ausbreitenden HIV-Epidemie besteht dringender Bedarf an einer Entwicklung von spermiziden Mikrobiziden, die gleichzeitig den viralen Eintritt in die Zelle hemmen.

> Die fetale Fehlbildungsrate ist bei Schwangerschaft trotz Anwendung von Spermiziden nicht erhöht.

Milchsäurehaltige Produkte (Contragel grün) haben keine spermiziden Wirkstoffe. Die zusätzliche Ansäuerung des Scheidenmilieus führt zur Herabsetzung der Spermienmotilität (Tab. 7.2).

7.3.2 Scheidenspülung

> ! Die unmittelbar postkoital durchgeführte Scheidenspülung ist eine sehr unsichere Kontrazeptionsmethode.

Die Spermien dringen schon Sekunden nach der Ejakulation in den Zervikalkanal ein. Bereits 15 min post coitatem sind sie im Douglas-Raum nachweisbar. Die Versagerquote dieser unter Teenagern in den USA zeitweise weit verbreiteten und mit koffeinhaltiger Limonade durchgeführten Methode zur vermeintlichen Empfängnisverhütung beträgt über 30%.

7.4 Barrieremethoden

Historische Entwicklung

Die ältesten Verhütungsmethoden basieren auf der Idee, durch eine Barriere Spermien am Aufsteigen in die Gebärmutter zu hindern. Es finden sich Beschreibungen über die intravaginale Applikation von Gräsern, Wurzeln und Algen aus der Pharaonenzeit. Im antiken Rom wurde in Alauntinktur, Zedernharz oder Olivenöl getränkte Wolle verwendet. Casanova soll den Gebrauch einer ausgepressten halben Zitrone propagiert haben.

7.4.1 Scheidendiaphragma

Nach dem Erstbeschreiber Mensinga (1882) wird das Scheidendiaphragma in einigen Ländern auch Mensinga-Pessar genannt.

Das klassische Ortho-Diaphragma besteht aus einem mit Gummi bezogenen flexiblen Drahtspiralring und einer dünnen Latexscheidewand. Das neuere Modell Wideseal ist mit einer Silikon-Membran bezogen (Abb. 7.5).

Der Durchmesser muss individuell angepasst werden (Parität, Anatomie). Das zu kleine Diaphragma ist wegen möglicher Dislokation und mangelnder Abdichtung unzuverlässig, bei zu großem Diaphragma verspürt die Trägerin ein Druckgefühl. Die Zuverlässigkeit des Diaphragmas gleicht mit einem Pearl-Index von 2–4 der des Präservativs. Während des ersten Anwendungsjahres muss aber mit einer Versagerquote von 10–15% gerechnet werden. Die kon-

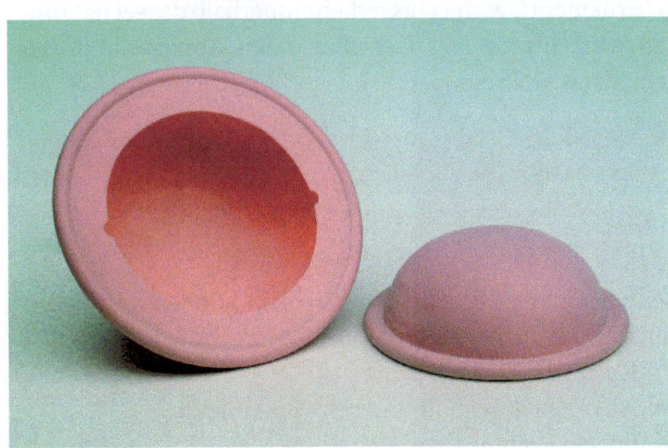

Abb. 7.5. Diaphragma Wideseal

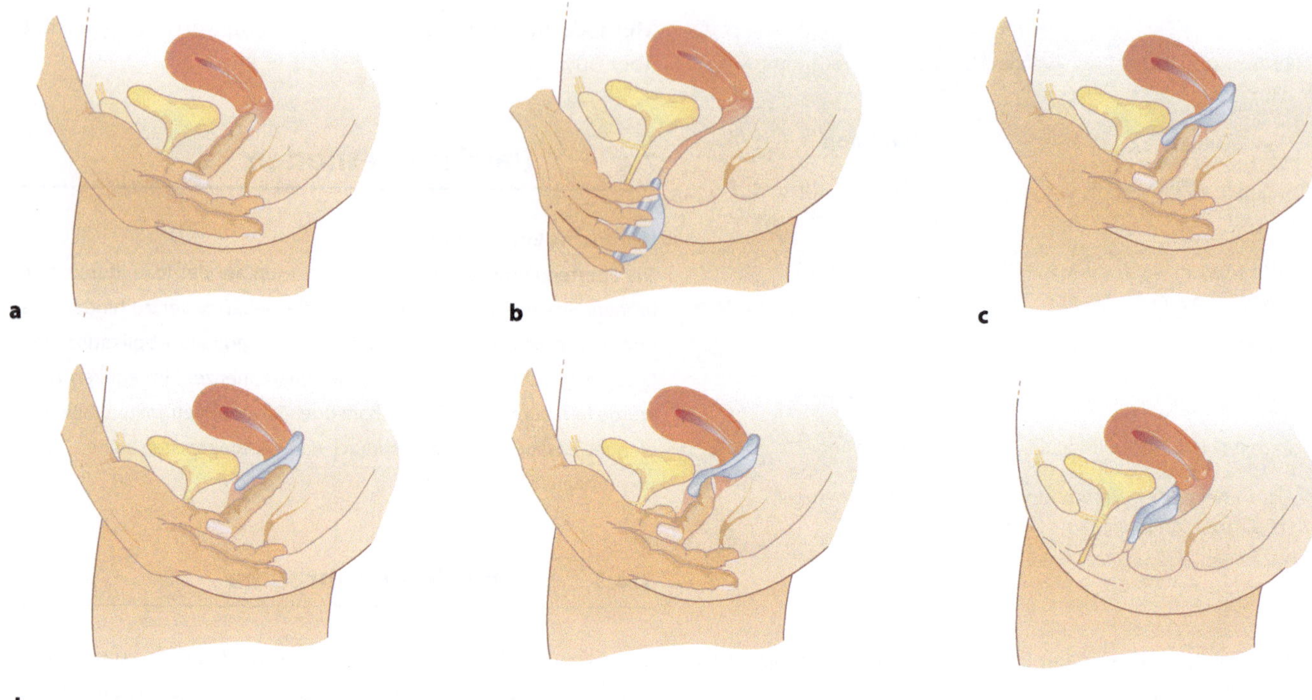

■ **Abb. 7.6.** Einsetzen und Entfernen eines Diaphragmas. **a** Ertasten des Muttermundes. **b** Einführen des mit Creme oder Gel bestrichenen zusammengedrückten Diaphragmas. **c** Hochschieben des vorderen Diaphragmarandes bis hinter das Schambein. **d** Ertasten des Muttermundes durch die Gummimembran zur Lagekontrolle. **e** Entfernung des Diaphragmas frühestens 6 h nach dem letzten Verkehr. **f** Falsch eingeführtes Diaphragma

trazeptive Sicherheit ist abhängig vom anatomisch korrekten Sitz und von der richtigen Anwendung. Eine sorgfältige Unterweisung der Patientin in die Handhabung ist obligatorisch (■ Abb. 7.6).

Um die kontrazeptive Wirkung zu erhöhen, wird das Diaphragma mit einem spermiziden oder milchsäurehaltigen Gel bestrichen, vor dem Geschlechtsverkehr eingeführt und verbleibt mindestens 6 h post coitatem intravaginal. Bei erneutem Geschlechtsverkehr innerhalb der sechs Stunden wird zusätzliches Gel über einen Applikator in das Scheidengewölbe eingeführt.

! Wegen der Gefahr eines Toxic-Schock-Syndroms aufgrund von bakterieller Kontamination des Diaphragmas, darf es keinesfalls über 24 Stunden ununterbrochen angewendet werden.

Bei längerem intravaginalem Verbleib können lokale Reizung mit vermehrtem Fluor und Druckulzera auftreten.

Kontraindikationen sind

- Allergien gegen Gummi oder Spermizide,
- floride Kolpitis,
- Zysto- oder Rektozelen,
- Vesiko- oder Rektovaginalfisteln,
- ausgeprägte Retro- oder Anteflexio uteri,
- vaginale Fehlbildungen
- die Wochenbettphase.

7.4.2 Portiokappe

Historische Entwicklung

Die erste Portiokappe wurde um 1840 von dem Berliner Anatomieprofessor Wilde nach einem Wachsabdruck der Zervix aus Kautschuk gefertigt. Später fanden Modelle aus Silber, anderen Metallen, Elfenbein, Gummi und Zelluloid Anwendung.

Portiokappen sind heute halbkugelförmige Hütchen aus Hartplastik oder Gummi.

> Korrekt über die Portio gestülpt, sollen Portiokappen den Spermienkontakt verhindern.

Eine Anpassung durch den Frauenarzt ist notwendig, da die exakte Größe für die kontrazeptive Wirksamkeit wichtig ist. Die Kombination mit Spermiziden erhöht die Sicherheit.

Die Portiokappe kann nach Einlage zu Beginn des Zyklus bis zu drei Wochen verbleiben. Die Tragedauer während des ganzen Zyklus führt häufig zu lokalen Reizungen. Die Applikation und Entfernung vor der nächsten Menstruation erfordert zumeist den Gynäkologen. Deshalb wird die Portiokappe heute kaum noch angewendet.

Ein neueres Modell aus Silikon (FemCap) kann auch kurz vor der sexuellen Erregung durch die Frau selbst eingelegt werden. In eine am Rand befindliche Nische wird das spermizide Gel eingeführt. Ein Bändchen erleichtert die Entfernung frühestens 6 Stunden nach dem Geschlechtsverkehr durch die Anwenderin selbst.

Der Pearl- Index liegt bei 6 (◘ Abb. 7.7a,b).

Lea contraceptivum ist ein Modell aus Silikon, das durch Sogwirkung an den Muttermund fixiert wird. Die entweichende Luft kann durch ein Ventil austreten. Eine Spermienaszension durch das Ventil ist nicht möglich, während Menstruationsflüssigkeit und Sekret abfließen können. Bei einer möglichen Tragedauer von insgesamt 48 Stunden darf diese Portiokappe frühestens 8 Stunden nach dem letzten Verkehr entfernt werden.

Der Pearl-Index liegt bei 2,9 ohne und 2,2 mit Anwendung von Spermiziden (◘ Abb. 7.7c).

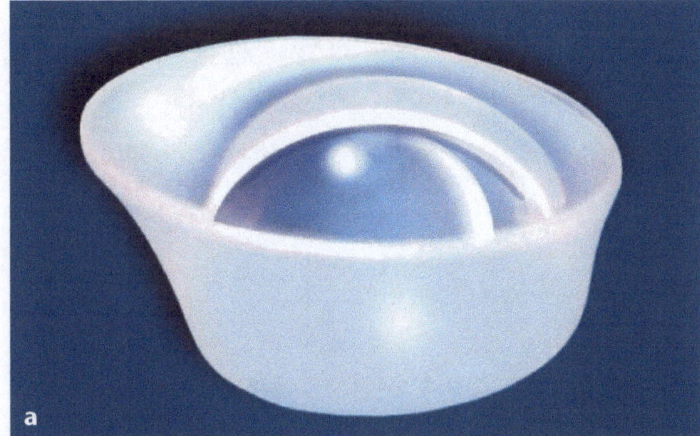

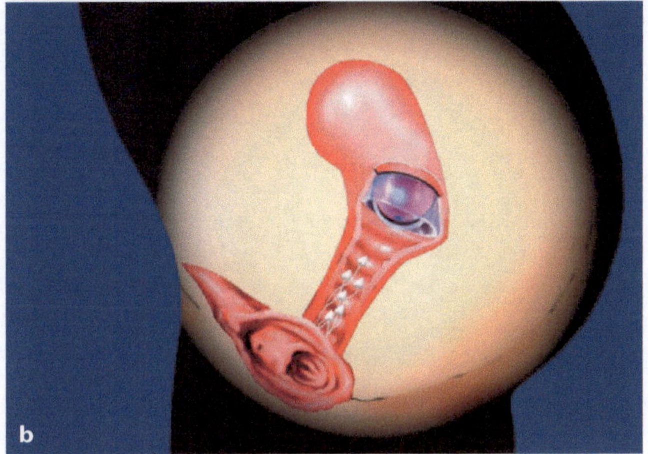

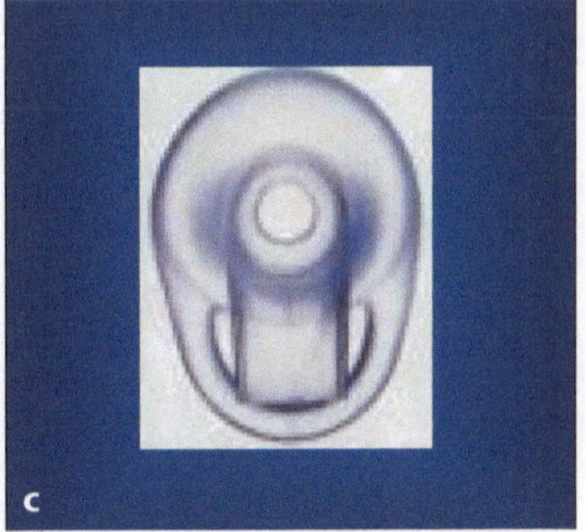

◘ **Abb. 7.7.** **a** Portiokappe FemCap. **b** Korrekte Lage der Portiokappe. **c** Lea contraceptivum

7.4.3 Kondom für die Frau

Das Kondom für die Frau (Femidom) besteht aus einem 15,5 cm langen Polyurethan-Schlauch, der mit einem flexiblen Ringes, ähnlich dem Diaphragma, intravaginal fixiert wird. Ein zweiter Ring am äußeren Ende des Kondoms bedeckt den Introitus. Bei der Anwendung ist ein Gleitmittel erforderlich.

> Das Kondom der Frau ist die einzige von der Frau anzuwendende Verhütungsmethode, mit der sie sich selbst vor Infektionen (z. B. HIV, Hepatitis, HPV) schützen kann.

Die kontrazeptive Sicherheit ist mit einem Pearl-Index von 5–10 vergleichbar mit der des Kondoms für den Mann. In Deutschland wurde die Zulassung dieses Kondoms bisher nicht in Erwägung gezogen, es ist aber über internationale Apotheken zu beziehen (◘ Abb. 7.8).

7.5 Hormonale Methoden der Empfängnisverhütung

Hormonale Kontrazeptiva werden in oraler, parenteraler, transdermaler, subkutaner und vaginaler Form verabreicht. Sie beinhalten Kombinationen aus Östrogenen und Gestagenen oder ausschließlich Gestagene (◘ Tab. 7.3).

Man unterscheidet Ovulationshemmer von Kontrazeptiva, welche die Ovulation nicht unterdrücken und Interzeptionspräparaten (Pille danach), die eine Implantationshemmung bewirken.

Tab. 7.3. Übersicht hormonaler Kontrazeptiva

Mikropillen einphasig			
Präparat	**Ethinylestradiol (EE)-/ Mestranol (ME)-Dosis**	**Gestagen und Dosis**	
EVE 20	EE 20 µg	Norethisteron (NET) 0,5 mg	
Conceplan M, Nora Ratiopharm	EE 30 µg	Norethisteron (NET) 0,5 mg	
Ovoresta M	EE 37,5 µg	Lynestrenol (LYN) 0,75 mg	
Leios, Miranova	EE 20 µg	Levonorgestrel (LNG) 0,10 mg	
MonoStep, Minisiston	EE 30 µg	Levonorgestrel (LNG) 0,125 mg	
Microgynon 21, Femigoa, Femranette mikro	EE 30 µg	Levonorgestrel (LNG) 0,15 mg	
Femovan, Minulet	EE 30 µg	Gestoden (GSD) 0,075 mg	
Lovelle, Desmin 20, Lamuna 20	EE 20 µg	Desogestrel (DSG) 0,15 mg	
Marvelon, Desmin 30, Lamuna 30	EE 30 µg	Desogestrel (DSG) 0,15 mg	
Cilest	EE 35 µg	Norgestimat (NGM) 0,25 mg	
Valette	EE 30 µg	Dienogest (DNG) 2,0 mg	
Belara, Balanca	EE 30 µg	Chlormadinonacetat (CMA) 2 mg	
Esticia	ME 50 µg	Chlormadinonacetat (CMA) 2 mg	
Petibelle, Yasmin	EE 30 µg	Drospirenon 3,0 mg	
Diane 35, Bella Hexal, Juliette, Clevia, Attempta ratiopharm, Ergalea	EE 35 µg	Cyproteronacetat (CPA) 2,0 mg	
Höher dosierte einphasige Pillen			
Präparat	**Ethinylestradiol (EE)-Dosis**	**Gestagen und Dosis**	
Gravistat 125	EE 50 µg	Levonorgestrel (LNG) 0,125 mg	
Neogynon 21	EE 50 µg	Levonorgestrel (LNG) 0,25 mg	
Sequenzpräparate			
Präparat	**Tablettenanzahl**	**Ethinylestradiol (EE)-Dosis**	**Gestagen und Dosis**
Lyn-ratiopharm-Sequenz	7–15	EE 50 µg EE 50 µg	– Lynestrenol (LYN) 2,5 mg
Oviol 22	7–15	EE 50 µg EE 50 µg	– Desogestrel (DSG) 0,125 mg

Tab. 7.3 (Fortsetzung)

Stufenpräparate

Präparat	**Tablettenanzahl**	**Etninylestradiol (EE)-Dosis**	**Gestagen und Dosis**
Synphasec	7 9 5	EE 35 μg EE 35 μg EE 35 μg	Norethisteron (NET) 0,5 mg Norethisteron (NET) 1,0 mg Norethisteron (NET) 0,5 mg
TriNovum	7 7 7	EE 35 μg EE 35 μg EE 35 μg	Norethisteron (NET) 0,5 mg Norethisteron (NET) 0,75 mg Norethisteron (NET) 1,0 mg
Triquilar, Trigoa, Triette, NovaStep	6 5 10	EE 30 μg EE 40 μg EE 30 μg	Levonorgestrel (LNG) 0,05 mg Levonorgestrel (LNG) 0,075 mg Levonorgestrel (LNG) 0,125 mg
Trisiston	6 6 9	EE 30 μg EE 40 μg EE 30 μg	Levonorgestrel (LNG) 0,05 mg Levonorgestrel (LNG) 0,075 mg Levonorgestrel (LNG) 0,125 mg
TriStep	6 5 10	EE 30 μg EE 50 μg EE 40 μg	Levonorgestrel (LNG) 0,05 mg Levonorgestrel (LNG) 0,05 mg Levonorgestrel (LNG) 0,125 mg
Sequilar	11 10	EE 50 μg EE 50 μg	Levonorgestrel (LNG) 0,05 mg Levonorgestrel (LNG) 0,125 mg
Biviol	7 15	EE 40 μg EE 30 μg	Desogestrel (DSG) 0,025 mg Desogestrel (DSG) 0,125 mg
Novial	7 7 7	EE 35 μg EE 30 μg EE 30 μg	Desogestrel (DSG) 0,05 mg Desogestrel (DSG) 0,1 mg Desogestrel (DSG) 0,15 mg
Pramino	7 7 7	EE 35 μg EE 35 μg EE 35 μg	Norgestimat (NGM) 0,180 mg Norgestimat (NGM) 0,215 mg Norgestimat (NGM) 0,250 mg
Neo-Eunomin	11 11	EE 50 μg EE 50 μg	Chlormadinonacetat (CMA) 1,0 mg Chlormadinonacetat (CMA) 2,0 mg

Parenterale Östrogen-Gestagen-Kombinationen

Präparat	**Täglich freigesetzte Ethinylestradiol (EE)-Dosis**	**Gestagen und täglich freigesetzte Dosis**
Vaginalring Nuva-Ring	EE 15 μg	Etonogestrel (ENG) 0,12 mg
Evra-Hormonpflaster	EE 20 μg	Norelgestromin (NGMN) 0,150 mg

Reine Gestagenpillen

Präparat	**Gestagen und Dosis**
28 Mini, Microlut, Micro-30 Wyeth	Levonorgestrel (LNG) 0,03 mg
Ceratzette	Desogestrel (DSG) 0,075 mg

Parenterale Gestagenpräparate

Präparat	**Gestagen und Dosis**
Gestagenimplantat Implanon	Etonogestrel (ENG) 68 mg
Dreimonatsspritze Noristerat	Norethisteronenantat 200 mg
Dreimonatsspritze Depot-Clinovir	Medroxyprogesteronacetat (MPA) 150 mg

7.5.1 Orale Kombinationspräparate (klassische Pille)

Weltweit benutzen 65–70 Mio. Frauen die Pille. In Deutschland verwenden von den 17,2 Mio. Frauen im reproduktiven Alter 6,6 Mio. (38,5%) orale Kontrazeptiva.

Nach Zulassung des ersten oralen hormonalen Verhütungsmittel 1960 in den USA wurde 1961 ein Präparat (Anovlar) der Firma Schering auf den deutschen Markt gebracht. Seitdem wurden immer niedriger dosierte Formen entwickelt, um unerwünschte thromboembolische und kardiovaskuläre Wirkungen, aber auch Mastodynien (schmerzhafte Brustdrüse), gastrointestinale Beschwerden und Kopfschmerzen weitgehend zu reduzieren. Zunehmend wurden die Ovulationshemmer für therapeutische Zwecke genutzt.

Wirkungsmechanismen von Ovulationshemmern

Hemmung der hypothalamisch-hypophysären GnRH- und Gonadotropinausschüttung (Östrogen- und Gestagenwirkung)
- Unterdrückung der pulsatilen GnRH-Ausschüttung
- Störung der Follikelreifung durch verminderte FSH-Ausschüttung
- Ausbleiben des mittzyklischen LH-Peaks und dadurch Hemmung der Ovulation

Zervixschleimveränderungen (Gestagenwirkung)
- Abschwächung der präovulatorischen Verflüssigung
- Verhinderung der Spermienaszension
- Hemmung der mittzyklischen Öffnung des Zervikalkanals

Kapazitationshemmung der Spermien (Progestagenwirkung)

Verschlechterung der Nidationsbedingungen der Blastozyste (Progestagenwirkung)
- Verfrühter Gestageneffekt am Endometrium
- Hemmung der sekretorischen Endometriumtransformation

Beeinflussung der Tube (Progesteronwirkung)
- Veränderung des Tubensekrets
- Veränderung der Tubenmotilität
- Verminderung der Anzahl und Größe von Tubenepithelzilien

Östrogenkomponente

Die erste vermarktete Pille war ein Kombinationspräparat und enthielt 0,15 mg des Östrogens Mestranol und 9,85 mg des Gestagens Norethynodrel. Mestranol wurde durch Abspaltung einer Methylgruppe bei der Leberpassage in das wirksame Ethinylestradiol umgewandelt. Es folgten Ethinylestradiol-haltige Präparate mit Dosierungen von zumeist 50 µg, das Östrogen Mestranol verlor an Bedeutung.

Heute wird fast ausschließlich das synthetische Östrogen **Ethinylestradiol** (**EE**, abgeleitet vom natürlichen Estradiol) eingesetzt.

Ethinylestradiol (EE)

Nach oraler Verabreichung von EE wird etwa 2 h später ein Konzentrationsmaximum im Serum erreicht, nach 24 h sind nur noch 20–30% nachweisbar. EE wird vorwiegend an Albumin gebunden, nur 1–2% liegt in freier Form vor. In geringen Mengen ist EE an das sexualhormonbindende Globulin (SHBG) und an das Transkortin (KBG) gebunden. EE wird überwiegend renal als Glukuronid im Urin und als Ethinylestradiolsulfat mit der Galle ausgeschieden.

1975 wurde die noch immer häufig verordnete erste **Mikropille** (Microgynon) eingeführt (0,15 mg Levonorgestrel und 30 µg Ethinylestradiol). Heute werden fast ausschließlich Mikropillen angewandt.

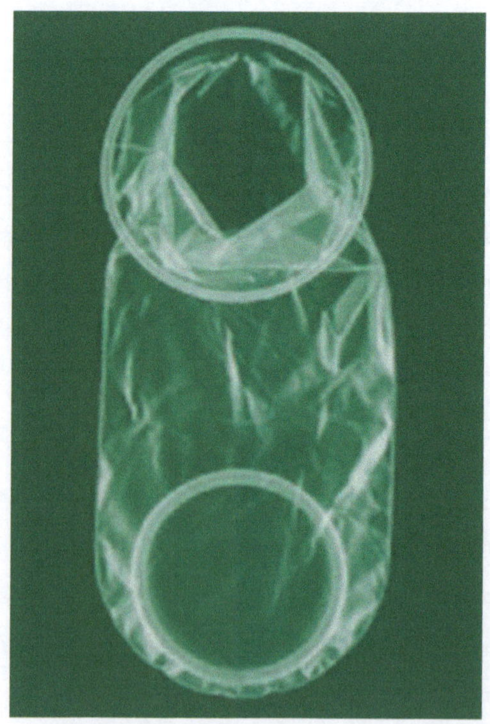

Abb. 7.8. Kondom für die Frau

Definition
Eine **Mikropille** beinhaltet weniger als 50 µg Ethinylestradiol pro Dragée.

Seit 1994 sind Präparate mit einer Ethinylestradioldosis von nur 20 µg auf dem internationalen Markt. Die Ovulation wird durch diese Präparate suffizient supprimiert. Beobachtet wird eine Zunahme von Zwischenblutungen in den ersten Einnahmemonaten sowie von unbedenklichen Ovarialzysten.

Gestagenkomponente

Synthetische Gestagene haben im Vergleich zum natürlichen Progesteron eine längere biologische Halbwertzeit, die Voraussetzung für eine nur einmalige tägliche Einnahme ist.

Sie leiten sich ab von
- 19-Nortestosteron
- 17α-Hydroxyprogesteron
- 17α-Spironolacton

Die Dosis der Gestagenkomponente in oralen Kombinationspräparaten liegt in Abhängigkeit von der jeweils notwendigen Ovulationshemmdosis der verschiedenen Substanzen zwischen 75 µg und 3 mg.

Definition
Gonane sind Gestagene, die sich vom Nortestosteron ableiten.

Unterschieden werden 13-Methyl-Gonane (Gonane) und 13-Ethyl-Gonane (Estrane). Nach der Reihenfolge ihrer Zulassung werden sie einer 1., 2. und 3. Generation zugeordnet (▣ Tab. 7.4).

Tab. 7.4. 19-Nortestosteronderivate

13-Methyl-Gonane (Gonane)	13-Ethyl-Gonane (Estrane)
1. Generation Norethisteron Norethisteronacetat Norethisteronenantat Thynodioldiacetat Lynestrenol Norethynodrel	2. Generation Norgestrel in 2 Steroisomeren – Dextronorgestrel (D-Norgestrel) – Levonorgestrel (L-Norgestrel)
3. Generation	
Dienogest Mifepriston	Norgestimat Gestoden Desogestrel

13-Methyl-Gonane, 13-Ethyl-Gonane

Die **13-Methyl-Gonane** durchlaufen nach rascher Resorption aus dem Dünndarm die Leberpassage und sind im Serum zu 1/3 an das sexualhormonbindende Globulin (SHBG) und zu 2/3 an Albumin gebunden.

Die **13-Methyl-Gonane** werden mit Ausnahme des Dienogest erst nach Metabolisierung in der Leber als **Norethisteron** biologisch wirksam.

13-Methyl-Gonane haben wegen geringer Umwandlung in Ethinylestradiol eine partielle Östrogenwirkung. Ihre androgene Partialwirkung beruht auf ihrer strukturellen Ähnlichkeit mit Testosteron. **Dienogest** dagegen ist direkt wirksam, hat eine antiandrogene Partialwirkung und progesteronartige Wirkung. Es wirkt daher eher wie die klassischen Pregnane.

13-Ethyl-Gonane

Die **13-Ethyl-Gonane** werden ebenfalls hepatisch metabolisiert:
- **Norgestrel** (zwei Stereoisomere) wird als Levonorgestrel wirksam.
- **Norgestimat** wird zu **Levonorgestrel** und Norelgestromin metabolisiert.
- **Desogestrel** wird als 3-Ketodesogestrel (internationaler Freiname: **Etonogestrel**) wirksam.

13-Ethyl-Gonane sind bezogen auf die Applikationsmenge die wirksamsten Gestagene. Am stärksten wirksam ist **Gestoden**, das bereits in einer Dosis von 40–50 µg ovulationshemmend wirkt. Wegen der niedrigen Dosen kommt die androgene Partialwirkung kaum zum Tragen.

Definition
Pregnane leiten sich von 17α-Hydroxyprogesteronen oder 17α-Spironolacton ab und sind dem Progesteron ähnlich.

Pregnane haben eine glukokortikoide Partialwirkung.
- **Cyproteronacetat** hat die stärkste antiandrogene Partialwirkung und wird zur Therapie von Androgenisierungserscheinungen eingesetzt (▶ Kap. 6).

- **Chlormadinonacetat** wirkt etwas weniger antiandrogen. Es wird wie das Cyproteraonacetat mit der Galle ausgeschieden.
- **Medroxyprogesteronacetat** hat eine schwache androgene Partialwirkung.
- **Drospirenon,** ein neues Gestagen, stammt von 17α-Spironolacton ab. Es zeigt antiandrogene, progesteronartige und antimineralokortikoide Partialwirkungen, eine glukokortikoide Wirkung ist nicht vorhanden. Geschätzt wird besonders die antimineralokortikoide (Natrium- und Wasserausscheidung fördernde Wirkung), die der östrogenbedingten Natrium- und Wasserretention entgegenwirkt.

Aufbau oraler Östrogen-Gestagenkombinationen

Östrogen-Gestagenkombinationen
Einphasenpräparat: Kombinationspräparat mit konstanter Östrogen- und Gestagendosis im gesamten Einnahmezyklus.
Stufenpräparat: Modifiziertes Kombinationspräparat, alle Pillen enthalten Östrogen und Gestagen, jedoch Steigerung der Gestagen- und ggf. Östrogendosis.
Sequenz- oder Zweiphasenpräparat: 1. Phase nur Östrogene, 2. Phase Östrogene und Gestagene.

1. **Einphasenpräparate (einstufige, monophasische Kombinationspräparate):** Dies sind Kontrazeptiva mit konstanter Tagesdosis an Östrogenen und Gestagenen während des gesamten Einnahmezyklus.
2. **Zwei- und dreistufige Kombinationspräparate (Stufenpräparate):** Diese modifizierten Kombinationspräparate enthalten ebenfalls in jedem Dragée Östrogene und Gestagene. Die Gesamtdosis der Gestagene und damit deren unerwünschte Wirkungen ist jedoch gesenkt. Der früh einsetzende Gestageneffekt hemmt Proliferation und Transformation am Endometrium. Der präovulatorische LH-Peak wird zuverlässig blockiert, die Follikelreifung aber nicht vollständig unterdrückt.
   - Bei den **2-Stufenpräparaten** wird in der 11 Tage umfassenden 1. Einnahmehälfte eine niedrigere Gestagendosis verabreicht als in der 2. Hälfte. Die Östrogendosis ist gleich bleibend.
   - Bei den **3-Stufenpräparaten** wird die Gestagendosis in zwei Stufen gesteigert. Die Östrogendosis ist gleich bleibend oder mittzyklisch etwas erhöht.

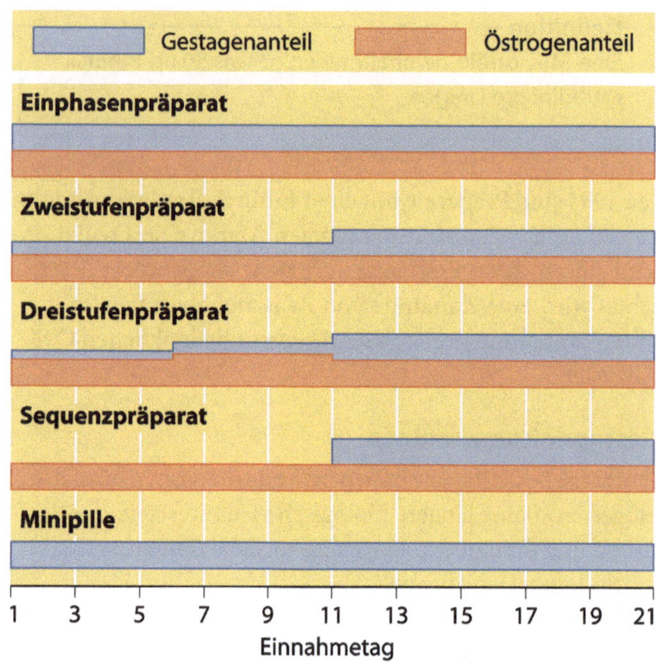

Abb. 7.9. Schematische Darstellung der Zusammensetzung hormonaler Kontrazeptiva

3. **Zweiphasenpräparate (Sequenzpräparate):** Sequenzpräparate enthalten in der 1. Phase lediglich Östrogene, in der 2. Phase eine Kombination aus Östrogenen und Gestagenen. Die Dauer der ausschließlichen Östrogenwirkung beträgt 6–7 Tage. Der Effekt am Endometrium ist nahezu physiologisch, wobei die Gestagenwirkung vorzeitig einsetzt (Abb. 7.9).

Einnahmemodus und Einnahmefehler

Bei Neuverordnung eines Ovulationshemmers wird das erste Dragée am 1. Tag des neuen Zyklus, also am Tag der einsetzenden Menstruationsblutung, eingenommen. Pro Zyklus werden 21 Dragées eines oralen **Kombinationspräparates** in 24-h-Intervallen eingenommen. Nach einer 7-tägigen Einnahmepause, in der es zu einer Hormonentzugsblutung kommt, wird die Einnahme fortgesetzt. Bereits im 1. Einnahmezyklus besteht Kontrazeptionsschutz.

! Beträgt die Pause zwischen der Einnahme zweier Dragées bei **Kombinationspräparaten** mehr als 36 h, ist während des Zyklus die Sicherheit der Antikonzeption beeinträchtigt.

Wird die Einnahme einer Pille um weniger als 12 h verschoben, besteht der Kontrazeptionsschutz weiterhin.

> Einnahmefehler zu Beginn der 1. Zyklushälfte mindern die Zuverlässigkeit des Kontrazeptivums mehr als während der 2. Zyklushälfte.

Bei vergessener Pillenennahme in der 1. Einnahmewoche wird empfohlen, die Einnahme fortzusetzen (Einnahme auch der vergessenen Pille) und zusätzlich eine Barrieremethode in den folgenden 7 Tagen anzuwenden. Falls in den vorausgegangenen 72 h Geschlechtsverkehr stattgefunden hat, sollte eine interzeptive Maßnahme (Pille danach) erfolgen. Bei einem vergessenen Dragée in der 2. und 3. Einnahmewoche ist die kontrazeptive Sicherheit im Allgemeinen nicht vermindert.

Beim Erbrechen 3–4 h nach Pilleneinnahme, ist aufgrund der möglicherweise unvollständigen Resorption wie bei unterlassener Pilleneinnahme zu verfahren.

! Bei Einnahmefehlern von **Sequenzpräparaten** kann während des Zyklus nicht mehr von einer kontrazeptiven Sicherheit ausgegangen werden.

7.5.2 Vaginalring (Verhütungsring)

Im Jahr 2003 wurde ein vaginaler Verhütungsring (Nuva-Ring) eingeführt.

Es handelt sich um einen flexiblen, transparenten, 4 mm dicken Ring von 54 mm Durchmesser aus Ethylenvinylacetat, der eine Gesamtmenge von 2,7 mg Ethinylestradiol und 11,7 mg Etonogestrel enthält. Pro Zyklus führt die Frau selbst jeweils einen Ring in die Scheide ein, die exakte Positionierung ist für die Wirksamkeit unerheblich. Täglich setzt der Ring gleichmäßig 15 µg Ethinyestradiol und 120 µg Etonogestrel frei, die über das gut resorbierende Vaginalepithel aufgenommen werden. Der Vaginalring wird nach 3 Wochen entfernt. Nach einer Pause von 1 Woche, in der es zu einer Abbruchblutung kommt, wird ein neuer Ring eingelegt.

Die nur einmalige Applikation pro Monat bietet Vorteile bezüglich der Compliance. Die Umgehung des Magen-Darm-Traktes reduziert das Risiko verminderter Wirksamkeit bei medikamenten- oder infektbedingten Resorptionsstörungen.

> Die kontinuierliche Hormonfreisetzung führt trotz konstant niedriger Hormonserumspiegeln zu einer Hemmung der Ovulation und guter Zyklusstabilität.

Der Pearl-Index liegt bei 0,65 und ist dem der oralen kombinierten Kontrazeptiva vergleichbar (Abb. 7.10).

7.5.3 Transdermale Kontrazeption (Verhütungspflaster)

Ebenfalls seit 2003 ist ein 20 cm^2 großes Matrixpflaster (Evra, Abb. 7.11) auf dem Markt, das eine Gesamtmenge von 600 µg Ethinylestradiol und 6 mg Norelgestromin enthält.

Täglich werden 20 µg Ethinylestradiol und 150 µg Norelgestromin in relativ konstanter Weise freigesetzt. Pro Zyklus werden drei Pflaster auf den Bauch, das Gesäß, die Außenseite der Oberarme oder den Oberkörper mit Ausnahme der Brüste appliziert und verbleiben dort jeweils 7 Tage. Die vierte Woche ist pflasterfrei, es kommt zu einer Entzugsblutung.

a

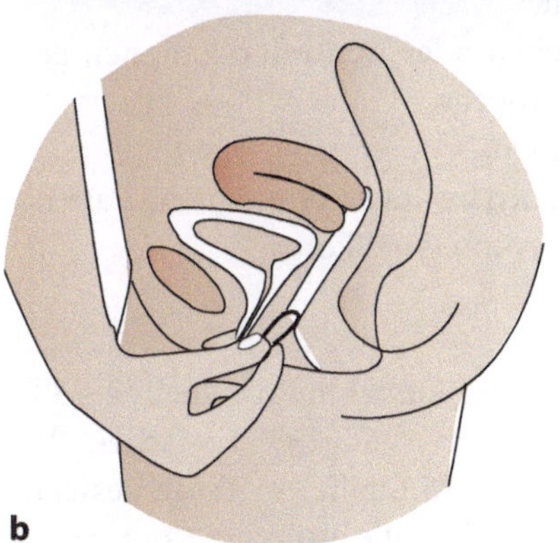
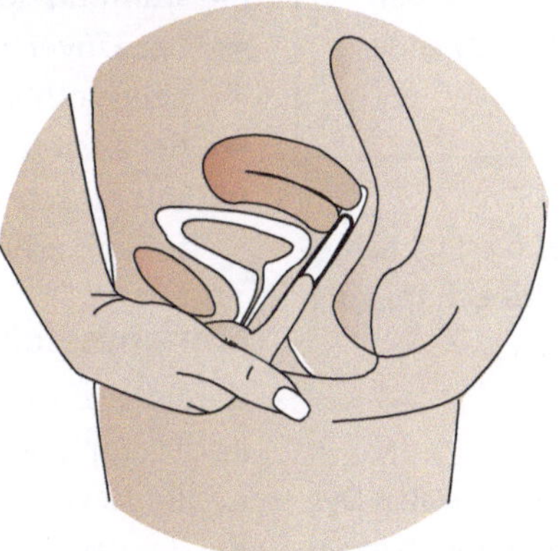
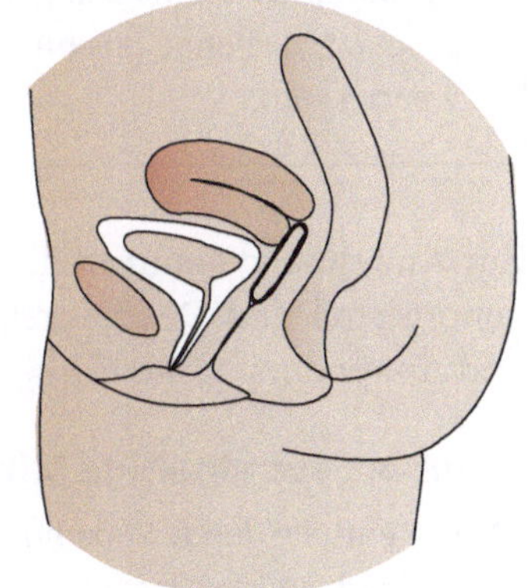

b

Abb. 7.10. **a** Vaginalring Nuva-Ring. **b** Korrekte Lage des Vaginalrings

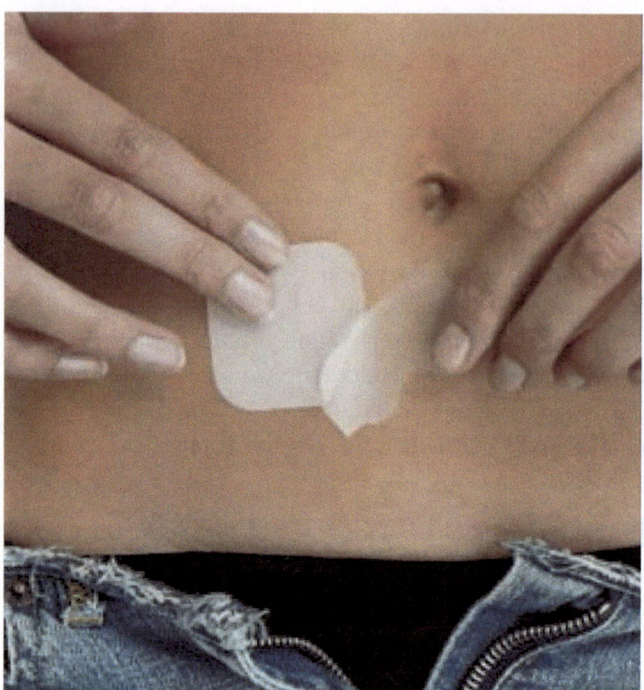

Abb. 7.11. Kontrazeptionspflaster Evra

Das Kontrazeptionspflaster vermeidet wie der Verhütungsring den First-pass-Effekt und damit intrahepatische Wirkstoffspitzen. Das Pflaster hat gute Hafteigenschaften, sodass es auch bei sportlichen oder anderen Belastungen kaum zu Ablösungen kommt, jedoch sind Hautirritationen nicht selten. Der Pearl-Index liegt bei 0,9.

7.5.4 Orale reine Gestagenpräparate (Minipille)

Definition

Die **Minipille** ist ein niedrig dosiertes, reines Gestagenpräparat, das ohne pillenfreies Intervall täglich angewendet wird.

Zur Anwendung kommen derzeit die zwei Gestagene Levonorgestrel und Desogestrel, deren Wirkmechanismen und Anwendungssicherheit sich unterscheiden.

Levonorgestrelhaltige Minipille

> Die entscheidende Wirkung besteht in der zervikalen Dysmukorrhö (Viskositätserhöhung, verminderte Spinnbarkeit), durch welche die Spermienaszension verhindert wird.

Die tägliche Dosis von 30 µg Levonorgestrel führt zur Störung der Follikelreifung, jedoch sind nur 10–40% der Zyklen anovulatorisch.

! Wegen der Beeinträchtigung des Eizelltransportes in der Tube ist die Inzidenz von Extrauteringravitäten bezogen auf die Gesamtzahl der Schwangerschaften unter Einnahme der Minipille erhöht.

Die Zuverlässigkeit dieser klassischen Minipille ist in besonderem Maße von der Genauigkeit der Einnahme abhängig. Der Pearl-Index liegt bei 0,5–3.

Desogestrelhaltige Minipille (östrogenfreier Ovulationshemmer)

Diese seit einigen Jahren verfügbare Form der Minipille (Cerazette) führt mit einer Dosis von 75 µg des Gestagens Desogestrel zu einer vollständigen Ovulationshemmung (östrogenfreier Ovulationshemmer).

Auch dieses Präparat wird ohne pillenfreies Intervall in regelmäßigen 24-Stunden-Intervallen eingenommen. Ektope Graviditäten wurden bisher nicht berichtet.

> Die kontrazeptive Sicherheit ist durch die gonadotrope und ovarielle Suppression mit Ovulationshemmung höher als bei der klassischen Minipille.

Der Pearl-Index liegt bei 0,14.

Die Akzeptanz der Minipille ist durch häufig auftretende Blutungsveränderungen (wiederholte Durchbruchblutungen in den ersten Anwendungsmonaten, Amenorrhö im weiteren Verlauf) im Vergleich zu Kombinationspräparaten schlechter. Aufgrund des androgenen Partialeffektes der Gestagene kommt es bei 4% der Anwenderinnen zu Akne.

Reine Gestagenpräparate eignen sich besonders für die Anwendung
- während der Stillzeit,
- bei Unverträglichkeiten oder Kontraindikationen gegen synthetische Östrogene,
- bei älteren Patientinnen,
- mit Einschränkung auch bei Raucherinnen und Patienten mit erhöhtem Thromboserisiko.

Einnahmefehler

Bereits nach Verzögerung der Einnahme von mehr als 3 h ist die empfängnisverhütende Wirkung der klassischen Minipille (levonorgestrelhaltige Minipille) in Frage gestellt. Bei der desogestrelhaltigen Minipille bleibt der Kontrazeptionsschutz auch nach einer Einnahmeverzögerung von bis zu 12 Stunden bestehen, damit ist der zeitliche Rahmen für Einnahmefehler dem der kombinierten oralen Kontrazeptiva vergleichbar. Sofern bei den Minipillen die Toleranzgrenze überschritten wurde, sollte unter Fortsetzung der Einnahme eine zusätzliche Barrieremethode für 7 Tage angewandt werden.

7.5.5 Depotgestagene (Dreimonatsspritze)

> Bei Depotgestagenen handelt es sich um eine **parenterale** Form der hormonalen Kontrazeption.

Die Gestagene Depotmedroxyprogesteronacetat (**DMPA**) und Norethisteronenantat (**Depot-NETA**) werden durch intramuskuläre Injektionen verabreicht.

Von Vorteil ist die hohe kontrazeptive Sicherheit auch bei schlechter Compliance, da nur alle 12 Wochen Injektionen erforderlich sind. Bei der Initialbehandlung mit NETA werden die ersten drei Spritzen im 8-Wochen-Rhythmus injiziert.

Während DMPA zuverlässig den LH-Peak und damit die Ovulation hemmt, wirkt NETA nur jeweils in den ersten 6–8 Wochen ovulationshemmend und danach vor allem in einer der Minipille vergleichbaren Weise durch den Gestageneffekt auf den Zervikalschleim.

Regelmäßig treten Blutungsstörungen in den ersten sechs Anwendungsmonaten auf. Unter DMPA kommt es zu einer stärkeren sekretorischen Transformation des Endometriums, die in eine Atrophie übergeht und so in 40% zur Amenorrhö führt. Dieser Effekt ist bei Anwendung von NETA weniger ausgeprägt und führt nur zu einer Amenorrhörate von 20%. Die Endometriumatrophie ist, neben dem durch die Depotwirkung verzögertem Wiedereintritt der Ovulation, Ursache der verglichen mit anderen Kontrazeptiva verlängerten Beeinträchtigung der Fertilität nach Absetzen des Präparates (durchschnittlich 10 Monate).

Man geht davon aus, dass bei längerer Anwendung von DMPA die Mineralknochendichte abnimmt (Down-Regulation der Gonadotropine). Die Verordnung an Jugendliche, untergewichtige Frauen, Raucherinnen und Frauen über 45 Jahren ist wegen des Osteoporoserisikos deshalb kritisch zu sehen.

Depotgestagene eignen sich besonders bei
- Kontraindikationen gegen Östrogene,
- Endometriose,
- zyklusbedingter Migräne,
- Dys- und Hypermenorrhö,
- gastrointestinalen Resorptionsstörungen.

Die Dreimonatsspritze kann bei stillenden Müttern ab der 6. Woche post partum eingesetzt werden. Der Pearl-Index liegt bei 0,3–1,4.

7.5.6 Subkutanes Gestagenimplantat (Verhütungsstäbchen)

Das auf dem deutschen Markt verfügbare subkutane Gestagenimplantat (Implanon) enthält das Gestagen Etonogestrel (Freiname für den aktiven Metaboliten des Desogestrel).

Das 4 cm lange und im Durchmesser 2 mm dicke Implantat kann über einen sterilen Einweg-Applikator subkutan an der Innenseite des Oberarms eingebracht werden. Um Probleme bei der Entfernung zu vermeiden, ist eine strenge subkutane Lage notwendig.

> Die Ovulationshemmung beruht auf der Suppression des präovulatorischen LH-Peaks.

Initial werden täglich 60–70 µg Etonogestrel freigesetzt, die Abgaberate sinkt gegen Ende des dritten Jahres auf 25–30 µg/die.

> Da für eine zuverlässige Ovulationshemmung 30 µg Etonogestrel notwendig sind, muss das Implantat nach 3 Jahren gewechselt werden.

Nach dem Entfernen sinken die Etonogestrel-Serumspiegel innerhalb weniger Tage. Die Fertilität ist schnell wieder hergestellt.

Vor allem zu Beginn der Anwendung kommt es häufig zu Zwischen- und Durchbruchsblutungen, eine bestehende Akne kann sich verschlechtern. Eine etwa 2-monatige Vorbehandlung mit der desogestrelhaltigen Minipille, zur Überprüfung der Verträglichkeit ist sinnvoll. Die in den ersten Wochen nach Einlage verminderten endogenen Östrogenwerte steigen rasch wieder an, sodass keine Östrogenmangelsymptome auftreten.

Das Implantat kann in der Stillzeit angewendet werden. Es eignet sich besonders
- bei Kontraindikationen gegen Östrogene,
- bei zyklusabhängigen Beschwerden.

Die complianceunabhängige Zuverlässigkeit ist beim Pearl-Index von 0–0,08 sehr groß (▪ Abb. 7.12).

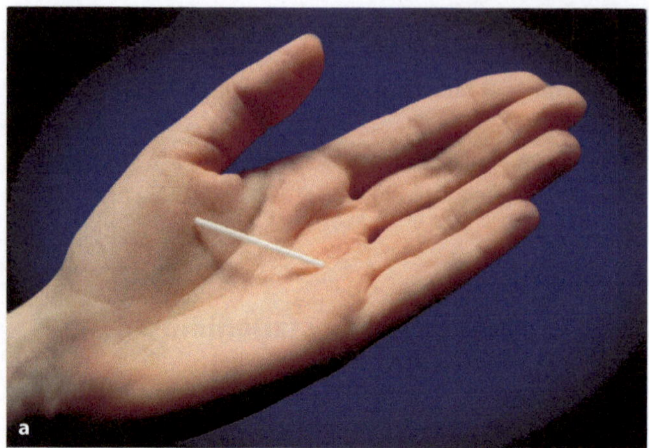

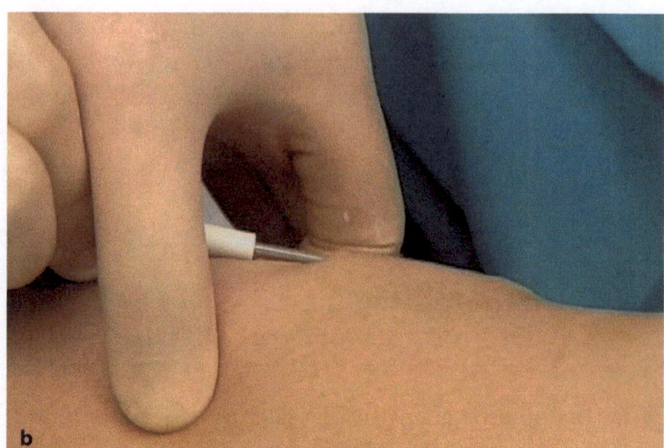

Abb. 7.12. Subkutanes Gestagenimplantat. a Implanon. b Implanon-Einlage an der Innenseite des Oberarms

7.5.7 Zyklusmodifikationen und Langzyklus

> Der dem normalen Zyklus angepasste 3-Wochenrhythmus mit 1-wöchiger Einnahmepause der Pille ist nicht zwingend.

Die Länge des Zyklus ist künstlich festgelegt, da der natürliche Zyklus in jedem Falle ausgeschaltet wird.

Menstruationsverschiebung

Die Menstruationsverschiebung ist vor allem bei einphasischen Kombinationspräparaten durch Weglassen oder Hinzufügen von Dragées ohne Bedenken möglich.

Bei Stufen- oder Sequenzpräparaten werden zur Verschiebung der Blutung nur die Tabletten der letzten Phase einer neuen Packung verwendet. Dabei muss beachtet werden, dass einige wenige Präparate neben den 21 steroidhaltigen Tabletten, anstelle eines einnahmefreien Intervalls, 7 Placebos enthalten, um die Pilleneinnahme zur täglichen Routine werden zu lassen.

Langzyklus

> Die kontinuierliche Einnahme des Kontrazeptivums im **Langzyklus** ist über mehrere Monate möglich und wird in der Praxis immer häufiger angewandt.

Meist werden 3–4 Monatspackungen einer einphasischen Mikropille ohne Einnahmepause hintereinander eingenommen, bevor das Präparat für 7 Tage abgesetzt wird. In dieser Pause kommt es dann normalerweise zwischen dem 2. und 5. Tag zur Abbruchblutung.

Die jährlichen Hormonentzugsblutungen können abhängig von der Dauer der unterbrechungsfreien Einnahme so auf 3 oder weniger reduziert werden. Initial treten häufiger Zwischenblutungen auf. Nach langer ununterbrochener Einnahme kann die Hormonentzugsblutung im Intervall infolge zunehmender Endometriumatrophie sogar ausbleiben. Nach dem Absetzen kommt es unmittelbar wieder zur endogenen Estradiolsekretion und damit zu Endometriumproliferation und Fertilität.

Von besonderem Interesse ist der Langzyklus für Patientinnen mit

- Zyklusstörungen,
- zyklusabhängigen gynäkologischen Erkrankungen wie Dysmenorrhö,
- zyklusabhängigen Grunderkrankungen wie Migräne,
- Wunsch nach Blutungsfreiheit.

> Für Frauen unter dauerhafter Medikation mit Präparaten, die die Wirkung der Pille herabsetzen (Antiepileptika) kann im Langzyklus die kontrazeptive Sicherheit verbessert werden.

Der Wunsch nach Beschwerdefreiheit, besserer Hygiene und höherer Lebensqualität ist bei vielen Frauen größer als das Bedürfnis nach monatlichem Ausschluss einer Schwangerschaft durch die eintretende Entzugsblutung.

7.5.8 Indikationen zur Pillenpause

> ! Ovulationshemmer sollten mindestens 4 Wochen vor größeren Operationen mit mittlerem bis hohem **Thromboserisiko** abgesetzt werden.

Die hormoninduzierten Veränderungen der Hämostase normalisieren sich in dieser Zeitspanne,

Zu diesen Eingriffen zählen
- Abdominal- oder Thoraxoperationen,
- Hüftoperationen,
- größere gynäkologische und orthopädische Eingriffe.

Bei Varizenoperationen ist wegen physiologisch niedrigerer fibrinolytischer Aktivität in den unteren Extremitäten das Absetzen der Pille ratsam. Bei Wunscheingriffen (kosmetische Operationen) sollte die Pille aus forensischen Gründen abgesetzt werden.

> Dem gesteigerten Thromboembolierisiko unter östrogenhaltigen Präparaten steht das Risiko einer ungewollten Schwangerschaft gegenüber, das mit einem deutlich höheren Thromboembolierisiko verbunden ist.

Bis zur erneuten Einnahme des Ovulationshemmers können Verhütungsmethoden (Barrieremethoden, Minipille) empfohlen werden, die das Thromboserisiko nicht beeinflussen.

Ovulationshemmer sollten erst 2 Wochen nach voller postoperativer Mobilisation wieder eingesetzt werden.

Bei kleineren Eingriffen (Laparoskopien, Zahnextraktionen) können Ovulationshemmer von jungen Frauen unter Low-dose-Heparinisierung weitergenommen werden, falls nicht heriditäre oder andere Risikofaktoren für eine Thrombose vorliegen. Auch bei Notfalloperationen wird die Pilleneinnahme unter Heparinisierung und Frühmobilisation fortgesetzt.

Die Anwendung von Depotgestagenen und Minipille muss im Falle einer Operation nicht unterbrochen werden.

> Regelmäßige Pillenpausen bei langjähriger Anwendung erscheinen nicht notwendig, da es nicht zu einer früher häufig befürchteten sekundären Amenorrhö nach Beendigung der Pilleneinnahme (Postpill-Amenorrhö) kommt.

7.5.9 Kontrazeption bei Jugendlichen und rechtliche Gesichtspunkte

Vor dem Hintergrund einer steigenden Schwangerschaftsrate unter 18-Jähriger und sinkendem Alter bei der Kohabitarche (derzeit 15,1 Jahre bei Mädchen) ist der Kontrazeption bei Jugendlichen immer größere Bedeutung beizumessen.

> Im Jahr 2003 wurden in Deutschland etwa 7.300 Kinder von minderjährigen Müttern geboren, 6.930 Schwangerschaftsabbrüche fanden in dieser Altersgruppe statt.

Ca. 12% der Mädchen verwenden beim ersten Geschlechtsverkehr keine Verhütungsmittel.

Häufig werden moralische, juristische und medizinisch-endokrinologische Bedenken gegen eine hormonale Kontrazeption bei jugendlichen Mädchen geäußert.

> Das Längenwachstum der Knochen und die Knochendichte wird mit den Dosierungen üblicher hormonaler Kontrazeptiva ebensowenig beeinflusst wie die Zyklusausreifung.

Bei Minderjährigen **über 16 Jahren** ist eine Einwilligungsfähigkeit in kontrazeptive Maßnahmen anzunehmen.

In der Altersgruppe **zwischen 14 und 16 Jahren** muss der behandelnde Arzt die Einsichts- und Urteilsfähigkeit des minderjährigen Mädchens einschätzen. Wesentliche Inhalte des Gespräches sollten dokumentiert werden. Eine Zustimmung der Eltern ist wünschenswert, eine Aufklärung in Gegenwart eines Erziehungsberechtigten sinnvoll.

Die Verhinderung einer unerwünschten Schwangerschaft hat jedoch Vorrang vor anderen Rechtsbedenken bei der Verordnung von Kontrazeptiva an Jugendliche.

> Der Arzt macht sich nicht strafbar, wenn er einer einwilligungsfähigen Minderjährigen Kontrazeptiva ohne Einvernehmen mit den Eltern verordnet.

Die ärztliche Schweigepflicht gilt auch gegenüber den Eltern, sofern der Arzt die Patientin für einwilligungsfähig hält.

Sind Minderjährige jedoch nicht einwilligungsfähig, besteht ein Offenbarungsrecht gegenüber den Eltern, von dem in wichtigen Fällen Gebrauch gemacht werden kann, ohne dass eine Bindung an die ärztliche Schweigepflicht besteht.

Nach § 176, Absatz 3 des StGB wird der Beischlaf mit einem Kind **unter 14 Jahren** als besonders schwerer Fall sexuellen Missbrauches geahndet.

> Dem Arzt, der einem unter 14-jährigen Mädchen Kontrazeptiva verordnet, könnte vorsätzliche Beihilfe zum strafbaren Sexualverkehr mit Kindern oder die Förderung sexueller Handlungen Minderjähriger (§ 180 Abs. 1 StGB) vorgeworfen werden.

Vor dem 14. Lebensjahr ist es deshalb dringend ratsam, die Zustimmung eines Sorgeberechtigten einzuholen. Von einer Einwilligungsfähigkeit eines Mädchens in diesem Alter ist nicht auszugehen.

Die Verweigerung eines Kontrazeptivums wird selten zur Unterlassung des Geschlechtsverkehrs führen, sondern allenfalls zu einem Verzicht auf Verhütungsmittel. In diesem Dilemma ist auch in diesem Alter der Schutz der Gesundheit der Jugendlichen und damit die Vermeidung möglichen Folgen des ungeschützten Verkehrs (Schwangerschaft, Abbruch, Kindesaussetzung oder -tötung) das höhere Rechtsgut vor der Aufklärungspflicht der Erziehungsberechtigten.

> Von Fachkreisen wird eine Strafbarkeit des Arztes nicht gesehen, sofern eine sorgfältige Abwägung und Dokumentation der Notwendigkeit einer Schwangerschaftsverhütung auch bei einer noch nicht einwilligungsfähigen Minderjährigen insbesondere in der Situation der Notfallkontrazeption erfolgt ist.

Vorsicht ist in Fällen geboten, in denen Mädchen unter 14 Jahren regelmäßigen Verkehr mit einem volljährigen Partner haben. Bei der Vermutung eines fortgesetzten Kindesmissbrauches ist es nach Einschaltung der Eltern notwendig, das Jugendamt oder Polizei zu informieren.

Seit 1994 wurden die Kosten für empfängnisverhütende Mittel bei Frauen bis zum 20. Lebensjahr in die Leistungspflicht der gesetzlichen Krankenkassen aufgenommen (§ 24a, SGB V).

7.5.10 Kontrazeption bei prämenopausalen Frauen

Erst nach Ausbleiben der Regelblutungen von etwa einem Jahr kann man im Klimakterium davon ausgehen, dass keine Ovulationen mehr stattfinden und somit eine Kontrazeption nicht mehr notwendig ist. Vor Verzicht auf Empfängnisverhütung ist eine Bestimmung von Gonadotropinen und Serumöstriadiol ratsam. Klimakterische Beschwerden treten oft schon früher auf.

> Eine Hormonersatztherapie klimakterischer Beschwerden bietet keinen gesicherten Kontrazeptionsschutz.

Prämenopausale Frauen können niedrig dosierte Ovulationshemmer einnehmen, sofern keine Kontraindikationen oder Risikofaktoren (Rauchen, Adipositas, thromboembolische oder kardiovaskuläre Risiken) vorliegen.

Depotgestagene, das Gestagenimplantat, die Minipille und das hormonfreisetztende Intrauterinsystem unterbinden häufig prämenopausale Blutungsstörungen.

Nach Sterilisation oder unter Intrauterinpessaren ist parallel eine Hormonsubstitution bei klimakterischer Symptomatik möglich.

7.5.11 Wechselwirkungen mit anderen Medikamenten

Da zahlreiche Medikamente den gleichen hepatischen Metabolisierungsvorgängen unterworfen sind wie die Steroide der Kontrazeptiva, kommt es zu einer wechselseitigen Beeinflussung der Bioverfügbarkeit.

Barbiturate, Rifampicin, aber auch Johanniskrautpräparate beschleunigen über die Induktion von Zytochrom-P450-assoziierten Monooxygenasen die Inaktivierung der Steroide. Johanniskrautpräparate mindern die Wirksamkeit der Kontrazeptiva bis zu zwei Wochen nach Absetzen der Johanniskrautbehandlung.

Antibiotika führen aufgrund einer Schädigung der Darmflora und Beeinträchtigung der intestinalen Resorption zur Schwächung des Kontrazeptionsschutzes. Durchbruchsblutungen können auftreten. Die Wirksamkeit transdermal oder vaginal applizierter Kontrazeptiva wird bei Umgehung des Magen-Darm-Trakts nicht beeintächtigt.

Die Hemmung hepatischer Oxygenasen durch Cotrimoxazol, MAO-Hemmer, Cimetidin führt zu einer verlangsamten Metabolisierung und damit einer Wirkungsverstärkung.

Kontrazeptive Steroide selbst inhibieren die Zytochrom-P450-Monooxygenasen und führen zu einem Anstieg von Serumkonzentrationen der um die Metabolisierung konkurrierenden Medikamente (Tab. 7.5).

7.5.12 Nebenwirkungen und Kontraindikationen

Das Auftreten störender Nebenwirkungen (Tab. 7.6) kann oft durch Wechsel zu einem Präparat mit andere hormoneller Zusammensetzung unterbunden werden. Bei den Kontraindikationen wird zwischen absoluten und relativen unterschieden (Tab. 7.7).

Während Kopfschmerzen relativ häufig auftreten, sind schwere zerebrovaskuläre Reaktionen (erstmaliger Migräneanfall, Sehstörungen) eher selten. Kopfschmerzen im einnahmefreien Intervall sprechen beispielsweise auch gut auf zusätzliche Gabe von Ethinylestradiol oder Ein-

Tab. 7.5. Interaktionen hormonaler Kontrazeptiva mit anderen Medikamenten

Interagierendes Pharmakon	Auswirkung	Interaktionsmechanismus
Cumarine, Benzodiazepine, Cyclosporin, trizyklische Antidepressiva, Pethidin	Verminderte oxidative Metabolisierung des interagierenden Pharmakons → **Geringe Wirkungsverstärkung**	Hemmung des Metabolismus durch hormonale Kontrazeptiva
Nichtsteroidale Antiphlogistika	Beschleunigte Elimination der Analgetika → **Geringe Beeinträchtigung der Wirkung**	Induktion von hepatischen Enzymen durch Kontrazeptiva
Sulfonamide, MAO-Hemmer, Kortikosteroide, Cimetidin, orale Antidiabetika vom Tolbutamidtyp	Verminderte oxidative Metabolisierung beider interagierenden Substanzen → **Deutliche Wirkungsverstärkung möglich**	Hemmung des Zytochrom-P450 durch hormonale Kontrazeptiva und interagierende Substanzen
Barbiturate, Carbamazepin, Rifampicin, Phenytoin, Johanniskraut	Beschleunigte Elimination der Steroide → **Kontrazeptive Sicherheit gefährdet**	Zytochrom-P450-Induktion durch interagierendes Pharmakon
Laxantien, Antibiotika	Reduzierte Aufnahme der Steroide, Unterbrechung des enterohepatischen Kreislaufs → **Kontrazeptive Sicherheit gefährdet**	Beschleunigung der Darmpassage, Schädigung der Darmbakterien

Tab. 7.6. Östrogen- und gestagenbedingte Symptome

	Östrogenbedingt	Gestagenbedingt
Zyklus	Hypermenorrhö	Hypomenorrhö und Metrorrhagien
ZNS	Übelkeit, Kopfschmerzen	Depression, Müdigkeit
Brust	Mastodynie, Mastopathie	Mögliche Abnahme des Brustumfangs
Vagina und Uterus	Zunahme der zervikalen Fluormenge, Myomwachstum	Trockene Scheide, Kolpitiden
Gewicht	Wassereinlagerung, Ödeme und schnelle Gewichtszunahme	Appetitsteigerung und allmähliche Gewichtszunahme
Haut	Hyperpigmentation, trockene Haut, Chloasma in den Sommermonaten, Lichtdermatosen	Akne, Seborrhö, Haarausfall bei androgener Partialwirkung, Exantheme
Verschiedenes	Blutdruckanstieg	Libidoverlust, Antriebsarmut, Verstimmung, Affektlabilität, Müdigkeit

nahme eines kombinierten Ovulationshemmers im Langzyklus an.

Bei den östrogenbedingten Hautveränderungen in Zusammenhang mit UV-Strahlen wirken die abendliche Einnahme des Kontrazeptivums und die Anwendung von lichtschutzfaktorhaltigen Hautpflegemitteln protektiv. Gestagene mit androgener Partialwirkung können zu Akne, Seborrhö und Haarausfall führen, was einen Wechsel zu einem Präparat mit antiandroner Partialwirkung (Cyproteronacetat, Dienogest, Drosperinon, Chlormadinonacetat) sinnvoll macht.

Beeinflussung von Genitalorganen und Blutungsverhalten

Bei der im einnahmefreien Intervall auftretenden Blutung handelt es sich um eine **Hormonentzugsblutung** und nicht um eine Menstruationsblutung im eigentlichen Sinne. Die vor allem durch das Wegfallen der Steroide bedingte Ent-

Tab. 7.7. Kontraindikationen gegen hormonale Kontrazeptive

Absolute Kontraindikation	Relative Kontraindikation
Vorausgegangene thrombembolische Erkrankungen Vorausgegangener zerebrovaskulärer Insult Bekannte Störungen im Blutgerinnungs- oder Fibrinolysesystem (z. B. Protein-C-Mangel, Protein-S-Mangel, AT III-Mangel) Lupus erythematodes Andere Thromboserisikofaktoren	Oberflächliche Beinvenenthrombose, Thrombophlebitis, starke Varikosis
Großer chirurgischer Eingriff mit längerer Immobilisation	Immobilisation
Ischämische Herzerkrankung Angina pectoris	
Hypertonie >160/95 mmHg	Grenzwerthypertonie >140/90
Arterielle Hypertonie mit vaskulären Erkrankungen auch unter Therapie	Medikamentös eingestellte arterielle Hypertonie
Nikotinabusus >15 Zigaretten/die bei Frauen über 35 Jahren	Nikotinabusus <15 Zigaretten/die bei Frauen über 35 Jahren
Diabetes mellitus mit Angiopathien oder Nephropathien Diabetes seit mehr als 20 Jahren	Insulinpflichtiger Diabetes mellitus
Leberstoffwechselstörungen (intrahepatische Cholestase, Dubin-Johnson-Rotos-Syndrom) Akute und chronische Lebererkrankungen (z. B. Hepatitis, Porphyrie, fokal noduläre Hyperplasie, schwere Leberzirrhose)	Cholangiopathie, symptomatische Gallensteine Leichte kompensierte Leberzirrhose
Dyslipoproteinämien mit Angiopathien Schwere Hypertriglyzeridämie	Hypercholesterinämie Mäßiggradige Hypertriglyzeridämie
Migräne mit fokalen neurologischen Symptomen	Migräne ohne fokale neurologische Symptome bei Frauen >35 Jahren Epilepsie unter Behandlung mit Antikonvulsiva, die zu hepatischen Enzyminduktionen führen Morbus Crohn und Colitis ulcerosa
Schweres Übergewicht (BMI >35 kg/m^2)	Übergewicht (BMI >30–35 kg/m^2) Körpergewicht >90 kg
Mammakarzinom vor <5 Jahren	Mammakarzinom vor >5 Jahren (abhängig von Tumorstadium, -größe, Prognosefaktoren, Rezeptorstatus, Alter der Patientin)
Lebertumoren, benigne und maligne	
Herpes gestationis in der Anamnese Otosklerose mit Verschlechterung in vorausgegangener Schwangerschaft	Hämolytisch urämisches Syndrom
Gravidität Stillzeit <6 Wochen post partum	<3 Wochen post partum nach Abstillen Stillzeit >6 Wochen, weniger 6 Monate post partum

zugsblutung fällt deutlich schwächer aus als die normale Menstruation. Eine Steigerung der Östrogendosis führt zu einer Blutungsverstärkung, während mit einer Steigerung der Gestagendosis eher eine Hypomenorrhoe auftritt.

Zwischenblutungen treten vor allem bei niedrig dosierten Präparaten in den ersten Einnahmezyklen auf. Vor einem Präparatwechsel sollten deshalb 3–6 Monate abgewartet werden. Bei Blutungen in der 1. Einnahmehälfte empfiehlt sich die Erhöhung der Östrogendosis, während Blutungen in der 2. Zyklushälfte eher auf eine Erhöhung der Gestagendosis ansprechen.

! Nichthormonelle Ursachen von Zwischenblutungen (Karzinom!) müssen ausgeschlossen werden.

Kardiovaskuläres und zerebrovaskuläres Risiko

In der Postmenopause ist die koronare Herzkrankheit auch bei Frauen eine der Haupttodesursachen, Frauen im reproduktionsfähigen Alter sind davon nur sehr selten betroffen. Vor dem 35. Lebensjahr sind koronare Herzerkrankungen und zerebrale Insulte eine Seltenheit. Von einer Risikoerhöhung durch Anwendung kombinierter Kontrazeptiva ist nur beim Vorliegen von Risikofaktoren, insbesondere **Nikotinabusus** auszugehen. Bei Raucherinnen unter 35 Jahren ist von einem bis zu 11-fachen kardiovaskulären Risiko durch das Rauchen allein und einer 20–80-fachen Risikoerhöhung durch die Kombination von Rauchen und kombinierten Ovulationshemmern auszugehen, das zerebrovaskuläre Risiko ist um das 3-Fache erhöht.

Frauen über 35 Jahren sollte ein Präparat mit einem möglichst niedrigen Östrogengehalt verordnet werden.

! Vor der Verordnung von Kontrazeptiva sind Rauchgewohnheiten sowie kardiovaskuläre Ereignissen in der Eigen- und Familienanamnese abzuklären.

Gerinnungssystem

> Die Risikoerhöhung für die Entwicklung von Thrombosen und Embolien unter Ovulationshemmereinnahme korreliert positiv zur Höhe der Ethinylestradioldosis.

Unter der deutlichen Dosisreduktion in modernen Kombinationspräparaten trat eine wesentliche Senkung des Thromboserisikos ein. Die Inzidenz bei Einnahme eines Präparates mit einer Ethinylestradioldosis von 30 µg ist nur halb so hoch als bei einer Dosis von 50 µg. Ob das Risiko bei Östrogendosen unter 30 µg weiter sinkt, ist nicht erwiesen. Das Risiko einer Thrombose unter oraler Kontrazeption beträgt 3–4:10.000 Anwenderinnen/ Jahr, ohne orale Kontrazeption 1:10.000 Frauen/ Jahr.

> Thromboembolien müssen in der Eigen- und Fremdanamnese erfragt, Frühsymptome einer Thrombose sollten erörtert werden. Auf die leichte Erhöhung des Thromboserisikos muss bei der Verordnung von Ovulationshemmern hingewiesen werden.

Thrombophilien manifestieren sich oft erst im Rahmen von Auslösesituationen wie Operationen, Immobilisation, oft in höherem Lebensalter oder bei Einnahme oraler Kontrazeptiva. Gerinnungsstörungen lassen sich bei bis zu 20% aller Thrombosepatienten nachweisen. Die Erkennung thrombophiler Diathesen und die Information der betroffenen Frauen über die erhöhte Gefährdung, ist ein Aspekt der Kontrazeptionsberatung.

Angeborene Thromboseneigung

Derzeit sind mehr als 100 Punktmutationen katalogisiert, die über eine Änderung der Proteinstrukturen von Gerinnungshemmstoffen zu einer vererbbaren Thromboseneigung führen. Wesentliche Gerinnungsstörungen, die eine Risikoerhöhung thromboembolischer Ereignisse bedeuten, sind

- Mangel an Antithrombin III,
- Protein C oder S,
- Prothrombinpolymorphismus,
- Homocystein und MHFTR-Mutation,
- Mutationen von Faktor V.

Die autosomal-dominant vererbte Strukturanomalie des **Faktor-V-Proteins**, die ein Andocken des spezifischen Inhibitors (aktiviertes Protein C = APC) erschwert, findet sich bei etwa 5,7% der Normalbevölkerung und immerhin bei 46% der Thrombosepatienten mit positiver Familienanamnese. Das Thromboserisiko ist bei einer Faktor-V-Mutation um das 8-Fache erhöht und steigt unter Einnahme oraler Kontrazeptiva um das 33-Fache, diese Risikosteigerung ist bei homozygoter Mutationsausprägung noch größer.

Die Aufklärung über mögliche Prädispositionen für Pillenkomplikationen und Ausschluss von Risikokollektiven von der hormonalen Kontrazeption hat zu einer weiteren Reduktion von Thrombosen beigetragen.

> Zu beachten ist, dass die Thromboemboliegefährdung jeder Frau während einer Schwangerschaft mit einem relativen Risiko von 20 erheblich über dem Risiko einer Thrombose bei Pillenanwenderinnen liegt.

Fettstoffwechselstörungen

Sie zählen zu den kardiovaskulären Risikofaktoren unter Pilleneinnahme.

Regelmäßige Kontrolle von Cholesterin und Triglyzeriden sowie die Aufklärung über Ernährungsgewohnheiten sollte erfolgen. Östrogene üben mit der Anhebung des HDL/LDL-Quotienten einen positiven Einfluss auf den Fettstoffwechsel aus, während vor allem Gestagene mit androgener Partialwirkung den HDL/LDL-Quotienten senken. Bei Raucherinnen hat dies eine deutliche Erhöhung des Myokardinfarktrisikos zur Folge.

Eine schwere Hypertriglyceridämie ist eine Kontraindikation gegen die Einnahme hormonaler Kontrazeptiva.

Blutdruck

> Eine regelmäßige Kontrolle des Blutdruckes unter Pilleneinnahme ist obligat.

Die bei höher dosierten oralen Kontrazeptiva häufiger auftretenden schweren **Hypertonien** finden sich unter Einnahme von Mikropillen in weniger als 1% der Fälle.

Eine prädisponierende Bedeutung für die Entstehung eines Hypertonus unter Kontrazeptiva haben Faktoren wie Adipositas, Alter und Rauchen.

Ein Hypertonus >160/95 mmHg sowie jede arterielle Hypertonie mit vaskulären Erkrankungen gelten als absolute Kontraindikationen für die Anwendung hormonaler Kontrazeptiva.

Pathophysiologie

Der Östrogenanteil scheint als Folge einer dosisabhängigen Aktivierung des Renin-Angiotensin-Aldosteron-Systems sowie Interaktionen mit dem Prostaglandin- und Endothelinsystem mit der Entstehung von Bluthochdruck in Zusammenhang zu stehen.

Kohlenhydratstoffwechsel

Moderne Ovulationshemmer beeinflussen den Kohlenhydratstoffwechsel beim Gesunden nur unwesentlich:

- Nüchternblutzuckerwerte sind unter Einnahme oraler Kontrazeptiva nicht signifikant verändert.
- In Glukosetoleranztests findet sich bei den meisten Frauen unter Ovulationshemmereinnahme eine geringfügige Blutzuckererhöhung.
- Die leichte Erhöhung des basalen Insulinspiegels wird als Folge der Verringerung von Insulinrezeptoren in der Leber mit daraus resultierender erhöhter Insulinsekretion gewertet.

Wegen der Gefahr der Manifestation eines Diabetes mellitus unter Verordnung von Ovulationshemmern sollte anamnestisch eine gestörte Glukosetoleranz ausgeschlossen werden. Risikofaktoren für eine diabetische Diathese sind:

- Familiäre Belastung,
- Diabetische Komplikationen während früherer Schwangerschaften,
- Frauen mit makrosomen Kindern (>4000 g Geburtsgewicht).

Der insulinpflichtige Diabetes kann wegen einer kontrazeptivabedingten weiteren Erhöhung des Insulinbedarfes eine relative Kontraindikation für die Verordnung von Ovulationshemmern darstellen. Im Falle dennoch stattfindender hormonaler Kontrazeption bei Diabetikerinnen sind daher vor allem zu Therapiebeginn engmaschige Kontrollen des Glukose- und Fettstoffwechsels notwendig. Die ungünstige Beeinflussung der Fettstoffwechselsituation mit der Folge zusätzlicher Schäden am Gefäßsystem muss bedacht werden.

Eine absolute Kontraindikation gegen die Anwendung hormonaler Kontrazeptiva ist das Bestehen eines Diabetes mit Angio- oder Nephropathien.

Lebertumoren und Leberfunktion

Ethinylestradiol wird als auslösende Substanz für die Entstehung von Adenomen und der fokalen nodulären Hyperplasie angesehen. Die Häufigkeit des Auftretens ist abhängig von der Einnahmedauer und -dosis. Leberadenome sind sehr selten, unter Einnahme einer östrogenhaltigen Pille besteht ein etwa 3–4-fach höheres Risiko. Die klinische Bedeutung der Adenome liegt vor allem in Blutungsgefahr bei Ruptur, das Entartungsrisiko von Adenomen und fokal nodulärer Hyperplasie ist sehr gering.

Nach Absetzen der hormonalen Kontrazeptiva kommt es mitunter zur kompletten Remission.

Die Hemmung der Zytochrom-P450-assoziierten Monooxygenasen in der Leber durch die Sexualsteroide kann die Wirkdauer anderer, um diese oxydative Metabolisierung konkurrierender Medikamente und der Sexualsteroide selbst verlängern (Tab. 7.5). Neben der verstärkten Bildung von Transportglobulinen, Angiotensinogen, Plasminogen, gerinnungsfördernden Faktoren (Prothrombin, Fibrinogen, Faktor V, VII, VIII, X, XII) und Lipoproteinen beobachtet man enzyminduzierende Einflüsse der Kontrazeptiva etwa auf die γ-Glutamyltransferase, die β-Glukuronidase, die Leukinaminopeptidase und die alkalische Leukozytenphosphatase.

Synthetische Steroide beeinträchtigen die Bildung und Sekretion der Gallensäure und fördern die Entstehung von Gallensteinen durch die Cholestase. In seltenen Fällen kann ein cholestatischer Ikterus auftreten.

Familiäre oder erworbene Leberfunktionsdefekte wie das Rotor- oder Dubin-Johnson-Syndrom stellen im Gegensatz zu ausgeheilte Hepatitiden Kontraindikationen einer hormonalen Kontrazeption dar. Eine vorbestehende Leberzirrhose wird durch orale Kontrazeptiva nicht beeinflusst.

! Die schwere Leberzirrhose ist eine absolute, die kompensierte Leberzirrhose eine relative Kontraindikation, da die hepatische Metabolisierung der kombinierten hormonalen Kontrazeptiva bei eingeschränkter Leberfunktion problematisch ist.

7.5.13 Ovulationshemmer und Neoplasien

Ovulationshemmer und benigne Tumoren

Mammae

Ovulationshemmer wirken sich günstig auf gutartige Brustveränderungen aus. Das relative Risiko für **Zysten** der Brustdrüse sinkt auf 0,38.

Beim Auftreten von **Mastopathien** und **Mastodynien** unter hormonalen Kontrazeptiva sollte die Gesamthormondosis gesenkt werden.

Myome

Abhängig von der Einnahmedauer nimmt die Häufigkeit von **Myomen** unter hormonaler Kontrazeption ab. Östrogene führen zwar zu einer Wachstumsstimulation am Myometrium, das Wachstum vorbestehender Myome wird jedoch durch die üblichen Kombinationspräparate anscheinend nicht gefördert.

Ovar

Wegen der Hemmung von Follikelreifung und Ovulation sinkt die Häufigkeit des Auftretens von **funktionellen Ovarialzysten** sowie deren Folgeerkrankungen (Stieldrehung, Ruptur, Blutung) unter Ovulationshemmern auf ein relatives Risiko von 0,22.

Ovulationshemmer und Malignome

Da die karzinomatöse Entartung von Zellen ein multifaktorielles Geschehen ist, kann der Einfluss von Sexualsteroiden nur schwer eingeschätzt werden. Grundlage der klinischen Bewertung sind zahlreiche Fall-, Kontroll- und Kohortenstudien.

Mammae

Die Inzidenz des **Mammakarzinoms** ist zunehmend, derzeit wird von einem bei 10% liegenden Lebenszeitrisiko ausgegangen.

1996 fand ein große Studie (Metaanalyse der Collaborative Group on Hormonal Factors in Breast) ein leicht erhöhtes Brustkrebsrisiko bei Einnahme von Kontrazeptiva in den vergangenen 10 Jahren.

2002 konnte diese Risikoerhöhung nicht bestätigt werden (Fall-Kontroll-Studie von Marchbanks). Die Höhe der Östrogendosis und Dauer der Ovulationshemmereinnahme führte nicht zu einer Veränderung des relativen Risikos. Ebenso konnte für Frauen mit familiärer Brustkrebsbelastung kein erhöhtes Risiko gefunden werden.

Ovar

> Mit Einnahme der Pille sinkt die Inzidenz des Korpus- und Ovarialkarzinoms.

In positiver Korrelation zur Anwendungsdauer (auch nach Absetzen) sinkt das relative Risiko, an einem Ovarialkarzinom zu erkranken, auf etwa 0,5. Entscheidend für die Risikoreduktion ist die Senkung der Ovulationen im Leben einer Frau. Auch Frauen, bei denen aufgrund von Mutationen der BRCA 1- und BRCA 2-Gene ein stark erhöhtes Ovarialkarzinomrisiko besteht, profitieren vom protektiven Effekt der Ovulationshemmer.

Uterus

Ätiologisch bedeutend für das **Endometriumkarzinom** ist eine Östrogenstimulation bei unzureichender sekretorischer Umwandlung. Die Einnahme von oralen Kontrazeptiva senkt das Risiko mit zunehmender Einnahmedauer, sodass nach 12 Jahren das relative Risiko 0,3 beträgt. Für das **Uterussarkom** konnte keine Beziehung zur Einnahme der Pille gefunden werden.

Zervix

Unter Berücksichtigung des sozioökonomischen Status, des Sexualverhaltens und des Nikotinabusus erhöht sich das relative Risiko, an einer schweren Zervixdysplasie (CIN, cervical intraephithelial neoplasia) zu erkranken, für Frauen, die die Pille einnehmen auf 3–4.

Zervixkarzinome finden sich nahezu ausschließlich auf dem Boden einer HPV-Infektion. Im Vergleich zur Verhütung mit Barrieremethoden ist das Infektionsrisiko für HPV unter Kontrazeptivaeinnahme größer. Das führt wiederum zu einer höheren Dysplasierate unter den Anwenderinnen der Ovulationshemmer.

> In jedem Falle sollte das erhöhte Erkrankungsrisiko zu regelmäßigen zytologischen Früherkennungsuntersuchungen führen.

Eine bestehende Zervixdysplasie oder ein Zervixkarzinom stellen keine Kontraindikationen für die Fortsetzung einer hormonalen kombinierten Kontrazeption dar.

Ein Zusammenhang mit dem Auftreten des selteneren Adenokarzinoms der Zervix besteht wahrscheinlich nicht. Gestagenmonopräparate scheinen das Zervixkarzinomrisiko nicht zu erhöhen.

Leber

Die Inzidenz des **Leberzellkarzinoms** liegt in Deutschland bei etwa 1,6/100.000 Frauen. Die Diskussion einer möglichen Induktion von Lebertumoren durch bestimmte Gestagene ist noch nicht abgeschlossen.

! Gutartige und bösartige Lebertumore sind Kontraindikationen einer Verordnung von hormonalen kombinierten Kontrazeptiva.

Kolon

Unter Langzeiteinnahme oraler östrogenhaltiger Kontrazeptiva sowie unter Hormonersatztherapie ist das Risiko an einem **Kolonkarzinom** zu erkranken, deutlich reduziert. Das relative Risiko beträgt nur 0,4 (Nurses Health Study) nach Einnahme von östrogenhaltigen Präparaten.

Kontrazeption nach malignen Erkrankungen

Nach Primärbehandlung eines **Mammakarzinoms** sowie während einer Chemotherapie werden nichthormonale Kontrazeptiva empfohlen (Intrauterinpessar, Barrieremethoden, Spermizide). Abhängig von Prognose, Dauer des rezidivfreien Intervalls und der Hormonrezeptorexpression des Tumorgewebes können nach strenger Indikationsstellung auch Kombinationspräparate eingesetzt werden, sofern keine andere kontrazeptive Methode in Frage kommt.

Eine Hormonsubstitution nach **Ovarialkarzinom** ist aufgrund der eher protektiven Wirkung bedenkenlos durchführbar. Beispielweise kann nach einseitiger Ovarektomie ohne Hysterektomie wegen eines Borderlinetumors eine hormonale Kontrazeption erfolgen.

Nach der Konisation einer **prämalignen Vorstufe des Zervixkarzinoms** kann eine hormonale Empfängnisverhütung durchgeführt werden. Die Hormonsubstitution nach erweiterter abdominaler Hysterektomie nach Wertheim-Meigs und gleichzeitiger Ovarektomie mit Kombinationspräparaten ist ebenfalls möglich.

7.5.14 Therapeutischer Einsatz von hormonellen Kontrazeptiva

Kontrazeptiva können wegen ihrer breit gefächerten Wirkung auch als Therapeutika eingesetzt werden (Tab. 7.8).

Tab. 7.8. Therapeutischer Einsatz von hormonalen Kontrazeptiva

Zielorgan	Indikation	Therapeutisch erwünschte Wirkung
Haut	Akne, Hirsutismus, Seborrhö	Hemmung der endogenen Androgensynthese sowie günstige Wirkung von Östrogenen und Gestagenen an Haut und Hautanhangsgebilden
Mamma	Mastopathie	Beschwerdebesserung
Ovar	Funktionelle Ovarialzysten	Geringere Inzidenz und Rückbildung vorhandener Zysten
Zyklusstörungen	Oligomenorrhö	Zyklusnormalisierung durch regelmäßige Entzugsblutungen
	Menorrhagien, Hypermenorrhöen, Dysmenorrhö Prämenstruelles Syndrom Endometriose	Besonders die Einnahme im Langzyklus führt zu: Abnahme der Blutungsstärke Verminderung der Schmerzhaftigkeit Besserung der Beschwerden Atrophie von Endometrioseherden

Hyperandrogenämie

Häufig ist der Wunsch der Patientin Grund für eine therapeutische Intervention bei Androgenisierungserscheinungen. Eine vermehrte Androgenproduktion in Nebennierenrinde und Ovarien (z. B. polyzystische Ovarien) kann die Ursache sein. Testosteronproduzierende Tumoren, exogene Androgenzufuhr, chromosomale Anomalien und Nebennierenrindenerkrankungen sollten ausgeschlossen werden.

Bei der Beurteilung sind ethnisch bedingte Unterschiede zu beachten. Zeichen einer vermehrten Androgenwirkung an der Haut sind eine Veränderung des Terminalhaares sowie der androgenetische Haarausfall. Bei stark erhöhten Androgenspiegeln kommt es zu einer Klitorishypertrophie, zu einem Tieferwerden der Stimme, einer Amenorrhö und Mammahypoplasie. Durch vermehrte Talgbildung treten Akne und Seborrhö auf. Eine Bestimmung der erhöhten Androgenkonzentrationen im Serum sollte wegen starker Schwankungen der Serumspiegel in der frühen Follikelphase in mehreren Kontrollen erfolgen.

Therapie. Primär kommen Kombinationspräparate mit antiandrogen wirksamen Gestagenen in Frage. Cyproteronacetat hat die stärkste antiandrogene Partialwirkung gefolgt von Dienogest, Drospirenon und Chlormadinonacetat.

Auch bei Virilisierungserscheinungen ohne erhöhte Serumtestosteronspiegel kommt es unter antiandrogener Behandlung zur Besserung der Symptomatik. Wahrscheinlich ist hier eine erhöhte Androgenrezeptorendichte in der Haut oder eine erhöhte Aktivität der 5-α-Reduktase (überführt Testosteron in das wirksame Dihydrotestosteron) Ursache der Androgenisierungserscheinungen.

Zyklusstörungen

Hypermenorrhö und **Menometrorrhagie** können durch Ovulationshemmer positiv beeinflusst werden (► Kap. 5).

Das von krampfartigen Unterbauchschmerzen geprägte Bild der **primären Dsymenorrhö** (vor allem bei jungen Mädchen bis zum 20. Lebensjahr) beginnt vor oder mit Eintritt der Menstruation. Es finden sich hohe Prostaglandinkonzentrationen am Endometrium, die auf Prostaglandinsynthesehemmer gut ansprechen. Besonders gestagenbetonte Ovulationshemmer führen ebenfalls zu einer reduzierten Prostaglandinbildung im atrophischen Endometrium.

Das hauptsächlich bei Frauen in der 3. und 4. Lebensdekade auftretende **prämenstruelle Syndrom** beschreibt einen Symptomenkomplex von körperlichen Beschwerden wie Mastodynie, vorübergehender Gewichtszunahme und Ödemen kombiniert mit psychischen Symptomen der passiven oder aggressiven Depressivität oder Abgeschlagenheit. Die Pathogenese der eindeutig zyklusabhängigen Beschwerden ist nicht vollständig geklärt. Die zyklische Gabe von oralen Kontrazeptiva beeinflusst das prämenstruelle Syndrom nur teilweise, Mastalgien und prämenstruelle Wassereinlagerungen sprechen besonders auf die antimineralokortikoide Partialwirkung des Drospirenons an.

Bei allen angesprochenen Blutungsstörungen kann eine deutliche Besserung der Symptomatik durch die Einnahme eines Einphasenpräparates im Langzyklus erzielt werden.

Bei **Oligomenorrhö** kann eine Stabilisierung der Blutungsintervalle und Blutungsstärke durch Ovulationshemmer erreicht werden.

Endometriose

Gestagenbetonte Kontrazeptiva können zur Behandlung der leichten Endometriose (► Kap. 12) oder zur Rezidivprophylaxe nach chirurgischer Behandlung eingesetzt werden. Die kontinuierliche Einnahme im Langzyklus über 6 Monate wird empfohlen. Alternativ kommen GnRH-Analoga oder reine Gestagentherapien in Frage.

Ovarialzysten

Funktionelle Ovarialzysten bilden sich unter Einnahme oraler Kombinationspräparate, ggf. kombiniert mit einem zusätzlichen Gestagenpräparat zurück, anderenfalls ist nach mehrwöchigem Behandlungsversuch die histologische Abklärung anzuraten. Ovarialzysten treten unter Ovulationshemmereinnahme um 40–50% seltener auf. Blastome sind einer hormonellen Therapie nicht zugänglich.

7.5.15 Ovulationshemmereinnahme in der Frühschwangerschaft

Eine **Feminisierung männlicher Embryonen** durch Einnahme von Gestagenen mit antiandrogener Partialwirkung (z. B. Cyproteronacetat) in der Phase der Geschlechtsdifferenzierung (45.–90. Tag p.c.) ist möglich, wurde jedoch unter den niedrigen Steroiddosen der hormonalen Kontrazeptiva nicht beobachtet. Mit einem erhöhten Risiko **kongenitaler Fehlbildungen** ist bei Einnahme von Kombinationspräparaten oder reinen Gestagenen in der Frühschwangerschaft nicht zu rechnen.

Tab. 7.9. Sicherheit von interzeptiven Maßnahmen

Interzeptive Methode	Anwendungsweise	Sicherheit
Pille danach	Reines Gestagenpräparat mit 1,5 mg Levonorgestrel (Unofem, Levogynon), bis zu 72 Stunden nach ungeschütztem Geschlechtsverkehr	99%
Postkoitale IUP-Einlage	Einlage innerhalb von 5 Tagen	99%

Die Rate der **extrauteriner Schwangerschaften** ist unter fortgesetzter Gestageneinnahme mit 10% deutlich erhöht.

Die **Abortrate** wird durch die Einnahme eines Kontrazeptivums nicht beeinflusst.

7.5.16 Interzeptiva (Pille danach)

Definition

Interzeption bezeichnet die postkoitale Kontrazeption durch Hemmung der Nidation (Einnistung) einer befruchteten Eizelle.

Durch Einnahme eines gestagenhaltigen Interzeptivums kann eine postkoitale Empfängnisverhütung durchgeführt werden.

Die zur Verfügung stehenden Monopräparate enthalten 2 Dragees mit jeweils 0,75 mg Levonorgestrel oder 1 Dragee mit 1,5 mg Levonorgestrel. Die Einnahme sollte nicht später als 72 h nach ungeschütztem Verkehr erfolgen, da die Wirksamkeit mit der Zeit nach dem ungeschützten Verkehr abnimmt.

Nebenwirkungen wie Übelkeit und Erbrechen sind selten, es gibt keine Berichte über thromboembolische Komplikationen wie bei den früher üblichen Östrogen-Gestagen-Kombinationen.

Die Verhütung einer Schwangerschaft bei rechtzeitiger Einnahme der **Pille danach** (**Morning-after-pill**) gelingt mit einer Zuverlässigkeit von 99%.

Auch die wiederholte Anwendung im gleichen Zyklus ist wirksam und sicher. Sinnvoll ist es, sofort nach einer Notfallkontrazeption mit einer zuverlässigen Langzeitkontrazeption zu beginnen, um dem häufig weiter unverantwortlichen Kontrazeptionsverhalten entgegenzuwirken.

Die Pille danach ist nur für den Notfall geeignet, sie ersetzt keinesfalls die Pille.

Alternativ ist auch die postkoitale Einlage eines **Intrauterinpessars** innerhalb von 5 Tagen zur Hemmung der Nidation möglich, die erst 7 Tage nach der Befruchtung stattfindet.

Auch das in Deutschland seit Juli 1999 zugelassene Antiprogesteron **Mifepriston** (Mifegyne / RU 486) könnte im Sinne einer Morning-after-pill die Einnistung einer Frühschwangerschaft verhindern, diese Indikation ist jedoch in der Zulassung nicht eingeschlossen. Mifepriston vermag eine Frühschwangerschaft bis zum 49. Tag p.m. vollständig zu unterbrechen. Für die Indikation von Mifepriston als medikamentöses Abtreibungsmittel wird in Deutschland der sichere Nachweis einer vitalen intrauterinen Gravidität mit positiver Herzaktion gefordert, um unnötige Interruptiones der 35% ohnehin gestörten Frühschwangerschaften zu vermeiden. Es ergibt sich ein Anwendungsbereich für Mifepriston vom 42. Tag p.m. (sicherer Nachweis einer Herzaktion) bis zum 49. Tag p.m. (Tab. 7.9).

7.6 Intrauterinpessar (IUP)

Historische Entwicklung

Aus dem Altertum wird überliefert, dass man bei Kamelen durch eine Einlage von Steinen in den Uterus eine Empfängnis vor langen Märschen verhindern wollte. Bereits bei Hippokrates findet man Berichte über die Einlage von Fremdkörpern in den menschlichen Uterus zur Empfängnisverhütung.

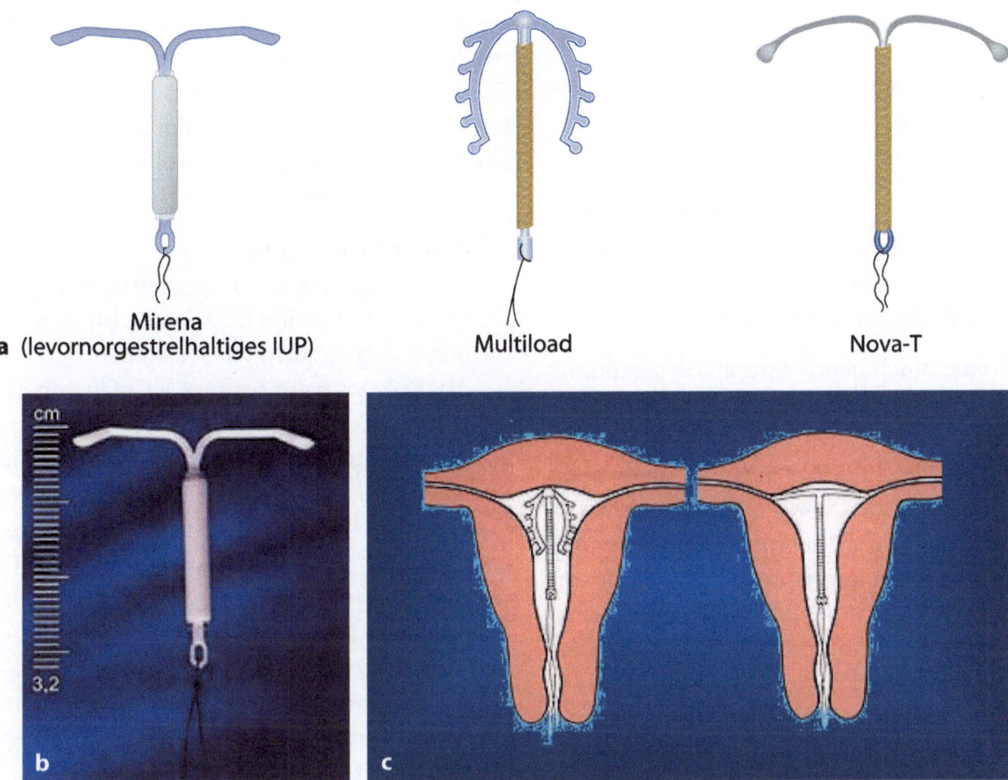

Abb. 7.13. a Handelsübliche Intrauterinpessare. b Levonorgestrelhaltiges Intrauterinpessar Mirena. c Lage eines IUP in der Gebärmutter

7.6.1 Kupfer-Intrauterinpessar (IUP, Kupferspirale)

Die Umwicklung eines Kunststoff-Intrauterinpessars (IUP) mit Kupferdraht führte zu einer Steigerung der kontrazeptiven Sicherheit im Vergleich zu früheren wirkstofffreien Materialien.

> Die Hauptwirkung der Kupfer-IUP besteht in einer **Inaktivierung der Spermatozoen** über eine sterile Entzündungsreaktion des Endometriums. Zusätzlich wirken die freigesetzten Kupferionen selber **spermizid.**

Es findet also keine Befruchtung statt. Somit gilt die früher angenommene abortiven Wirkung eines IUP (Hemmung der Nidation bereits befruchteter Eizellen) lediglich im Falle einer postkoitalen Einlage. Die Ovulation wird durch das Kupfer-IUP nicht unterdrückt.

Kupfer-IUP sind besonders geeignet

- bei Vorliegen von Kontraindikationen gegen die Einnahme oraler Kontrazeptiva,
- wenn die regelmäßige tägliche Einnahme eines Kontrazeptivums nicht sicherzustellen ist.

Vor allem in den ersten 3–6 Monaten sind Zwischenblutungen häufig, es kann zu Hyper- und Dysmenorrhöen kommen. Aufgrund der Abnutzung des Kupferdrahtes muss ein Wechsel alle 5 Jahre erfolgen. Der Pearl-Index liegt bei 0,9–3,0.

7.6.2 Hormonfreisetzendes Intrauterinsystem (IUS, Hormonspirale)

Eine Weiterentwicklung stellen gestagenhaltige Pessare dar. Seit 1997 ist ein Intrauterinsystem (Mirena, Abb. 7.13b) auf dem deutschen Markt, dessen insgesamt 32 mm langer T-förmiger Kunststoffkörper an seinem vertikalen Arm von einem Depot mit 52 mg Levonorgestrel (LNG) ummantelt ist. Die daraus täglich freigesetzten 20 µg LNG liegen unterhalb der Ovulationshemmdosis von 50 µg, sodass in 85% ovulatorische Zyklen stattfinden. Levonorgestrel kann bereits kurze Zeit nach Einlage des IUS im Plasma nachgewiesen werden. Die Plasmahormonspiegel liegen jedoch unterhalb der Werte, die durch kombinierte orale Kontrazeptiva, die Minipille oder das subkutane LNG-Implantat erreicht werden. Der T-förmige Kunststoffkörper ist mit Bariumsulfat imprägniert, sodass er im Röntgenbild darstellbar wird.

Die kontrazeptive Wirkung resultiert aus dem lokalen Gestageneffekt am Uterus.

> Eine Verminderung des Zervixschleims und dessen Viskositätserhöhung führt zu einer **Hemmung der Spermienaszension**. Die hohe lokale Gestagenkonzentration an den Östrogenrezeptoren des Endometriums führt zu einer **Suppression des Endometriumaufbaus**.

Es entwickelt sich eine zunehmende Atrophie des Endometriums. Nach einem Anstieg von Zwischenblutungen in den ersten 6 Anwendungsmonaten führen die morphologischen Veränderungen des Endometriums zu einer deutlichen Verringerung von Dauer, Stärke und Schmerzhaftigkeit der Blutungen. Bei 20% der Anwenderinnen kommt es innerhalb des ersten Anwendungsjahres zu einer Amenorrhö, im weiteren Verlauf und insbesondere bei mehrfacher IUS-Anwendung wird eine Amenorrhörate von 60% erreicht. Selten treten gestagenbedingte Nebenwirkungen wie Akne auf, Begleiterscheinungen wie Ödembildung, Brustspannen und Kopfschmerzen sind meist vorübergehend.

Das levonorgestrelhaltige IUS ist besonders geeignet für Frauen,

- bei denen Kontraindikationen gegen orale Kontrazeptiva sprechen,
- die unter Dys- und Hypermenorrhöen leiden,
- die in der späten fertilen Phase eine Alternative zur Sterilisation suchen.

Nach 5-jähriger Anwendungsdauer sollte das IUS entfernt oder ersetzt werden. Der Pearl-Index liegt bei 0,16.

Nach Entfernen des IUS kommt es zu einer unmittelbaren Wiederherstellung der zyklischen Ovarialfunktion und einer raschen Normalisierung der Fertilität.

Die Einlage kann nach abgeschlossener Rückbildung etwa 6 Wochen post partum erfolgen. Es können 0,1% des täglich freigesetzten LNG in der Milch stillender Frauen nachgewiesen werden, wodurch die Laktation nicht beeinträchtigt ist. Auswirkungen auf die Entwicklung des Säuglings sind nicht bekannt.

7.6.3 IUP-Einlage und Komplikationen

Applikation eines IUP

Vor der Einlage (■ Abb. 7.13c) eines IUP muss durch klinische Untersuchung sowie Transvaginalsonogaphie die Größe und Lage des Uterus im kleinen Becken abgeklärt werden, Uterusfehlbildungen sollten ausgeschlossen sein. Die Uterussondenlänge darf nicht kleiner sein als 6 cm. Eine mikroskopische Beurteilung der vaginalen Keimbesiedlung sollte erfolgen, eine Kolpitis saniert werden.

Praxisbox IUP-Einlage

Die IUP-Einlage muss unter **aseptischen Bedingungen** erfolgen. Die letzten Tage der Menstruation sind aufgrund der physiologischen Erweiterung des Zervikalkanals besonders günstig für die Einführung des Pessars.

Bei Frauen, die bereits geboren haben, gelingt eine Sondierung der Zervix in der Regel ohne Probleme, anderenfalls kann wie auch bei Nullipara eine Vorbehandlung mit 2 Tabletten des Prostaglandinderivates Misoprostol am Vorabend zur Erweichung der Portio oder eine vorsichtige Dilatation mittels Hegar-Stiften erfolgen. Danach wird der Applikator in das Cavum uteri vorgeschoben und das IUP darüber eingeführt, welches sich erst intrauterin zu seiner normalen Form entfaltet. Die aus dem Zervikalkanal ragenden Rückholfäden werden auf ca. 2 cm Länge gekürzt.

Die Einlage eines IUP sollte keinesfalls in der 2. Zyklushälfte erfolgen, um sicher zu gehen, dass nicht bereits eine Frühschwangerschaft vorliegt. Ein IUP kann während der Stillzeit appliziert werden, jedoch ist bei einer Einlage post partum die Zuverlässigkeit reduziert. Die Sicherheit bei Einlage nach einem Abort entspricht der während oder kurz nach der Menstruation.

Kontraindikationen gegen IUP

Veränderungen der Form des Cavum uteri

- Uterus myomatosus
- Uterus bicornis oder subseptus
- Utershypoplasie, Sondenlänge <6 cm

Genitale Infektionen

- Kolpitis
- Endometritis, Endomyometritis
- Salpingitis

Andere Kontraindikationen

- Unklare genitale Blutungen
- Verdacht auf bösartige Erkrankungen der Zervix oder des Corpus uteri
- Schwangerschaft

Komplikationen

Um eine **Perforation des Uterus** durch die Spirale auszuschließen, erfolgt nach Einlage eine sonographische Lagekontrolle, der Abstand des IUP zum Fundus sollte bei regelrechter Lage gering sein.

> ! Das Risiko der Perforation ist bei Einlage des Pessars unmittelbar post partum besonders hoch, deshalb sollte eine Spiraleneinlage möglichst erst 6 Wochen nach einer Entbindung erfolgen.

Eine weitere Ultraschallkontrolle wird nach etwa 4–6 Wochen durchgeführt.

> Die **spontane Expulsionsgefahr** (Ausstoßung) eines IUP ist während der ersten folgenden Menstruationsblutung am höchsten.

Weitere Kontrollen erfolgen zumeist in 6-monatigen Abständen.

Gefürchtet sind **aufsteigende Infektionen** unter liegendem IUP. Inzwischen weiß man, dass genitale Infektionen bei Spiralenträgerinnen vor allem kurz nach der Einlage auftreten und nach längerer Liegezeit keine erhöhte Inzidenz haben. Die Annahme von höheren infektionsbedingten Infertilitätsraten bei Pessarträgerinnen, die zu einer weitgehenden Vermeidung dieser Kontrazeptionsmethode bei kinderlosen Frauen geführt hat, kann bei Ausschluss vorbestehender Infektionen und sorgfältiger Applikation unter aseptischen Bedingungen nicht gehalten werden.

Selten kommt es zu einer unbemerkten Expulsion oder Perforation des IUPs. In diesen Fällen muss ein **okkultes IUP** (lost IUP) durch eine Röntgenaufnahme des kleinen Beckens ausgeschlossen werden.

Gründe zur Entfernung der Spirale

Die Akzeptanz **kupferhaltiger Spiralen** ist wesentlich von der Zunahme der Menstruationsstärke und Dysmenorrhö beeinflusst. Obwohl die Beschwerden meist im Verlauf abnehmen, sind sie der häufigste Grund für eine Entfernung. Weitere Gründe sind Dislokationen innerhalb des Uteruskavums oder in die Zervix sowie die seltene Perforation. Echte Unverträglichkeiten im Sinne einer Kupferallergie sind die Ausnahme.

Der häufigste Grund zur vorzeitigen Entfernung des **gestagenhaltigen IUS** sind wiederholte irreguläre Blutungen, seltener wird die eintretende Amenorrhö nicht akzeptiert.

Schwangerschaft bei liegendem IUP

> Sollte bei liegendem Intrauterinpessar eine Schwangerschaft eintreten, besteht ein erhöhtes Abortrisiko von etwa 50%. Das Risiko kann durch Entfernen der Spirale in der Frühschwangerschaft gesenkt werden.

Sonographisch muss die Lage des IUP zur Fruchthöhle genau bestimmt werden, um eine iatrogene Schädigung der Schwangerschaft durch die Entfernung des IUP zu vermeiden. Unter den Aborten ist die Rate der septischen Verläufe erhöht.

Bei liegendem Pessar besteht kein erhöhtes Risiko von Fehlbildungen, auch die freiwerdenden Kupferionen haben keinen teratogenen Effekt. Die Rate der extrauterinen Graviditäten ist unter der Spirale 5-fach erhöht.

7.7 Definitive Kontrazeption der Frau (Sterilisation)

Die Sterilisation stellt eine kaum reversible Methode der Empfängnisverhütung mit hoher Sicherheit dar. Vor dem Hintergrund der vielfältigen Kontrazeptionsalternativen sollte die Indikation zur Tubensterilisation streng gestellt werden. Insbesondere bei jungen oder kinderlosen Frauen ist eine sorgfältige Auseinandersetzung mit diesem definitiven Eingriff notwendig. Vielerorts werden in Abhängigkeit von Kinderzahl und Alter der Patientin richtungweisende Indikationskataloge erstellt, die zu einer präoperativen Beurteilung des Sterilisationsbegehrens herangezogen werden.

> Prognostisch ungünstig für eine Tubensterilisation sind eine krisenhafte Partnerschaftssituation sowie ein Sterilisationswunsch in engem zeitlichen Zusammenhang zu einer vorausgegangenen Schwangerschaft.

Zahlreiche Studien zeigen nach Tubensterilisation eine retrospektive Unzufriedenheit bei 5–25% der Frauen (vorübergehende Zweifel, psychosomatische Beschwerden, depressive Verstimmungen bis hin zu zwanghaftem Refertilisierungswunsch).

> Die größte retrospektive Zufriedenheit findet sich bei Frauen, deren Motivation zur Sterilisierung aus Gründen einer abgeschlossenen Familienplanung bei subjektiv idealer Kinderzahl entstand.

In Deutschland sind derzeit etwa 1,45 Mio. Frauen sterilisiert, das entspricht 8% der Frauen im reproduktionsfähigen Alter. Die Kosten einer Sterilisation werden nicht von den gesetzlichen Krankenkassen übernommen.

Es gilt die Empfehlung, eine Tubensterilisation in der 1. Zyklushälfte durchzuführen, um das Vorliegen einer frühen Schwangerschaft auszuschließen.

Tubensterilisation

Die chirurgische Tubensterilisation wird üblicherweise endoskopisch in einer Kurznarkose als zumeist ambulanter Eingriff durchgeführt.

Als Routinemethode gilt die laparoskopisch durchgeführte Koagulation im isthmischen Tubenbereich beidseits (Abb. 7.14). Es werden monopolare, thermische und zumeist bipolare Koagulationsverfahren eingesetzt. Ergänzend kann eine Durchtrennung der Tube im Koagulationsbereich erfolgen. Eine Unterbindung mit speziellen Kunststoffclips kann die Koagulation ersetzten.

Im Rahmen von Laparotomien, die infolge anderer Indikationen oder bei Kontraindikationen gegenüber dem laparoskopischen Vorgehen durchgeführt werden, kommen weitere Verfahrensweisen wie zum Beispiel eine beidseitige Fimbriektomie zum Einsatz.

Unmittelbar post partum kann die Tubenligatur aufgrund des vergrößerten Uterus über eine kleine subumbilikale Laparotomie erfolgen.

Komplikationen

Durch verwachsungsbedingt erschwerte intraabdominale Übersicht kann das Auffinden der Tuben problematisch sein.

Bei einer ausgedehnten Koagulation ist eine Schädigung des R. ovaricus der A. uterina zu befürchten. Folge kann eine ovarielle Minderperfusion mit dem Risiko der vorzeitigen Ovarialinsuffizienz und Menopause sein.

Als weitere Komplikationen sind neben dem allgemeinen Narkoserisiko vor allem die speziellen Risiken laparoskopischer Operationen (Verletzung größerer Gefäße, Darmläsionen) zu nennen.

Komplikationen der Koagulation

Bei der **monopolaren Koagulation** können Verbrennungen bei fehlerhafter Lage der am Gesäß der Patientin angebrachten Neutralelektrode (abfallender Stromfluss von der aktiven Elektrode der Koagulationszange) auftreten.

Bei der **thermischen Koagulation** wird auf Hochfrequenzstrom verzichtet, die Hitzekoagulation kann jedoch zu starken Verklebungen des Gewebes am Instrument führen.

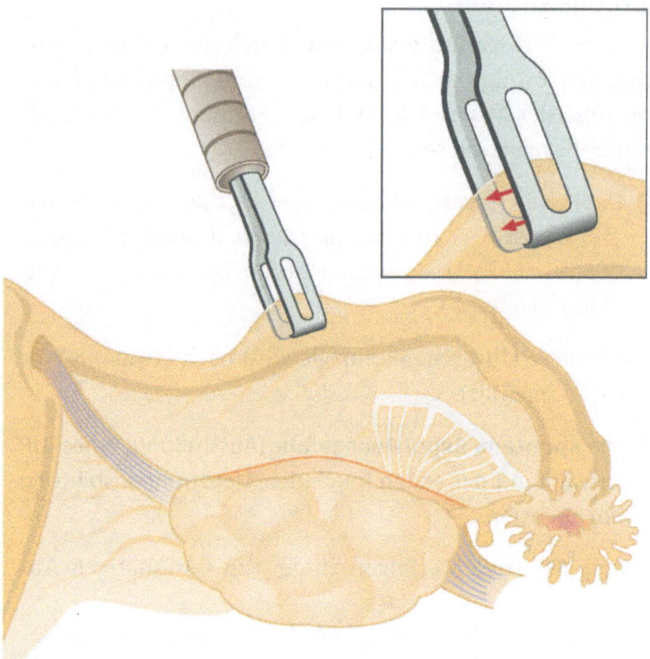

Abb. 7.14. Elektrokoagulation der Tube mit bipolarer Koagulationszange

Bei der **bipolaren Koagulation** kommt es lediglich zu einem Stromfluss zwischen den Branchen der Zange, Verbrennungen anliegender Organe sind jedoch auch hier möglich.

Die zusätzliche Durchtrennung der Tube nach Koagulation verringert die Versagerquote nur fraglich, führt jedoch zu einer Steigerung der Blutungskomplikationen. Bei Einsatz von Clips ist unter Inkaufnahme einer reduzierten Sicherheit die Gefahr von Blutungen oder einer Verletzungen von Nachbarorganen geringer.

Sicherheit

Unterschieden werden Lutealphasenschwangerschaften und wahre Sterilisationsversager.

Definition

Wenn für die Sterilisation ein Zeitpunkt nach der Ovulation gewählt wurde, kann bereits eine **Lutealphasenschwangerschaft** vorliegen, also eine Gravidität, die in dem Zyklus entstanden ist, in dem sterilisiert wird.

Bei einer Sterilisation im Wochenbett ist die Gefahr der Tubenrekanalisation und damit die Versagerquote erhöht.

Kommt es nach Tubensterilisation zu einer Schwangerschaft, ist die Wahrscheinlichkeit eines ektopen Sitzes erhöht.

Die Angaben zur Versagerquote nach Sterilisation im deutschen Schrifttum liegen bei 0,1%.

Für Frauen zwischen 18 und 27 Jahren scheint das relative Risiko etwa 3-mal so hoch zu sein wie für Frauen zwischen 34 und 44 Jahren.

Die niedrigste Versagerquote findet sich nach monopolarer Koagulation, während es nach Clipsterilisationen am häufigsten zu Schwangerschaften kommt.

Refertilisierung

Aufgrund einer neuen Partnerschaft kommt es nicht selten zu erneutem Kinderwunsch.

Die Schwangerschaftsrate nach mikrochirurgischer Refertilisierung per laparotomiam liegt heutzutage bei etwa 75%, die Geburtenraten erreichen 54%. Die Erfolge nach laparoskopischen Operationen sind geringer. Das Risiko von Tubargraviditäten ist nach Refertilisierungseingriffen auf das 2–3-Fache erhöht.

Die Kosten einer aufwändigen Refertilisierungsoperation sind von der Patientin selbst zu tragen.

Alternativ bieten sich die Methoden der In-vitro-Fertilisation an. Die Erfolgsaussichten nach einmaliger IVF-Therapie sind mit einer Schwangerschaftsrate von etwa 27% und einer Geburtenrate von etwa 16% pro Embryotransfer, die vom Deutschen IVF-Register für die Indikation »Tubenpathologie« angegeben werden, geringer als die der operativen Refertilisierung. Ein Mehrfacheinsatz der IVF verbessert die Erfolgsaussichten.

7.8 Kontrazeption beim Mann

Im Vergleich zu den multiplen empfängnisverhütenden Methoden bei der Frau stehen für den Mann derzeit nur zwei relevante Methoden zur Verfügung:

- Das Kondom als reversible Methode.
- Die Sterilisation mittels Vasektomie bei abgeschlossener Familienplanung.

Die Zulassung hormoneller Kontrazeptiva für den Mann ist in den nächsten Jahren zu erwarten.

7.8.1 Coitus interruptus

Die Unterbrechung der Kohabitation zur Vermeidung der intravaginalen Ejakulation ist die älteste Methode zu Empfängnisverhütung.

Trotz der mit einem Pearl-Index von 8–38 sehr geringen Zuverlässigkeit dieses Verfahrens ist es auch heute weit verbreitet. Die bereits im präejakulatorisch im Prostatasekret enthaltenen Spermien sind vermutlich nicht die Ursache der geringen Zuverlässigkeit. Die vaginal nachgewiesene Spermienanzahl ist nämlich so gering, dass sie einer mit Sterilität verbundenen hochgradigen Oligospermie entsprechen würde. Problematisch ist vielmehr das hohe Maß an Selbstkontrolle dieses für beide Partner zumeist psychisch sehr unbefriedigenden Verfahrens.

7.8.2 Kondom (Präservativ)

 Das Kondom ist die heute weltweit am häufigsten angewandte kontrazeptive Methode.

Die große Beliebtheit beruht neben der bei korrekter und konsequenter Anwendung relativ hohen Zuverlässigkeit auf der auch für den Laien verständlichen Wirkungsweise. Dem Kondom kommt durch den gleichzeitigen Schutz vor sexuell übertragbaren Erkrankungen (insbesondere im Hinblick auf HIV-Infektionen) eine große Bedeutung zu.

In Ländern, in denen eine hormonale Kontrazeption nicht verfügbar ist, wird das Kondom in ca. 70% zur Empfängnisverhütung angewendet.

Anwendungsweise und Sicherheit

Die Versagerquote liegt bei 4–5 unerwünschten Schwangerschaften pro 100 Frauenjahre und ist im Wesentlichen durch Anwendungsfehler verursacht. Durch die zusätzliche Verwendung von Spermiziden oder Kondomen mit spermizider Gleitbeschichtung kann die kontrazeptive Sicherheit erhöht werden.

Ein richtig angewendetes Kondom hat ein etwa 1 cm überstehendes Reservoir (▪ Abb. 7.15) und wird bei Nachlassen der Erektion sofort entfernt, um ein Auslaufen des Spermas zu vermeiden.

Kontrazeption mittels Kondom hat den Vorteil einer aktiven Beteiligung des Mannes an den Fragen der Empfängnisverhütung, fordert jedoch eine hohe Motivation beider

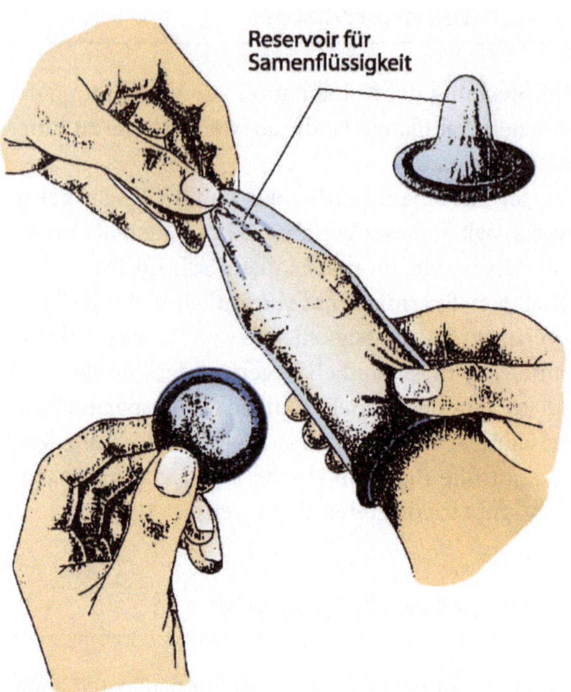

Abb. 7.15. Korrekte Anwendung eines Kondoms

Partner und kann aufgrund der notwendigen technischen Manipulationen den psychosexuellen Ablauf beim Geschlechtsverkehr negativ beeinflussen.

Indikationen und Kontraindikationen

Kondome sind besonders geeignete Verhütungsmittel

- bei häufigem Partnerwechsel und
- dem Wunsch nach Schutz vor sexuell übertragbaren Erkrankungen.

Aus diesem Grund sollte die gleichzeitige Verwendung von Kondomen und oralen Kontrazeptiva Jugendlichen besonders empfohlen werden.

Außer seltenen allergischen Reaktionen in Form von Kontaktdermatitiden an Vagina oder Penis gibt es keine Kontraindikationen. Für diese Fällen stehen latexfreie Kondome zur Verfügung.

Risiko sexuell übertragbarer Erkrankungen bei Kondomanwendung

Nach Schätzungen des Aidsbekämpfungsprogramms der Vereinten Nationen (UNAIDS) leben weltweit etwa 40,3 Mio. HIV-Infizierte.

Allein in Deutschland haben sich von 1993–2004 etwa 23.000 Menschen infiziert. Jährlich werden in Deutschland nach Angaben des Robert-Koch-Institutes knapp 2.000 Neuinfektionen registriert.

Bei heterosexuellen Kontakten steigt die Infektionsgefahr durch die hohen HIV-Infektionsraten in Osteuropa. Ein Fünftel der in Deutschland Erstinfizierten des Jahres 2004 waren Frauen.

> Die Anwendung eines Kondoms ist nach wie vor die effektivste Methode, das Risiko für eine HIV-Übertragung zu reduzieren.

Das bestehende Restrisiko einer Infektion bei vaginalem Verkehr und dem Gebrauch geprüfter Kondome ist fast immer auf nicht sachgemäße Anwendung zurückzuführen. Nach Daten der Bundeszentrale für Gesundheitliche Aufklärung ist die Rate der Singles unter 45 Jahren, die zu Beginn einer neuen Beziehung mit Kondomen verhüten, von 78% im Jahr 2000 auf 70% in 2004 zurückgegangen.

Das Risiko aszendierender Genitalinfektionen wie Syphilis oder Gonorrhö bei der Frau ist unter der Anwendung von Kondomen ebenfalls deutlich geringer. Dieses gilt auch für die Inzidenz der HPV-assozierten Zervixdysplasie.

7.8.3 Definitive Kontrazeption beim Mann (Sterilisation)

In Deutschland sind derzeit etwa 2% der Männer sterilisiert.

Praxisbox Sterilisation des Mannes

Die Sterilisation des Mannes erfolgt in der Regel ambulant in Lokalanästhesie durch eine **Vasektomie**. Bei diesem Verfahren wird der Ductus deferens (Samenleiter) beidseits ligiert und durchtrennt. Die durch zwei kleine Skrotalinzisionen resezierten jeweils 2–3 Zentimeter langen Ductus-deferens-Stücke werden histologisch untersucht.

Die Sicherheit der Vasektomie ist hoch, nur in 1:1.000 Fällen kommt es zu einer unerwünschten Schwangerschaft, das entspricht einem Pearl-Index von 0,1.

> ! Da sich noch bis zu 12 Wochen nach dem Eingriff Spermatozoen in Prostata und Gangsystem nachweisen lassen, sollte mittels zweier Kontrollspermiogramme eine Azoospermie nachgewiesen werden, bevor auf andere Kontrazeptionsmethoden verzichtet wird.

Der Operationserfolg einer **Refertilisierung** (**Vasovasostomie**) ist abhängig von
- der Art und dem Ausmaß der Vasektomie,
- dem Zeitintervall zwischen Vasektomie und Vasovasostomie,
- der mikrochirurgischen Technik bei der Refertilisierung,
- der häufigen Bildung von Auto-Antikörpern gegen Spermatozoen, die durch einen eingriffsbedingten Übertritt von Spermabestandteilen ins Gefäßsystem entstehen.

Die Wiederherstellung der Samenleiterpassage gelingt durch eine mikrochirurgische Refertilisierungsoperation in bis zu 80% der Fälle, die postoperative Schwangerschaftsrate liegt jedoch aufgrund der fertilitätsbeeinträchtigenden Auto-Antikörper nur bei etwa 50%.

Die gesetzlichen Krankenkassen tragen seit 2004 die Kosten für Sterilisationen, die der persönlichen Lebensplanung dienen, nicht mehr. Ausnahmen bilden medizinisch notwendige Sterilisationen.

7.8.4 Antispermatogene Substanzen

In den 60er-Jahren versuchte man, die Spermatogenese mit dem Baumwollsamenöl Gossypol zu hemmen, diese Methode hatte jedoch bei einem Drittel der Probanden eine dauerhafte Zeugungsunfähigkeit zur Folge. Auch andere nichthormonale Wirkstoffe disqualifizierten sich aufgrund ihrer Nebenwirkungen.

7.8.5 Hormonale Kontrazeption beim Mann

Im Gegensatz zur Frau, bei der die hormonale Kontrazeption die nur einmal im Monat auftretende Ovulation unterdrücken soll, muss beim Mann ein kontinuierlicher Prozess der Bereitstellung von bis zu 100 Mio. Keimzellen pro Tag unterbunden werden.

Derzeit durchlaufen verschiedene hormonelle Ansätze die klinische Prüfung.

> Ziel der hormonalen Kontrazeption des Mannes ist, über eine Supprimierung der Hypophyse die Spermatogenese zu unterdrücken.

Möglichkeiten hormonaler Kontrazeption beim Mann

Chinesische Forscher erzielten Erfolge mit der ausschließlichen Gabe eines Testosteronesters (Testosteron-Undecanoat) in 4-wöchigen Intervallen. Bei einer Dosis von 1.000 mg kam es bei allen Probanden zu einer Azoospermie oder einer hochgradigen Oligozoospermie. Im Gegensatz zu den asiatischen Männern reagieren jedoch nur 2/3 der Männer europäischer Herkunft mit der erwünschten Azoospermie unter dieser Medikation.

In den letzten Jahrzehnten wurden Kombinationen von Androgen-Präparaten mit verschiedenen Gestagenen oder GnRH-Agonisten der klinischen Prüfung unterzogen.

Die aus der Dreimonatsspritze für die Frau bekannten Gestagene Depot-Medroxyprogerstoen-Acetat und Norethisteron-Enantat, sowie Desogestrel oder dessen parenteral zu verabreichender wirksamer Metabolit Etonogestrel zeigen in Studien vielversprechende Wirkung in Kombination mit langwirksamen Testosteronpräparationen wie Testosteron-Undecanoat oder Androgen-Implantaten wie 7α-Methyl-19-Nortestosteron. Alternativ ist eine orale oder transdermale Testosteron-Substitution denkbar.

Androgenbedingte Nebenwirkungen wie Gewichtszunahme, Akne, Abnahme des testikulären Volumens sowie ein Abfall des HDL-Cholesterins treten abhängig von den erreichten Serumkonzentrationen und der Darreichungsform auf.

> Erfolgreiche Ergebnisse entsprechender Studien aus Deutschland, Italien und Australien lassen die Zulassung einer Kontrazeptionsmethode für den Mann in wenigen Jahren erwarten.

In Kürze

Kontrazeption
Schutz vor ungewollter Schwangerschaft
Pearl-Index: Versagerquote/100 Frauenjahre.
Natürliche Familienplanung
- **Kalendermethode (Knaus-Ogino):** Rechnerisch, Zyklustage 9–17 sind fruchtbar, sehr unzuverlässig.
- **Basaltemperaturmessung:** Erkennen der Ovulation am progesteronabhängigen Temperaturanstieg.
- **Zervixschleimmethode:** Erkennen der fertilen Phase an periovulatorischen Schleimveränderungen, östrogenabhängig, als alleinige Methode nicht zu empfehlen.
- **Symptothermale Methode:** Kombination aus Basaltemperaturmessung und Zervixschleimmethode, Pearl-Index 0,3, sichere Methode.

▼

- **Verlängerte Stillperiode:** Follikelreifungsstörung durch Prolaktinausschüttung, nur bei regelmäßigen Stillmahlzeiten ohne Zufüttern und Amenorrhö in den ersten 10 Lebenswochen.
- **Temperaturcomputer:** Basaltemperaturmessung und -auswertung, Pearl-Index 0,6–3.
- **Hormonmessung im Urin:** Vorhersage des Eisprungs durch präovulatorischen Östrogen- und LH-Anstieg, Pearl-Index 6, nicht sehr genau.

Chemische Methoden

- **Spermizide:** Inaktivierung der Spermatozoen, Pearl-Index 3–21, begünstigen vaginale Infektionen.
- **Milchsäurehaltige Produkte**: Senken Spermienmotilität, nur in Kombination mit Barrieremethoden.
- **Scheidenspülung**: Sehr unsicher.

Barrieremethoden

- **Scheidendiaphragma**: Verhindert Spermienaszension, kombiniert mit spermizidem Gel, Pearl-Index 2–4 bei richtiger Anwendung.
- **Portiokappe:** Durch Gynäkologen oder Anwenderin zu applizieren, spermizides Gel, Pearl-Index 6. Lea contraceptivum: Wird mittels Sogwirkung appliziert, Pearl-Index 2,2–2,9.
- **Kondom der Frau:** Intravaginale Lage, Gleitmittel erforderlich, Pearl-Index 5–10, sehr guter Infektionsschutz.

Hormonale Methoden

- **Orale Kombinationspräparate (Pille):** Ovulationshemmung, Zervixschleimveränderung, Kapazitationshemmung der Spermien, Hemmung Endometriumtransformation, Beeinflussung der Tuben. **Mikropille** Ethinylestradiol unter 50 µg. **Monophasische Kombinationspräparate** mit konstanter Östrogen-/Gestagendosis. **Stufenpräparate** mit abgestuften Hormonkonzentrationen. **Sequenz-/2-Phasenpräparate** 1. Phase nur Östrogen, 2. Phase Östrogen und Gestagen kombiniert.
- **Vaginalring:** 1 Ring pro Zyklus, kontinuierliche Freisetzung von Östrogen-Gestagenkombination, Pearl-Index 0,65.
- **Verhütungspflaster:** 1 Pflaster pro Woche, Östrogen-Gestagen-Kombination, Pearl-Index 0,9.
- **Minipille:** Nur Gestagene, keine Einnahmepause. Wirkung gestagenabhängig über Dysmukorrhö mit (Pearl-Index 0,14) oder ohne (Pearl-Index 0,5–3) Ovulationshemmung.
- **Dreimonatsspritze:** Depotgestagen, je nach Substanz unvollständige Ovulationshemmung, Veränderung des Zervixschleims, Pearl-Index 0,3–1,4.
- **Verhütungsstäbchen:** Reines Gestagenpräparat, subkutane Applikation, Ovulationshemmung, Pearl-Index 0,08.

Intrauterinpessar (IUP, Spirale)

- **Kupfer-IUP:** Inaktivierung der Spermatozoen, spermizide Wirkung, Pearl-Index 0,9–3,0.
- **IUS mit Hormonabgabe:** Zervixschleimveränderungen, Hemmung der Spermienaszension, Atrophie des Endometriums, Pearl-Index 0,16.

Tubensterilisation: Genaue Aufklärung, nach Partnerwechsel oft Wunsch nach Refertilisierung.

Kontrazeption des Mannes

- **Kondom:** Schutz vor Schwangerschaft und Infektion, Pearl-Index 4–5.
- **Vasektomie:** Vollständiger Schutz oft erst nach 12 Wochen.
- **Hormonale Kontrazeptiva:** In den nächsten Jahren zu erwarten.

Lage- und Halteveränderungen der Organe des kleinen Beckens

K. Maass-Poppenhusen, Ch. Schem

Einführung

Lageveränderungen der Beckenorgane sind meist asymptomatisch. Die Schwächung der Beckenbodenmuskulatur kann zur Absenkungen der Organe des kleinen Beckens, insbesondere des Uterus führen. Aber auch zurückliegende operative Eingriffe oder Tumorerkrankungen im kleinen Becken können Lageveränderungen der übrigen Beckenorgane bewirken. Das Ausmaß der Verlagerung bestimmt die Symptomatik. Das häufige Auftreten von Inkontinenz begündet eine enge Wechselbeziehung mit der Urogynäkologie.

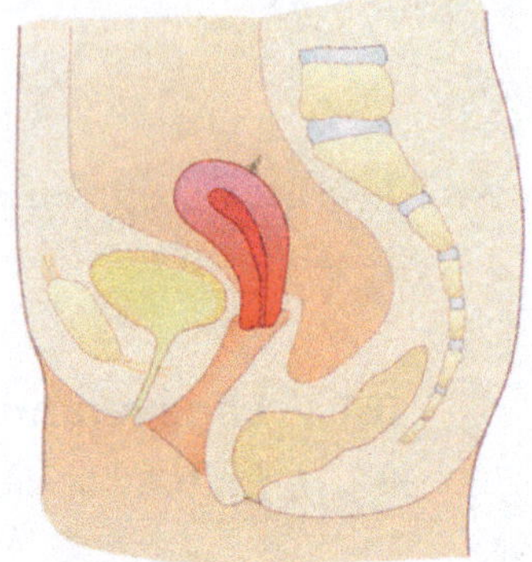

Abb. 8.1. Normale Lage des Uterus

8.1 Lageveränderung des Uterus

Definition

Der Uterus ist physiologisch im Verhältnis zur Vagina nach vorne geneigt (**Anteversio uteri**) und zwischen Fundus und Cervix uteri nach vorne geknickt (**Anteflexio uteri**, Abb. 8.1).

Der Uterus erhält dadurch eine anteponierte, d. h. zur Symphyse gerichtete Stellung. Diese anatomische Lage schafft günstige Voraussetzungen für eine Größenzunahme des Uterus in der Schwangerschaft. Außerdem ist in der antevertiert-anteflektierten Position die Gefahr eines Uterusvorfalls durch eine Beckenbodenhernie (Prolaps uteri) am geringsten.

Die **Haltebänder** des Uterus bewirken seine federnde Aufhängung im kleinen Becken. Von besonderer Bedeu-

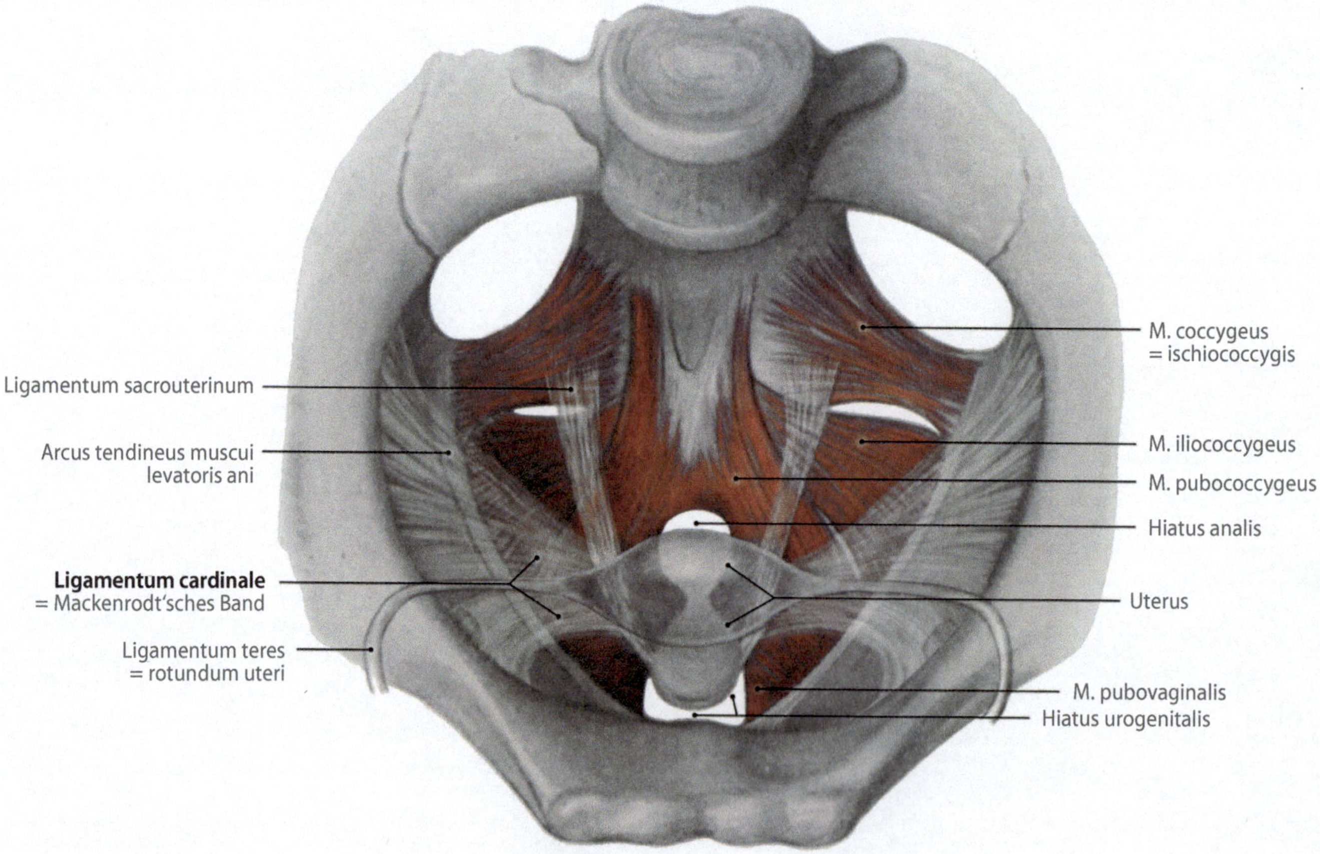

Abb. 8.2. Lage des Uterus im kleinen Becken, Ansicht von oben

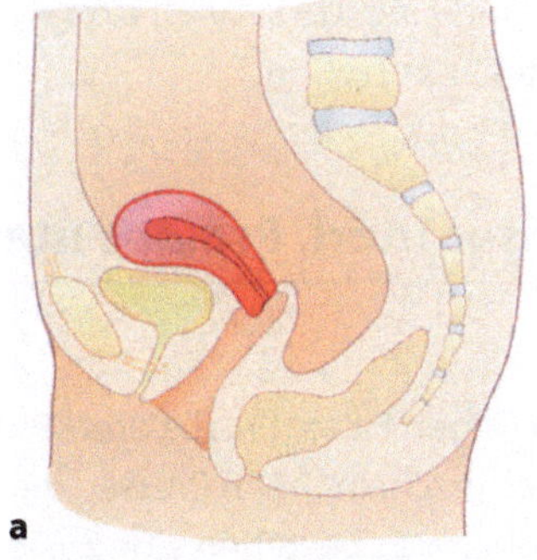
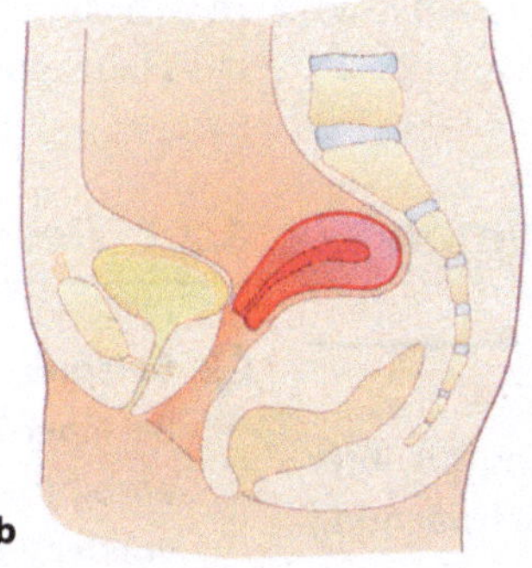
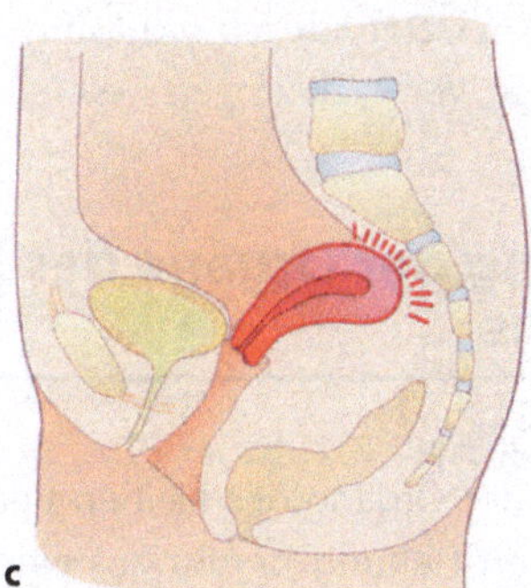

Abb. 8.3. **a** Anteflexio uteri. **b** Retroflexio uteri mobilis. **c** Retroflexio uteri fixata

tung sind dabei die Ligg. sacrouterina und die Ligg. cardinalia (Abb. 8.2, ► Kap. 1.1.3).

Die **Lage** des Uterus wird bei der klinischen, bimanuellen Untersuchung (► Kap. 2.2.5), gegebenenfalls vaginalsonographisch bestimmt.

Definition

Zu den möglichen Lageveränderungen des Uterus gehört die Verschiebung von der mittelständigen Position nach links (**Sinistropositio**) oder rechts (**Dextropositio**).

Dies gilt als Normvariante und ist nur dann von Bedeutung, wenn Tumore oder Verwachsungen eine solche Seitwärtsverlagerung bedingen.

> Veränderungen der Lage des Uterus haben nicht zwangsläufig Krankheitswert. In der Regel sind sie asymptomatisch.

8.1.1 Retroflexio uteri

Definition

Die **Retroversio** und **Retroflexio uteri** bezeichnet den nach hinten verlagerten Uterus (Abb. 8.3). Unterschieden wird zwischen der beweglich (**Retroflexio uteri mobilis**) und der unbeweglich (**Retroflexio uteri fixata**) nach hinten verlagerten Gebärmutter.

Epidemiologie. Bei knapp 10% aller Frauen findet sich eine zum Kreuzbein gerichtete retrovertierte-retroflektierte Stellung des Uterus.

Ätiopathogenese. Besonders häufig findet sich eine Retroflexio uteri mobilis in der Kindheit, bei einem nach der Geburt nicht vollständig zurückgebildeten Uterus (Subinvolutio uteri post partum) sowie beim atrophischen Uterus in der Postmenopause.

Ein unbeweglicher retroflektierter Uterus entsteht als Folge von Entzündungen, Endometriose oder Operationen im kleinen Becken. Dabei kommt es zur Ausbildung von Adhäsionen zwischen dem Fundus uteri und der Serosa des Rektums.

Symptomatik. Ein beweglicher retroflektierter Uterus ist eine Normvariante, die selten Symptome macht. In der Schwangerschaft richtet sich ein retroflektierter Uterus fast immer spontan auf. Sehr selten unterbleibt diese Aufrichtung, sodass der größer werdende Uterus gegen die Symphyse gedrückt wird und es zum Harnverhalt kommen kann (Retroflexio uteri incarcerata).

Bei der Retroflexio uteri fixata sind Symptome wie Kreuzschmerzen, Dysmenorrhö, Obstipation oder Dyspareunie häufiger als bei der beweglichen Form. Als Sterilitätsursache kommt ein retroflektierter Uterus kaum in Betracht

Therapie. Bei Beschwerden wird zunächst versucht den Uterus manuell aufzurichten. Die Wirksamkeit der Behandlung mit einem Smith-Hodge-Pessar, der die Gebärmutter aufrichten soll, kann im Einzelfall erwogen werden.

> Die operative Aufrichtung des Uterus ist nur indiziert, wenn durch manuelle Aufrichtung die Beschwerden gebessert wurden.

Hierzu werden die Ligg. rotunda oder die Ligg. sacrouterina operativ verkürzt. Bei fixiertem retrovertierten Uterus kann man versuchen, den Uterus durch Adhäsiolyse zu mobilisieren. Rezidivierende Verwachsungen sind jedoch häufig.

8.2 Senkung der Organe des kleinen Beckens

Die Senkung der Organe des kleinen Beckens aus ihrer physiologischen Haltung beruht auf einer Schwächung der Beckenbodenmuskulatur (**Beckenbodeninsuffizienz**). Der bindegewebige Halteapparat spielt hier nur eine untergeordnete Rolle.

Normalerweise werden der Uterus und die benachbarten Organe Vagina, Blase und Rektum durch einen aus Bindegewebe, Faszien und Muskulatur bestehenden Apparat gehalten (▶ Kap. 1). Die Beckenbodenmuskulatur spielt dabei die entscheidende Rolle. Bei einer Beckenbodeninsuffizienz kann es zu einem Absinken aller vom Beckenboden in situ gehaltenen Strukturen in unterschiedlicher Ausprägung kommen.

Bei der Entstehung der Beckenbodeninsuffizienz spielen ätiologisch Verletzungen des Beckenbodens durch **Geburten** die wichtigste Rolle. Daneben können eine **konstitutionelle Bindegewebsschwäche,** eine chronische **Überlastung des Beckenbodens** oder **intraabdominale Druckerhöhung** zu einer Beckenbodeninsuffizienz führen. Da ein **postmenopausaler Östrogenmangel** die Atrophie und den Elastizitätsverlust des genitalen Gewebes begünstigt, manifestiert sich eine Beckenbodeninsuffizienz häufig in der Postmenopause.

Die operative Versorgung des **Descensus genitalis** ist eine der am häufigsten durchgeführten gynäkologischen Operationen. Es wird geschätzt, dass im Alter von 80 Jahren annähernd 11–12% der Frauen sich einer Operation wegen einer Dysfunktion des Beckenbodens unterziehen müssen. 30% dieser Gruppe werden mehr als eine Operation benötigen. Mit Zunahme des Alters der Bevölkerung wird die Zahl der Frauen, die unter einem Descensus genitalis leiden, steigen.

Bei der Behandlung muss berücksichtigt werden, dass der Beckenboden als Ganzheit zu betrachten ist. Anatomisch werden 3 Kompartmente unterschieden:

- Vorderes (vordere Vaginalwand, Harnblase, Urethra),
- mittleres (Uterus, Zervix, bzw. Scheidenstumpf, Douglas-Raum),
- hinteres (hintere Vaginalwand, Rektum) Kompartment.

In 95% der Fälle sind Defekte in allen drei Kompartmenten des Halteapparates anzutreffen.

8.2.1 Descensus uteri, Prolaps uteri

Beispiel

Bei einer 50-jährigen Patientin, die drei Kinder vaginal entbunden hat, erscheint beim Pressen die Portio 3 cm vor der Vulvaebene. Es bestehen eine Zysto- und eine Rektozele.

Nachdem durch eine urodynamische Untersuchung eine hypotone Urethra ausgeschlossen ist, wird der Patientin zu einer vaginalen Hysterektomie mit Diaphragma- und Kolpoperineoplastik (Beckenboden- und Scheidendammplastik) geraten.

Definition

Mit **Senkung** (**Deszensus**) wird das Absinken der Beckenorgane bezeichnet.

Descensus uteri bezeichnet ein Tiefertreten des Uterus.

Wird die Portio vor dem Introitus sichtbar, spricht man von einem **Partialprolaps** (Abb. 8.4, Abb. 8.5).

Bei einem **Totalprolaps** (**Prolaps uteri,** Abb. 8.6) kommt es zur vollständigen Umstülpung der Scheide und zum vollständigen Vorfall des Uterus.

Ätiologie und Pathophysiologie. Der Deszensus, d. h. die Absenkung des Uterus wird durch eine Beckenbodeninsuffizienz ermöglicht. Beim Prolaps uteri liegt eine regelrechte Beckenbodenhernie vor, bei der der Uterus durch den Levatorspalt und die insuffiziente Dammmuskulatur vorfallen kann. In der Regel findet sich der Uterus dabei in

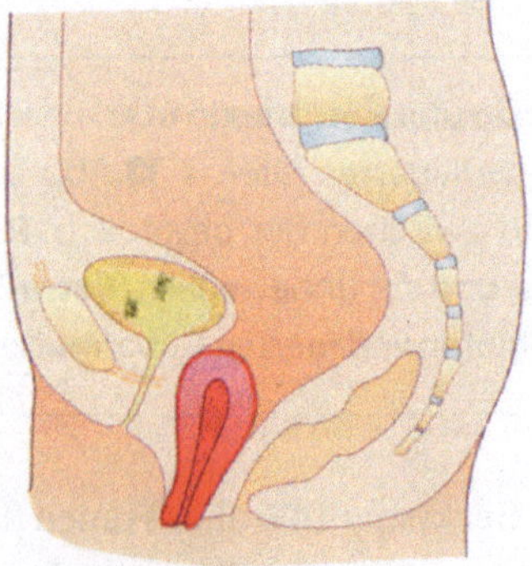

Abb. 8.4. Partialprolaps uteri

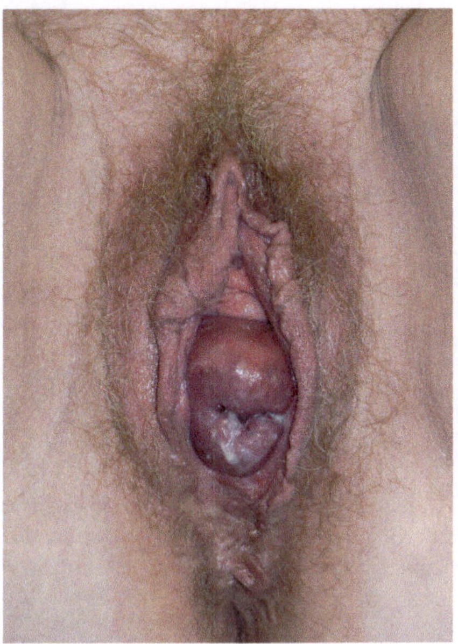

■ **Abb. 8.5.** Partialprolaps uteri

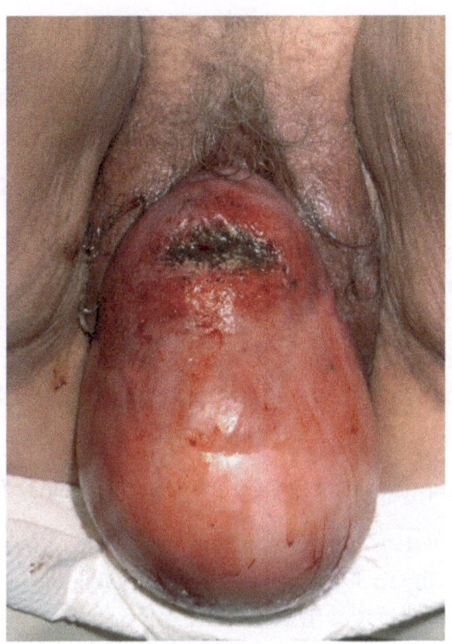

■ **Abb. 8.6.** Prolaps uteri

Mittelstellung oder Retroflexio. Fast immer besteht beim Prolaps uteri eine kombinierte Enterozele, meist auch eine Zystozele, selten eine Rektozele (▶ Kap. 8.2.2, ▶ Kap. 8.2.3, ▶ Kap. 8.2.4).

Ätiologisch spielen bei der Beckenbodeninsuffizienz **Geburtsverletzungen** des M. levator ani die wichtigste Rolle. Bei **konstitutioneller Bindegewebsschwäche** kann es jedoch auch bei Frauen, die noch nicht geboren haben (Nulliparae) zu einem Deszensus uteri kommen. Daneben spielen alle Faktoren, die durch eine **Erhöhung des intraabdominellen Drucks** eine besondere Belastung des Beckenbodens bewirken, ätiologisch eine Rolle.

Hierzu gehören:

- Adipositas,
- Asthma oder andere mit chronischem Husten einhergehende Krankheiten,
- chronische Obstipation,
- wiederholtes schweres Heben,
- Aszites,
- Tumore,
- Schwangerschaften.

Auch Erkrankungen der Spinalnerven S1–S4 oder diabetische Neuropathien können einen Deszensus auslösen.

Durch atrophische Schleimhautveränderungen im Senium wird die Beckenbodeninsuffizienz deutlich verstärkt, sodass es meist erst bei Frauen dieser Altersgruppe zur klinischen Manifestation des Prolaps uteri kommt. In der Regel findet sich eine Kombination mehrerer Faktoren, die die Beckenbodeninsuffizienz bewirken.

In Ausnahmefällen wurde auch bei neugeborenen Mädchen nach lang andauerndem Schreien oder Erbrechen sowie bei Nulliparae ein Prolaps uteri beobachtet.

Symptomatik. Ein schwach bis mäßig ausgeprägter, häufig sogar ein stärker ausgeprägter Descensus uteri, ist meist vollkommen asymptomatisch. Falls Beschwerden auftreten, bemerken die Patientinnen meist einen Druck oder Völlegefühl oder fühlen, besonders beim Sitzen oder Stehen, etwas »vorfallen«. Dazu kommen Kreuzschmerzen, die sich meist im Liegen bessern. Auch Blasenbeschwerden, wie Inkontinenz, Harnverhalt, Pollakisurie oder Harnwegsinfekte sind ebenso wie Obstipation häufig.

Beim prolabierten Uterus kann es zu pathologischem Fluor und zu häufig blutenden Ulzerationen der Cervix uteri kommen. Die nach außen gestülpte Scheidenschleimhaut verdickt sich und kann entzündlich verändert sein.

Diagnostik. Klinisch bereitet die Diagnose eines Descensus oder Prolaps uteri meist keine Probleme. Beim Prolaps uteri zeigt sich schon in Ruhe die Zervix oder der gesamte Uterus vor der Vulva. Bei der Spekulumeinstellung beurteilt man, wie tief die Zervix tritt, wenn man die Patientin zum Pressen auffordert. Zusätzlich muss nach gleichzeitig bestehenden Zysto-, Rekto- oder Enterozelen gesucht werden. Ulzerationen der Zervix sollten zytologisch abgeklärt werden.

Differentialdiagnose. Differentialdiagnostisch kann in seltenen Fällen ein verlängerter Gebärmutterhals (**Elongatio colli**) einen Descensus uteri vortäuschen. Im Gegensatz zum Descensus uteri tritt der Uterus bei Elongatio colli jedoch beim Pressen nur wenig tiefer.

Therapie. Die Therapie des Descensus uteri ist abhängig von der Symptomatik, der kombinierten Zelenbildung und dem Allgemeinzustand bzw. der Operationsfähigkeit der Patientin. Zusätzlich muss das Alter der Patientin sowie der Wunsch nach erhaltener Fertilität oder Sexualfunktion berücksichtigt werden.

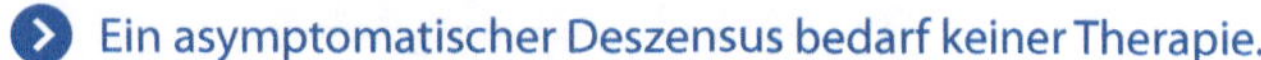

Ein asymptomatischer Deszensus bedarf keiner Therapie.

1. **Konservativ: Beckenbodengymnastik** kann bei geringgradigem Deszensus die Beschwerden bessern, ist jedoch bei fortgeschrittenem Prolaps meist ohne Effekt. Durch gezieltes Training kann lediglich die Muskulatur gestärkt werden. Die duch ständigen Zug und postmenopausalen Flexibilitätsverlust verlängerten Ligamente des Halteapparates, können durch das muskuläre Training nicht beeinflusst werden.
   Bei Kontraindikation für eine Operation oder zur temporären Therapie bieten sich Pessare (Abb. 8.7, Abb. 8.8) an. Hierbei stehen verschiedene **Pessare** zur Verfügung, die alle das Ziel haben, den Levatorspalt zu überbrücken und so den Durchtritt des Uterus durch den Levatorspalt zu verhindern:
   Voraussetzung für **Ring- und Schalenpessare** ist eine ausreichende Dammmuskulatur, die das Pessar am Herausfallen aus der Vagina hindert.
   Würfelpessare hingegen halten durch Adhäsion und können auch bei atrophischer Levatormuskulatur eingesetzt werden.
   Ein Pessar muss regelmäßig gewechselt und gereinigt werden und sollte mit einer **lokalen Östrogensubstitution** kombiniert werden. Die Hormonsubstitution verbessert die Gewebekonstitution und verhindert oder mildert senil atrophe Schleimhautveränderungen. Aber auch unter Hormonsubstitution kann es jedoch zu Entzündungen und Ulzerationen kommen. Vorteile bieten hier wiederum Würfelpessare, die von der Patientin selbst gewechselt und zur Nacht ganz entfernt werden können.
2. **Operativ**: Bei postmenopausalen Frauen sollte vor einem operativen Eingriff eine ca. 6-wöchige lokale oder systemische Hormonsubstitution durchgeführt werden, die die Vaskularität der Scheidenschleimhaut verbessert und die postoperative Heilung begünstigt. Ein operativer Eingriff sollte erst bei abgeschlossener Familienplanung durchgeführt werden. Meist wird eine **Hysterektomie** und je nach Befundkonstellation eine abdominale oder vaginale **Kolpopexie** (Scheidenanheftung, Vaginopexie) durchgeführt, ggf. in Verbindung mit einer vorderen und hinteren **Vaginalplastik** (plastische Operation der Scheide). In Ausnahmefällen kann bei eingeschränkter Operabilität oder bei nicht mehr sexuell aktiven, älteren Frauen auch eine partielle oder komplette **Kolpokleisis** (Scheidenverschluss) durchgeführt werden. Die postoperativen Resultate sind meist gut.

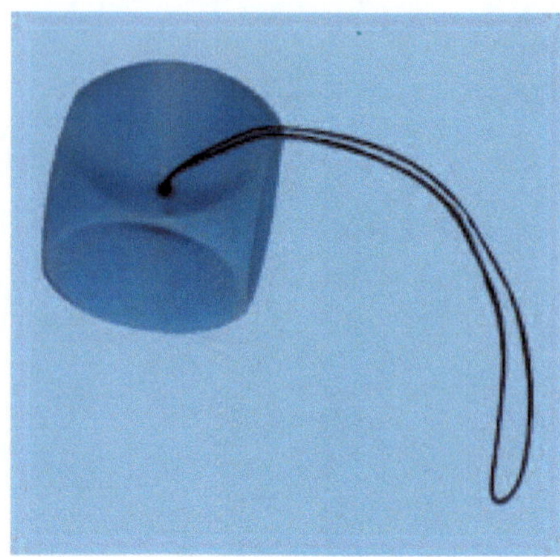

Abb. 8.7. Würfelpessar nach Arabin. Der Saugnapfeffekt der konkaven Flächen bewirkt die Haftung auch bei schwerden Senkungen und geringer Stabilität des Beckenbodens. Der Haltefaden erleichter das Wechseln

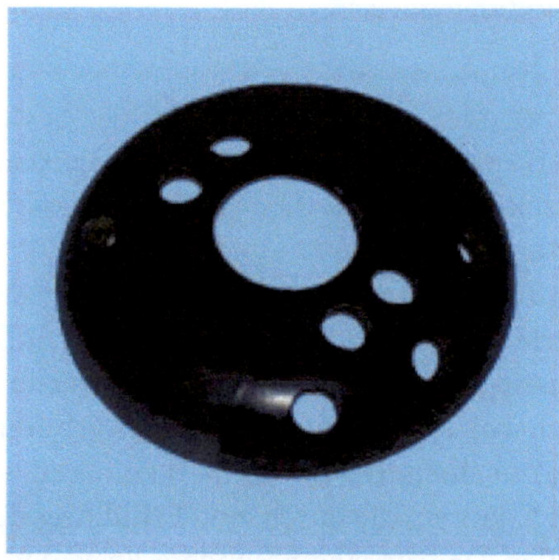

Abb. 8.8. Siebschalen nach Dr. Falk. Diese Schalen bestehen aus Hart- bzw. Weichgummi und haben eine Faltzone. Mit diesen Pessaren werden leichte Senkungsbeschwerden behandelt. Die Löcher erleichtern das Ablaufen von Sekret.

> Bei symptomatischem Descensus oder Prolaps uteri ist meist ein operativer Eingriff indiziert.

Nachsorge. Um einem erneuten Deszensus vorzubeugen, sollte postoperativ Beckenbodengymnastik durchgeführt, ein Normalgewicht angestrebt, eine chronische Belastung des Beckenbodens minimiert sowie die lokale Estrioltherapie durchgeführt werden.

8.2.2 Zystozele, Urethrozele

Definition

Mit **Zele** (Hernie, Bruch) wird der Vorfall von inneren Organen bezeichnet.

Die **Zystozele** (**Blasenvorfall**, Abb. 8.9) ist der Vorfall der Harnblase in die Scheide im Rahmen einer Uterussenkung.

Der **Blasenhalsdeszensus** bezeichnet das Tiefertreten der Blasenhalsregion in Bezug zur Symphyse.

Bei der **Urethrozele** (**Harnröhrenprolaps**) liegt ein Vorfall der Harnröhre in die Scheide vor.

Ätiopathogenese. Eine **Zystozele** entsteht durch Aussackung der pubovesikovaginalen Faszie, die zum Deszensus der vorderen Scheidenwand führt. Bei der **Urethrozele** wird die Urethra nicht aufgeweitet, sondern nur verlagert. Eine Urethrozele tritt meist in Kombination mit einer Zystozele auf.

Ursächlich sind meist Geburtsverletzungen des Beckenbodens. Besonders bei gynäkoiden (breiter Schambeinbogen) Becken entstehen diese Verletzungen häufig im Bereich der vesikovaginalen Faszie. Androide oder andropoide Beckenformen gewähren dagegen wegen des spitzen Schambeinbogens einen gewissen Schutz vor der Zystozelenbildung. Neben Geburtstraumata spielen konstitutionelle Faktoren und chronische Belastungen des Beckenbodens ätiologisch eine Rolle.

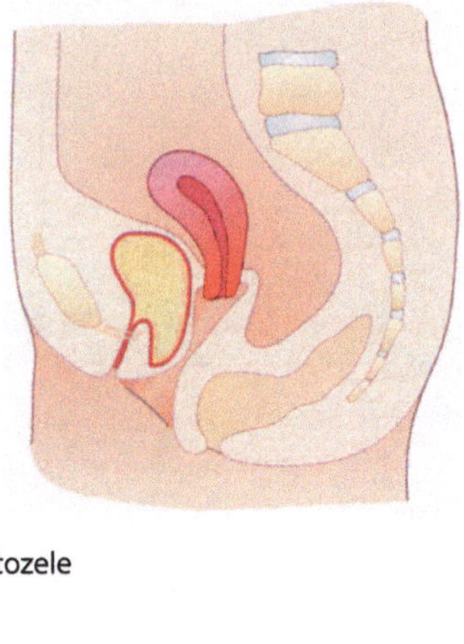

Abb. 8.9. Zystozele

Symptomatik. Die Zystozele ist häufig asymptomatisch. Wenn Symptome auftreten, handelt es sich meist um **Blasenbeschwerden**. Hierzu gehören subjektive oder objektive Restharnbildung, Harnverhalt, Pollakisurie, starker Drang, Inkontinenz und Harnwegsinfekte. Zusätzlich kommt es bei größeren Zystozelen häufig zum Empfinden eines »Vorfallens«. Während bei der Zystozele eher selten Harninkontinenz auftritt, findet sich bei der Urethrozele meist eine Stressinkontinenz.

Bei der Zystozele liegt häufig ein sogenanntes **Quetschhahnphänomen** vor. Hier kommt es bei Belastung, wie z. B. Pressen, zum rotatorischen Deszensus des Blasenhalses, der zusammen mit der Blasenhinterwand deszendiert. Die Urethra wird dadurch abgeknickt, was zur Kontinenzerhaltung beiträgt. Wenn in diesem Fall ein insuffizienter Verschluss der Urethra vorliegt (sog. hypotone Urethra), spricht man auch von einer larvierten Harninkontinenz. Bei der Urethrozele tritt dagegen oft ein vertikaler Deszensus des Blasenhalses auf, der zur Inkontinenz führt (▶ Kap. 9).

Diagnostik. Die Diagnose einer Zystozele wird bei voller Blase gestellt. Die Zele wird dann deutlich als »Beule« an der vorderen Scheidenwand sichtbar und tritt tiefer, wenn man die Patientin zum Pressen auffordert. Ebenfalls bei voller Blase wird der Blasenhals palpiert. Das Vorliegen eines **Blasenhalsdeszensus** sollte zusätzlich introitus- oder perinealsonographisch abgeklärt werden.

Im Vorfeld eines operativen Eingriffs sollte eine weiterführende **urodynamische Diagnostik** mit Zystomanometrie und Urethraruhe- und -stressprofil durchgeführt werden (▶ Kap. 9).

Praxisbox Perinealsonographie

Die Perinealsonographie (Ultraschall-Zysturethrographie) bedient sich des transperinealen Zuganges, wobei der Schallkopf zwischen den Labia majora locker aufgesetzt wird und dadurch ein Sagittalschnitt durch das kleine Becken erzielt wird. Die perinealsonographische Untersuchung ist das diagnostische Mittel der Wahl beim Blasenhalsdeszensus.

▼

Eine Modifikation ist die **Introitussonographie**, wobei dieses Verfahren prinzipiell eine Perinealsonographie darstellt, jedoch unter Verwendung von Vaginalscanner, die in technisch gleicher Weise wie die bei der Perinealsonographie eingesetzten Scanner gehandhabt werden.

Therapie. Die asymptomatische Zystozele bedarf keiner Therapie. Bei geringfügiger Symptomatik sollte zunächst ein konservativer Therapieversuch mit Beckenbodengymnastik, Gewichtsnormalisierung und bei postmenopausalen Frauen Östrogensubstitution erfolgen. Auch eine Pessartherapie kann versucht werden (▣ Abb. 8.10).

Ein operativer Eingriff sollte möglichst erst nach abgeschlossener Familienplanung und bei entsprechender Symptomatik durchgeführt werden. Dabei führt man eine **Colporrhaphia anterior** (Raffung der vorderen Vaginalwand) durch, die je nach Befundkonstellation mit einer vaginalen Hysterektomie, einer hinteren Plastik oder weiteren Eingriffen kombiniert werden kann. Je nach der Form des Blasenhalsdeszensus und dem Verschlussdruck der Urethra sollte zusätzlich evtl. eine **Kolposuspension** (Anhebung durch Fixierung der Scheidenwand bzw. paravaginalen Gewebes) durchgeführt werden. Bei vertikalem Blasenhalsdeszensus und hypotoner Urethra ist eine Kolposuspension indiziert (► Kap. 9).

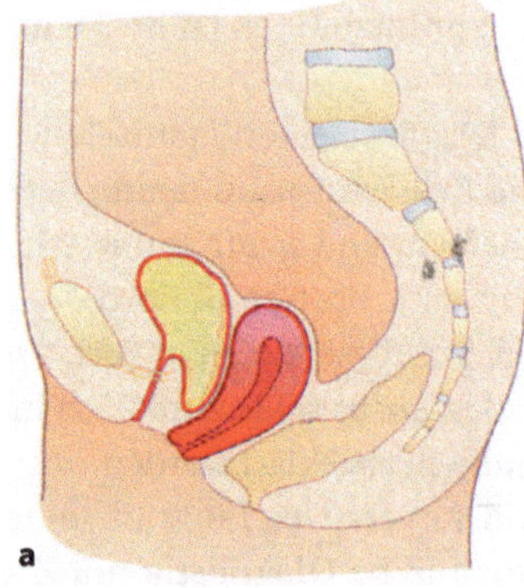

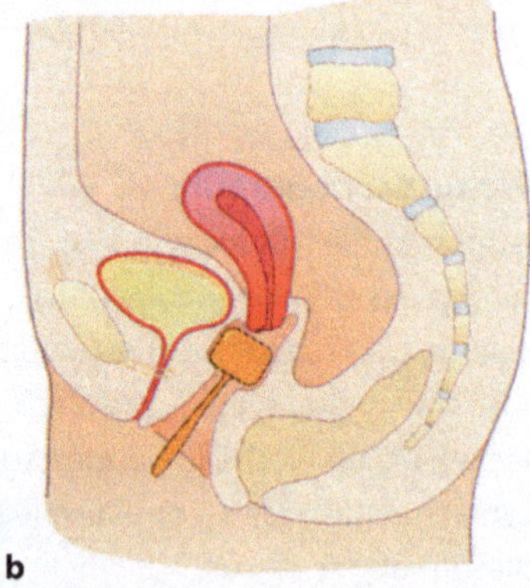

▣ **Abb. 8.10. a** Zystozele und Descensus uteri. **b** Therapie mit einem Würfelpessar

Die postoperativen Ergebnisse sind meist gut, wobei es jedoch über einen meist längeren Zeitraum zur Rezidivzelenbildung kommen kann.

8.2.3 Rektozele

Definition

Mit **Rektozele** (**Proktozele**) wird der Vorfall der vorderen Mastdarmwand in die Scheide bei Schwäche der rektovaginalen Faszie bezeichnet (▣ Abb. 8.11).

Die **Douglaszele** bezeichnet eine Hernie im Bereich des Douglas-Raumes (► Kap. 8.2.4).

Ätiopathogenese. Bei der Rektozele handelt es sich um eine Hernienbildung der rektovaginalen Faszie. Ursache sind Geburtsverletzungen. Eine Rektozele entsteht, wenn die rektopelvine Faszie zerreißt oder chronisch überdehnt wurde. Ebenso wird eine Denervierung der Rektumvorderwand diskutiert. Alle Multiparae haben zumindest eine leichte, oft asymptomatische Rektozele. Die Rektozele wird meist erst in der Postmenopause symptomatisch. Eine konstitutionelle Bindegewebsschwäche verstärkt ebenso wie chronische Obstipation die Rektozelenbildung.

Symptomatik. Die Rektozele macht sich klinisch meist durch **Defäkationsprobleme** bemerkbar. Dabei kann es zu

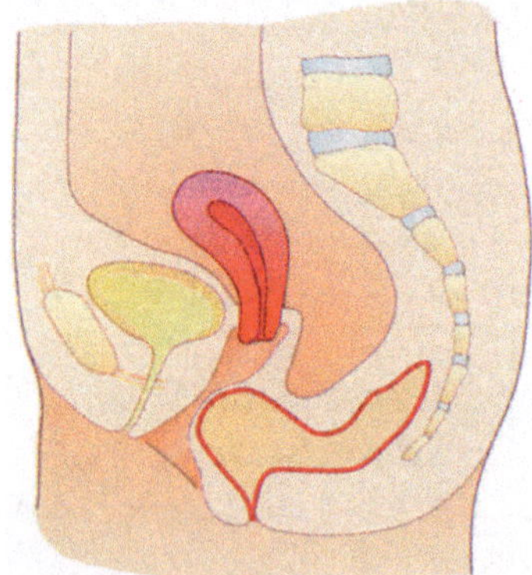

▣ **Abb. 8.11.** Rektozele

unvollständigen Darmentleerungen, rektaler Fülle oder Obstipation kommen.

> **Definition**
> Treten erhebliche Stuhlentleerungsstörungen auf, werden diese als *obstructed defecation syndrome* (ODS) bezeichnet.

Daneben werden vaginales Druckgefühl oder ein Vorfall der Rektozele vor die Vulva beobachtet. In seltenen Fällen kann eine große Rektozele durch Druck auf die hintere Blasenwand Blasenbeschwerden auslösen.

Diagnostik. Die Diagnosestellung erfolgt bei Spekulumeinstellung und bimanueller digitaler Untersuchung. Bei letzterer fällt häufig ein dünn ausgezogener Damm auf. Ebenso findet sich gelegentlich ein schlechter Muskeltonus des M. sphinkter ani, der teilweise auf übersehene Sphinkterverletzungen intrapartal zurückzuführen ist.

Wichtige Fragen an die Patientin bei einem vermuteten ODS sind

- die nach der Zeit, die sie täglich für die Stuhlenleerung benötigt (time on toilet),
- ob eine erhebliche Anstrengung bei der Stuhlentleerung erforderlich ist,
- ob die Stuhlevakuation mit manueller Hilfe ermöglicht oder verbessert werden kann,
- ob eine fragmentierte Stuhlentleerung vorliegt,
- ob eine Stuhlentleerung nur nach Klysmengabe möglich ist,
- ob Soiling und/oder Harninkontinenz vorliegt.

Zudem ist zu klären, ob ein simultaner Vaginalprolaps vorliegt, der immer zuerst behoben werden sollte.

Differentialdiagnose. Differentialdiagnostisch muss die Rektozele von einer Enterozele abgegrenzt werden. Nicht selten treten die Erkrankungen gemeinsam auf. Wenn man die Patientin während der bimanuellen Untersuchung auffordert zu pressen auffordert, ist die Abgrenzung einfach.

Therapie. Zunächst kann versucht werden durch Nahrungsmodifikation und reichlich Flüssigkeitszufuhr die Defäkationsprobleme und die chronische Obstipation zu verbessern. Eine Pessartherapie ist bei einer Rektozele selten erfolgreich, da meist zuwenig Dammmuskulatur vorhanden ist, um einen Schalen- oder Ringpessar in situ zu halten.

Die operative Korrektur einer mit konservativen Mitteln (tägliche Mikroklistapplikation) nicht zu beherrschende Rektozele kann transvaginal, perineal, transrektal oder kombiniert perineal-transrektal erfolgen.

Therapie der Wahl bei der symptomatischen Rektozele ist die **hintere Kolpoperineorrhaphie** (Scheidenstumpfsuspension mit Raffung des Perineums), die je nach Befundkonstellation mit weiteren (Colporrhaphia anterior, Kolposuspension) Eingriffen zur Korrektur einer Beckenbodeninsuffizienz kombiniert wird. Eine Operation sollte erst nach abgeschlossener Familienplanung durchgeführt werden.

Nachsorge. Postoperativ gilt es eine Obstipation zu verhindern, um einer erneuten Rektozelenbildung vorzubeugen.

8.2.4 Enterozele

> **Definition**
> Unter **Enterozele** wird eine Hernie im Douglas-Raum zwischen den Ligg. sacrouterina verstanden, durch die Dünndarmschlingen vorfallen (■ Abb. 8.12).

Ätiopathogenese. Ätiologisch spielen bei der Entstehung der Enterozele die gleichen Faktoren eine Rolle, die auch zu den anderen Formen der Verlagerung innerer Organe bei Beckenbodeninsuffizienz führen (Geburtstraumata, konstitutionelle Bindegewebsschwäche, chronische Überlastung des Beckenbodens).

> Bei fast jedem Uterusprolaps liegt auch eine Enterozele vor, die jedoch häufig übersehen wird.

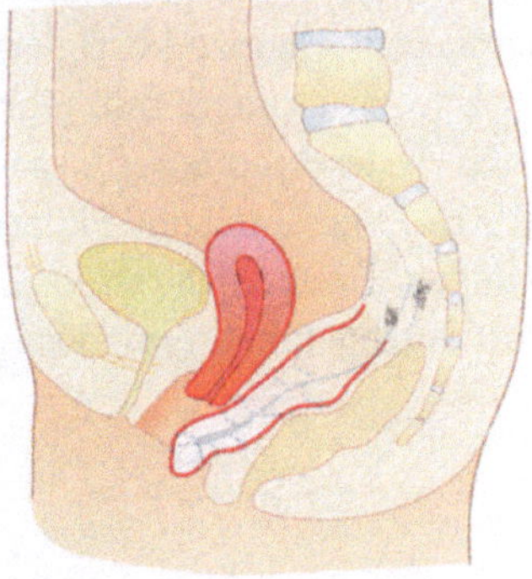

■ **Abb. 8.12.** Descensus uteri und Enterozele

Häufig treten Enterozelen nach vaginaler oder abdominaler Hysterektomie auf, wobei ein Teil dieser Zelen vermutlich bei der Primäroperation schon bestanden hat, aber nicht korrigiert wurde. Die Enterozele manifestiert sich meist erst bei postmenopausalen Frauen.

Symptomatik. Die Enterozele kann verschieden starke unspezifische Unterbauchbeschwerden verursachen oder aber asymptomatisch bleiben. Senkungs- oder Druckgefühle finden sich meist, wenn die Enterozele mit einem Descensus oder Prolaps uteri kombiniert ist.

! Selten kommt es durch Inkarzeration von Dünndarmschlingen, Ileus oder Ruptur der Enterozele zur Symptomatik eines akuten Abdomens.

Diagnostik. Bei rektovaginaler Untersuchung zeigt sich im oberen Anteil des Septum rectovaginale eine Vorwölbung, die im Gegensatz zu einer Rektozele keine Verbindung mit dem Rektum aufweist. Bei stehender oder pressender Patientin kann man oft die Peristaltik der Dünndarmschlingen erkennen. Auch perinealsonographisch kann man häufig Peristaltik im Bereich der Vagina nachweisen. Bei diagnostischen Schwierigkeiten oder Totalprolaps uteri lässt sich das Ausmaß einer Enterozele durch Kontrastmitteldarstellung aufzeigen.

Differentialdiagnose. Differentialdiagnostisch muss die Rektozele oder, seltener bei einer weiter anterior gelegenen Enterozele, eine Zystozele abgegrenzt werden.

Therapie. Die symptomatische Enterozele muss meist operativ behandelt werden, eine Pessartherapie ist selten erfolgreich. Operation der Wahl ist ein Hernienverschluss mit Verschluss des Bruchsackes und Verbindung der Ligg. sacrouterina. Eine isolierte Enterozele wird meist von abdominal operiert (OP nach Moschowitz). Ein vaginaler Operationszugang bietet sich an, wenn gleichzeitig ein Prolaps uteri oder ein Descensus vaginae korrigiert werden soll. Tritt eine Enterozele zusammen mit einem Scheidenstumpfprolaps nach Hysterektomie auf, so sollte eine Scheidenstumpfsuspension (Anhebung und Fixierung des Scheidenstumpfes) erfolgen, die ebenfalls als vaginaler oder abdominaler Eingriff durchgeführt werden kann.

Praxisbox

Operation nach Moschowitz (Kuldoplastik nach Moschcowitz): Die Moschkowitz-Technik beruht auf Nähten durch das oberflächliche Peritoneum und Serosa. Zum Verschluss der Douglaszele wird eine Tabaksbeutelnaht eingesetzt. Die Ureteren müssen identifiziert sein. An der peritonealen Oberfläche entstehen so Vernarbungen.

Sofern alle betroffenen Teile der Beckenbodeninsuffizienz korrigiert wurden, ist die postoperative Prognose sehr gut.

In Kürze

Lage des Uterus: Physiologisch Anteflexio und Anteversio uteri, Seitwärtsverlagerung als Normvariante.
Retroflexio und Retroversio uteri: 10% aller Frauen, Retroflexio uteri mobilis meist symptomlos, Retroflexio uteri fixata bei Adhäsionen nach z. B. Entzündungen, selten Ursache von Kreuzschmerzen, Dysmenorrhö, Obstipation oder Dyspareunie, bei starker Symptomatik manuelle Aufrichtung, gegebenenfalls operative Korrektur der Lage.
Deszensus: Absenkung der Beckenorgane bei Beckenbodeninsuffizienz wegen Geburtsverletzungen, konstitutioneller Bindegewebsschwäche, chronischer Überbelastung des Beckenbodens, intraabdomineller Druckerhöhung.
Descensus uteri: Tiefertreten des Uterus, typischerweise beim Pressen. Meist symptomarm, Druckgefühl, Kreuzschmerzen, Blasenbeschwerden, Obstipation. Therapeutisch Beckenbodengymnastik, Pessare, lokale Östrogensubstitution, operative Korrektur nur bei abgeschlossener Familienplanung.
Prolaps uteri: Organvorfall bei Beckenbodenhernie. Partialprolaps (Portio am Introitus vagina sichtbar), Totalprolaps (Umstülpung der Scheide), häufig kombiniert mit Enterozele oder Zystozele. Symptomatik wie bei Deszensus, daneben Fluor, Ulzerationen der Cervix uteri. Therapie nur operativ möglich, postoperativ Gewichtsreduktion, Beckenbodengymnastik, lokale Östrogensubstitution empfohlen.
Zystozele, Urethrozele: Blasenvorfall bzw. Harnröhrenvorfall in Scheide, Vorwölbung an vorderer Schei-
▼

denwand, vorallem beim Pressen, bei Zystozele Quetschhahnphänomen (rotatorischer Deszensus beim Pressen). Meist Folge von Geburtsverletzungen, auch konstitutionelle Faktoren, chronische Belastung. Symptomarm, sonst Blasenbeschwerden, insbesondere bei Urethrozele Inkontinenz. Konservative Therapie (Gewichtsreduktion, Beckenbodengymnastik, Östrogensubstitution, Pessare), bei stärkerer Symptomatik und abgeschlossener Familienplanung operativ.

Rektozele (Proktozele): Vorfall der vorderen Mastdarmwand in Scheide, ursächlich meist Geburtsverletzungen. Häufig asymptomatisch, sonst Defäkationsprobleme, bei großen Zelen evtl. Blasenbeschwerden. Konservative Therapie durch Verbesserung der Obstipation (Nahrungsmodifikation, Flüssigkeitszufuhr), bei stärkerer Symptomatik operative Therapie.

Enterozele: Vorfall von Dünndarmschlingen in Douglas-Raum, ursächlich Beckenbodeninsuffizienz, nach Hysterektomie vorallem bei postmenopausalen Frauen, häufig kombiniert mit Uterusprolaps. Asymptomatisch, unspezifische Unterbauchbeschwerden, Inkarzeration oder illeus selten. Bei Untersuchung Vorwölbung ohne Verbindung zum Rektum, beim Pressen Peristaltik oft erkennbar, Sonographie, ggf. Kontrastmitteldarstellung. Bei Symptomatik operative Therapie meist notwendig.

Gynäkologische Urologie

K. Maass-Poppenhusen, D.O. Bauerschlag

  **Einführung**

Harninkontinenz und Harnwegsinfekte gehören zu den häufigsten Erkrankungen der Frau. Mit zunehmendem Alter treten sie um so öfter auf.

Für viele Betroffene ist die Harninkontinenz auch heute noch ein Tabuthema. Unwissenheit über die verschiedenen Therapiemöglichkeiten hält viele Patientinnen vom Arztbesuch ab.

Akute Harnwegsinfekte werden antibiotisch behandelt. Chronische Entzündungen des oberen Harntraktes können bei nicht konsequent durchgeführter Therapie zur völligen Zerstörung des Nierengewebes führen.

9.1 Fehlbildungen

Harn- und Genitaltrakt sind topographisch eng benachbart und entstehen aus denselben embryonalen Vorstufen. Dadurch bedingt betreffen Fehlbildungen des weiblichen Genitaltraktes häufig auch den Harntrakt.

Beim Vorliegen genitaler Fehlbildungen wie Vaginalatresie, -agenesie, Vaginalsepten oder bei heterosexuellem Genitale muss immer nach einer zusätzlichen urologischen Fehlbildung gefahndet werden.

Isolierte Fehlbildungen des Harntraktes können z. B. Fisteln oder ektope Ureteren sein. Schwerwiegende Fehlbildungen sind die Ausbildung einer Kloake (gemeinsame Endung von Darm und Urogenitalkanal) oder die Blasenekstrophie.

Definition

Bei der **Blasenekstrophie** liegt die Schleimhaut der Blase offen auf der unteren Bauchdecke, die in diesem Bereich ebenso wie die Symphyse fehlt.

Meist findet sich gleichzeitig eine stenosierte Vagina und ein unauffälliges inneres Genitale.

9.2 Harninkontinenz

 **Beispiel**

67-jährige Patientin stellt sich mit unwillkürlichem Urinabgang beim Gehen vor. Sie hat 3 Kinder vaginal entbunden, eins davon vaginal operativ.

Bei der gynäkologischen Untersuchung zeigt sich eine atrophe Vaginalhaut sowie eine Zytozele und eine mittelgradige Descensus uteri.

Zunächst wird eine lokale Östrogentherapie durchgeführt. Eine urodynamische Untersuchung wird veranlasst. Im Anschluss erfolgt eine vaginale Hysterektomie, eine vordere Kolporraphie zur Wiederherstellung des Diaphragma urogenitale und die Einlage eines spannungsfreien suburethralen Bandes (TVT).

Definition

Harninkontinenz bezeichnet den unfreiwilligen Abgang von Urin. Führt dies zu sozialen oder hygienischen Problemen, wird Inkontinenz zur Krankheit.

Man unterscheidet je nach Ursache und Klinik
- Stress- oder Belastungsinkontinenz,
- Urge- oder Dranginkontinenz,
- Überlaufinkontinenz
- sowie seltene andere Ursachen des Urinverlustes.

Harninkontinenz, Harnwegsinfekte und Blasenbeschwerden zählen zu den häufigsten Krankheiten der Frau.

Epidemiologie. Die Inkontinenz zeigt eine deutlich altersabhängige Zunahme. Aus Umfragen weiß man, dass bereits in der Altersgruppe der 40–50-jährigen Frauen jede zweite Frau gelegentlich Urinverlust bemerkt. Mit zunehmenden Alter verstärken sich die Beschwerden. In geriatrischen Abteilungen sind ca. 2/3 aller Frauen inkontinent.

Nur eine Minderheit der betroffenen Frauen konsultiert mit ihren Beschwerden den Arzt.

Für viele Betroffene ist das Thema Harninkontinenz weitgehend tabuisiert, während gleichzeitig Unwissenheit über die möglichen Behandlungsmaßnahmen herrscht.

9.2.1 Diagnostische Verfahren

Klinische Basisuntersuchungen

Am Anfang jeder klinischen Untersuchung einer inkontinenten Frau steht die genaue **Anamnese.** Dabei sollte man Informationen über
- die Häufigkeit der inkontinenten Episoden,
- die Auslöser, die zum Urinverlust führen,
- die Menge des Urinverlustes,
- den tageszeitlichen Verlauf,

- das Miktionsverhalten sowie
- zusätzliche Beschwerden wie Schmerzen oder starken Harndrang erhalten.

Idealerweise führt die Patientin ein Miktionstagebuch.

Auch nach bestehenden Begleiterkrankungen, Voroperationen sowie Medikamenteneinnahme muss gefragt werden.

Anschließend erfolgt die gynäkologische **Spekulumuntersuchung** der Patientin. Dabei erhält man Aufschluss über einen evtl. bestehenden Descensus uteri sowie über die Ausbildung einer Zysto-, Zystourethro-, Rekto- oder Enterozele.

Man lässt die Patientin ein **Valsalva-Manöver** durchführen, wobei die Patientin tief einatmet und bei geschlossenem Mund eine Bauchpresse durchführt. Der Test simuliert körperliche Anstrengung. Der intraabdominelle Druck erhöht sich und folglich auch der Druck auf den Beckenboden, sodass die evtl. vorhandene Lageveränderung im Bereich des zystourethralen Überganges beurteilt werden kann. Bei der Spekulumeinstellung erhält man zusätzlich Informationen über atrophische, entzündliche oder narbige Veränderungen der Scheidenschleimhaut und der Urethra. Nach der Spekulumeinstellung fordert man die auf einer Vorlage stehende Patientin zum mehrmaligen kräftigen Husten auf und beurteilt, ob es dabei zum Urinabgang kommt (so genannter **Stresstest**).

Bei jeder Patientin mit Blasenschwäche sollte ein **Urinsediment** auf das Vorliegen einer Harnwegsinfektion untersucht werden. Der Nachweis von Bakterien und Leukozyten gibt Hinweise auf eine Infektion der Blase.

> Eine Mikrohämaturie bedarf ebenso wie der Nachweis von Zylindern, die auf eine nephrogene Schädigung hindeuten können, der weiteren Abklärung.

Bei positivem Urinsediment sollte eine **Urinkultur** zur Erreger- und Resistenzbestimmung durchgeführt werden.

Zum Ausschluss einer unvollständigen Blasenentleerung wird eine **Restharnbestimmung** durchgeführt. Dies kann vorzugsweise mittels Ultraschall oder in Einzelfällen durch Katheterisierung erfolgen.

Zystoskopie und Urethrozystoskopie

Definition
Urethrozystoskopie bezeichnet die Spiegelung der Harnröhre und Harnblase.

Die Urethrozystoskopie dient der Beantwortung spezieller Fragestellungen wie z. B. dem Nachweis von Narben, Fremdkörpern oder Tumoren in der Blase oder Urethra bei Drang- oder Rezidivinkontinenz, zum präoperativen Tumorstaging sowie zur Abklärung von Fisteln oder von Blasenbeschwerden nach Operation oder Radiatio.

Zystometrie

Definition
Die Zystometrie misst den Blaseninnendruck und den Druck bei der Miktion.

Die Zystometrie dient der Bestimmung der Blasenkapazität und dem Nachweis einer Urgeinkontinenz.

Praxisbox Zystometrie
Die leere Blase wird über einen Messkatheter gefüllt und gleichzeitig der intravesikale und, über einen zweiten Messkatheter, der intraabdominale Druck gemessen. Bei der Blasenfüllung werden Provokationstests, wie z. B. Husten durchgeführt. Ein plötzliche Anstieg des intravesikalen Druckes spricht für eine spontane Detrusorkontraktion im Sinne einer Urgeinkontinenz.

Die normale Blasenkapazität beträgt ca. 350–500 ml.

Urethrotonometrie

Definition
Die Urethrotonometrie dient der Bestimmung des Urethraverschlussdruckes.

Praxisbox Urethrotonometrie
Hierzu wird ein Messkatheter verwendet, der gleichzeitig den Druck in Harnröhre und Harnblase registriert. Die Messung wird in Ruhe sowie unter Belastung, z. B. beim Husten durchgeführt. Man misst die Urethralänge sowie den Urethraverschlussdruck. Der Normwert für den Urethraverschlussdruck in Ruhe ergibt sich aus 100 minus Lebensalter (cm H_2O).

Der Nachweis einer **hypotonen Urethra** (Urethraverschlussdruck unter 25 cm H_2O), bei der der altersabhängige Normwert für den Urethraverschlussdruck unterschritten wird, ist von klinischer Bedeutung. In diesem Fall liegt ein deutlich erhöhtes Risiko einer postoperativen Rezidivbildung der Harninkontinenz vor.

Laterales Urethrozystogramm, Perineal- oder Introitussonographie

Sowohl die Introitus- oder die Perinealsonographie als auch das laterale Urethrozystogramm dienen der funktionellen morphologischen Darstellung des unteren Harntraktes. Dabei hat die Perinealsonographie das laterale Urethrozystogramm heute weitgehend abgelöst.

Praxisbox Perinealsonographie

Hierbei wird der Schallkopf senkrecht am Introitus bzw. auf das Perineum aufgesetzt und die Position der Harnblase und die Position und Form des Meatus urethrae internus in Beziehung zur Symphyse beurteilt. Indem man die Patientin zum Husten, Pressen oder Anspannen des Beckenbodens auffordert, erhält man funktionelle Aussagen über einen möglicherweise vorhandenen rotatorischen oder vertikalen Blasenhalsdeszensus sowie über die Mobilität der Urethra.

Uroflowmetrie

Definition

Bei der Uroflowmetrie wird der Urinfluss durch die Urethra bei spontaner Miktion gemessen.

Normalerweise wird ein Urinfluss von 20 ml/s erreicht und die Blase in 20 s geleert.

Ein verzögerter Uroflow gibt entsprechend Aufschluss über Blasenentleerungsstörungen, Harnverhalt, Restharnbildung sowie erschwerte Miktion mit Zuhilfenahme der Bauchpresse.

9.2.2 Stress- oder Belastungsinkontinenz

Definition

Stress- oder Belastungsinkontinenz liegt vor, wenn bei körperlicher Belastung der Blasendruck den Harnröhrenverschlussdruck übersteigt und Urin abgeht (Abb. 9.1).

Nach der Art der Belastung, die zum Urinabgang führt, unterteilt man die Stressinkontinenz nach Ingelmann-Sundberg in drei Grade.

Stressinkontinenz

Schweregrad I: Harnabgang bei schwerer Belastung wie Husten, Niesen oder Lachen.
Schweregrad II: Harnabgang bei leichter Belastung wie Heben, Treppensteigen oder Laufen.
Schweregrad III: Harnabgang in Ruhe (beim Stehen oder Sitzen).

Bei älteren Frauen tritt oft eine kombinierte Stress- und Urgeinkontinenz auf.

Epidemiologie. Die Inzidenz der Stressinkontinenz nimmt mit zunehmendem Alter und mit zunehmender Zahl der Geburten deutlich zu. Häufig manifestiert oder verschlechtert sich die Stressinkontinenz in der Perimenopause, wenn

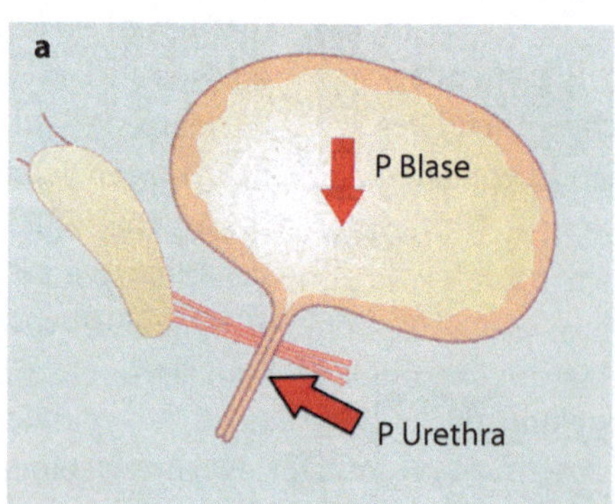

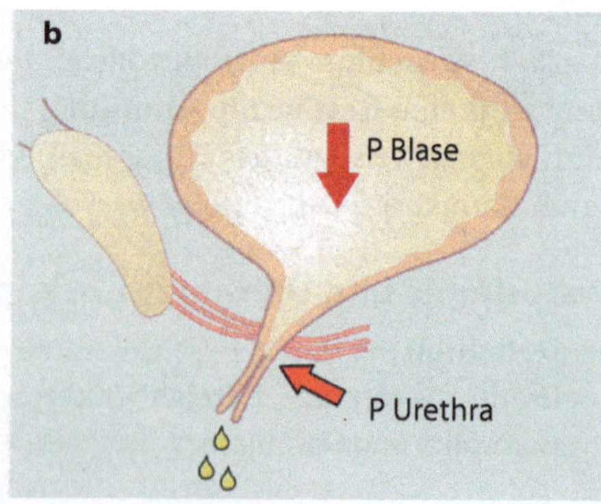

Abb. 9.1. **a** Kontinenz: Der Urethraverschlussdruck übersteigt den Blasendruck. Die Patientin ist kontinent. **b** Urethralinsuffizienz: Der Blasendruck übersteigt den Urethraverschlussdruck. Die Patientin hat eine Stressinkontinenz

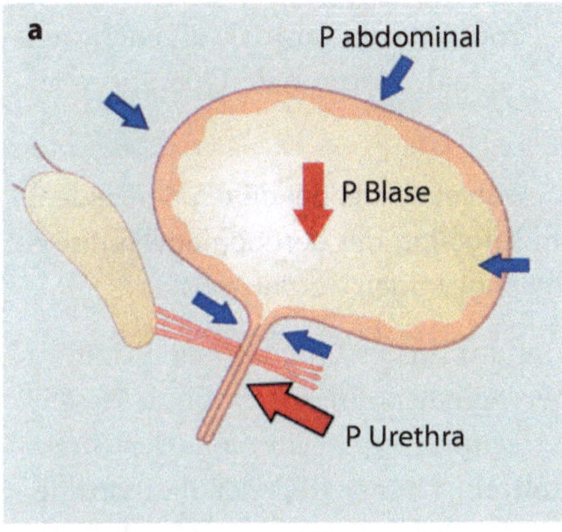

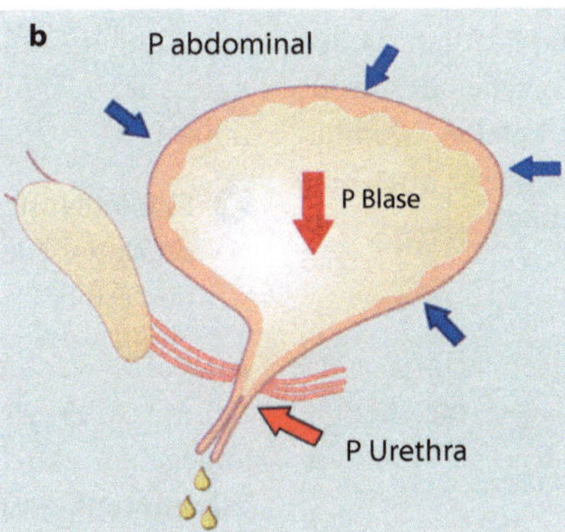

Abb. 9.2. a Kontinenz: Eine abdominale Druckerhöhung überträgt sich in gleicher Weise auf die Blase und die proximale Urethra. **b** Stressinkontinenz: Durch Verlagerung des vesikourethralen Überganges überträgt sich eine intraabdominale Druckerhöhung nicht auf die proximale Urethra, da diese extraabdominal liegt

Östrogenmangel die Urethralinsuffizienz verstärkt. Die Stressharninkontinenz ist mit einem Anteil von 70% die häufigste Art der Inkontinenz.

Ätiopathogenese. Normalerweise ist der Urethraverschlussdruck höher als der intravesikale Druck. Der Urethraverschlussdruck wird zu etwa gleichen Teilen von
- der glatten Urethramuskulatur,
- der quergestreiften Beckenbodenmuskulatur und
- den periurethralen Venenplexus aufgebaut.

Unter Belastung, wie beim Husten, Niesen oder Hüpfen, steigt der Abdominaldruck plötzlich an und wird auf Harnblase und Harnröhre übertragen. Hierbei kann der intravesikale Druck den Urethraverschlussdruck übersteigen, es kommt zum Urinabgang.

> Bei Insuffizenz des suburethralen Widerlagers weicht die Urethrahinterwand aus, die Druckübertragung auf die Urethra schwächt sich ab, sodass der Blasendruck größer als der Urethraverschlussdruck wird. Es kommt zur Inkontinenz.

Eine entsprechende **Urethralinsuffizienz** kann durch einen Deszensus im Bereich der proximalen Urethra zustande kommen. Der Deszensus bewirkt, dass eine intraabdominale Druckerhöhung auf die Urethra nicht mehr im selben Maße wie auf die Blase übertragen wird, da die Urethra extraabdominal liegt (Abb. 9.2).

Anatomische Veränderungen am vesikourethralen Übergang, insbesondere eine Vergrößerung des **vesikourethralen Winkels**, die eine ungünstigere Übertragung der Kräfte zufolge haben, spielen eine Rolle. Insuffizienz der quergestreiften Beckenbodenmuskulatur oder Verminderung der periurethralen Gefäßpolster können eine Senkung des Urethraverschlussdruckes bewirken und zur Stressinkontinenz führen. Häufig liegen mehrere dieser Veränderung gleichzeitig vor.

> **Geburtstraumata** spielen die wichtigste Rolle bei der Entstehung der Stressinkontinenz.

Dabei kommt es zur Verletzung der Beckenbodenmuskulatur und sekundär zu anatomischen Veränderungen. Auch eine allgemeine **Bindegewebsschwäche** kann zum Deszensus unter Mitleidenschaft des vesikourethralen Überganges führen. Da die Durchblutung der periurethralen Venenplexus hormonabhängig ist, wird die Stressinkontinenz häufig in der Postmenopause manifest. Weitere Faktoren, die bei der Entstehung der Stressinkontinenz ein Rolle spielen, sind **chronische Belastungen des Beckenbodens**, etwa bei ausgeprägter Adipositas, berufsbedingtem schweren Heben oder chronischem Husten.

Therapie. Zur Therapie der Stressinkontinenz stehen folgende Methoden zur Verfügung:
1. Konservative Maßnahmen wie Beckenbodengymnastik, Elektrostimulationsverfahren oder Pessare
2. Medikamentöse Therapie mit Östrogensubstitution oder α-Adrenergika
3. Operative Verfahren

> **Beckenbodengymnastik** oder **Biofeedback** (Biofeedback bezeichnet die akustische oder optische Rückmeldung über den Zustand unbewusster Körperfunktionen, z. B. Kontraktionszustand des Beckenbodens) zur Stärkung der Beckenbodenmuskulatur ist als alleinige oder ergänzende Therapie in jedem Fall indiziert.

Durch **Pessare** versucht man gegebenenfalls den häufig die Inkontinenz verschlechternden Deszensus zu korrigieren. Spezielle Urethrapessare, deren Ziel es ist, den vesikourethralen Winkel zu normalisieren, können eingesetzt werden.

Bei vielen postmenopausalen Frauen lässt sich die Inkontinenzsymptomatik durch eine systemische oder lokale **Östrogentherapie** bessern. Ansonsten spielen Medikamente bei der Behandlung der Stressinkontinenz noch eine untergeordnete Rolle.

Duloxetin

Eine noch nicht etablierte medikamentöse Therapieoption stellt der Serotonin- und Noradrenalin-Wiederaufnahmehemmer Duloxetin dar. Kerngebiete, die den Urethraverschluss fördern, scheinen auf die vermehrten Neurotransmitter positiv zu reagieren.

Da die Urethra überwiegend α-adrenerg innerviert wird, ist ein Therapieversuch mit **α-Adrenergika** möglich. Hierbei muss aber insbesondere auf die Gefahr einer medikamenteninduzierten Hypertonie geachtet werden. α-Blocker wie z. B. Metyldopa oder Prazosin sollten abgesetzt bzw. durch andere Medikamente ersetzt werden.

> Mittel der Wahl zur Behandlung der Stressinkontinenz sind **operative Eingriffe**.

Prinzipiell wird versucht durch Anhebung oder Stärkung des vesikourethralen Überganges die Druckübertragung auf die Urethra unter Belastungsbedingungen zu verbessern. Zur Anwendung kommen abdominale als auch vaginale oder kombiniert vaginal-abdominale Operationsverfahren.

> Es handelt sich um Wahleingriffe, bei denen der Leidensdruck der Patientin sorgfältig mit den operativen Risiken und Erfolgschancen abgewogen werden muss.

Insgesamt werden bei abdominalen Operationen Erfolgsraten von ca. 85–95%, bei vaginalen Eingriffen von ca. 75–85% angegeben. Auch bei erfolgreicher Therapie der Stressinkontinenz entwickelt ein kleiner Teil der Patientinnen (ca. 5%) postoperative Komplikationen wie Urgeinkontinenz, Restharnbildung oder Reizblasensymptomatik. Eine sorgfältige präoperative Diagnostik und Therapieplanung ist entscheidend, da Rezidiveingriffe deutlich geringere Erfolgsaussichten und gleichzeitig mehr postoperative Komplikationen aufweisen.

Praxisbox Kolposuspension

Abdominelle Operationsverfahren, bei denen die Harnblase angehoben wird. Das periurethrale Gewebe wird durch permanente Nähte an feste Strukturen wie den

▼

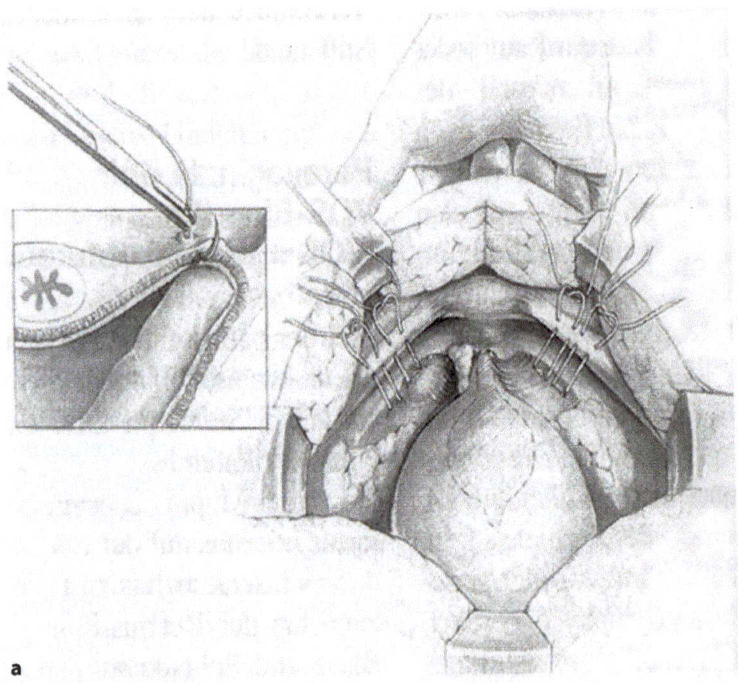

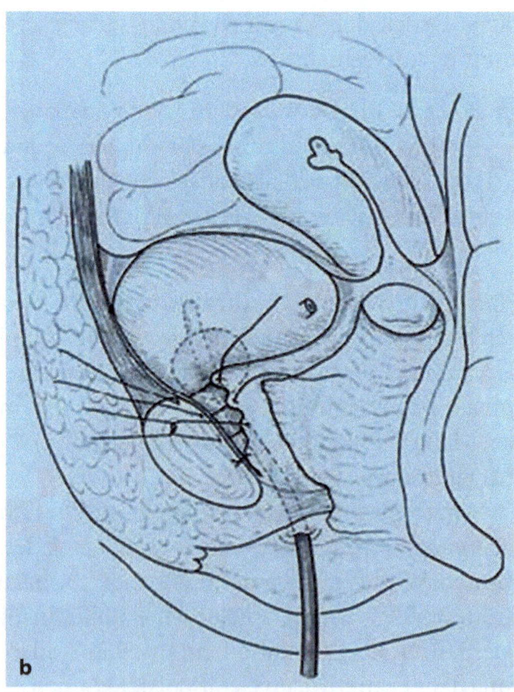

Abb. 9.3. Operation nach Burch

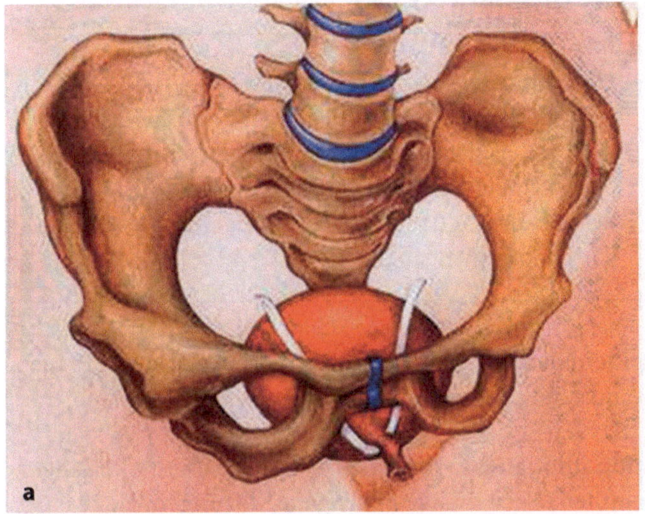

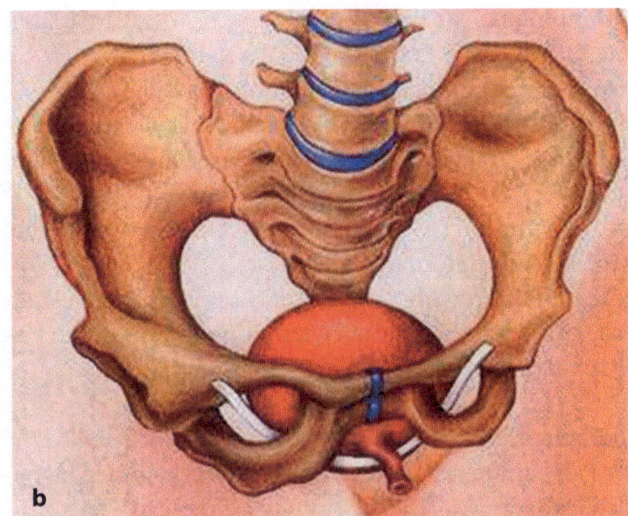

Abb. 9.4. Schlingenoperation: Mögliche Zugangswege. **a** Retrosymphysär TVT. **b** Transobturatoriell TVT-O

Cooper-Ligamenten (Burch, Abb. 9.3) oder dem Periost der Symphyse (Marshall-Marchetti-Krantz) fixiert.

Schlingenoperation
Verschiedene Methoden der Schlingenoperation, bei denen durch Schlingenbildung mit unterschiedlichen Materialien versucht wird, den vesikourethralen Übergang zu stärken, stehen zur Verfügung. Als Ultima Ratio wird durch die Bildung von artifiziellen Sphinkteren oder durch periurethrale Injektionen von Teflon oder Kollagen eine Stressinkontinenz behandelt.

TVT-Operation
Eine neuere Option stellt die TVT-Operation (Abb. 9.4) dar. Hier wird ein spannungsfreies Band (TVT=tensionfree vaginal tape) in Lokalanästhesie eingelegt. Hierbei kommt es zu einer Stabilisierung der Urethramitte und nicht, wie bei der klassischen Schlingenoperation, zur Anhebung der proximalen Urethra.

Prävention. Die Patientinnen müssen motiviert werden durch Vermeidung von Übergewicht, schwerem Heben oder chronischem Husten sowie durch Beckenbodengymnastik langfristig das Risiko der Ausbildung einer Rezidivinkontinenz zu verringern.

9.2.3 Urge- oder Dranginkontinenz

Definition
Bei der Urge- oder Dranginkontinenz führt ein übermäßig starker Harndrang zum Urinabgang.

Epidemiologie. Die Dranginkontinenz ist mit 20% die zweithäufigste Form der Harninkontinenz.

Ätiopathogenese. Die Urgeinkontinenz wird durch eine Instabilität des Blasendetrusors (M. detrusor vesicae, Blasenwandmuskulatur) ausgelöst. Es kommt zu spontanen Detrusorkontraktionen, die zu starkem Harndrang und zum Abgang von oft größeren Urinmengen führen. Häufig wird die Detrusorkontraktion durch einen bestimmten Auslöser, z. B. Husten oder Lagewechsel, getriggert.

In den allermeisten Fällen sind die Ursachen für die Urgeinkontinenz idiopathisch. Daneben treten neurologische Störungen als wesentlicher Auslöser auf. Des Weiteren kommen Fremdkörper, Infektionen und postoperative Veränderungen in Betracht.

> Häufig lässt sich keine organische Ursache der Urgeinkontinenz nachweisen.

Man nimmt an, dass bei über 50% der Patientinnen eine funktionell-psychosomatische Komponente eine Rolle spielt. Besonders bei älteren Frauen tritt die Urgeinkontinenz häufig in Kombination mit einer Stressinkontinenz auf.

Symptomatik. Im Vordergrund steht bei der Urgeinkontinenz der starke **Harndrang**. Dieser führt zu einer oft ausgeprägten **Pollakisurie** (häufige Blasenentleerung) und **Nykturie** (nächtliche Blasenentleerung). Außerdem kann eine **Dysurie** (schmerzhafte Blasenentleerung) auftreten.

Man unterscheidet die Urgeinkontinenz von einer **Reizblasensymptomatik**, die bei ca. 10% aller Frauen vorliegt. Bei letzterer führt ein starker Harndrang ebenfalls zur Pollakisurie und häufig zur Nykturie. Es besteht jedoch keine Inkontinenz.

Therapie. Eine **medikamentöse Therapie** ist bei 50–80% der Patientinnen erfolgreich. Zum Einsatz kommen hauptsächlich:
- Spasmolytika,
- Anticholinergika,
- Beta-Sympathomimetika,
- trizyklische Antidepressiva und
- Muskelrelaxantien.

Die Compliance ist jedoch häufig schlecht, da die Nebenwirkungen der verwendeten Substanzen, insbesondere die starke Mundtrockenheit bei den häufig eingesetzten Anticholinergika, schlecht toleriert werden.

> Die Therapie der Urgeinkontinenz erfolgt in erster Linie medikamentös. Es empfiehlt sich evtl. eine Kombination mehrerer Substanzen, um eine Dosisreduzierung zu erreichen.

Besonders bei älteren Frauen mit atrophischen Schleimhautveränderungen liegt häufig eine kombinierte Urge- und Stressinkontinenz vor. Hier wird oft eine Verbesserung durch lokale oder systemische **Östrogensubstitution** erreicht.

Für die **konservative Therapie** eignen sich **Blasentraining** und **Elektrotherapie**, für die spezielle elektronische Stimulationsgeräte entwickelt wurden. Beide Maßnahmen sind besonders bei der idiopathischen Form der Urgeinkontinenz erfolgreich.

Ein **operativer Eingriff** ist bei der Urgeinkontinenz nicht indiziert, es sei denn, es liegt eine kombinierte Inkontinenz oder eine organische Ursache, wie z. B eine Harnröhrenstriktur vor. Hier ist jedoch zu bedenken, dass eine Urgeinkontinenz häufig erst als Operationsfolge auftritt, sodass abgewogen werden muss, welche Komponente überwiegt.

9.2.4 Überlaufinkontinenz

Definition

Der **Überlaufinkontinenz** liegt ein gestörter Blasenentleerungsmechanismus zugrunde. Ist der Urinabfluss behindert oder der Detrusor hypoaktiv, wird die Blasenkapazität überschritten, es kommt zum unwillkürlichen Harnabgang.

Epidemiologie. Die Überlaufinkontinenz tritt bei Frauen weniger auf als bei Männern. Insgesamt ist sie selten.

Ätiopathogenese. Als Ursache der Überlaufinkontinenz kommen in erster Linie **neurogene Störungen**, die zu einer Detrusor-Areflexie oder Detrusor-Sphinkter-Dyssynergie führen, in Frage. Hierzu zählen z. B. diabetische Neuropathien, Spinalverletzungen, Multiple Sklerose oder andere Neuropathien.

Daneben gibt es **obstruktive Ursachen** einer Überlaufinkontinenz, z. B. ein Quetschhahnmechanismus bei ausgeprägtem Deszensus, postoperative Obstruktionen oder Tumoren.

Zusätzlich können bestimmte Pharmaka sowie schwere Psychosen oder Depressionen eine Überlaufblase zur Folge haben.

Pathophysiologisch führt eine andauernde Blasenüberdehnung zu einer myogenen Dekompensation.

Symptomatik. Klinisch äußert sich die Überlaufinkontinenz im wiederholten spontanen Abgang von meist kleineren Urinmengen. Gelegentlich klagen die Patientinnen zusätzlich über intermittierenden Harnverhalt. Im Ultraschall erkennt man ein großes Restharnvolumen, das sich auch nach Miktion nur wenig verringert.

Therapie. Die Therapie der Überlaufinkontinenz erfolgt **medikamentös**. Man versucht die Urethra zu relaxieren bzw. den Blasendruck zu senken, z. B. mit Alpha-Blockern oder Muskelrelaxantien. Die Gabe von Cholinergika kann zu einer Stärkung des Detrusors führen. Im Falle von mechanischer Blockade durch einen Tumor oder Deszensus steht die operative Sanierung im Vordergrund.

> Bei schwerer neurogener Störung ist häufig nur eine Entlastung der Blase durch intermittierenden Selbstkatheterismus erfolgreich.

9.2.5 Urogenitalfisteln

Definition
Urogenitalfisteln sind gangartige Verbindungen zwischen den Harn- und Genitalorganen.

Epidemiologie. Meist handelt es sich um Blasen-Scheiden-Fisteln, seltener kommen auch Ureter-Scheiden- oder vesikozervikale Fisteln vor. In Entwicklungsländern stellen die Fisteln, im Gegensatz zu den Industriestaaten, eine erhebliche sozio-ökonomische Langzeitkomplikation dar, die zumeist post partum entsteht.

Ätiopathogenese. Die meisten Fisteln entstehen **postoperativ**, wobei etwa 3/4 aller Fisteln Folge einer vaginalen oder abdominalen Hysterektomie sind. Weitere Ursachen für die Fistelbildung können Geburten, Traumata oder eine Strahlentherapie sein.

Symptomatik. Urogenitalfisteln machen sich durch spontanen unkontrollierbaren Urinabgang bemerkbar. Klinisch kann dabei eine Stress- oder Urgeinkontinenz vorgetäuscht werden.

Diagnostik. Vor einer möglicherweise durchzuführenden operativen Intervention muss die genaue Lokalisation einer Fistel bekannt sein. Hierzu sollte präoperativ eine i.v.-Pyelographie, eine Zystoskopie und gegebenenfalls eine retrograde Ureterographie durchgeführt werden.

Therapie. Viele Fisteln heilen **spontan** ab, wenn die Blase längere Zeit über einen Dauerkatheter drainiert wird. Aus diesem Grund und um optimale operative Bedingungen zu schaffen, sollte man vor der **operativen** Sanierung einer postoperativen Fistel eine Wartezeit von 8–12 Wochen einhalten. Ist die Fistel auf eine Strahlentherapie zurückzuführen, sollte noch länger gewartet werden. Eine Blasen-Scheiden-Fistel kann meist durch eine sorgfältig durchgeführte vaginale Operation verschlossen werden. Bei komplizierteren Fisteln sowie Rezidivfisteln sollten abdominale Operationsverfahren eingesetzt werden.

> Die erste Fisteloperation ist entscheidend, da Fistelrezidive nach falscher oder zu früh durchgeführter Operation häufig sind.

9.2.6 Harnwegsinfektion

 **Beispiel**

28-jährige Patientin stellt sich in der gynäkologischen Ambulanz mit krampfartigen zentralen Unterbauchschmerzen vor, zudem klagt sie über Pollakisurie und Dysurie. Bei der Anamneseerhebung gibt die Patientin an, gerade von einem Campingkurzurlaub zurück zu kommen.

Die Mittelstrahlurinuntersuchung mittels Teststreifen ergibt einen hohen Nitritgehalt sowie eine hohe Leukozyten- und Erythrozytenanzahl. Eine Probe des Mittelstrahlurins wird zur mikrobiologischen Untersuchung versandt.

Diagnose: Unkomplizierte Zystitis.

Es wird eine Einmaltherapie mit Cotrimoxazol durchgeführt. Bei Beschwerdepersistenz kann eine gezielte Therapie nach Antibiogramm durchgeführt werden.

Harnwegsinfektion

Unterschieden wird
- **akute** oder **rezidivierende Zystitis** (Entzündung der Harnblase),
- **akute** oder **chronische Pyelonephritis** (Entzündung von Nierenparenchym und Nierenbecken),
- **asymptomatischen Bakterurie.**

Insbesondere bei Schwangeren und Kindern entwickelt sich aus einer asymptomatischen Bakterurie häufiger eine Pyelonephritis.

Epidemiologie. Harnwegsinfektionen gehören zu den häufigsten Erkrankungen der Frau, etwa 10–20% der Frauen erleiden innerhalb ihres Lebens einen Harnwegsinfekt.

Ätiopathogenese. Beim Harnwegsinfekt der Frau liegt eine **aszendierende Infektion** von meist fakultativ pathogenen Keimen der Vaginal- oder Fäkalflora vor. Prädisponierende Faktoren sind
- sexuelle Aktivität,
- Östrogenmangel in der Postmenopause,
- Schwangerschaft,
- Restharnbildung,
- Urolithiasis,
- Reflux,
- Diaphragmata,
- eine geschwächte Immunlage,

- Diabetes mellitus sowie
- Operationen oder Blasenkatheterismus.

Eine chronische Pyelonephritis kann bei chronischen Harnabflussstörungen, Reflux oder Nierenanomalien entstehen.

! Unbehandelt kann die chronische Pyelonephritis zur vollständigen Zerstörung der entsprechenden Niere führen.

Symptomatik. Klinisch äußert sich eine **akute Zytitis** mit Dysurie, Pollakisurie, Nykturie und abdominellen Schmerzen. Zusätzlich beobachtet man häufig eine Hämaturie, seltener Fieber oder eine Harninkontinenz.

Bei der **akuten Pyelonephritis** liegt klinisch ein deutlich schwereres Krankheitsbild vor. Die Patientinnen haben meist hohes Fieber, ein starkes Krankheitsgefühl und einseitige Flankenschmerzen. Im Blut findet sich eine Leukozytose.

Diagnostik. Zur Diagnose der Harnwegsinfektion sollte ein **Urinsediment** auf das Vorliegen von Leukozyten und Bakterien sowie eine **Urinkultur** untersucht werden.

Definition

Eine **signifikante Bakteriurie** liegt ab einer Bakteriendichte von 10^5 Bakterien/ml vor.

Die akute Harnwegsinfektion ist meist eine Monoinfektion. In 80–85% der Fälle ist E. coli der auslösende Keim ist. Werden in der Urinkultur mehrere Keime angezüchtet, handelt es sich meist um eine Kontamination.

Differentialdiagnose. Differentialdiagnostisch muss an eine Vaginitis gedacht werden, die oft gleichzeitig mit einer akuten Harnwegsinfektion auftritt.

Therapie. Die Therapie der **akuten Harnwegsinfektion** erfolgt antibiotisch, am besten nach Vorlage eines Antibiogramms. Als Antibiotikum eignet sich besonders Trimethroprim-Sulfametroxazol (Bactrim), welches im Urin höchste Konzentrationen erreicht. Daneben sind Ampicillin, Tetrazykline und Zephalosporine geeignet. Bei der akuten Harnwegsinfektion ist eine kurzfristige Therapie für 3 Tage ausreichend. Eine reichliche Hydrierung sowie gegebenenfalls Schmerzmittel sind stützende Maßnahmen.

Die Therapie der **akuten Pyelonephritis** sollte zunächst stationär erfolgen mit i.v.-Antibiose. Nach klinischer Beschwerdebesserung kann die Behandlung oral für insgesamt 10–14 Tage fortgesetzt werden.

Bei persistierenden Beschwerden handelt es sich entweder um eine unzureichend behandelte Zystitis oder um eine erneute Infektion, die besonders bei Fortbestehen der auslösenden Faktoren vorkommen kann. Bei rezidivierenden Harnwegsinfekten (3–5 Infekte pro Jahr) empfiehlt sich eine Antibiotikaprophylaxe mit Trimethroprim-Sulfametroxazol oder Nitrofurantoin über 3–6 Monate. In diesen Fällen sollte eine weitergehende Diagnostik mit i.v.-Pyelogramm und Zystoskopie erfolgen, um evtl. die infektionsauslösenden Faktoren beseitigen zu können. Bei rezidivierenden Harnwegsinfekten in der Menopause haben mehrere Studien die Überlegenheit einer lokalen Estriolbehandlung gegenüber einer alleinigen Antibiotikabehandlung gezeigt.

In Kürze

Fehlbildungen: Genitale Fehlbildungen (Vaginalatresie, -genesie, -septen, heterosexuelles Genitale) wegen gemeinsamer embryonaler Vorstufen häufig kombiniert mit Fehlbildungen des Harntraktes (Fisteln, ektope Ureteren, Kloake, Blasenekstrophie).

Harninkontinenz: Unfreiwilliger Urinabgang, eine der häufigsten Erkrankungen der Frau, im Alter stark zunehmend, die wenigsten Patientinnen suchen Arztkontakt, da Inkontinenz ein Tabuthema.

- **Diagnostik:** Anamnese (Häufigkeit, Auslöser, Menge, Vorerkrankungen, Medikamente), Spekulumuntersuchung (Deszensus, Zelen), Urinsediment, Urinkultur (Hatnwegsinfekt), Restharnbestimmung, Zystoskopie, Uretthrozystoskopie, Urethrozystometrie (Bestimmung der Blasenkapazität) und Urethrotonometrie (Bestimmung des Urethaverschlussdruckes), laterales Urethrozystogramm, Perineal- oder Introitussonographie, Uroflowmetrie (Urinfluss durch Urethra).
- **Stress-, Belastungsinkontinenz:** Inkontinenz bei schwerer Belastung wie Husten, Niesen, Lachen (Grad I), leichter Belastung wie Heben, Treppensteigen, Laufen (Grad II) oder in Ruhe beim Sitzen oder Stehen (Grad III). Ursachen sind Geburtstraumata, Beckenbodeninsuffizienz, Bindegewebsschwäche, Urethralinsuffizienz bei Lageverschiebung der Ure-

▼

thra, wie bei Deszensus. Verschlechterung im Alter. Konservative Therapie (Beckenbodengymnastik, Elektrostimulation, Pessare, Östrogensubstiutiton, α-Adrenergika), meist operativ zur Stärkung des vesikourethralen Übergangs (Kolposuspension, Schlingenoperation).

- **Urge-, Dranginkontinenz**: Inkontinenz wegen spontaner Kontraktionen der Blasenwandmuskulatur (Detrusor), auslösbar durch Husten oder Lagewechsel. Ursachen meist unklar, funktionell-psychosomatisch, neurologische Erkrankungen, postoperativ, Infektionen, Fremdkörper. Therapie medikamentös mittels Spasmolytika, Anticholinergika, β-Sympathomimetika, trizyklische Antidepressiva, Anticholinergika., daneben Blasentraining, Elektrotherapie, Östrogensubstitution.
- **Überlaufinkontinenz**: Inkontinenz als Folge andauernder Blasenüberdehnung mit myogener Dekompensation. Ursache neurogene (diabetische Neuropathie, Spinalverletzungen, Multiple Sklerose) oder obstruktive Störungen (Quetschhahnmechanismus bei Deszensus, postoperativ, Tumor). Therapie medikamentös (α-Blocker, Muskelrelaxantien, Cholinergika), Selbstkatheterismus.

Urogenitalfisteln: Spontaner Urinabgang, meist Blasen-Scheiden-Fistel, selten Ureter-Scheiden- bzw. vesikozervikale Fistel. Ursache überwiegend postoperativ nach Hysterektomie, auch Geburten, Traumata, Strahlentherapie. Spontanheilung häufig, ansonsten operativer Verschluss.

Harnwegsinfekt: Eine der häufigsten Erkrankungen von Frauen, meist aszendierende Infektion durch Keime der Vaginal- oder Fäkalflora, gebahnt durch sexuelle Aktivität, Östrogenmangel, Schwangerschaft, Restharnbildung, Urolithiasis, Reflux, Abwehrschwäche, Diabetes mellitus, postoperativ oder durch Blasenkatheter. Beschränkt auf Harnblase (Zystitis mit Dysurie, Pollakisurie, Nykturie, Hämaturie, selten Fieber), ausgedehnt auf Nierenparenchym und Nierenbecken (Pyelonephritis mit hohem Fieber, Flankenschmerzen, starkem Krankheitsgefühl) oder als zunächst asymptomatische Bakteriurie. Therapie bei akuten Infekten antibiotisch, bei akuter Pyelonephritis zunächst stationär. Bei Persistenz oder Rezidivbildung Antibiotikaprophylaxe, Beseitigung auslösender Faktoren, in der Menopause lokale Estriolbehandlung.

Entzündungen der weiblichen Genitalorgane und der Brust

D. Weisner

 Einführung

Entzündungen sind die häufigsten Erkrankungen des weiblichen Genitales.

Ausbreitung und klinischer Verlauf sind auf anatomische und physiologische Besonderheiten zurückzuführen. Das weibliche Genitale ist als Hohlorgan gestaltet und verbindet die Körperoberfläche mit der sterilen Bauchhöhle. Physiologisch verhindern Schutzmechanismen, insbesondere der Schleimhaut von Vagina und Zervix die Ausbreitung von Erregern.

10.1 Entzündungen der Vulva (Vulvitis)

Definition

Entzündungen des äußeren weiblichen Genitale (Vulva) werden als Vulvitis bezeichnet.

Unterschieden wird zwischen
- **primären** Affektionen (isolierten Entzündungen der Vulva) und
- **sekundären** Affektionen (Folgen einer höher gelegenen Entzündung oder Teilmanifestation einer dermatologischen oder allgemeinen Erkrankung).

Symptomatik bei Vulvitis

Das entzündliche Reaktionsmuster ist trotz unterschiedlicher Genese einheitlich:
- Juckreiz (Pruritus),
- brennende Schmerzen,
- Schwellung,
- Rötung,
- verstärkter Fluor,
- Schwellung der inguinalen Lymphknoten, die teils schmerzhaft sind.

10.1.1 Primäre Entzündungen der Vulva

Unter diesem Begriff werden folgende Erkrankungen zusammengefasst:
- Primäre, akute Vulvitis
- Ulcus vulvae acutum (Lipschütz)
- Bartholinitis, Bartholin-Abzess

Die Infektion mit dem Herpes-simplex-Virus (HSV, ▶ Kap. 10.6.1) gehört ebenso zu den sexuell übertragbaren Erkrankungen wie die Papillomavirusinfektion mit Ausbildung von Kondylomen (▶ Kap. 11).

Primäre, akute Vulvitis

Definition

Die **primäre, akute Vulvitis** ist eine diffus entzündliche Erkrankung. In der Regel liegt eine allergische Reaktion zugrunde.

Auslöser der allergischen Reaktion können sein:
- Dessous aus synthetischen Stoffen,
- eng sitzende Kleidung, z. B. Jeans,
- Seifen,
- Waschmittel für Haut oder Wäsche,
- Duftstoffe, Intimsprays,
- antiseptische Lösungen,
- Arzneimittel, z. B. Antibiotika, Sulfonamide, Barbiturate.

Fehlen in der Anamnese Hinweise auf die genannten Allergieauslöser kommt auch eine Psychogenie (gestörte Partnerbeziehung, Dyspareunie) in Betracht.

Symptomatik. Die Vulva zeigt sich ödematös geschwollen und entzündlich gerötet (▣ Abb. 10.1). Heftiger Juckreiz bedingt Kratzeffekte, die sich sekundär entzünden können. Hyperkeratose, Abschilferung des Epithels und verstärkte Hautfelderung sind Symptome der Chronifizierung (Lichenifikation).

Diagnostik. Der Ausschluss anderer Ursachen und die Anamnese sichern die Diagnose.

Therapie. Liegt eine allergische Reaktion vor, klingen die Symptome rasch ab, wenn die Ursache ausgeschaltet wird. Kortisonhaltige Salben wirken unterstützend, ebenso die lokale Behandlung einer Superinfektion.

Liegt eine psychogene Ursache zugrunde, ist nach lokaler Sanierung eine Psychotherapie zu empfehlen.

! Bei infektiösen Ulzerationen im Genitalbereich müssen sexuell übertragbare Erkrankungen (▶ Kap. 10.6) differentialdiagnostisch ausgeschlossen werden.

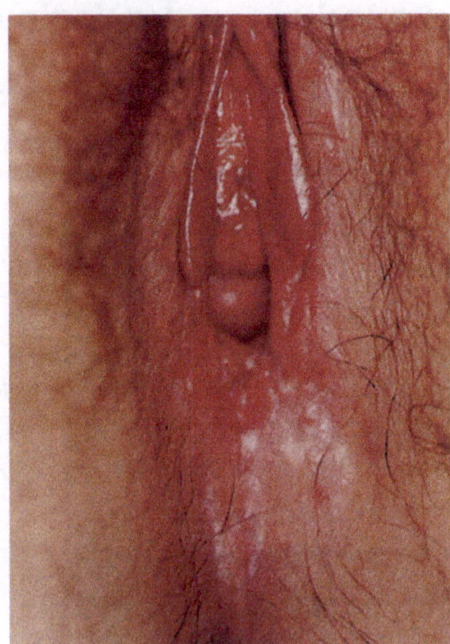

Abb. 10.1. Primäre akute Vulvitis mit ödematös geschwollener und geröteter Vulva

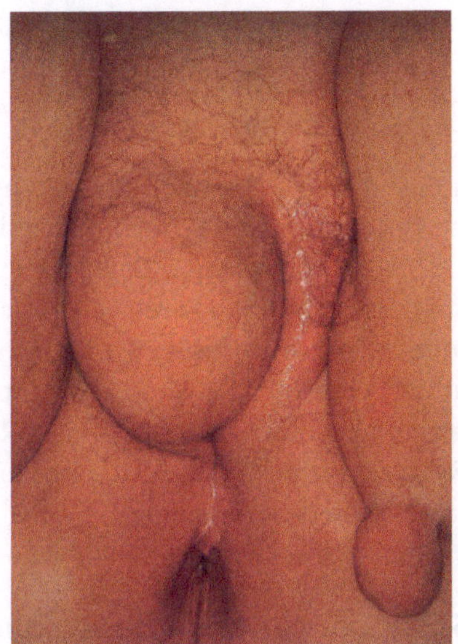

Abb. 10.2. Bartholin-Empyem

Ulcus vulvae acutum (Lipschütz)

Definition

Das **Ulcus vulvae acutum (Lipschütz)** ist entsprechend der allgemeinen Aphthosis, ein Begleitsymptom bei schweren Allgemeinerkrankungen oder Viruserkrankung.

Symptomatik. Im Bereich der Vulva treten meist multiple Aphten (schmerzhafte Erosionen und Ulzerationen mit entzündlichem Randsaum) auf. Bei Inspektion stellen sich linsengroße, rundliche, gerötete Infiltrate mit zentralem Zerfall dar. Die Ränder sind wie gestanzt und haben festhaftende Fibrinbeläge. Das Allgemeinbefinden ist durch starke Schmerzen sehr beeinträchtigt.

! Ein maligner Prozess muss bei Verdacht histologisch ausgeschlossen werden.

Therapie. Neben lokaler Sanierung der Infektion werden Sitzbäder und anästhesierende Salben eingesetzt. Die Abheilung der Ulzera dauert bis zu 4 Wochen.

Bartholinitis, Bartholin-Empyem

Definition

Die **Bartholinitis** ist eine isolierte Entzündung des Ausführungsgangs der Bartholin-Drüse (Abb. 10.2).
▼

Das **Bartholin-Empyem** (auch Bartholin-Pseudoabszess) ist eine Komplikation der Bartholinitis. Im Ausführungsgang, der infolge der entzündlichen Schwellung verschlossen ist, sammelt sich Eiter.

Ätiopathogenese. Die bohnengroße Bartholin-Drüse sezerniert beim Orgasmus und hält den Scheideneingang feucht und gleitfähig. Ihr 1–2 cm langer Ausführungsgang mündet zwischen kleiner Labie und dem Hymenalsaum. Die Lage birgt eine erhöhte Gefahr der Kontamination mit Bakterien (Kolibakterien, Staphylokokken, Streptokokken, Gonokokken). Die Entzündung betrifft fast ausschließlich den Ausführungsgang. Die entzündliche Schwellung kann den Ausführungsgang verschließen. Eiter sammelt sich dann in einer vorgebildeten Höhle, genaugenommen entsteht ein Empyem und kein Abszess.

Symptomatik. Die Erkrankung beginnt mit einer schmerzhaften Rötung. Der Ausführungsgang kann bis zur Hühnereigröße anschwellen. Gehen, Sitzen und das Allgemeinbefinden sind zunehmend beeinträchtigt. Neben der Schwellung stehen starke Schmerzen, bis hin zur Unerträglichkeit, im Vordergrund.

Diagnostik. Die Inspektion der Vulva führt zur Diagnose. Spiegeleinstellung und Palpation werden wegen der Schmerzhaftigkeit nicht toleriert.

! Aus dem abfließenden Sekret des Empyem nach Spontanruptur oder Inzision muss eine Erregerdiagnostik unter Einbeziehung der Gonokokken durchgeführt werden.

Therapie. In der akuten Phase wird unter konservativen Maßnahmen (Rotlicht, lokale Schmerzbehandlung) das »Reifen des Prozesses« abgewartet. Entlastung erfolgt bei Spontanruptur oder Inzision im Bereich des Ausführungsganges. Bei der Inzision empfiehlt sich ein gleichzeitiges Auskrempeln und Vernähen der Gangwand mit der äußeren Haut (**Marsupialisation**). Dadurch können Retentionszysten und Rezidive vermieden werden. Die Funktion der Bartholin-Drüse bleibt dabei erhalten.

10.1.2 Sekundäre Entzündungen der Vulva

Definition
Sekundäre Entzündungen der Vulva sind Folge höher gelegener Entzündungen des Genitalbereichs oder stellen die Manifestation einer dermatologischen Erkrankung oder einer Allgemeinerkrankung an der Vulva dar.

Meistens werden Entzündungen der Vagina (Kolpitis, ▶ Kap. 10.2) durch kontaminierten Fluor fortgeleitet. Die häufigsten Ursachen der sekundären Vulvitis sind
- die **Candidamykose** (▶ Kap. 10.2.1) und
- die **Trichomonadeninfektion** (▶ Kap. 10.2.2) der Vagina.

Zu den dermatologischen Erkrankungen, die sich im Vulvabereich manifestieren können, gehören
- das **Erythema exsudativum** (scheibenförmige, zentral teils blasige Effloreszenzen, die girlandenartig konfluieren können),
- die **Erythrodermie** (generalisierte, juckende Rötung und Schuppung von Haut und Schleimhäuten),
- das **seborrhoische Ekzem** (unscharf begrenzte Erytheme talgdrüsenreicher Hautareale),
- die **Psoriasis vulgaris** (rötliche, auch erosive Herde mit teils nur geringer Schuppung),
- der **Herpes genitalis** (▶ Kap. 10.6.1).

Als Allgemeinerkrankung mit Manifestation an der Vulva ist die **Syphilis** im Stadium I und II (▶ Kap. 10.6.4) hervorzuheben.

10.2 Entzündungen der Vagina (Kolpitis, Vaginitis)

10.2.1 Schutzfunktion des Scheidenmilieus

Physiologisches Scheidenmilieu
Ein normales Scheidenmilieu liegt vor, wenn
- der pH ≤4,5 (3,8–4,5) beträgt,
- mikroskopisch Döderlein-Bakterien überwiegen,
- reichlich Vaginalepithelien vorhanden sind,
- Leukozyten fehlen oder nur vereinzelt auftreten,
- der Fluor geruchsneutral ist,
- subjektiv Beschwerdefreiheit besteht,
- Entzündungszeichen fehlen.

Die **Döderlein-Bakterien** (Lactobacillus acidophiles, Laktobazillen, Bacterium bifidum, ◻ Abb. 10.3) sind gramnegative Stäbchen, die Milchsäure produzieren. Sie wachsen unter aeroben, besser unter anaeroben Bedingungen. Über die Zytolyse der abgeschilferten Vaginalepithelzellen bewirken sie eine Freisetzung zellulären Glykogens. Vaginalenzyme veranlassen den Abbau des Glykogens zu den einfachen Zuckern Dextrose und Maltose. Die Döderlein-Bakterien vergären diese einfachen Zucker zu Milchsäure, die den sauren pH-Wert des Scheidenmilieus gewährleistet.

Physiologisch sind in der Vagina noch zahlreiche andere Bakterien nachweisbar. Dies ist durch ihre Lage (Haut, Perianalbereich) und Funktion (Sexualfunktion) bedingt.

Diese prinzipiell pathogenen Keime wie Aerobier (E. coli, Enterobakterien, Enterokokken, Staphylokokken,

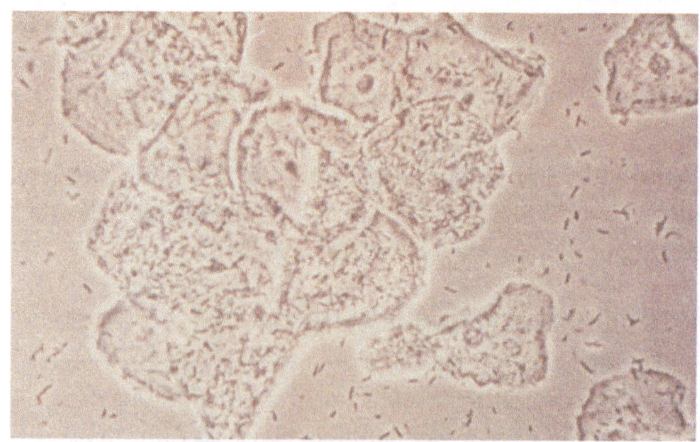

◻ **Abb. 10.3.** Nativabstrich. Normalbefund mit Vaginaloberflächenepithelzellen und stäbchenförmigen Döderlein-Bakterien

Tab. 10.1. Differentialdiagnose des vaginalen Fluors

Vaginalsekret	Candidamykose	Bakterielle Kolpitis	Trichomonadenkolpitis	Zytolytische Vaginose
pH-Wert	3,5–4,5	4,7	4,7	3,5–4,5
Laktobazillen	+++	keine	keine	+++
Leukozytenzahl	++	+	+++	+
Clue cells	negativ	+++	+	negativ
Amintest	negativ	positiv	++	negativ
Gramfärbung	Pseudohyphen, Sprosszellen	bakterielle Mischflora	Trichomonas vaginalis	Epithelzellkerne
Nativpräparat	Pseudohyphen, Sprosszellen	Clue cells	Trichomonas vaginalis	Epithelzellkerne
Fluormenge	+ bis +++	+++	+++	+++
Fluorkonsistenz	bröcklig	homogen	schaumig	bröcklig

β-hämolysierende Streptokokken), Anaerobier (Peptokokken, Klostridien, Bacteroides-Arten), Chlamydien und Mykoplasmen werden durch das saure Scheidenmilieu in ihrem Wachstum und Überleben behindert.

Zusätzlich bilden Döderlein-Bakterien noch H_2O_2, das ergänzend eine hemmende Wirkung auf viele Bakterien besitzt.

> Das saure Milieu der Scheide (Azidität der Scheide) ist der eigentliche Schutzmechanismus der Vagina gegen aufsteigende Infektionen.

Das saure Scheidenmilieu ist abhängig vom Östrogenspiegel. Physiologisch ist deshalb das Scheidenmilieu nur während der Geschlechtsreife (Menarche bis Menopause) und direkt nach der Geburt sauer.

> Die Vaginitis des jungen Mädchens oder die der postmenopausalen Frau ist auf den Östrogenmangel zurückzuführen.

Jeder Eingriff, wie beispielsweise eine Antibiotikabehandlung oder jede Störung des beschriebenen Zusammenspiels von Döderlein-Bakterien, Scheidensekret und Vaginalepithel führt zu einer Herabsetzung des physiologischen Schutzmechanismus und begünstigt die Entwicklung einer Entzündung (Kolpitis).

> Wird eine Kolpitis klinisch diagnostiziert, muss neben der Erregerbestimmung auch der Grund für die Veränderung des Vaginalmilieus gefunden werden.

Diagnostisch wegweisend kann die Untersuchung des **Fluor vaginalis** (Scheidenausflusses, Tab. 10.1) sein.

Candidamykose

Zu den zahlreichen Synonymen gehören Soorkolpitis, Candidakolpitis, Vulvovaginitis candidomycetica, Vaginalmykose, Candidavulvovaginitis, Candidose, Candidiasis.

Epidemiologie. Etwa 3/4 aller Frauen erkranken mindestens einmal in ihrem Leben an einer Vaginalmykose. Bei 3–4% dieser Frauen tritt die Erkrankung rezidivierend auf. Eine rezidivierende Vaginalmykose liegt vor, wenn sie mindestens 4-mal im Jahr auftritt.

Ätiopathogenese. Die im Vulvavaginalbereich diagnostizierten Candidaarten (Levalosen, Gattung der Sprosspilze) sind zu etwa 80% **Candida albicans**, etwa 10% Candida glabrata sowie etwa 10% andere Candidaarten.

Bei etwa 20% aller gesunden Menschen finden sich Candidaarten im Gastrointestinaltrakt. Positive Abstriche aus diesem Bereich stellen ohne klinisches Korrelat keinen pathologischen Befund dar. Unter der Voraussetzung eines begünstigenden Milieus können aus diesem Reservoir Hefepilze übertreten und zur genitalen Infektion führen.

Auch im Bereich der Vagina sind Hefen der Candidagruppe fakultativ-pathogene Keime. Das Risiko einer manifesten Besiedelung steigt mit zunehmender Keimzahl. Bei gesunden, geschlechtsreifen Frauen finden sich 10% asymptomatische Hefebesiedlungen.

> Eine manifeste Candidose entwickelt sich nur, wenn zusätzlich zur ausreichenden Keimzahl eine entsprechende Disposition (Krankheitsbereitschaft) des Patienten besteht.

Die Erkrankungsbereitschaft ist vorhanden bei:
- Soorkontaminiertem Partner
- Diabetes mellitus
- Antibiotikatherapie
- Abwehrschwäche aus unterschiedlichen Gründen wie
  - Immunsuppression
  - Zytostatikatherapie
  - Radiatio
  - Konsumierender Erkrankung
  - AIDS (erworbenes Immunmangelsyndrom)
  - Schwangerschaft
  - Stress

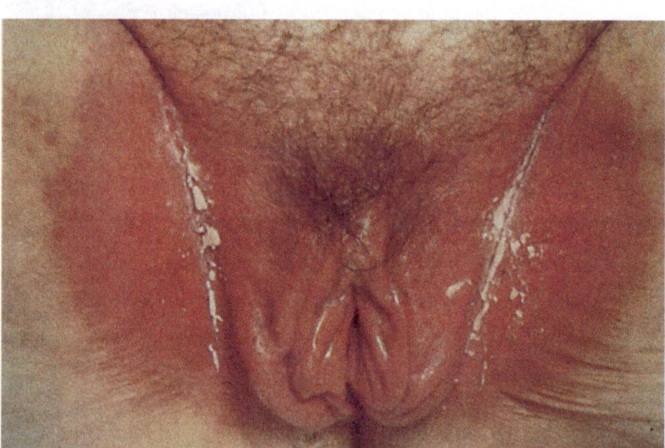

Abb. 10.4. Klassische Candidavulvitis

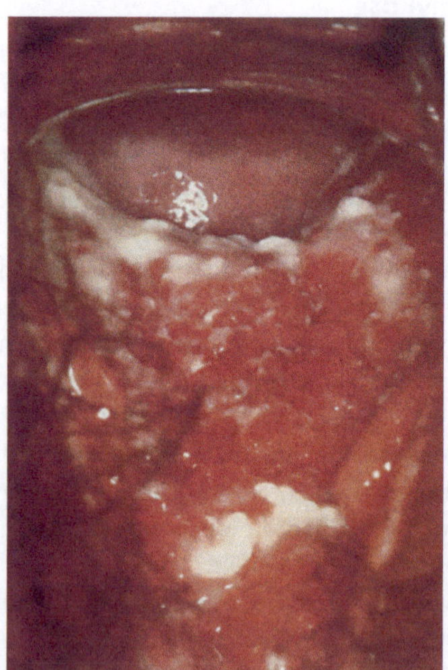

Abb. 10.5. Klassische Candidakolpitis

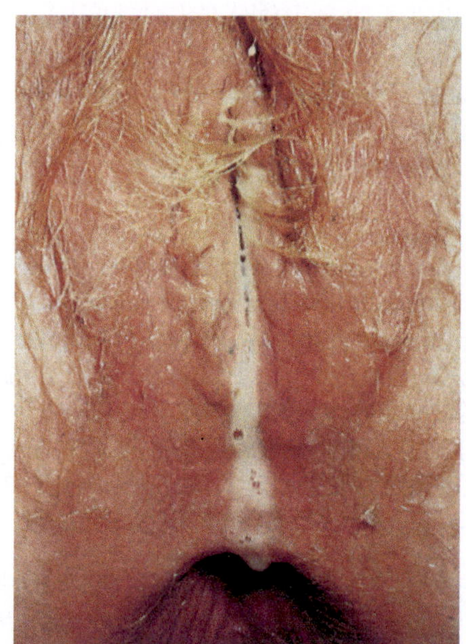

Abb. 10.6. Typischer Fluor vaginalis bei Candidainfektion

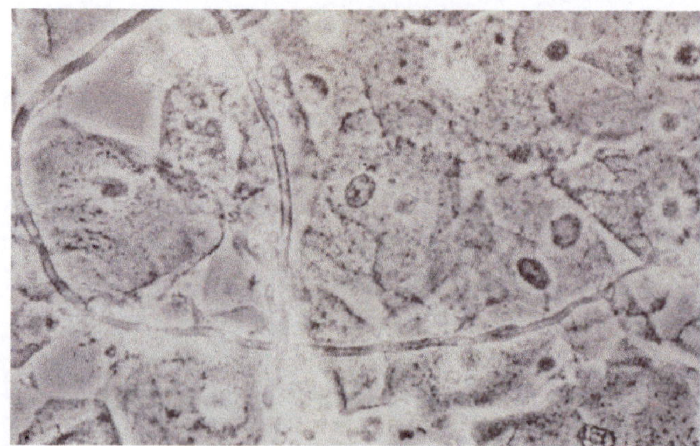

Abb. 10.7. Nativabstrich. Typische Hyphenfäden und vereinzelte Leukozyten bei Candidainfektion

Schwangere Frauen am Termin weisen zu etwa 30% eine Besiedlung auf. Unter der Geburt wird die Neugeborenenhaut häufig kontaminiert.

> Für das Neugeborene ist Candida albicans ein pathogener Keim.

Symptomatik. Im Vordergrund stehen der weißlich-krümelige Ausfluss und ein unerträglicher Juckreiz (Pruitus vulvae et vaginae, ▪ Abb. 10.4, ▪ Abb. 10.5, ▪ Abb. 10.6, ▪ Tab. 10.1). Als Zeichen der voranschreitenden Infektion gelten Brennen, extreme Dysurie und Dyspareunie.

> Die Infektion der Vagina durch Candida schließt meist die Entzündung der Vulva mit ein.

Diagnostik. Bei der Inspektion zeigen sich grau-weißliche, rasenartige Beläge vom Introitus ausgehend auf der Vaginalwand und Portio. Beim Fehlen der Beläge oder nach deren Abstreichen sind entzündliche, stark gerötete Vaginalwände zu sehen. Flächenhafte, ekzematöse Veränderungen der Haut können sich über den Inguinalbereich bis auf die Innenseite der Oberschenkel ausbreiten. Der vaginale pH-Wert liegt bei ≥4,5.

Als Sofortdiagnostik ist die Phasenkontrastmikroskopie des Nativpräparates in wenig physiologischer Kochsalzlösung oder in einer 10–20% KOH-Aufschwemmung geeignet. Die Anfertigung eines gefärbten Abstrichpräparates kann die Untersuchung ergänzen.

Ist das Nativpräparat nicht aussagekräftig (▪ Abb. 10.7), wird von manchen Autoren die Pilzkultur empfohlen. Da diese Diagnostik Tage dauert, einen erhöhten Kostenaufwand bedeutet und die Beschwerden der betroffenen Frauen eine umgehende Behandlung erforderlich machen, ist die sofortige Therapie ohne gezielten Erregernachweis gerechtfertigt. Bei Therapieresistenz und rezidivierender Candidamykose muss eine Pilzkultur angelegt werden.

Therapie. Zur Behandlung der vaginalen Candidamykose stehen zur Verfügung:

- Der historisch erste, gezielt gegen Hefepilze wirksame, aus Streptomycin extrahierte Stoff, war Nystatin. Es ist gut verträglich und wird intestinal bei oraler Gabe praktisch nicht resorbiert.
- Mit Amphotericin B und Pinuricins (Natamycin) gelang es die Behandlungsdauer bei Vaginalmykose von zunächst 15 Tage auf 3 Tage zu reduzieren.
- Seit 1970 steht Imidazol zur Verfügung (Clotrimazol, Niconazol-Nitrat, Esonazol-Nitrat, Fenticonazol-Nitrat u. a.).
- 1980 folgten ein oral applizierbares Imidazol (Ketoconazol) und das lokal wirksame Triazol (Terconazol-Nitrat), 1990 das orale Triazol (Fluconazol, Itraconazol und andere).

Mit lokaler oder oraler Antimykotikatherapie ist eine Heilung von 75–90% erreichbar. Rezidive sind nicht vermeidbar. Die orale Therapie ist wesentlich kostenspieliger, dauert 5 Tage, hat einen verzögerten Wirkungseintritt (Juckreizlinderung erst nach 2 Tagen) und weist auch gewisse Nebenwirkungen auf. Azole wirken antimykotisch, aber auch antibakteriell. Die physiologische Vaginalflora, die Döderlein-Bakterien, wird in der Regel nicht geschädigt.

Die Therapieversager (etwa 10–15%) sind durch Reinfektion, nicht ausreichende Dosierung oder mangelhafte Compliance der betroffenen Frauen zu erklären.

Resistenzentwicklungen sind nicht beobachtet worden.

> Die früher geforderte Mitbehandlung des asymptomatischen Partners wird nicht mehr notwendig.

10.2.2 Trichomonadenkolpitis

Epidemiologie. Die Trichomonadenvaginitis gilt als dritthäufigste Form der Kolpitis.

Ätiopathogenese. Der Erreger Trichomonas vaginalis ist fakultativ-pathogen. Er hat die größte pH-Toleranz aller Erreger (▪ Tab. 10.1). Diese Eigenschaft erklärt seine Häufigkeit bei zytologischen Abstrichen, asymptomatischen Befunden und sein symptomloses Auftreten in den Ausführungsgängen der Bartholin-Drüsen, im Zervikalkanal und selten im Uteruskavum, der Urethra, der Harnblase und dem Rektum.

Trichomonaden kommen symptomlos auch im Urogenitaltrakt des Mannes vor. Ihre Häufigkeit wird hier auf 15% geschätzt. In etwa 40% der Fälle von unspezifischer Urethritis des Mannes lassen sich Trichomonaden nachweisen. Die gegenseitige Übertragung bei der Kohabitation ist gesichert. Aus diesem Grund wird die Trichomoniasis eigentlich zu den sexuell übertragbaren Infektionskrankheiten gerechnet. Allerdings ist die Übertragung auch ohne Sexualverkehr möglich bzw. kann die manifeste Infektion bei der Frau auch auf einem Milieuwechsel in der Vagina beruhen.

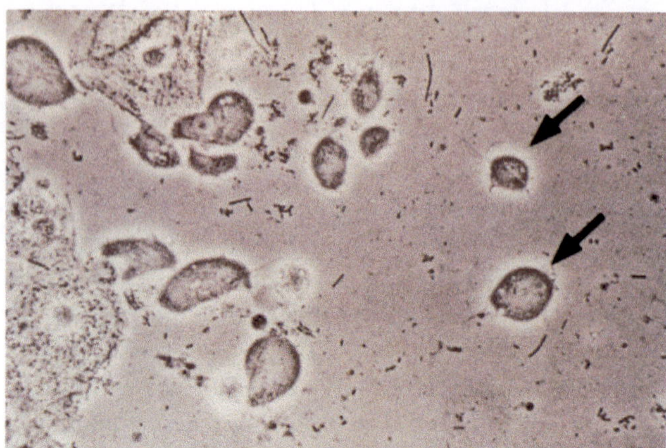

Abb. 10.8. Nativabstrich. Birnenförmige einzellige Geißeltierchen (Pfeile) bei Trichomonaden-Infektion

Symptomatik. Hauptsymptome sind reichlich gelblicher, dünnflüssiger, teils blutiger, schaumiger und scharf riechender Fluor, Juckreiz und eine begleitende diffuse Vulvitis.

Diagnostik. Der vaginale pH liegt bei 4,7. Der Nachweis der Trichomonaden erfolgt mittels Phasenkontrastmikroskopie, erkennbar ist deren birnenförmige Gestalt. Im Nativpräparat (Abb. 10.8) fallen die Trichomonaden zusätzlich durch Geißeln und aktive Bewegungen auf. Häufig besteht eine bakterielle Begleitinfektion oder Candidamykose.

Therapie. Nitroimidazolderivate sind gut wirksam. Die Therapie erfolgt peroral mit Metronidazol und lokal mit Clotrimazol.

! Die gleichzeitige Partnerbehandlung ist unbedingt erforderlich.

Die Therapie ist in etwa 90% der Fälle erfolgreich, bei 10% kommt es zu Rezidiven. Da eine Resistenzbildung nicht bekannt ist, muss von nicht ausreichender Therapie, mangelnder Compliance oder Reinfektion ausgegangen werden.

10.2.3 Bakterielle Kolpitis

Definition

Bei der bakteriellen Kolpitis (bakterielle Vaginose) liegt meist eine Infektion mit Gardnerella vaginalis auf dem Boden einer bakteriellen Mischflora vor.

Epidemiologie. Die bakterielle Kolpitis ist die häufigste Ursache für Fluor vaginalis.

Symptomatik. Folgende Symptome (Tab. 10.1) sind von Bedeutung:
- Vermehrter gräulich, kerniger Fluor,
- übler, fischartiger Geruch, der sich unter Einwirkung von Kaliumhydroxid verstärkt,
- pH-Wert ≤4,7,
- clue cells (Schlüsselzellen, d. h. Vaginalepithelien überlagert von kleinen Bakterien, überwiegend Gardnerella vaginalis) im Nativpräparat (Abb. 10.9).

Diagnostik. Die Diagnose ist beim Vorhandensein 3 dieser Symptome gesichert (Abb. 10.10).

Therapie. Die Behandlung besteht im Senken des pH-Wertes der Scheide und in der Wiederherstellung des natürlichen Milieus. Dokumentiert ist die systematische oder lokale Behandlung mit Clindamycin oder Metronidazol.

10.2.4 Zytolytische Vaginose

Epidemiologie. Die zytolytische Vaginose tritt häufig auf.

Symptomatik. Symptome sind:
- Käseähnlicher, bröckliger Fluor
- Juckreiz
- Dyspareunie
- Dysurie
- Brennen im Bereich der Vulva
- Zyklischer Verlauf
- Prämenstruelle Verstärkung

Diagnostik. Die zytolytische Vaginose kann mit rezidivierenden Candidainfekten verwechselt werden. Am sichersten ist die Diagnose im Nativpräparat eines Vaginalabstriches zu stellen (Tab. 10.1). Vor der Untersuchung sollte zwei Tage auf Geschlechtsverkehr, Vaginalmittel und Spülungen verzichtet werden. Das Präparat zeigt dann
- keine Mischflora,
- wenig Leukozyten,
- zerstörte Vaginalepithelzellen bei erhaltenen Nacktkerne,
- reichlich Laktobazillen.

Der pH liegt bei 3,5–4,5.

Ätiopathogenese. Der ständige Auf- und Abbau der Gebärmutterschleimhaut, ihre zyklische Abstoßung und der folgende Wiederaufbau der Zona functionalis erschwert die Besiedlung durch pathogene Keime. Darüber hinaus verfügt das Endometrium offenbar über eine gewisse bakterizide Kapazität, die gegen Gonokokken bewiesen wurde.

Ausgangspunkt einer Entzündung des oberen Genitaltraktes ist fast immer die Cervix uteri. Das Corpus uteri ist durch die Schranke im Bereich des inneren Muttermundes, der Schleimhautgrenze zwischen Zervix und Isthmus uteri, vor einer Infektion geschützt. Jede Durchbrechung dieser Barriere, natürlich (Geburt, Fehlgeburt, Menstruation) oder artefiziell (Abrasio, Sondierung des Cavum uteri, Hysteroskopie, Hystero-/Radiographie, Pertubation, Legen eines intrauterinen Pessars, unsachgemäßes Vorgehen bei einem Schwangerschaftsabbruch) erhöht die Gefahr einer Keimaszension in das Cavum uteri.

Die **Endometritis puerperalis** (Entzündung des Endometriums im Wochenbett) ist die häufigste Infektion der Gebärmutter. Mangelhafte Rückbildung des Uterus z. B. bei Eihäuten im Cavum uteri, tragen zu einem unzureichenden Verschluss bei und begünstigen die Keimverschleppung.

In den letzten Jahren hat sich die Bedeutung der IUPs für die Entstehung von Entzündungen des inneren Genitale relativiert. Die aseptische Einlage des IUPs schützt vor einer Infektion.

Symptomatik. Die Symptome sind unspezifisch. Im Vordergrund stehen Blutungsanomalien wie Meno- und/oder Metrorraghien und Uterusdruckschmerz. Das Allgemeinbefinden ist nur gering gestört. Entzündungszeichen wie Temperatur, BSG, Leukozytose oder CRP sind normal bis geringfügig erhöht.

Diagnostik. Die Verdachtsdiagnose wird aufgrund der Anamnese (Eingriff in den Uterus) und den Blutungsanomalien gestellt.

! Ist der Uterus aufgelockert oder vergrößert, muss von der Beteiligung des Myometriums, einer Endomyometritis, ausgegangen werden.

Die Sicherung zur Diagnose erfolgt histologisch aus dem Abrasionsmaterial. Eine differenzierte Keimdiagnostik (Vaginal- und Zervixabstrich, Abrasionsmaterial) ist meist nicht notwendig.

Therapie. Die Therapie erfolgt in der Regel konservativ. Wegen der Gefahr einer aufsteigenden Infektion ist eine Antibiotikatherapie unter Berücksichtigung der Anaerobier indiziert. Sie kann bei einer unkomplizierten, nicht fieberhaften Endometritis oral erfolgen.

> Eine komplizierte Endomyometritis kann eine stationäre Behandlung mit i. v.-Antibiose und Schmerzmedikation erforderlich machen.

Bei einer Endometritis im Zusammenhang mit einem liegenden Intrauterinpessar (IUP) ist dieses zu entfernen. Tritt die Endometritis im Zusammenhang mit dem Abort oder post partum auf, muss an das Vorhandensein eines Schwangerschaftsrestes gedacht werden. Die erforderliche instrumentelle Nachräumung sollte nach Antibiotikatherapie im entzündungsfreien Intervall erfolgen. Bei Involutionsstörungen sind Kontraktionsmittel (Oxytozin) zu verwenden.

10.4.1 Pyometra

Definition

Bei der **Pyometra** sammelt sich Eiter in der Gebärmutterhöhle, der wegen Verklebungen am inneren Muttermund bei vorbestehender Endometritis nicht abfließen kann.

Ätiopathogenese. Die Pyometra tritt überwiegend im höheren Alter auf und ist in etwa 50% der Fälle mit einem Korpuskarzinom assoziiert.

> Bei jeder Pyometra muss ein Endometriumkarzinom ausgeschlossen bzw. bestätigt werden.

Diagnostik. Der Uterus ist palpatorisch prallelastisch, evtl. sind eitrige Absonderungen im Zervikalkanal sichtbar. Die Sonographie zeigt die Flüssigkeitsansammlung im Uteruskavum und ggf. eine auffällige Schleimhaut. Temperatur, Leukozyten, BSG und CRP sind erhöht.

Therapie. Therapie und Diagnostik erfolgen zweizeitig:
1. Im ersten Schritt wird in Narkose der Zervikalkanal aufgedehnt, ein Hamm-Röhrchen eingelegt, um den Eiter ablaufen zu lassen. Die Antibiotikatherapie muss ein breites Spektrum (auch Anaerobier und Kolibakterien) umfassen.
2. Nach Abklingen der Entzündung wird erfolgt eine Abrasio zur histologischen Abklärung.

lung. Schwellung, Rötung, starke Schmerzen. **Therapie**: Rotlicht, lokale Schmerzbehandlung bis Spontanruptur, ggf. Inzision und Fixierung der Gangwand an äußere Haut (Marsupialisation).

2. **Sekundäre Vulvitis:** Fortleitung einer höher gelegenen Infektion (Candida, Trichomonaden), Teilmanifestation dermatologischer (Erythema exsudativum, Erythrodermie, seborrhoisches Exzem, Psoriasis vulgaris, Herpes genitalis) oder allgemeiner Erkrankungen (Syphilis).

Vaginitis, Kolpitis: Entzündung der Scheide bei gestörter Schutzfunktion des physiologischen Scheidenmilieus (pH ≤4,5, Bildung von Milchsäure aus Glykogen der Vaginalepithelien durch Döderlein-Bakterien unter Östrogeneinfluss).
Therapie: Spezifisch antibiotische Behandlung des Erregers, aber auch immer Stabilisierung des Vaginalmilieus.

- **Candidamykose:** Candida albicans (Sprosspilz) zu 80%, Infektion nur bei Disposition (infizierter Partner, Diabetes mellitus, Antibiotika, Abwehrschwäche, Schwangerschaft, Stress).
  Symptomatik: Fluor weißlich-krümelig, Juckreiz, Brennen, Dysurie, Dyspareunie, ggf. exzematöse Herde bis auf die Oberschenkel.
  Diagnostik: Nativpräparat, ggf. Pilzkultur.
  Therapie: Nystatin, Amphotericin B, Natamycin, Imidazol, Triazol.
- **Trichomonadenkolpitis**: Trichomonas vaginalis, fakultativ-pathogen, Übertragung auch durch Geschlechtsverkehr.
  Symptomatik: gelblicher, scharf riechender Fluor, Juckreiz.
  Diagnostik: ph ≥4,5, Nativpräparat.
  Therapie: Metronidazol, Clotrimazol, Partnerbehandlung unbedingt erforderlich!
- **Bakterielle Kolpitis:** Bakterielle Mischflora, meist auch Gardnerella vaginalis (Aminkolpitis).
  Symptomatik: Gräulicher Fluor, bei Gardnerella vaginalis fischartiger Geruch.
  Diagnostik: Nativpräparat.
  Therapie: Clindamycin, Metronidazol.
- **Zytolytische Vaginose:** Auflösung von Vaginalepithelien beim Überwiegen von Döderlein-Bakterien, zyklischer Verlauf, typischer käseartiger Fluor mit Juckreiz, Nachweis durch Nativpräparat.
  Therapie: Scheidenspülungen mit Karbonatlösung.
- **Atrophische Vaginose:** Östrogenmangel (Wochenbett, Postmenopause). Dysurie, Brennen, Juckreiz, im Nativpräparat Mischflora.
  Therapie: Östrogenapplikation lokal.

10.3 Entzündungen der Cervix uteri (Zervizitis)

Ätiopathogenese. Normalerweise ist der untere Zervixabschnitt mit denselben Keimen besiedelt, die auch in der Vagina nachzuweisen sind, ohne dass es zu Entzündungen kommt.

> Das einschichtige Zylinderepithel der Zervix stellt jedoch keinen so guten Schutz vor Erregern dar, wie das mehrschichtige Epithel der Vulva und Vagina.

Der Schutz vor aufsteigenden Infektionen wird mit einem komplexen Abwehrmechanismus aus östrogeninduziertem Zervixsekret, das IgA-Antikörper und Lysozyme enthält, Ziliarbewegungen des Drüsenepithels und einem lokalen zellulären Immunsystem erklärt. Physiologisch nimmt deshalb mit zunehmender Entfernung vom äußeren Muttermund die Erregerzahl ab.

Greifen diese Schutzmechanismen jedoch nicht, so siedeln sich insbesondere Chlamydien (▶ Kap. 10.6.2) und Gonokokken (▶ Kap. 10.6.3), aber auch Viren (Herpesviren ▶ Kap. 10.6.1) in der Zervix an.

10.4 Entzündungen des Endometriums (Endometritis)

Definition
Bei der Endometritis beschränkt sich die Entzündung auf die Schleimhaut der Gebärmutter.

Epidemiologie. Die akute Endometritis ist, mit Ausnahme der Endometritis im Wochenbett (Endometritis puerperalis) eine seltene Erkrankung.

Ätiopathogenese. Der ständige Auf- und Abbau der Gebärmutterschleimhaut, ihre zyklische Abstoßung und der folgende Wiederaufbau der Zona functionalis erschwert die Besiedlung durch pathogene Keime. Darüber hinaus verfügt das Endometrium offenbar über eine gewisse bakterizide Kapazität, die gegen Gonokokken bewiesen wurde.

Ausgangspunkt einer Entzündung des oberen Genitaltraktes ist fast immer die Cervix uteri. Das Corpus uteri ist durch die Schranke im Bereich des inneren Muttermundes, der Schleimhautgrenze zwischen Zervix und Isthmus uteri, vor einer Infektion geschützt. Jede Durchbrechung dieser Barriere, natürlich (Geburt, Fehlgeburt, Menstruation) oder artefiziell (Abrasio, Sondierung des Cavum uteri, Hysteroskopie, Hystero-/Radiographie, Pertubation, Legen eines intrauterinen Pessars, unsachgemäßes Vorgehen bei einem Schwangerschaftsabbruch) erhöht die Gefahr einer Keimaszension in das Cavum uteri.

Die **Endometritis puerperalis** (Entzündung des Endometriums im Wochenbett) ist die häufigste Infektion der Gebärmutter. Mangelhafte Rückbildung des Uterus z. B. bei Eihäuten im Cavum uteri, tragen zu einem unzureichenden Verschluss bei und begünstigen die Keimverschleppung.

In den letzten Jahren hat sich die Bedeutung der IUPs für die Entstehung von Entzündungen des inneren Genitale relativiert. Die aseptische Einlage des IUPs schützt vor einer Infektion.

Symptomatik. Die Symptome sind unspezifisch. Im Vordergrund stehen Blutungsanomalien wie Meno- und/oder Metrorraghien und Uterusdruckschmerz. Das Allgemeinbefinden ist nur gering gestört. Entzündungszeichen wie Temperatur, BSG, Leukozytose oder CRP sind normal bis geringfügig erhöht.

Diagnostik. Die Verdachtsdiagnose wird aufgrund der Anamnese (Eingriff in den Uterus) und den Blutungsanomalien gestellt.

> ! Ist der Uterus aufgelockert oder vergrößert, muss von der Beteiligung des Myometriums, einer Endomyometritis, ausgegangen werden.

Die Sicherung zur Diagnose erfolgt histologisch aus dem Abrasionsmaterial. Eine differenzierte Keimdiagnostik (Vaginal- und Zervixabstrich, Abrasionsmaterial) ist meist nicht notwendig.

Therapie. Die Therapie erfolgt in der Regel konservativ. Wegen der Gefahr einer aufsteigenden Infektion ist eine Antibiotikatherapie unter Berücksichtigung der Anaerobier indiziert. Sie kann bei einer unkomplizierten, nicht fieberhaften Endometritis oral erfolgen.

> Eine komplizierte Endomyometritis kann eine stationäre Behandlung mit i. v.-Antibiose und Schmerzmedikation erforderlich machen.

Bei einer Endometritis im Zusammenhang mit einem liegenden Intrauterinpessar (IUP) ist dieses zu entfernen. Tritt die Endometritis im Zusammenhang mit dem Abort oder post partum auf, muss an das Vorhandensein eines Schwangerschaftsrestes gedacht werden. Die erforderliche instrumentelle Nachräumung sollte nach Antibiotikatherapie im entzündungsfreien Intervall erfolgen. Bei Involutionsstörungen sind Kontraktionsmittel (Oxytozin) zu verwenden.

10.4.1 Pyometra

> **Definition**
> Bei der **Pyometra** sammelt sich Eiter in der Gebärmutterhöhle, der wegen Verklebungen am inneren Muttermund bei vorbestehender Endometritis nicht abfließen kann.

Ätiopathogenese. Die Pyometra tritt überwiegend im höheren Alter auf und ist in etwa 50% der Fälle mit einem Korpuskarzinom assoziiert.

> Bei jeder Pyometra muss ein Endometriumkarzinom ausgeschlossen bzw. bestätigt werden.

Diagnostik. Der Uterus ist palpatorisch prallelastisch, evtl. sind eitrige Absonderungen im Zervikalkanal sichtbar. Die Sonographie zeigt die Flüssigkeitsansammlung im Uteruskavum und ggf. eine auffällige Schleimhaut. Temperatur, Leukozyten, BSG und CRP sind erhöht.

Therapie. Therapie und Diagnostik erfolgen zweizeitig:

1. Im ersten Schritt wird in Narkose der Zervikalkanal aufgedehnt, ein Hamm-Röhrchen eingelegt, um den Eiter ablaufen zu lassen. Die Antibiotikatherapie muss ein breites Spektrum (auch Anaerobier und Kolibakterien) umfassen.
2. Nach Abklingen der Entzündung wird erfolgt eine Abrasio zur histologischen Abklärung.

10.5 Entzündungen der Adnexe (Adnexitis)

Pelvic inflammatory disease (PID)

Unter dem internationalen Sammelbegriff der WHO Pelvic inflammatory disease (PID) werden folgende akute und chronische Entzündungen des Beckens zusammengefasst:

- **Salpingitis** (Entzündung des Eileiters)
- **Salpingoophoritis** (Entzündung des Eileiters und Eierstocks)
- **Pelveoperitonitis** (Entzündung des Bauchfells der Beckenorgane)
- **Parametritis** (Entzündung des neben der Gebärmutter befindlichen Bandapparates)

Entzündungen der Adnexe gehören zu den ernsthaften gynäkologischen Erkrankungen. Nicht selten kommt es nach erfolgreicher Behandlung zu Spätfolgen wie chronischen Verläufen, Verwachsungen, Extrauteringravidität, Sterilität.

! Adnexitiden stellen auch heute noch eine schwerwiegende, lebensbedrohliche Infektion dar.

Epidemiologie. Die Häufigkeit der Adnexitis ist nicht bekannt. Daten aus Schweden und Deutschland sprechen für eine rückläufige Tendenz.

> Die akute Adnexitis tritt häufig bei der jungen, sexuell aktiven, nicht schwangeren Frau auf.

Der Altersgipfel liegt zwischen 16 und 24 Jahren. Mit zunehmendem Alter nimmt die Häufigkeit deutlich ab. Für die sexuell aktive 15-jährige Patientin wird das Risiko mit 1:8, für die 25-jährige Patientin mit 1:80 veranschlagt.

Ätiopathogenese. Die Pathogenese der Adnexitis ist auch heute noch nicht gesichert. Die vorliegenden Daten sind unzureichend, teils widersprüchlich.

In der Regel greift der entzündliche Prozess von den Eileitern ausgehend auf die Nachbarschaft über. Zervitis und Endometritis gehören als Begleiterkrankungen häufig dazu. Der pathogenetische Mechanismus der Keimaszension ist durch kulturelle Untersuchungen und Antigennachweise gesichert. Eine Unterbrechung der Infektionswege, z. B. durch Sterilisation, behindert die Infektion. So ist die akute Adnexitis bei sterilisierten Frauen extrem selten.

Daneben sind
- die Infektion nach Schwangerschaft und intrauterinem Eingriff,
- die Begleitinfektion bei Entzündungen oder Abszessen im Abdomen (z. B. Appendizitis) sowie
- die hämatogene Infektion (z. B. bei Genitaltuberkulose)

bekannt.

> Häufiger Partnerwechsel und Schwangerschaftsabbrüche stellen Risikofaktoren da.

Mit Einschränkungen gilt dies auch für das liegende Intrauterinpessar (IUP), Geschlechtserkrankungen oder Adnexitiden in der Vorgeschichte. Die Menstruation gilt als eigenständiger Risikofaktor. Die bakterielle Kontamination des Spermas, besonders mit Chlamydia trachomatis wird zunehmend als bedeutend angesehen.

Das Erregerspektrum der Adnexitis umfasst zum einen Mikroorganismen aus dem zervikovaginalen Fluor und zum anderen beim Geschlechtsverkehr übertragene Keime. So kommen grampositive und gramnegative Anaerobier, Actinomyces israelii, Neisseria gonorrhoea und Chlamydia trachomatis und auch Mykoplasmen vor.

> Die häufigsten Erreger einer Adnexitis sind Gonokokken und Chlamydia trachomatis (▶ Kap. 10.6.2).

Allein oder gemeinsam sind sie bei bis zu 60 % der Salpingitiden junger Frauen nachweisbar. Virusinfektionen als Ursache von Adnexitiden werden als Einzelfall berichtet, sind aber nicht systematisch untersucht

Prävention. Das Benutzen von **Kondomen** hat einen schützenden Effekt.

Hormonelle Prävention

Die Rolle **hormoneller Kontrazeptiva** wird widersprüchlich beurteilt. So stellen sie für aszendierende Infektionen einen Schutzfaktor dar, andererseits steigt das Risiko einer zervikalen Infektion mit Chlamydia trachomatis, besonders in Korrelation mit dem niedrigen Östrogengehalt der modernen hormonellen Kontrazeptiva. Entsprechendes gilt für Intrauterinspiralen, die Levornogestrel enthalten. Sie stellen einen Schutzfaktor für Salpingitiden dar, der sich bei Gonokokken nicht bestätigt hat.

Symptomatik. Das klinische Bild der akuten Salpingitis ist vielfältig. Es reicht von symptomarmen, verkannten bis zu lebensbedrohlichen Verläufen.

Die klassischen Symptome sind

- Fieber,
- schmerzhafte Adnexschwellung mit **Portioschiebeschmerz** und pathologische Entzündungsreaktionen im Serum.

Als zusätzliches, wegweisendes Symptom gilt die Zervizitis.

> Das Fehlen einer Zervizitis macht die Diagnose einer akuten Adnexitis unwahrscheinlich.

Diagnostik. Das **Nativpräparat** aus Vagina oder dem Zervikalkanal mit dem Nachweis zahlreicher Leukozyten ist ein hilfreicher Hinweis.

Zeigt die **Sonographie**

- Flüssigkeit im Douglas-Raum,
- verdickte Tuben mit Flüssigkeitsansammlung (Hydrosalpinx) und
- polyzystische, vergrößerte Ovarien,

stützt dies die Verdachtsdiagnose.

Den sicheren Nachweis erbringt die **Pelviskopie**. Bei der Untersuchung finden sich

- gerötete verdickte Tuben,
- Adhäsionen und
- Exsudat aus der Tube (Abb. 10.11).

Erste therapeutische Maßnahmen, wie das Lösen der Verwachsungen sowie die Entfernung eitrigen Exsudates sind sofort möglich.

Die bakterielle Diagnostik aus dem Sekret im Fimbrientrichter bringt den Erregernachweis. Allerdings ist nur die Diagnostik auf Gonokokken und Chlamydien aus der Zervix und Urethra sinnvoll. Die anderen Keime sind weitgehend ohne diagnostische Bedeutung, da sie sich kaum gegen die normale Genitalflora abgrenzen lassen.

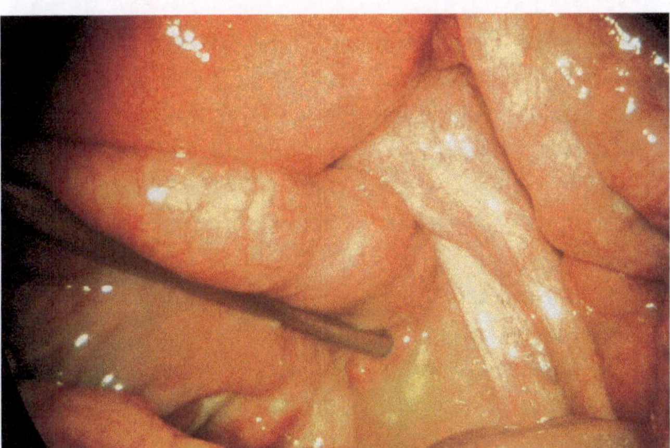

Abb. 10.11. Akute Adnexitis und Pyosalpinx (Eiteransammlung im Eileiter)

Die Indikation der diagnostischen Pelviskopie ist umstritten. Einerseits stellt die Pelviskopie die einzige sichere Diagnostik dar, andererseits kann bei Erregernachweis aus Urethra und Zervix zunächst auch eine gezielte Antibiotikatherapie durchgeführt werden, deren Erfolg kurzfristig kontrollierbar ist.

> Die **Pelviskopie**, als invasiver operativer Eingriff sollte Erkrankungen vorbehalten werden, die schlecht oder gar nicht auf die Therapie ansprechen oder rezidivierend auftreten.

Komplikationen der Adnexitis sind

- Pyosalpinx (Eiteransammlung im Eileiter)
- Tuboovarialabzsess (Abszess von Eileiter und Ovar) und
- diffuse Peritonitis (Entzündung des Bauchfells im gesamten Abdomen).

Polymikrobielle Infektionen unter Beteiligung von Anaerobier und die Monoinfektion mit Haemophilus influenzae sind mit schweren Krankheitsverläufen verbunden.

Als **Spätfolgen** sind

- Rezidivneigungen
- chronische Schmerzen
- Verwachsungen
- Extrauteringravidität und
- Sterilität

zu nennen. Die hohe Schwankungsbreite des Einzelrisikos ist durch Variation des Krankheitsverlaufes, Alter der Patientin und Behandlungsbeginn bedingt.

Differentialdiagnose. Das klinische Bild der akuten Adnexitis ist so unspezifisch, dass eine umfangreiche differentialdiagnostische Abklärung notwendig ist. Abgegrenzt werden müssen

- Appendizitis
- Extrauteringravidität
- Endometriose
- Ovarialzystenruptur (-blutung)
- Stieldrehung der Adnexe
- Entzündungen anderer Beckenorgane
- Harnwegsinfekte
- Uterus myomatosus
- Verwachsungsbauch

Therapie. Die Therapie richtet sich nach Dauer und Ausmaß der Infektion, den Erregern, dem Alter und der Compliance der Patientin.

Eine stationäre Behandlung sollte angestrebt werden, insbesondere wenn die Diagnose nicht sicher gegen eine Appendizitis oder Extrauteringravidität abzugrenzen ist. Unbedingt erforderlich ist die stationäre Therapie, wenn sich unter ambulanten Maßnahmen keine ausreichende Besserung einstellt.

Im Zentrum steht ein breites Spektrum von Antibiotika. Vor Beginn der Therapie müssen Abstriche aus Urethra und Zervix zur Erregerresistenzbestimmung entnommen werden. Da der Erregernachweis einige Tage beansprucht und eine Antibiotikatherapie umgehend einzuleiten ist, muss sich diese nach dem möglichen bzw. wahrscheinlichen Erregerspektrum richten (Gonokokken und Chlamydia trachomatis!). Darüberhinaus ist das mögliche Auftreten von E. coli, Streptokokken und Staphylokokken zu berücksichtigen.

Penizillin oder Ampizillin i.v. bzw. Amoxyzillin oder Tetrazykline sind Mittel der ersten Wahl. Die zusätzliche Gabe von Antiphlogistika ist sinnvoll. Eine ergänzende Therapie mit Cephalosporinen der 3. Generation ist möglich. Bei ausbleibendem Therapieerfolg muss auf eine Kombinationstherapie mit Erweiterung des therapeutischen Spektrums umgestellt werden. Die Therapiedauer beträgt bis zu 20 Tage.

10.5.1 Ovarialabszess

! Der Ovarialabszess bzw. der Tuboovarialabszess ist eine schwere Komplikation der Adnexitis.

Das Erregerspektrum entspricht der Adnexitis. Neben der Antibiotikatherapie wird regelmäßig eine operative Intervention (z. B. auch endoskopisch) erforderlich.

10.5.2 Parametritis

Definition
Die Parametritis ist die Entzündung des die Gebärmutter umgebenden Bindegewebes.

Epidemiologie. Die Parametritis ist heute eine sehr seltene Erkrankung.

Ätiopathogenese. Als Ursache kommen überwiegend Verletzungen der Zervix oder Pfählungsverletzungen in Frage.

Symptomatik. Es bestehen einseitige, anhaltend starke Schmerzen tief im Becken bei septischen Temperaturen, Leukozytose und CRP-Erhöhung. Zusätzlich zeigt sich eine ausgeprägte weiche bis derbe Schwellung des Parametriums. Der Uterus ist unbeweglich. Schmerzen bei der Defäkation treten auf.

Therapie. Die Behandlung beruht auf der Gabe hochdosierte Antibiotika und Antiphlogistika, sowie einer allgemeinen Ruhigstellung. Gelegentlich muss lokal entlastet werden.

In Kürze

Zervizitis: Entzündung der Cervix uteri, Störung der lokalen Abwehrmechanismen des einschichtigen Zylinderepithels (Zervixsekret, Ziliarbewegung). Meist gelblicher Fluor, Rötung, Kontaktblutung. Erreger häufig Chlamydien, Gonokokken, Herpes- oder Papillomaviren.

Endometritis: Entzündung der Gebärmutterschleimhaut, selten da Keimbesiedlung durch zyklischen Auf- und Abbau erschwert, meist nach Geburt (**Endometritis puerpualis** bei mangelhafter Uterusrückbildung oder verbliebenen Schwangerschaftsresten), Fehlgeburt, intrauterinen operativen Eingriffen, selten Intrauterinpessaren (IUP).

- **Symptomatik:** Blutungsstörungen, Uterusdruckschmerz.
- **Diagnostik:** Abrasio, Histologie.
- **Therapie:** Antibiotika, ggf. operative Nachräumung, Kontraktionsmittel (Oxytozin),ggf. Entfernung des IUP.

Pyometra: Eiteransammlung im Cavum uteri bei Verklebung des Muttermundes, in 50% der Fälle bei Korpuskarzinom. Diagnosestellung sonographisch bei prallelastischem Uterus. Therapeutische Eröffnung unter Antibiotikagabe, Abrasio zum histologischen Nachweis eines Endometriumkarzinoms.

Adnexitis: Entzündung des Eileiters (Salpingitis), des Eileiters und Eierstocks (Salpingoophoritis), des Bauchfells im Becken (Pelveoperitonitis), der Parametrien (Parametritis). Symptomarmes bis ernsthaftes, lebensbedrohliches Krankheitsbild. Pathogenese nicht sicher,

▼

Patientinnen jung, sexuell aktiv, haufigste Erreger Chlamydia trachomatis, Gonokokken.

- **Symptomatik:** Fieber, schmerzhafte Adnexschwellung, Portioschiebeschmerz, Entzündungszeichen im Serum. Meist begleitende Zervizitis und Endometritis. Mögliche Komplikation sind Pyosalpinx, Tuboovarialabszess, Peritonitis.
- **Diagnostik:** Flüssigkeit im Douglas-Raum, vergrößerte Tube und Ovar (Sonographie), Exsudat, Adhäsionen, vergrößerte, gerötete Tuben (Pelviskopie). Erregernachweis aus Zervix, bei Pelviskopie direkt.
- **Therapie:** Möglichst stationär, Antibiotika mit breitem Spektrum, Antiphlogistika.

Parametritis: Sehr selten, nach Verletzungen. Einseitige, starke Schmerzen, Sepsis. Hochdosierte Antibiotikatherapie, ggf. operative Entlastung.

10.6 Sexuell übertragbare Krankheiten (sexually transmitted diseases, STD)

Sexuell übertragbare Krankheiten

a) Die vier klassischen und **meldepflichtigen** sexuell übertragbaren Krankheiten (Geschlechtskrankheiten) sind:
   - Gonorrhö,
   - Syphilis,
   - Lymphogranuloma inguinale
   - Ulcus molle

b) Weitere sexuell übertragbare Krankheiten sind:
   - Trichomoniasis
   - Herpes genitalis
   - Aminkolpitis
   - Chlamydienzervizitis
   - Condylomata acuminata
   - Candida
   - Pediculosis pubis
   - Skabies

c) Allgemeine Infektionserkrankungen, die sexuell übertragen werden können sind:
   - AIDS,
   - Hepatitis B und C
   - Zytomegalie

10.6.1 Herpes-simpex-Virus (HSV)

Definition

Herpes genitalis wird durch eine Infektion mit Herpes-simplex-Viren (HSV) hervorgerufen. Die Erkrankung wird beim Geschlechtsverkehr übertragen.

Epidemiologie. Herpes genitalis ist eine der häufigsten sexuell übertragbaren Genitalinfektionen. Die Durchseuchung liegt bereits im Alter von 14 Jahren bei HSV-Typ 1 zwischen 40 und 90%, bei HSV-Typ 2 zwischen 20–25%. Sie beginnt mit der Aufnahme des Geschlechtsverkehrs und hat ihr Maximum zwischen dem 20. und 30. Lebensjahr. Die Durchseuchung korreliert mit dem sozioökonomischen Status.

Ätiopathogenese. Herpes genitalis wird durch Herpes-simplex-Virusausgelöst:

- Der **HSV-Typ 1** tritt überwiegend im Mundbereich als Herpes labialis auf, kann aber auch eine genitale Infektion verursachen.
- Der **HSV-Typ 2** ist vorwiegend Auslöser des Herpes genitalis.

> Herpesviren führen nach der Primärinfektion zu einer lebenslangen Infektion, die jederzeit wieder auftreten (rekurrieren) kann.

35–60% der infizierten Frauen leiden an rekurrierenden Infektionen.

Rekurrierende HSV-Infektion

Beim Herpes genitalis kommt es mit der Primärinfektion zu einer latenten Infektion der Sakralganglien, die jederzeit Ausgangspunkt einer rekurrierenden Infektion werden können. Die Mechanismen, die eine rekurrierende Infektion auslösen, sind nicht genau bekannt. Es werden physikalische, hormonelle und immunologische Einflüsse bzw. eine unklare immunologische Komponente in den Ganglien diskutiert. Nach Reaktivierung in den Ganglienzellen gelangen die Viren über die Nervenbahnen zur Haut und lösen die typischen Hautveränderungen aus.

75% der Frauen mit einer HSV-Typ 2 positiven Serologie sind asymptomatisch. Insbesondere diese Frauen übertragen den HSV-Typ 2.

Neben der sexuellen Kontamination ist eine Übertragung in der Schwangerschaft auf den Foetus, unter der Geburt auf das Neugeborene oder postpartal auf den Säugling möglich.

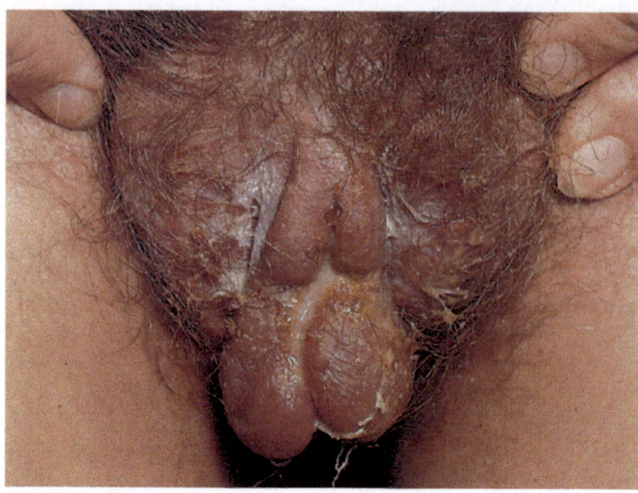

Abb. 10.12. Vulvovaginitis bei Herpes genitalis

Symptomatik. Im Genitalbereich (Vulva, Introitus, Vagina, Ektozervix) und paraanal kommt es 3–9 Tage nach Erstinfektion zur Bläschenbildung in gruppenförmiger Anordnung mit Rötung und nachfolgender Ulzeration (Abb. 10.12). Es treten teilweise heftige Schmerzen, verstärkter Fluor und eine Dysurie auf. Die regionalen Lymphknoten sind geschwollen.

> Beim Herpes genitalis treten schmerzhafte Bläschen auf, die ulzerieren. Bläschen und Sekret sind hochinfektiös.

Das Allgemeinbefinden ist gestört (Fieber, Kopfschmerzen, Schwächegefühl, Muskel- und Kreuzschmerzen). Die Virusausscheidung dauert etwa 11 Tage, kann aber bis zu 21 Tagen anhalten.

> ! Eine aseptische Meningitis als Ausdruck einer ZNS-Beteiligung ist in 30% der Fälle zu beobachten.

Rekurrierende Infektionen verlaufen klinisch deutlich leichter, mit geringerer Ausprägung der Läsion, schnellerer Abheilung, auf bis zu 7 Tagen beschränkte Virusausscheidung und fehlender inguinaler Lymphknotenschwellung. Auch der Verlauf einer primären HSV-Typ 1-Infektion wird deutlich abgemildert, wenn bereits eine Infektion mit HSV-Typ 2 und Antikörperbildung durchlaufen wurde. Diese Konstellation liegt bei 50% der Erkrankten vor.

Diagnostik. Die genaue Anamneseerhebung und das Ergebnis der Serologie sichern die Diagnose.

Verschiedene Arten des Virusnachweises sind möglich:

- Zellkultur mit hoher Sensitivität
- Schnelltest auf immunologischer Basis, der relativ unsicher ist
- Serologischer Nachweis spezifischer Antikörper gegen HSV, heute serologische Tests zur Unterscheidung zwischen Typ 1 und 2.

Therapie. Abhängig von der Klinik: bei milden Verläufen symptomatische Maßnahmen wie Analgetikagabe, Lokalanästhetika, Sitzbäder, bei schweren Verläufen und Rezidiven systemische Gabe von Virostatika (z. B. Aciclovir).

10.6.2 Chlamydien

Definition

Die Chlamydieninfektion beruht auf einer Infektion mit Chlamydia trachomatis, Serotyp D–K.

Chlamydia trachomatis, Serotyp L1–3 hingegen ruft das Lymphogranuloma inguinale hervor.

Epidemiologie. Die Chlamydieninfektion ist die häufigste Ursache einer Zervizitis. Sie wird bei 2–10% der jungen, sexuell aktiven Frauen mit wechselnden Partnern gefunden. In 80% der Fälle ist nur die Zervix betroffen, ca. 80–90% dieser Frauen sind asymptomatisch.

Ätiopathogenese. Chlamydien vermehren sich ausschließlich intrazellulär.

Prädilektionsstellen für die Infektionen sind das einschichtige Zylinderepithel der Zervix und seltener die Urethra.

Symptomatik. Die Chlamydienzervizitis verläuft in den meisten Fällen asymptomatisch. Treten Symptome auf, sind dies meist Brennen und eitriger Fluor (Abb. 10.13).

> ! Die Chlamydienzervizitis kann Ausgangspunkt aszendierender Infektionen, wie Endometritis oder Adnexitis sein.

Die Gefahr einer Infektion des Sexualpartners muss bedacht werden.

In der Schwangerschaft kann die Chlamydieninfektion einen vorzeitigen Blasensprung auslösen, das Neugeborene kann sich unter der Geburt infizieren oder eine Spätendometritis im Wochenbett auftreten.

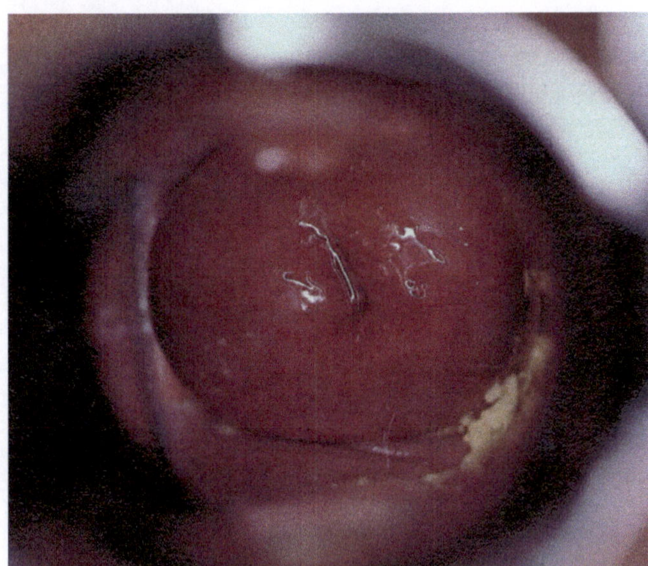

Abb. 10.13. Chlamydienzervizitis

Diagnostik. Die Diagnostik erfolgt über den kolposkopischen Befund. Im Vaginalsekret zeigen sich mikroskopisch typische intrazelluläre Einschlusskörperchen und reichlich Leukozyten.

Der Erregernachweis erfolgt mit Hilfe des hochspezifischen, aber auch aufwendigen Nachweises in einer Zellkultur, einem Immunfluoreszenztest und einem Enzymimmunassay.

Therapie. Die Antibiotikatherapie sollte über 10 Tage durchgeführt werden. Eingesetzt werden:

- Tetrazyklin (1,5–2 g/die),
- Doxyzyklin (200 mg/die) oder
- Erythromycin 1,5–2 g/die.

10.6.3 Gonorrhö

Definition
Die Gonorrhö (Morbus Neisser, Tripper) wird hervorgerufen durch Neisseria gonorrhoea.

Epidemiologie. Die Gonorrhö ist die häufigste meldepflichtige Geschlechtskrankheit. Die Meldung erfolgt anonym. Nur bei Therapieverweigerung ist die namentliche Meldung gefordert.

Die Inzidenz beträgt 0,1–1%. Die Gonorrhö stellt bei Jugendlichen die häufigste Geschlechtskrankheit dar. Das veränderte Sexualverhalten der Jugendlichen (frühere Aufnahme des Geschlechtsverkehrs mit wechselnden Partnern) ist ursächlich.

Ätiopathogenese. Neisseria gonorrhoea, gramnegative aerobe Diplokokken wurden 1879 von Neisser entdeckt. Die Übertragung erfolgt beim Geschlechtsverkehr, seltener als Schmierinfektion. Die Inkubationszeit beträgt durchschnittlich 2–4 Tage.

Die Erreger können in die Epithelzellen intakter, sekretorisch aktiver Schleimhäute eindringen. Nach der Infektion der Schleimhaut erfolgt die Ausbreitung auf dem Blutweg. Das Plattenepithel von geschlechtsreifen Frauen stellt eine unüberwindbare Barriere dar. Bei Kindern und Frauen in der Postmenopause jedoch, können die Erreger das nur aus wenigen Zelllagen bestehende Plattenepithel durchdringen und eine Vaginitis auslösen.

Symptomatik. In der Regel handelt es sich um eine Infektion des Urogenitaltraktes, des Rektums, der Cervix uteri und heute selten der Konjunktiven.

Die Symptome sind eher unspezifisch. Nach Infektion der Zervix tritt grünlich-gelblicher, eitriger Fluor aus (Abb. 10.14). Bei Beteiligung der Bartholin-Drüsen bietet sich das Bild einer akuten Bartholonitis oder eines Bartholin-Empyems.

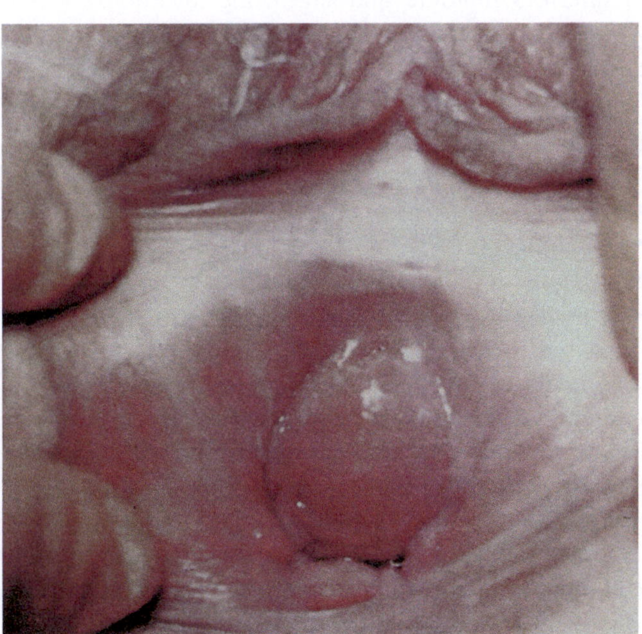

Abb. 10.14. Gonorrhö mit Periurethralabszess. Schmerzhafte entzündliche Vorwölbung der vorderen Vaginalwand

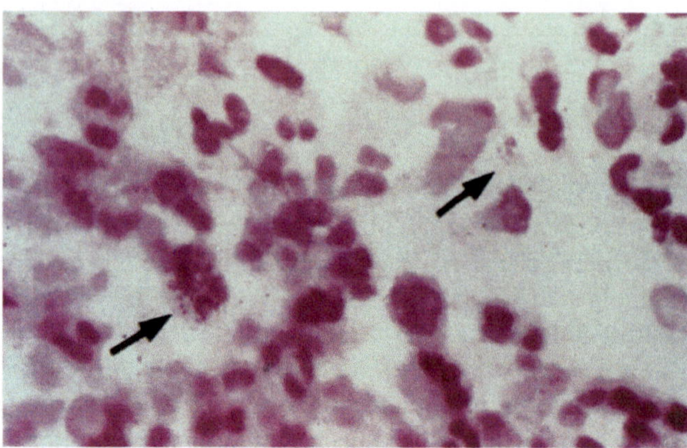

Abb. 10.15. Nativabstrich (Gramfärbung). Typische Gonokokken, intra- und extrazellulär gelegene Diplokokken (Pfeile)

Verschiedene Faktoren wie Blutungen, Abrasio oder Intrauterinpessare (IUP) begünstigen das Aufsteigen der Infektion. Dies kann zu Komplikationen wie Endometritis oder Salpingitis mit nachfolgender Sterilität führen. Die Infektion des Sexualpartners ist jederzeit möglich. In der Schwangerschaft kann die Gonokkokkeninfektion einen vorzeitigen Blasensprung auslösen, unter der Geburt besteht die Gefahr der Infektion des Neugeborenen, danach die der postpartalen Endometritis.

Gelegentlich kommt es zur **disseminierten Gonokokkeninfektion** mit Bakteriämie, bei Frauen häufiger als bei Männern. Symptome sind allgemeine Infektionszeichen wie Fieber, Unwohlsein und Gliederschmerzen sowie ein pustulöser und petechialer Hautausschlag. Die Symptome können so abgeschwächt sein, dass erst die nachfolgende Arthritis auffällige Beschwerden verursacht. Infektionsformen der disseminierten Gonorrhö sind:

- Arthritis (85%)
- Exanthem (40%)
- Meningitis (selten)
- Endokarditis (selten).

Diagnostik. Im Nativpräparat finden sich reichlich Leukozyten und eine hohe Zahl verschiedener Bakterien. In der Kultur werden die Erreger sicher nachgewiesen. Wegen der Empfindlichkeit der Gonokokken ist ein spezielles Transportmedium erforderlich (Abb. 10.15).

Therapie. Eine Antibiotikatherapie ist in jedem Erkrankungsfall erforderlich. Mit Ausnahme der seltenen β-Laktamase-bildenden Stämme sind die Gonokokken gegenüber fast allen Antibiotika empfindlich.

In der Regel werden

- Penizillin (2,4 Mio IE i.m. oder oral),
- Amoxizillin (3×750 mg/die) oder
- Doxyzyklin (200 mg/die) eingesetzt.

Bei β-Laktamase-bildenden Stämmen wird auf Zephalosporine oder Spectinomycin ausgewichen, ebenso bei Unverträglichkeit der anderen Antibiotika.

Häufig liegt begleitend eine Chlamydieninfektion vor. Dies sollte bei der Wahl der Antibiotikatherapie berücksichtigt werden.

Bei unkomplizierter Infektion beträgt die Therapiedauer 1–3 Tage, bei komplizierter aszendierender Infektion oder disseminierter Erkrankung 5–10 Tage.

> Die Mitbehandlung des Partners ist erforderlich.

10.6.4 Syphilis

Definition

Die Syphilis (Lues, harter Schanker, Morbus Schaudinn) wird im Allgemeinen beim Geschlechtsverkehr übertragen. Erreger ist Treponema pallidum.

Epidemiologie. Die Syphilis ist weltweit verbreitet, in den westlichen Ländern beträgt die Inzidenz etwa 10 Fälle/100.000 Einwohner. Nur ein Drittel der Infizierten sind Frauen.

Ätiopathogenese. Erreger der Syphilis ist Treponema pallidum, ein zartes, korkenzieherartig gewundenes, fadenförmiges Gebilde von 6–15 mm Länge.

Der Erreger kann intaktes Epithel nicht durchdringen, sondern benötigt kleinste Verletzungen.

Symptomatik. Der Verlauf der Syphilis wird in 3 Stadien eingeteilt:

1. **Stadium I (Primärstadium, Lues I)** umfasst die Inkubationszeit von meist 3–4 Wochen (aber auch 1 Woche bis 3,5 Monate), das Auftreten des Primäraffektes und die Zeit seiner spontanen Rückbildung.

> Der Primäraffekt ist ein derbes Ulkus mit erhöhtem Rand (Ulcus durum) und lackartigem Glanz (Abb. 10.16).

Multiple Herde sind möglich. Die inguinalen Lymphknoten schwellen stark an, sind sehr derb, aber nicht schmerzhaft.

Die Primärafffekte finden sich vorzugsweise in Regionen, die beim sexuellen Verkehr besonders beansprucht werden (Vulva, Vaginalwand, Portiooberfläche). In 5–10% der Erkrankungsfälle findet sich der Primäraffekt extragenital (Lippen, Brust und Finger). Vom Ulkus aus dringen die Erreger ins Blut.

> Der Primäraffekt bildet sich nach 4–6 Wochen spontan zurück.

Nach dem Primäraffekt entwickelt sich der Primärkomplex mit Ausbildung einer Lymphangitis und Lymphadenitis.

2. **Stadium II (Sekundärstadium, Lues II)** umfasst die Zeit der systemischen Auseinandersetzung mit dem Erreger. 8 Wochen nach der Infektion treten Fieber, Abgeschlagenheit, Kopfschmerzen, erhöhte Blutsenkung und Verschiebung des Serumeiweißes als Prodromi des II. Stadiums auf. Es folgt eine allgemeine Lymphknotenschwellung und Vergrößerung der Milz.

> Die Beteiligung der Lymphknoten der Ellenbeugen und Kniekehlen ist charakteristisch.

Weitere Symptome sind:
- **Angina syphilitica** (Schwellung der Gaumenmandel mit weißlichen Belägen und Heiserkeit),
- **syphilitisches Exanthem,**

! **Condylomata lata** (breite Papeln mit nässender Oberfläche) erscheinen 3,5 Monate nach Infektion im Bereich von Vulva und Anus. Die Oberfläche dieser Papeln weist sehr viele Erreger auf und ist hoch infektiös.

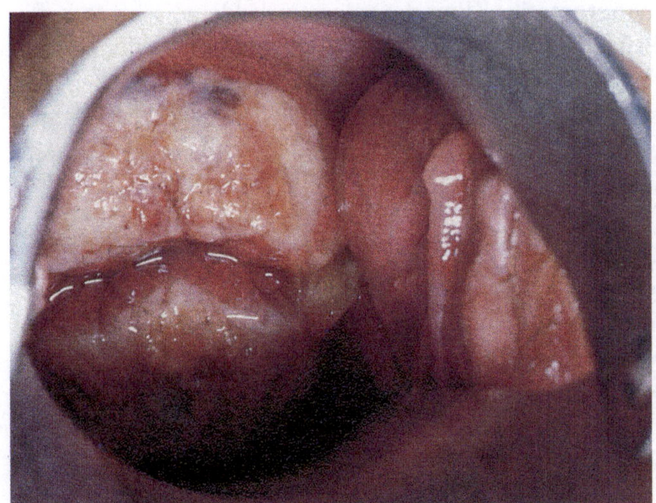

Abb. 10.16. Syphilitischer Primäraffekt an der Cervix uteri

- **syphilitische Alopezie** (unregelmäßiger Haarausfall),
- **syphilitisches Leukoderm** (Depigmentierung der Haut, auch halsbandartige Anordnung depigmentierter Flecken am Halsansatz, auch als »Halsband der Venus« bekannt).

3. **Stadium III (Tertiärstadium, Lues III)** tritt nach 2–5 Jahren auf. In diesem Stadium sind neben der Haut auch innere Organe (Leber, Hirn, Aorta) betroffen.

Die Syphilis wird in eine Früh- und Spätform (Krankheitszeichen bestehen länger als 1 Jahr) differenziert.

Die Erkrankungen des zentralen Nervensystems (Syphilis cerebrospinalis, Neurosyphilis) mit Tabes dorsalis und progressiver Paralyse zählen zu den Spätformen und sind nicht mit dem III. Stadium identisch.

4. **Syphilis connata (Lues connata)** ist die angeborene Syphilis des neugeborenen Kindes. Vorraussetzung ist eine Erkrankung der Mutter. Die Infektion des Kindes erfolgt über die Plazenta oder direkt unter der Geburt aus frischen Herden. Das Kind wird nicht vor dem 5. Schwangerschaftsmonat infiziert, da bis zu diesem Zeitpunkt für das Treponema pallidum eine unüberwindbare Plazentabarriere zwischen dem mütterlichen und kindlichen Kreislauf besteht.

Die Symptome beim Kind entsprechen denen der Syphilis im Stadium II. Darüberhinaus treten auf
- syphilitische Paronychie (Hautveränderungen an Handfläche und Fußsohle)
- syphilitischer Schnupfen (Koryza) und
- plattenförmige Infiltrate um den Mund.

Ein Befall innerer Organe ist bekannt (Meningitis, Osteochondritis syphilitica u. a.).

Zur **Hutchinson-Trias** gehören: Innenohrschwerhörigkeit, Keratitis und Tonnenzähne.

> Eine sorgfältige Schwangerschaftsvorsorge, einschließlich der Durchführung serologischer Suchreaktionen, dient der Prohylaxe der konnatalen Syphilis.

Differentialdiagnose. Der Primäraffekt der Syphilis muss gegen andere Infektionen abgegrenzt werden, z.B. Ulcus molle, Lymphgranuloma inguinale, Granuloma venerum, Tuberkulose. Des Weiteren muss an das Ulcus vulvae acutum, Karzinome, diphtherische Beläge oder Ulzeration bei Diabetes gedacht werden.

Diagnostik. In der Frühphase der Syphilis wird aus verdächtigen Haut- oder Schleimhautveränderungen ein **Abstrich** entnommen. Beim Nachweis von Treponema pallidum im Phasenkontrastmikroskop oder Dunkelfeld ist die Diagnose gesichert.

! Der Nachweis von Treponema pallidum kann durch eine Lokaltherapie mit Chemotherapeutika oder anderen Antibiotika erschwert oder verhindert werden.

Für die **Syphilis-Serologie** stehen verschiedene Verfahren zur Verfügung:
- Der **TPHH-Test (Treponema-pallidum-Hämagglutininhemmtest)** ist eine empfindliche und hochspezifische Suchreaktion. Er wird nach 2 Wochen positiv und bleibt es lebenslang.
- Der **FTA-ABS-Test (Fluoreszenz-Treponema-Pallidum-Antikörperabsorbtionstest)** ist eine Bestätigung des TPHH-Testes.
- Der **VDRL-Test (Veneral-Disease Research-Laboratory-Test)** ist eine Seroreaktion mit quantitativer Titerbestimmung zur Verlaufskontrolle.
- Der **19S-IGM-FTH-ABS-Test** dient zur Unterscheidung zwischen neuen und alten Infektionen und erlaubt eine Aussage, ob die Syphilis noch behandlungsbedürftig ist oder nicht.

> Die Diagnostik muss um die Suche nach der Infektionsquelle ergänzt werden.

Therapie. In der Frühform der Syphilis kann innerhalb von 2 Jahren nach der Infektion eine Heilung erreicht werden.

> Die Behandlung mit Penizillin ist die Therapie der Wahl.

Die Dosis ist so zu wählen, dass ein ausreichend hoher Blutspiegel über 15 Tage erreicht wird. Zu empfehlen ist die Einmalgabe von 2,4 Mega Benzathinpenizillin und die tägliche Injektion von 1 Mega Procainpenizillin über 15 Tage.

10.6.5 Lymphogranuloma inguinale

Definition

Erreger des Lymphogranuloma inguinale (Morbus Durand-Nicolas-Favre) ist Chlamydia trachomatis mit den Serotypen L1–3.

Epidemiologie. Das Lymphogranuloma inguinale ist mit 1 Erkrankung/1.000.000 Einwohner sehr selten.

Ätiopathogenese. Die Infektion erfolgt beim sexuellen Kontakt. Die Inkubationszeit beträgt 14–30 Tage.

Symptomatik. Nach einer vorübergehenden lokalen Ulzeration kommt es zu schmerzhaften Schwellungen der Leistenlymphknoten mit Rötung, Fistelbildung und Eiterung. Allgemeine Infektionszeichen wie Fieber, Unwohlsein und Schmerzen können auftreten. Unbehandelt führt die Infektion zu einer chronisch-eitrigen Lymphangitis mit Verlegung der Lymphbahnen und einem Lymphstau bis hin zur Elephantiasis.

Diagnostik. Das klinische Bild kann serologisch (KBR oder Fluoreszenztest) bestätigt werden. Der Erregernachweis ist nur in wenigen Zentren möglich.

Therapie. Die Therapie kann mit Tetrazyklin oder den Antibiotika-Schemata wie bei Chlamydieninfektionen durchgeführt werden.

10.6.6 Ulcus molle

Definition

Das Ulcus molle (Chankroid, weicher Schanker) ist eine Geschlechtserkrankung, hervorgerufen durch Haemophilus ducreyi.

Epidemiologie. Das Ulcus molle ist mit 4 Fällen/1.000.000 Einwohner ebenfalls sehr selten.

Symptomatik. Klinische zeigen sich kleine schmerzhafte Papeln, die nach Zerfall ulzerieren. Die Ulzerationen sind flach, weich, schmerzhaft und haben einen rötlichen, gezackten, unterminierten Randsaum. Unbehandelt kommt es zu gangränösen Erosionen und abszedierenden Lymphknotenschwellungen.

Therapie. Zur Therapie stehen
- Erythromycin (4×0,5 g/die)
- Sulfonamide
- Tetrazykline (4×0,5 g/die)
- Co-Trimoxazol (2×1 g/die)

zur Verfügung. Die Therapie sollte 10–14 Tage durchgeführt werden.

In Kürze

Sexuell übertragbare Krankheiten (sexually transmitted diseases, STD)

Herpes-siplex-Virus-Infektion (HSV): Erreger HSV-Typ 1 (vorwiegend Herpes labialis), HSV-Typ 2 (vorwiegend Herpes genitalis), lebenslange Infektion, jederzeit rekurrierend

- **Symptomatik:** Bläschen (Sekret hochinfektiös), gruppenförmig angeordnet, Rötung, Ulzeration, teils heftige Schmerzen, Fluor, Dysurie, Schwellung der Lymphknoten, Allgemeinbefinden gestört, in 30% aseptische Menigitis. Klinischer Verlauf sehr variabel.
- **Diagnostik:** Anamnese, Serologie.
- **Therapie:** Virostatika (Aciclovir)

Chlamydienzervizitis: Erreger Chlamydia trachomatis, Serotyp D–K.

- **Symptomatik**: Meist nur Zervix betroffen, in 80% asymptomatisch, sonst Brennen, eitriger Fluor, Aszension bis hin zur Adnexitis möglich.
- **Diagnostik:** Kolposkopie, Abstrich mit intrazellulären Einschlusskörperchen, Zellkultur, Immunfluoreszenztest, Enzymimmunassay.
- **Therapie:** Antibiotika (Tetrazyklin, Doxyzyklin).

Gonorrhö (Morbus Neisser, Tripper): Erreger Neisseria gonorrhoea (Gonokokken), meldepflichtig, vor allem Jugendliche, Inkubationszeit 2–4 Tage.

- **Symptomatik:** Urogenitaltrakt, Rektum, selten Konjuktiven (Gonoblennorrhö). Grünlich-gelblich eitriger Fluor, Komplikationen wie Abszedierung (Bartholin-Empyem), Adnexitis, disseminierte Gonokokkeninfektion (Fieber, Exanthem, Arthritis) möglich.
- **Diagnostik:** Nativpräparat mit intra- und extrazellulären Diplokokken, Kultur.
- **Therapie:** Penizillin, Amoxyzillin, Doxyzyklin, auch Zephalosporine, Streptomycin. Partnerbehandlung unbedingt erforderlich.

Syphilis (Morbus Schaudinn, harter Schanker, Lues): Erreger Treponema pallidum, meldepflichtig.

- **Symptomatik:**
  - **Stadium I (Primärstadium, Lues I):** Inkubationszeit meist 3–4 Wochen, genitaler, hoch infektiöser Primäraffekt als derbes, lackartig glänzendes Ulkus, multiple Herde möglich, starke, nicht schmerzhafte Lymphknotenschwellung, in 10% extragenitales Auftreten (Lippen, Finger, Brust), spontane Rückbildung nach 4 Wochen, Ereger wandert ins Blut.
  - **Stadium II (Sekundärstadium, Lues II):** 8 Wochen nach Infektion, allgemeine Entzündungszeichen, allgemeine Lymphknoten- und Milzschwellung, Angina syphilitica, syphilitisches Exanthem, Condylomata lata (hoch infektiös), Alopezie, Leukoderm (»Halsband der Venus«).
  - **Stadium III (Tertiärstadium, Lues III):** nach 2–5 Jahren, Haut und innere Organe wie Leber, Gehirn, Aorta, Auftreten von Spätschäden wie Syphilis cerebrospinalis, Tabes dorsalis, progressive Paralyse möglich.
- **Diagnostik:** Abstrich aus Primäraffekt (Phasenkontrastmikroskopie, Dunkelfeld), Serologie (TPHH-Test, FTA-ABS-Test, VDRL-Test, 19S-IGM-FTH-ABS-Test), Suche nach Infektionsquelle.
- **Therapie.** Penizillin.

Syphilis connata: Infektion diaplazentar oder bei der Geburt, Symptome wie in Stadium II, zusätzlich Paronchychie, syphilitischer Schnupfen (Koryza), paraorale Infiltrate, sog. Hutchinson-Trias (Innenohrschwerhörigkeit, Keratitis, Tonnenzähne).

Lymphogranuloma inguinale (Morbus Durand-Nicolas-Favre): Erreger Chlamydia trachomatis, Serotyp L1–3, sehr selten, meldepflichtig, Inkubationszeit 14–30 Tage.

- **Symptomatik:** Lokales Ulkus, schmerzhafte Schwellung der Leistenlymphknoten mit Rötung, Fistelbildung, Eiterung bis hin zur chronisch-eitrigen Lymphangitis und Elephantiasis, allgemeine Infektionszeichen.
- **Diagnostik:** Klinisch, Serologie.
- **Therapie:** Tetrazyklin, Doxyzyklin, Erythromicin.

Ulcus molle (Chancroid, weicher Schanker): Erreger Hämophilus ducreyi, sehr selten.

- **Symptomatik:** Kleine schmerzhafte Papeln, die ulzerieren, unbehandelt bilden sich gangränöse Erosionen und abszedierende Lymphknotenschwellungen,
- **Therapie:** Erythromycin, Sulfonamide, Tetrazykline, Co-Trimoxazol, möglichst 10–14 Tage.

10.7 Mastitis

Definition

Es wird unterschieden zwischen
- **Mastitis puerperalis**, der Brustdrüsenentzündung im Wochenbett und
- **Mastitis nonpuerperalis**, der Brustdrüsenentzündung ohne Schwangerschaft oder Stillen.

10.7.1 Mastitis puerperalis

Epidemiologie. Etwa 1% aller Wöchnerinnen haben eine Mastitis.

Ätiopathogenese. Als Erreger tritt in 95% der Fälle Staphylococcus aureus auf. Daneben sind Staphylococcus epidermidis, Streptokokken, Proteusarten, Escherichia coli und andere Erreger bekannt.

Die Übertragung erfolgt über den Mund des Kindes. Staphylococcus aureus lässt sich dort bei über 80% aller gestillten Kinder innerhalb einer Woche post partum nachweisen. Rhagaden der Brustwarze erleichtern dem Erreger den Eintritt, Milchstau begünstigt die Keimvermehrung. Eine hämatogene Infektion ist eine Seltenheit.

Symptomatik. Klinisch tritt die Mastitis meist einseitig mit schmerzhafter Rötung, Überwärmung und Verhärtung sowie Schüttelfrost und Fieber über 39°C auf, in der Regel am 6.–7. Tag post partum.

! Schreitet die Entzündung fort, kann es zur Abszedierung (**abszedierende Mastitis**) kommen.

Therapie. Bei **leichter** bzw. gerade aufgetretener Erkrankung ist kontrolliertes Abpumpen mit Ausstreichen der betroffenen Mamma in Verbindung mit lokaler Kühlung und Hochbinden der Brust ausreichend. Bei ausbleibendem Erfolg werden Prolaktinhemmer empfohlen, die die Milchbildung reduzieren.

In **schweren**, therapieresistenten Fällen ist die Antibiotikatherapie z. B. mit Flucloxazillin indiziert. Bei Penizillinallergien sind Clindamycin oder Erythromycin einzusetzen. Ein Abstillen ist in diesem Stadium der Erkrankung nicht zwingend erforderlich. Im Einzelfall muss in Abhängigkeit von der Schwere der Erkrankung und der Compliance der Patientin entschieden werden.

Hat sich eine **abszedierende Mastitis** entwickelt, kann eine Rotlichtbehandlung zur Abheilung oder Einschmelzung des Entzündungsprozesses führen.

! Tritt eine Fluktuation des Abszesses auf, muss dieser operativ eröffnet und drainiert werden.

10.7.2 Mastitis nonpuerperalis

Epidemiologie. Die Häufigkeit und Altersverteilung entspricht etwa der der Mastitis puerperalis.

Ätiopathogenese. Als Erreger kommen Staphylococcus aureus (40–50%), koagulasenegative Streptokokken (40%), Anaerobier (10–20%) sowie Escherichia coli und Proteus mirabilis (jeweils unter 5%) vor. In der Regel handelt es sich um eine lokal begrenzte, langwierige und gelegentlich chronisch-rezidivierende Erkrankung. Sie wird auf einen Sekretstau der mamillennahen Drüsenausführungsgänge, z. B. durch Plattenepithelmetaplasien und narbige Veränderungen nach vorausgegangenen Entzündungen, zurückgeführt. Häufig besteht eine Hyperprolaktinämie.

> Bei Verdacht auf Mastitis nonpuerperalis muss der Prolaktinspiegel bestimmt werden.

Symptomatik. Meist tritt die Mastitis nonpuerperalis in der Nähe der Mamille auf. Die Erkrankung verläuft jedoch sehr variabel und rezidiviert häufig.

! Bei Mastitis nonpuerperalis muss ein inflammatorisches Mammakarzinom ausgeschlossen werden.

Therapie. Die Behandlung der Mastitis erfolgt medikamentös durch Prolaktinhemmer, Antibiotika und bei Abszedierung durch operative Eröffnung der Abszesse.

In Kürze

Mastitis puerperalis: Bei etwa 1% aller Wöchnerinnen, 95% Staphylococcus aureus, Übertragung beim Stillen aus dem Mund des Kindes, Milchstau und Rhagaden im Bereich der Mamille begünstigen die Infektion.
- **Symptomatik:** Einseitig, schmerzhafte Rötung, Überwärmung, Verhärtung, Schüttelfrost, Fieber über 39°C, bei Fortschreiten **abszedierende Mastitis.**

▼

- **Therapie:** Zunächst kontrolliertes Abpumpen, Ausstreichen der Mamma, Kühlung (Quark- oder Alkoholumschläge), Hochbinden. Bei schwereren Verläufen Prolaktinhemmer (Milchreduktion), ggf. Antibiotika, Abstillen meist nicht nötig. Bei **abszedierender Mastitis** Rotlichtbehandlung, bei Fluktuation Abszesseröffnung und Drainage.

Mastitis nonpuerperalis: Sekretstau mammillennaher Ausführungsgänge (Plattenepithelmetaplasien, Vernarbungen postinfektiös), häufig Hyperprolaktinämie, Erreger in fast 50% Staphyloccocus aureus. Meist perimammillär begrenzt, häufig chronisch-rezidivierend. Therapie mit Prolaktinhemmern, Antibiotika, bei Abszess operative Eröffnung. Prolaktinspiegel bestimmen, inflammatorisches Mammakarzinom ausschließen!

Gut- und bösartige gynäkologische Tumoren

W. Jonat, D. Bauerschlag, C. Schem, K. Maass-Poppenhusen, N. Maass, M. Löning, M. Friedrich, E. Lehmann-Willenbrock, G. Bonatz, J. Pfisterer, Th. Schollmeyer, M. Kiechle

 **Einführung**

Tumoren des Unterbauchs stellen häufige Probleme in der gynäkologischen Diagnostik dar. Palpationsbefund, vaginale und abdominale Sonographie sowie ausgewählte Laboruntersuchungen ermöglichen in den meisten Fällen die wichtige Entscheidung, ob eine gut- oder bösartige Erkrankung vorliegt, ob eine konservative oder operative Therapie indiziert ist oder ob weitere, auch invasive Diagnostik, erforderlich ist. Da gynäkologische Tumoren auch eine akute Bedrohung für die Patientin darstellen können, ist eine zügige Klärung notwendig.

11.1 Differentialdiagnostisches Vorgehen

Da gynäkologische Tumoren häufig eine akute Bedrohung für die Patientin darstellen, ist eine zügige Abklärung notwendig (allgemeine Erläuterungen zum Vorgehen bei gynäkologischen Erkrankungen ▶ Kap. 2, spezielle Hinweise zur Untersuchung bei Tumoren der Mamma ▶ Kap. 11.11).

Die 4 Säulen der Differentialdiagnostik bei gynäkologischen Tumoren sind:

- Anamnese
- Klinische Untersuchung
- Labor
- Bildgebende Verfahren

11.1.1 Anamnese

Zu erfragen sind:

- Familiäre Belastung, insbesondere hinsichtlich Malignomen,
- entzündliche Erkrankungen (Adnexitis, Tbc),
- unerfüllter Kinderwunsch, wegen möglicher Hinweise auf Erkrankungen wie Endometriose, Adnexitis,
- frühere Operationen (Pelviskopie, Hysteroskopie),
- mögliche Therapiefolgen (Operationskomplikationen, ovarielles Überstimulationssyndrom)
- frühere Karzinombehandlungen oder Bestrahlungen,
- letzte gynäkologische Untersuchung, einschließlich möglicher neuer (Ovarialzysten) oder länger bekannter Befunde (Myome),
- PAP-Abstriche.

Eine sorgfältige Regelanamnese sowie die Frage der Kontrazeption (IUD) gehören zu den Basisinformationen.

> Die Frage nach der Dauer der **gegenwärtigen Beschwerden** (chronische Schmerzen oder akutes Abdomen) bestimmt oft die Dringlichkeit.

Eine sorgfältige Schmerzanamnese (seit wann, wo, zyklisch, Art der Schmerzen, bei welchen Tätigkeiten) gibt oftmals Hinweise auf die Organzugehörigkeit. Fieber, Blasen- oder Darmentleerungsstörungen, Gewichtsabnahme und Zunahme des Leibesumfanges sind wichtige Hinweise.

11.1.2 Klinische Untersuchung

Inspektion

Die **Inspektion** beginnt mit der Beurteilung des gesamten Habitus und berücksichtigt allgemeine Zeichen wie Atemnot, Kurzatmigkeit und Gesichtsveränderungen (Facies ovarica). Der Beurteilung des Abdomens (Narben, Vorwölbungen, Auftreibung, sichtbare walzenförmige Resistenzen), Stauungen der Extremitäten oder des Abdomens wie Caput medusae (erweiterte, geschlängelte Bauchdeckenvenen bei Pfortaderstauung), Anasarka (Ödem in der Subkutis) schließt sich die äußere Tastuntersuchung an.

Palpation

> Die **bimanuelle Palpation** beginnt kontralateral zum Punctum maximum des Schmerzes.

Wird dies nicht beachtet, ist eine reflektorische Anspannung der Bauchdecken die Folge und eine weitere Palpation erschwert.

Die Palpation des kleinen Beckens (bimanuelle-vaginale und rektovaginale Untersuchung) ermöglicht Aussagen zu

- Lage und Abgrenzbarkeit,
- Mobilität,
- Konsistenz und Oberflächenbeschaffenheit sowie
- Dolenz des Unterbauchtumors.

> Vor jeder **vaginalen** Untersuchung soll die Harnblase geleert werden.

Lage und Abgrenzbarkeit. Kleine Tumoren befinden sich meist seitlich und hinter dem Uterus. Der tastende Finger gelangt zwischen Tumor und Uterus (**Handgriff nach Weibel**) und erlaubt eine Zuordnung zum Ovar bzw. Uterus. Beim Bewegen der Portio setzt sich diese Bewegung nicht auf den Tumor fort. Ausnahmen sind gestielte Myome und mit dem Uterus adhärente Adnextumoren.

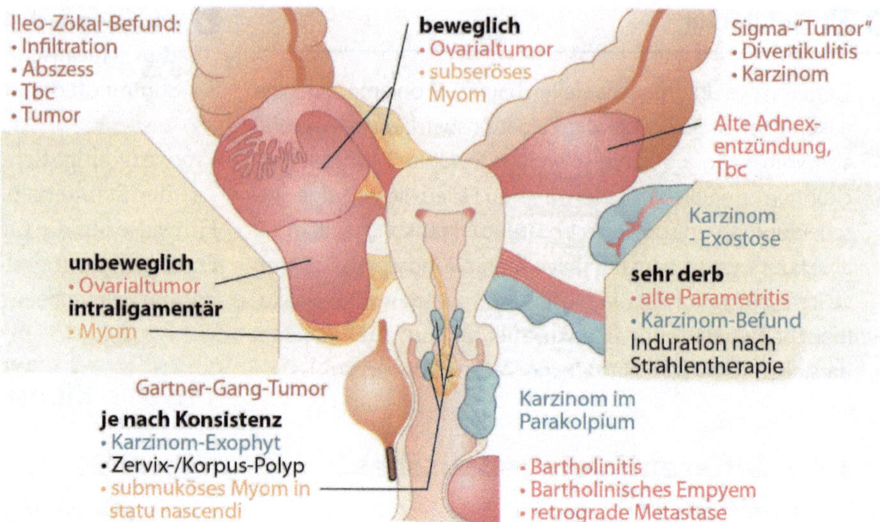

Abb. 11.1. Lokalisation gynäkologischer Tumoren

Mittelgroße Tumoren sind meist vor dem Uterus zu tasten und drängen den Uterus nach hinten (z. B. Dermoide). Bei zunehmender Größe breitet sich der Tumor über das kleine Becken hinaus aus. Mittelgroße Tumore sind ab der Größe einer Männerfaust daher über dem Uterus zu tasten.

Große Tumoren von der Größe eines Kindskopfes liegen im Mittelbauch. Bei zunehmendem Wachstum füllen sie die freie Bauchhöhle aus. Der **Handgriff nach Stöckel** erlaubt eine Aussage über die Herkunft großer Tumore. Unter gleichzeitiger vaginaler Palpation wird der Tumor von außen bewegt. Folgt der Uterus der Bewegung und beschreibt der untere Pol des Tumors einen nach unten gerichteten konkaven Bogen, geht der Tumor wahrscheinlich vom inneren Genitale aus. Stammt der Tumor aus dem Oberbauch fehlt die Mitbewegung des Uterus und der Tumor beschreibt einen nach oben gerichteten konkaven Bogen.

Die **rektale Untersuchung** erlaubt die Beurteilung des Douglas-Raumes und schließt Tumoren des Rektums aus.

Ergänzend erfolgt die **Perkussion**. Wird bei Perkussion der Bauchdecke auf der kontralateralen Seite eine fortgeleitete Druckwelle gesehen und palpiert, liegt eine **positive Undulation** wie bei Aszites vor. Tympanitischer Klopfschall spricht für unter der Bauchdecke liegende Darmschlingen. Besteht der tympanitische Klopfschall auch in Seitenlage, beruht dies auf oben schwimmenden Darmschlinge. Dieser Befund spricht ebenfalls für Aszites und gegen einen zystischen Tumor.

Tab. 11.1. Lokalisation gynäkologischer Tumoren

Lokalisation	Diagnose
Rechter Unterbauch	Adnexitis, Pyosalpinx, Hydrosalpinx, Tubargravidität, stielgedrehte Adnexe Ovarialzysten, Parovarialzysten, Ovarialtumoren, stielgedrehtes Ovar, Beckenniere, Zystenniere, Hydronephrose, Zökumkarzinom, Perityphlitis, Appendizitis, Mukozele der Appendix, M. Crohn (Ileum), Gallenblasenhydrops, retroperitoneale Tumoren
Linker Unterbauch	Adnexitis, Pyosalpinx, Hydrosalpinx, Tubargravidität, stielgedrehte Adnexe, Ovarialzysten, Parovarialzysten, Ovarialtumoren, stielgedrehtes Ovar, Sigmadivertikulitis, Divertikelperforation, Sigma- und Rektumkarzinom, M. Crohn (Dickdarm), Wandermilz, Beckenniere, Zystenniere, Hydronephrose, retroperitoneale Tumoren
Mittlerer Unterbauch	Gefüllte Harnblase, Harnblasentumor, Bauchdeckentumor, Ovarialtumor und Uterus myomatosus

Tab. 11.2. Nichtentzündliche gynäkologische Erkrankungen

Schmerzlos, schmerzarm	Schmerzhaft
Myome, Karzinome, Hydro- oder Hämatosalpinx, Residuen alter Entzündungen, Ovarial- oder Sigmatumoren, Endometriose	Stielgedrehte Myome oder Ovarialtumoren, erweichte Myome, chronische Adnexitiden, Adhäsionen, pralle zystische Befunde, Tubargravidität, Endometriose

Tab. 11.3. Entzündliche gynäkologische Erkrankungen

Schmerzlos, schmerzarm	Schmerzhaft
Genital-Tbc	Chronische Adnexitiden, akute Adnexitiden, Pyovar, Adnexabszess, Ovarialabszess, Douglasabszess, Adhäsionen, infizierte Tubargravidität

Die Lokalisation stellt eine wesentliche Differenzierungshilfe dar (Abb. 11.1, Tab. 11.1):

Mobilität. Gewöhnlich gelten gutartige Tumoren und Tubargraviditäten als sehr beweglich. Immobil sind intraligamentäre Resistenzen, alte entzündliche Prozesse der Adnexe, Endometriosen und bösartige Tumoren.

Konsistenz und Oberflächenbeschaffenheit. Gutartige Tumoren sind häufig prallelastisch, zystisch, und glatt begrenzt, bösartige tasten sich oft mit wechselnder Konsistenz und höckeriger Oberfläche.

Dolenz. Die Schmerzhaftigkeit einer Resistenz im kleinen Becken ist meist mit einer Entzündung verknüpft (Tab. 11.2, Tab. 11.3).

11.1.3 Labor

Die zu beantwortenden Grundfragen sind (Tab. 11.4):
- Handelt es sich um einen Normalbefund?
- Liegt eine Schwangerschaft vor?
- Besteht eine Entzündung?
- Besteht Malignomverdacht?

Daneben werden präoperativ notwendige Werte erfasst, um gegebenenfalls kurzfristig operativ intervenieren zu können.

11.1.4 Bildgebende Verfahren

Die **vaginale und abdominale Sonographie** ist einfach zu handhaben. Trotz des nahezu screeninghaften Einsatzes der

Tab. 11.4. Laborbefunde

Untersuchung	Ziel
Schwangerschaftstest (Urin)	Ausschluss einer intra- oder extrauterinen Frühgravidität
Blutbild Hb, Hk, Leukozyten, Thrombozyten, Elektrolyte, Kreatinin Erweitertes Spektrum β-HCG (Serum) Tumormarker (z. B. CA-125)	 Ausschluss akuter oder chronischer Entzündungen Schwangerschaftsverlauf Malignome
Urin Leukozyten, Eiweiß, Erythrozyten, Glukose, Nitrit, Bakterien	Harnwegsinfekt
Abstriche Nativ, ph	Hinweis auf Infektion und Keime

Tab. 11.5. Differentialdiagnose von Sonographiebefunden

Zystisch	Kombiniert	Solide
Komplett zystisch Physiologische Ovarialzysten Zystadenom Hydrosalpinx Endometriom Paraovarialzyste	**Überweigend zystisch** Zystandenom Tuboovarialabszess Ektope Gravidität Zystisches Teratom	**Uterin** Leiomyom
Multizystisch Endometriom	**Überwiegend solide** Zystadenom Germinom Ovarialkarzinom	**Extrauterin** Solider Ovarialtumor Stielgedrehtes Ovar Ovarialkarzinom
Zystisch septiert Zystadenom (muzinöses, seröses, papilläres)		

Sonographie in der gynäkologischen Diagnostik, ist die Frage, ob gutartige von bösartigen Veränderungen mit ausreichender Sicherheit unterschieden werden können, immer noch Gegenstand von Untersuchungen.

> Die Sonographie erlaubt Aussagen zur Binnenstruktur von Tumoren (Tab. 11.5).

Nachgewiesen wird:

- Freie Flüssigkeit (Aszites, Blut, Pus) im Abdomen,
- Tumoren der Genitalorgane,
- gestörte Frühgravidität oder extrauterine Gravidität,
- Größe, Persistenz, Septierung, Kammerigkeit und Wandbeschaffenheit von Ovarialtumoren (Abschätzung der Dignität)

Der Einsatz der Doppler-Sonographie konnte die anfänglichen euphorischen Erwartungen nicht erfüllen. Aufwändige und teure Zusatzuntersuchungen, wie MRT und CT sind bei der Primärdiagnostik nur selten nötig.

11.2 Klassifikation und Stadieneinteilung maligner gynäkologischer Tumoren

Mit dem **TNM-System** wurden vor mehr als 50 Jahren erstmals Zervix- und Korpuskarzinome in Stadien eingeteilt. Im Verlauf der Jahre waren geringe Veränderungen nötig. Die TNM-Kategorien wurden so definiert, dass sie von der FIGO (Féderation Internationale de Gynécologie et Òbstetrique) anerkannt wurden und mit den **FIGO-Stadien** übereinstimmen. Die jetzt publizierten Klassifikationen haben auch die Zustimmung von UICC (Union internationale contre le Cancer) und den nationalen TNM-Komitees einschließlich AJCC (American Joint Committee on Cancer).

Das **TNM-System** beruht auf der Beschreibung von

- **T** – Ausdehnung des Primärtumors
- **N** – Vorhandensein und Ausdehnung regionärer Lymphknotenmetastasen
- **M** – Vorhandensein von Fernmetastasen

Tab. 11.6. M-Spezifizierung

Lunge	PUL
Knochen	OSS
Leber	HEP
Hirn	BRA
Lymphknoten	LYM
Knochenmark	MAR
Pleura	PLE
Peritoneum	PER
Nebenniere	ADR
Haut	SKI
Andere Organe	OTH

Tab. 11.7. Histopathologisches Grading	
GX	Differenzierungsgrad kann nicht bestimmt werden
G1	Gut differenziert
G2	Mäßig differenziert
G3	Schlecht differenziert
G4	Undifferenziert

Tab. 11.8. Residualtumor. Die folgenden Definitionen gelten für alle gynäkologischen Tumoren	
RX	Vorhandensein eines Residualtumors kann nicht beurteilt werden
R0	Kein Residualtumor
R1	Mikroskopischer Residualtumor
R2	Makroskopischer Residualtumor

TNM gibt dabei die klinische Klassifikation wieder, **pTNM** hingegen die pathologische Klassifikation. Durch Hinzufügen von Ziffern wird das Ausmaß der malignen Erkrankung beschrieben. Fernmetastasen können mit Buchstabenkombinationen zusätzlich spezifiziert werden (Tab. 11.6).

Das **histopathologische Grading (G)** ist ein wichtiger Prognosefaktor (Tab. 11.7).

Das Fehlen oder Vorhandensein von Residualtumoren nach Behandlung kann durch die **R-Klassifikation** beschrieben werden (Tab. 11.8).

Prinzipiell basieren die **FIGO-Stadien** auf einem chirurgischen Staging, die TNM-Stadien auf der klinischen und/oder pathologischen Klassifikation.

11.3 Gut- und bösartige Neubildungen der Vulva

11.3.1 Gutartige Neubildungen

Dermatosen

Alle primär an der Haut vorkommenden Erkrankungen können auch im Bereich der Vulva auftreten. So finden sich makulöse, pustulöse, papulöse, bullöse und spongiöse Hautveränderungen. Daneben gibt es Erosionen, Exkoriationen und Ulzerationen sowie Lichenifikationen.

> Bei unklaren Hautbefunden im Bereich der Vulva muss zur histologischen Sicherung eine Punch-Biopsie durchgeführt werden.

Bei der **Punch-Biopsie** wird ein zylinderförmiges kleines Gewebeareal unter Mitnahme der unteren Dermis entfernt.

Zysten

Definition

Bartholin-Zysten enstehen bei Verlegung des Ausführungsganges der Bartholin-Drüse (Abb. 11.2).

Im Bereich der kleinen Labien entwickelt sich eine schmerzhafte Schwellung. Der Zysteninhalt besteht aus mukösem Sekret. Therapeutisch wird die Bartholin-Zyste operativ eröffnet und der Wundgrund mit dem Wundrand vernäht (**Marsupialisation**)

Abzugrenzen ist das Bartholin-Empyem (Bartholin-Abszess), dem eine eitrige Entzündung zugrunde liegt. Ferner finden sich sehr selten im Bereich der Vulva epidermale Zysten, Schleimzysten und Gartner-Gangzysten.

Epitheliale Tumoren

Im Vulvabereich treten echte **Papillome** (epithelbedeckte, bindegewebige Tumoren) auf, die von den Condylomata

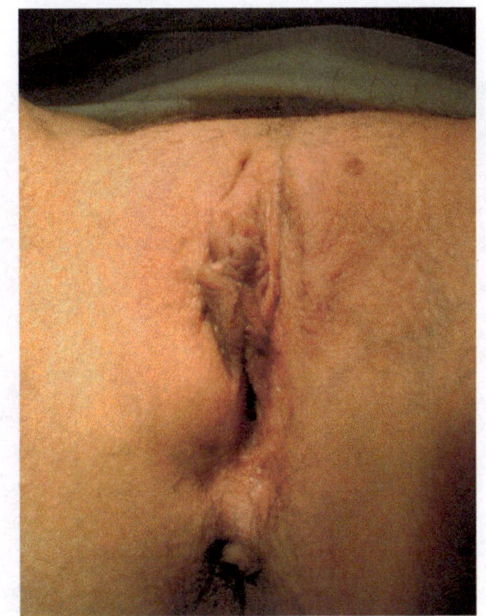

Abb. 11.2. Bartholin-Zyste rechts

acuminata abgegrenzt werden müssen. Ferner finden sich **Keratoakanthome** (epitheliale, vom Haarfollikel ausgehende, knotige, zentral eingesunkene Tumoren des Alters), **Hidradenome** (Adenome der Schweißdrüsen) sowie **Syringome** (in Gruppen auftretende Papeln, von den Ausführungsgängen der Schweißdrüsen ausgehend).

Condylomata acuminata (Feigwarzen)

Definition

Condylomata acuminata (Feigwarzen, Feuchtwarzen, spitze Kondylome, ◘ Abb. 11.3) sind durch humane Papillomaviren (HPV) hervorgerufene Papillome.

Ätiopathogenese. Erreger der Condylomata acuminata sind die sexuell übertragenen low-risk HPV-Typen 6 und 11. Insbesondere bei gestörter Immunität, z. B. Nikotinabusus oder in der Schwangerschaft kann es zu einem sehr ausgedehnten Befall des Genitales kommen.

Symptomatik. Zunächst kleine, stecknadelkopfgroße papulöse, teils verruköse Hautveränderungen können beetförmig konfluieren. Neben der Vulva finden sich sehr häufig auch Läsionen in der Vagina, an der Portio, perianal oder intraanal. Auch periurethral und urethral vorkommende Condylomata acuminata sind keine Seltenheit.

Diagnostik. Die Diagnose erfolgt klinisch. Um die Ausdehnung vor einer Behandlung exakt zu bestimmen, ist eine vulvoskopische und kolposkopische Untersuchung unter lokaler Anwendung von 5%-iger Essigsäure notwendig. Dabei kommt es zur Weißfärbung der Feigwarzen, sodass auch sehr kleine Veränderungen erkannt werden.

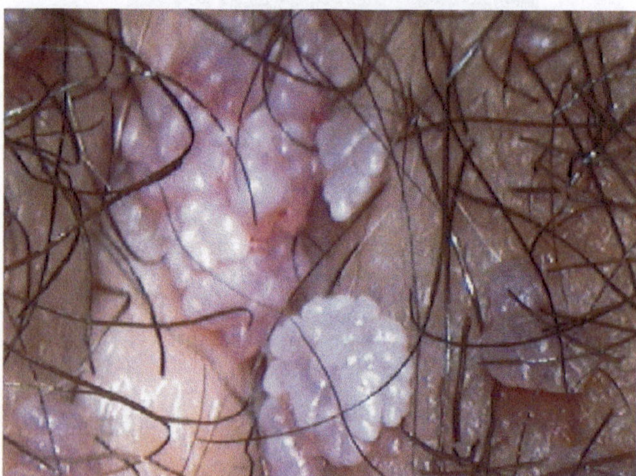

◘ **Abb. 11.3.** Condylomata acuminata

Therapie. Bleiben die Feigwarzen auf die Vulva beschränkt, kann eine Lokalbehandlung mit Podophyllotoxin oder Imiquimod eingeleitet werden.

Bei einem sehr ausgedehnten Befall erfolgt die Abtragung und Vaporisation mit dem CO_2-Laser in Narkose unter kolposkopischer Sicht. Vorteil der Laserbehandlung ist die narbenlose Abheilung. Alternativ kann mit dem Elektrokauter oder der elektrischen Schlinge abgetragen werden.

> Eine Partneruntersuchung und -behandlung muss wegen der hohen Wiederansteckungsgefahr eingeleitet werden.

Mesenchymale Tumoren

Fibrome, die aus locker angeordneten Bindegewebsfasern bestehen und nicht selten gestielt vorkommen können, treten am häufigsten auf.

Weiterhin finden sich an der Vulva **Hämangiome** (Blutschwamm, Gefäßtumor), verschiedene **Nävi** und **Lentigo simplex** (Linsenmal, disseminierte Hyperpigmentierungen aufgrund einer Vermehrung von Melanozyten).

11.3.2 Dystrophien

Definition

Vulväre Dystrophien sind nichtneoplastische epitheliale Veränderungen, die sehr ausgedehnt auftreten können.

Bei den vulvären Dystrophien werden derzeit
- der Lichen sclerosus,
- die squamösen Hyperplasien und
- andere Dermatosen wie Lichen ruber (Knötchenflechte) oder Psoriasis (Schuppenflechte) unterschieden.

Lichen sclerosus et atrophicus

Definition

Lichen sclerosus et atrophicus (Weißfleckenkrankheit) ist eine chronische, derzeit nicht heilbare Erkrankung der Haut, auch im Genitalbereich.

Epidemiologie. Der Lichen sclerosus ist die häufigste der vulvären Dystrophien.

Ätiopathogenese. Die Ätiologie ist unklar. Diskutiert werden immunologische, hormonelle und genetische Faktoren.

> Der Lichen sclerosus ist eine chronische Erkrankung, die derzeit nicht heilbar ist.

Symptomatik. Die Erkrankung tritt vorwiegend bei postmenopausalen Frauen auf, es können aber auch junge Frauen und Kinder betroffen sein. Typisch sind Brennen und rezidivierender, teilweise unerträglicher Pruritus im Bereich der Vulva. Klinisch finden sich weißliche Hautveränderungen mit Hyperkeratosen. Die Haut wird pergamentartig dünn, erscheint brüchig und verletzlich und neigt im Spätstadium zu Schrumpfungen, insbesondere der kleinen Labien und des Introitus vaginae.

> ! Ein lange bestehender Lichen sclerosus mit squamösen Hyperplasien ist mit dem Risiko für das Entstehen eines invasiven Vulvakarzinom in ca. 5% assoziiert.

Diagnostik. Die Diagnose erfolgt klinisch, kolposkopisch oder durch histologische Sicherung mittels Punch-Biopsie in Lokalanästhesie.

Therapie. Die Behandlung besteht in der konsequenten lokalen Anwendung fettender Salben. Im akuten Schub sind lokal hochpotente Glukokortikoide gut wirksam.

> Eine lokale Therapie mit Testosteronsalbe ist ebensowenig wirksam wie operative Eingriffe.

Squamöse Hyperplasien der Vulva

Definition

Bei den squamösen Vulvahyperplasien finden sich histologisch Epithelverbreiterungen mit Ausbildung einer Akanthose (Zellvermehrung im Stratum spinosum der Epidermis).

Symptomatik. Typisch ist ein starker Juckreiz.

Differentialdiagnose. Klinisch schwer abzugrenzen ist der Lichen simplex chronicus, der Lichen sclerosus et atrophicus und die Psoriasis, die aber meist auch andere Hautareale betrifft.

Therapie. Wirksam ist die lokale Kortikoidbehandlung.

11.3.3 Präkanzerosen

Vulväre intraepitheliale Neoplasie

Definition

Die vulväre intraepitheliale Neoplasie (VIN) ist die häufigste Präkanzerose der Vulva.

Epidemiologie. In den letzten Jahren konnte eine deutliche Zunahme der Inzidenz beobachtet werden.

Vulväre intraepitheliale Neoplasie (VIN)

Die VIN werden wie die zervikalen Dysplasien histologisch dem Schweregrad nach unterschieden in:

- **VIN I** - Leichte Dysplasie mit Zellatypien im unteren Drittel der Epidermis
- **VIN II** - Die atypische Zellen reichen bis in die mittlere Epidermis
- **VIN III** - Vollständiger Ersatz des Plattenepithels durch atypische Zellen

Histopathologisch werden drei Typen unterschieden:

- Kondylomatöse (warty) VIN,
- basaloide VIN,
- gut differenzierte VIN.

> ! Die kondylomatösen und basaloiden VIN werden häufiger bei jungen Frauen beobachtet und sind assoziiert mit humanen Papillomaviren (HPV) der High-risk-Typen.

HPV low-risk assoziierte Condylomata acuminata sind dagegen keine Präkanzerosen.

Symptomatik. Klinisch imponieren die VIN als leicht erhabene, häufig scharf abgegrenzte, bräunlich rötliche Effloreszenzen. Bei älteren Frauen treten in der Regel einzelne Läsionen auf, während bei jüngeren Frauen häufig ein multifokales Geschehen beobachtet wird. Die Läsionen können millimeterklein sein, aber auch miteinander konfluieren und die gesamte Vulva einnehmen.

Diagnostik. Bei unklaren, auf VIN verdächtigen Läsionen erfolgt eine kolposkopische Untersuchung unter lokaler Anwendung von 5%-iger Essigsäure.

> Die zytologische Untersuchung hat wegen schlechter Beurteilbarkeit nur einen sehr geringen Stellenwert bei Läsionen der Vulva.

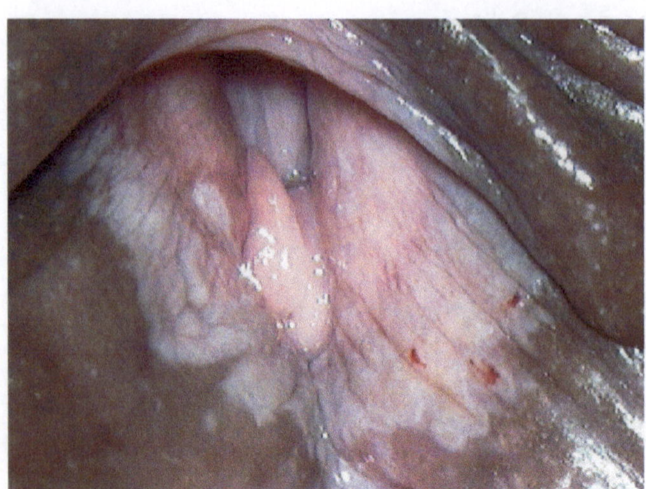

Abb. 11.4. Vulväre intraepitheliale Neoplasie (VIN II)

Bei dem Verdacht auf eine vulväre Präneoplasie (Abb. 11.4) oder Neoplasie sollte zur histologischen Sicherung eine Punch-Biopsie durchgeführt werden.

Therapie. Die adäquate Therapie der VIN besteht in der operativen Entfernung.

Bei den **VIN I und VIN II** kann auch eine lokale Zerstörung der Läsionen mit dem CO_2-Laser durchgeführt werden.

Bei der umschriebenen **VIN III** erfolgt die Exzision mit einem Sicherheitssaum von 10 mm. Im Ausnahmefall kann auch bei der VIN III die lokale Laservaporisation vorgenommen werden. Sie gehört dann aber in die Hand des Erfahrenen und erfordert eine sehr enge Nachbeobachtung der Patientin. Da keine histologische Untersuchung vorliegt, ist nicht sicher, ob die Erkrankung wirklich vollständig entfernt wurde.

Bei sehr ausgedehnten VIN kann eine Skinning-Vulvektomie notwendig sein.

Morbus Paget

Symptomatik. Klinisch finden sich ekzematöse, rötlich veränderte Hautareale im Bereich der großen Labien, perineal und um die Klitoris herum. Betroffen sind vorwiegend ältere Frauen.

Diagnostik. Histologisch finden sich so genannte Paget-Zellen, große Zellen mit prominenten Kernen, die vermutlich von ekkrinen Schweißdrüsen abstammen.

Therapie. Die Therapie erfolgt chirurgisch, die betroffenen Hautareale werden großzügig entfernt.

11.3.4 Vulvakarzinom

Epidemiologie.

> Das Vulvakarzinom ist selten und macht etwa 5% aller Karzinome des weiblichen Genitaltraktes aus.

Die Inzidenz liegt bei 2/100.000 Frauen/Jahr. Betroffen sind meist ältere Frauen. Der Erkrankungsgipfel liegt zwischen dem 60. und 74. Lebensjahr. Die Erkrankungshäufigkeit steigt mit zunehmendem Lebensalter.

Symptomatik. Die Symptomatik ist uncharakteristisch. Chronischer Juckreiz tritt häufig schon bei präkanzerösen Veränderungen auf. Bei den fortgeschrittenen Stadien finden sich exophytisch wachsende Geschwülste.

> ! Jede therapieresistente Hautveränderung der Vulva muss histologisch abgeklärt werden.

Diagnostik. Am Anfang steht die intensive **Inspektion** der Vulva, aber auch der Vagina, der Portio, des Perineum und des Anus. Insbesondere Veränderungen der Hautfarbe und des Oberflächenreliefs sind zu beachten.

> Bei Karzinomverdacht muss die histologische Sicherung durch Exzisions- oder Punchbiopsie erfolgen.

Bei der **Vulvoskopie** werden die Biopsieareale (Einwirkung von 5%-iger Essigsäure in Kombination mit einer Toluidinblau-Probe, d. h. Collins-Test mit 1%-iger Toluidinblau-Lösung und 2%-iger Essigsäurelösung) festgelegt.

Bei der **Palpation** ist das innere Genitale zu untersuchen, sowie die inguinalen und femoralen Lymphabflusswege (Abb. 11.5).

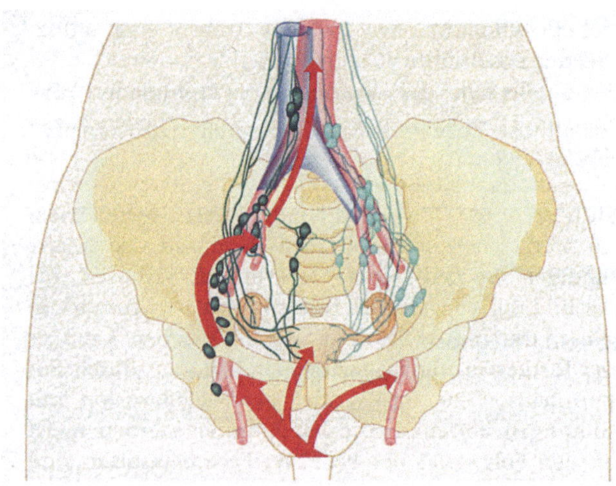

Abb. 11.5. Lymphogene Streuungswege des Vulvakarzinoms

Als **bildgebende Verfahren** spielen der Röntgen-Thorax (Ausschluss pulmonaler Metastasen) und die Lebersonographie (Ausschluss hepatischer Metastasen) eine wichtige Rolle. Im FIGO-Stadium III sind Zystoskopie und Rektoskopie zur Beurteilung einer Infiltration von Harnblase und Rektum von Bedeutung. Im Einzelfall können zusätzlich die Vaginal- und die Rektalsonographie eingesetzt werden. Im FIGO-Stadium IV erfolgt die Diagnostik in Abhängigkeit der therapeutische Konsequenz.

> Die **Stadieneinteilung** des primären Vulvakarzinoms erfolgt nach der FIGO- oder TNM-Klassifikation (Tab. 11.9).

Zur Bestimmung der TNM-Kategorien werden die klinische Untersuchung und bildgebende Verfahren herangezogen, zur Bestimmung des Tumorstadiums ergänzend die Vulvoskopie.

Ein Vulvakarzinom, das sich auf die Vagina ausbreitet, soll als Vulvakarzinom klassifiziert werden.

Die lymphogene Metastasierung erfolgt über die inguinalen, femoralen und pelvinen Lymphknoten. Die Klassifikation pN0 kann nur vergeben werden bei inguinaler Lymphadenektomie und histologischer Untersuchung von üblicherweise 6 oder mehr Lymphknoten. Hämatoge Metastasen in Leber, Lunge und Knochen kommen nur sehr selten vor.

Therapie. Das Ausmaß der operativen Therapie richtet sich nach der Tumorausdehnung:

1. **Stadium IA/pT1a** (mikroinvasives Vulvakarzinom): Lokale Exzision des Tumors mit 10 mm breitem Sicherheitsabstand. Eine Lymphadektomie ist nicht notwendig, in diesem Stadium werden Lymphknotenmetastasen nicht beobachtet.
2. **Stadium IB/pT1b**: Lokale Exzision des Tumors mit 10 mm breitem Sicherheitsabstand. Bei gleichzeitig bestehender VIN oder anderen Vulvadermatosen wird zusätzlich die destruktive Therapie der Dermatosen bzw. die einfache Vulvektomie empfohlen. Bei klitorisnaher Lokalisation des Vulvakarzinoms muss ein möglichst klitoriserhaltendes Vorgehen erfolgen.

Tab. 11.9. Stadieneinteilung: Vulvakarzinom

FIGO	TNM	
	TX	Primärtumor kann nicht beurteilt werden
	T0	Kein Anhalt für Primärtumor
Stadium 0	Tis N0 M0	Carcinoma in situ (präinvasives Karzinom)
Stadium I	T1 N0 M0	Tumor begrenzt auf Vulva/Perineum, Ausdehnung ≤ 2 cm
Stadium IA	T1a N0 M0	Tumor begrenzt auf Vulva/Perineum, Ausdehnung ≤ 2 cm, Stromainvasion ≤ 1 mm
Stadium IB	T1b N0 M0	Tumor begrenzt auf Vulva/Perineum, Ausdehnung ≤ 2 cm, Stromainvasion > 1 mm
Stadium II	T2 N0 M0	Tumor begrenzt auf Vulva/Perineum, Ausdehnung > 2 cm
Stadium III	T1 N1 M0	N1 = unilaterale regionäre Lymphknotenmetastasen
	T2 N1 M0	
	T3 N0, N1 M0	Tumor infiltriert untere Urethra, Vagina und/oder Anus
Stadium IVA	T1 N2 M0	N2 = bilaterale regionäre Lymphknotenmetastasen
	T2 N2 M0	
	T3 N2 M0	
	T4 jedes N M0	Tumor infiltriert Schleimhaut der Harnblase oder des Rektums oder der oberen Urethra oder Tumor ist an Knochen fixiert
Stadium IVB	jedes T jedes N M!	Fernmetastasen (inkl. Beckenlymphknotenmetastasen)

> Bei allen Tumoren mit einer Eindringtiefe von mehr als 1 mm wird eine inguinofemorale Lymphonodektomie durchgeführt.

Sentinel-Lymphonodektomie

In Studien wird derzeit die **Sentinel-Lymphonodektomie** (Wächter-Lymphknoten) bei Vulvakarzinomen im Stadium I und II untersucht. Bisherige Ergebnisse sind vielversprechend. Hierbei wird nach Farbstoff-und/oder radioaktiver Nanokoll-Markierung des Tumors gezielt der Sentinel-Lymphknoten entfernt und histologisch untersucht. Bei Negativität kann auf die komplette, mit Morbidität (Lymphödem der Beine) einhergehende Lymphonodektomie verzichtet werden.

3. **Stadium II/T2**: Radikale Vulvektomie mit beidseitiger inguinofemoraler Lymphonodektomie, gegebenenfalls besteht die Indikation zur Lappenplastik. In einigen Fällen kann die lokale Exzision mit 10 mm breitem Sicherheitsabstand und separater Lymphonodektomie ausreichend sein. Bei begrenzter Operabilität aufgrund internistischer Begleiterkrankungen sollte die palliative Resektion ohne Lymphonodektomie erfolgen.
4. **Stadium III/T3 und günstiger Prognose:** Bei günstiger Prognose (fehlender Lymphgefäßbeteiligung, hoher Differenzierungsgrad) wird wie bei Vulvakarzinom FIGO-Stadium II vorgegangen. Je nach Lage des Tumors müssen Teile der Vagina oder der Urethra (1 cm der distalen Urethra ohne Risiko einer Inkontinenz) entfernt werden.
5. **Stadium III/T3 und ungünstige Prognose, Stadium IVA/T4:** Bei Stadium III mit ungünstiger Prognose (Lymphgefäßbeteiligung, niedrigerer Differenzierungsgrad) und Stadium IVA ist ggf. eine primäre Radiochemotherapie mit anschließender radikaler Vulvektomie und inguinofemoraler Lymphonodektomie indiziert. Bei großen, verbackenen Leistenlymphknoten (klinisch N2) ist die radikale inguinofemorale und ggf. pelvine Lymphonodektomie indiziert.

Zusätzlich wird die **Strahlentherapie** eingesetzt, Plattenepithelkarzinome der Vulva sind relativ strahlensensibel. Vor Erreichen einer wirksamen Strahlendosis muss jedoch mit einer Strahlenvulvitis gerechnet werden:

- Bei ausgedehnten Vulvakarzinomen kann in Einzelfällen eine präoperative Radiatio, ggf. in Kombination mit einer Chemotherapie (Mitomycin und 5-FU) indiziert sein, um anschließend einen weniger ausgedehnten operativen Eingriff durchführen zu können. Die alleinige Strahlentherapie ist bei ausgedehnten Befunden jedoch wenig erfolgreich.
- Des Weiteren ist eine Radio(chemo)therapie zur Behandlung der nicht operablen lokalen Lymphknotenmetastase oder des Lymphknotenrezidives indiziert.
- Indikationen zur Nachbestrahlung sind zwei oder mehr befallene Lymphknoten mit Makrometastasen, Lymphknoten mit Kapseldurchbruch oder Ausdehnung des Tumorwachstums in das umgebende Gewebe (FIGO-Stadium III und IV). Eine Bestrahlung des kleinen Beckens ist indiziert, wenn keine pelvine Lymphonodektomie bei ausgedehntem Befall der Inguinalregion erfolgt. Eine Indikation zur Nachbestrahlung besteht auch bei Verzicht auf die Lymphonodektomie wegen eingeschränkter Operabilität.

Die medikamentöse **Chemotherapie** spielt beim Vulvakarzinom eine untergeordnete Rolle. Zur palliativen Therapie insbesondere bei Rezidiven führen Behandlungen mit 5-Fluoruracil, Cisplatin, Mitomycin C und Bleomycin zu kurzen Remissionen in 30%.

Nachsorge. Die Inzidenz von lokoregionären Rezidiven korreliert mit der Zahl der positiven Lymphknotenmetastasen in der Inguinalregion. Patientinnen mit weniger als 3 positiven Lymphknotenmetastasen, insbesondere wenn die Lymphknoten nur mikroskopisch betroffen waren, haben eine geringe Rezidivrate.

> Patientinnen mit drei oder mehr positiven inguinalen Lymphknotenmetastasen haben eine hohe lokale regionale und systemische Rezidivrate.

Lokale Rezidive eines Vulvakarzinoms treten häufig bei Patientinnen auf, deren Primärläsion größer als 4 cm war. Die weitere operative Therapie, ggf. in Kombination mit einer Lappenplastik kann kurativ erfolgen. Das Vorgehen beim lokoregionären Rezidiv ist prinzipiell abhängig von der Art der Primärtherapie und von der individuellen klinischen Situation. Die möglichen Maßnahmen umfassen die einfache Exzision, die Radiotherapie ohne oder mit Chemotherapie, die Exenteration und myokutane Lappenplastiken.

Prognose. Prognosefaktoren sind insbesondere die Lymphknotenbeteiligung und die Tumorgröße. Daneben spielt auch das histologische Grading und die Lokalisation des Primärtumors eine Rolle. So neigen klitoris- und urethranah lokalisierte Tumoren eher zu einer bilateralen und pelvinen Lymphknotenmetastasierung als lateral gelegene Tumoren.

Die 5-Jahresüberlebensrate ist stadienabhängig. Sie betragen im Stadium I 86,5%, im Stadium II 67,7%, im Stadium III 40,3% und im Stadium IV 21,7%.

In Kürze

Gutartige Vulvaneubildungen: Prinzipiell Auftreten aller bekannter Dermatosen möglich, bei unklarem Befund Biopsie und histologische Abklärung nötig.
Bartholin-Zyste: Verlegung des Ausführungsganges, schmerzhafte Schwellung, operative Eröffnung.
Condylomata acuminata (Feigwarzen, Feuchtwarzen, spitze Kondylome): Erreger humane Papillomaviren HPV-Typ 6, 11 (low risk). Stecknadelkopfgroße, beetartig konfluierende Papeln, Befall von Vagina, Portio, intraanal und urethral möglich. Lokalbehandlung mit Podophyllotoxin, Imiquimod, bei ausgedehnten Befunden mit Laser, Elektrokauter, Schlinge.
Cave: Partnerbehandlung.
Vulväre Dystrophien: Höheres Entartungsrisiko, keine echte Präkanzerose.

- Lichen sclerosus et atrophicus: Meist postmenopausale Frauen, Brennen, Juckreiz. Weißliche, hyperkeratotische Hautveränderungen. Therapie mit fettenden Salben, Glukokortikoid.
- Squamöse Hyperplasien: Juckreiz. Lokale Kortikoidbehandlung.
- Lichen ruber, Psoriasis vulgaris

Präkanzerosen: Histologisch Nachweis atypischer Zellen in unterschiedlichem Ausmaß.

- Vulväre epitheliale Neoplasie (VIN I-III): Leicht erhabene, bräunlich-rötliche, sehr klein bis konfluierende Veränderungen, Juckreiz. Therapie in frühen Stadien mit Laser, ansonsten operativ.
- Morbus Paget: Exzematöse, rötliche Hautveränderungen, Nachweis von Paget-Zellen. Therapie operativ.

Vulvakarzinom: Plattenepithelkarzinom, 5% aller genitalen Karzinome, meist ältere Frauen.
Symptomatik: Unspezifisch, Juckreiz, klein bis exophytisch wachsende Tumoren.
Diagnostik: Inspektion, Vulvoskopie, Palpation, Röntgen-Thorax (Lungenmetastasen), Lebersonographie (Lebermetastasen), evtl. vaginale /rektale Sonographie.
Therapie: Stadienabhängig. Lokale Exzision mit Sicherheitsabstand, einfache Vulvektomie (T1a, T1b), radiakle Vulvektomie mit inguinofemoraler Lymphonododektomie beidseits (T2), in höheren Stadien pelvine Lymphonododektomie, Tumorexzision an distaler Vagina/Urethra. Radiatio präoperativ, bei nicht operablen Befunden oder als Nachbestrahlung möglich.
Cave: Strahlenvulvitis. Chemotherapie nur in Kombination mit Radiatio, palliativ oder bei Rezidiven. Prognose und Rezidivrate abhängig von Primärtumorgröße, Anzahl der inguinalen Lmphknotenmetastasen. 5-Jahres-Überlebensrate ca. 86% (Stadium I) bis ca. 22% (Stadium IV).

11.4 Gut- und bösartige Neubildungen der Vagina

11.4.1 Gutartige Neubildungen der Vagina

Vaginalzysten

Epidemiologie. Zysten treten relativ selten auf.

Ätiopathogenese. Vaginalzysten entstehen überwiegend aus embryonalen Epithelresten der Wolff- (**Gartner-Gang-Zyste**) und Müller-Gänge. Sehr selten treten **Epitheleinschlusszysten** (Folge von Geburtstraumen nach vaginal-operativen Entbindungen oder Dammschnitten) auf. Versprengtes Endometrium (**vaginale Endometriose**) muss im weitesten Sinne zu den gutartigen Tumoren der Vagina gezählt werden.

Symptomatik. Vaginale Zysten und gutartige Tumoren bleiben meist symptomlos. Die von den Wolff-Gängen hergeleiteten **Gartner-Gang-Zysten** sind im seitlichen oberen Drittel der Vagina lokalisiert und meist schlaffwandig. Im Extremfall können sie als große Zysten imponieren, die den Vaginalkanal einengen oder eine Zystozele vortäuschen. Selten treten Spannungsschmerzen, besonders Kohabitationsschmerzen auf. Die embryonale Restanlage des **Müller-Epithels** ist meist in der oberen Vaginalhälfte lokalisiert und mit Zylinderepithel ausgekleidet.

Therapie. Die operative Entfernung ist nur bei Beschwerden erforderlich.

Condylomata acuminata

Epidemiologie. Condylomata acuminata (Feigwarzen, Feuchtwarzen, spitze Kondylome) treten an der Vagina wesentlich seltener auf als im Vulvabereich (▶ Kap. 11.2.1).

Symptomatik. Sie gruppieren sich häufig an der Hinter- und Seitenwand der Vagina oder im hinteren Fornixbereich.

Therapie. Vaginale Feigwarzen werden operativ mit scharfem Löffel, elektrischer Schlinge oder Laser abgetragen. Bei kleineren Läsionen ist eine Lokalapplikation hochprozentiger Essigsäure wirkungsvoll.

11.4.2 Präkanzerosen

Vaginale intraepitheliale Neoplasie (VAIN)

Im Gegensatz zur Situation der Vulva und Zervix spielen die vaginalen intraepithelialen Neoplasien (VAIN) als Präkanzerosen des Vaginalkarzinoms eine untergeordnete Rolle.

> **Vaginale intraepitheliale Neoplasie (VAIN)**
> Die Terminologie der vaginalen intraepithelialen Neoplasie ist der von Vulva und Zervix angeglichen:
> **VAIN I** – milde Dysplasie
> **VAIN II** – moderate Dysplasie
> **VAIN III** – ausgeprägte Dysplasie
> Die neuen Begriffe
> **LSIL** – Low grade squamous intraepithelial lesion (entspricht VAIN I)
> **HSIL** – High grade squamous intraepithelial lesion (entspricht VAIN II und III)
> werden zunehmend verwendet.

Ätiopathogenese. Hauptrisikofaktoren für die Entstehung von VAIN sind Infektionen (HPV-Viren), Immunsuppression oder Plattenepithelneoplasien an anderen Lokalisationen des Genitaltraktes. Die Inzidenz der VAIN III liegt im Mittel bei 53 Jahren und damit ca. 10 Jahre später als für die zervikale intraepitheliale Neoplasie.

Symptomatik. VAIN sind in der Regel asymptomatisch, meist sind die Läsionen nur durch kolposkopisch-assistierte Biopsien zu identifizieren. Bei der klinischen Untersuchung müssen gerötete Läsionen, leukoplaktische Veränderungen oder kondylomatöse Wucherungen immer an eine Vorstufe des Vaginalkarzinoms denken lassen.

! Es wird geschätzt, dass ca. 5% der VAIN in manifeste Plattenepithelkarzinome der Vagina übergehen.

Therapie. An erster Stelle steht die lokale Exzision. Bei multiplen Läsionen sind Kontaktbestrahlung, Laserung und im ausgedehntesten Falle Vaginalektomien mit anschließender Rekonstruktion (Neovagina) beschrieben.

11.4.3 Vaginalkarzinom

Differenziert wird zwischen
- **primärem Vaginalkarzinom** (von der Vagina ausgehend) und
- **sekundärem Vaginalkarzinom** (meist von benachbarten Organen ausgehend).

Epidemiologie. Mit ca. 2–2,5% liegt das primäre Vaginalkarzinom hinter dem Kollum-, Korpus-, Ovarial- und Vulvakarzinom an 5. Stelle aller Malignome des weiblichen Genitaltraktes. Häufiger sind die sekundären Vaginalkarzinome. Bei Diagnosestellung liegt das mittlere Alter der Patientinnen bei 60–70 Jahren.

Primäres Vaginalkarzinom

Die Primärtumoren sind zu 90% Plattenepithelkarzinome. Selten finden sich Adenokarzinome, wahrscheinlich aus versprengten Zervikaldrüsen des Müller-Gangepithels, sowie maligne Melanome und im Kindesalter das Rhabdomyosarkom.

Symptomatik. Das primäre Vaginalkarzinom ist meist an der Hinterwand, im oberen Drittel der Vagina lokalisiert. Im Frühstadium finden sich kleine, unregelmäßig konfigurierte Ulzerationen oder papilläre Knoten.

! Oft werden Vaginalkarzinome erst spät erkannt, da sie bei der routinemäßigen vaginalen Untersuchung leicht übersehen werden können.

Klassische Symptome sind schmerzlose, irreguläre, vaginale Blutungen, besonders post cohabitationem sowie bräunlichblutiger Fluor nichtinfektiöser Genese. Es besteht eine deutliche Korrelation zwischen Dauer der Beschwerden und Größe bzw. Ausdehnung des Tumors.

> Jede suspekte Läsion oder Veränderung der Vagina muss histologisch gesichert werden.

Diagnostik. Bei der **Inspektion** im Rahmen einer Spekulumeinstellung können verdächtige Veränderungen bereits vor dem Auftreten erster Symptome erkannt werden. Bevor typische Ulzerationen auftreten, lassen sich leicht erhabene, oft kontaktblutende Läsionen finden. Unter einer Leukoplakie (weißliche Schleimhautveränderungen) verbirgt sich häufig schon ein präinvasives Karzinom. Die Tumoren können sowohl endophytisch in die Tiefe wachsen, und sind dann häufig erst später erkennbar, oder exophytisch durch blumenkohlartige Strukturen imponieren. Im fortgeschrittenen Stadium kann die Scheide in ein starres Rohr umgewandelt sein. Meist sind dann benachbarte Organe, besonders Blase und Rektum befallen und es ist nicht mehr sicher zu erkennen, ob es sich um ein primäres oder sekundäres (Zervixkarzinom mit sekundärem Befall der Vagina) Vaginalkarzinom handelt.

> Ein frühzeitiger Lymphknotenbefall ist häufig und charakteristischerweise von der Primärlokalisation des Karzinoms abhängig.

Daneben ist die rektovaginale bimanuelle Untersuchung unerlässlich. Größe, Verschieblichkeit und Konsistenz auch kleinerer Tumoren sowie benachbarte Organe, insbesondere bei Befall des para-, vesiko- und/oder rektovaginalen Gewebes, können beurteilt werden.

Der **zytodiagnostische Vaginalabstrich** und die **Kolposkopie** (Schiller-Jodprobe) sind wichtige diagnostische Verfahren im frühen Stadium bei klinisch suspekten Läsionen. Sie ermöglichen aber auch die Abgrenzung von infektiösen Ulzerationen.

Beweisend ist nur die histopathologische Diagnose nach Gewebsexzision oder Exkochleation mit dem scharfen Löffel.

> **!** Bei der Gewebeentnahme besteht besonders bei endophytisch wachsenden Tumoren die Gefahr einer Verletzung der Nachbarorgane.

Die **Stadieneinteilung** nach der TNM-Klassifikation entspricht den FIGO-Stadien (Tab. 11.10). Sie gilt nur für primäre Karzinome. Ein Tumor, der sich auf die Portio ausdehnt und den äußeren Muttermund erreicht hat, wird als Zervixkarzinom klassifiziert. Ein Tumor, der die Vulva mitbefällt, wird als Karzinom der Vulva klassifiziert. Die Beckenlymphknoten sind die regionären Lymphknoten für die oberen zwei Drittel der Vagina, für das untere Drittel der Vagina sind es die inguinalen Lymphknoten. Die Klassifikation pN0 kann nur vergeben werden bei inguinaler Lymphadenektomie und histologischer Untersuchung von üblicherweise 6 oder mehr Lymphknoten und/oder pelviner Lymphadenektomie und histologischer Untersuchung von 10 oder mehr Lymphknoten.

Therapie. Entscheidend für eine **operative** Therapie des Vaginalkarzinoms sind Lokalisation und Ausdehnung des Tumors:

Bei Carcinomata in situ, Mikrokarzinomen, portio- bzw. introitusnahen Karzinomen ist eine radikale Opera-

Tab. 11.10. Stadieneinteilung: Vaginakarzinom

FIGO	TNM	
	TX	Primärtumor kann nicht beurteilt werden
	T0	Kein Anhalt für Primärtumor
Stadium 0	Tis N0 M0	Carcinoma in situ
Stadium I	T1 N0 M0	Tumor begrenzt auf Vaginalwand
Stadium II	T2 N0 M0	Tumor infiltriert paravaginales Gewebe, erreicht nicht die Beckenwand
Stadium III	T1 N1 M0 T2 N1 M0	N1 regionäre Lymphknotenmetastasen
	T3 N0, N1 M0	Tumor erreicht die Beckenwand
Stadium IVa	T4 jedes N M0	Tumor infiltriert die Mukosa der Blase und/oder des Rektum und/oder überschreitet die Grenzen des kleinen Beckens (Das Vorhandensein eines bullösen Ödems genügt nicht, um einen Tumor als T4 zu klassifizieren)
Stadium IVb	jedes T jedes N M1	M1 Fernmetastasen

tion möglich. Technisch erfolgt bei zervixnahen Karzinomen im Stadium I (selten auch im Stadium II) eine radikale Operation wie beim Zervixkarzinom, wobei neben einer abdominalen Hysterektomie, partialen Vaginektomie und pelvinen Lymphonodektomie eine Kolpektomie durchgeführt wird. Introitusnahe bzw. tiefsitzende Vaginalkarzinome werden wie ein Vulvakarzinom operiert.

> Ab Stadium III und IV sind operative Maßnahmen nicht sinnvoll und aus anatomischen Gründen (Nähe zu Blase und Rektum) nicht möglich.

Bei dem weitaus größten Teil der primären Vaginalkarzinome kommt die **Strahlentherapie** zur Anwendung:

Im Vordergrund steht die lokale Applikation von Radionukleotiden. Durch die Einführung des **Afterloadingverfahrens** wurde das früher verwendete Radium größtenteils durch Radio-Kobalt, Cäsium oder Iridium ersetzt. Bei der intrakavitären **Kontaktbestrahlung** werden die Nukleotiden mittels eines Kunststoffzylinders direkt an den Tumor gebracht. Die exakte Applikation des Zylinders gestaltet sich häufig sehr schwierig. Besonders bei ausgedehnten Tumoren mit Lumeneinengung oder zu dicken Vaginalwänden bei randbeständigen Karzinomen wird die homogene Hochvoltbestrahlung (20–30 Gy) bevorzugt. In Einzelfällen ist eine Kombination beider Verfahren notwendig.

Bei tumorösem Befall des unteren Scheidendrittels ist die zusätzliche Bestrahlung des inguinalen Lymphausbreitungsgebietes obligatorisch. Aufgrund der engen anatomischen Verhältnisse und der begrenzten Strahlentoleranzgrenze (ca. 60 Gy) der Vagina, sind Urethra-, Blasen- und besonders Rektumscheidenfisteln häufige Komplikationen der Strahlentherapie.

> Die Strahlentherapie des vaginalen Karzinoms begeht eine schmale Gratwanderung zwischen begrenzter Strahlentoleranz der Vagina und deshalb hoher Fistelgefahr und hoher Rezidivrate bei zu geringer Strahlendosis.

Die Behandlungsergebnisse sind deshalb schlecht und die Komplikationsraten hoch.

Die alleinige **medikamentöse Therapie** mit Zytostatika (Cisplatin systemisch, 5-FU lokal) oder Hormonen hat sich nicht bewährt. Die Kombination von Chemotherapie mit Bestrahlung (Radiochemotherapie) zeigt nach neueren Erkenntnissen vor allem in fortgeschrittenen Stadien vielversprechende Ergebnisse.

Nachsorge. Das Rezidiv des Vaginalkarzinoms kann in seltenen Fällen, je nach Größe und Lokalisation, operativ exzidiert werden. In aller Regel bleiben bei Rezidiven aber nur noch rein palliativ symptomatische Maßnahmen (Scheidentamponade bei Blutungen, Schmerztherapie).

Prognose. Die Prognose des Vaginalkarzinoms ist sehr schlecht.

> Für das primäre Vaginalkarzinom wird eine allgemeine 5-Jahresüberlebensrate von unter 40% angegeben.

Verantwortlich dafür sind die Diagnosestellung meist erst im fortgeschrittenen Stadium sowie die begrenzten therapeutischen Möglichkeiten. Hinzu kommen die nicht seltenen Komplikationen der Strahlentherapie (Fistelbildung) und eine hohe Rezidivrate.

Sekundäre Vaginalkarzinome

Epidemiologie. Ca. 60% aller Vaginalmalignome entstehen sekundär, infolge eines Primärtumors der benachbarten Organe.

Ätiopathogenese. Am häufigsten sind in die Vaginalschleimhaut eingewachsene Zervixkarzinome. Bei etwa 10% der Patientinnen mit Endometriumkarzinom kommt es sowohl auf dem Kontinuitätsweg als auch metastatisch zu einem sekundären Befall der Vagina. Auch Chorionkarzinome metastasieren häufig in die Scheide und imponieren in der Spekulumeinstellung durch blaurote Knoten. Vulvakarzinome können direkt in die Vagina einwachsen, wobei ihr Primärsitz meist nicht mehr zu identifizieren ist. Auch das Ovarialkarzinom kann gelegentlich vom Douglas-Raum auf das hintere Scheidengewölbe übergreifen. Per continuitatem ist ein seltener Befall der Vagina durch Blasen- und Rektumkarzinome möglich. Fernmetastasen stammen nicht selten vom Hypernephrom (Nierenzellkarzinom) und gelegentlich vom Mammakarzinom.

Diagnostik. Zur Diagnose und Differenzierung des sekundären vom primären Vaginalkarzinom ist die histologische Untersuchung nach Biopsie obligat. Eine Differenzierung zwischen Plattenepithelkarzinom der Zervix und der Vagina ist meist nicht möglich.

Therapie. Die therapeutischen Maßnahmen entsprechen in aller Regel denen des primären Vaginalkarzinoms, wobei eine operative Tumorexstirpation nur sehr selten in Frage kommt.

In Kürze

Gutartige Neubildungen der Vagina

- **Vaginalzysten:** Meist Gartner-Gang-Zysten, realtiv selten, symptomarm. Exzision nur bei Beschwerden.
- **Condylomata acuminata (Feigwarzen, Feuchtwarzen, spitze Kondylome):** Viel seltener als an Vulva. Therapie mit hochprozentiger Essigsäure lokal, scharfem Löffel, elektrischer Schlinge oder Laser.
- **VAIN (vaginale intraepitheliale Neoplasie I-III):** Präkanzerose, Entartungsrisiko 5%. Rötung, Leukoplakie, Kondylome. Histologische Abklärung. Therapie je nach Ausdehnung mit Exzision, Laser, Kontaktbestrahlung bis zur Vaginalektomie.

Vaginalkarzinom

Primäres: 2–2,5% der Genitalmalignome, eher selten, ältere Patientinnen, 90% Plattenepithelkarzinome. 5-Jahresüberlebensrate nur 40% wegen später Diagnosestellung, schlechter Therapiemöglichkeiten, hoher Komplikations- und Rezidivgefahr.

Symptomatik: Kontaktblutende Läsionen, Ulzerationen, schmerzlose Blutung, bräunlicher Fluor.

Diagnostik: Spekulumeinstellung, Zytodiagnostik, Kolposkopie, rektovaginale Untersuchung wegen Ausdehnung auf Nachbarorgane, Histologie.

Therapie: Radikale Operation (abdominale Hysterektomie, partiale Vaginektomie, pelvine Lymphonodektomie, Kolpektomie, ggf. Exenteratio) in frühen Stadien. Bei Ausdehnung auf Nachbarstrukturen und Lymphknotenmetastasen Kontaktbestrahlung, hohe Gefahr der Fistelbildung.

Sekundäres: 60% aller Vaginalmalignome greifen von anderen Organen ausgehend, meist Zervix auf Vagina über. Operative Therapie selten noch möglich.

11.5 Gut- und bösartige Neubildungen der Cervix uteri

11.5.1 Gutartige Neubildungen der Cervix uteri

Ektopie

Definition

Ektopie (Ektropium, Erosio falsa) bezeichnet das Auftreten von Zylinderepithel auf der Portiooberfläche und ist ein physiologischer Befund in der fertilen Phase der Frauen.

Ätiopathogenese. Die Portio uteri wird von nichtverhornendem mehrschichtigen Plattenepithel bedeckt, während der Zervikalkanal von einem einschichtigen Zylinderepithel ausgekleidet ist. Der Bereich der Zervix, an dem Zylinder- und Plattenepithel aneinandergrenzen, wird als **Transformationszone** (Umwandlungszone) bezeichnet. In der Postmenopause verschiebt sich die Plattenepithel-Zylinderepithelgrenze bei der Frau in den Zervikalkanal hinein.

Symptomatik. Eine ausgeprägte Ektopie kann insbesondere unter Gestageneinfluss (Antibaby-Pille) zu einem verstärkten vaginalen Fluor oder zu Blutungen beim Geschlechtsverkehr (Kontaktblutungen) führen.

Therapie. Nach Ausschluss eines malignen oder infektiösen Geschehens kann eine lokale Laservaporisation durchgeführt werden.

Ovula Nabothi

Definition

Ovulua Nabothi sind schleimgefüllte Retentionszysten der Zervixdrüsen im Bereich der Transformationszone.

Ätiopathogenese. Ovulua Nabothi sind Folge einer plattenepithelialen Überhäutung des Drüsenepithels. Sie können mehrere Milimeter groß werden.

Therapie. Es handelt sich um harmlose Veränderungen der Zervix, die in der Regel keiner weiteren Therapie bedürfen.

Zervixpolyp

Definition

Zervixpolypen sind hyperplastische Ausstülpungen der zervikalen Schleimhaut.

Symptomatik. Zervixpolypen können zu vaginalen Kontakblutungen führen und verantwortlich für vaginalen Fluor sein.

Diagnostik. Die Form ist rundlich oder keulenartig. Ihrer Größe variiert von wenigen Millimetern bis einigen Zentimetern. An ihrem Stiel können sie aus dem Muttermund heraushängen. Histologisch ist das Stromagerüst des Polypen von drüsigem Zylinderepithel bedeckt.

Therapie. Symptomatische Zervixpolypen werden mit der Kornzange gefasst und abgedreht oder mit der elektrischen Schlinge abgetragen.

Zervixmyom

Definition

Myome sind gutartige, von der glatten Muskulatur des Uterus ausgehende Tumoren.

Eine Sonderform ist das **Myom in statu nascendi**, ein häufig gestieltes, submuköses Myom, welches den Zervikalkanal erweitert und bei der Spekulumuntersuchung sichtbar ist.

Symptomatik. Myome verursachen Blutungsstörungen, Schmerzen, Fluor kann auftreten.

Therapie. Myome in statu nascendi werden abgedreht oder unter hysteroskopischer Sicht mit der elektrischen Schlinge abgetragen.

Condylomata acuminata

Condylomata acuminata (Feigwarzen, Feuchtwarzen, spitze Kondylome) befallen neben Vulva (► Kap. 11.2.1) und Vagina auch die Portio.

11.5.2 Zervixkarzinom

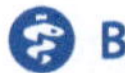

Beispiel

Bei einer 37-jährigen Patientin (II.-Para, Zustand nach pelviskopischer Sterilisation) tritt im Rahmen der zytologischen Krebsfrüherkennung ein PAP IVa auf.

Bei der Kolposkopie stellt sich im Bereich der Transformationszone nach der Essigprobe ein ausgedehntes grobes Mosaik mit Niveauunterschieden dar. Die anschließend durchgeführte Messerkonisation zeigt in der Histologie des Konus ein ausgedehntes Carcinoma in situ, welches bis an den endozervikalen Resektionsrand heranreicht.

Diagnose: Carcinoma in situ der Cervix uteri (FIGO 0) bei abgeschlossener Familienplanung.

Wegen des Heranreichens der Läsionen an den Konusrand und in Anbetracht der abgeschlossenen Familienplanung empfiehlt sich die vaginale Hysterektomie. Mit dieser Therapie ist die Patientin geheilt.

Epidemiologie. Weltweit erkranken jährlich etwa 500.000 Frauen an einem invasiven Zervixkarzinom, 350.000 Frauen versterben an der Erkrankung. Global betrachtet ist das Zervixkarzinom nach dem Mammakarzinom die zweithäufigste maligne Neuerkrankung der Frau. Die höchsten Inzidenzraten von 30 auf 100.000 Frauenjahren werden in Lateinamerika, im südlichen Afrika sowie in Asien beobachtet. Insbesondere in den Entwicklungsländern sterben 80% der an einem Zervixkarzinom erkrankten Frauen. Wegen der nicht bestehenden staatlichen Screeningprogramme werden invasive Karzinome in diesen Ländern zu spät entdeckt.

Mit der Einführung der zytologischen Krebsfrüherkennungsprogramme (PAP-Abstrich, in Deutschland 1971) konnten die Inzidenz und Mortalität des Zervixkarzinoms in den USA, Westeuropa und Japan sichtbar gesenkt werden. Trotzdem wird derzeit eine Stagnation der Inzidenzraten oder sogar ein Anstieg beobachtet.

Nur etwa die Hälfte aller Frauen in Deutschland nehmen am Krebsfrüherkennungsprogramm teil.

In Deutschland liegt die Inzidenzrate etwa bei 12/100.000 Frauen, in Ostdeutschland etwas höher. Jährlich erkranken etwa 7.000 Frauen, das entspricht einem Anteil von 4% aller Krebserkrankungen bei Frauen. Die Altersverteilung zeigt einen kleineren Gipfel zwischen 35 und 39 Jahren sowie einen Hauptgipfel zwischen 60 und 64 Jahren. 25% der Erkrankten sind jünger als 43 Jahre.

Die Mortalität aller invasiven Zervixkarzinome beträgt in Deutschland etwa 30%.

Weit häufiger als ein invasives Karzinom wird heute das Carcinoma in situ (CIN III) der Zervix beobachtet. Es wird geschätzt, dass jährlich 300.000 Frauen in Deutschland daran erkranken. Das Durchschnittsalter der Patientinnen beträgt etwa 35 Jahre. In den letzten Jahren wurde eine deutliche Zunahme der Präkanzerosen bei jungen Frauen unter 30 Jahren beobachtet. Untersuchungen aus Österreich zeigen, dass die Inzidenz zervikaler Dysplasien bei jungen Frauen zwischen 21 und 30 Jahren stark zugenommen hat. Ähnliche Tendenzen werden auch in Deutschland beobachtet.

Ätiopathogenese. Für die Tumorbildung ist eine persistierende Infektion mit humanen Papillomaviren (HPV) unabdingbar, vor allem mit den high-risk HPV-Typen 16, 18, 31, 33, 35, 39, 45, 51–53, 55, 56, 58, 59, 63, 66, 68.

> In mehr als 99% der invasiven Zervixkarzinome lassen sich humane Papillomaviren nachweisen.

Zusätzliche Kofaktoren, wie genetische Veränderungen oder immunologische Faktoren sind für die Tumorentstehung notwendig.

Ein erhöhtes Risiko haben Frauen mit

- niedrigem sozioökonomischen Status,
- früher Kohabitarche (erster Geschlechtsverkehr),
- langjähriger Einnahme oraler Kontrazeptiva,
- hoher Anzahl an Sexualpartnern und
- Multipara.

Alle genannten Faktoren erhöhen die Wahrscheinlichkeit einer HPV-Infektion. Ob das Rauchen und Genitalinfektionen mit anderen Erregern das Erkrankungsrisiko erhöhen, ist nicht abschließend geklärt.

> Das Zervixkarzinom und seine Vorstufen nehmen ihren Ausgang von der Transformationszone.

Hier stoßen das von der Endozervix ausgehende Drüsengewebe (Zylinderepithel) mit dem ektozervikal gelegenen unverhornten Plattenepithel aufeinander.

> Etwa 80% der invasiven Zervixkarzinome sind Plattenepithelkarzinome, gefolgt von den Adenokarzinomen mit 5–15%.

Andere Tumortypen, neuroendokrine, klarzellige bzw. serös-papilläre Karzinome, sind selten.

Prävention. Ziel ist die Vermeidung von genitalen Infektionen mit humanen Papillomaviren durch geschützten Verkehr (Kondom) oder sexuelle Abstinenz. Erste Impfstudien zur primären Prävention von HPV-Infektionen sind erfolgsversprechend.

Symptomatik. Die Vor- und meisten Frühstadien sind symptomlos. Bei invasiven Zervixkarzinomen kommt es zu Kontaktblutungen, Metrorrhagien und blutig wäßrigem Fluor. Schmerzen im kleinen Becken, in der Kreuzbein- und Lendengegend, ein Lymphödem der Beine sowie Harnaufstau bei Ureterbeteiligung sind Spätsymptome.

Diagnostik. Wegen seiner langen präklinischen Phase, in der Vorstadien erkannt und behandelt werden können, eignet sich das Plattenepithelkarzinom der Zervix besonders gut für **Screeninguntersuchungen:** Bei einer jährlichen Untersuchung sollte eine Spiegeleinstellung durchgeführt und

Tab. 11.11. Zytologischer Befund und Papanicolaou-Klassifikation (Münchner Klassifikation), Soost et al. 1990

Zytologischer Befund	PAP	Vermuteter histologischer Befund
Unauffälliges Zellbild	I	
Entzündliche regenerative, metaplastische oder degenerative Veränderungen, Hyper- und Parakeratosezellen	II	
Schwere entzündliche oder degenerative Veränderungen, keine sichere Unterscheidung zwischen gut- und bösartig	III	
Dyskariosen in Superfizial- und Intermediärzellen deuten auf eine Dysplasie leichten bis mäßigen Grades	III D	CIN I, II
Dyskariosen von Zellen aus tieferen Schichten	IV a	CIN II, III (schwere Dysplasie)
Dyskariosen tiefer Schichten, beginnende Invasion nicht auszuschließen	IV b	CIN III (Cis, fragliches invasives Karzinom)
Zellen eines invasiven Zervixkarzinoms oder anderer maligner Tumoren	V	Invasives Karzinom
Technisch unbrauchbares Material		0

CIN = cervicale intraepitheliale Neoplasie: CIN I = leichte Dysplasie, CIN II = mittelschwere Dysplasie, CIN III = schwere Dysplasie und Carcinomata in situ nach Möglichkeit unter kolposkopischer Sicht ein zytologischer Abstrich (ggf ein Bürstenabstrich) von der Portiooberfläche und aus dem Zervikalkanal entnommen werden. Die Diagnosestellung erfolgt nach der Münchener Nomenklatur II (Einteilung nach Papanicolaou, PAP, ◘ Tab. 11.11).

HPV-Diagnostik

Die Diagnostik auf Zervixinfektionen mit humanen Papillomaviren (HPV) mittels PCR oder Hybrid-capture II-Assay (HCII-Assay) hat derzeit keinen Stellenwert im primären Screening auf CIN. Eine **HPV-Testung** sollte nur durchgeführt werden im Rahmen von klinisch-wissenschaftlichen Studien oder bei Frauen mit rezidivierenden unklaren zytologischen Abstrichen PAP III sowie im Rahmen der Nachbeobachtung nach Konisation mit CIN III.

Bei Patientinnen ab einem **PAP IIID (CIN I, II,** ◘ Abb. 11.6) sollte immer eine **Kolposkopie** durchgeführt werden. Dabei kann die Läsion lokalisiert (ektozervikaler oder endozervikaler Sitz, Ausmaß der Läsion, Schweregrad der Läsion) werden.

Die **histologische Sicherung** einer CIN oder des invasiven Zervixkarzinoms erfolgt durch Biopsie (Knipsbiopsie, Bröckelentnahme mit scharfem Löffel, fraktionierte Abrasio) aus dem Tumor. Wenn makroskopisch kein Tumor zu sehen ist, wird die Konisation durchgeführt.

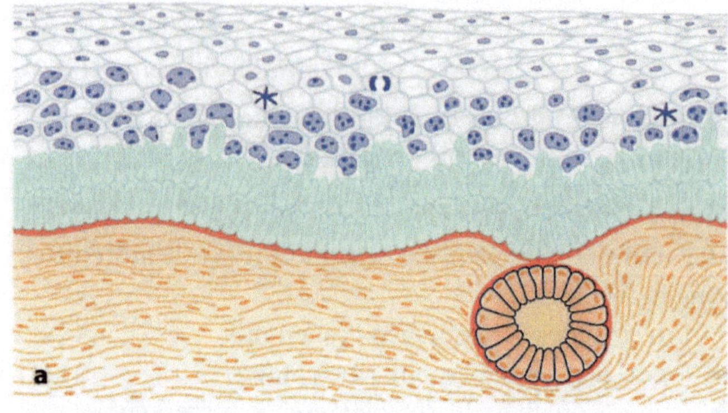

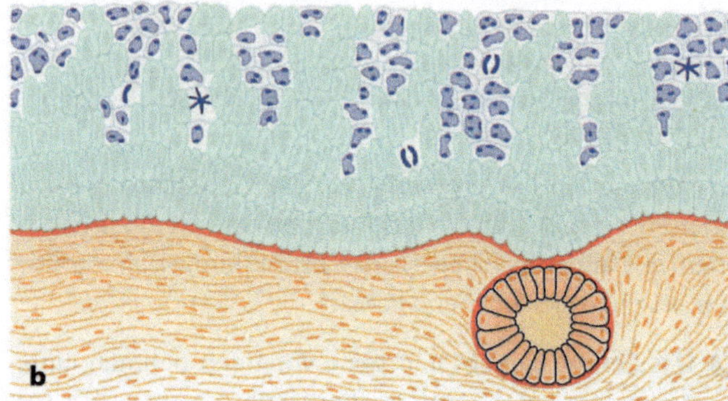

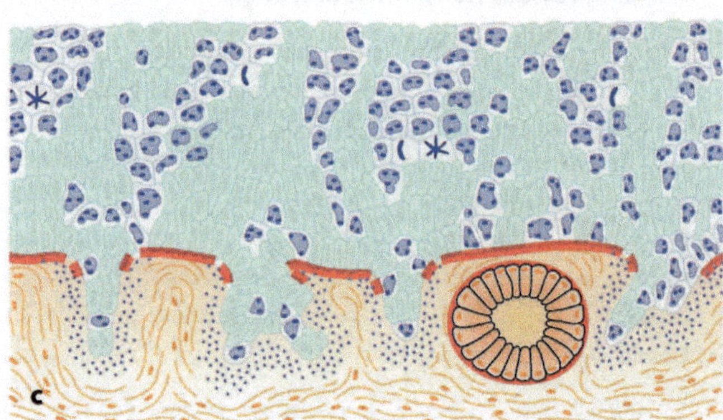

◘ **Abb. 11.6a-c.** Zervikale intraepitheliale Neoplasien (CIN). **a** Mäßige Dysplasie (CIN II). Deutliche Verbreiterung der Basalschichten, etwas vermehrt Mitosen. Die Zellen mit dyskariotischen Kernen reichen bis etwa in die Hälfte des Epithels. Nur die obere Hälfte zeigt eine normale Ausdifferenzierung. **b** Schwere Dysplasie (CIN III/Carcinoma in situ). Ein regelrechter Aufbau mit Polarisierung der Zellen und Ausdifferenzierung bis zur Oberfläche ist nicht mehr zu erkennen. Es finden sich zahlreiche Mitosen. Die Basalmembran ist intakt (»einfacher Ersatz«). **c** Frühe Stromainvasion. Aufbau des Epithels wie bei dem Carcinoma in situ, jedoch stellenweise siebartige Durchlöcherung der Basalmembran und Eindringen schmaler Zapfen atypischer Zellen in das Stroma. Die Eindringtiefe dieser Zellzapfen ist gering. Der Zusammenhang mit dem oberflächlichen Epithel ist immer erkennbar erhalten. Ausgeprägte Rundzellinfiltrate

Praxisbox Konisation

Die Konisation kann nach Schiller´sche Jodprobe mit dem Skalpellmesser, der elektrischen Schlinge oder dem CO_2-Laser erfolgen. Voraussetzungen für eine adäquate histologische Aufarbeitung ist ein intaktes und fadenmarkiertes Präparat (üblicherweise bei 12 Uhr). Eine Zervixabrasio schließt sich an, eine Korpusabrasio (mit Hysteroskopie) nur bei Verdacht auf Erkrankungen des Endometriums.

Der Konus wird vollständig eingebettet und segmental aufgearbeitet. Der pathologische Befund muss zur Konusgröße sowie Grad, Lokalisation (endo-, ektozervikal), Ausdehnung (Angaben im Uhrzeigersinn) der CIN-Läsion, virusassoziierten Veränderungen und beim invasiven Karzinom zu Karzinomgröße und Lymphgefäßinvasion Stellung nehmen. Obligat sind dezidierte Angaben zu den Resektionsrändern (vaginal, endozervikal, lateral).

Es erfolgt die bimanuelle **vaginale Untersuchung** zur Beurteilung des Uterus. Zur Beurteilung der Parametrien ist

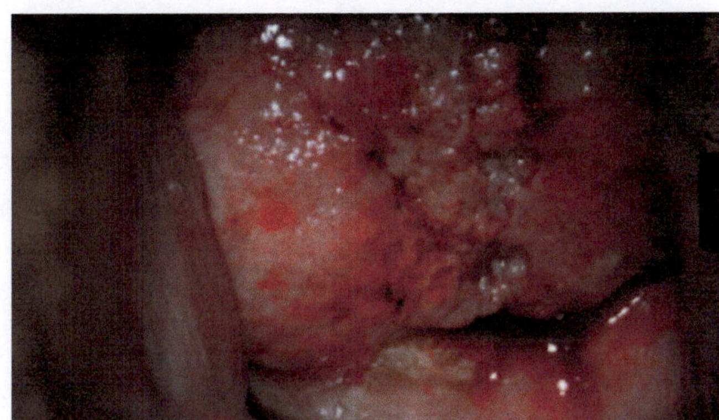

Abb. 11.7. Invasives exophytisch wachsendes Plattenepithelkarzinom der Zervix

die **rektale** oder **rektovaginale** Tastuntersuchung erforderlich.

Die **Stadieneinteilung** des Zervixkarzinoms (Abb. 11.7) nach FIGO entspricht der TNM-Klassifikation (Tab. 11.12). Die FIGO-Klassifikation beruht auf klinischen Befunden, die postoperative Histologie findet darin keine Berücksichtigung.

> Trotz aller moderner diagnostischer Methoden ist das Staging nach FIGO ganz entscheidend von der klinischen Erfahrung des Untersuchers abhängig.

Die Klassifikation gilt nur für Karzinome. Regionäre Lymphknoten sind parazervikale, parametriane, hypogastrische Lymphknoten an den Aa. iliacae (Obturatoriallymphknoten), sowie die Lymphknoten an den Aa. iliacae communes und externae, die präsakralen und lateralsakralen Lymphknoten. pN0 erfordert die regionäre Lymphadenektomie und histologische Untersuchung von üblicherweise 6 oder mehr Lymphknoten.

Grundlage des Stagings ist der gynäkologische Spiegel- und Tastbefund, zumeist in Narkose. Dabei müssen die Tumorausdehnung in der Vagina durch die Kolposkopie genau festgelegt und die vaginalen Tumorgrenzen ggf. durch Biopsien dokumentiert werden. Eine exakte Aussage über die Ausdehnung des fortgeschrittenen Zervixkarzinoms erfordert eine Laparoskopie oder Laparotomie zum pelvinen und/oder paraaortalen Lymphknoten-Staging.

Aufarbeitung des radikalen Hysterektomiepräparates und der Lymphknoten

Der Befunderstellung ist die WHO-Klassifikation zur Tumortypisierung und die pTNM-Klassifikation zur Stadieneinteilung zugrunde zu legen. Dies beinhaltet die Angabe des histologischen Tumortyps, des Grading, die Beschreibung eines Lymph- oder Gefäßeinbruches, die Invasionstiefe und Ausdehnung in Milimetern bei den Mikrokarzinomen, die Abstände zum vaginalen und parametranen Resektionsrand, die Tumorgröße in Zentimetern ab dem Stadium Ib. Bezüglich des Lymphknotenstatus ist die Anzahl der entfernten Lymphknoten und die Anzahl der befallenen Lymphknoten nach Lokalisation zu beschreiben.

Die Detektion von **Sentinel-Lymphknoten** nach Radionuklidmarkierung des Tumors erfolgt derzeit innerhalb von Studien.

Ergänzende obligate Untersuchung sind die Sonographie der Nieren (Harnstau, Hydronephrose), die Zysto- und Rektoskopie (Tumoreinbruch). Bei ausgedehnten Tumoren ohne Befall der Rektumschleimhaut kann eine transrektale Sonographie durchgeführt werden. Die Computertomographie kann vergrößerte retroperitoneale und paraaortale Lymphknoten nachweisen. Die Magnetresonanztomographie (MRT) vermag die Größe des Tumors und den parametranen Befall zu bestimmen.

Therapie. Die Therapie auch der Vorstufen des Zervixkarzinoms richtet sich nach deren Ausdehnung.
- **PAP IIID** (histologisch nachgewiesene leichte Dysplasie): Zytologische und kolposkopische Kontrollen in dreimonatigen Abständen.
- **CIN II** (mittelgradiger Dysplasie): Sanierung durch Konisation. Alternativ bieten sich bei ektozervikal lokalisierten Läsionen destruierende Verfahren (CO_2-Laservaporisation) durch den kolposkopisch erfahrenen Behandler an. Eine engmaschige zytologische und kolposkopische Nachbetreuung der informierten Patientin ist erforderlich, da der histologische Nachweis der vollständigen Entfernung nicht möglich ist.
- **PAP IVa** (schwere Dysplasie) und **PAP IVb** (Carcimoma in situ): Konisation.

Zur Therapie des **invasiven Zervixkarzinoms** stehen Operation, Radiotherapie und Chemotherapie oder die Kombination dieser Verfahren zur Verfügung:
- Erkrankte Frauen mit kleinen Tumoren und gutem Allgemeinzustand werden operiert.
- Patientinnen mit fortgeschrittener Tumorerkrankung werden primär kombiniert bestrahlt und/oder chemotherapiert.
- Bei rein palliativem Therapieansatz erfolgt die alleinige Chemo- oder Radiochemotherapie.

Vorteile der Operation sind die genaue Information über histomorphologische Ausdehnung des Karzinoms, die

Tab. 11.12. Stadieneinteilung: Zervixkarzinom

FIGO	TNM	
	TX	Primärtumor kann nicht beurteilt werden
	T0	Kein Anhalt für Primärtumor
Stadium 0	Tis	Carcinoma in situ
Stadium I	T1	Zervixkarzinom begrenzt auf den Uterus (Ausdehnung auf Corpus uteri bleibt unbeachtet)
Stadium Ia	T1a N0 M0	Invasives Karzinom, nur mikroskopisch diagnostiziert (Alle makroskopisch sichtbaren Läsionen, sogar mit oberflächlicher Invasion, werden als /Stadium 1b/T1b klassifiziert)
Stadium Ia1	T1a1 N0 M0	Tumor mit Stromainvasion von ≤ 3 mm und horizontaler Ausdehnung von ≤ 7 mm
Stadium Ia2	T1a2 N0 M0	Tumor mit Stromainvasion von 3–5 mm und horizontaler Ausdehnung von max. 7 mm (Mikrokarzinom)
Stadium Ib	T1b N0 M0	Klinisch (makroskopisch) sichtbare Läsion auf die Zervix beschränkt oder mikroskopische Läsion > Stadium Ia2/T1a2
Stadium Ib1	T1b1 N0 M0	Klinisch sichtbare Läsion ≤ 4 cm in größer Ausdehnung
Stadium Ib2	T1b2 N0 M0	Klinisch sichtbare Läsion > 4 cm in größter Ausdehnung
Stadium II	T2 N0 M0	Zervixkarzinom infiltriert jenseits des Uterus, erreicht aber nicht die Beckenwand und nicht das untere Vaginadrittel
Stadium IIa	T2a N0 M0	Ohne Infiltration des Parametriums
Stadium IIb	T2b N0 M0	Mit Infiltration des Parametriums
Stadium III	T3 N0 M0	Zervixkarzinom breitet sich bis zur Beckenwand aus und/oder befällt das untere Vaginadrittel und/oder verursacht Hydronephrose oder stumme Niere
Stadium IIIa	T3a N0 M0	Tumor befällt unteres Vaginadrittel, keine Ausbreitung zur Beckenwand
Stadium IIIb	T1 N1 M0 T2 N1 M0 T3a N1 M0 T3b jedes N M0	Niedrigeres T, regionäre Lymphknotenmetastasen Tumor breitet sich bis zur Beckenwand aus und/oder verursacht Hydronephrose oder stumme Niere
Stadium IVa	T4 jedes N M0	Tumor infiltriert Schleimhaut von Blase oder Rektum und/oder überschreitet die Grenzen des kleinen Beckens
Stadium IVb	jedes T jedes N M1	Fernmetastasen

Möglichkeit der Erhaltung funktionierender Ovarien und die Vermeidung von Strahlenfolgen. Vorteile der Strahlentherapie sind die kurative Wirkung auch bei im kleinen Becken weiter ausgedehnten Prozessen. Die Nebenwirkungen der Strahlentherapie (Lymphödem der Beine, Thrombosen) sind häufiger und stärker, wenn die Strahlentherapie nach einer Operation mit Freilegen der Gefäße im kleinen Becken (wie bei einer pelvinen Lymphonodektomie üblich) erfolgt.

> Im **Stadium I und II** sind Operation und Strahlentherapie die primären Therapieverfahren mit vergleichbaren Heilungs- und Komplikationsraten.

Eine Kombination aus Operation und Strahlentherapie erhöht die Komplikationsrate deutlich.

Praxisbox Radikaloperation nach Wertheim-Meigs (radikale abdominale Hysterektomie)

Grundprinzipien der Operation sind nach der systematischen Inspektion und dem Belassen der Ovarien bei prämenopausalen Frauen:

- Absetzen der Ligg. cardinalia unmittelbar an der Beckenwand (Typ III nach Piver)
- Belassen des lateralen Parametriums bei Tumoren < 2 cm (Typ II nach Piver)
- Inspektion und Palpation des Abdomens, Lavage zur Zytologiegewinnung
- Mobilisierung des Rektums und Absetzen der Ligg. sacrouterina,
- Komplette Präparation des Ureters aus den Parametrien,
- Mobilisierung der Blase und
- Absetzen von Parakolpium und Vagina in Abhängigkeit von der Größe des Primärtumors und dem Befall der Vagina.

Die laparoskopisch assistierte, radikale vaginale Hysterektomie (»Schauta«) scheint der von abdominal durchgeführten radikalen Hysterektomie gleichwertig zu sein.

Praxisbox Lymphonodektomie

Die **pelvine** Lymphknotenentfernung wird üblicherweise vor der radikalen Hysterektomie durchgeführt und umfasst die Entfernung sämtlicher (mindestens 20) pelviner Lymphknoten und des Fettgewebes im Bereich der Beckengefäße. Das extraperitoneale Vorgehen wird bevorzugt, da bei einer notwendigen Nachbestrahlung weniger Komplikationen am Dünndarm auftreten. Der therapeutische Nutzen einer paraaortalen Lymphonodektomie ist derzeit nicht belegt. Bei paraaortalem Lymphknotenbefall sollte eine Operation sinnvollerweise abgebrochen werden.

- **Stadium Ia1** und **keine** ungünstigen Prognosekriterien wie dissoziiertes netzförmiges Wachstum, Tumorvolumen > 400 mm³, Einbruch in Kapillaren und Lymphgefäße, schmaler oder nichtbeurteilbarer Absetzungsrand, Messung der Ausdehnung unsicher): Konisation mit Zervixkürettage in sano. Nach abgeschlossener Familienplanung bzw. bei besonderem Sicherheitsbedürfnis der Patientin auch (einfache) Hysterektomie.
- **Stadium Ia1 mit** ungünstigen Prognosekriterien (s.o) und **Stadium Ia2** (Mikrokarzinom): Einfache Hysterektomie oder eingeschränkt radikale Hysterektomie, bei lymphovaskulärer Beteiligung pelvine Lymphonodektomie, Trachelektomie nach Dargent mit pelviner und parametraner Lymphonodektomie bei bestehendem Kinderwunsch.
- **Stadium Ib:** Erweiterte radiakle abdominale Hysterektomie (Wertheim'sche Operation) mit Entfernung der pelvinen Lymphknoten (Meigs'sche Operation), ggf. paraaortale Lymphonodektomie, bei Frauen unter 45 Jahren mit Belassen der Ovarien. Falls Tumor > 4 cm paraaortale Radiochemotherapie.
- **Stadium IIa:** Wertheim-Meigs'sche Radikaloperation, Mitnahme eines größeren Scheidenabschnittes, Sicherheitsabstand vom Tumor > 2 cm. Bei positiven pelvine Lymphknoten paraaortale Lymphonodektomie.
- **Stadium IIb**: Wenn Alter, individuelle Bedingungen und das Staging dies erlauben, sollte die Operation der Bestrahlung vorgezogen werden. Aber die Operation muss im parametranen Bereich sehr sorgfältig bis zur Beckenwand ausgedehnt werden (Piver Typ III). Zusätzlich ist eine paraaortale Lymphonodektomie indiziert, insbesondere wenn die pelvinen Lymphknoten (im Schnellschnitt) befallen sind. Bei großen Lymphknotenmetastasen scheint deren Entfernung einer Strahlentherapie überlegen.

> Die **primäre Strahlentherapie** besteht aus der Kombination einer lokalen Kontaktbestrahlung (Brachytherapie in Afterloading-Technik) mit einer perkutanen Hochvoltbestrahlung.

Besonders wichtig ist die lokale Kontaktbestrahlung mit dem HDR-(high dose rate) Afterloading-Verfahren. Sie erlaubt eine hohe Bestrahlungsdosis des Tumors bei relativ geringer Belastung der Blase, des Rektums und der Ureteren.

> Die Kombination der Strahlentherapie mit einer gleichzeitigen Cisplatin-haltigen Chemotherapie erzielt eine deutliche Verbesserung gegenüber der alleinigen Strahlentherapie.

Durch eine postoperativ **adjuvante Radiochemotherapie** nach radikaler Hysterektomie und Lymphonodektomie (Wertheim-Meigs'sche Operation) kann scheinbar bei prognostisch ungünstigen Tumorstadien eine Verbesserung der Heilungsergebnisse erzielt werden. Sie sollte bei Vorliegen von Risikofaktoren (parametraner Befall, ungünstiger Tumor-Zervix-Quotient, LK-Befall, Lymphangiosis carcinomatosa, R1- bzw. R2-Resektion) immer angewendet werden, wenn keine Kontraindikationen gegen Cisplatin bestehen.

! Vor einer Radiochemotherapie mit Cisplatin sollte wegen der Ototoxizität eine HNO-ärztliche Untersuchung erfolgen. Auf peripher neurotoxische Nebenwirkungen und Nephrotoxizität ist besonders zu achten.

Die **Chemotherapie** (Cisplatin, Carboplatin und Ifosfamid, auch kombiniert mit Anthrazyklinen, Bleomycin, Taxanen) ist bei Plattenepithel- und Adenokarzinomen der Cervix uteri wirksam.

> Eine kurative Wirkung der Chemotherapie ist bisher nur in der Kombination mit einer gleichzeitigen Radiatio nachgewiesen.

- **Stadium III**: Die Strahlentherapie ist die Behandlung der Wahl.
- **Stadium IV**: Bei großem Tumorprozess im kleinen Becken sind durch die perkutane Strahlentherapie oft noch gute palliative Erfolge möglich. Eine vordere und/oder hintere Exenteration und die Lymphonodektomie nur in Einzelfällen indiziert.

Bei Fernmetastasen oder Rezidiv sind unter einer zytostatischen Kombinationstherapie in 36%–50% Remissionen, auch komplette, zu beobachten. Im vorbestrahlten Bereich ist die Wirkung einer Chemotherapie geringer. Eine palliative Chemotherapie ist deshalb nur dann indiziert, wenn außerhalb des bestrahlten Gebietes Fernmetastasen auftreten, die zu Beschwerden führen und weder operativ entfernt noch bestrahlt werden können.

> Bis heute gibt es keinen Hinweis dafür, dass eine adjuvante Chemotherapie ohne gleichzeitige Bestrahlung einen Überlebensvorteil bringt.

Immuntherapie

Immuntherapeutische Ansätze in der Behandlung des Zervixkarzinom haben bisher experimentellen Charakter. Nicht strahlen- und chemotherapeutisch vorbehandelte Erkrankte zeigen Ansprechrate auf Retinoide und Interferon. Spezifische immuntherapeutische Ansätze mit Dendritischen Zellen sind in Evaluierung. Eine Überlebensverlängerung durch Immuntherapien konnte bisher nicht gezeigt werden.

> Zwischen 10 und 42% der operierten Patientinnen entwickelt ein Rezidiv, meist im kleinen Becken.

Es werden unterschieden:
- **Zentrales** Rezidiv: Der Tumor ist auf die Vagina oder das paravaginale Gewebe begrenzt.
- **Peripher begrenztes** Rezidiv: Der Tumor ist auf ein Parametrium begrenzt mit Ausdehnung auf die Beckenwand mit oder ohne Beteiligung der Vagina oder Knochenbefall.
- **Massives peripheres** Rezidiv: Ausdehnung auf beide Beckenwände mit oder ohne Beteiligung der Vagina oder Knochenbefall.

Tab. 11.13. 5-Jahres-Überlebensrate beim Zervixkarzinom unabhängig von der Behandlungsart

FIGO-Stadium	5-Jahres-Überlebensrate
0	100%
I	80–85%
II	65–85%
III	20–30%
IV	7–12%

Bei zentralem oder peripher begrenztem Rezidiv kann sowohl die Bestrahlung als auch die Operation noch eine Heilung bringen. Nach primärer Bestrahlung ist in der Regel nur eine Operation möglich. Eine operative Behandlung des zentral oder peripher begrenzten Rezidivs erfordert die Exenteration.

Prognose. Die Heilungschancen beim Zervixkarzinom hängen ganz entscheidend davon ab, in welchem FIGO-Stadium die Erkrankung entdeckt wird.

> Je früher dieser Tumor entdeckt wird, desto günstiger sind die 5-Jahresüberlebensraten (Tab. 11.13).

Adenokarzinome zeigen unabhängig von der Therapie gegenüber Plattenepithelkarzinomen einen ungünstigeren Verlauf. Prognostisch ungünstigere Tumortypen sind auch neuroendokrine, klarzellige bzw. serös-papilläre Karzinome.

Nachsorge. Inhalt der Nachsorgeuntersuchung sind die
- Früherkennung eines loko-regionären Rezidivs (Anamnese, klinische Untersuchung, gynäkologische Untersuchung mit Kolposkopie, Zytologie, Nierensonographie, Tumormarker, wenn primär erhöht)
- Diagnose und Therapie postoperativer und postradiogener Nebenwirkungen
- Hormonsubstitutionstherapie

- psychosoziale Betreuung und Beratung, einschließlich der Sexual- bzw. Partnerberatung

Die Untersuchung erfolgt 3 Jahre vierteljährlich, 2 Jahre halbjährlich und dann jährlich. Der Einsatz weiterer bildgebender Verfahren ist nur bei klinischen oder anamnestischen Hinweisen auf ein Rezidiv indiziert.

Zu den postoperativen und postradiogenen Nebenwirkungen gehören:

- **Postoperative Blasenentleerungsstörungen** (Detrusorschwäche) treten bei radikaler Operation im Bereich von Blase und Ureter auf. Sie bessern sich meist spontan, können aber auch über Monate andauern und dazu zwingen, das Selbstkatheterisieren zu erlernen.
- **Postradiogene Darmblutungen** (chronische Proktitis, Sigmoiditis, Enteritis, Ulzera in Rektum und Sigma) kommen auch bei kunstgerecht durchgeführter Strahlentherapie vor. Sie werden konservativ behandelt. Eine Biopsie aus einem Ulkus im Rektum (Karzinomausschluss) begünstigt bei Strahleninduration eine Fistelbildung.
- Die **Ureterstenose** (1–2%) ist häufiger durch ein Rezidiv als durch die Operation bedingt.
- Während die selten gewordene **Ureterscheidenfistel** (< 1%) fast immer Operationsfolge ist und baldmöglichst operiert werden sollte, sind die **Blasenscheidenfistel** (1%) oder die **Rektumscheidenfistel** (2%) häufiger durch Tumorprogression als durch Strahlentherapie oder Operation bedingt. Bei radiogener Blasenscheidenfistel ist nach sorgfältiger Vorbereitung der operative Fistelverschluss, möglichst von vaginal, im Falle einer tumorbedingten Blasenscheidenfistel die externe Harnableitung notwendig. Bei einer Rektumscheidenfistel ist baldmöglichst unabhängig von ihrer Ätiologie ein Anus praeter anzulegen.
- Die Heilung von **Lymphödemen** des Beines infolge einer Kombination von Operation und Strahlentherapie ist nahezu unmöglich. Durch sachgerechte Lymphdrainagen lässt sich eine subjektive Linderung erzielen. In schweren Fällen muss immer an eine low-dose-Liqueminisierung gedacht werden.

In Kürze

Gutartige Neubildungen der Zervix

Ektopie (Ektropium, Erosio falsa): Auftreten von Zylinderepithel auf der Portio, physiologisch bei der geschlechtsreifen Frau, da dort Transformationszone (Grenze Plattenepithel/Zylinderepithel). Vaginaler Fluor, Kontaktblutung beim Geschlechtsverkehr. Therapie: Laservaporisation.

Ovula Nabothi: Schleimgefüllte Retentionszyste der Zervixdrüsen in Transformationszone. Harmlos, keine Therapie notwendig.

Zervixpolyp: Hyperplastische Ausstülpung der zervikalen Schleimhaut. Vaginaler Fluor, Kontaktblutung. Therapie: Bei Beschwerden Abdrehen mit Kornzange, elektrische Schlinge.

Zervixmyom: Von glatter Uterusmuskulatur ausgehend, Myom in statu nascendi submukös, meist gestielt. Blutung, Schmerzen, Fluor. Therapie: Abdrehen, elektrische Schlinge.

Condylomata acuminata (Feigwarzen, Feuchtwarzen, spitze Kondylome): Befallen neben Vulva (▶ Kap. 11.2.1), Vagina auch die Portio.

Zervixkarzinom: Infektion mit high risk HPV-Typen vorrausgehend, entsteht in Transformationszone, 80% Plattenepithelkarzinome.

- **Symptomatik:** Vor- und Frühstadien meist symptomlos, bei Invasion Kontaktblutungen, Metrorrhagien, blutig wäßriger Fluor, Spätsymptome Schmerzen (kleines Becken, Kreuzbein- und Lendenregion), Lymphödem der Beine, Harnaufstau bei Ureterbeteiligung.
- **Diagnostik:** Screeninguntersuchung mit zytologischem Abstrich (PAP I–V, CIN=cervicale intraepitheliale Neoplasie), Kolposkopie, gynäkologische Tastuntersuchung. Histologie durch Biopsie, fraktionierter Abrasio, Konisation. Gegebenenfalls Laparoskopie/Laparatomie (Lymphknotenstaging), Nierensono, Zystoskopie, Rektoskopie, CT (Lymphknoten), MRT (Parametrien).
- **Therapie:** Abhängig vom Stadium, Allgemeinzustand und Kinderwunsch. Operation und Radiatio in frühen Stadien gleichwertig. Je früher Tumor entdeckt, desto besser die Prognose.
- **Vorstadien:** 3-monatige Kontrolle, Konisation, evtl. Laserbehandlung.
- **Invasives Karzinom: Operativ** Konisation und Kürettage, einfache bis radiakle Hysterektomie nach Wertheim-Meigs mit/ ohne Ovarektomie, pelvine, parametrane oder paraaortale Lymphonodektomie, Trachelektomie nach Dargent. **Radiatio** als lo-

▼

kale Kontaktbetrahlung und perkutane Hochvoltbestrahlung (Cave: Lymphödem, Thrombosen). **Radiochemotherapie** (nur Cisplatin) primär und adjuvant, Remission bei Fernmetastasen und Rezidiv möglich.

11.6 Gut- und bösartige Neubildungen des Corpus uteri

11.6.1 Gutartige Neubildungen des Corpus uteri

Korpuspolyp

Definition

Korpuspolypen (Adenoma corporis uteri) bilden sich auf dem Boden einer Endometriumhyperplasie, möglicherweise von einem Adenom des Stratum basale ausgehend.

Der **Matronenpolyp** ist ein zystischer Polyp mit abgeflachten Epithelien, bei dem die Drüsenwände Rücken an Rücken liegen. Er tritt häufig in der Postmenopause auf. Gelegentlich sind auch proliferierend-glanduläre Partien enthalten, die dem reifen Adenokarzinom des Endometriums ähneln.

Ätiopathogenese. Gehäuft kommen Korpuspolypen in der Peri- und Postmenopause vor, sie können aber auch in jedem anderen Lebensalter auftreten. Begünstigende Faktoren sind Regelwidrigkeiten der Hormonsynthese: Polypen reagieren manchmal wie das Endometrium auf Östrogene und Gestagene, oft aber auch nur auf Östrogene (glandulär-zystische Polypen).

Korpuspolypen sind meist im Fundus, insbesondere im Bereich der Tubenabgänge, gelegentlich auch auf der Isthmusschleimhaut am inneren Muttermund lokalisiert. In 80% der Fälle treten sie solitär auf (Abb. 11.8). Anfangs sitzen sie breitbasig dem Endometrium auf, später häufiger gestielt, rundlich oder dreieckig, entsprechend der Form der Uterushöhle. Mit zunehmendem Wachstum treten öfter kleine zystische Anteile auf.

Relativ häufig, bei etwa 43% der Patientinnen, ist der Korpuspolyp mit einem Uterus myomatosus kombiniert.

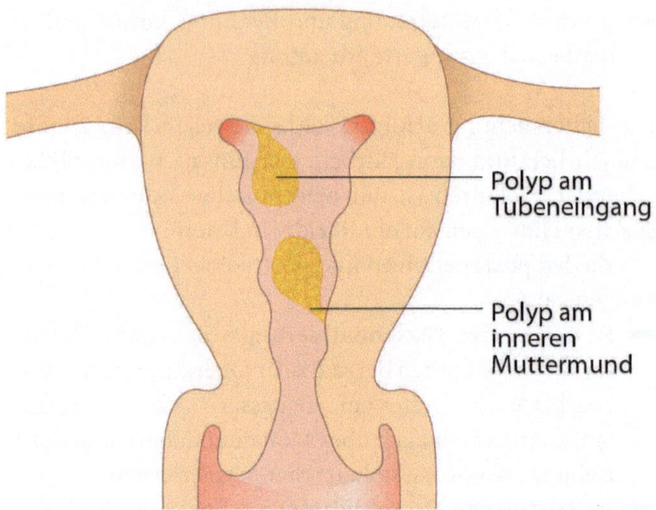

Abb. 11.8. Sitz von Korpuspolypen. Vom inneren Muttermund ausgehende Polypen können Zervixpolypen vortäuschen

Nur 0,36–1,12% der Korpuspolypen entarten maligne. Zu beachten ist aber, dass 30% (in der Postmenopause 55%) der Korpuspolypen mit einem Endometriumkarzinom vergesellschaftet sind.

! Patientinnen mit einem Korpuspolypen haben ein 9-fach höheres Risiko für die Entwicklung eines Korpuskarzinoms.

Symptomatik. Größere Polypen werden durch Hypermenorrhö, Menorrhagie oder Metrorrhagie auffällig.

> Bei postmenopausalen Blutungen finden sich in bis zu 42% Endometriumpolypen, überwiegend mit Zervixpolypen kombiniert.

Bei Ulzeration des Polypen kann blutig brauner Ausfluss auftreten. Verlagert ein Korpuspolyp sich durch die Zervix in die Vagina oder kommt es zu einer Stieldrehung, treten häufig wehenartige Schmerzen auf.

Diagnostik. Die **Inspektion** und **Palpation** des Genitale ist nur hilfreich, wenn sich der gestielte Polyp vor den äußeren Muttermund verlagert hat.

Die **vaginale Sonographie** lässt auch kleinere Polypen erahnen, eine Abgrenzung von submukösen Myomen ist allerdings schwierig. Eine Unterscheidung von flächigen Veränderungen des Endometriums kann durch die Anwendung eines Sonographie-Kontrastmediums erleichtert werden. Die früher häufiger durchgeführte röntgenologische **Hysterosalpingographie** lässt sich heute durch sonographische Methoden meist ersetzen.

> Die **Hysteroskopie** ergibt eine hohe Sicherheit der Diagnose.

Bei einer Kürettage ohne hysteroskopische Kontrolle wird häufig der Polyp nicht gefunden und die Ursache der Blutungsstörung somit nicht beseitigt.

Therapie. Wenn der Polyp vor den äußeren Muttermund geboren worden ist, kann er einfach abgedreht werden. Andernfalls wird der Polyp hysteroskopisch oder durch Kürettage entfernt.

! In jedem Falle sollte danach eine zweite Kürettage folgen, da Polypen häufig mit Korpuskarzinomen kombiniert sind.

Wenn man die Entfernung nicht primär operativ-hysteroskopisch vornimmt, ist eine abschließende diagnostische Hysteroskopie sinnvoll, um Polypenreste oder Zweitpolypen auszuschließen.

> Beim Vorliegen zahlreicher Polypen (**Polyposis corporis uteri**) oder bei proliferativen und atypischen/dysplastischen Veränderungen des Endometriums ist eine Hysterektomie zu erwägen, insbesondere in der Postmenopause.

Korpusmyom

Definition

Das **Leiomyom** des Uterus entsteht als gutartiger Tumor aus einer dysregulierten Myometriumzelle. Beim **Fibroleiomyom** ist der Tumor zusätzlich mit einem bindegewebigen Anteil kombiniert.

Myome treten oft multipel auf. Meist sind Myome (Abb. 11.9)
- **intramural** (55%) oder
- **subserös** (40%) lokalisiert,
- seltener in der **Zervix** oder **submukös** (2,5%).

Intramurale Myome bilden eine Pseudokapsel (vom Tumor komprimierte periphere Schichten oder verdrängte Uterusmuskulatur), die das Ausschälen erleichtert. Auch bei den primär intramural entstandenen, durch Wachstum subserös oder submukös verlagerten Myomen findet sich eine Pseudokapsel.

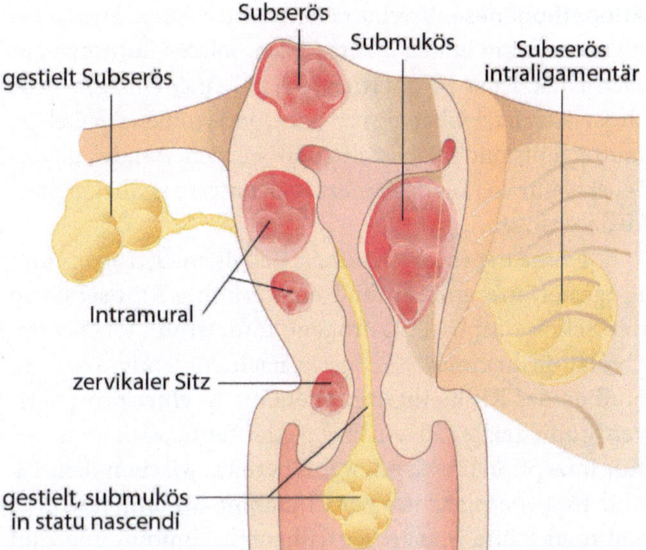

Abb. 11.9. Uterus myomatosus. Schematische Darstellung der Entwicklung und des Sitzes der intramuralen, subserösen, submukösen und intraligamentär gelegenen Myome. Das subseröse Myom geht mit einem kurzen, derben Stiel von der rechten Uteruskante aus. Das gestielte submuköse Myom ist bis über den äußeren Muttermund hinaus »geboren«. Das intraligamentär entwickelte subseröse Myom geht breitbasig von der linken Uteruskante aus. Differentialdiagnostisch ist wichtig, dass die linke Adnexe isoliert zu tasten ist

Definition

Wenn oberflächliche Myome nicht unter der Serosa liegen, sondern selten das Lig. latum entfalten, werden sie als **intraligamentäre** (extraperitoneale) Myome bezeichnet.

Ein submuköses gestieltes Myom, das durch Uteruskontraktionen in den Zervikalkanal hineingeboren wird, nennt man **Myoma in statu nascendi.**

Epidemiologie. Vor dem 25. Lebensjahr ist das Myom selten, dann nimmt die Häufigkeit zu: Etwa 20% aller Frauen sind nach dem 35. Lebensjahr Myomträgerinnen.

> Das Myom ist die häufigste Neubildung des weiblichen Genitales.

Weitere Ursachen

Es gibt Hinweise für eine familiäre Häufung von Myomen. Bei Afroamerikanerinnen ist die Frequenz von Myomen deutlich höher, als bei weißen Amerikanerinnen. Bei Afrikanerinnen wiederum sollen Myome viel seltener vorkommen, als bei Afroamerikanerinnen.

Daneben gibt es aber auch Hinweise auf exogene Ursachen: Untersuchungen an Überlebenden der Atombombe von Hiroshima zeigen eine von der Strahlendosis abhängige Inzidenz von Myomen.

Ätiopathogenese. Uterine Leiomyome gehören zu den zytogenetisch am besten untersuchten, soliden Tumoren des Menschen. Jedes Myom leitet sich aus einer einzigen Zelle ab, ist jedoch unabhängig von anderen Myomen der Gebärmutter entstanden. Histologisch werden Bündel glatter Muskulatur von Bindegewebszügen unterschiedlicher Stärke durchzogen.

Myome haben einen hohen Gehalt an Östrogen- und Progesteronrezeptoren und eine erhöhte Mitoserate in der Sekretionsphase. Östrogene fördern ihr Wachstum, Ovulationshemmer verringern nach epidemiologischen Studien das Risiko ihrer Entstehung. In einer prospektiven Studie zeigte sich ein fördernder Einfluss einer oralen Kontrazeption nur dann, wenn bereits zwischen dem 13. und 16. Lebensjahr mit der Einnahme begonnen wurde, während frühe Menarche, frühe erste Entbindung und hohe Kinderzahl positiv mit der Entstehung von Myomen korrelierten. Unter Hormonsubstitution kann es zu einem verstärkten Myomwachstum kommen, wobei möglicherweise eine höhere Gestagenmenge nachteilig ist.

> Myome sind häufig mit einer zystisch-glandulären Hyperplasie des Endometriums oder mit polyzystischen Ovarien assoziiert.

Eine sarkomatöse Entartung ist selten. Sie wird mit 2–3% angegeben und kommt überwiegend in der Prämenopause vor.

> Nach der Menopause bilden sich Myome oft zurück.

Hier findet man dann eine Atrophie der Muskelzellen sowie fibröse und hyaline Degeneration. Gelegentlich kommt es zu ausgedehnten Verkalkungen der Myome.

Symptomatik. Die Patientinnen sind zunächst symptomlos. Bei etwa der Hälfte entwickeln sich später Probleme:

Insbesondere bei intramuralen und submukösen Myomen können in bis zu 70% der Fälle **Blutungsstörungen** (Hypermenorrhö, Menorrhagie oder auch Metrorrhagien) auftreten. Für die Blutungsstörungen verantwortlich ist möglicherweise eine gestörte Kontraktilität des Uterus oder eine vermehrte bzw. zyklusunabhängige Expression von VEGF (vascular endothelial growth factor). Oft entwickelt sich dann eine Anämie.

Zyklusunabhängige Schmerzen, die bei intramuralen Myomen dumpf, bei submukösen Myomen oft ziehend und bei Myoma in statu nascendi wehenartig sind, beklagt etwa jede dritte Myomträgerin. Subseröse Myome können bei Stieldrehung akute kolikartige Schmerzen bis hin zu einem akuten Abdomen auszulösen. Gelegentlich können Schmerzen auf Verwachsungen mit Nachbarorganen zurückgeführt werden.

Bei etwa einem Drittel der Myome entstehen **regressive und degenerative Veränderungen**, weil die Vaskularisation mit dem Wachstum nicht Schritt hält. Folge ist eine Erweichung des Myoms mit Bildung blutgefüllter Pseudozysten, Ödem oder fettiger Degeneration. Bei etwa einem Zehntel der Myome kommt es zu Nekrosen, häufig bei Stieldrehung subseröser Myome. Vereiterungen durch Aszension, hämatogene oder lymphogene Streuung von Bakterien sind dagegen selten.

Verdrängungserscheinungen betreffen intramurale und vor allem breitbasig subseröse Myome. Pollakisurie, Obstipation, Defäkationsbeschwerden, Kreuzschmerzen und Ischialgien können auf ein wachsendes Myom zurückzuführen sein. Gelegentlich wird eine Harnsperre beobachtet. Bei intraligamentärem Sitz des Myoms ist selten die Kompression eines Ureters mit nachfolgender Hydronephrose zu beobachten.

Myom und Schwangerschaft. Die Behauptung, dass es in der Schwangerschaft zu einem verstärkten Myomwachstum kommt, konnte in prospektiven Studien nicht nachwiesen werden.

Bei Uterus myomatosus enden 41% der Schwangerschaften in einer Fehlgeburt. Nach Myomenukleation fällt die Abortrate, die Zahl der erfolgreichen Schwangerschaften steigt an. Wahrscheinlich spielen bei 5-10% der Sterilitätspatientinnen Myome eine Rolle, aber nur bei 2-3% stellen sie die ausschließliche Ursache dar. Wichtig scheint zu sein, so zeigen Beobachtungen bei der In-vitro-Fertilisation, ob die Myome das Cavum uteri deformieren sowie deren Größe.

Bei eingetretener Schwangerschaft kommt es häufiger zu

- vorzeitigen Wehen,
- vorzeitigem Blasensprung,
- fetaler Wachstumsretardierung,
- fetalen Lageanomalien,
- vorzeitiger Plazentalösung,
- postpartalen Uterusatonien,
- postpartaler Sepsis,
- hämorrhagischer oder myxoider Degeneration,
- Torquierung des Uterus,
- Harnstau.

Seltener sind Gefäßrupturen an der Oberfläche von Myomen und Kapselrupturen.

> Viel spricht dafür, während einer Schwangerschaft keine Myomenukleation durchzuführen, da mit einem erhöhten Blutverlust zu rechnen ist und eine Fehl- oder Frühgeburt eintreten kann.

Häufig kann man durch eine konservative Behandlung mit Bettruhe und lokaler Kühlung myombedingte Symptome lindern und somit eine operative Entfernung des Myoms während der Schwangerschaft vermeiden.

Diagnostik. Die **Inspektion** des Genitale ist nur bei manchen zervikalen Myomen oder wenn ein gestieltes submuköses Myom vor den äußeren Muttermund geboren wurde, hilfreich.

Bei der **Palpation** ist der Uterus vergrößert, oft unregelmäßig, meist derb (außer bei nekrotisierenden Myomen und bei sarkomatöser Entartung).

Die **vaginale Sonographie** grenzt Myome meist gut ab, eine exakte Vermessung (Verlaufskontrolle) ist möglich. Die Unterscheidung zwischen Uterus myomatosus und Adenomyosis uteri kann schwierig sein, die Kernspintomographie kann hier Aufklärung bringen.

Bei submukösen Myomen kann die Sonographie durch ein sonographisches Kontrastmedium verbessert werden, eine Hysterographie ist dadurch im Allgemeinen überflüssig.

Submuköse Myomen, Korpuspolypen und Fehlbildungen der Gebärmutter können meist nur bei einer Hysteroskopie voneinander abgegrenzt werden.

Differentialdiagnose. Bei großen und speziell bei erweichten Myomen ist eine **Schwangerschaft** sonographisch schwer festzustellen, insbesondere bei gestörter intrauteriner Frühschwangerschaft oder extrauteriner Schwangerschaft. Die Blutungsanamnese kann ähnlich sein. Im Zweifelsfalle ist ein Schwangerschaftstest durchzuführen.

Adnextumoren können bei der bimanuellen Palpation abgegrenzt werden. Sie sind meist beweglicher gegenüber dem Uterus als Myome, oft prallelastisch (Zysten, Kystadenome), teigig (Dermoide) oder dazwischen (Endometriome), aber nicht derb. Derb tastbare Adnextumoren zeigen sonographisch oft echoarme Areale (Kystadenofibrome), die man bei Myomen nur bei stärkerer Degeneration sieht, sonst bei den seltenen Uteruszysten. Bei unklaren Befunden helfen Computertomographie, Kernspintomographie, im Zweifelsfall die Pelviskopie (Laparoskopie) weiter.

Entzündliche Prozesse in der Nachbarschaft der Gebärmutter, wie ein perityphlitischer Abszess, können von akuten Komplikationen bei Uterus myomatosus gelegentlich schwer zu unterscheiden sein. Auch hier hilft eine Pelviskopie (Laparoskopie) am schnellsten weiter.

Therapie. Symptomatische Myome und solche mit starker Wachstumstendenz sollten **operativ** entfernt werden. Bei Sterilität und nach vorausgegangenen Fehl- und Frühgeburten ist dies zu erwägen.

Die Entfernung kann im Rahmen einer Laparotomie oder auch oft durch Pelviskopie/Laparoskopie erfolgen, wenn eine adäquate Versorgung des Wundbettes im Uterus möglich ist (Cave: Uterusruptur bei späterer Schwangerschaft!). Intramurale Myome werden enukleiert, subseröse Myome exzidiert. Die Entfernung durch operative Hysteroskopie bietet sich für kleinere, überwiegend submuköse Myome an. Bei tiefen intramuralen Myomen ist häufig ein zweizeitiges Vorgehen nötig. Auch eine Myolyse durch Erhitzung der Myome wurde empfohlen. Randomisierte Studien darüber, welcher der Wege zur besten Langzeitprognose führt, stehen leider aus. Besteht kein Kinderwunsch mehr, sollte man die Hysterektomie erwägen.

Bei manchen Myomen führt eine Therapie mit **GnRH-Analoga** zur Verkleinerung. Allerdings wachsen die Myome innerhalb von wenigen Monaten auf ihre alte Größe heran, sobald wieder ein Östrogenstimulus einsetzt. Die Apoptose in Myomzellen ist von der Zufuhr von GnRH-Analoga nicht abhängig. Dies kann eine Erklärung für die rasche Wiederherstellung des Myomvolumens nach Absetzen einer GnRH-Analoga-Therapie sein.

Eine **Gestagen-Therapie** ist weniger wirksam als GnRH-Analoga, bei manchen Myomen scheinen Gestagene sogar stimulierend auf das Wachstum zu wirken. Immerhin lassen sich durch zyklische Gestagengaben funktionelle Blutungsstörungen in manchen Fällen günstig beeinflussen.

Andererseits stehen einer Dauertherapie mit GnRH-Analoga die erheblichen Nebenwirkungen entgegen. Eine Alternative zu den GnRH-Analoga ist möglicherweise die Behandlung mit dem **Progesteron-Antagonisten RU 486**.

Eine Myombehandlung durch **Bestrahlung** wird heute kaum noch durchgeführt.

Ein neueres Verfahren ist die interventionelle Embolisation von Myomen. Hierzu liegen aber noch keine ausreichenden Langzeitergebnisse vor.

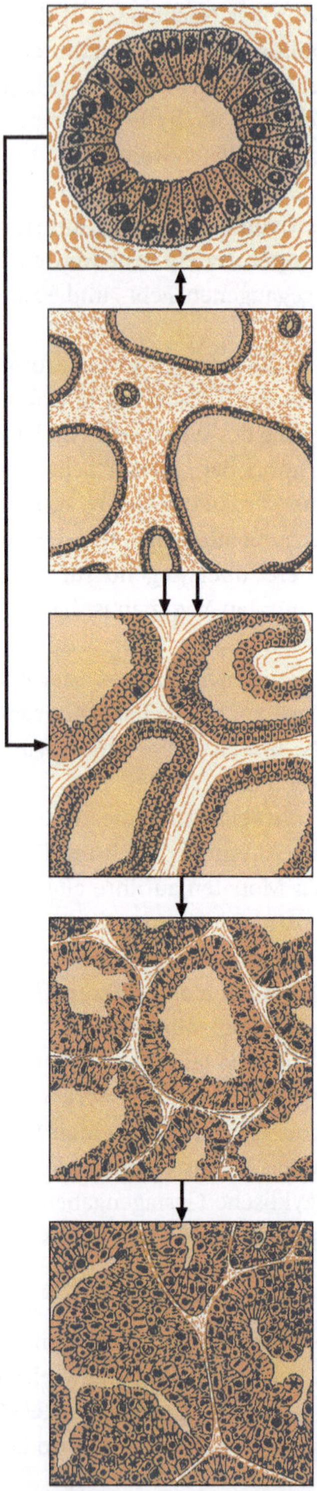

Abb. 11.10. Morphologische Veränderungen des Endometriums. Eine Östrogenüberstimulation bei gleichzeitigem Gestagenmangel kann vor allem beim Vorliegen prädisponierender Faktoren (Adipositas, Diabetes mellitus, Hypertension, Nullipara, familiäre Belastung) proliferationsstimulierend wirken und zu dargestellten morphologischen Veränderungen führen

11.6.2 Endometriumkarzinom

Epidemiologie. In Deutschland erkranken jährlich ca. 10.000 Frauen.

> Das Endometriumkarzinom ist die häufigste maligne Erkrankung des weiblichen Genitaltraktes.

Im Vergleich zum Zervixkarzinom ist die Inzidenzrate des Endometriumkarzinoms in den letzten Jahren gestiegen. Sie beträgt 25/100.000 Frauen. Mit einem Altersgipfel von ca. 65–70 Jahren ist das Endometriumkarzinom eine **Erkrankung des höheren Alters**. Ca. 15% der Patientinnen befinden sich in der Prämenopause, nur 5% sind unter 40 Jahren. Im Gegensatz zum Zervixkarzinom sind vom Endometriumkarzinom häufiger Frauen mit gehobenem sozioökonomischen Status betroffen.

Ätiopathogenese.

> Zu den prädisponierenden Faktoren, die das Risiko für ein Endometriumkarzinom erhöhen, gehören: Diabetes mellitus II, Hypertonus, Adipositas.

Der **Imbalance zwischen Östrogenen und Gestagenen** wird eine besondere Bedeutung beigemessen: Durch Östrogene wird das Endometrium zur Proliferation angeregt, während es durch die Gestagenwirkung sekretorisch umgewandelt wird, um dann am Ende des Zyklus durch einen Hormonentzug bei der Menstruation abzubluten.

> Wird das Endometrium durch eine lang anhaltende, abnorme **Östrogenstimulierung** aufgebaut, ohne dass eine **kompensierende Gestagenwirkung** eintritt, kann es in Kombination mit anderen konstitutionellen Faktoren (Adipositas, Diabetes mellitus, Hypertension, Nullipara, familiäre Belastung) zur atypischen Proliferation kommen.

Diese kann eine maligne Transformation nach sich ziehen (Abb. 11.10).

Ursachen einer Östrogenüberstimulierung
- Östrogenbildende Tumoren.
- Frühe Menarche kombiniert mit später Menopause (verlängerte Östrogenwirkung).
- Nulliparität.
- Polyzystische Ovarien (Anovulationen mit verminderter Gestagenbildung und relativer Östrogenüberproduktion).

▼

- Adipositas (im Fettgewebe vermehrte Östrogenproduktion und Erhöhung des freien Östradiol im Serum bei Verminderung von sexualhormonbindendem Globulin, SHBG).
- Hormonsubstitutionstherapie nur mit Östrogenen.

Auch bei **Corpus-luteum-Insuffizienz** und polyzystischen Ovarien kann es durch Anovulationen zu einer verminderten Gestagenbildung und relativen Östrogenüberproduktion kommen.

Als Hauptfaktor der exogenen Östrogenüberstimulation muss die **Hormonsubstitutionstherapie** ohne Gestagenzusatz angesehen werden. Zugesetztes Gestagen kann die Östrogenwirkung kompensieren und das Endometrium von dem proliferativen in den sekretorischen Zustand bringen. Dadurch wird die Mitoserate im Endometrium gesenkt und die Östrogenrezeptoren in der Anzahl reduziert.

! Bei vorhandenem Uterus sollte die Hormonsubstitutionstherapie auf jeden Fall eine **Kombinationstherapie** aus Östrogenen und Gestagenen sein.

Daneben gehören auch eine vorausgegangene therapeutische Strahlenbehandlung und ein Zweitkarzinom (vor allem Mammakarzinom und Kolonkarzinom) zu den für das Endometriumkarzinom zählenden ätiologischen Risikofaktoren.

Histologie.

Vorstufen des Endometriumkarzinoms
- Einfache (glandulär-zystische) Hyperplasie ohne Atypien
- Komplexe (adenomatöse) Hyperplasie ohne Atypien
- Einfache Hyperplasie mit Atypien
- Komplexe Hyperplasie mit Atypien

Die komplexe Hyperplasie mit Atypien gilt als Präkanzerose mit einem Entartungsrisiko von mindestens 30%. Die einfache Hyperplasie mit Atypien hat ein Karzinomrisiko um 5–10%.

Histologische Typen des Endometriumkarzinoms (WHO-Klassifikation 1994)

75–80%	Endometrioides Adenokarzinom (Sonderformen: adenosquamöse Differenzierung, Adenokanthom)
< 1%	Seröses Adenokarzinom
4%	Klarzelliges Adenokarzinom
1%	Muzinöses Adenokarzinom
< 1%	Squamöses Adenokarzinom
10%	Gemischtes Adenokarzinom
< 1%	Undifferenziertes Karzinom

Man nimmt an, dass das Endometriumkarzinom von glandulären Zellen der Zona functionales ausgeht. Mikroskopisch werden der histopathologische Typ, Hyperchromasie, Pleomorphie der Zellen und Zellkerne, Mitosen, Stromainvasion, der histologische und nukleäre Differenzierungstyp beurteilt (◘ Abb. 11.11, ◘ Abb. 11.12).

Symtomatik. Im Gegensatz zu den meisten anderen Karzinomen weisen frühzeitige Symptome oft schon im Anfangsstadium auf das Endometriumkarzinom hin.

! Jede Blutung in der Postmenopause ist hochgradig verdächtig auf ein Korpuskarzinom und muss abgeklärt werden.

Aber auch irreguläre Blutungen und fleischwasserfarbiger Ausfluss sowie Unterleibsbeschwerden können auf eine maligne Transformation des Endometriums hinweisen.

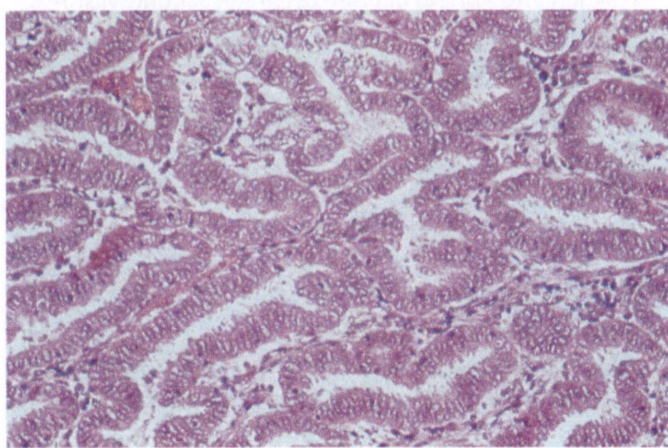

◘ **Abb. 11.11.** Endometriumkarzinom mit histologischem Differenzierungsgrad I

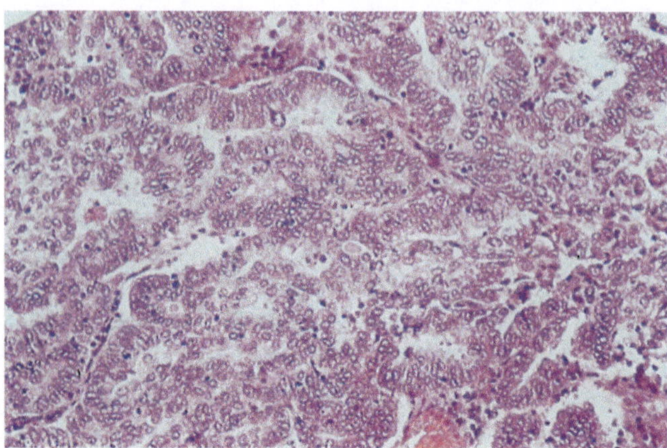

Abb. 11.12. Endometriumkarzinom mit histologischem Differenzierungsgrad III

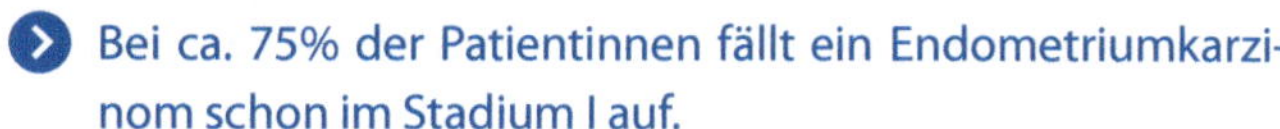

Bei ca. 75% der Patientinnen fällt ein Endometriumkarzinom schon im Stadium I auf.

Diagnostik.

Diagnostische Maßnahmen bei postmenopausaler Blutung

Vaginale Spiegeleinstellung: Darstellung der Blutungsquelle.
Zytologischer Abstrich nach Papanicolaou: Nur bei fortgeschrittenen Stadien suspekt.
Bimanuelle gynäkologische Untersuchung: Weiche Konsistenz des vergrößerten Uterus.
Vaginalsonographie: Unregelmäßige Begrenzung des verdickten Endometriums.
Rektale Untersuchung: Beurteilung der Parametrien und der Rektumschleimhaut.
Fraktionierte Abrasio mit Narkoseuntersuchung: Histologische Untersuchung des aus Zervix und Korpus getrennt gewonnenen Gewebes.
Staging auf metastatische Absiedlung: Oberbauchsonographie (Leber), Röntgen-Thorax, Computertomographie des Abdomens (Abb. 11.13).

Weitere **Staging-Untersuchungen** sind die Zysto-Rektoskopie und die Nierensonographie.

Die revidierte Fassung der FIGO geht auf Untersuchungsreihen zu Prognosekriterien des Endometriumkarzinoms zurück. Für das operative Staging ist eine adäquate Operation Voraussetzung, die die Hysterektomie mit Bestimmung der myometranen Invasionstiefe erfordert,

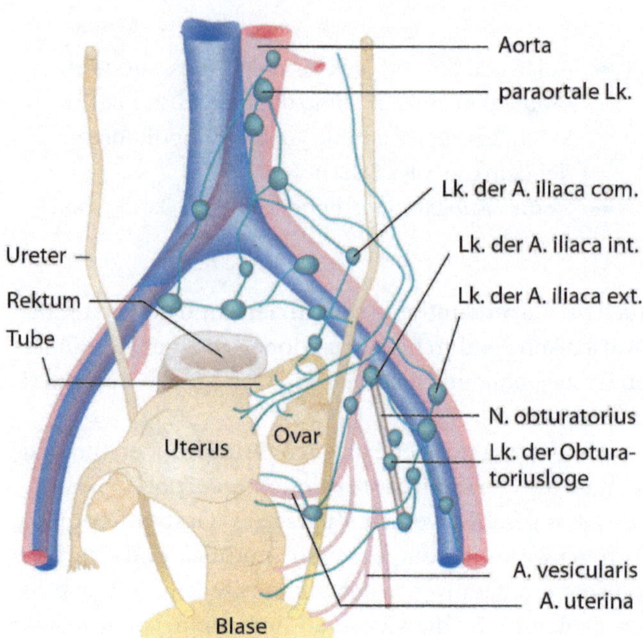

Abb. 11.13. Bedeutende Lymphabflusswege beim Endometriumkarzinom

aber auch eine Entnahme der Peritonealzytologie und bei tiefer myometraner Infiltration, einem histologisch undifferenzierten Karzinomtyp, bei Operabilität ein Lymphknotensampling der pelvinen und ggfs. paraaortalen Lymphknoten.

Die TNM-Klassifikation gilt nur für Karzinome. Regionäre Lymphknoten sind die Beckenlymphknoten (hypogastrische, an den Aa. obturatoriae und iliacae internae gelegene Lymphknoten), Lymphknoten an Aa. iliacae communes und externae, parametrane, sakrale und paraaortale. pN0 erfordert eine regionäre Lymphadenektomie und histologische Unteruschung von üblicherweise 6 oder mehr Lymphknoten (Tab. 11.14).

Prognose. Die Prognose korreliert mit der histopathologischen Diagnose: Die Mortalität beträgt bei Vorliegen eines endometrioiden Adenokarzinoms 6%, bei Vorliegen eines nichtendometrioiden Adenokarzinoms zwischen 21 und 51%. Ist der Tumor histologisch undifferenziert, so ist die 5-Jahresüberlebenschance um 29% gesenkt.

Die beim operativen Staging erhobenen Informationen sind ebenfalls für die Prognose richtungsweisend. Am bedeutendsten ist die Stadieneinteilung, ergänzend findet die Infiltrationstiefe und der pelvine/paraaortale Nodalstatus Beachtung.

Tab. 11.14. Stadieneinteilung: Korpuskarzinom

FIGO	TNM	
	TX	Primärtumor kann nicht beurteilt werden
	T0	Kein Anhalt für Primärtumor
Stadium 0	Tis N0 M0	Carcinoma in situ
Stadium I	T1 N0 M0	Tumor begrenzt auf Corpus uteri
Stadium Ia	T1a N0 M0	Tumor begrenzt auf Endometrium
Stadium Ib	T1b N0 M0	Tumor infiltriert maximal in die innere Hälfte des Myometriums
Stadium Ic	T1c N0 M0	Tumor infiltriert weiter als in die innere Hälfte des Myometriums
Stadium II	T2 N0 M0	Ausbreitung auf Zervix, jedoch nicht jenseits des Uterus
Stadium IIa	T2a N0 M0	Lediglich endozervikaler Drüsenbefall
Stadium IIb	T2b N0 M0	Invasion des Zervixstromas
Stadium III	T3 und/oder N1 M0	Lokale und/oder regionäre Ausbreitung wie nachstehend spezifiziert
Stadium IIIa	T3a N0 M0	Tumor befällt Serosa und/oder Adnexe (direkte Ausbreitung oder Metastasen) und/oder Tumorzellen in Aszites oder Peritonealspülung
Stadium IIIb	T3b N0 M0	Vaginalbefall (direkte Ausbreitung oder Metastasen)
Stadium IIIc	T1 N1 M0 T2 N1 M0 T3a,b N1 M0	Lymphknotenmetastasen in Beckenlymphknoten und/oder paraaortal
Stadium IVa	T4a jedes N M0	Tumor infiltriert Blasen- und/oder Darmschleimhaut
Stadium IVb	jedes T jedes N M1	Fernmetastasen (ausgenommen Metastasen in Vagina, Beckenserosa oder Adnexen, inkl. Metastasen in anderen abdominalen Lymphknoten als paraaortalen und/oder Leistenlymphknoten

> Die relative 5-Jahresüberlebensrate beträgt 80%.

Sie ist wohl aufgrund der frühzeitig auftretenden Symptome so hoch. Für Stadium I beträgt sie 90%, für Stadium II 83% und für Stadium III 43%.

Weitere ungünstige Faktoren sind:

- Hohes FIGO-Stadium (über Stadium II).
- Positive Peritonealzytologie.
- Gefäßinvasion.
- Ungünstiger histopathologischer Typ (klarzellig, serös-papillär, adenosquamös).
- Fehlen von Steroidhormonrezeptoren.

Therapie. Die Therapie der einfachen Hyperplasie mit Atypien erfolgt mit Gestagenen (MPA mit 100 mg/Tag) über drei Monate und anschließender Kontrollabrasio mit Hysteroskopie. Bei der komplexen Hyperplasie mit Atypien muss eine baldige Hysterektomie erwogen werden.

Unter Berücksichtigung der anästhesiologischen Risikofaktoren, die in dem Endometriumkarzinom-Patientinnenkollektiv aufgrund der prädisponierenden Faktoren, wie Adipositas, Hypertonie und Diabetes mellitus hoch sind, ist die **operative Behandlung** des Endometriumkarzinoms Therapie der Wahl (Tab. 11.15).

Ob im Stadium Ic oder beim histologischen Grad III eine paraaortale Lymphonodektomie die Überlebensrate beeinflusst, wird derzeit in klinischen Studien überprüft. Bei suspekten Lymphknoten muss auch die paraaortale Lymphonodektomie erfolgen.

Tab. 11.15. Operative Primärtherapie des Endometriumkarzinoms

Stadium	Therapie
Stadium Ia, Ib Grad 1,2	Peritonealzytologie und dann abdominale Hysterektomie mit bilateraler Salpingo-Oophorektomie
Stadium Ic Grad 3	Peritonealzytologie und dann abdominale Hysterektomie mit bilateraler Salpingo-Oophorektomie und pelviner Lymphonodektomie
Stadium IIa, IIb Grad 1–3	Peritonealzytologie und dann erweiterte Radikaloperation nach Wertheim-Meigs und Resektion einer Scheidenmanschette, bilaterale Salpingo-Oophorektomie, pelvine Lymphonodektomie
Stadium III, IV	Adaptiert an die Metastasierungsorte Tumordebulking

Grad 1 = gut differenziert, Grad 2 = mäßig differenziert, Grad 3 = schlecht differenziert

Je nach Metastasierungsort wird im Stadium III und IV so radikal wie möglich operiert. Oftmals besteht eine Inoperabilität, wenn der Tumor z. B. auf die Beckenwand übergeht und die iliakalen Gefäße einmauert. Bei der Operation fortgeschrittener Karzinome kann es zu Darm- und Blasenverletzungen kommen. Auch die Entfernung von Oberflächenmetastasen der Leber ist oft durchführbar. Die Entfernung von Parenchymmetastasen hat jedoch eine hohe Mortalität.

Adjuvante Therapie

- Kombinierte Radiatio
- Hochdosierte Gestagentherapie

Patientinnen im Stadium I sind zu 90% durch Hysterektomie und bilaterale Adnektomie heilbar. Gehören sie zu dem Patientenkollektiv mit ungünstigen Prognosefaktoren, so ist die Indikation für eine adjuvante **perkutane Nachbestrahlung**, ergänzt durch eine **vaginale Kontaktbestrahlung** (Brachytherapie) gegeben, vor allem bei befallenen Lymphknoten oder unzureichender Lymphonodektomie. War die Zervix involviert (Stadium II), so werden der Vaginalstumpf und die Restparametrien kontaktbestrahlt (angestrebte Herddosis ca. 40 Gy).

Bei Inoperabilität und bei fortgeschrittenem Erkrankungsstadium wird ebenfalls die kombinierte Radiatio durchgeführt. Ist der Uterus noch vorhanden, werden spezielle Applikatoren in das Cavum uteri eingeführt und anschließend im sogenannten Afterloading-Verfahren mit einem Strahlungsträger (z. B. Iridium) beladen.

Zusätzlich zur kombinierten Radiatio können entfernte Metastasen durch eine **hormonelle Therapie** erreicht werden. Eine gute Ansprechrate von ca. 15–30% der Patientinnen hat die hochdosierte Gestagentherapie gezeigt. Die Ansprechrate ist assoziiert mit einer erhöhten Überlebensrate. Allerdings ist sie mit der Anwesenheit von Hormonrezeptoren im Tumor und dem Differenzierungsgrad korreliert.

Versagt die Hormontherapie, kommen unter Studienbedingungen **Chemotherapien** in Betracht.

> Die meisten **Rezidive** nach therapiertem Endometriumkarzinom treten innerhalb von 2 Jahren auf.

Lokalisation sind mit abnehmender Häufigkeit Vagina, Parametrien und bei primär bestrahltem Endometriumkarzinom Uterus und Ovarien. Die Diagnose sollte, falls möglich, histologisch gesichert werden. Ergänzend werden bildgebende Verfahren wie Sonographie und Computertomographie angewandt.

Palliativ kann, falls es die kumulative Strahlendosis erlaubt, eine Radiatio wirkungsvoll sein. Wenn vorher keine lokale Bestrahlung erfolgte, ist eine kurative Bestrahlung des Lokalrezidivs am Scheidenstumpf möglich. Patientinnen mit positivem Hormonrezeptorstatus im Tumor, können bei Rezidiv oder Metastasen von einer Gestagentherapie profitieren. War der Hormonrezeptorstatus negativ, muss eine Chemotherapie (Doxorubicin, Placlitaxel) erwogen werden.

Nachsorge. Aufgabe der Tumornachsorge ist es

- ein Rezidiv frühzeitig zu erkennen,
- Begleit- oder Folgeerkrankungen festzustellen und
- die Patientinnen auch psychosozial zu unterstützen.

Die Kontrolluntersuchungen sind in den ersten 2 Jahren kurzfristig alle 3–4 Monate durchzuführen, in den folgenden 3 Jahren werden die Patientinnen halbjährlich einbestellt. Bei den Nachsorgeuntersuchungen wird neben dem Allgemeinzustand der gynäkologische Befund erhoben. Eine Vaginalsonographie, Oberbauchsonographie und eine Mammographie (häufiges Zweitkarzinom) können ergänzend durchgeführt werden. Bei Beschwerden oder Verdacht auf Rezidiv erfolgen weitere apparative Untersuchungen.

In Kürze

Gutartige Neubildungen des Korpus

Korpuspolyp (Adenoma corporis uteri): Gehäuft in Peri-/Postmenopause, bei Endometriumhyperplasie und Hormonsynthesestörung, Matronenpolyp (zystischer Polyp). 30% kombiniert mit Endometriumkarzinom. Blutungsstörungen, Verlagerung gestielter Polypen vor Mutttermund. Therapie: Hysteroskopisch kontrollierte Abrasio, bei Polyposis corporis uteri ggf. Hysterektomie.

Korpusmyom: Häufigste Neubildung des weiblichen Genitale, Leiomyom bzw. Fibroleiomyom, oft multiple (Uterus myomatosus), gestielt (Myoma in statu nascendi), assoziiert mit zystisch-glandulärer Hyperplasie, polyzystischen Ovarien. Blutungsstörung, Schmerz, regressive Erweichung, Verdrängung, bei Schwangerschaft vorzeitige Wehen, Lageanomalien etc möglich. Inspektion, Palpation, Sonographie. Therapie: operativ, ggf hormonelle Verkleinerung möglich.

Endometriumkarzinom: Häufigster genitaler maligner Tumor, meist ältere Patientinnen, Östrogenüberstimulation (frühe Menarche, späte Menopause, Nullipara, Adipositas, polyzystische Ovarien, Hormonsubstitutionstherapie). Vorstufen: einfache (zystisch-glanduläre) und komplexe (adenomatöse) Hyperplasie ohne/mit Atypien, meist endometroides Adenokarzinom. 5-Jahresüberlebensrate ca. 80% wegen früher Diagnosestellung.

- **Symptomatik:** Blutung schon im Frühstadium.
- **Diagnostik:** Gynäkologische Untersuchung, Abstrich, vaginale Sonographie, fraktionierte Abrasio, Staging-Untersuchungen (Oberbauchsonographie, Röntgen-Thorax, CT, Lymphographie).
- **Therapie:**

Vorstufen: Gestagene, Kontrollabrasio bzw. Hysterektomie.

Invasives Karzinom: Operativ (Peritonealzytologie, abdominale Hysterektomie mit bilateraler Salpingo-Oophorektomie, ggf. Lymphonodektomie, erweiterte Radiakloperation nach Wertheim-Meigs, Tumordebulking), adjuvant kombinierte Radiatio (perkutane Nach- und vaginale Kontaktbestrahlung), hochdosierte Gestagentherapie, evtl. Chemotherapie. Bei Rezidiv Radiatio, Gestagene, evtl. Chemotherapie.

11.7 Gut- und bösartige Neubildungen der Ovarien

11.7.1 Gutartige Neubildung der Ovarien

Funktionelle Zysten

Definition

Unter **funktionellen Zysten** werden alle normalen und pathologischen zystischen Wachstums- und Regressionsvorgänge im Bereich der Ovarien unter dem Einfluss der Gonadotropine, der Ovarialhormone sowie exogen zugeführter Hormone verstanden.

In der Regel ist bei funktionellen Zysten keine Therapie erforderlich.

> Wenn überhaupt nötig, muss die Therapie bei funktionellen Zysten hormonell und nicht operativ sein.

Beim regulären Zyklus der geschlechtsreifen Frau entstehen, heutzutage durch die Vaginalsonographie nahezu permanent beobachtbar, scheinbare Ovarialzysten, die an Größe zunehmen können (**wachsender Follikel**), als auch teilweise blutigen oder flüssigen Inhalt haben können (**Corpus luteum**) und über Wochen und Monate nachweisbar sind.

Wird ein Follikel größer als etwa 4 cm, so wird er als **Follikelzyste** bezeichnet. Der Übergang zwischen einem normalen Follikel zum Ovulationszeitpunkt und einer Follikelzyste, welche persistieren kann, ist fließend. Follikelzysten entstehen durch Störungen hypothalamischer, hypophysärer und ovarieller Regulationsmechanismen. In der Regel bilden sie sich nach einigen Monaten zurück. Im Einzelfall kann diese Rückbildung auch länger andauern. Ist dies der Fall, muss der Verlauf durch Sonographie überprüft werden.

Eine Sonderform stellt das **polyzystische Ovar** dar. Hier finden sich viele Follikel in einem Ovar, die jedoch meist relativ klein sind.

Nach der Ovulation kann das sich bildende Corpus luteum durch einen blutgefüllten, zystischen Hohlraum ausgeweitet sein. Auch hier kann die Rückbildung einige Monate dauern. In Einzelfällen, insbesondere während einer Schwangerschaft, kann eine solche **Corpus-luteum-Zyste** bis zu 8 cm groß werden.

Epitheliale Ovarialtumoren

Definition

Epitheliale Ovarialumoren leiten sich vom Müller-Epithel (paramesonephrisches Zölomepithel) ab.

Zwei Drittel aller Ovarialtumoren sind epithelial. Man unterscheidet histologisch
- seröse,
- muzinöse,
- endometrioide,
- klarzellige,
- Brennertumoren.

Ätiopathogenese. Häufig sind in den Ovarien postmenopausaler Frauen mikroskopisch kleine Zysten erkennbar, welche von einem niedrigen kubischen, serösen oder auch hochzylindrisch-muzinösen Epithel ausgekleidet sind. Klinisch haben diese so genannten **Keimepithelzysten** keine Bedeutung. Der Entstehungsmechanismus ist nicht genau geklärt, möglicherweise handelt es sich um Einstülpungen des Oberflächenepithels. Höchstwahrscheinlich stellen diese kleinen Zystchen jedoch den Ausgangspunkt der epithelialen Ovarialtumoren dar.

Papillär-seröse Tumoren

Papillär-seröse Ovarialtumoren machen etwa die Hälfte aller Ovarialtumoren aus.

Das **seröse Zystadenom** (seröse Ovarialzyste, seröses Kystom, Ovarialkystom) kann zu einem sehr großen, die gesamte Bauchhöhle ausfüllenden Tumor heranwachsen. Nach Eröffnung entleert sich aus den meist ein- oder auch mehrkammerigen Zysten eine dünnflüssige, klare Flüssigkeit. Histologisch sind sie von einem in der Regel einreihigen zilientragenden Epithel ausgekleidet.

Stellenweise können auch papilläre, blumenkohlartige Wucherungen auftreten.

! Im Einzelfall ist eine Abgrenzung zum *Low malignant potential Tumor* oder gar zum invasiven Ovarialkarzinom nur histologisch möglich.

Muzinöse Tumoren

Das **muzinöse Zystadenom** (Pseudomuzinkystom, muzinöses Ovarialkystom) hat seinen Namen von der teilweise gallertartigen Flüssigkeit, die sich nach Eröffnung entleert. Auch hier sind beachtliche Tumorgrößen, die den gesamten Bauchraum ausfüllen, möglich. Histologisch sind diese Tumoren von einem hohen Zylinderepithel ausgekleidet. Man kann einen sogenannten zervikalen (Ähnlichkeit mit Zervixdrüsen) von einem intestinalen (Ähnlichkeit mit Drüsen im Kolon) Typ unterscheiden.

Eine Sonderform ist das **Pseudomyxoma peritonei**. In Verbindung mit einem muzinösen Zystadenom, welches dann oftmals rupturiert ist, findet man zähe, gallertige Pseudomuzinmassen im gesamten Bauchraum.

! Bei der operativen Entfernung eines muzinösen Zystadenoms muss wegen der Gefahr eines Pseudomyxoma peritonei eine Verletzung des Tumors unbedingt vermieden werden.

Keimzelltumoren

Etwa ein Viertel aller Ovarialtumoren nimmt von den Keimzellen seinen Ausgang.

Dermoidzysten

Etwa ein Drittel aller gutartigen Ovarialtumoren sind Dermoidzysten (reifes zystisches Teratom). Histologisch finden sich bei Dermoidzysten Teile aller 3 Keimblätter. Dermoidzysten entstehen meist bei jüngeren Frauen. Sie sind überwiegend einseitig lokalisiert und wachsen nur langsam. Bei Eröffnung ist ihre Konsistenz teigig, bei Körpertemperatur enthält die Zyste flüssigen, nach der Entfernung bei Raumtemperatur zähfließenden Talg. An einzelnen Stellen finden sich nach Eröffnung solide Partien, die sogenannten **Kopfhöcker**, welche teilweise Zähne, Haare und Knochenanteile enthalten.

Keimstrang-Stromatumoren

Definition

Die Keimstrang-Stromatumoren entstehen aus dem sexuell differenzierten Mesenchym des Ovars. Sie sind die so genannten hormonbildenden Ovarialtumoren.

Die Tumoren bestehen aus Granulosa- und Thekazellen, welche Östrogene und Gestagene bilden können. Darüber hinaus gibt es Tumoren aus Sertoli- und Leydig-Zellen, welche Testosteron bilden können.

Granulosazelltumoren sind meist einseitige, überwiegend solide, auf der Schnittfläche teilweise gelblich erscheinende Tumoren. Histologisch erkennt man den typischen Aufbau aus Granulosazellen. Der Tumor kann Östrogene produzieren. Beim Kind kann er zu einer Pseudopubertas praecox führen. Bei der erwachsenen Frau kommt es meist zu einer einfachen, glandulär-zystischen Hyperplasie des Endometriums, zu einer Vergrößerung des Uterus und zu einer Zunahme der Brustgröße. Anamnestisch berichten die Patientinnen, dass sie sich »schwanger« fühlten, ohne es jedoch zu sein.

Klinisch können sich einige der Granulosazelltumoren außerordentlich maligne verhalten, ohne dass dies histologisch dem Tumor anzusehen wäre. Deshalb werden die Granulosazelltumoren von manchen Autoren zu den malignen Ovarialtumoren gerechnet.

Die **Thekazelltumoren** (Thekome) des Ovars, bestehen aus fettreichen Stromazellen, welche histologisch eine Ähnlichkeit mit Thekaluteinzellen aufweisen. Thekome treten häufig perimenopausal auf.

Die **Ovarialfibrome** treten gehäuft postmenopausal auf. Sie sind meist einseitig und relativ derb. Manchmal findet man bei Ovarialfibromen einen begleitenden Aszites und Pleuraerguss.

Definition

Das Syndrom (Ovarialfibrom, Aszites, Pleuraerguss) ist auch unter dem Namen **Meigs-Syndrom** bekannt.

Sertoli-Leydig-Zelltumoren (Androblastom, Arrhenoblastom) sind äußerst seltene, häufig bei jungen Frauen auftretende Ovarialtumoren. Man kann in Abhängigkeit vom Anteil an Sertoli- oder Leydig-Zellen verschiedene Formen unterscheiden.

In den Leydig-Zellen bilden die Tumoren Testosteron und bewirken bei der betroffenen Patientin

- die Ausbildung einer tiefen Stimme,
- Bartwuchs,
- Hirsutismus (männlicher Behaarungstyp),
- Klitorishypertrophie,
- sekundäre Amenorrhö.

Wenn der Tumor entfernt wird, kommt es zur Refeminisierung, wobei jedoch fast immer die tiefe Stimme zurückbleibt.

Symptome. Häufig machen Ovarialtumore keine oder nur geringe uncharakteristische Beschwerden, auch wenn sie schon sehr groß sind. Ab einer bestimmten Größe verdrängt der Tumor die Nachbarorgane, insbesondere die Darmschlingen weichen aus.

 Viele Ovarialtumoren werden im Rahmen von Vorsorgeuntersuchungen als Zufallsbefund diagnostiziert.

Bei ganz großen Tumoren wird der Arzt aufgesucht, wenn eine Zunahme des Leibesumfanges von der betroffenen Patientin festgestellt oder wenn eine Vorwölbung nach außen von der Patientin selbst getastet wird.

Gelegentlich werden Ovarialtumoren durch Verwachsungen oder Einklemmungen am Aufsteigen aus dem kleinen Becken gehindert. Schmerzen, Völlegefühl oder auch Rückenschmerzen können die Folge sein. Darüber hinaus kann es in Einzelfällen zur Behinderung der Harnblasen- und Darmentleerung kommen. Im Extremfall können die großen Gefäße im Bereich der Abdominalhöhle komprimiert werden. Handelt es sich um einen hormonbildenden Tumor (z. B. Granulosazelltumor), kann es auch aufgrund der hormonellen Wirkung zu einer uterinen Blutung kommen.

In etwa 10% der Fälle kommt es zur **Stieldrehung** eines Ovarialtumors.

Definition

Bei einer **Stieldrehung** dreht sich ein Tumor, der mit anderem Gewebe in Verbindung steht, um seine Achse. Zur Stieldrehung kommt es bei Körperbewegungen, die plötzlich erfolgen und plötzlich wieder abgebremst werden.

Grundlage ist der flüssige Inhalt des Tumors: Wird der Körper der Trägerin eines Tumors mit flüssigem Inhalt gedreht und die Drehung abgebremst, so bleibt aufgrund der Trägheitsmomente die Flüssigkeit zunächst weiter in Bewegung und kann den gesamten Tumor indirekt um seine eigene Achse bewegen. Klassischerweise wird ein plötzlicher Lagewechsel wie beispielsweise ein Umdrehen im Bett oder Springen als Ursache angegeben.

Durch die Stieldrehung wird zunächst die venöse Blutzirkulation gedrosselt, wobei die arterielle Blutversorgung noch fortbesteht. Die venöse Stauung des Tumors ist die Folge. Wird schließlich auch die arterielle Blutversorgung unterbrochen, so kann es zu einer Totalnekrose des gesamten Tumors kommen. Klinisch geben die Patientinnen Schmerzen im Abdomen an, die in der Regel aus völliger Gesundheit heraus abrupt bei Lagewechsel entstanden sind. Darüber hinaus findet man peritoneale Reizerscheinungen wie Übelkeit, Erbrechen und Abwehrspannung der Bauchdecken.

> ! Ein stielgedrehter Ovarialtumor muss umgehend operativ saniert werden, um die Organnekrose zu vermeiden.

Darüber hinaus kann ein nekrotisch gewordener Tumor eine aseptische Fremdkörperperitonitis hervorrufen, diese kann im Extremfall in eine septische Peritonitis durch Einwanderung von Darmkeimen übergehen.

Diagnostik. Bis vor etwa 20 Jahren erfolgte die Diagnose eines Ovarialtumors nahezu ausschließlich durch die gynäkologische Tastuntersuchung bei der symptomatischen Patientin. Dies hat sich in den letzten Jahren grundlegend geändert: Durch die Einführung der Krebsvorsorgeuntersuchungen bei der symptomlosen Frau sowie durch die zunächst abdominale und heute standardmäßig durchgeführte vaginale Sonographie werden heute auch wenige Millimeter große, physiologische Veränderungen des Ovars erkannt. War bei der symptomatischen Patientin früher immer eine operative Revision eines Befundes angezeigt, so ist heute die wichtigste Aufgabe der Diagnostik, die echten krankhaften von den normalen physiologischen Befunden am Ovar abzugrenzen.

> Zu etwa 95% bedürfen Veränderungen am Ovar, die bei symptomlosen Frauen mittels der Vaginalsonographie festgestellt werden, keiner operativen Abklärung.

Grundlage der Diagnostik ist die **bimanuelle Tastuntersuchung.** Beurteilt werden kann die Größe und die Oberflächenbeschaffenheit des Tumors, seine Konsistenz, seine Beweglichkeit, seine Beziehung zum Uterus und anderen Strukturen im kleinen Becken (Parametrien, Rektum). Darüber hinaus kann der Douglas-Raum abgetastet werden. Finden sich dort Hinweise für eine Peritonealkarzinose, deutet dies auf Malignität hin. Sind die im Douglas-Raum tastbaren Veränderungen schmerzhaft, kann eine Endometriose vorliegen.

Bei kleineren Tumoren ist die **Vaginalsonographie** eine wichtige Ergänzung der bimanuellen Tastuntersuchung. Bei großen Tumoren steht die **Abdominalsonographie** im Vordergrund. Mit beiden Verfahren lassen sich zystische von soliden Veränderungen differenzieren. Es kann abgeklärt werden, ob es sich um ein- oder mehrkammerige Tumoren handelt, ob die Ober- oder Innenfläche glatt ist und möglicherweise solide oder papilläre Wucherungen aufweist. Die **Doppler- und Farbdoppler-Sonographie** misst die Durchblutung eines Tumors. In soliden Abschnitten spricht eine verstärkte Vaskularisation für Malignität.

> Die Bestimmung des **Tumormarkers CA 125** ist differentialdiagnostisch nur untergeordnet wichtig.

Eine Erhöhung bedeutet nicht automatisch Malignität, da auch bei gutartigen Veränderungen (Endometriose, Adnexitis) das CA-125 erhöht sein kann. Daneben findet man bei malignen Ovarialtumoren nicht selten normale CA-125-Werte. Bei postmenopausalen Patientinnen ist der Tumormarker CA-125 richtungsweisend.

Die **Computertomographie** oder **Kernspintomographie** von Ovarialtumoren ist in der Differentialdiagnose wenig hilfreich und der Sonographie deutlich unterlegen.

Differentialdiagnose. Berücksichtigt man Alter und Zustand der Patientin sowie das klinisch angegebene Beschwerdebild, ist die Differentialdiagnose von Ovarialtumoren nicht mehr so schwierig.

> Das normale Ovar einer geschlechtsreifen Frau ist etwa 4×3×2 cm groß, derb, druckempfindlich.

Ab dem etwa 45. Lebensjahr sind die Ovarien meist kleiner, bei der alten Frau sind sie in der Regel nicht mehr tastbar.

Bei der geschlechtsreifen Frau bis zum etwa 45. Lebensjahr finden sich sehr häufig **funktionelle Ovarialtumoren**, die keiner weiteren operativen Behandlung bedürfen. Schmerzen, insbesondere zyklisch auftretende, sprechen in Kombination mit Blutungsstörungen für funktionelle Veränderungen. Funktionelle Veränderungen der postmenopausalen Frau gibt es nicht.

Echte Ovarialtumoren haben häufiger einer Größe von mehr als 6 cm sowie solide bzw. papilläre Wucherungen.

Abzugrenzen sind Ovarialtumoren vom Uterus myomatosus bzw. von einem Myom. Dies ist durch Lage und Konsistenz meistens relativ einfach möglich, die Sonographie kann zur weiteren Klärung beitragen.

Schwierig kann die Differentialdiagnose eines entzündlichen Adnextumors von einem echten Ovarialtumor sein.

Hier hilft die genaue Anamnese weiter, evtl. kann serologisch ein erhöhter Titer gegen Chlamydia trachomatis nachgewiesen werden.

Therapie. Die wichtigste Frage beim Vorliegen eines Ovarialtumors ist, ob es sich um eine funktionelle Veränderung handelt, welche keiner operativen Therapie bedarf. Insbesondere von klinisch und in der Sonographie unerfahrenen Ärzten wird heutzutage die Möglichkeit einer laparoskopischen Abklärung als sehr frühe diagnostische (und gleichzeitig therapeutische) Maßnahme eingesetzt.

! Viel zu oft werden absolut unnötige laparoskopische Eingriffe zur Entfernung von funktionellen Ovarialveränderungen durchgeführt.

Vor jedem operativen Eingriff muss eine differenzierte Indikationsstellung erfolgen:

Um unnötige Operationen zu vermeiden, ist bei einer prä- und perimenopausalen Patientin mit einer einkammerigen, außen und innen sonographisch glatten Zyste des Ovars bis zu einem Durchmesser von 6 cm bei Beschwerdefreiheit eine Verlaufskontrolle über einige Monate gerechtfertigt. Nimmt die Zyste während dieses Beobachtungszeitraumes an Größe zu oder treten Beschwerden auf, so ist eine Operation indiziert. Diese kann dann laparoskopisch durchgeführt werden.

! Die Dignität von mehrkammerigen Zysten und solchen mit intrazystischen Strukturen kann präoperativ nicht mit der notwendigen Sicherheit eingeschätzt werden.

Bei der postmenopausalen Patientin erfolgt eine Ovarektomie oder Adnexexstirpation.

Bei prämenopausalen Frauen, insbesondere bei noch nicht abgeschlossener Familienplanung, bedarf die Ausdehnung des Eingriffes (Adnexexstirpation) einer ganz strengen Indikationsstellung. Problematisch ist der Widerspruch zwischen dem Wunsch nach Organerhaltung und dem erhöhten Risiko des Tumoraufbruchs bei organerhaltendem Vorgehen, mit der Möglichkeit einer intraoperativen Tumorzellverschleppung.

Praxisbox Operative Entfernung von Ovarialtumoren unklarer Dignität

Sowohl bei der Laparoskopie als auch bei der Laparotomie gilt es diese Tumoren unverletzt zu bergen und zu entfernen. Die Präparation und Entfernung muss in toto erfolgen. Der Tumor wird in einem reißfesten Beutel geborgen, um eine Verschleppung von Tumorzellen in die Bauchhöhle zu vermeiden. Entschließt man sich zur laparoskopischen Operation, darf der Sicherheitsstandard nicht den einer Laparotomie unterschreiten.

Ein laparoskopischer Eingriff am Ovar bei einem Tumor unklarer Dignität darf nur vorgenommen werden, wenn jederzeit auch in gleicher Sitzung eine Laparotomie indikationsgerecht durchgeführt werden könnte, falls sich intraoperativ der Verdacht auf ein Ovarialkarzinom erhärten sollte. Bezüglich der Personalstruktur und der interdisziplinären Zusammenarbeit (Chirurgie, Schnellschnittdiagnostik) gelten für Laparoskopie und Laparotomie die gleichen Anforderungen.

Die laparoskopische Operationstechnik bei Ovarialtumoren hat prinzipiell den Vorteil, dass die Rekonvaleszenzzeit der Patientin kürzer ist, als bei einer Laparotomie.

11.7.2 Maligne Ovarialtumoren

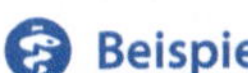

Beispiel

50-jährige Ärztin mit eigener Praxis, keine Kinder geboren, keine Einnahme von Ovulationshemmern, regelmäßige gynäkologische Vorsorgeuntersuchungen, zuletzt vor 6 Monaten, damals unauffälliger Palpations- und vaginalsonographischer Befund im kleinen Becken. Jetzt seit wenigen Wochen Zunahme des Leibesumfanges (»2 Konfektionsgrößen«) und uncharakteristisches Völlegefühl im Bereich des Oberbauches. Beim Internisten sonographisch Feststellung von Aszites und »unklaren Strukturen« im kleinen Becken.

Jetzt palpatorisch und sonographisch 2 große Ovarialtumoren, zystisch solide, als maligne eingestuft, zusätzlich Aszites und Peritonealkarzinose.

Diagnose eines papillären, serösen Ovarialkarzinoms (FIGO IIIc) mit Befall beider Ovarien, der Uterusserosa, des Douglas-Peritoneums, mehreren bis zu 3 cm im Durchmesser messenden Tumorknoten im großen Netz, Metastasen in 5 von 22 entfernten pelvinen und in 3 von 34 entfernten paraaortalen Lymphknoten bei der Längsschnittlaparotomie. Postoperativer Tumorrest 0,5 cm in Form einer dissiminierten Peritonealkarzinose im Bereich beider Zwerchfellkuppeln, der parakolischen Rinnen sowie der Mesenterialwurzel.

Ätiopathogenese. Die Ätiologie des Ovarialkarzinoms ist weitgehend unklar. Wie bei vielen bösartigen Erkrankungen ist das Lebensalter ein Risikofaktor, mit zunehmendem Alter steigt die Inzidenz. Umwelt- und Ernährungsfaktoren (überwiegend fleisch- und fetthaltige Nahrung) scheinen mit einer erhöhten Inzidenz einherzugehen. Infertilität, Nulliparität und dauerhaft ovulatorische Zyklen werden mit einem erhöhten Risiko in Verbindung gebracht. Auf der anderen Seite scheinen die Zahl der Schwangerschaften und die Dauer der Einnahme von Ovulationshemmern und eine Tubenligatur im Rahmen einer Sterilisation protektive Faktoren darzustellen. Es wird angenommen, dass jede Ovulation mit nachfolgend notwendiger Proliferation des ovariellen Keimepithels in Zusammenhang mit dem späteren Auftreten eines Ovarialkarzinoms steht. Etwa 95% aller Ovarialkarzinome treten sporadisch auf, nur etwa 5% zeigen eine familiäre Belastung.

Der größte Teil leitet sich vom sogenannten Oberflächenepithel des Ovars (Keimepithel, Zölomepithel, Müller-Epithel) ab. Daneben gibt es noch maligne Tumoren, welche aus dem sexuell differenzierten Mesenchym hervorgehen und Tumoren, welche von den Keimzellen abstammen.

Definition

Unter Ovarialkarzinom werden nur die malignen Tumoren des Keimepithels verstanden.

Symptomatik. Asymptomatische Frühformen werden meist im Rahmen von Vorsorgeuntersuchungen palpatorisch und/oder sonographisch erkannt.

Das Erstsymptom bei fortgeschrittenen Stadien ist meist die Zunahme des Bauchumfanges, die auf der Tumorvergrößerung oder einer Aszitesbildung bei peritonealer Aussaat beruht (Abb. 11.14).

> Jeder Adnextumor, der zyklusunabhängig über eine längeren Zeitraum nachweisbar ist, sollte bis zum Beweis des Gegenteils als malignitätsverdächtig betrachtet werden.

Diagnostik. Bei jedem unklaren Unterbauchtumor oder Verdacht auf ein Ovarialkarzinom ist es dringend erforderlich vor einer operativen Behandlung soviel Information wie möglich über den Tumor und seine Ausbreitung zu erhalten. Beachtet werden muss, dass Tumore der Mamma, des Gastrointestinaltraktes und des Endometriums in die Ovarien metastasieren können.

Die sorgfältige allgemeine **Anamneseerhebung** und **klinische Untersuchung** sämtlicher Körperregionen sowie der **gynäkologische Spiegel- und Palpationsbefund** sind obligat. Anamnestisch findet sich neben uncharakteristischem Druck- und Völlegefühl im Bereich des Abdomens teilweise eine Zunahme des Leibesumfanges. Eine Gewichtsabnahme wird meist verneint, ist jedoch häufig durch Aszites maskiert. Die sogenannte **Facies ovarica** ist ein Ausdruck der stattfindenden Tumorkachexie, mit darunter durch massiven Aszites mächtig vorgewölbtem Leib.

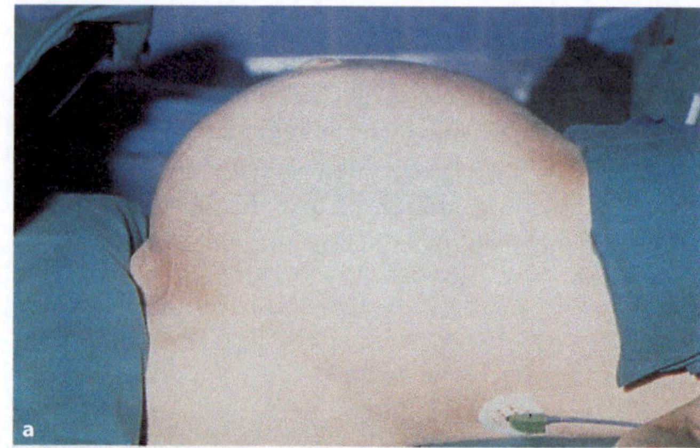

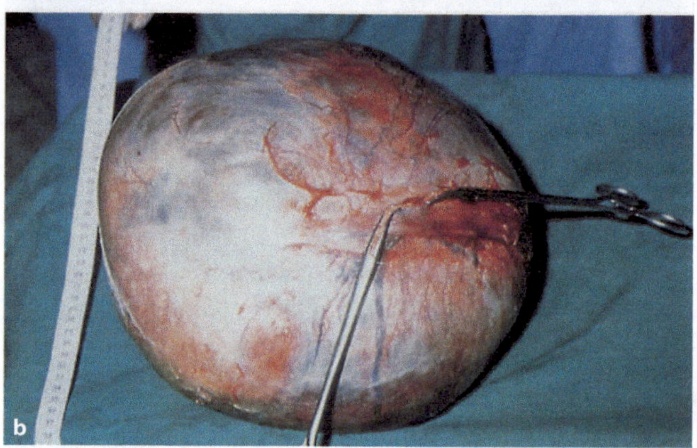

Abb. 11.14. **a** Aufgetriebenes Abdomen einer Patientin unmittelbar vor Operationsbeginn. Klinisch und aufgrund bildgebender Verfahren besteht der Verdacht auf das Vorliegen eines Ovarialkystoms. **b** Nach Entfernung zeigt sich ein glatt begrenzter, überweigend zystischer Ovarialtumor rechts von 12,5 kg Gewicht. Histologisch ein seröses Zystadenom

Das Ovarialkarzinom ist durch seine intraperitoneale Ausbreitung charakterisiert. Sehr früh finden sich Metastasen im Douglas-Raum und in der Excavatio vesicouterina, meist sind auch das große Netz und die Zwerchfellkuppeln befallen. Entsprechend dem Lymphabfluss der Bauchhöhle findet sich Tumor auch in den parakolischen Rinnen. Ein weiterer Ausbreitungsweg folgt den regionären Lymphknotenstationen, den pelvinen und/oder paraaortalen Lymphknoten, seltener auch den Leistenlymphknoten und den supraklavikulären Lymphknoten.

Das Ovarialkarzinom wächst auch lokal destruierend im kleinen Becken mit Infiltration von Darmanteilen, der Harnblase oder anderen Organstrukuren. Die meisten Leberherde, sitzen an der Oberfläche und werden dem Peritoneum zugeordnet, dennoch gibt es auch eine direkte intrahepatische Tumorausbreitung.

Am häufigsten manifestiert sich der Tumor außerhalb der Bauchhöhle an der Pleura. Fernmetastasen in Gehirn oder Knochensystem sind zwar beschrieben, jedoch außerordentlich selten.

Durch die **Sonographie** kann die Tumorgröße präoperativ bestimmt werden. Zusätzlich wird klar, ob es sich vorwiegend um einen zystischen, soliden oder mehrkammerigen Tumor handelt. Auch die Frage nach Aszites, paraaortalen Lymphknotenmetastasen, einer intrahepatischen Metastasierung, einem Pleuraerguss und Harnaufstau kann beantwortet werden.

An **Röntgenuntersuchungen** ist nur eine Thoraxaufnahme zum Ausschluss eines Pleuraergusses erforderlich. Im Einzelfall wird zur präoperativen Beurteilung der Darmsituation ein **Kolon-Kontrasteinlauf** sowie eine **Koloskopie** notwendig. Speziellen Fragestellungen vorbehalten sind **Computertomographie** und **Kernspinuntersuchungen**.

Neben der üblichen klinisch-chemischen Diagnostik ist die Bestimmung des **Tumormarkers CA 125** präoperativ notwendig. CA 125 ist auch bei anderen Erkrankung (Adnexitis, Peritonitis, Endometriose, Leberzirrhose) erhöht. Seinen Bedeutung liegt in der Therapieverlaufskontrolle.

Tumormarker bei Ovarialkarzinom

Das tumorassoziierte Antigen CA 125 wird vom Zölomepithel während der fetalen Entwicklung exprimiert. Im normalen Ovar findet sich kein Antigen, aber in ca. 80% aller nichtmuzinösen Karzinome finden sich erhöhte Serumwerte. Das CA 125 ist jedoch kein spezifischer Ovarialkarzinommarke und eignet sich nicht zur Früherkennung. Zur Klärung der Differentialdiagnose von Tumoren im Bereich des Abdomens ist es ebenfalls nur von untergeordneter Bedeutung. Bei muzinösen Karzinomen finden sich nur in ca. 50% der Fälle erhöhte CA-125-Werte. Hier kann es sinnvoll sein, die Marker CA-72--4 bzw. CA-19--9 zu bestimmen.

Die **Stadieneinteilung** beim Ovarialkarzinom ist entscheidend vom intraoperativen makroskopischen und histologischen Befund abhängig. Es muss auch eine größere Anzahl von Biopsien aus scheinbar nicht befallenen Arealen des Peritoneums entnommen werden. Der Differenzierungsgrad sollte dokumentiert werden (Tab. 11.16).

Tab. 11.16. Grading (Ovar)

Differenzierungsgrad	
GX	Differenzierungsgrad kann nicht beurteilt werden
GB	Borderline-Malignität
G1	Gut differenziert
G2	Mäßig differenziert
G3–4	Schlecht differenziert/undifferenziert

Histologische Klassifikation maligner Ovarialtumoren

I. Maligne epitheliale Tumoren
- Seröse Tumoren
- Muzinöse Tumoren
- Endometroide Tumoren
- Klarzellige Tumoren
- Transitionalzellige (Brenner) Tumoren
- Plattenepithelkarzinome
- Gemischte epitheliale Tumoren
- Undifferenzierte Karzinome
- Unklassifizierbare Karzinome

II. Maligne Keimstrang-Stromatumoren
- Weiblich determiniert
  - Maligner Granulosazelltumor
  - Malignes Thekom
- Männlich determiniert
  - Malignes Androblastom (Sertoli-Leydig-Zell-tumor)
  - Malignes Gynandroblastom
- Unklassifizierbar
  - Maligner Keimstrangtumor mit annulären Tubuli

III. Steroidzelltumoren (Lipidzelltumor)
- Maligner Lipidzelltumor

IV. Maligne Keimzelltumoren
- Dysgerminom
- Endodermaler Sinustumor (»Dottersacktumor«)
- Malignes Teratom
  - Unreifes Teratom
  - Reifes Teratom mit maligner Entartung

▼

  - Malignes Struma ovarii
  - Karzinoid
  - Strumales Karzinoid
- Embryonales Karzinom
- Polyembryom
- Chorionkarzinom
- Kombinierte maligne Keimzelltumoren

V. Mischtumoren aus Keimleiste und Keimzellen
- Gonadoblastom mit malignem Keimzelltumoranteil

VI. Sarkome ohne Ovarspezifität

VII. Metastasen extraovarieller Primärtumoren

VIII. Maligne Tumoren des lymphatischen und blutbildenden Systems

Die TNM-Klassifikation ist wenig gebräuchlich. Alle nationalen und internationalen Studien beziehen sich auf die FIGO-Klassifikation (Tab. 11.17). Die Klassifikation gilt für sogenannte primäre maligne Ovarialkarzinome (*common primary epithelial tumors*) einschließlich Tumoren von Borderline-Malignität (Karzinome von niedrigem Malignitätspotential). Regionäre Lymphknoten sind die Lymphknoten an Aa. iliacae internae (hypogastrische, einschließlich Obturatoriallymphknoten), communes und externae, sowie die lateral-sakralen, paraaortalen (inkl. parakavaler und intraaortokavaler) und inguinalen Lymphknoten. Die Einteilung pN0 erfordert die regionäre Lymphadenektomie und histologische Untersuchung üblicherweise von 10 oder mehr Lymphknoten.

Prognose. Stärkste Prognosefaktoren beim Ovarialkarzinom sind das Stadium und der größte Durchmesser des

Tab. 11.17. Stadieneinteilung: Ovarialkarzinom

FIGO	TNM	
	TX	Primärtumor kann nicht beurteilt werden
	TO	Kein Anhalt für Primärtumor
Stadium 0	Tis	Carcinoma in situ
Stadium I	T1	Tumor begrenzt auf Ovarien
Stadium Ia	T1a N0 M0	Tumor auf ein Ovar begrenzt. Kapsel intakt, kein Tumor auf der Oberfläche des Ovars, keine malignen Zellen in Aszites oder bei Peritonealspülung
Stadium Ib	T1b N0 M0	Tumor auf beide Ovarien begrenzt. Kapsel intakt, kein Tumor auf der Oberfläche beider Ovarien, keine malignen Zellen in Aszites oder bei Peritonealspülung
Stadium Ic	T1cN0 M0	Tumor begrenzt auf ein oder beide Ovarien mit Kapselruptur. Tumor an Ovaroberfläche oder maligne Zellen in Aszites oder bei Peritonealspülung
Stadium II	T2	Tumor befällt ein Ovar oder beide und breitet sich im Becken aus.
Stadium IIa	T2a N0 M0	Ausbreitung auf und/oder Implantate an Uterus und/oder Tube(n), keine malignen Zellen in Aszites oder bei Peritonealspülung
Stadium IIb	T2b N0 M0	Ausbreitung auf andere Beckenorgane, keine malignen Zellen in Aszites oder bei Peritonealspülung
Stadium IIc	T2c N0 M0	Ausbreitung in Becken (2a oder 2b) und maligne Zellen in Aszites oder bei Peritonealspülung
Stadium III	T3 und/oder N1 M0	Tumor befällt ein oder beide Ovarien, mit mikroskopisch nachgewiesenen Peritonealmetastasen außerhalb des Beckens und/oder regionären Lymphknotenmetastasen
Stadium IIIa	T3a N0 M0	Mikroskopisch Peritonealmetastasen jenseits des Beckens
Stadium IIIb	T3b N0 M0	Makroskopische Peritonealmetastasen jenseits des Beckens, größte Ausdehnung 2 cm oder weniger
Stadium IIIc	T3c N0 M0 jedes T N1 M0	Peritonealmetastasen jenseits des Beckens, größte ausdehnung mehr als 2 cm und/oder regionäre Lymphknotenmetastasen
Stadium IV	jedes T jedes N M1	Fernmetastasen

postoperativ verbliebenen Tumorrestes. Wichtig sind daneben auch der retroperitoneale Lymphknotenstatus, das Alter der Patientin sowie die Menge des bei der Operation vorhandenen Aszites. Das histologische Grading scheint nur in den frühen Tumorstadien FIGO I und II von prognostischer Bedeutung zu sein.

Wegen des zunächst symptomarmen Verlaufs der Erkrankung wird meist die Diagnose erst in einem fortgeschrittenen Stadium (FIGO III und IV) gestellt.

> Die späte Diagnosestellung ist die Hauptursache dafür, dass die 5-Jahresüberlebensraten in den fortgeschrittenen Stadien nur bei etwa 40% liegen.

Lebenslimitierender Faktor ist meist der Tumor im Bereich der Bauchhöhle, sei es in Form einer Peritonealkarzinose oder in Form eines nicht operablen Tumors. Häufig führt eine nicht mehr behandelbare Ileusproblematik bei diesen Patientinnen zum Tode.

> Manchmal werden gegenüber Ärzten, die bei Vorsorgeuntersuchungen ein Ovarialkarzinom nicht erkannt haben, Vorwürfe erhoben. Diese sind in der Regel nicht gerechtfertigt, da der Krankheitsverlauf lange Zeit klinisch inapparent ist und nur sehr eingeschränkt Screening- bzw. Früherkennungsmaßnahmen möglich sind.

Therapie. Die Therapie des fortgeschrittenen Ovarialkarzinoms beruht auf 2 Säulen:
- Zunächst steht die **radikale Operation** (maximale Tumorreduktion),
- daneben die **aggressive Chemotherapie** (Platin, Taxan).

> Die möglichst vollständige Entfernung des sichtbaren Tumors schafft die Voraussetzung für einen optimalen Wirkungsgrad der nachfolgenden Chemotherapie.

Vor Operationsbeginn sollte die genaue Ausbreitung des Tumors bekannt sein.

Praxisbox Operative Behandlung der Ovarialkarzinome

Das Abdomen wird mit einem medianen Unterbauchlängsschnitt eröffnet, gegebenenfalls kann bis zum Xiphoid verlängert werden. Nach Eröffnung des Intraperitonealraumes wird vorhandener Aszites für die zytologische Untersuchung asserviert. Zystische Tumoren dürfen nicht punktiert werden. Nun erfolgt die sorgfältige Exploration des gesamten Oberbauches, die Inspektion und Palpation der Leber, beider Zwerchfellkuppeln, des Kolonrahmens und der parakolischen Rinnen, des Dünn- und Dickdarmes mit den jeweiligen Mesenterien sowie der pelvinen und paraaortalen Lymphknotenregionen. Jede kleine sichtbare Veränderung sollte durch eine Biopsie gesichert werden.

Im Anschluss wird die Hysterektomie und beidseitige Adnexexstirpation (Abb. 11.15) durchgeführt. Zusätzlich sollten, soweit technisch möglich, alle befallenen peritonealen Anteile entfernt werden. Meist ist eine pelvine und paraaortale Lymphonodektomie sinnvoll. In jedem Fall muss die Resektion des Omentum majus erfolgen, da sich hier häufig mikroskopisch kleine Tumorabsiedlungen finden. Beim FIGO-Stadium IIIc sind in 30–50 % der Fälle Darmresektionen erforderlich, um eine weitgehende Verringerung der Tumorlast zu erreichen. In einigen Fällen muss auch ein Anus praeter angelegt werden.

Bei der selteneren intrahepatischen Metastasierung oder bei extraabdominellem Tumornachweis mit Ausnahme eines Pleuraergusses kann der Primäreingriff weniger radikal erfolgen.

> ! **Laparoskopische Operationen** sind für die Therapie des Ovarialkarzinomes **nicht geeignet**.

Dies gilt sowohl für die Primäroperation, als auch für nachfolgende Eingriffe. Bei laparoskopischer Operation eines

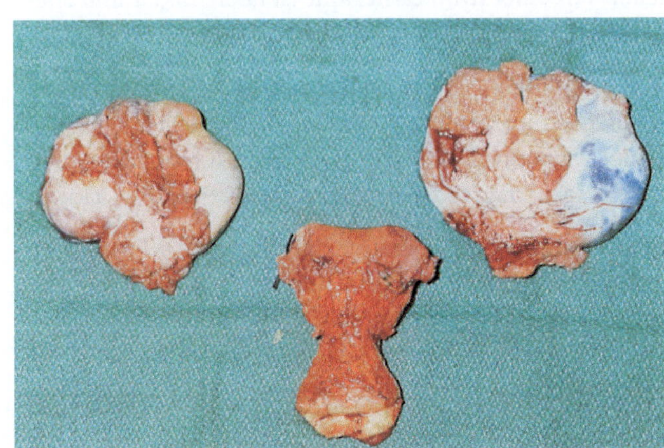

Abb. 11.15. Exstirpierter Uterus mit beiden tumorös veränderten Adnexen. In beiden Ovarien finden sich teilweise zystische, teilweise solide weißlich markige, papilläre Anteile, die für ein Ovarialkarzinom charakteristisch sind

sich nachfolgend als maligne erweisenden Ovarialtumors ist die radikale Komplettierungsoperation möglichst rasch anzuschließen. Eine Verzögerung führt zu einer Verschlechterung der Prognose. Bei zweizeitigem Vorgehen besteht immer die Gefahr der Ausbildung von Implantationsmetastasen in den Laparoskopiekanälen.

In wenigen besonderen Fällen kann die operative Therapie **organerhaltend** durchgeführt werden, so in Ausnahmefällen bei jungen Patientinnen mit Kinderwunsch. Nach erfülltem Kinderwunsch kann dann eine Nachoperation sinnvoll sein. Ein solches Vorgehen muss jedoch sehr sorgfältig mit der Patientin besprochen werden.

> Nach der Operation wird die Primärbehandlung des Ovarialkarzinoms durch eine **Chemotherapie** vervollständigt.

Deren Effektivität hängt von Tumorbiologie und Tumorgröße (Durchmesser des größten postoperativen Tumorrestes) ab. Im Hinblick auf eine Remission und Verlängerung der Überlebenszeit verspricht die Kombination platinhaltiger Therapeutika mit Taxanen in der Primärtherapie den größten Erfolg. Leider kommt es in sehr vielen Fällen, insbesondere wenn der Tumor nicht primär radikal entfernt werden konnte, in oft kurzer Zeit nach Beendigung der Chemotherapie zu einem Wiederauftreten des Tumors in der Bauchhöhle. Durch eine erneute chemotherapeutische Behandlung können dann oft erneut Remissionen erzielt werden.

Die früher häufig durchgeführte Strahlentherapie ist heute weitgehend verlassen worden.

Die **Hormontherapie** spielt aufgrund der geringen Remissionsraten nur in palliativen Situationen eine Rolle. Der Stellenwert einer **Immuntherapie** ist noch unklar und Spezialfällen in kontrollierten klinischen Studien vorbehalten.

> Beim Auftreten eines **Rezidives** ist je nach Länge des rezidivfreien Intervalls und nach der individuellen Situation der Patientin sowie der individuellen Tumorausbreitung eine sekundäre **tumorreduktive Operation** zu erwägen.

Daran oder falls eine Operation nicht möglich oder sinnvoll ist, schließt sich eine erneute **Chemotherapie** an. Verwendung finden erneut platinhaltige Substanzen (Carboplatin), Taxane (z. B. Paclitaxel), das pegylierte liposomale Doxorubicin sowie Topoisomerasehemmstoffe (z. B. Topotecan). Wenn das Rezidiv länger als 6 Monate nach Abschluss der Primärtherapie auftritt, ist eine Reinduktion mit der primär angewandten Chemotherapiekombination aus Carboplatin und Placlitaxel oder aus Carboplatin und Gemcitabine indiziert. Die Entscheidung, welche Therapieform im Einzelfall gewählt wird, richtet sich nach dem Allgemeinzustand der Patientin, der Tumorausdehnung, der zu erwartenden Remissionsrate und der resultierenden Toxizität. Wichtig ist, diese Entscheidung vor dem Hintergrund der **Lebensqualität** für die Patientin zu treffen.

Nachsorge. Nach der primären Radikaloperation werden fast alle Frauen mit einer Chemotherapie hoher Toxizität und Nebenwirkungsrate belastet. Die Primärbehandlung nimmt etwa 6–9 Monate Zeit in Anspruch. Ein wesentliches Ziel der Nachbehandlung und Betreuung ist die Wiedererlangung des körperlichen, seelischen und sozialen Wohlbefindens. Trotz möglicherweise unsicherer Prognose soll die Wiedereingliederung in das Erwerbsleben oder in sonstige soziale Bindungen möglich werden.

> Beim Ovarialkarzinom lässt sich eine Heilung nur bei einem Drittel aller Patientinnen erreichen.

Ob die Früherkennung eines Rezidives der Patientin einen Vorteil (Lebensqualität und/oder Überleben) bringt, ist nicht gesichert. Hat die Patientin keine Beschwerden im Bauchraum, gibt sie keine Zunahme des Bauchumfanges an, so ist ein Rezidiv eher unwahrscheinlich.

> Kostengünstig, effektiv und jeder apparativen Untersuchung überlegen ist bei der Diagnostik der Peritonealkarzinose die gynäkologische Tastuntersuchung.

In Einzelfällen kann die Tumormarkerbestimmung (in der Regel CA-125) ergänzt werden. Weitere apparative Untersuchungen wie Computertomographie oder Kernspintomographie sind nur bei Verdachtsfällen sinnvoll.

Das häufig wie ein Damoklesschwert über den Patientinnen schwebende Rezidivrisiko kann zu Angstzuständen, vegetativen Störungen und depressiven Verstimmungen führen. Daneben sind die Patientinnen auch in ihrer Weiblichkeit durch die Erkrankung belastet: So findet sich häufig eine Verminderung der Libido und damit eine Veränderung des Sexualverhaltens, was nicht selten zu Partnerschaftsproblemen führt. Diese Störungen können in Einzel-, Partner- und unter Umständen auch in Gruppengesprächen angegangen und zumindest teilweise behoben werden. Die mit der Primärtherapie praktisch immer verbundene Kastration kann durch eine Substitutionstherapie mit natürlichen Östrogenen und/oder Gestagenen in ihren körperlichen und seelischen Auswirkungen reduziert werden.

Ein weiterer Schwerpunkt der Nachsorge sollte neben der Wiedereingliederung in der Kompensation von Therapiefolgen (ausgedehnte Darmresektionen, Anlage eines Anus praeter) liegen.

Tumore niedrigmaligner Potenz

Etwa 10–25% der malignen epithelialen Ovarialtumoren gehören zur Gruppe der Tumoren niedrigmaligner Potenz, im englischen Sprachgebrauch auch als *low malignant potential tumors* bezeichnet. Früher wurden sie Borderline-Tumore genannt.

Definition

Histologisch zeigen Tumoren niedrigmaligner Potenz Atypien des Epithels mit Mehrreihigkeit, Mitosen und anderen Kriterien der Malignität, **jedoch ohne nachweisbare Stromainvasion.**

Die Abgrenzung zum invasiven Karzinom kann sehr schwierig sein.

Die Existenz dieser Sondergruppe rechtfertigt sich durch eine gegenüber den invasiven Karzinomen deutlich bessere Prognose.

Die 10-Jahresüberlebensrate liegt bei den serösen Tumoren etwa bei 70%, bei den muzinösen Tumoren etwa bei 60%.

Rezidive treten auch nach sehr langem Intervall auf, im Einzelfall nach 20 Jahren. Der Übergang in ein invasives Karzinom ist eher unwahrscheinlich.

Therapie. Prinzipiell wird ähnlich wie beim invasiven Karzinom operiert. Bei jungen Frauen kann jedoch durchaus fertilitätserhaltend vorgegangen werden. Auf eine Lymphonodektomie kann verzichtet werden. Ob die zusätzliche Chemotherapie einen Vorteil für die Patientinnen bringt, ist letztlich nicht geklärt.

Extraovarielles seröses Karzinom

Bei 5–10% aller Ovarialkarzinome tritt eine ausgedehnte intraabdominale Peritonealkarzinose auf, ohne dass der eigentliche Ovarialtumor erkennbar ist. Histologisch findet sich ein papillär-seröses Karzinom, welches von einen primären Ovarialkarzinom nicht zu unterscheiden ist. Auf den Ovarien finden sich nur kleine Tumoranteile auf der Oberfläche. Man spricht vom so genannten extraovariellen Ovarialkarzinom. Ursächlich scheint die Tatsache zu sein, dass sowohl das Peritoneum als auch das Keimepithel des Ovars dem gleichen mesodermalen Ursprung entstammen und deshalb dem gleichen Entartungsrisiko unterliegen.

Klinik, Diagnostik und die Therapie entsprechen dem fortgeschrittenen Ovarialkarzinom.

11.7.3 Maligne Keimzelltumoren des Ovars

Maligne Ovarialtumoren im jugendlichen und jungen Erwachsenenalter sind meist maligne Keimzelltumore. Sie treten überwiegend zwischen dem 15. und 30. Lebensjahr auf.

Alle Keimzelltumoren sind ausgesprochen maligne, zeichnen sich jedoch durch ein hervorragendes Ansprechen auf eine hochdosierte Chemotherapie mit Cisplatin, Etoposid und Bleomycin aus.

Aus diesem Grund haben die Keimzelltumoren eine bessere Prognose als das Ovarialkarzinom: Kann eine Vollremission erreicht werden, kommt es sehr selten zum Rezidiv, eine definitive Heilung ist möglich. Bei diesen überwiegend jungen Frauen kann deshalb fast in jedem Fall fertilitätserhaltend operiert werden.

Dysgerminom

Das Dysgerminom ist der häufigste maligne Keimzelltumor. 90% der Patientinnen sind jünger als 30 Jahre. Häufig finden sich sehr große Tumoren, in 80% der Fälle sind diese auf ein Ovar begrenzt. Eine Kombination mit einer Gonadendysgenesie ist möglich.

Da der Tumor sehr gut auf eine Chemotherapie anspricht, kann bei diesen jungen Frauen auf eine allzu radikale Operation fast immer verzichtet werden. Die 10-Jahresüberlebensraten liegen zwischen 75 und 90%. Falls ein Rezidiv auftritt, so meist innerhalb eines Jahres.

Dottersacktumor (Endodermaler Sinustumor)

Dieser Keimzelltumor leitet sich von den unreifen Anteilen des Dottersackes ab und sondert das Alphafetoprotein (AFP) ab, das als Tumormarker im Serum bestimmt werden kann. In 80% der Fälle ist der meist einseitige, große Tumor nicht mehr auf das Ovar begrenzt.

Dennoch besteht bei eingeschränkter Operation mit anschließender aggressiver Chemotherapie (Cisplatin, Carboplatin, Etoposid, Bleomycin) eine recht gute Prognose; eine Heilung ist in mehr als 60% der Fälle möglich.

Unreifes Teratom

Dieser aus unreifen Anteilen aller drei Keimblätter bestehende Tumor, kommt fast immer vor dem 20. Lebensjahr vor. Meistens tritt er einseitig auf.

Die Prognose mit eingeschränkter operativer Therapie und anschließender aggressiver Chemotherapie liegt mit einer 5-Jahresüberlebensrate zwischen 30% und 80% im mittleren Bereich. Sie hängt insbesondere vom Differenzierungsgrad ab.

11.8 Maligne Tumoren der Tuben

Epidemiologie. Nur etwa 0,3% aller gynäkologischen Malignome sind primäre Tubenmalignome.

Symptomatik. Das klinische Bild entspricht im Wesentlichen dem des Ovarialkarzinoms: Symptome werden fast nie gefunden und wenn, dann sind sie unspezifisch. Schmerzen, Ausfluss oder Blutung treten vereinzelt auf.

> **Definition**
>
> Der Ausfluss geht manchmal in größeren Mengen schwallartig periodisch ab und wird dann als **Hydrops tubae profluens** bezeichnet.

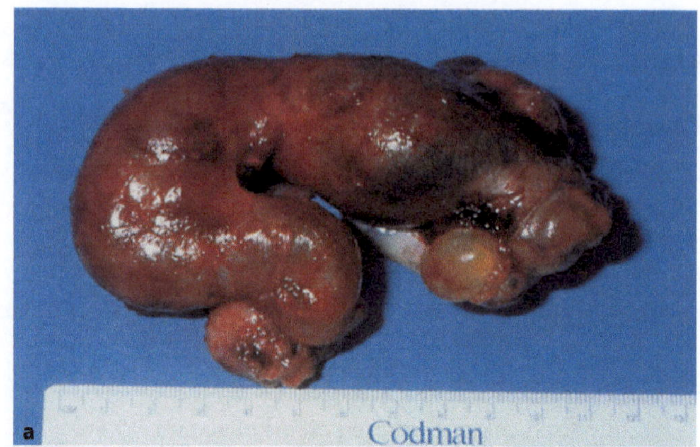

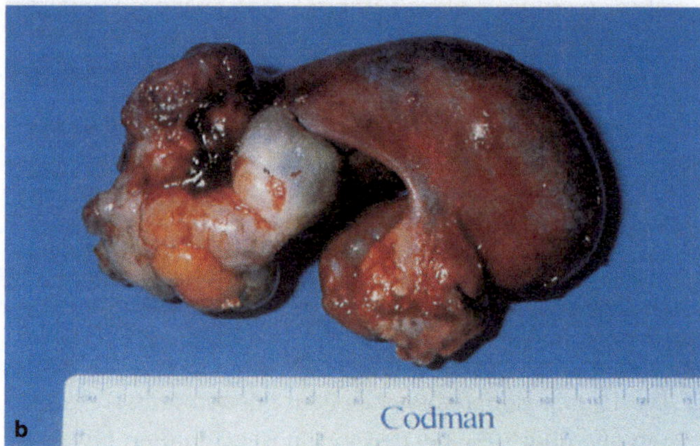

Abb. 11.16. a Aufgetriebene Tube nach deren Eröffnung sich teilweise solide Tumormassen zeigen, teilweise entleert sich Flüssigkeit. **b** Auf der Rückseite erkennt man direkt oberhalb des Lineals liegend das makro- und später auch mikroskopisch altersentsprechend unauffällige Ovar. Im Bereich der Tube handelt es sich um ein gering differenziertes, überweigend solide wachsendes Tubenkarzinom

Diagnostik. Tubenkarzinome in einem frühen Stadium sind meist einseitig, in fortgeschritteneren Stadien ergeben sich gleichartige Befunde wie bei einem Ovarialkarzinom und sind von diesem klinisch und auch histologisch nicht mehr zu trennen (Abb. 11.16). Auch die Ausbreitung des Tubenkarzinoms folgt aufgrund der engen anatomischen Nachbarschaft dem eines Ovarialkarzinoms.

Folgerichtig entspricht die **Stadieneinteilung** der des Ovarialkarzinoms (Tab. 11.18). Die Klassifikation gilt nur für Karzinome. Zur Bestimmung der TNM-Kategorien werden die klinische Untersuchung, bildgebende Verfahren, Laparoskopie und/oder chirurgische Exploration herangezogen. Die FIGO-Stadien basieren auf chirurgischem Staging, die TNM-Stadien auf klinischer und/oder pathologischer Klassifikation. Regionäre Lymphknoten sind die Lymphknoten an Aa. iliacae internae (hypogastrische, inkl. Obturatorlymphknoten), communes und externae, sowie die lateralsakralen, paraaortalen (inkl. parakavaler und intraaortokavaler) und inguinalen Lymphknoten. pN0 erfordert regionäre Lymphadenektomie und histologische Untersuchung üblicherweise von 10 oder mehr Lymphknoten.

Therapie. Auch die Therapie erfolgt analog zu der des Ovarialkarzinoms: Zunächst steht die **Operation** an mit dem Ziel, die Tumormasse möglichst vollständig zu entfernen oder deutlich zu verkleinern, daran schließt sich in der Regel eine **Chemotherapie** an. Die Substanzwahl entspricht der beim Ovarialkarzinom.

Tab. 11.18. Stadieneinteilung: Tubenkarzinome

FIGO	TNM	
	TX	Primärtumor kann nicht beurteilt werden
	T0	Kein Anhalt für Primärtumor
Stadiiium 0	Tis	Carcinoma in situ
Stadium I	T1	Tumor begrenzt auf die Tube(n)
Stadium ia	T1a N0 M0	Tumor begrenzt auf eine Tube, ohne Penetration der Serosaoberfläche, kein Aszites
Stadium Ib	T1b N0 M0	Tumor begrenzt auf beide Tuben, ohne Penetration der Serosaoberfläche, kein Aszites
Stadium Ic	T1c N0 M0	Tumor begrenzt auf eine oder beide Tuben mit Ausdehnung auf oder durch die Serosa, und/oder Tumorzellen in Aszites oder bei Peritonealspülung
Stadium II	T2	Tumor begrenzt auf eine oder beide Tuben mit Ausbreitung im Becken
Stadium IIa	T2a N0 M0	Ausbreitung auf und/oder Metastasen am Uterus und/oder Ovarien
Stadium IIb	T2b N0 M0	Ausbreitung auf andere Beckenstrukturen
Stadium IIc	T2c N0 M0	Ausbreitung im Becken (2a oder 2b) mit Tumorzellen in Aszites oder bei Peritoneal-spülung
Stadium III	T3 und/oder N1	Tumor befällt ein oder beide Tuben, mit mikroskopisch nachgewiesenen Peritonealmetastasen außerhalb des Beckens und/oder regionären Lymphknotenmetastasen
Stadium IIIa	T3a N0 M0	Mikroskopische Peritonealmetastasen jenseits des Beckens
Stadium IIIb	T3b N0 M0	Makroskopische Peritonealmetastasen jenseits des Beckens, größte Ausdehnung 2 cm oder weniger
Stadium IIIc	T3c N0 M0 jedes T N1 M0	Peritonealmetastasen jenseits des Beckens, größte Ausdehnung mehr als 2 cm und/oder regionäre Lymphknotenmetastasen
Stadium IV	jedes T jedes N M1	Fernmetastasen

In Kürze

Gutartige Neubildungen des Ovar
Funktionelle Zysten: Physiologische /pathologische hormonelle Stimulation. Auch **Follikelzyste** (wenn > 4 cm), **Corpus-luteum-Zyste**. Meist keine Therapie nötig (wenn hormonell, nicht operativ!).
Echte Neubildungen: Seröses Zystadenom, muzinöses Zysadenom (Cave: Bei intraoperativer Verletzung **Pseudomyxoma peritonei**), **Dermoidzyste** (reifes zystisches Teratom, Anteile aller 3 Keimblätter), **Granulosazell-** und **Thekazelltumoren** (hormonbildend), **Meigs-Syndrom** (Ovarialfibrom, Aszites, Pleuraerguss).
▼

- **Symptomatik:** Symptomarm, wenn sehr groß Leibesumfangvergrößerung, Verdrängung, akutes Abdomen bei Stieldrehung.
- **Diagnostik:** Sonographie.
- **Therapie:** Verlaufskontrolle, Laparoskopie, Laparatomie (bei unklarer Dignität), ggf Ovarektomie, Adenxexstirpation.

Ovarialkarzinom: Dritthäufigstes Genitalmalignom, vom Keimepithel ausgehend, 5-Jahresüberlebensrate nur 40%. Sonderformen: Tumor niedrig-maligner Potenz (keine Stromainvasion), extraovarielles-seröses Karzinom (Peritonealkarzinose ohne Ovarialtumor).

- **Symptomatik:** Zunahme des Leibesumfanges, Aszites (Peritonealkarzinose), frühe Metastasierung, Ileus oft Todesursache.
- **Diagnostik:** Klinische Untersuchung, Sonographie, Röntgen-Thorax, Kolonkontrast, Koloskopie. Tumormarker Ca-125.
- **Therapie:** Radikale Operation zur Tumorreduktion, Cave: Keine laparoskopischen Eingriffe, aggressive Chemotherapie, palliativ Hormontherapie, bei Rezidiv erneut tumorreduktive Operation, Chemotherapie.

Maligne Keimzelltumoren des Ovars: Ausgesprochen maligne, jedoch sehr gutes Ansprechen auf Chemotherapie. **Dysgermion, Dottersacktumor (endodermaler Sinustumor), unreifes Teratom.**
Maligne Tubentumoren: Selten, Diagnostik und Symptomatik wie beim Ovarialkarzinom, in fortgeschritteneren Stadien schwer davon zu unterscheiden. Therapie: Operation, Chemotherapie.

11.9 Trophoblasttumoren

Definition

Trophoblasttumoren zeichnen sich durch eine fokale oder diffuse Proliferation von Trophoblastzellen aus, treten also immer im Zusammenhang mit einer Schwangerschaft auf.

Aus den Trophoblastzellen entwickelt sich nach der Einnistung der befruchteten Eizelle der kindliche Plazentaanteil.

Trophoblasttumoren

Man unterscheidet zwei **benigne** Formen, die keine eigentlichen Neoplasien darstellen:
- Partielle hydatidiforme Mole
- Komplette hydatidiforme Mole

Zu den **malignen** Formen zählen
- Invasives Chorionepitheliom
- Chorionkarzinom
- *Placental-site-tumor*

Epidemiologie. Die Inzidenz der kompletten hydatidiformen Mole liegt zwischen 0,5–2,5/1.000 Schwangerschaften.

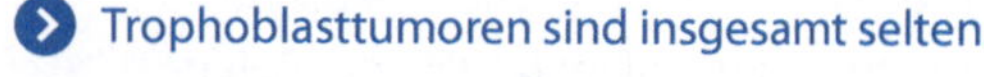

> Trophoblasttumoren sind insgesamt selten.

Allerdings ist das Risiko in Saudiarabien und asiatischen Ländern gegenüber der weißen Bevölkerung 2-fach erhöht. Frauen mit längerer reproduktiver Phase tragen ebenfalls ein erhöhtes Risiko. Das Risiko ist vor allem bei sehr niedrigem und sehr hohem Lebensalter zum Zeitpunkt der Konzeption groß. Auch ein Alter des Vaters über 45 Jahre zum Zeitpunkt der Konzeption scheint für die Entstehung einer kompletten hydatidiformen Mole von Bedeutung zu sein. Als Ursache wird eine defekte Gametogenese zu extremen Zeitpunkten des reproduktiven Alters angenommen.

Bei Zustand nach hydatidiformer Mole wird ein Wiederholungsrisiko mit dem Faktor 10 angegeben.

> Der größte Risikofaktor für die Entstehung eines Chorionkarzinoms ist eine vorangegangene hydatidiforme Mole.

Entsprechend der Epidemiologie der kompletten hydatidiformen Mole erkranken Frauen der weißen Population seltener.

Ätiopathogenese. Trophoblastzellen stammen von der äußeren Zellpopulation des Präimplantationsembryos ab und haben einzigartige Eigenschaften:
- Trophoblastzellen gewährleisten die Implantation des Embryos.
- Um die frühe Schwangerschaft zu erhalten, produzieren sie humanes Choriongonadotropin (HCG).
- Trophoblastzellen sind immunologisch inert, das heißt sie sind vor einer maternen immunologischen Abstoßung geschützt, die eigentlich gegen paternale Antigene im Fetalgewebe auftreten würde.
- Obwohl sie eine bedingte Invasion in die Dezidua und in das Myometrium zeigen und gelegentlich in das maternale venöse System gelangen, verursachen sie selten das Bild einer Embolie.

All diese einzigartigen Eigenschaften sind im Falle von Trophoblasttumoren stärker ausgeprägt.

Partielle hydatidiforme Mole

Kriterien der partiellen hydatidiformen Mole sind:

- Fokale, leichte Hyperplasie der Trophoblastzellen.
- Kombination von hydropischen, dilatierten und normalen Zotten.
- Makroskopische und mikroskopische Zeichen eines vorhandenen Feten (auch fetale Blutgefäße und fetale Erythrozyten mit Zellkernen).

Die zytogenetische Analyse ergibt charakteristischerweise eine Triploidie paternalen und maternalen (69 XXX o. 69 XXY) Ursprungs. Ursächlich liegt die Fertilisation eines Ovums durch 2 Spermien zugrunde. Auch wurden tetraploide partielle Molen, die aus drei parternalen und einem maternalen haploiden Chromosomensatz bestehen, beschrieben.

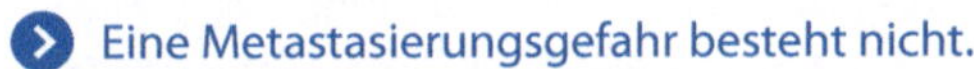
Eine Metastasierungsgefahr besteht nicht.

Diagnostik. Wegen der weniger ausgeprägten Trophoblastproliferationen und der geringeren hydropischen Schwellung der Zotten entspricht die Palpationsuntersuchung meistens der angegebenen SSW, die Adnexbereiche sind unauffällig.

Da die Trophoblastproliferation mäßig ist, sind die β-HCG-Werte oftmals im Normbereich und verursachen keine Hyperemesis. Präoperative Staginguntersuchungen sind nicht erforderlich.

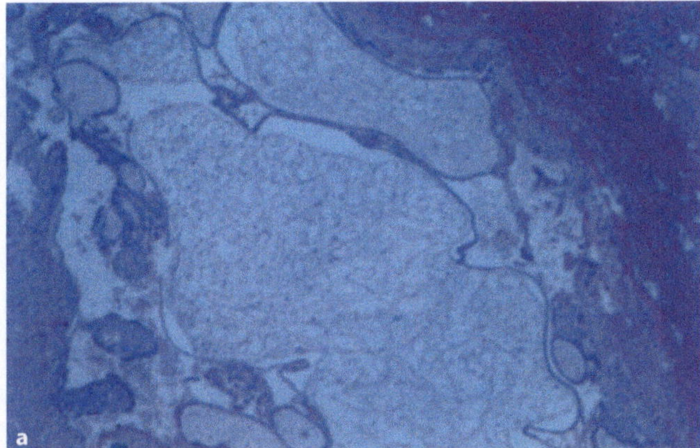

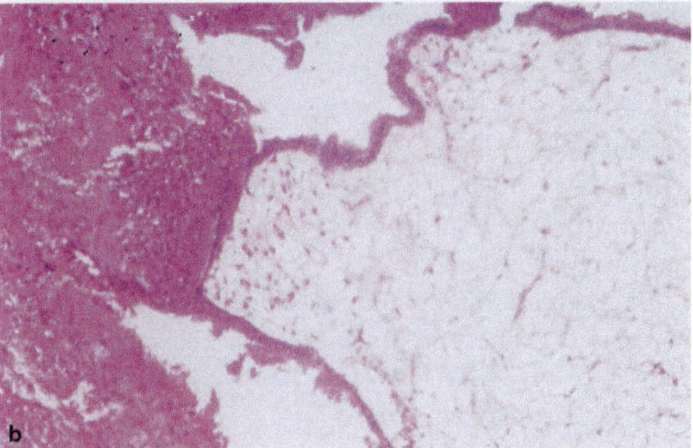

Abb. 11.17. **a** Molige Chorionzottenbildung mit Pseudozysten im Zentrum der Zotten bei kompletter hydatidiformer Mole. **b** Trophoblastproliferation bei kompletter hydatidiformer Mole

Komplette hydatidiforme Mole

Kriterien der kompletten hydatidiformen Mole (Abb. 11.17) sind:

- Generalisierte diffuse Hyperplasie des Zytotrophoblasten und Synzytiotrophoblasten.
- Generalisiertes Ödem der Chorionzotten mit zentraler Zisternenbildung.
- Entsprechend den histopathologischen Zeichen sind für das makroskopische Erscheinungsbild segmentartig traubenförmige Anhäufungen von flüssigkeitsgefüllten, deformierten Zotten verantwortlich.
- Da der intrauterine Fruchttod eintritt, bevor sich die fetale Zirkulation entwickelt, fehlen Embryo, Amnion und fetale Erythrozyten.

Zytogenetisch findet sich meistens ein diploider Chromosomensatz (46, XX) ohne maternales Genom. Das Ovum wird in der Regel durch ein einziges Spermium fertilisiert, wonach die maternale haploide 23, X-genetische Komponente durch einen unbekannten Mechanismus verloren geht. Anschließend wird dann der paternale haploide Chromosomensatz (vorwiegend 23, X) redupliziert. In seltenen Fällen entsteht eine komplette hydatidiforme Mole durch die Fertilisation eines leeren Ovums durch 2 Spermien.

Das Malignitätspotential der kompletten hydatidiformen Mole beträgt 20%, bevorzugte Lokalisationen der Metastasierung sind Lunge, Leber, Gehirn.

Symptomatik. Verursacht durch die massive hydropische Degeneration der Chorionzotten mit Trophoblastproliferation sind **vaginale Blutungen** das häufigste Symptom der kompletten hydatidiformen Mole.

Infolge der Trophoblastproliferation werden hohe β-HCG-Werte im Serum gefunden. Bei ca. 30% der Patientinnen kommt es zur Ausbildung von **Thekaluteinzysten.** Wegen der hohen Hormonwerte ist auch **Hyperemesis** ein häufiges Symptom der betroffenen Patientinnen.

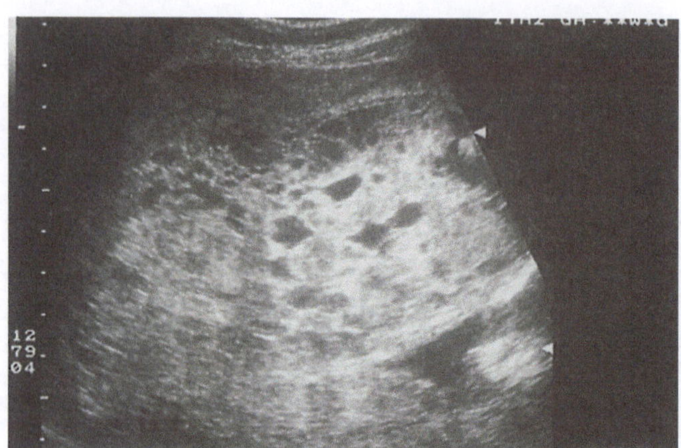

Abb. 11.18. Sonographisches Bild einer Mole: Schweizer-Käse-Muster

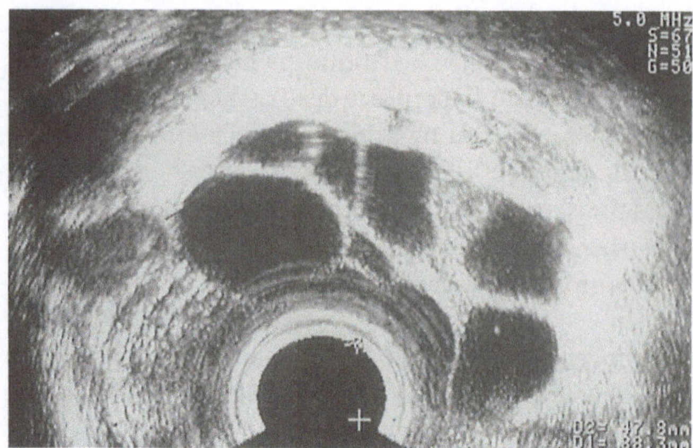

Abb. 11.19. Vaginalsonographisches Bild von Thekaluteinzysten bei kompletter hydatidiformer Mole mit hoher HCG-Produktion

Diagnostik. Der Uterus stellt sich bei der **Palpationsuntersuchung** im Verhältnis zur bestehenden SSW ungewöhnlich groß dar. Die Adnexen sind gegebenenfalls durch Thekaluteinzysten verändert.

Die **vaginale Sonographie** bestätigt diese Befunde und zeigt das typische Bild einer moligen Schwangerschaft (Schweizer-Käse-Muster, Abb. 11.18) und zystisch veränderter Ovarien (Abb. 11.19).

Wegen des Malignitätspotentials sollten bei Verdacht auf komplette hydatidiforme Mole folgende Staginguntersuchungen durchgeführt werden: Röntgen-Thorax, Oberbauchsonographie, hämatologische Analyse.

Therapie. Therapie der Wahl der partiellen und kompletten hydatidiformen Mole ist die Operation. Bei der kompletten hydatidiformen Mole muss an die Gefahr der malignen Entartung und Entstehung einer invasiven Blasenmole gedacht werden.

> ! Der Uterus muss komplett ausgeräumt werden, da intrauterin verbleibende Trophoblastzellen zu einer Proliferation und Invasion führen können.

Die Kürettage des Cavum uteri sollte mit einer Saugkürette erfolgen, da das Risiko einer Perforation bei sehr weichem Uterus gegeben ist. Während der Saugkürettage sind Prostaglandine bzw. Oxytozin zur Kontraktion des Uterus erforderlich. Bei nicht mehr bestehendem Kinderwunsch im höheren Alter sollte eine Hysterektomie zur Therapie der hydatidiformen Mole erwogen werden und ist ggf. vorzuziehen.

Nachsorge. Postoperativ muss eine β-HCG-Kontrolle über Jahre gewährleistet sein.

> ! Ein Wiederanstieg oder eine Plateaubildung der β-HCG-Werte länger als 3 Wochen während der Nachkontrollen muss den Verdacht auf einen neoplastischen Trophoblasttumor lenken.

In diesem Fall ist ein angemessenes Staging und eine chemotherapeutische Behandlung einzuleiten.

Zusätzlich wird die Durchführung eines Röntgen-Thorax und einer gründlichen gynäkologischen Untersuchung einschließlich Vaginalsonographie alle 1–2 Monate bis zum Erreichen eines negativen β-HCG-Wertes empfohlen.

> Mindestens im ersten Jahr nach behandelter hydatidiformer Mole sollte eine zuverlässige Kontrazeption erfolgen.

Aufgrund der Erkrankung sind orale Kontrazeptiva die Methode der Wahl und die Anwendung eines Intrauterinpessars nicht indiziert.

Invasive hydatidiforme Mole

Definition

Die invasive hydatidiforme Mole stellt eine lokalisiert invasive Erkrankung mit histopathologischen Eigenschaften der kompletten hydatidiformen Mole dar.

Die Invasion betrifft das Myometrium und das Gefäßsystem (Abb. 11.20). Venöse Metastasen können deshalb im Genitalbereich und den Lungen (Abb. 11.21) auftreten.

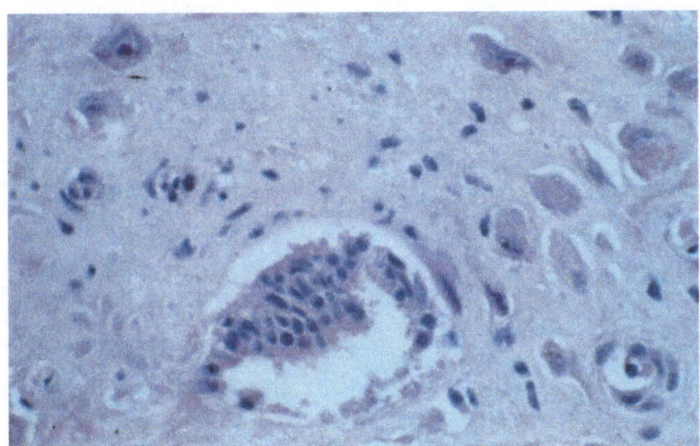

Abb. 11.20. Proliferierte Trophoblastzellen im Lumen einer Arteriole

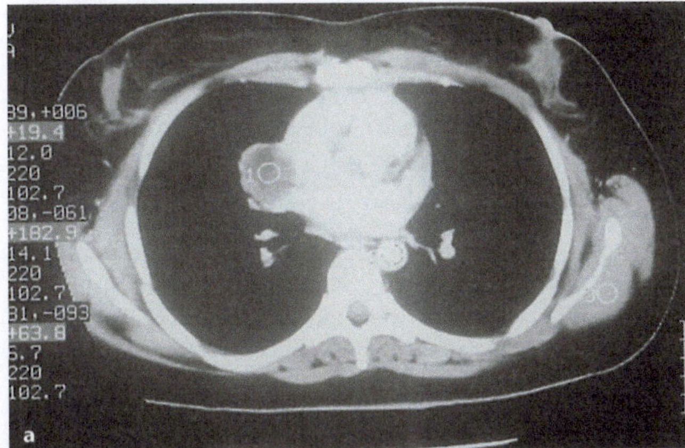

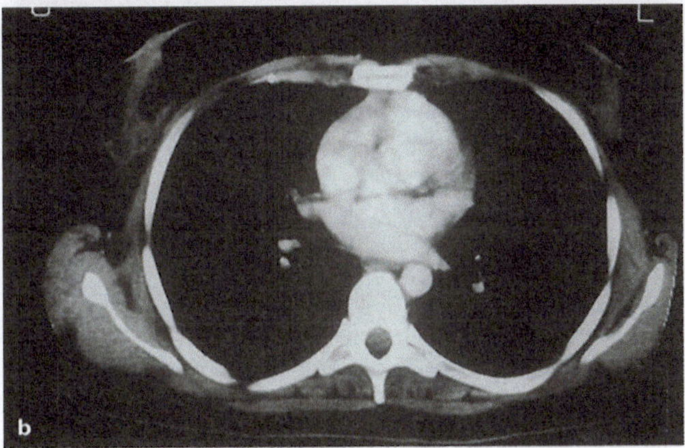

Abb. 11.21. **a** Hilusnahe Lungenmetastase einer invasiven hydatiformen Mole der Tube. **b** Rückbildung des Lungenhilusbefundes unter Monotherapie mit Methotrexat, computertomographische Aufnahmen, Lungenfenster

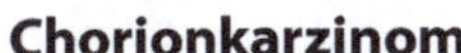

Chorionkarzinom

Auf dem Boden einer kompletten hydatidiformen Mole oder de novo kann sich ein malignes Chorionkarzinom aus plazentarem Gewebe entwickeln.

Histopathologisch zeichnet sich das Chorionkarzinom (Abb. 11.22) durch folgende Kriterien aus:

- Nebeneinander verschiedener Populationen von Zytotrophoblast- und Synzytiotrophoblastzellen mit unterschiedlichen Graden des Pleomorphismus und der Anaplasie.
- Die Anwesenheit von Zotten schließt die Diagnose eines Chorionkarzinoms aus.
- Eine Invasion von Blutgefäßen führt frühzeitig zur Metastasierung.
- Eine massive lokale Neovaskularisation des Gewebes tritt ein.

Symptome und Diagnostik bei Chorionkarzinomen entsprechen der hydatidiformen Mole.

Placental-site-tumor

Definition

Der *Placental-site-tumor* entsteht aus intermediären Zytotrophoblastzellen des plazentaren Implantationsbereiches.

Die Zytotrophoblastzellen (Langhans-Zellschicht) sind die teilungsaktiven Zellen des Trophoblasten.

HCG wird nur in geringem Ausmaß gebildet. Das Metastasierungspotential ist niedrig.

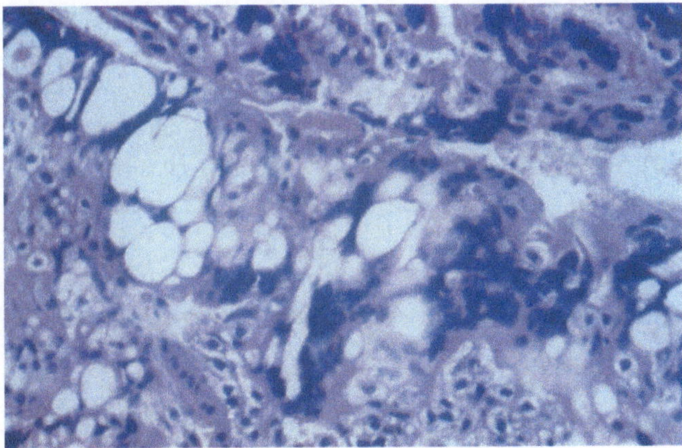

Abb. 11.22. Nebeneinander verschiedener Populationen von Zytotrophoblast- und Synzytiotrophoblastzellen mit verschiedenen Graden des Pleomorphismus und der Anaplasie beim Chorionkarzinom

Tab. 11.19. Klinische Klassifikation der malignen Trophoblasterkrankung (Hammond et al, Soper et al, Suurwit and Hammond, Hammond et al.)

Stadium	
Stadium I	Nichtmetastatische Erkrankung: Kein Hinweis auf uterusüberschreitende Erkrankung
Stadium II	Metastatische Trophoblastenerkrankung: Alle Metastasierungswege einbeziehend **Gute Prognose** – Kurze Dauer der Erkrankung (<4 Monate) – Niedrige HCG-Werte <40.000 mIU/ml Serum β-HCG – Keine Metastasen in Hirn oder Leber – Keine vorausgegangene normale Geburt – Keine vorangegangene Chemotherapie **Schlechte Prognose** – Lange Dauer der Erkrankung (Schwangerschaft >4 Monate zurückliegend) – Hoher β-HCG-Wert >40.000 mIU/ml Serum β-HCG – Leber- oder Hirnmetastasen – Vorausgegangene normale Geburt – Vorausgegangene Chemotherapie

Histopathologische Zeichen des *Placental-site-Tumors* sind:
- Kleine Populationen von Synzytiotrophoblastzellen (Außenschicht der Plazentazotten),
- lokale Invasion.

Die Diagnose wird selten gestellt und verursacht entsprechend des invasiven Wachstums Symptome wie z. B. Uterusruptur und vaginale Blutungen. Da die β-HCG-Produktion gering ist, eignet sich β-HCG nicht als Tumormarker.

Einteilung der malignen Trophoblasterkrankungen. Für die Stadieneinteilung kommen verschiedene Klasisifikationen in Betracht (Klinische Klassifikation, Tab. 11.19).

Von Bedeutung ist auch die Stadieneinteilung der FIGO. T- und M-Kategorien sind ebenfalls definiert, eine N-Klassifikation der regionären Lymphknoten ist nicht vorgesehen (Tab. 11.20). In Ergänzung zu TM werden **Risikofaktoren** mit einbezogen:
- HCG-Werte über 100.000 IU/24-h-Urin
- Diagnose der Erkrankung mehr als 6 Monate nach Beendigung der vorausgegangenen Schwangerschaft

Tab. 11.20. Stadieneinteilung: Trophoblastäre Schwangerschaftstumoren

FIGO	TM Risikofaktoren	
	TX	Primärtumor kann nicht beurteilt werden
	T0	Kein Anhalt für Primärtumor
Stadium I	T1	Tumor auf den Uterus beschränkt
Stadium Ia	T1 M0 ohne	
Stadium Ib	T1 M0 ein	
Stadium Ic	T1 M0 zwei	
Stadium II	T2	Tumor breitet sich auf andere Genitalstrukturen aus: Vagina, Ovar, Lig. latum, Tube (Metastasen oder direkte Ausbreitung)
Stadium IIa	T2 M0 ohne	
Stadium IIb	T2 M0 ein	
Stadium IIc	T2 M0 zwei	
Stadium III	jedes T M1a	Lungenmetastasen
Stadium IIIa	jedes T M1a ohne	
Stadium IIIb	jedes T M1a ein	
Stadium IIIc	jedes T M1a zwei	
Stadium IV	jedes T M1b	Andere Fernmetastasen
Stadium IVa	jedes T M1b ohne	
Stadium IVb	jedes T M1b ein	
Stadium Ivc	jedes T M1c zwei	

MX=Fernmetastasen können nicht beurteilt werden, M0=Keine Fernmetastasen, M1a=Lungenmetastasen, M1b=Andere Fernmetastasen

Bei histologischer Sicherung sollten folgende **Staging-Untersuchungen** durchgeführt werden:
- Röntgen-Thorax
- Computertomographie des Abdomens
- Oberbauchsonographie
- ggf. zerebrale Computertomographie/zerebrales MRT

Die Einteilung beruht im Übrigen auf der klinischen Untersuchung, Urographie und Zystoskopie.

Die Klassifikation gilt für **Chorionkarzinome, invasive hydatiforme Molen** und den ***Placental-site-tumor*** (trophoblastischen Plazentatumor).

Therapie der malignen Trophoblastenerkrankungen. Basierend auf den verschiedenen Klassifkationen sind folgende Therapieempfehlungen abgeleitet:

1. **Maligne Trophoblasterkrankungen ohne Metastasen:** Hysterektomie bei Patientinnen mit abgeschlossenem Kinderwunsch und Monochemotherapie (Methotrexat, Actinomycin D oder Etoposid).
2. **Maligne Trophoblasterkrankungen mit Metastasen, aber günstigen prognostischen Faktoren:** Diese Patientinnen haben eine den Uterus überschreitende, maligne Trophoblasterkrankung, aber nach der klinischen Klassifikation günstige Prognosefaktoren. Empfohlen wird eine Monochemotherapie (Methotrexat, zweite Wahl Actinomycin D). Bei Nichtansprechen auf die primäre Chemotherapie, kann eine sekundäre Hysterektomie erforderlich werden.
3. **Maligne Trophoblasterkrankungen mit Metastasen und ungünstigen Prognosefaktoren:** Polychemotherapie (Etoposid, Methotrexat, Actinomycin D, Vincristin und Cyclophosphamid), gegebenenfalls Radiatio von Hirnmetastasen oder operative Resektion der Metastasen. Lebermetastasen sprechen in den meisten Fällen auf die Chemotherapie an.

In Kürze

Trophoblasttumoren: Selten, von Trophoblastzellen (kindlicher Plazentaanteil) ausgehend, Schwangerschaft vorliegend.
Gutartige Neubildungen: Partielle hydatidiforme Mole: Triploidie. Symptomarm. **Komplette hydatidiforme Mole:** Kein maternes Genom. Vaginale Blutung, hohes β-HCG (Hyperemesis), vergrößerter Uterus. Sonographie (Schweizer-Käse-Muster). Wegen Malignitätsrisiko Staging-Untersuchungen. **Therapie:** Komplette Uterusausräumung, β-HCG-Kontrolle (bei Wiederanstieg V.a. Neoplasie).
Maligne Neubildungen: Invasives Chorionepitheliom, Chorionkarzinom, *Placental-site-tumor*. Prognose abhängig von Erkrankungsdauer, wie lange Schwangerschaft zurückliegt, β-HCG-Höhe. **Therapie:** Wenn kein Kinderwunsch mehr besteht Hysterektomie, Chemotherapie.

11.10 Sarkome

Weichgewebstumoren der gynäkologischen Organe sind seltene Ereignisse. Die Tumoren sind bösartig, oft aggressiv wachsend.

Häufigste gynäkologische Sarkome

Vulva
- Sarkom

Vagina
- Embryonales Rhabdomyosarkom (Sarcoma botryoides)
- Sarkom
- Leiomyosarkom

Uterus
- Leiomyosarkom

Ovar
- Endometrioides Stromasarkom
- Maligner mesodermaler Mischtumor (Tumor des Müller-Gangs)
- Karzinosarkom

Mamma (► Kap. 11.11.3)
- Fibrosarkom
- Karzinosarkom
- Angiosarkom
- Lymphangiosarkom
- Phylloider Tumor der Mamma (Cystosarcoma phylloides)

Zum Zeitpunkt der Diagnose handelt es sich meist um gut behandelbare Tumoren, deren Prognose von der Operabilität und der Radikalität des operativen Vorgehens abhängt, aber auch vom Alter der Patientin, Tumorgröße, histologisches Grading, und Tumorstadium. Früh kommt es zur hämatogenen Metastasierung.

11.10.1 Vulva und Vagina

Sarkom

Das reine Sarkom (■ Abb. 11.23) der Vulva ist ein sehr seltenen Tumor.

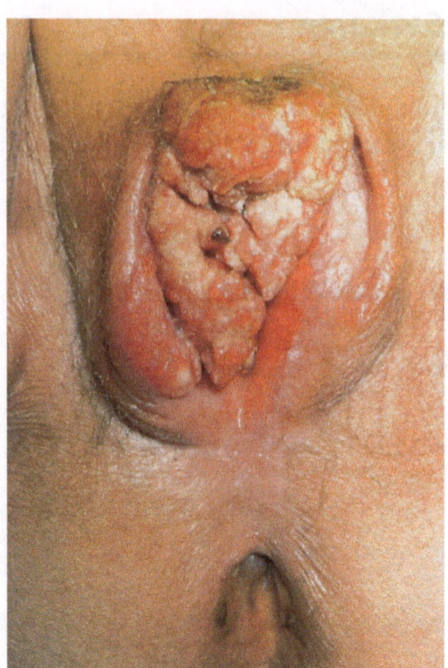

Abb. 11.23. Vulvasarkom

Leiomyosarkom

Definition

Die Leiomyosarkome werden von Leiomyomen anhand der Mitosehäufigkeit abgegrenzt.

Häufig werden sie erst am Rezidiv nach Resektion erkannt. Therapie der Wahl ist der Versuch der radikal-chirurgischen Intervention.

Sarcoma botryoides

Eine Sonderstellung nimmt das Sarcoma botryoides (embryonales Rabdomyosarkom, Traubensarkom) der Vagina ein.

Epidemiologie. Es tritt meist bei kleinen Kindern auf, wobei etwa 75% der Mädchen jünger als 2 Jahre und 90% jünger als 5 Jahre sind.

Ätiopathogenese. In den 50er-Jahren wurde der Tumor in den USA vermehrt beobachtet. Es konnte nachgewiesen werden, dass die Mütter der erkrankten Mädchen mit Diäthylstilbestrol (DES) behandelt worden waren.

Diagnostik. Der Tumor wächst am häufigsten in der Vorderwand der Vagina, im oberen Teil der Vagina und im angrenzenden Zervikalgewebe. In fortgeschrittenen Stadien ist die Vagina vollständig von dem traubenförmigen, weichen, papillomatösen Tumor ausgefüllt. Oberflächliche Nekrotisierung führt häufig zu vaginaler Blutung.

! Bei vaginaler Blutung im frühen Kindesalter muss stets an ein Traubensarkom gedacht werden.

Differentialdiagnostisch muss das Sarcoma botryoides gegen chronische Entzündungen und vaginale Polypen abgegrenzt werden. Neben dem Nachweis maligner Zellen kann der mikroskopische Nachweis von Querstreifung (Beweis für typische muskuläre Anteile) entscheidend sein.

Therapie. Neben der radikalen Operation und der Strahlentherapie wird eine kombinierte Chemotherapie (Vincristin, Doxorubicin, Actinomycin D und Cyclophosphamid) eingesetzt. Bei Bedarf kommen heute Hochdosispolychemotherapieverfahren mit autologer Knochenmarktransplantation zur Anwendung.

Prognose. Die Prognose des Sarcoma botryoides ist schlecht. Die 5-Jahresüberlebensrate liegt bei optimaler Therapie um 60%.

Die hohe Aggressivität des Tumors zeigt sich in seiner raschen lokalen Ausbreitung, die häufig die Todesursache ist. Metastasen werden zum Zeitpunkt des Todes in nur 50% der Fälle beobachtet.

11.10.2 Uterus

Der häufigste maligne Weichteiltumor des Uterus ist das Leiomyosarkom.

Leiomyosarkom

Epidemiologie. Der häufigste maligne Weichteiltumor des Uterus ist das Leiomyosarkom. Es kann in jedem Alter auftreten, ist allerdings bei Kindern und jungen Mädchen äußerst selten.

Diagnostik. Klinisch fällt ein rasantes Uteruswachstum auf. Makroskopisch sind Leiomyosarkome den Leiomyomen sehr ähnlich. Die Tumoren sind gut umschrieben, haben eine graugelbliche Schnittfläche. Entscheidend ist der Nachweis zahlreicher und atypischer Mitosen.

Leiomyosarkome können hämatogen in die Lungen und andere Organe metastasieren (Abb. 11.24). Auch eine lymphogene Aussaat wird beschrieben.

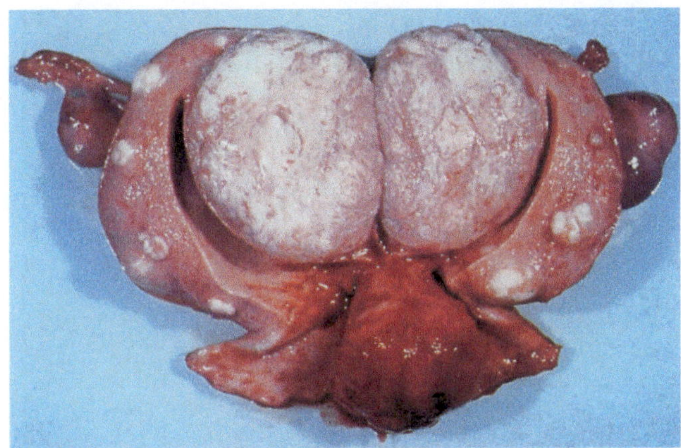

Abb. 11.24. Leiomyosarkom

Therapie. Therapie der Wahl ist die radikale operative Entfernung, auch der regionären Lymphabflusswege. Zur Behandlung des Rezidives kann Chemotherapie und Strahlentherapie versucht werden.

Prognose. Die 5-Jahresüberlebenszeit berücksichtigt eine Stadieneinteilung analog zum Korpuskarzinom reicht von 11% (Stadium I) bis zu 1% (Stadium IV).

11.10.3 Ovar

Maligner mesodermaler Mischtumor

Epidemiologie. Der maligne mesodermale Mischtumor ist der häufigste maligne Weichteiltumor des Ovars. Von dieser Tumorerkrankung sind meist Frauen in der Postmenopause betroffen.

Diagnostik. Der Tumor hat zum Zeitpunkt der Operation meist die Grenzen des Ovars weit überschritten. Die Schnittfläche ist fischfleischähnlich weich, weiß und durchsetzt von Nekrosen.

Therapie. Therapie der Wahl ist die radikale operative Entfernung des Tumors. Die postoperative Polychemotherapie entspricht derjenigen des Ovarialkarzinoms.

Prognose. Die Prognose der mesodermalen Mischtumoren des Ovars ist außerordentlich schlecht. Dies gilt besonders für Mischtumoren vom heterologen Typ. Entscheidend ist das Stadium zum Zeitpunkt der Operation.

In Kürze

Sarkome: Selten, aggressiv wachsend, frühe hämatogene Metastasierung. **Therapie:** Radikale Chirurgie, bei Rezidiv Chemotherapie, Strahlenbehandlung. Sonderform: **Sarcoma botryoides (Traubensarkom):** Tumor des Kindesalters, 5-Jahresüberlebensrate 60%.

11.11 Gut- und bösartige Neubildungen der Mamma

11.11.1 Gutartige Neubildungen

Gutartige Tumoren der Brustdrüse entwickeln sich aus Drüsenepithel oder Bindegewebe oder sind Mischformen aus beiden Gewebearten. Am häufigsten sind Fibroadenome und Milchgangspapillome. Den reinen Formen wie Fibromen, Lipomen und Adenomen kommt aufgrund ihrer Seltenheit keine klinische Bedeutung zu.

Fibroadenom

Ätiopathogenese. Der häufigste, gutartige Tumor der Brust ist das Fibroadenom. Es kommt vorwiegend bei jüngeren Frauen vor. Das Fibroadenom besitzt einen Östrogenrezeptorbesatz und ist in seinem Wachstum östrogenabhängig. Postmenopausal kommt es zur degenerativen Regression (Verkalkungen).

Diagnostik. Bei der **klinischen Untersuchung** findet man glatt begrenzte, derbe, gegenüber Haut und übrigem Drüsengewebe sowie Unterlage gut verschiebliche, häufig multiple Knoten. **Mammographisch** weisen Fibroadenome ein homogenes, gut konturiertes Verschattungsmuster auf. Bei der **Ultraschalluntersuchung** findet sich eine ebenfalls glatte Begrenzung ohne Schallauslöschungsphänome. Sonographisch lassen Fibroadenome sich sehr gut von ebenfalls glattwandigen mastopathischen Zysten abgegrenzen.

Mikroskopisch sind Fibroadenome faserreich, eine mesenchymale und eine epitheliale Komponente kann differenziert werden. Aufgrund der Faseranordnung und Wuchsform werden **perikanalikuläre** und **intrakanalikuläre Fibroadenome** unterschieden.

> Die mesenchymale und epitheliale Komponente kann in sehr seltenen Fällen entarten. Die Entartungshäufigkeit liegt aber nicht höher als beim normalen Drüsengewebe.

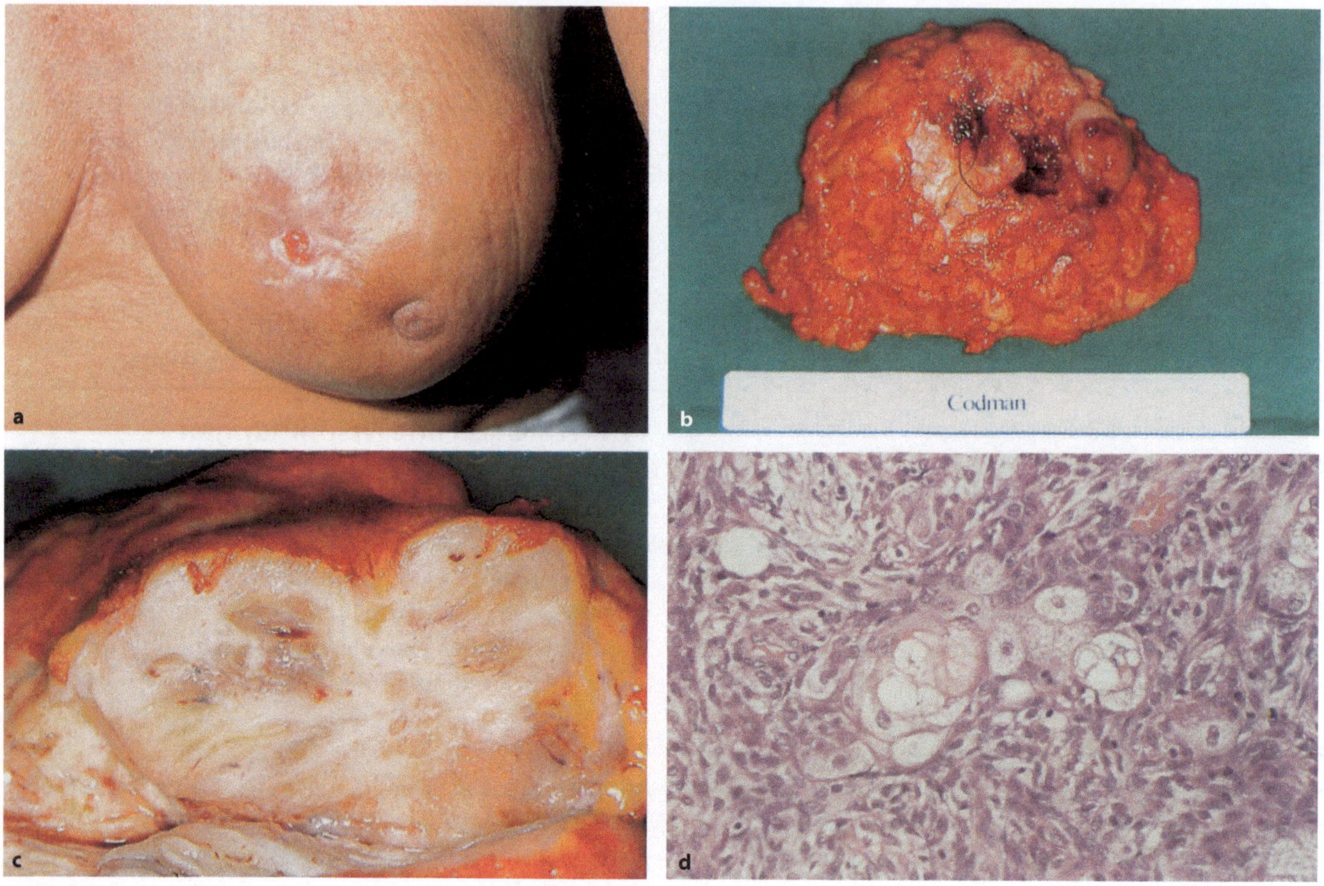

Abb. 11.25. **a** Cystosarcoma phylloides. **b** OP-Präparat. **c** Aufgeschnittener Tumor. **d** Histologischer Schnitt

Nur in begründeten Ausnahmefällen kann auf eine histologische Abklärung verzichtet werden.

Cystosarkoma phylloides

Den Fibroadenomen verwandt sind phylloide Tumoren, wie das Cystosarkoma phylloides (Abb. 11.25). Es handelt sich dabei um rasch wachsende Geschwülste, die beachtliche Größe erreichen können.

Lokalrezidive nach Tumorektomie sind nicht selten.

> ! Etwa 1/5 der phylloiden Tumoren sind maligne und können hämatogen metastasieren.

Therapie. Die vollständige operative Entfernung ist brusterhaltend möglich. Bei Infiltration in die Umgebung ist eine einfache Mastektomie erforderlich. Lymphknotenmetastasen sind selten, die axilläre Lymphonodektomie nicht notwendig.

Milchgangpapillome

Symptomatik. Papillome haben ihren Ursprung in den Milchgängen und fallen meist durch seröse oder blutige Absonderungen aus beiden Brustwarzen auf. Die beidseitige Sekretabsonderung aus der Mamille beruht auf einer zentralen endokrinen Störung. Durch Hyperprolaktinämie wird die Brustdrüse stimuliert und produziert in geringen Mengen ein meist leicht milchiges Sekret, das durch Kompression gewonnen werden kann.

Diagnostik. Galaktographie (röntgenologische Milchgangsdarstellung) und zytologische Abklärung des Abstriches erhärten die Diagnose.

> Eine maligne Entartung primär gutartiger Papillome ist sehr selten.

Therapie. Therapie der Wahl ist die operative Entfernung (Operation nach Urban). Die störende beidseitige Galaktorrhö kann mit Prolaktinhemmern behandelt werden.

Mastopathie

Definition

Mastopathien sind keine isolierten, gutartigen Neubildungen, sondern Gewebeveränderungen, die die gesamte Brust oder große Bereiche der Brustdrüse in Mitleidenschaft ziehen.

Unterschieden werden die **Mastopathia cystica**, die **Mastopathia fibrosa** sowie Mischformen.

Ätiopathogene. Die Mastopathie betrifft eher die Frau mittleren Alters. Durch zystische und fibröse Dysplasien und Wucherungen kommt es zur Veränderung eines Großteils des Brustdrüsengewebes, besonders in der prämenstruellen Phase. Ursache ist vermutlich eine gestörte Östrogen-Gestagen-Relation. Der Häufigkeitsgipfel der Erkrankung liegt im 4.–5. Lebensjahrzehnt. In der Postmenopause kommt es ohne wesentlichen Steroidhormoneinfluss zur Rückbildung.

Symptomatik. Häufige Beschwerden sind prämenstruelle Brustschmerzen.

Diagnostik. Klinisch imponiert das Brustdrüsengewebe als derber, knotiger Konglomerattumor. Die Abgrenzung gegenüber malignen Veränderungen ist schwer und erfordert den Einsatz bildgebender Verfahren. Die Mammographie und die Sonographie zeigen charakteristische Bilder, sodass diese Untersuchungstechniken bei einer ausgeprägten Mastopathie zur Vorsorge gehören.

Therapie. Therapeutisch stehen hormonelle Verfahren wie die perkutane oder systemische Gabe von Gestagenen, Antiöstrogenen und als Ultima Ratio eine Kombination aus Prolaktinhemmern und Gonadotropinhemmern zur Verfügung.

! Die **ausgeprägte proliferierende Mastopathie mit Atypien** (früher: Mastopathie Grad III) gilt als Risikoläsion und bedarf einer engmaschigen Überwachung durch jährliche Mammographie und Sonographie.

11.11.2 Mammakarzinom

Epidemiologie. Das Mammakarzinom ist in den westlichen Ländern der häufigste bösartige Tumor bei Frauen.

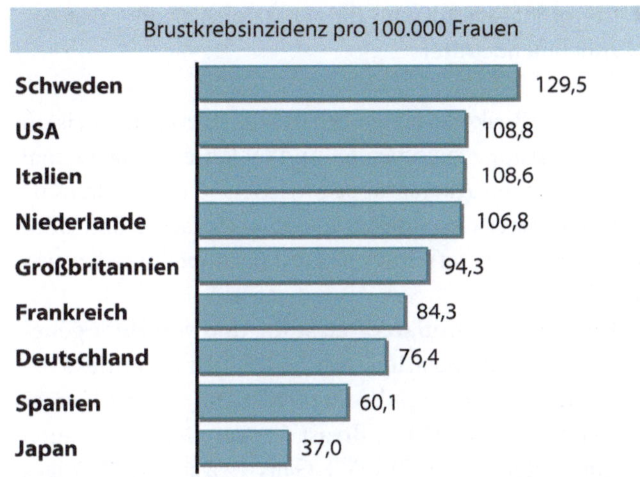

Abb. 11.26. Inzidenz des Mammakarzinoms in den westlichen Ländern und Japan je 100.000 Einwohnerinnen

> Etwa jede 9.–10. Frau erkrankt im Laufe ihres Lebens an Brustkrebs.

Ca. 40–45.000 Neuerkrankungen treten jährlich auf (Abb. 11.26).

In niedrig entwickelten Ländern, aber auch in Japan ist die Erkrankung sehr viel seltener.

Bei jungen Frauen unter 30 Jahren ist die Erkrankung sehr selten. Ab dem 40. Lebensjahr tritt sie immer häufiger auf.

> 3/4 aller Erkrankungen werden bei Frauen über dem 50. Lebensjahr diagnostiziert.

Die in den letzten Jahren beobachtete Zunahme der Erkrankung betrifft hauptsächlich Frauen in der Postmenopause, leider aber auch vermehrt jüngere Frauen.

Ätiopathogenese.

Risikofaktoren für Brustkrebs

- Fortgeschrittenes Alter
- Positive Familienanamnese
- Genetische Vorbelastung (BRCA-1, BRCA-2)
- Östrogenvorkommen
- Frühe Menarche, späte Menopause, Nullipara
- Exogenes Östrogen (postmenopausale Hormontherapie)
- »Western-Style«-Diät
- Gutartige Brusterkrankungen oder vorausgegangener Brustkrebs
- Therapeutische Bestrahlung des Brustraumes

> Der größte Risikofaktor für ein Mammakarzinom ist das zunehmende **Alter.**

Das relative Risiko an einem Brustkrebs zu erkranken, ist in der Altersgruppe zwischen 65 und 69 Jahren etwa 17-mal größer als in der Altersgruppe zwischen 30 und 34 Jahren.

Ein weiterer wesentlicher Risikofaktor ist die **familiäre Belastung**. Zwei verschiedene Risikogruppen werden unterschieden:

1. **Frauen mit familiärer Belastung und vererbter genetischer Prädisposition.** Nur 5-10% aller Mammakarzinome sind genetisch bedingt (**BRCA-1**, Breast Cancer Gene 1 und **BRCA-2**, Breast Cancer Gene 2). Frauen mit Mutation des BRCA-1-Gens weisen ein 50%-iges Mammakarzinomrisiko vor dem 50. Lebensjahr, und ein 85%-iges bis zum 65. Lebensjahr. Daneben weisen Mutationen des BRCA-1-Gens auch auf ein deutlich erhöhtes Risiko für ein Ovarialkarzinom und ein Kolonkarzinom hin. Frauen mit Mutationen des BRCA-2-Gens erkranken ähnlich häufig an einem Mammakarzinom, erleben aber seltener ein Ovarialkarzinom. Bei BRCA-2-Mutationen kommt es häufiger zu einem Mammakarzinom bei Männern.
2. **Frauen mit familiäre Belastung aufgrund unbekannter genetischer Faktoren.** Frauen mit familiärer Belastung ohne genetisch meßbare Prädisposition haben ein deutlich geringeres Risiko zu erkranken. Es variiert in Abhängigkeit vom Verwandtschaftsgrad zu den erkrankten Familienangehörigen und dem Alter, in dem diese Familienangehörigen das Karzinom erlebt haben. So erhöht sich das Risiko bei einer Familienangehörigen 1. Grades auf das Doppelte, das kumulative Mammakarzinomrisiko bleibt meist unter 30%.

> Sowohl **Östrogene** als auch **Gestagene** spielen eine entscheidende Rolle in der Ätiologie.

So besteht eine positive Korrelation zwischen einer Mammakarzinomerkrankung und früher Menarche, später Menopause, hohem Alter bei der ersten Schwangerschaft und Kinderlosigkeit. In groß angelegten Studien wurde belegt, dass die »Antibabypille« kein Einfluss auf das Mammakarzinomrisiko hat. Das Ovarialkarzinomrisiko wird durch orale hormonale Kontrazeptiva sogar auf 1/4 reduziert.

Die postmenopausale Hormontherapie dagegen bringt ein erhöhtes Karzinomrisiko mit sich. Eine Nutzen-Risiko-Abwägung und sorgfältige Überwachung der Brust besonders bei langfristiger Hormoneinnahme (wird heute nicht mehr empfohlen!!) ist notwendig. Die kombinierte Östrogen-Gestagen-Gabe beinhaltet ein höheres Risiko als die alleinige Östrogentherapie, die nur bei hysterektomierten Patientinnen anwendbar ist.

Ethnische Faktoren sind von geringer Bedeutung. Ätiologisch wichtig ist hingegen der sogenannte **Life-Style** (umweltabhängige Lebens- und Ernährungsbedingungen, fettreiche Nahrung und Adipositas, regelmäßiger Alkoholkonsum, Mangel an Vitamin A und Selen).

Untersuchungen an Überlebenden der Atombomben in Hiroshima und Nagasaki sowie bei Frauen nach Strahlentherapie bei Tuberkulose zeigen, dass eine **Strahlenexposition** vor dem 40. Lebensjahr ein weiterer, wenn auch nur niedrig einzustufender, exogener Risikofaktor ist.

> Die geringe Strahlenbelastung, der die Brust bei einer Mammographie ausgesetzt wird, erhöht das Risiko an einem Mammakarzinom zu erkranken nicht.

Trotz des Wissens um die Risikofaktoren wird es im Einzelfall kaum gelingen das Erkrankungsrisiko zu vermindern. Ein oder mehrere Risikofaktoren sind bei den meisten Frauen vorhanden, viele davon sind nicht beeinflussbar. Abgesehen von der genetischen familiären Belastung sind alle bisher bekannten Risikofaktoren nicht geeignet, die hohe Krankheitsinzidenz zu erklären.

Histopathologie

WHO-Klassifikation der Mammakarzinome

Nichtinvasive Karzinome
- Duktales Carcinoma in situ (DCIS)
- Lobuläres Carcinoma in situ (LCIS)

Invasive Karzinome
- Invasives duktales Karzinom
- Invasives duktales Karzinom mit dominanter intraduktaler Komponente
- Invasives lobuläres Karzinom
- Muzinöses Karzinom
- Papilläres Karzinom
- Tubuläres Karzinom
- Adenoid-zystisches Karzinom
- Sekretorisches (juveniles) Karzinom
- Apokrines Karzinom
- Karzinome mit Metaplasie
- Andere Typen

Pagetkarzinom der Mamille

Tab. 11.21. TNM-Klassifikation Brust

Stadium			
Tis	In situ		
T1	≤2 cm		
T1mic	≤0,1 cm		
T1a	>0,1 bis 0,5 cm		
T1b	>0,5 bis 1 cm		
T1c	≤1 bis 2 cm		
T2	≤2 bis 5 cm		
T3	≤5 cm		
T4	Brustwand/Haut		
T4a	Brustwand		
T4b	Hautödem/Ulzeration		
T4c	4a und 4b		
T4d	Entzündliches Karzinom		
N1	Beweglich axillär	pN1mi	Mikrometastasen, 0,2 mm <2 mm
		pN1a	1 bis 3 axilläre
		pN1b	A. mammaria int., klinisch nicht erkennbar*
		pN1c	pN1 und pN1b
N2a	Fixiert axillär	pN2a	4 bis 9 axilläre
N2b	A. mammaria int., klinisch erkennbar	pN2b	A. mammaria int., klinisch nicht erkennbar*/ keine axillären
N3a	Infraklavikulär	pN3a	≥10 axilläre oder infraklavikulär
N3b	Axillär und A. mammaria int., klinisch erkennbar	pN3b	a) Axillär und A. mammaria int., klinisch erkennbar oder b) >3 axilläre und A. mammaria int., klinisch nicht erkennbar*
N3c	Supraklavikulär	pN3c	Supraklavikulär

* nachgewiesen durch Untersuchung der Schildwächterlymphknoten

Unter dem Begriff Mammakarzinom (TNM-Klassifikation, Tab. 11.21) wird eine Vielzahl von histologisch unterschiedlichen Tumoren zusammengefasst, die sich im Erscheinungsbild und ihrer malignen Potenz wesentlich voneinander unterscheiden.

1. **In-situ-Karzinome**: Präkanzerosen werden im Milchgang und im Lobulus beobachtet.
   Das **Carcinoma lobulare in situ (CLIS)** tritt häufig multizentrisch und bilateral auf. Es gilt als Risikoläsion, entartet aber nur sehr selten mit großer Latenzzeit karzinomatös.

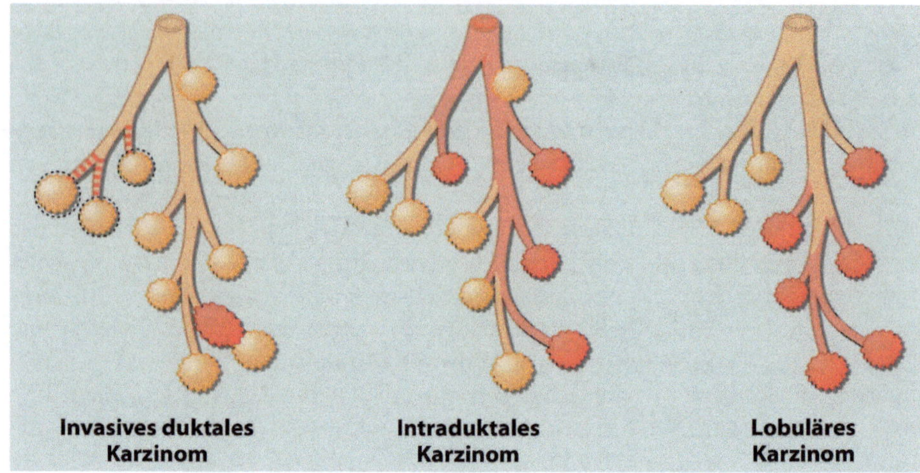

Abb. 11.27. Pathogenese und Topik der Mammakarzinome. Die Querstreifung links zeigt den Übergang des duktalen zum lobulären terminalen Gangsegment an

Das **duktale Carcinoma in situ (DCIS)** ist dagegen eine echte prämaligne Läsion. Verschiedene Subtypen unterschiedlichen Baumusters (papillär-solide mit und ohne Nekrosen) weisen unterschiedliche Prognosen auf. Insbesondere bei größeren Befunden (>2,5 cm) werden frühe invasive Anteile mit Durchbruch der Basalmembran des Milchganges übersehen. Von diesem Zeitpunkt an ist das DCIS auch metastasierungsfähig.

Die schematische Darstellung (Abb. 11.27) zeigt die Prädilektions- und Manifestationsorte der Karzinome.

2. **Invasive Karzinome:** Ca. 85% aller invasiven Mammakarzinome gehen vom Milchgang aus, ca. 15% sind lobuläre Karzinome. Meist geht die maligne Entartung des Drüsengewebes mit einer lokalen Bindegewebsvermehrung einher. Diese Fibrosierung führt zu faserreichen Tumoren unter Ausbildung derber, unscharf begrenzter Knoten (Abb. 11.28). Diese typische Struktur aus einem Tumorkern und radiären Ausläufern ist ein wesentliches mammographisches Kriterium für Malignitätsverdacht. Häufig finden sich im Tumor Nekrosen und/oder Mikrokalkgruppen, die ebenfalls mammographisch sichtbar sind. Neben den solide oder drüsig wachsenden Tumoren gibt es Typen mit ungewöhnlicher Differenzierung (medulläre, papilläre oder schleimbildende Karzinome). Ihre Prognose ist im Allgemeinen günstiger, als die der szirrhösen Karzinome.

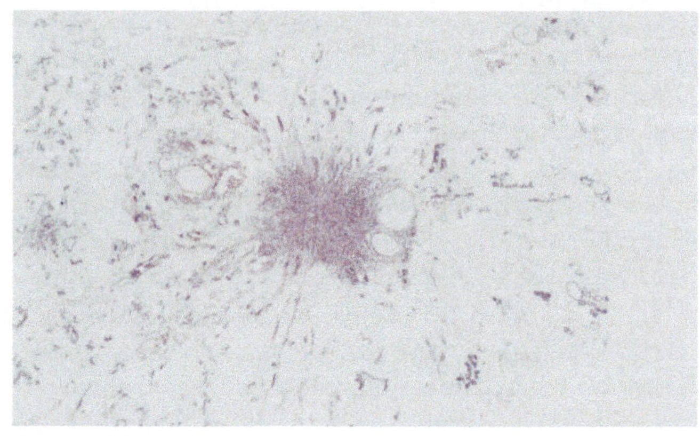

Abb. 11.28. Großflächenschnitt eines szirrhösen Mammakazinoms

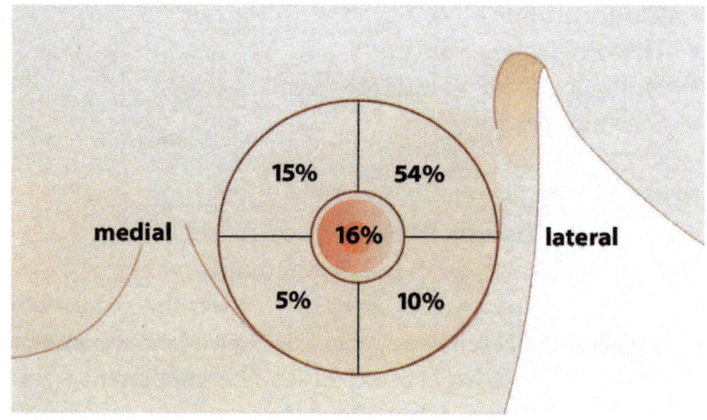

Abb. 11.29. Prozentuale Häufigkeit der Karzinomlokalisation in den verschiedenen Quadranten der Mamma

Lokalisation, Ausbreitung und Metastasierung.

> Das Mammakarzinom entsteht vorwiegend einseitig im oberen äußeren Quadranten (Abb. 11.29).

Dort befindet sich auch der größte Anteil an Drüsengewebe, in der Postmenopause der überwiegende Anteil des Restbrustdrüsengewebes. Primär doppelseitige Mammakarzinome finden sich nur in ca. 1% aller Fälle.

Die Tumorzellen breiten sich lokal-segmental in den Milchgängen und Bindegewebssepten aus. Die weitere Ausbreitung führt über die Lymphabflusswege und über eine häufige, frühzeitig hämatogene Aussaat.

Die **Lymphbahnen** führen über kutane, subkutane, fasziale und intramammäre Plexus in die axillären, supraklavikulären und retrosternalen Lymphknotenketten.

> Die **axillären** Lymphknoten sind zuerst und am häufigsten von Tumorzellen befallen.

Hier werden anatomisch 3 Level unterschieden (Abb 11.30):

- **Level I**: Axilla bis M. pectoralis minor
- **Level II**: unterhalb des M. pectoralis minor und unterhalb der V. subclavia
- **Level III**: oberhalb der V. subclavia

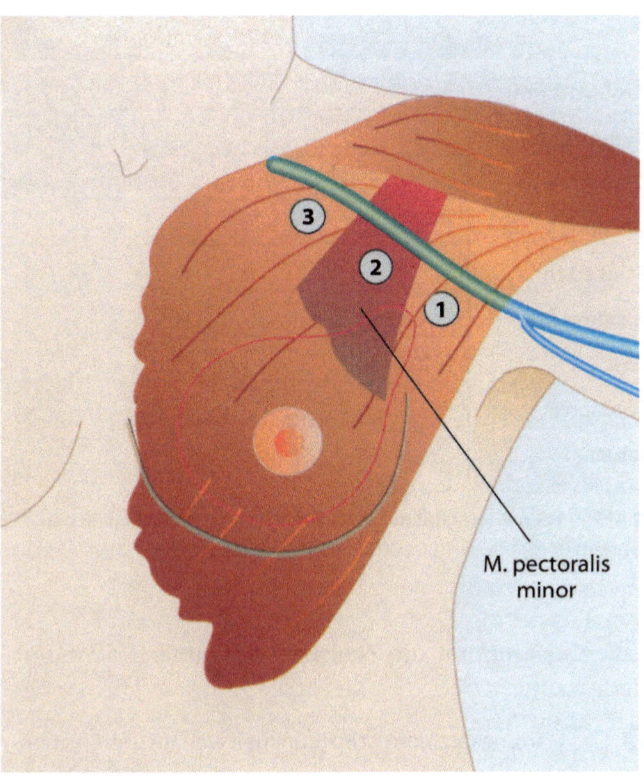

Abb. 11.30. Anatomische Begrenzung der drei axillären Lymphknotenstationen

Meist nicht auf direktem Weg, sondern über die axillären Lymphknoten sind die supraklavikulären und infraklavikulären Lymphknoten befallen. Eine Ausnahme bildet der retrosternale Lymphknotenbefall. Obwohl Tumoren der inneren Quadranten eher in die Lymphknoten der Mammaria-interna-Kette metastasieren könnten, findet man häufig axilläre Lymphknotenmetastasen.

Eine direkte Korrelation besteht zwischen der Größe des Primärtumors, seiner Proliferationsfähigkeit und dem Befall axillärer Lymphknoten:

- Bei einer Tumorgröße bis 1 cm findet man in 10-25% der Fälle axilläre Lymphknotenmetastasen.
- Bei größeren Tumoren von 2 cm ist dies bei 40-60% und
- bei Tumoren von mehr als 5 cm Durchmesser bei 75% aller Tumoren der Fall.

> Je größer der Tumor, um so höher ist die Wahrscheinlichkeit einer bereits eingetretenen Lymphknotenmetastasierung.

Erfreulicherweise nimmt die Zahl früh erkannter Karzinome im Stadium pT1 (Tumordurchmesser <2 cm) stetig zu.

> Das Mammakarzinom **metastasiert** frühzeitig **hämatogen.**

Bevorzugte Organe in absteigender Häufigkeit sind:

- Skelettsystem
- Haut
- Pleura
- Lungen
- Leber
- Gehirn

Im Skelettsystem werden **osteolytische** und **osteoplastische** Metastasen unterschieden. Die distante Metastasierung bleibt vielfach über Jahre stumm und wird erst nach 5 oder 10 Jahren manifest.

> Das Mammakarzinom ohne distante Metastasierung ist per definitionem kurabel, wohingegen das Mammakarzinom mit manifester hämatogener Aussaat inkurabel bleibt.

Prognose. Die Heilungsrate des Mammakarzinoms liegt global betrachtet bei ca. 40–45%. Die Zunahme der Inzidenz des Mammakarzinoms der letzten Jahre wird in hochindustrialisierten Ländern mit konsequent angewandten Früherkennungsprogrammen sogar von einem Rückgang der Mortalität (Abb. 11.31) begleitet. Erfreu-

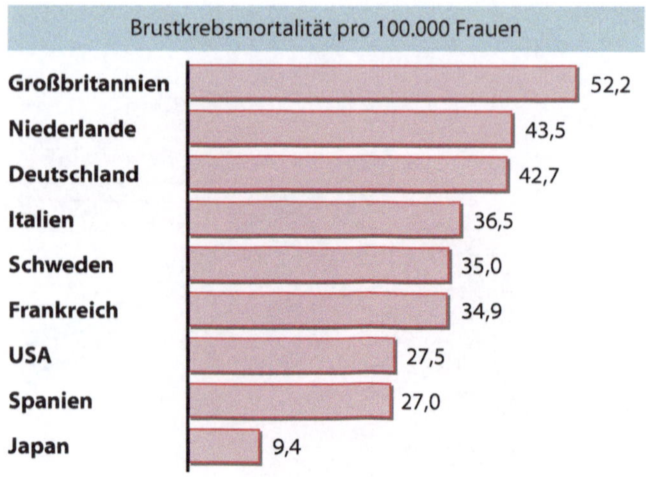

Abb. 11.31. Mortalität des Mammakarzinoms in den westlichen Ländern und Japan je 100.000 Einwohnerinnen

licherweise nimmt die Zahl früh erkannter Karzinome stetig zu.

> Das Mammakarzinom ist im Krankheitsverlauf unberechenbar.

Einerseits treten bei Patientinnen mit sogenannter günstiger Prognose innerhalb kürzester Zeit distante Metastasen auf, andererseits können Frauen trotz zunächst ungünstiger Prognose über Jahre metastasenfrei leben. Verschiedene Kriterien und Faktoren werden zur Charakterisierung eines Mammakarzinoms herangezogen:
- Axillärer Lymphknotenstatus
- Tumorgröße
- Histologischer Subtyp
- Nukleäres und histologisches Grading
- hormonrezeptorstatus für Östrogen/Progesteron

> Der Befall axillärer Lymphknoten ist der wichtigste Prognosefaktor des primären Mammakarzinoms.

Die 5-Jahresüberlebenswahrscheinlichkeit ohne axillären Lymphknotenbefall beträgt 70%. Beim Nachweis axillärer Lymphknotenmetastasen bei der Primäroperation ohne Fernmetastasen überleben nur 30% aller Frauen 5 Jahre.

Die **Primärtumorgröße** hat direkten Einfluss auf den Lymphknotenbefall und somit prognostische Bedeutung.

Der **histologische Subtyp** ist bei Tumoren günstiger Prognose wie dem tubulären Karzinom von Bedeutung.

Das **Tumorgrading** gehört zum Standard der pathologischen Tumorbeurteilung. Die heutigen Gradingverfahren schließen den Differenzierungsgrad, das Ausmaß der nukleären Polymorphismen und den Mitoseindex ein. Aggressive Tumore mit einem Grading 3 neigen eher zur Metastasierung als Karzinome mit einem günstigeren Grading.

Der **Östrogen**- und **Progesteronrezeptorstatus** spielt eine untergeordnete Rolle für die Vorhersage einer Fernmetastasierung, wird aber entscheidend bei der Therapieselektion eingesetzt. Im Tumorgewebe lassen sich durch biochemische oder immunhistochemische Verfahren mit monoklonalen Antikörpern Hormonrezeptoren, altersabhängig zunehmend häufig, nachweisen.

> Das Vorhandensein von Steroidhormonrezeptoren, insbesondere des Östrogenrezeptors, ist Voraussetzung für eine erfolgreiche endokrine Therapie.

Weitere Prognosefaktoren

Weitere Prognosefaktoren für das Mammakarzinom berücksichtigen die proliferative Kapazität durch Nachweis des Mitose-Indexes, des Thymidin-labeling-Indexes und durch Messung der Zellfraktion in der S-Phase. Zunehmende Bedeutung erlangen Faktoren, die in der Lage sind, die Invasions- und Metastasierungsfähigkeit zu charakterisieren. Hierzu gehören die Messung verschiedener proteolytischer Enzyme, der Wachstumsfaktoren und der sogenannten Adhäsionsmoleküle.

Vorwiegend wissenschaftliche Bedeutung kommt der Messung von Faktoren der Neoangiogenese zu. Zahlreiche Untersuchungen haben eine direkte Korrelation zwischen der Bildung neuer Blutgefäße und dem krankheitsfreien Überleben sowie dem Gesamtüberleben beschrieben. Cathepsin als proteolytisches Glykoprotein sowie Metalloproteinasen als Faktoren der Membrandegradation wurden ebenfalls untersucht.

Das Wachstum epithelialer Zellen der Brust unterliegt naturgemäß dem Einfluss verschiedener Wachstumsfaktoren. Hierzu gehören das HER-2-neu-Onkogen und der epitheliale Wachstumsfaktorrezeptor EGFR:

Das HER-2-neu-Onkogen kodiert ein Rezeptorprotein, das in geringen Mengen in epithelialen und myoepithelialen Zellen des normalen Mammagewebes vorliegt. Frauen mit einer Überexpression des HER-2-neu-Onkogens im Mammakarzinom weisen eine signifikant ungünstigere Prognose auf, als Frauen mit normaler Expression.

Der EGFR-Rezeptor reguliert die Mitogenese und Differenzierung des Brustdrüsengewebes. Etwa 35–60% aller primären Mammakarzinome überexpremieren EGFR und weisen auf eine ungünstigere Prognose hin.

Die Wachstumsfaktoren EGFR und HER-2-neu sind Ansatzpunkte neuer Krebstherapien, bei denen monoklonale Antikörper gegen diese beiden Wachstumsfaktoren zum Einsatz kommen.

Trastuzumab – Monoklonale Antikörpertherapie beim Mammakarzinom

In bis zu 25% der Mammakarzinome kommt es zu einer Amplifikation des HER-2-Wachstumfaktor Rezeptors. HER-2-neu positive Mammakarzinome zeichnen sich neben fehlender Hormonrezeptorexpression durch einen aggressiveren Krankheitsverlauf aus.

Durch den Ligand-Rezeptor-Komplex an der Zelloberfläche werden Proliferationssignale in die Zelle vermittelt. Diese unterstützen die unkontrollierte Zellteilung, die Invasion und die Angiogenese (Blutgefäßneubildung). Durch den monoklonalen Antikörper Trastuzumab (Herceptin) wird der HER-2-neu Rezeptor selektiv blockiert und die Signalkaskade unterbrochen. Durch die selektive Blockade wird eine zytostatische und zytotoxische Wirkung vermittelt. Das Besondere an dieser zielgerichteten Therapie ist das sehr geringe Nebenwirkungsspektrum. Bei Patientinnen muss im Rahmen der Therapie die linksventrikuläre Ejektionsfraktion des Herzens bestimmt und kontrolliert werden. Herceptin steht als Therapieoption in der adjuvanten und metastasierten Situation zur Verfügung.

Symptomatik. Das Mammakarzinom wird in 60–70% aller Fälle erstmals durch die Patientin beobachtet, in 15–30% durch den Arzt und bei 8% ausschließlich durch bildgebende Verfahren wie Mammographie oder Ultraschall erkannt. Diese Tatsache weist weniger auf ein Versagen der Früherkennungsmaßnahmen, als vielmehr auf eine zu geringe Beteiligung der Frauen an Vorsorgeuntersuchungen hin.

Selten werden lokalisierte Schmerzen, Schwellungen des Armes (Lymphknotenmetastasen) oder Sekretion aus der Mamille angegeben.

! Mamillenabsonderungen, insbesondere einseitige oder blutige zwingen zur intensiven apparativen Diagnostik.

Diagnostik. Die **Inspektion** der Brust und ihrer Lymphabflusswege kann Hinweise auf ein malignes Geschehen geben:

- Symmetrie der Mammae (Größe, Form und Mamillenrand)
- Vorwölbungen, Einziehungen, Orangenhaut (Peau d'orange), durch Lymphödem der Haut bedingte Oberflächenveränderung.
- Fixierung der Brustdrüse auf dem M. pectoralis.
- Umschriebene oder generalisierte Rötung der Haut als Hinweis auf ein inflammatorisches Karzinom (Lymphangiosis carcinomatosa).
- Ekzematöse Hautveränderungen der Mamille (Paget-Karzinom).
- Einziehung einer Mamille.

! Die Rötung der Haut bei inflammatorischem Karzinom wird oft mit einer Mastitis verwechselt.

Die Inspektion erfolgt im Stehen, in Rückenlage und bei vorgeneigtem Oberkörper. Durch passive Bewegung der Brust durch Heben und Senken der Arme sind Fixationen am besten zu beobachten.

Auch die **Palpation** erfolgt zunächst bei stehender, später liegender Patientin. Untersucht wird bimanuell, für alle Quadranten einzeln, einschließlich der retroareolären Region. Den Abschluss bildet die Untersuchung der lokalen Lymphabflussgebiete. Folgende Befunde sind verdächtig:

- Knoten, unscharf begrenzte Verhärtungen. Maligne Tumoren weisen meist eine höckerige Oberfläche auf und sind von derber Konsistenz.
- Eingeschränkte Verschieblichkeit. Durch Fixation des Tumors an der Haut oder dem M. pectoralis ist er in der Brust weniger mobil.
- Plateau-Phänomen. Bei Kompression der Brust entsteht normalerweise eine Vorwölbung. Bei palpablen malignen Tumoren ist das mammäre Bindegewebe durch den Tumor infiltriert und es entsteht bei Kompression über den Fingern ein Plateau bzw. eine Einziehung **(Jackson-Phänomen).**
- Tastbare Lymphknoten axillär, supra- oder infraklavikulär. Deren Konsistenz ist: derb, vergrößert, wenig verschieblich.

Durch Palpation sind Tumoren ab 1,5-2 cm Größe entdeckbar, Vorstufen wie DCIS oder LCIS nur im Ausnahmefall bei großer Ausdehnung. Kleine Lymphknotenmetastasen entziehen sich der Palpation. Eine richtige klinische Klassifikation ist daher nur in 5% der Fälle möglich.

Ergänzend werden **Tumormarker** bestimmt.

> Tumormarker sind nicht geeignet, ein serologisches Screening durchzuführen, die Frühdiagnostik eines Mammakarzinoms zu ermöglichen oder nach einer Mammakarzinomerkrankung unspezifisch nach Metastasen zu suchen.

CA 15-3 und **CEA** haben beim Mammakarzinom eine gewisse voraussagende Bedeutung erlangt. Beide Tumormarker werden über monoklonale Antikörper mittels Enzym-Immunassay im Plasma nachgewiesen:

- Präoperativ deutlich erhöhte Werte weisen auf ein primär metastasiertes Stadium hin, vor allem wenn die erhöhten Werte postoperativ nicht in den Normalbereich abfallen.

- Nach Primärbehandlung geht in der Regel ein Markeranstieg der klinisch manifesten Generalisierung um einige Monate voraus. Folgerichtig kann eine Erhöhung auf eine Metastasierung hinweisen. Ein derartiger Markeranstieg kann zur massiven Verunsicherung der Patientin führen und massive Durchuntersuchungen mit bildgebenden Verfahren meist ohne Konsequenzen nach sich ziehen.
- Der Erfolg einer medikamentösen Therapie bei Metastasierung kann durch regelmäßige Markerkontrolle überwacht werden.

Bei einseitiger Mamillensekretion hat sich die **zytologische Untersuchung** des Sekrets bewährt.

> Die negative Sekretzytologie schließt allerdings ein Mammakarzinom nicht sicher aus.

Zunehmende Bedeutung erlangt die Untersuchung tastbarer Tumoren durch gezielte stereotaktische Punktion mittels neuartiger, computergesteuerter Navigationssysteme (Abb. 11.32).

Durchgesetzt haben sich Hochgeschwindigkeitsstanzen, mit denen bleistiftminendicke Stanzen aus dem suspekten Areal gewonnen werden. Diese erlauben eine exakte histologische Sicherung.

> Alle sonographisch suspekten Herde sollten heute präoperativ gestanzt werden.

Dadurch wird eine gezielte Operationsplanung oder die Durchführung einer primär systemischen Chemotherapie ermöglicht. Die Hochgeschwindigkeitsstanzen haben die Feinnadelpunktion verdrängt, mit der nur zytologische Aussagen getroffen werden können.

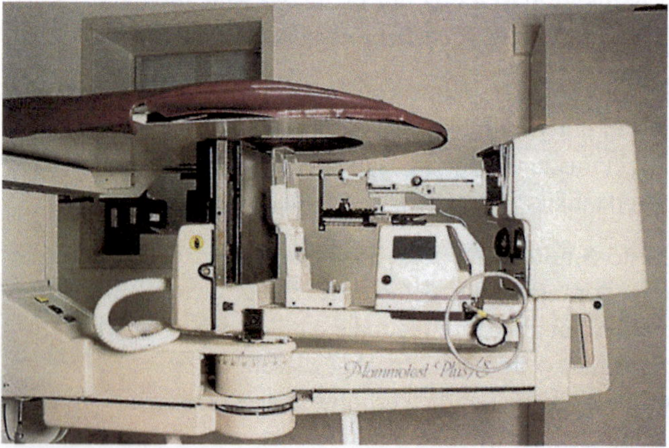

Abb. 11.32. Computergesteuertes Navigationssystem zur stereotaktischen Hochgeschwindigkeitsstanze der Mamma (Fischer-Tisch)

> Die Punktion mittels Hochgeschwindigkeitsstanze ist nur bei sicherem Karzinomnachweis beweisend. Im Zweifelsfall müssen palpable suspekte Befunde operativ entfernt werden.

Alle Auffälligkeiten, die im Rahmen der klinischen Untersuchung erkannt werden, sind durch **bildgebende Verfahren** weiter abzuklären.

Hierbei wird die Früherkennung eines Mammakarzinoms und die Fernmetastasensuche unterschieden.

1. **Früherkennung:** Eine Reduktion der Sterblichkeit des Mammakarzinoms ist nur durch Früherkennung möglich, die nur durch ein regelmäßiges Screening erreichbar wird. Die Strategie der Vorsorgeprogramme umfasst neben der regelmäßigen klinischen Untersuchung den Einsatz bildgebender Verfahren. Zur Anwendung kommen die Mammographie, Galaktographie, Pneumozystographie, die Sonographie der Mamma einschließlich Doppler-Sonographie und gegebenenfalls die Kernspintomographie. Derzeit überprüft wird die Positronemissionstomographie (PET).

> Die **Mammographie** ist das Standardverfahren zur Frühdiagnostik maligner Veränderungen der Brust.

Auf ein malignes Geschehen weisen hin:

- Unscharf begrenzte Rundherde.
- Seitendifferente, suspekte Verdichtungen mit radiären Ausläufern.
- Gruppierte polymorphe Mikroverkalkungen, häufig straßenförmig angeordnet, sind Ausdruck einer intraduktalen Ausbreitung und damit Hinweis auf einen intraduktalen Wachstumsprozess.

Mit der Mammographie in der Prämenopause ist das Parenchym am besten nach der Menstruation zu beurteilen.

Mammographie

Empfohlen wird:

- Ab dem 30. Lebensjahr eine Basismammographie
- Ab dem 40. Lebensjahr zwei jährliche Routinekontrollen
- In der Postmenopause eine jährliche Routinekontrolle.
- Bei Risikofaktoren, insbesondere bei familiärer Belastung, eine jährliche Kontrolle.
- Bei klinisch suspekten Veränderungen sofortige Mammographie.

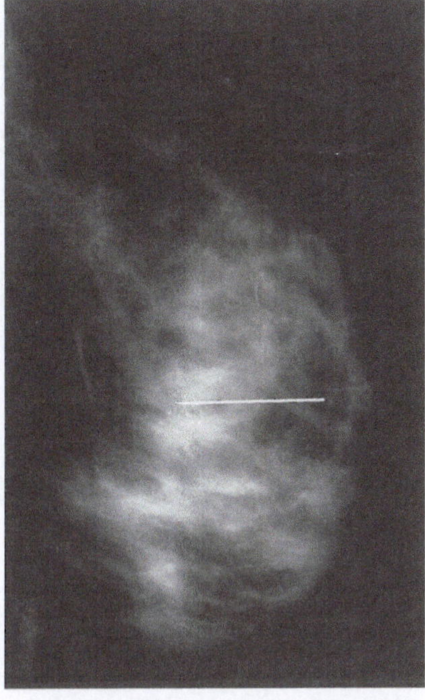

Abb. 11.33. Mammographische Darstellung eines intraduktalen Mammakrzinoms mit Verkalkungen

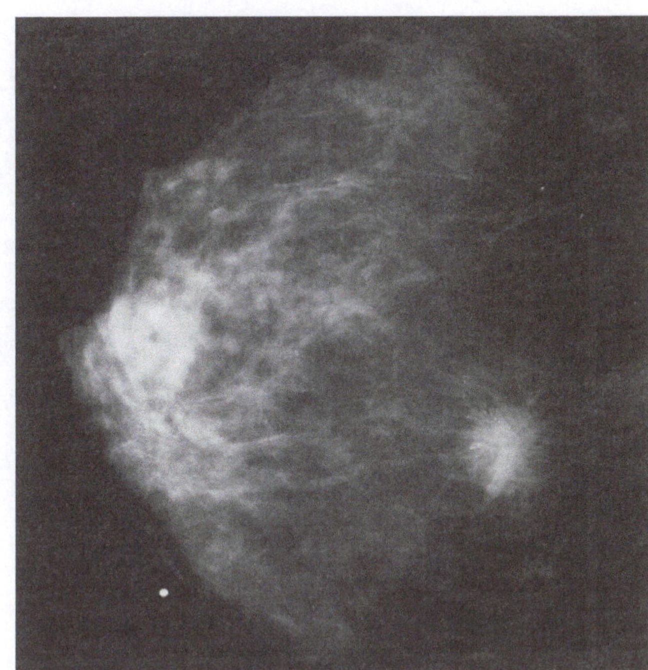

Abb. 11.34. Mammographische Darstellung eines szirrhösen Mammakarzinoms

Die Mammographie liefert in ca. 5% falsch-negative Befunde. Besonders bei jungen Frauen ist aufgrund des dichten Mammaparenchyms eine Beurteilung erschwert (Abb. 11.33, Abb. 11.34).

Bei der **Galaktographie** werden die Milchgänge via Mamille mit Kontrastmittel aufgefüllt. Bei einseitiger Sekretion aus der Mamille kann so eine Beurteilung der Milchgänge erfolgen. Abbrüche der Milchgänge weisen auf Papillome (40%) bzw. Karzinome (etwa 25%) hin.

Die **Sonographie** erlaubt die Unterscheidung von Zysten und soliden Tumoren.

> Als alleiniges Screeningverfahren kann die Sonographie die Mammographie nicht ersetzen. Die Sonographie stellt eine Ergänzung dar.

In ausgewählten Fällen wird die **Kernspintomographie** zukünftig auch zum Screening eingesetzt werden können. Die fehlende Strahlenbelastung und die hohe Sensitivität sind besonders bei jungen Frauen wichtig. Allerdings gelingt durch Kernspintomographie kein Nachweis von Mikrokalk, sodass ein wesentliches Kriterium prämaligner Veränderungen nicht erkannt wird.

2. **Fernmetastasensuche:** Für die Suche nach Fernmetastasen nach Primäroperation werden standardmäßig eingesetzt:
   - Röntgen-Thorax (Lungenmetastasen),
   - Oberbauchsonographie (Lebermetastasen),
   - Skelettszintigraphie und Röntgen-Skelett (Knochenfiliae).

Alle weiteren Techniken kommen nur bei Metastasenverdacht zum Einsatz.

Therapie des primären Mammakarzinoms. Die Behandlung des Mammakarzinoms setzt die enge Kooperation verschiedener Fachdisziplinen (Röntgendiagnostiker, Operateur, Pathologe, Strahlentherapeut, Gynäko-Onkologe und bei Bedarf Psychologe) voraus. Nur in enger Absprache sind optimale Therapieerfolge erzielbar.

Der **operativen Sanierung** (Tab. 11.22) geht die exakte histologische Sicherung (Stanze, offene Gewebsentnahme) voraus. Je nach Ausdehnung des Befundes kann diese erste operative Intervention eine diagnostische oder auch endgültige operative Maßnahme sein.

> **In-situ-Karzinome** sind brusterhaltend oder radikal durch Entfernung der gesamten Brust operabel.

Von besonderer Bedeutung ist die Tatsache, dass häufig eine Multifokalität und Multizentrizität des Carcinoma in situ vorliegt.

Tab. 11.22. Operatives Vorgehen bei Brustkrebs

Operatives Verfahren	
Tumorektomie	Entfernung des Tumors
Wide excision, Tylektomie, Lumpektomie, Segmentresektion, Quadrantenresektion	Entfernung des Tumors mit einer gesunden Gewebsmanschette unterschiedlicher Größe
Modifizierte radikale Mastektomie	Entfernung der Brustdrüse und der Faszie des M. pectoralis major
Radikale Mastektomie	Entfernung der Brustdrüse, des M. pectoralis major, bei Bedarf des M. pectoralis minor
Axilläre Lymphonodektomie	Entfernung der Lymphknoten Level I und II
Sentinel Lymphonodektomie	Entfernung der ersten Wächterlymphknoten in Level I

Definition

Multifokalität liegt vor bei mehreren Karzinomherden innerhalb eines Quadranten (Entfernung der Herde voneinander <2 cm).

Bei **Multizentrizität** liegen mehrere Karzinomherde in verschiedenen Quadranten.

Besonders häufig wird eine Multifokalität beim Carcinoma lobulare in situ und beim duktalen Carcinoma in situ beschrieben. Prinzipiell sind beide Tumoren brusterhaltend operabel. Die Entfernung im Gesunden muss durch histologische Untersuchung des gesamten Exzidates gesichert sein:

- Beim **Carcinoma lobulare in situ** reicht die alleinige operative Entfernung des Befundes.
- Bei einem **duktalen Carcinoma in situ** wird in Abhängigkeit vom Typ des duktalen Karzinoms und der Ausdehnung eine zusätzliche, postoperative Nachbestrahlung der Brust empfohlen.
- Bei **diffusen intraduktalen In-situ-Karzinomen** oder einem hochmalignen Typ, wird die einfache Mastektomie durchgeführt.

> In allen Fällen eines In-situ-Karzinoms wird auf eine operative Entfernung der axillären Lymphknoten verzichtet. In ausgesuchten Fällen wird die Wächter-Lymphknoten-Untersuchung durchgeführt.

Die operative Behandlung des **invasiven Mammakarzinoms** hat einen umfassenden Wandel von ultraradikalen Vorgehensweisen hin zu brusterhaltenden schonenden Verfahren durchlaufen.

Praxisbox Radikale Mastektomie

Unter der Vorstellung, dass eine lokale radikale Sanierung einer Metastasierung des Tumors zuvorkommt, wurden um 1900 die radikalen und ultraradikalen Techniken von **Rotter** und **Halstedt** eingeführt. Neben der vollständigen Entfernung des Brustdrüsenkörpers und der darunter liegenden Pektoralismuskulatur wurden alle Lymphabflusswege axillär, supra-/infraklavikulär sowie retrosternal entfernt. Naturgemäß war dieses Verfahren mit einer hohen Morbidität und Mortalität behaftet.

Modifizierte radikale Mastektomie

In den 60er-Jahren bis hinein in die 80er-Jahre stand die modifizierte radikale Mastektomie eingeführt von **Patey, Madden** und **Kinné** im Vordergrund. Neben der Brust werden Pektoralisfaszie und der axillärer Lymphabflussweg bis zum Eintritt der V. axillaris in den Thoraxraum entfernt. In Ausnahmefällen, bei Fixation des Tumors auf dem Muskel oder der Faszie, wird der M. pectoralis minor bzw. M. pectoralis major mitentfernt.

Diese Technik wird heute durchgeführt, wenn eine Brusterhaltung aufgrund mangelnder Sicherheitsmanschette, Multizentrizität, ungünstiger Brust-Tumor-Größenrelation nicht empfehlenswert wäre, und auf Wunsch der Patientin. Bei ausgedehnten Tumoren wird die Technik durch Einsatz von Schwenk- oder Rotationslappen zur Deckung größerer Hautde-

▼

fekte erweitert. Die Schnittführung kann sowohl horizontal als auch in Schrägrichtung zur Axilla angelegt sein. So genannte hautsparende Operationen sind möglich, wenn sichergestellt ist, dass die Mamille ausreichend spindelförmig umschnitten wurde und der Drüsenkörper sowohl kranial als auch kaudal vollständig in toto entfernt ist.

Vergleichende Untersuchungen beider Verfahren zeigten stadienabhängig gleiche Überlebensraten.

Der entscheidende Schritt hin zum lokal begrenzten Vorgehen ist mit den Arbeiten von **Veronesi** und **Fischer** verbunden. Basierend auf der Erkenntnis, dass es sich beim Mammakarzinom um eine systemische Erkrankung handelt, schlugen beide vor, unter bestimmten Voraussetzungen die Brust zu erhalten und eine postoperative, obligate Bestrahlung anzuschließen.

> Alle jetzt durchgeführten Studien zeigen, dass bei richtiger Indikationsstellung die **brusterhaltende Therapie** des Mammakarzinoms, eine gleiche, wenn nicht sogar eine höhere Überlebensrate als das modifiziert-radikale oder ultraradikale Vorgehen aufweist.

Der Anteil brusterhaltend operabler Mammakarzinome nimmt zu. ¾ aller Mammakarzinome werden in Deutschland inzwischen brusterhaltend operiert.

Indikationen zur brusterhaltenden Therapie

- Lokal begrenzte nicht-invasive Karzinome der Brust (DCIS, LCIS)
- Invasive Karzinome mit günstiger Relation von Tumorgröße zu Brustvolumen
- Invasive Karzinome mit intraduktaler Begleitkomponente, solange die Resektionsränder im Gesunden verlaufen

Eine überragende Bedeutung kommt der **adäquaten Gewebeentnahme** zu. Geklärt werden soll, welche Histologie vorliegt und ob der Befund vollständig entfernt ist. Häufig ist die alleinige Schnellschnittuntersuchung dafür nicht ausreichend.

> Grundsätzlich sollte soviel Gewebe wie nötig und so wenig wie möglich entnommen werden.

Dabei dürfen die Heilungschancen nicht gefährdet sein. Kosmetische Gesichtspunkte können und müssen berücksichtigt werden.

Im Idealfall genügt die komplette Entfernung des Tumors. Handelt es sich um einen schlecht vom übrigen Brustdrüsengewebe abgrenzbaren Tumor oder um einen Tumor mit ausgedehnter intraduktaler Komponente, ist die komplette Resektion jedoch wesentlich schwieriger erreichbar. Um sicher zu gehen, ist ein tumorfreier Randsaum von 10 mm oder mehr angebracht. In der derzeit gültigen S3-Leitlinie von 2004 wird ein mikroskopischer Sicherheitsabstand von 1 mm bei invasiven Karzinomen als ausreichend angesehen.

Bei **nicht palpablen**, mammographisch oder sonographisch **suspekte Tumoren** müssen präoperativ markiert werden.

Praxisbox Nadelmarkierungsverfahren

Bei der Nadelmarkierung wird unter mammographischer und sonographischer Sicht eine, einem Angelhaken nachempfundene, Nadel im Tumor plaziert. Die Lage der Nadel wird so gewählt, dass der Operateur den Stichkanal bei Operationen mit exzidieren kann.

Farbstoffmarkierung

Bei der Farbmarkierung wird unter mammographischer oder sonographischer Kontrolle Methylenblau in den Tumor injiziert. Ein Vorteil dieser Methode liegt in der Tatsache, dass bei farblosen Schnitträndern ein ausreichend großes Areal exzidiert wird.

Präparatradiographie

Es besteht auch die Möglichkeit intraoperativ das Präparat mittels kontrastgebender Fäden oder Clips zu markieren und inochmals mit bildgebenden Verfahren zu untersuchen. Beim Vorliegen mammographisch fassbarer Mikrokalkgruppen kann so auch die komplette Entfernung des Herdes dokumentiert werden.

Veronesi hat bei seiner ersten brusterhaltend durchgeführten Operation einen Radiärschnitt vorgenommen. Diese Schnittführung, die eine großzügige Entfernung des befallenen Quadranten ermöglichte, ist aufgrund ungünstiger kosmetischer Ergebnisse weitgehend verlassen worden.

Praxisbox Brusterhaltende Operation bei Mammakarzinom

Die Schnittführung erfolgt mit zirkuläre Inzisionen entlang der Langer-Linien (▣ Abb. 11.35). Genutzt werden muss der kürzeste direkte Zugang zum Tumor. Nur in Ausnahmefällen, bei nahe der Mamille gelegenen Tumoren, ist ein Radiärschnitt zulässig.

Tumoren müssen als Ganzes einschließlich eines gesunden Gewebemantels entfernt werden. Teil- oder Probeexzisionen sind obsolet. Der Tumor sollte zentral im Exzidat gelegen sein. Bei der Exzision sollte er nicht mit einer Fasszange gefasst werden, sondern unter digitaler Kontrolle aus dem Brustdrüsenkörper mittels Schere oder Skalpell entfernt werden. Ist die Haut über dem suspekten Areal fixiert oder ulzeriert, wird eine Hautspindel mitentfernt. Das Operationspräparat sollte nicht eingeschnitten und möglichst noch in situ fadenmarkiert (verbesserte Orientierung für Pathologen) werden.

Endgültig operativ saniert (▣ Tab. 11.22) wird mit:

Quadrantektomie. Die Methode wurde von Veronesi eingeführt. Vorteil ist, dass bei Tumoren im oberen äußeren Quadranten (häufigste Tumorlokalisation) eine Verlängerung des Schnittes in die Axilla möglich ist. Allerdings führt das Verfahren zu kosmetisch ungünstigen Resultaten mit Narbeneinziehungen und Mamillenverziehungen.

Wide excision, Lumpektomie, Tylektomie. Diese Techniken kommen bei kleineren Tumoren zum Einsatz kommen, bei denen durch relativ geringe Gewebsentnahmen eine sichere Entfernung im Gesunden mit breiter Sicherheitsmanschette erzielt werden kann.

Segmentresektion. Das Standardverfahren führt bei größeren Befunden zu optimalen Resultaten und einer ausreichend großen Sicherheitsmanschette.

Zur Deckung des Volumendefektes werden genutzt:

Hämatomauffüllung. Bei dieser Methode wird in die Wundhöhle eine Drainage eingelegt. Auch bei optimaler Blutstillung kommt es zur Auffüllung des meist etwa 3×5 cm großen Wunddefektes durch minimale Nachblutungen. Das Hämatom füllt den Gewebedefekt auf, überschüssige Blutungen fließen über die Drainage ab. Nach Organisation des Hämatoms kommt es im Wundgebiet zu einer verstärkten Narbenbildung, die die mammographische Verlaufsbeobachtung erschwert und kosmetisch meist ungünstig ist. Dieses Verfahren sollte nur bei kleinen Gewebsdefekten eingesetzt werden.

Intramammärer Verschiebelappen. Bei direkter Adaptation der Wundränder kommt es zu Verziehungen des Drüsenkörpers und zu kosmetisch nicht akzeptablen Befunden. Um die Brustform zu rekonstruieren, ist eine weitgehende Mobilisation der um die Exzision gelegenen Quadranten sowohl von der Haut, als auch vom M. pektoralis erforderlich. Anschließend ist es möglich, durch Rotation der angrenzenden Quadranten diese zu adaptieren und die Brustform weitgehend wiederherzustellen. Diese Rekonstruktion ist zwar aufwendig, führt aber zu kosmetisch guten Ergebnissen und zu geringerer Narbenbildung im Exzisionsgebiet.

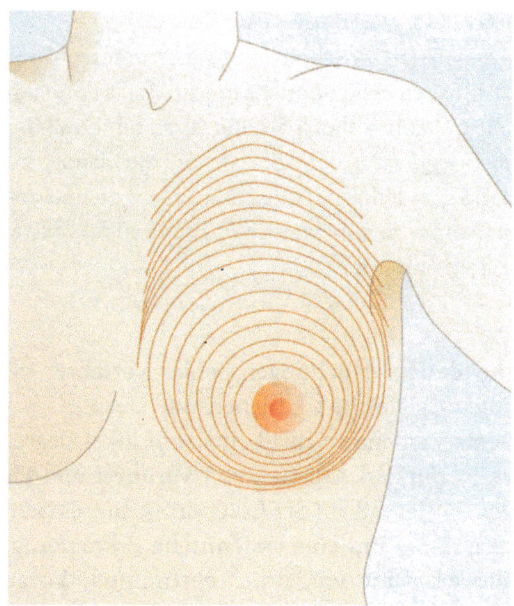

▣ **Abb. 11.35.** Empfohlene Schnittführung zur kompletten Entfernung des befallenen Gewebeareals entlang der Langer-Linien

Postoperativ muss das Operationsgebiet mit Mammographien sorgfältig überwacht werden. Der Narbenbereich kann mögliche Rezidive maskieren.

Subkutane Mastektomie

Unter bestimmten Voraussetzungen kann die meist doppelseitige subkutane Mastektomie indiziert sein. In der Regel handelt es sich um benigne Erkrankungen und weniger um invasive Karzinome. Der wesentliche Vorteil des Erhalts des Hautmantels und der Brustwarzen wird durch ein kosmetisch ungünstiges Ergebnis aufgehoben. Darüberhinaus besteht die Gefahr, dass bei subkutaner Mastektomie retroareolär verbliebenes Brustdrüsengewebe verbleibt. Zur Rekonstruktion der Brust wird eine Silikonprothese in den verbliebenen Hautsack eingelegt.

Nach der Operation muss der Brustdrüsenkörper ruhig gestellt werden. Zur Anwendung kommen stabilisierende Büstenhalter, die mit Schaumstoff oder Watte gepolstert sind. Die Zugkräfte, die auf die Hautnaht aufgrund des Gewichtsverlustes wirken, werden so reduziert und die Kelloidbildung vermindert.

Praxisbox

Axilläre Lymphonodektomie: Obligat wird bei allen invasiven Mammakarzinomen eine axilläre Lymphonodektomie in Level I und II, in Ausnahmefällen in Level III durchgeführt.. Bei der Operation in der Axilla müssen das thorakodorsale Gefäß-Nervenbündel und der N. thoracicus longus geschont werden.

Bei sehr kleinen Karzinomen von <2 mm kann auf die Axillaoperation verzichtet werden.

Zunehmende Bedeutung gewinnt der Einsatz von konservierenden Operationstechniken in der Axilla. Hintergrund dafür ist die Tatsache, dass die Ausräumung der axillären Lymphknoten mit die größte Morbidität nach Brustkrebsoperation aufweist. Abgesehen von Lymphödemen (5% aller Fälle), die besonders nach Bestrahlung auftreten können, sind Sensibilitätsstörungen, Missempfinden und Mobilitätsstörungen beschrieben.

Praxisbox Entfernung des Sentinel-Lymphknoten

Folgerichtig wird versucht, durch Markierungstechniken die ersten ableitenden Lymphknoten der Brust (Sentinel = Wächterlymphknoten) operativ zu entfernen, zu untersuchen und bei Befall die axilläre Operation fortzusetzen. Für die Markierung der ersten Lymphknotenstationen eignen sich radioaktive Substanzen, die präoperativ peritumoral eingespritzt werden oder Farbstoffe, die ebenfalls vor Operation in den Tumor und das umgebene Gewebe injiziert werden. Intraoperativ können durch Radioaktivitätszähler die entsprechenden Lymphknoten lokalisiert und entfernt werden. Bei der Farbtechnik werden die blaumarkierten Lymphknoten exstirpiert. Zahlreiche Untersuchungen werden zur Zeit angestellt, um diese Verfahren zu überprüfen. Das Sentinel-Verfahren kann heute als Standardverfahren durchgeführt werden, wenn Kriterien erfüllt sind wie Tumorgröße <2–3 cm, klinisch freie Axilla und keine Multizentrizität.

Operative Rekonstruktion. Die Amputation der Brust ist eine verstümmelnde Operation, die die körperliche Integrität der Frau entscheidend beeinflusst.

 Der Verlust der Brust als Symbol der Weiblichkeit kann zu schwersten **seelischen** Störungen führen.

Besonders nach Amputation bei großer Brust kommt es zur ungleichen Gewichtsverteilung, die **orthopädische** Beschwerden nach sich ziehen kann. Daneben müssen auch **onkologische** Gesichtspunkte berücksichtigt werden.

Das Konzept der operativen Brustkrebsbehandlung beruht auf der vollständigen operativen Entfernung des Karzinomgewebes im Gesunden. Dieses Ziel darf nie zugunsten ästhetisch/kosmetisch befriedigenderer Ergebnisse aufgegeben werden. Bei ungünstiger Tumor-Brust-Größenrelation und bei ungünstigem Tumorsitz muss allerdings auch bei brusterhaltendem Vorgehen mit einer Deformität der Brust nach Bestrahlung gerechnet werden. Gleiches gilt für die Rezidivsituation nach brusterhaltender Therapie. Wiederherstellende Operationsverfahren können zu günstigeren kosmetischen Ergebnissen führen.

 Die Indikation zur Rekonstruktion beruht einzig auf dem Wunsch der Patientin.

Sie muss über Möglichkeiten und Grenzen sowie die Resultate exakt aufgeklärt werden. Es muss darauf hingewiesen werden, dass eine Wiederherstellung der biologischen und sensiblen Funktionen nicht erreicht werden kann. Möglich ist eine primäre Rekonstruktion im Rahmen der Erstoperation. Auch sekundäre Maßnahmen nach Abschluss der Primärbehandlung einschließlich Strahlen- und Chemotherapie sind denkbar.

Techniken der Rekonstruktion

Es gibt 4 verschiedene Möglichkeiten, die auf der Verwendung von Implantaten und/oder Eigengewebe basieren:

- Einfache Implantateinlage
- Sequentielle Rekonstruktion nach primärer Expandereinlage und anschließendem Implantataustausch
- Autologe Rekonstruktion mit myokutanen Lappenplastiken
- Kombinierte, autolog-heterologe Rekonstruktion

Neben der Rekonstruktion der Brustform kann eine Rekonstruktion der Mamille erfolgen.

Zur Herstellung einer Symmetrie ist meist neben den rekonstruktiven Maßnahmen eine Anpassung der kontralateralen Brust durch Reduktion oder Lifting notwendig. Die Wahl der richtigen Technik zur Rekonstruktion richtet sich nach Körpertyp und Größe, Form und Ptose der kontralateralen Brust.

Praxisbox Implantateinlage

Grundlage der **heterologen** Rekonstruktion ist die Einlage von Gewebeexpandern und Implantaten, die mit unterschiedlichen Substanzen gefüllt sein können: **Gewebeexpander** bestehen aus einem leeren Silikonbeutel, der über ein Ventil mit physiologischer Kochsalzlösung gefüllt wird. Der Expander wird durch die Mastektomiewunde in eine subpektorale Tasche eingelegt und über einen Zeitraum von einigen Wochen konsekutiv aufgefüllt. Nach ausreichender Dehnung der Haut kann der Expander durch ein endgültiges Implantat ausgetauscht werden. Dieses **Implantat** ist gängigerweise ein silikongefülltes Implantat. Andere Prothesen sind mit Sojaöl oder Kochsalzlösung gefüllt. Grundsätzlich kommt es zur Bildung einer Kapsel um den Expander und das endgültige Implantat. Diese Kapsel weist meist eine Schrumpfungstendenz unterschiedlichen Schweregrades auf, die zu einer schmerzhaften Spannung der rekonstruierten Brust führen kann.

TRAM-Lappen

Standardverfahren der **autologen** Rekonstruktion mit Hautmuskellappen ist der sogenannte TRAM-Lappen (Transversus-rectus-abdominis-Muskellappen), der aus dem kaudalen Anteil des M. rectus abdominis mit darüberliegendem Hautgewebe (▣ Abb. 11.36) besteht. Der TRAM-Lappen kann als einfach gestielter oder doppelt gestielter Hautmuskellappen durchgeführt werden. Als Komplikation werden Lappengewebsnekrosen, Fettgewebsnekrosen und Bauchwandhernien genannt.

Latissimus-dorsi-Lappenplastik

Eine Alternative zum TRAM-Lappen ist die Latissimus-dorsi-Lappenplastik. Der M. latissimus dorsi ist sehr gut geeignet für einen Einsatz im Bereich der Thoraxwand, da er über eine ausgezeichnete Blutversorgung über das thorakodorsale Gefäßbündel und Kollateralgefäße des M. serratus verfügt. Die Größe der benötigten Hautspindel kann adäquat zur kontralateralen Brust gewählt werden. Der Latissimus-dorsi-Lappen wird meist im Rahmen einer kombinierten Rekonstruktion aus Lappenplastik und Implantattechnik der so genannten kombiniert **autolog-heterologen** Rekonstruktion genutzt. Durch diese Technik ist eine optimale Form und Größenrekonstruktion der Brust möglich.

Mammillenrekonstruktion

Die Mamillenrekonstruktion erfolgt durch Tätowierung und/oder Vollhautlappen. Ideale Spenderregionen sind die kontralaterale Brustwarze, die geteilt werden kann, sowie Gewebe der Schenkelbeuge und der Vulva.

Verschiedene Faktoren können Einfluss auf das **kosmetische Ergebnis** nach Brusterhaltung haben:

- Chirurgische Einflussfaktoren (operativer Zugang, Wundheilung, Hämatome, Serome),
- strahlentherapeutische Faktoren (Dosishomogenität, Dosisfraktionierung, Technik)
- medikamentöse Einflussfaktoren (parallele Chemo- oder Hormontherapie.

> Trotzdem ist bewiesen, dass in Abhängigkeit des Nachbeobachtungszeitraumes bei bis zu 90% der Patientinnen gute oder sehr gute kosmetische Ergebnisse erreichbar sind.

Hierbei werden im Allgemeinen die kosmetischen Resultate von den Patientinnen positiver als vom Arzt eingeschätzt.

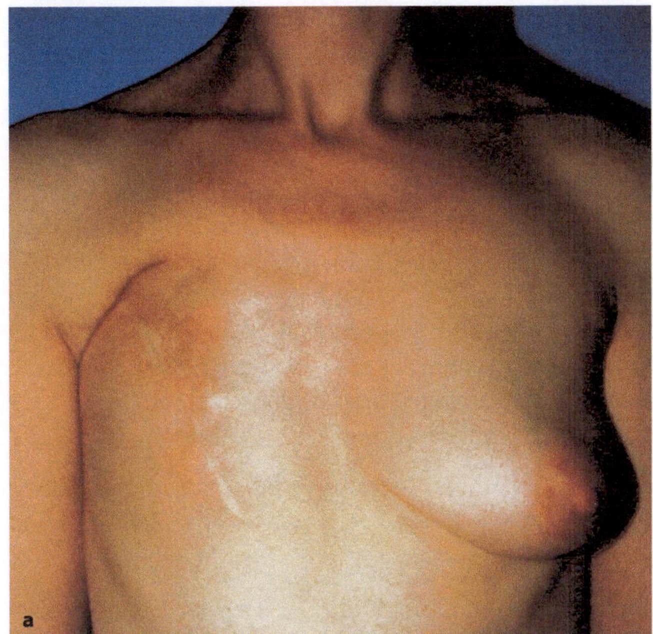

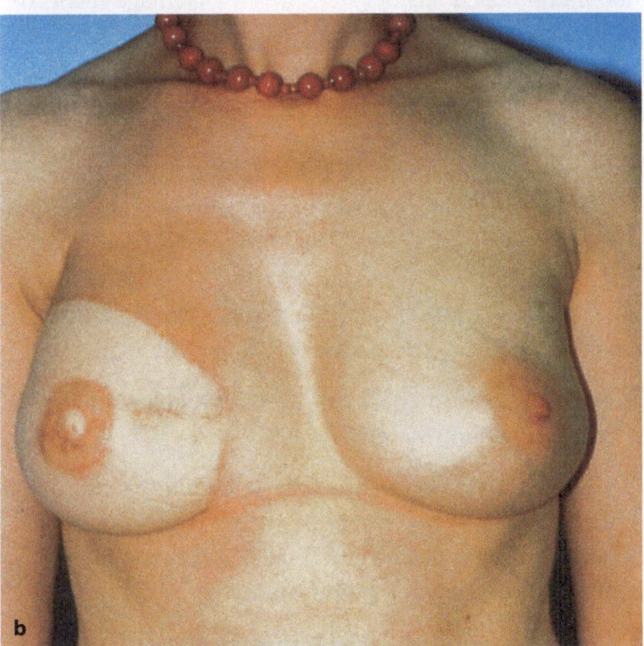

Abb. 11.36. Rekonstruktion der Mamma mit myokutanem Musculus-rectus-abominis-Lappen (TRAM-Lappenplastik). **a** Präoperativ **b** Postoperativ

Strahlentherapie. Die Strahlentherapie ist integraler Bestandteil einer optimalen Therapie des Mammakarzinoms und berücksichtigt das operative Vorgehen, einschließlich der axillären Lymphonodektomie, die Histologie und mögliche adjuvante medikamentöse Therapieverfahren. Nur so ist es möglich, einen optimalen Therapieerfolg bei möglichst geringen Nebenwirkungen zu erreichen.

Alleinige Strahlentherapie

Eine alleinige Strahlentherapie beim operablen Mammakarzinom wurde versucht, ist aber aus heutiger Sicht in kurativer Absicht nicht indiziert. Die lokale Tumorkontrolle ist geringer als bei kombiniert operativ-strahlentherapeutischem Vorgehen und weist aufgrund einer hohen Dosis zur Tumorkontrolle (>70–80 Gy) eine relativ hohe Rate an Spätkomplikationen auf.

Bei brusterhaltend operiertem Mammakarzinom beträgt die Wahrscheinlichkeit eines intramammären Rezidivs ohne Strahlentherapie zwischen 10–20%. Diese Rate kann durch Nachbestrahlung auf unter 5% gesenkt werden. Unklar ist, wie groß die Bedeutung der Bestrahlung für das Überleben der Patientin ist.

> Nach Brusterhaltung ist die Bestrahlung der Brust bei invasiven Karzinomen und bei nichtinvasiven Hochrisikotumoren obligat.

In Einzelfällen (bei älteren Patientinnen und Karzinomen mit günstiger Prognose) kann unter Umständen auf eine Nachbestrahlung verzichtet werden.

Praxisbox Technik der Strahlentherapie bei erhaltener Brust

Meist wird die so genannte Zangentechnik eingesetzt. Sie wird den Anforderungen (homogene Dosisverteilung in der Brust, gute Schonung des Risikoorganes Lunge, sicher reproduzierbare Lagerung) gerecht und ist einfach durchzuführen. Die 6 MV-Photonen-Tangentialbestrahlung mittels Linearbeschleuniger ist dabei der Bestrahlung mit Kobald 60 Co wegen der gleichmäßigeren Dosisverteilung vorzuziehen.

Höhere Energien führen zu einer Unterdosierung der Haut und Unterhaut. Einzeldosen von >2,0 Gy sind aufgrund des höheren Fibroserisikos zu vermeiden.

Bei täglicher Fraktionierung (Montag–Freitag) beträgt die Gesamtbehandlungszeit bei der angestrebten Gesamtdosis 50 Gy und Einzeldosen von 1,8–2,0 Gy, somit 5–6 Wochen.

Voraussetzung der Bestrahlungsplanung ist die Erfassung der Brust mittels einer in Bestrahlungsposition erstellten Computertomographie (Abb. 11.37). Mit die-

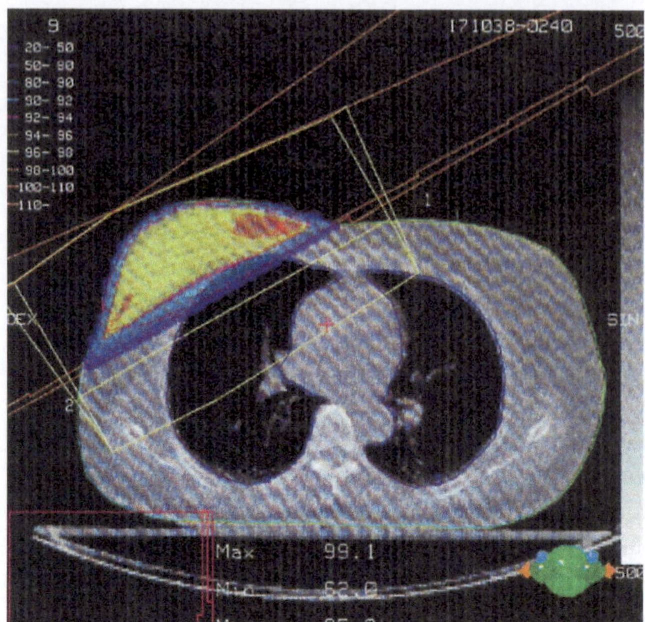

Abb. 11.37. So genannte Zangentechnik. Darstellung als axiale CT-Schicht im 3d-Bestrahlungsplanungsprogramm. Es wird über ein von medioventral gekipptes und ein von laterodorsal gekipptes Stehfeld in isoponierender Technik bestrahlt. Die zu schonenden Gewebe wie Lunge und Herz erhalten keine oder eine lediglich sehr geringe Strahlenbelastung. Empfohlene Dosis 50 Gy (nach ICRU 50)

ser kann nicht nur die Anatomie maximal berücksichtigt und Risikoorgane bestmöglichst geschont werden, sondern auch operative Komplikationen wie z. B. Hämatome oder Serome rechtzeitig vor Beginn der Strahlenbehandlung entdeckt und ggf. einer Sanierung zugeführt werden. Es wird über ein von mediokranial gekipptes und ein von laterodorsal gekipptes Stehfeld in isoopunierender Technik bestrahlt. Die zu schonenden Gewebe wie Lunge und Herz erhalten keine oder eine lediglich sehr geringe Strahlenbelastung.

Grundsätzlich ist der Nutzen einer **Strahlentherapie nach erfolgter Mastektomie** um so größer, je ungünstiger insbesondere die histologischen Risikofaktoren sind. Am meisten profitieren Patientinnen von einer Bestrahlung, wenn eines der folgenden Kriterien erfüllt ist:

- Große Primärtumoren über 5 cm
- Karzinome mit einer Infiltration der Pektoralisfaszie oder der Haut
- Mehr als 3 befallene Lymphknoten axillär
- Positive Schnittränder in der Histologie

Eine **Bestrahlung der Lymphabflusswege** erfolgt individualisiert (Lymphgefäßinvasion, hochnodalpositive Axilla).

Die Prognose der Patientin bei **axillärem** Lymphknotenbefall ist im Wesentlichen durch eine distante Metastasierung und weniger durch das, auch axilläre, Lokalrezidiv bestimmt. Darüber hinaus ist durch eine Bestrahlung der Lymphabflusswege, eine etwas erhöhte Rate an Armödemen nachweisbar. Die Bestrahlung der Lymphabflusswege ist Sonderfällen mit ausgedehnten axillär-histologischen Risiken vorbehalten. Dies gilt neben den oben genannten, ungünstigen histologischen Prognosefaktoren auch bei inkompletter Axilladissektion.

Bei Entfernung von weniger als 10 Lymphknoten sollte entweder nachoperiert werden oder eine Bestrahlung der Axilla vorgenommen werden.

Eine Indikation zur Bestrahlung der **retrosternalen** Lymphknoten ergibt sich aus der derzeitigen Datenlage nicht. In Anbetracht des eingeschränkten Nutzens bei erhöhter kardialer Toxizität ist der Sinn einer postoperativen Bestrahlung der **Mammaria-interna-Kette** nicht mehr anerkannt.

Bei **intramammärem Rezidiv** nach brusterhaltendem Vorgehen ist eine erneute Bestrahlung der Brust nicht möglich.

Hier bleibt die sekundäre Mastektomie oder im Einzelfall eine großzügige Nachresektion Mittel der Wahl.

Bei Auftreten von **Thoraxwand- oder Axillarezidiven** ist eine Bestrahlung Mittel der Wahl.

Allerdings kann die konventionelle Bestrahlung nur durchgeführt werden, wenn vorausgegangene Strahlentherapien diese nicht obsolet machen. Im Einzelfall können interstitielle Brachytherapien angewandt werden.

Patientinnen mit **isolierten Fernmetastasen** können Kandidaten für eine Strahlentherapie sein.

Das Therapieziel ist palliativ; der Therapienutzen drückt sich vor allem in einer Verbesserung der Lebensqualität aus. Besondere Bedeutung hat die Bestrahlung von Hirn- und Knochenmetastasen erlangt. Bei Knochenmetastasen ist die Indikation zur Strahlentherapie bei Vorliegen mindestens eines der folgenden Kriterien gegeben:

- Isolierte Schmerzen des Skelettsystemes oder der umgebenden Strukturen
- Frakturgefährdung

- Funktionsstörungen
- Myelokompression
- Postoperativ nach Tumorosteosynthese oder Endoprothese

Medikamentöse Therapie. Die Hormon- und Chemotherapie wird heute in 3 verschiedenen Bereichen eingesetzt:
- Bei großen Primärtumoren (pT3, pT4, komplette und partielle Remissionen in etwa 70–80% der Fälle erreichbar) und inflammatorischen Karzinomen, kann deren Operabilität durch **präoperative Chemotherapie** (neoadjuvante, primär systemische Chemotherapie) im Sinne des Down-Stagings verbessert bzw. erst ermöglicht werden. Die Reduktion der Rezidivrate und der Mortalität, konnte bisher im Vergleich zur postoperativen Chemotherapie nicht bewiesen werden. Aggressivere Therapieverfahren werden überprüft.
- Die **adjuvante systemische Therapie** soll eine Fernmetastasierung verhindern und so die Mortalität reduzieren bzw. die Überlebenschance nach primär operiertem Mammakarzinom ohne nachweisbare Fernmetastasen verbessern. Allgemeingültige Empfehlungen für den Einsatz der Hormon- und der Chemotherapie, in Abhängigkeit von Risikogruppen (Tab. 11.23) werden laufend den neuesten Studienergebnissen angepasst. So wird Tamoxifen in Fällen mit niedrigem Risiko eingesetzt, ab mittlerem Risiko kommen Kombination aus einer Hormon- und Chemotherapie zum Tragen.

> Die durchschnittliche Reduktion der Mortalität bei Einsatz einer adjuvanten medikamentösen Therapie beträgt 25–35% in allen Risikogruppen.

- Beim **metastasierten Mammakarzinom** ist die Systemtherapie **palliativ**. Von überragender Bedeutung ist die richtige Sequenz der Verfahren. Bei möglichst hoher Lebensqualität (Reduktion von Knochenschmerzen oder einer Dyspnoe) soll eine Verlängerung des Lebens erzielt werden. Die mittlere Überlebenszeit nach Metastasierung ohne Therapie beträgt etwa 20–24 Monate. Bei Einsatz systemischer Therapieverfahren nach Metastasierung ist eine Lebensverlängerung im Durchschnitt um etwa 2 Jahre erreichbar, im individuellen Fall wesentlich länger.

Tab. 11.23. Adjuvante medikamentöse Therapie risikoadaptiert nach den Konsensus-Empfehlungen St. Gallen 2005

Risiko		Prämenopausal	Postmenopausal
Niedrig	N0 pT1 G1, Hormonrezeptor positiv, ≥35 Jahre, keine Hämangiosis carcinomatosa und keine Her2/neu Überexpression	Tamoxifen oder Keine Therapie	Tamoxifen oder Aromatasehemmer oder Tamoxifen gefolgt von Aromatasehemmern oder Keine Therapie
Mittel	N0, Hormonrezeptor positiv + ein Zusatzkriterium: T>2 cm, G2±3, <35 Jahre oder N+ (1±3 LK positiv), aber keine Hämangiosis carcinomatosa und keine Her2/neu Überexpression	**Endokrin ansprechbar:** Ovarsuppression ± Tamoxifen oder antrazyclinhaltige Polychemotherapie gefolgt von Tamoxifen (± Ovarsuppression) **Endokrin nicht ansprechbar:** antrazyclinhaltige Polychemotherapie	**Endokrin ansprechbar:** Tamoxifen oder Araomatasehemmer oder Tamoxifen gefolgt von Aromatasehemmern oder antrazyclinhaltige Polychemotherapie gefolgt von einem Aromatasehemmer bzw. Tamoxifen gefolgt von einem Aromatasehemmer **Endokrin nicht ansprechbar:** antrazyclinhaltige Polychemotherapie
Hoch	N+ (>4 LK positiv) oder jede N+ Konstellation bei Hämangiosis carcinomatosa und/oder Her2/neu Überexpression	**Endokrin ansprechbar:** antrazyklinhaltige Polychemotherapie gefolgt von Tamoxifen (± Ovarsuppression) **Endokrin nicht ansprechbar:** antrazyklinhaltige Polychemotherapie ± Taxane	**Endokrin ansprechbar:** antrazyklinhaltige Polychemotherapie + Aromatasehemmer bzw. Tamoxifen gefolgt von einem Aromatasehemmer **Endokrin nicht ansprechbar:** antrazyklinhaltige Polychemotherapie ± Taxane

Die endokrine Therapie wird bis zum Progress, jedoch mindestens für 3 Monate, durchgeführt. Nach drei Monaten wird der Effekt durch Messung einer Leitmetastase überprüft. Bei Fortschreiten der Erkrankung ist der Therapiewechsel erforderlich. Beim Ansprechen sollte bei erneutem Progress ein weiterer endokriner Therapieschritt versucht werden. Eine Chemotherapie kommt immer bei primärem Progress unter endokriner Therapie oder primär bei lebensbedrohlicher Erkrankung zum Einsatz. Große Bedeutung haben Taxane in der Behandlung des metastasierten Mammakarzinoms erlangt. Remissionsraten von bis zu 90 % werden beobachtet, ohne dass es allerdings zu einer entscheidenden Lebensverlängerung für die Patientinnen kommt.

> Etwa 2/3 aller Patientinnen erleben unter Chemotherapie bei Metastasierung eine objektive Remission, etwa 15–20% zeigen eine komplette Remission.

Für die **Therapieauswahl** gilt eine Abwägung nach folgenden Kriterien:
- Abschätzen des Risikos für ein Lokalrezidiv bzw. das Auftreten einer Fernmetastasierung (Einteilung in Risikogruppen).
- Zu erwartende Effektivität der adjuvanten Therapie. Diese Einschätzung erfolgt unter Hinzuziehung der Ergebnisse großer Studien, inkl. der Metaanalysedaten der Early Breast Cancer Trialist Cooperative Group.
- Präferenz der Patientin nach ausführlicher Aufklärung des zu erwartenden Nutzens und des Risikos bezüglich der Lebensqualität und Lebensverlängerung.
- Beste Wahl bei equipotenten Therapien durch den Arzt.

Die **Hormonbehandlung** beeinflusst das endokrine Milieu
- durch operative oder medikamentöse Ausschaltung hormonproduzierender Organe
- durch medikamentöse Verringerung des Östrogenspiegels
- durch Blockade des Östrogen- und/oder Progesteronrezeptors.

Grundlage für die Wirkung von Hormonen auf das hormonabhängige Mammakarzinom sind Erkenntnisse über spezifische Rezeptoren, die in der Lage sind, Steroidhormone in Zielorganen zu akkumulieren.

Wirkmechanismus hormoneller Therapie

Das Modell besitzt allgemeine Gültigkeit für die Wirkung von Steroidhormonen. Beispielhaft ist der klassische Mechanismus der Kontrolle der Transskription östrogenregulierter Gene durch Bindung des Östrogenrezeptors an die DNA (Abb. 11.38). Die wesentlichen Schritte umfassen die Bindung des Östradiols an den Rezeptor, die Homodimerisation zweier Östrogenrezeptorkomplexe, die Bindung an die DNA im Bereich des Östrogen-Response-Elements, die Aktivierung der Transskription mittels Interaktion mit den Funktionen AF1 und AF2.

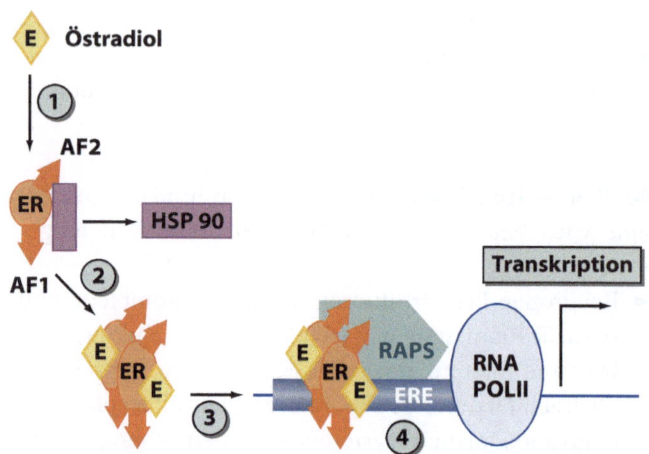

Abb. 11.38. Prinizp der Östrogenwirkung in der Tumorzelle (so genanntes Rezeptormodell)

Im Gegensatz dazu kommt es durch **Tamoxifen**, dem heute gängigsten Hormontherapieverfahren beim Mammakarzinom, zur abgeschwächten Transskription östrogenregulierter Gene. Basis ist die Inaktivierung der Transskriptions-Aktivierungsfunktion AF2 durch den Tamoxifen-Östrogenrezeptorkomplex. Der partiell agonistische Effekt des Tamoxifens resultiert aus der Transskriptionsaktivierung des AF1, die im Tamoxifen-Östrogenrezeptorkomplex aktiviert vorliegt.

Die erste Hormonbehandlung beim Mammakarzinom wurde durch Schinzinger Ende des vorigen Jahrhunderts durch Ovarektomie durchgeführt. Seit dieser Zeit gehört die endokrine Therapie des Mammakarzinoms zum Standardrepertoire.

Im nichtselektierten Patientengut ist bei fortgeschrittenem Mammakarzinom mit einer objektiven Ausbruchsrate von 30–40% zu rechnen. Die Remissionsdauer beträgt im Durchschnitt 10–12 Monate.

Drei Therapiewege sind gangbar:
- Die **operativ-ablative Therapie** (Entfernung hormonproduzierender Organe),
- die **pharmakologisch-ablative Therapie** (medikamentöse Hemmung der Effekte der Steroidhormone, hauptsächlich des Östrogens),
- die **additive Therapie** (zusätzliche Gabe von Hormonen).

Die rein medikamentösen Verfahren stehen im Vordergrund, folgende Substanzen sind anerkannt:
- Tamoxifen,
- GnRH-Analoga,
- Aromatasehemmer der 3. Generation
- hochdosierte Gestagene und
- reine Antiöstrogene

Tamoxifen, ein so genannter selektiver Östrogenrezeptormodulator, wurde in bisher mehr als 9 Mio. Patientenjahren eingesetzt. Trotz Nebenwirkungen (aufsteigende Hitze, vaginaler Ausfluss, Endometriumveränderungen, Visusveränderungen, Leukopenie, Ovarialzysteninduktion, Leberenzymveränderungen) kommt es in weniger als 5% zum Absetzen des Medikamentes. Dann stehen hauptsächlich thromboembolische Ereignisse und Endometriumshyperplasien im Vordergrund. Die Dosisempfehlung für Tamoxifen beträgt derzeit 20 mg/täglich für 5 Jahre.

Seit Einführung der **GnRH-Agonisten** hat dieses Therapiekonzept, das auf der Suppression der ovariellen Östrogenproduktion durch Down-Regulation des LHRH-Rezeptors auf der Hypothalamus-Hypophysenachse beruht, die Ovarektomie als ablatives Verfahren nahezu vollständig verdrängt. Die klinischen Ergebnisse der wichtigsten Studien zeigen eine Remission von 47% im allerdings z. T. selektierten Patientengut. Dieser Erfolg hält durchschnittlich etwa 1 Jahr an.

Seit Einführung des **Aromatasehemmers** Aminogluthetemids gehört die selektive Hemmung der peripheren Aromataseaktivität zur Standardtherapie des postmenopausalen metastasierten Mammakarzinoms. Die Entwicklung hochselektiver Aromatasehemmer der 3. Generation wie Letrozol, Anastrozol und Exemestan hat zu einer wesentlichen Verbesserung der therapeutischen Möglichkeiten geführt. Sie zeichnen sich durch folgende Eigenschaften aus: Exemestan ist steroidal, während Anastrozol und Letrozol nicht steroidal sind, sie sind hochselektiv und mit einer Tagesdosis per os wirksam.

Reine Antiöstrogene werden derzeit in Studien in der metastasierten Situation untersucht und scheinen eine Alternative mindestens zu den Gestagenen zu sein.

Verschiedene Faktoren werden bei der Patientenauswahl für eine endokrine Therapie und zur Vorhersage einer Remission herangezogen:
- Östrogen- und insbesondere der Progesteronrezeptorstatus,
- langes freies Intervall zwischen Primärtumor und Auftreten von Fernmetastasen,
- eine dominante Knochen- und/oder Weichteilmetastasierung,
- postmenopausaler Status
- Ansprechen auf eine vorherige endokrine Therapie.

Der Rezeptorstatus sollte mit immunchemischen oder biochemischen, wenn möglich aus dem Primärtumor oder einer Metastase bestimmt werden. Ein Wechsel des Rezeptorbefundes zwischen Primärtumor und Metastase ist möglich.

Für die **Chemotherapie** des Mammakarzinoms stehen Medikamente mit unterschiedlichen Wirkmechanismen zur Verfügung (Tab. 11.24).

Zum Einsatz kommen vor allem Epirubicin, Taxane, Cyclophosphamid, Methotrexat, 5-Fluorouracil, Capecitabin, Doxorubicin. Neuentwicklungen betreffen die Gruppe der Taxane (Medikamente, die aus der Rinde der kalifornischen Eibe gewonnen werden). In der Praxis werden verschiedene Zytostatika kombiniert (Tab. 11.25), um bessere Remissionsraten und Überlebenszeiten zu erreichen. Die Effektivität der Chemotherapie wird durch die Entwicklung einer Resistenz gegen das jeweilige Zytostatikum begrenzt.

Ein wesentlicher Fortschritt wurde bei der **Behandlung zytostatikainduzierter Nebenwirkungen** wie z. B. die Emesis erreicht. Die subjektiven Nebenwirkungen werden mit Serotoninantagonisten günstig beeinflusst. Die objektive Leukozytendepression kann durch koloniestimulierende Faktoren behandelt werden. Speziell der letztgenannte Bereich hat den Einsatz aggressiver Therapieverfahren möglich gemacht.

> Die durchschnittlich erreichbare Remissionsdauer für alle genannten Therapieverfahren beträgt um die 10 Monate.

Tab. 11.24. Zytostatika in der klinischen Anwendung beim Mammakarzinom

Substanzklasse	
Alkylierende Substanzen	Cyclophosphamid
Antiproliferative Antibiotika	Doxorubicin, Mitomycin, Mitoxantron
Antimetaboliten	Methotrexat, 5-Fluorouracil, Gemcitabin
Mitosehemmer – Vincaalkaloide – Taxane	 – Vinblastin, Vinorelbin – Paclitaxel, Docetaxel

Tab. 11.25. Kombinationsschemata in der Therapie des primären und fortgeschrittenen Mammakarzinoms

Schema	Zusammensetzung
CMF	Cyclophosphamid + Methotrexat + 5-Fluorouracil
CAF (FAC)	Cyclophosphamid + Doxorubicin + 5-Fluorouracil
AC	Doxorubicin + Cyclophosphamid
AV	Doxorubicin + Vincristin
A + T	Doxorubicin + Taxane
MITC + VBL	Mitomycin C + Vincristin
TAC	Taxol + Adriamycin + Cyclophosphamid
FEC	5-Flurouracil + Epirubicin + Cyclophosphamid

Durch sequentiellen Einsatz der verschiedenen Maßnahmen sind Remissionszeiten um Jahre erreichbar.

Nachsorge. Die Nachsorge bei gynäkologischen Tumoren einschließlich des Mammakarzinoms muss kooperativ zwischen dem niedergelassenen Gynäkologen, dem behandelnden Operateur, Strahlentherapeut und Röntgenologen durchgeführt werden. Im Sinne einer optimalen Zusammenarbeit zwischen Klinikern und Niedergelassenen sollten Befunde zügig und vollständig ausgetauscht werden.

Ziele der **ambulanten Nachsorge** sind:

- Erkennung von Spätfolgen der Behandlung
- Erkennung von Rezidiven nach Primärbehandlung
- Betreuung der Patientin nach einer Krebserkrankung in psychologischer und sozialer Hinsicht.

Die Folgen einer Krebserkrankung für eine Patientin sind um so gravierender, je größer der Eingriff und je schlechter die ärztliche Information, die psychologische Betreuung und die objektiv nachvollziehbare Nachsorge durchgeführt werden.

> Nur durch eine ausgeprägte Kommunikation zwischen Patientin und Arzt gelingt es, adäquate Bewältigungsstrategien zu entwickeln und die Patientin sachgerecht und partnerschaftlich zu betreuen.

Die **Spätfolgen der Behandlung** werden entscheidend durch die Ausdehnung des Primäreingriffes, die nachfolgende Strahlentherapie und die systemische Medikamententherapie beeinflusst.

- Spätfolgen an der Brust nach brusterhaltender Operation sind gering. Vereinzelt treten Schmerzen durch Serombildung, die sich langfristig in so genannte Ölzysten umwandeln, auf. Bei Mastektomie ist die rein operative Belastung trotz relativ großer Wundfläche und der häufig über 10–15 cm langen Narbe unbedeutend. Im Vordergrund stehen der Verlust der körperlichen Integrität und die daraus folgenden psychischen Probleme.
- Die Entfernung der axillären Lymphknoten und Entstehung eines Lymphödems mit daraus resultierender Bewegungseinschränkung und Schmerzen ist für die Patientin das Hauptproblem. In der Nachsorge muss regelmäßig auf notwendige Lymphdrainagen-Massagen, Hochlagern des Armes und Schutz des Armes vor Verletzung hingewiesen werden.
- Die Strahlentherapie führt zu langfristigen Fibrosierungen unterschiedlichen Schweregrades und zur höheren Empfindlichkeit der Haut gegenüber UV-Bestrahlung. Eine zusätzliche Chemotherapie kann die Strahlentherapieveränderungen verstärken.

Die frühzeitge **Rezidiverkennung** ist entscheidend bei kurativem Behandlungsansatz. Von überragender Bedeutung ist es nach Primärbehandlung intramammäre Rezidive nach Brusterhaltung, Lokalrezidive und eingeschränkt Rezidive in der Achselhöhle frühzeitig zu erkennen, da hier erneut eine kurative Chance besteht. Rezidive, die nur einen palliativen Therapieansatz erlauben, müssen nicht unbedingt zu einem frühen Zeitpunkt erkannt werden. Diese Situation ist bei Mammakarzinomen gegeben.

Hauptaufgabe der Nachsorge (Tab. 11.26) liegt also in der **Kontrolle des lokoregionären Bereichs** mittels:

- Mammographie (auch der kontralateralen Seite),
- Sonographie der Mamma (ebenfalls beidseitig)
- klinisch exakter Untersuchung der Brust und der Lymphabflusswege.

Die Mammographie und Sonographie der operierten Brust wird halbjährlich, die der kontralateralen jährlich durchgeführt. Klinische Untersuchungen sind in 6-monatigen Abständen durchzuführen.

Andere bildgebende Untersuchungen, wie die Skelettszintigraphie, Oberbauchsonographie und Röntgen-Thorax,

Tab. 11.26. Nachsorge nach Brustkrebs

Jahre nach Erstdiagnose bzw. Primärtherapie	1.–3. Jahr	4.–5. Jahr	ab 6. Jahr
Anamnese	alle 3 Monate	alle 6 Monate	jährlich
Körperliche Untersuchung	alle 3 Monate	alle 6 Monate	jährlich
Mammographie/Sonographie der erkrankten Brust nach brusterhaltender Therapie	alle 6 Monate	jährlich	jährlich
Sonographie der Brustwand nach Entfernung der Brust ggf. Mammographie nach Aufbauplastik/Protheseneinlage	jährlich	jährlich	jährlich
Mammographie/Sonographie der nicht erkrankten Brust	jährlich	jährlich	jährlich
Laboruntersuchungen (einschließlich Tumormarker)			
Untersuchungen mittels bildgebender Verfahren Röntgen-Thorax, Oberbauchsonographie, Ganzkörperszinitgramm	Bei klinischem Verdacht auf Rezidiv und/oder Metastasen		
Gynäkologische Untersuchung nach individueller Situation	alle 6 Monate oder jährlich	alle 6 Monate oder jährlich	alle 6 Monate oder jährlich

werden bei klinischem oder anamnestischem Rezidivverdacht veranlasst.

> **Laboruntersuchungen** in der Nachsorge sind unbedeutend.

Sie führen meist nur zur Verunsicherung, weil z. B. ansteigende Tumormarker ohne Nachweis von Fernmetastasen massive Untersuchungen mit bildgebenden Verfahren zu Folge haben.

> Bei Fernmetastasen bestehen nur noch palliative Therapiemöglichkeiten.

Deshalb ist die Früherkennung von Fernmetastasen keineswegs so bedeutend, wie früher gedacht wurde. Bei zu engmaschiger Nachsorge wurde frühzeitig systemisch behandelt, ohne dass eine Lebensverlängerung erreicht werden konnte. Durch den Einsatz aggressiver Therapien kommt es hingegen eher zu einer verlängerten Leidenszeit.

> Das Bewusstsein einer malignen Erkrankung und die häufig erkennbare Veränderung im Bereich eines so sensiblen Organs wie der Brust führt zwangsläufig zu einer außerordentlichen **psychischen Belastung**.

Hierbei ist zu berücksichtigen:
- Die Erkenntnis, dass eine lebensbedrohliche Erkrankung vorgelegen hat oder vorliegt.
- Das Empfinden einer verminderten Leistungsfähigkeit.
- Die Verminderung des Selbstwertgefühls durch Verlust der körperlichen Unversehrtheit im sexuellen Bereich im weitesten Sinne. Besonders für jüngere Frauen ist der Verlust der Brust ein außerordentlicher Eingriff in ihre körperliche und sexuelle, daraus folgend ihre seelische Stabilität.

Der Umgang mit Mammakarzinompatientinnen setzt neben einer hohen Sachqualifikation, durch die eine adäquate qualifizierte Beratung und Prognoseabschätzung möglich ist, ein großes Einfühlungsvermögen voraus. Ein Vertrauensverhältnis zu Krebspatienten kann nur bei Aufrichtigkeit des beratenden und behandelnden Arztes erreicht werden. Dazu gehört eine schonende Aufklärung und Mitteilung der Diagnose.

Auch bei prognostisch ungünstigen Fällen kommt der Aufrichtigkeit gegenüber den Patienten eine überragende Rolle zu. Fehlinformation und Verschweigen von subjektiven Tatsachen ist nicht angebracht. Problematische Informationen, wie Wachstumsprogredienz oder Nachweis einer distanten Metastasierung, müssen mitgeteilt werden. Bei dieser Information sollte das Vorhandensein positiver Aspekte durch mögliche Therapieverfahren im Vordergrund stehen. Hierzu gehören Mitteilungen über Remissionen, Schmerzlinderung und Lebensverlängerung.

> Herausragende Aufgabe bleibt es, die Patientin und auch die Angehörigen vor einer Selbstaufgabe zu schützen.

Es gilt, die persönliche Situation der Erkrankten und die ihres Umfeldes zu berücksichtigen und im geduldigen Gespräch adäquate Therapielösungen zu finden. Das Abwägen aggressiver und weniger aggressiver Therapieverfahren unter Berücksichtigung der Lebensqualität des Therapieerfolges und der Nebenwirkungen ist der Inhalt des Gespräches mit der Patientin und wenn möglich ihrem Partner. Dem Begriff der Heilbarkeit der Primäroperation ohne Fernmetastasierung steht der Begriff der Unheilbarkeit bei Auftreten von Fernmetastasen gegenüber. Bei Mitteilung der Unheilbarkeit kann man der Patientin darstellen, dass auch andere Erkrankungen, wie z. B. Diabetes mellitus unheilbar, aber sehr gut behandelbar sind.

In Ausnahmefällen bedürfen Patienten nach einem Mammakarzinom einer psychologischen Betreuung und sollten kompetenten Psychoonkologen vorgestellt werden.

Die **soziale Beratung** umfasst Angaben zur Krankschreibung über einen Zeitraum von 2-3 Monaten in Abhängigkeit von der Primärtherapiedauer und der Behandlungsdauer möglicher adjuvanter Therapieverfahren. Bei Bedarf ist eine Beratung über eine zeitlich begrenzte Erwerbsunfähigkeitsrente nötig. Diese Rente auf Zeit lässt die Wiedereingliederung in das Berufsleben zu. Erforderlichenfalls kann eine beschränkte Arbeitsfähigkeit mit der Patientin besprochen werden und entsprechende Schritte beim Versorgungsamt eingeleitet werden. Grundsätzlich bedarf die entsprechende Beratung der individuellen Abschätzung der jeweiligen sozialen Situation. Die soziale Beratung umfasst auch Informationen zum Schwerbehindertenrecht. Brustkrebspatientinnen gelten als schwerbehindert. In den Stadien T1-2, pN0, M0 ist der Grad der Behinderung 50%, bei nachgewiesenem Lymphknotenbefall beträgt der Grad der Behinderung 60%. Bei Fernmetastasierung gelten die Patientinnen als zu 80% behindert. Außergewöhnliche psychoreaktive Störungen sind gegebenenfalls zu berücksichtigen. Nach Ablauf von 5 Jahren, die als sogenannte Heilungsbewährung gelten, erfolgt eine Neubewertung.

Weitere Inhalte sind die Aufklärung über Hilfsmittel wie Prothesen nach Mastektomie, Haarersatzteilen bei aggressiver Chemotherapie, Badeanzüge mit Prothesenteil u.ä.

Stationäre Rehabilisierungsmaßnahmen (Nach- und Festigungskuren) sind Kann-Leistungen der Versicherungsanstalten. Sie werden auf Antrag im Anschluss an chirurgische, strahlentherapeutische und zytostatische Behandlungen gewährt. Die Dauer beträgt 3-4 Wochen. Bei medizinischer Notwendigkeit kann eine Kur wiederholt werden.

Selbsthilfegruppen bilden eine weitere sinnvolle und wichtige Ergänzung im Laufe der Rehabilitation. Kontakte sollten hergestellt werden.

Prävention. Das Wissen um epidemiologische Zusammenhänge und die Inzidenz des Mammakarzinoms lassen verschiedene Strategien zur Prävention des Mammakarzinoms zu. Es ist zu vermuten, dass eine längerfristige Reduktion der zirkulierenden Sexualhormone oder eine Veränderung der Essgewohnheiten, insbesondere des täglichen Fettkonsums, das Risiko einer späteren Entwicklung des Mammakarzinoms reduzieren kann.

Primäre Prävention

Studienansätze zur primären Prävention umfassen diätetische Studien, Beeinflussung zirkulierender Östrogene durch die Gabe von LHRH-Analoga, den Einsatz von Retinoiden, Tamoxifen und insbesondere Aromatasehemmer. Adjuvante Tamoxifen-Studien konnten zeigen, dass es nicht nur zu einer Reduktion der Rezidive und Metastasen, sondern auch von kontralateralen Brustkrebsen kam. Durch Tamoxifen wurde das Brustkrebsrisiko um 45% im Risikokollektiv reduziert. Als günstiger Nebeneffekt zeigt sich eine Verminderung von Knochenbrüchen. Andererseits werden vermehrt thromboembolische Komplikation und eine erhöhte Inzidenz des Endometriumkarzinoms beobachtet. Weitere Untersuchungen müssen den Effekt von präventiven Maßnahmen beweisen.

Weitere Anstrengungen durch regelmäßiges Mammographie-Screening, im Sinne einer sekundären Prävention, mögen die Erfolge verbessern.

11.11.3 Vorgehen bei Sonderformen

Paget-Karzinom

Selten kommt es neben dem Befall der Milchgänge oder des Lobulus zu einem Befall der Brustwarze. Dieses sogenannte Paget-Karzinom weist auf ein malignes Geschehen in den direkt unter der Brustwarze gelegenen Milchgängen hin.

Das Paget-Karzinom bedarf einer ebenso ausgedehnten Operation wie ein primär invasives Mammakarzinom. Eine großzügige Entfernung des zentralen Segments unter Mitnahme der Mamille ist Voraussetzung. Eine Brusterhaltung ist in Abhängigkeit von der Ausdehnung des meist retroareolär gelegenen, intraduktalen Tumors möglich. Bei retroareolär gelegenen, invasiven Prozessen ist die Bestrahlung obligat. Bei nicht invasiven, intraduktalen Prozessen kann unter Berücksichtigung der Ausdehnung, des histologischen Subtyps und der Kontrollierbarkeit, auf eine Nachbestrahlung verzichtet werden.

Inflammatorisches Mammakarzinom

Das inflammatorische Mammakarzinom weist die ungünstigste Prognose aller primären Mammakarzinome überhaupt auf. Es ist gekennzeichnet durch eine lymphangische Karzinose der Haut und eine sehr frühe distante Metastasierung. Patientinnen mit einem histologisch gesicherten inflammatorischen Mammakarzinom, d. h. in einer Hautspindel wurde eine kutane Infiltration des Karzinomes mit lymphangischer Karzinose nachgewiesen, werden mit einer präoperativen Chemotherapie hoher Aggressivität vorbehandelt. Anschließend ist meist eine Operation und Entfernung in sano möglich. Im Anschluss an die Operation werden nochmals 2–3 Chemotherapiezyklen verabreicht. Abschließend oder im Intervall zur postoperativen Chemotherapie wird eine Strahlentherapie der Thoraxwand eingesetzt.

Okkultes Mammakarzinom

Selten wird ein Mammakarzinom nur durch seine axillären Lymphknotenmetastasen erkannt. Trotz intensiver Untersuchung mit bildgebenden Verfahren gelingt es in diesen Fällen nicht, in der Mamma den Primärtumor auszumachen. In diesen Fällen erfolgt eine ausgedehnte axilläre Sanierung durch Lymphknotenentfernung aus den Leveln I und II, sowie eine postoperative Strahlentherapie der ipsilateralen Brust. Eine Entfernung von Drüsengewebe aus der Brust ist nicht erforderlich, da kein Anhalt für die Entfernung des »richtigen Gebietes« vorliegt.

Sarkome der Mamma

Das **Fibrosarkom** tritt zwischen dem 35. und 65. Lebensjahr auf und wird nur sehr selten beobachtet. Eine Untergruppe ist vermutlich das Stromasarkom, das häufiger zu Lokalrezidiven und Fernmetastasen führt.

Das **Karzinosarkom** ist ein maligner epithelialer Tumor der Mamma, in dem Bereiche eines Osteosarkoms oder Chondrosarkoms auftreten. Therapie der Wahl ist hier die radikale operative Entfernung einschließlich der axillären Lymphadenektomie.

Das **Angiosarkom** ist ein gut differenzierter Tumor, der dem Hämangiom der Mamma sehr ähnlich ist. Für die Prognose sind Tumorgröße und Graduierung ausschlaggebend. Das Angiosarkom infiltriert lokal, rezidiviert und metastasiert hämatogen. Der Tumor wird durch einfache Mastektomie und im Falle eines undifferenzierten Angiosarkoms mit Polychemotherapie entsprechend dem Mammakarzinom behandelt. Eine Strahlentherapie neben dem genannten Verfahren wird diskutiert. Ungeklärt ist die Frage der axillären Lymphadenektomie. Lymphknotenmetastasen sind nur selten beschrieben worden.

Das **Lymphangiosarkom** tritt bei etwa 0,07% der radikal mastektomierten Patientinnen auf, die postoperativ ein Lymphödem entwickeln und mindestens 5 Jahre überleben. Der Tumor wächst in den oberen Extremitäten oder im Narbenbereich nach Amputation. Er entwickelt ein Hautödem und bildet multiple kleine Knoten. Das Lymphangiosarkom metastasiert meist in die Lunge. Neben der Operation wird eine Polychemotherapie wie beim Mammakarzinom empfohlen. Die Prognose des Lymphangiosarkoms ist äußerst schlecht. 50% der Patientinnen sterben innerhalb der ersten 2 Jahre nach Behandlungsbeginn.

In Kürze

Gutartige Neubildungen der Mamma

Fibroadenom: Häufigster gutartiger Tumor der Brust, junge Frauen, östrogenabhängiges Wachstum.
Cystosarkoma phylloides (phylloider Tumor): Rasch wachsend, von teils extremer Größe. 1/5 können maligne entarten und metastasieren. Therapie: Vollständige operative Entfernung.
Milchgangspapillom: Entwicklung aus Milchgängen, seröse, blutige mamilläre Absonderungen, sehr selten mailgne Entartung möglich. Galaktographie, zytologischer Abstrich. Therapie: Operative Entfernung, Prolaktinhemmer.
Mastopathie: Diffuse Neubildung der Frau mittleren Alters, gestörte Östrogen-Gestagen-Relation. Unterschieden werden Mastopathia cystica und Mastopathia fibrosa. Prämenstruelle Brustschmerzen. Mammographie, Sonographie, Abgrenzung zum Karzinom oft schwer. Bei Atypien engmaschige Kontrollen nötig. Therapie: Hormonell.

Mammakarzinom

Häufigstes Malignom der Frau , Risikofaktoren: Alter, familiäre bzw. genetische Belastung, Östrogenstimulation, Life-Style-Faktoren, Bestrahlungen.

- **Symptomatik:** Knoten in äußerem, oberen Quadranten, in 70% von Patientin selbst getastet, Vorwölbung, Einziehung, Orangenhaut, Rötung der Haut, Fixierung auf M. pectoralis, Mamillenexzem und -sekretion, Schwellung des Arms bei axillären

▼

Lymphknotenmetastasen. Frühzeitige hämatogene Metastasen (Knochen, Haut, Pleura/Lunge, Leber).

- **Diagnostik:** Inspektion, Palpation, Zytologie, stereotaktische Hochgeschwindigkeitsstanzen, Tumormarker, Mammographie/Sonographie, Galaktographie, Kernspintomographie.
- **Therapie:**

Operativ: Möglichst brusterhaltend, ggf. modifizierte radikale Mastektomie, radikale Mastektomie, axilläre Lymphnodektomie, Sentinel-Lymphonodektomie. Operative Rekonstruktion (Implantat, Expander, autolog oder kombiniert).

Strahlentherapie: Bei brusterhaltender Operation als Nachbestrahlung, bei Thoraxwand- oder Axillarezidiven, palliativ isolierte Fernmetastasen.

Hormon-/Chemotherapie: Präoperative Chemotherapie als Down-Staging. Adjuvante kombinierte Hormon-/Chemotherapie beim Fehlen von Fernmetastasen, palliativ bei Fernmetastasen. Hormontherapie bewirkt Blockade der Östrogen-/Progesteronrezeptoren, Senkung des Östrogenspiegels, wichtigste Substanz ist Östrogenrezeptormodulator Tamoxifen. Monoklonale Antikörpertherapie (Trastuzumab) adjuvant, bei Metastasen.

Paget-Karzinom: Karzinom der retromamillär gelegenen Milchgänge. Ekzem, Sekretion der Mamille.

- **Therapie:** Brusterhaltende Operation, evtl. Nachbestrahlung.

Inflammatorisches Mammakarzinom: Lymphangische Karzinose der Haut, schlechte Prognose bei früher Metastasierung. **Therapie:** Prä- und postoperative Chemotherapie, operative Entfernung, Radiatio.

Sarkome der Mamma: Verschiedene Typen. **Therapie:** Kombinierte Operation, Chemotherapie, Radiatio.

11.12 Alternative Therapien in der Krebsbehandlung

11.12.1 Bedeutung der Alternativmedizin

> Nahezu jede krebskranke Patientin wird sich im Laufe ihrer Erkrankung mit Therapiemodalitäten auseinandersetzen, deren Wirksamkeiten unbewiesen sind.

Untersuchungen haben gezeigt, dass bis zu 75% der Patientinnen solche Therapien anwenden, meist als zusätzliche Maßnahme. Nur sehr wenige Patientinnen entziehen sich vollständig der so genannten Schulmedizin.

Ursache für die Anwendung alternativer Maßnahmen ist der Wunsch der Patientin, nichts unversucht zu lassen, was ihren Krankheitsverlauf positiv beeinflussen könnte. Bei der Wahl der Therapeutika ist die Patientin einer umfassenden Einflussnahme durch ihr Umfeld und die Medien, die die Popularität einzelner Behandlungsmethoden hervorheben, ausgesetzt. Der behandelnde Mediziner wird von der nach sanften Methoden suchenden Patientin befragt und muss die für die Patientin adäquate Lösung finden.

> Der behandelnde Arzt wird »alternativen« Therapieform zustimmen können, soweit sie das klassisch-naturwissenschaftliche Therapiekonzept nicht aufheben und damit der Patientin nicht schaden.

Definition

Die **Schulmedizin** ist die klassische, naturwissenschaftliche Medizin, die an den Universitäten gelehrt wird. Sie arbeitet und gewinnt ihre Fortschritte mit anerkannten, bewährten naturwissenschaftlichen Methoden.

Diese sind analytisch, rechnerisch, messend und beruhen auf einer intensiven systematischen Forschung mit anspruchsvollen, komplizierten Versuchsanordnungen. Von ihren Ergebnissen wird Reproduzierbarkeit und so genannte statistische Signifikanz verlangt.

Definition

Die **Alternativmedizin** (Paramedizin, Komplementärmedizin, Erfahrungsmedizin, Aussenseitermedizin, naturheilkundliche oder biologische Medizin) umfasst insgesamt etwa 200, teils neuzeitliche, sehr oft aber uralte, auffallend oft aus dem Osten importierte heilkundliche Konzepte und Praktiken.

Die Alternativmedizin arbeitet mit Methoden, deren Wirksamkeit mit den heute anerkannten statistischen Methoden nicht exakt bewiesen werden können, obwohl dies zunehmend, meist in insuffizienter Weise, versucht wird.

Für eine Auseinandersetzung zwischen Schulmedizin und Alternativmedizin sind die Kenntnisse ihrer Theorien und ihrer häufig populärwissenschaftlichen Begründungen, sowie die Ursachen ihrer Akzeptanz in der Bevölkerung erforderlich.

Gelten kann »Wer heilt, hat recht«, aber nur, wenn drei Kriterien erfüllt sind:

- Die Krankheit muss genau definiert sein.
- Die Kriterien der Heilung müssen definiert sein.
- Es muss feststehen, dass die Heilung durch die jeweilige Therapie, z. B. durch den Wirkstoff eines Medikamentes und nicht spontan oder durch Suggestion zustande gekommen ist.

> Bei Berücksichtigung dieser Kriterien sind durch die Alternativmedizin keine substantiellen Fortschritte in der Onkologie in den letzten Jahren erzielt worden.

Weder allein noch als additive Verfahren haben die heute zur Verfügung stehenden alternativen Therapiekonzepte zur Verlängerung eines leidensfreien Überlebens geführt. Die Feststellung, dass die Wirkung alternativmedizinischer Konzepte in der Onkologie auf unbekannten Prinzipien beruhen, die sich den klassischen Kriterien zur Beurteilung einer Wirksamkeit entziehen, ist nicht in sich ein Beweis für deren Wirksamkeit.

> Prospektive, sorgfältig geplante Studien sind erforderlich, um zu zeigen, in welcher Art und Weise alternative Verfahren mit der Schulmedizin kombiniert werden müssen und welche Potentiale sie besitzen.

11.12.2 Substanzen und Therapieformen

Alternative Krebstherapien in der gynäkologischen Onkologie

Phytotherapeutika
Mistelpräparate, Carnivora, Teepilz Kombucha, Krallendorntee, »Apotheke-Gottes«

Präparate aus Organen, Organteilen, Dialysaten
Thymuspräparate, Ney-Tumorin, Faktor AF-2, Polyerga, Frischzellpräparate, aktivspezifische Immuntherapie (ASI)

Krebsdiäten, physikalische und bioelektrische Methoden
Vollwertkost, Vitamine, Enzyme, Spurenelemente, Heilfasten, Steigerung der O_2-Versorgung, Krebsmehrschritttherapie (KMT), Neuraltherapie, Hyperthermie

Mistelpräparate

Bei den Phytotherapeutika nehmen die **Mistelpräparate** eine herausragende Stellung ein. Neben zahlreichen empirischen Erkenntnissen liegen zumindest theoretische Überlegungen einer zytostatischen Wirkung der Mistel-Lektine vor. Indikationen sind:

- Bösartige und gutartige Geschwulsterkrankungen
- Rezidivprophylaxe nach Geschwulstoperationen
- Anregungen der Knochenmarktätigkeit

Jüngere Studien zeigen eine Verbesserung der Lebensqualität bei Karzinomerkrankungen durch Mistelpräparate, die zusätzlich zur Standardtherapie verabreicht wurden. In einer experimentellen Studie konnte ein Mistelextrakt das Wachstum von Tumorzellinien hemmen.

Andere Phytotherapeutika

Daneben sind zahlreiche weitere Heilpflanzen bekannt. Bei Brustkrebs wird die Therapie mit Ringelblumensalbe, Breitwegerich, einer Tinktur aus Schwedenkräutern und Spitzwegerichblättern empfohlen. Einer wissenschaftlichen Überprüfung halten diese Therapieempfehlungen nicht stand.

Organpräparate

Die wichtigsten Vertreter der Präparate aus Organen, Organteilen bzw. Organbestandteilen sind Faktor AF-2, Ney-Tumorin sowie Thymusextrakte. Der Wirkungsmechanismus dieser Dialysate aus z. B. Leber- und Milzextrakten junger Schafe soll in einer Aktivierung des retikuloendothelialen Systems, einer Regulation des Sterinstoffwechsels und eines zytostatischen Effektes, liegen. Indikationen für den Einsatz dieser Verfahren sind die supportive Therapie, insbesondere die Verkürzung der Rekonvaleszenz nach Operationen.

Ähnlich wie die Mistelpräparate genießen auch die **Thymusextrakte** eine Sonderstellung. Studien mit Thymusextrakten zeigten einen positiven Effekt auf das Allgemeinbefinden, den Gesundheitszustand und die Schmerzen. Ein Einfluss auf die Grunderkrankung konnte nicht nachgewiesen werden. Die bisherigen Ergebnisse sollten als Anregung für künftige Studien bewertet werden.

Enzymtherapie

Die Enzymtherapie soll eine Steigerung der Immunogenität der Krebszellen erreichen. So sollen Krebszellen vom körpereigenen Immunsystem besser erkannt und damit leichter vernichtet werden.

Folgende Indikationsgebiete zur Anwendung proteolytischer Enzymgemische werden vorgeschlagen:
- Stabilisierung erzielter Remissionen durch Unterstützung der natürlichen Tumorabwehr und Verhinderung einer Metastasierung,
- Minderung der Nebenwirkung aggressiver Systemtherapien,
- psychische Unterstützung der Erkrankten durch Besserung des Allgemeinbefindens.

Keine dieser Indikationen ist wissenschaftlich überprüft, klinische Studien zur Wirksamkeit liegen bislang nicht vor.

Diäten

Zusammenhänge zwischen Ernährung und bestimmten Krebserkrankungen sind seit langem bekannt. Fettreiche Ernährung korreliert mit dem Kolonkarzinom, dem Magen- und Ösophaguskarzinom und auch dem Mammakarzinom. Ein direkter Zusammenhang besteht zwischen dem Body mass index (BMI) und der Endometriumkarzinominzidenz.

> Als **alleiniger Therapieansatz** einer malignen Erkrankung sind diätetische Maßnahmen unbewiesen. Vorschläge wie radikale Hungerkuren oder Fastenkuren sind abzulehnen.

Anders ist der Einsatz der Diät im Sinne einer **unterstützenden Behandlung** einer laufenden Therapie einzuschätzen. Die Empfehlung einer »gesunden Ernährung« kann sowohl in der Rezidivprophylaxe als auch bei Behandlung von Rezidiven unterstützend genutzt werden. Das National Institute of Health in den USA empfiehlt:
- Übergewicht zu meiden,
- den Verzehr von Gemüse und Obst zu steigern,
- den Verzehr von gepökelten und geräucherten Produkten gering zu halten,
- alkoholische Getränke nur in Maßen zu sich zu nehmen,
- den Fettanteil der Kost von 40% auf 30% der Kalorienaufnahme zu senken und
- höhere Vitaminzufuhr durch Zufuhr vitaminreicher Lebensmittel anzustreben.

Dem Wunsch von Tumorpatientinnen, durch Änderung des Lebensstils die Erkrankung zu beeinflussen, entsprechen folgende Empfehlungen (nach Heilmann):
- Abwechslungsreiche vollwertige Kost
- Berücksichtigung der individuellen Essgewohnheiten
- Diätberatung, Ernährungsschulung von Patienten und Angehörigen
- Essen in angenehmer Atmosphäre (»tender-love« Atmosphäre)
- Häufige Einnahme kleiner Mahlzeiten sowie ausreichende Getränkeaufnahme
- Regelmäßige Überprüfung des Körpergewichtes
- Prophylaxe und Therapie von Kachexie und Schmerzen
- Motivation von Patient und Angehörigen
- Vermeidung von Nahrungsmittelaversionen, Unverträglichkeit
- Möglichst geringe Störung der sozialen Bindungen

> Eine ungestörte Ernährung, das physische, psychische und soziale Wohlbefinden der Tumorpatientin ist für die Krankheitsentwicklung und -bewältigung von überragender Bedeutung.

Es ist denkbar, die höhere Vitaminzufuhr und die Zufuhr von Spurenelementen durch Medikamente zu verstärken. Es ist allerdings fraglich, ob der Einsatz dieser Stoffe über normale diätetische Maßnahmen hinaus wirksam ist.

Retinoide. Eine Sonderstellung nehmen **Vitamin A** und die davon abgeleiteten Stoffe, die so genannten Retinoide, ein. Sie werden in der Prävention maligner Erkrankungen, wie z. B. dem Mammakarzinom, eingesetzt. Auch hier gilt, dass laufende Studien abgewartet werden müssen.

Vitamin D. Vitamin D-Präparate können das Wachstum von Brustkrebszellen hemmen. Daher könnte dem Vitamin D in der Zukunft eine Bedeutung in der Therapie und Prävention von Brustkrebs zukommen.

Sauerstofftherapie. Grundlage ist die These, dass in der anaeroben Glykolyse die Ursache für malignes Wachstum zu finden sei. Durch eine Verbesserung der O_2-Versorgung der Zellen soll die maligne Entartung verhindert werden. Diese Theorie ist Grundlage der **Krebs- bzw. Sauerstoffmehrschritttherapie (KMT)** des Physikers Manfred von Ardenne. Bewiesen ist, dass sich die O_2-Konzentration der Zelle durch die Krebsmehrschritttherapie steigern lässt. Ob sich dies aber therapeutisch oder in adjuvanter, prophylaktischer Situation zur Rezidivprophylaxe ausnützen lässt, ist nicht bewiesen. Die Kombination einer Hyperthermie mit Hypoglykämie und Hyperoxämie wird zur Zeit in Studien überprüft.

Physikalische und bioelektrische Methoden

Unbewiesen ist die Wirkung physikalischer und bioelektrischer Methoden wie der **Neuraltherapie** und der **Bioresonanztherapie**. Sie werden beide zur allgemeinen Stärkung oder zum Stimmungswandel angewandt, sind jedoch nicht bei der eigentlichen Krebsbehandlung zu empfehlen.

In Kürze

Alternative Therapien in der Krebsbehandlung
Großes Bedürfnis der Tumorpatienten nach ergänzenden, komplementären, unterstützenden Maßnahmen, insbesondere angesichts der beträchtlichen Nebenwirkungen und beschränkten Heilungsaussichten schulmedizinischer Behandlungsmethoden. Jede Methode, die Verbesserung und Hilfe bringt, ist erwünscht und vom wissenschaftlich geschulten Mediziner zu akzeptieren. Voraussetzung sollte ein akzeptabler Wirksamkeits- und Unbedenklichkeitsnachweis sein. Supporitve Wirkung und Verbesserung des Allgemeinbefindens konnte teilweise nachgewiesen werden.
Alternative Methoden in der gynäkologischen Onkologie Pythotherapeutika (Mistelpräparate), Präparate aus Organen, Organteilen, Dialysaten (Thymusextrakt), Diätn, physikalische und bioelektrische Verfahren.

11.13 Schwangerschaft und Krebs

Das Auftreten einer Krebserkrankung während einer Schwangerschaft ist kein seltenes Ereignis. Eine Schwangerschaft wird weitaus häufiger durch eine Krebserkrankung kompliziert, als beispielsweise durch eine Appendizitis oder eine tiefe Beinvenenthrombose. 13% aller Krebserkrankungen der Frau treten während der reproduktiven Lebensphase auf.

> Etwa eine von 1.000 Schwangeren erkrankt an einem Malignom.

Am häufigsten sind bei Schwangeren das Mamma- und Zervixkarzinom, das Hodgkin-Lymphom, akute Leukämien und das maligne Melanom (Tab. 11.27). In seltenen Fällen treten Schilddrüsenkarzinome, Non-Hodgkin-Lymphome, chronische Leukämien, maligne Ovarialtumoren, Kolon- oder Nierenkarzinome auf.

Tritt eine Krebserkrankung während der Schwangerschaft auf, sollten mit der werdenden Mutter, den werdenden Eltern folgende Fragen ausführlich besprochen werden, damit eine individuelle Behandlungsstrategie im Hinblick auf die Karzinomerkrankung und die Schwangerschaft erfolgen kann:

- Hat die Schwangerschaft einen ungünstigen Einfluss auf den Verlauf der Krebserkrankung?
- Stellt die Krebserkrankung selbst oder deren Behandlung ein Risiko für den Feten dar?
- Sollte die Schwangerschaft abgebrochen werden, da bei einer Krebsbehandlung eine hohe Gefahr für den Feten besteht?
- Kann die Schwangerschaft unter einer speziellen Überwachung ausgetragen werden?
- Ist eine Schwangerschaft nach einer Krebserkrankung möglich und ratsam oder sollte von einer Schwangerschaft abgeraten werden?

Tab. 11.27. Inzidenz von Malignomen während der Schwangerschaft

Malignomtyp	Inzidenz
Allgemeine Malignominzidenz	1:1.000
Zervixkarzinom	1:1.200 bis 1:2.200
Mammakarzinom	1:3.000
Malignes Melanom	1:5.000
Hodgkin-Lymphom	1:6.000
Kolorektalkarzinom	1:10.000
Maligne Ovarialtumore	1:12.000 bis 1:25.000
Leukämien	1:75.000

11.13.1 Zervixkarzinom und Schwangerschaft

Epidemiologie. Das Zervixkarzinom ist das häufigste Malignom während einer Schwangerschaft. Es tritt mit einer Häufigkeit von 1:1.000 bis zu 1:2.200 in Koinzidenz mit einer Schwangerschaft auf. Das Carcinoma in situ der Cervix uteri tritt mit einer Häufigkeit von 4,7 auf 1.000 Schwangere noch häufiger auf. Insgesamt finden sich zervikale intraepitheliale Läsionen bei 3–5% aller Schwangerschaften. In der gleichen Häufigkeit ist auch mit pathologischen bzw. kontrollbedürftigen PAP-Abstrichen zu rechnen.

Sreening. Eine Zervixzytologie gehört mit zu den initialen Untersuchungen bei einer Schwangeren.

> Der PAP-Abstrich ist bei der schwangeren Frau die Methode der Wahl für das Zervixkarzinom-Screening.

Darüber hinaus sind die Kolposkopie und die kolposkopisch kontrollierte Biopsie sichere und verläßliche Methoden zur Abklärung auffälliger Befunde während der Schwangerschaft. Bei Zervixbiopsien muss aufgrund der gesteigerten Gewebeperfusion während der Schwangerschaft mit etwas stärkeren Blutungen gerechnet werden (Komplikationsrate etwa 1%). Konisation und endozervikale Kürettage spielen eine untergeordnete Rolle. In der Regel wird eine Konisation nur bei Patientinnen durchgeführt, bei denen eine Invasion durch kolposkopisch gesteuerte Biopsie nicht festgestellt werden kann. Hauptgefahren der Konisation während einer Schwangerschaft stellen verstärkte Nachblutungen, vorzeitige Wehen, Blasensprung und Abort dar.

Zervikale intraepitheliale Neoplasie (CIN)

Bei leichter zervikaler intraepithelialer Neoplasie (CIN I), empfiehlt sich eine zytologische und kolposkopische Kontrolle.

Bei zytologisch mittelschwerer oder schwerer Dysplasie (CIN II oder CIN III), sollte eine gezielte kolposkopisch kontrollierte Biopsie entnommen werden. Ist der BefundCIN II oder III histologisch gesichert, sollte in der 28.-32. SSW sowie 6-12 Wochen post partum eine kolposkopische und zytologische Kontrolle erfolgen. In diesen Fällen spricht nichts gegen eine vaginale Entbindung.

Carcinoma in situ

Liegt ein Carcinoma in situ der Zervix vor, kann davon ausgegangen werden, dass die Läsion im Verlauf der Schwangerschaft (maximal 40 Wochen) nicht in ein invasives Karzinom übergeht. Besteht jedoch kolposkopisch und/oder zytologisch der Verdacht auf eine Mikroinvasion oder Invasion, so sollte eine gezielte histologische Untersuchung durch Knipsbiopsie erfolgen, falls die Läsion rein ektozervikal liegt. Bei endozervikaler Ausdehnung muss eine Konisation erfolgen, die mit Laser oder elektrischer Hochfrequenzschlinge durchgeführt werden kann. Idealerweise kommt hierfür die Zeit zwischen 16. und 20. SSW in Frage, da sich die Schwangerschaft dann soweit stabilisiert hat, dass das Abortrisiko am geringsten ist. Wird die Zervix in ihrer physiologischen Verschlussfunktion gestört, kann simultan eine Cerclage (Umschlingung des Muttermundes bei Zervixinsuffizienz) erfolgen.

Invasives Zervixkarzinom

Staginguntersuchungen. Das Zusammentreffen von Schwangerschaft und invasivem Zervixkarzinom kompliziert sowohl Therapie als auch Staging. In den meisten Fällen wird das Zervixkarzinom in der Schwangerschaft im FIGO-Stadium I diagnostiziert. Zur exakten FIGO-Einteilung werden neben der bimanuellen Tastuntersuchung, eine Röntgen-Thoraxaufnahme und eine Zysto-/Rektoskopie durchgeführt. Um die Strahlenbelastung für den Feten zu reduzieren kann auf ein i.v.-Pyelogramm verzichtet oder anstelle dessen eine MRT-Untersuchung durchgeführt werden.

Untersuchungen zeigen, dass bei Strahlendosen <5 Rad für den Feten kein erhöhtes Risiko hinsichtlich Abort, Wachstumsretardierung oder kongenitaler Malformationen besteht. Das Risiko für Mikrozephalie oder mentale Retardierung aufgrund ionisierender Strahlung ist am größten, wenn eine Strahlenexposition zwischen der 8. und 15. SSW erfolgt. In dieser Zeit besteht ein 60%-iges Risiko für schwere mentale Retardierung bei einer Strahlenexposition von 150 Rad. Vor der 8. SSW oder nach der 25. SSW scheint die Sensitivität gegenüber ionisierenden Strahlen, selbst bei Dosen von mehr als 50 Rad, gering zu sein (Tab. 11.28).

> Es gibt keine Hinweise dafür, dass eine Schwangerschaft die Progression von Dysplasien zu invasiven Läsionen beschleunigt.

Es gibt Arbeitsgruppen, die sogar eine schnellere Regression von leichten bis mittleren Dysplasien bei schwangeren

Tab. 11.28. Durchschnittliche fetale Strahlenbelastung bei verschiedenen diagnostischen Maßnahmen

Diagnostische Maßnahme	Strahlendosis für den Feten (mRad)
Röntgenaufnahme in 2 Ebenen	0,02–0,07
Intravenöses Pyelogramm (I.V.P.)	0,686–1,398
Mammographie	7–20
CT-Schädel	<50
CT-Thorax	<100
CT-Abdomen	1.700–2.600
Knochenszintigramm	500
CT kleines Becken	250

Frauen gegenüber nicht schwangeren Frauen beobachtet haben. Aufgrund der physiologischen Ektopie während der Schwangerschaft, ist in der Regel die kolposkopische Evaluierung der Transformationszone besser möglich als bei nicht schwangeren Frauen.

Therapie. Die Therapie hängt vom Tumorstadium und Schwangerschaftsalter ab.

> Es gibt keinen Hinweise auf Progression des Zervixkarzinoms während der Schwangerschaft.

Die Therapie der Wahl im FIGO-Stadium I und II ist **die radikale Hysterektomie nach Wertheim** einschließlich der **pelvinen Lymphonodektomie**. Das operative Vorgehen wird im Allgemeinen durch die Auflockerung der bindegewebigen Strukturen im kleinen Becken erleichtert. Bis zur 20. SSW erfolgt die Hysterektomie mit dem Feten in situ. Danach kann unter Umständen bis zur Lebensfähigkeit des Feten abgewartet werden.

> Es ist bis heute unbekannt, ob eine vaginale Entbindung die Prognose der Erkrankung verschlechtert.

Zumindest sollte bei einer vaginalen Entbindung eine Episiotomie vermieden werden, da in mehreren Fallbeschreibungen ein Zervixkarzinomrezidiv in der Episiotomienarbe aufgetreten war. In den meisten Kliniken wird eine Kaiserschnittentbindung favorisiert, wobei sich dann die radikale Hysterektomie nach Wertheim anschließt.

Bei weiter fortgeschrittenen Zervixkarzinomen ist die **primäre Radiotherapie** angezeigt. In der Frühschwangerschaft kann mit der externen Bestrahlung begonnen werden, in aller Regel kommt es zu einem Spontanabort. Im 2. Trimester ist meist eine gezielte Abortinduktion notwendig.

Prognose. Die Prognose des Zervixkarzinoms, bezogen auf alle Stadien, ist bei Schwangeren und nicht schwangeren Frauen vergleichbar.

> Das Überleben der Schwangeren mit Zervixkarzinom hängt entscheidend vom Tumorstadium ab und nicht vom Schwangerschaftsalter.

Die Schwangerschaft scheint keinen negativen Einfluss auf die Progression der Erkrankung zu nehmen. Ein bewußtes Hinauszögern der Therapie im 2. Schwangerschaftstrimester zur Verbesserung der Überlebenschancen für das Kind ist daher nach ausführlicher Aufklärung der Mutter/der Eltern durchaus gerechtfertigt.

11.13.2 Mammakarzinom und Schwangerschaft

Epidemiologie. Das Mammakarzinom ist das zweithäufigste Malignom, das während einer Schwangerschaft diagnostiziert wird.

Im Gegensatz zum Zervixkarzinom werden schwangere Frauen mit Brustkrebs meist in fortgeschrittenen Stadien mit größeren Primärtumoren diagnostiziert. Bei 75% der Schwangeren liegt eine positive axilläre Lymphknotenbeteiligung vor, während dies nur bei etwa 40% der nicht schwangeren Frauen gleicher Altersgruppe der Fall ist. Etwa 70% aller Mammakarzinome, die während einer Schwangerschaft entdeckt werden, sind hormonrezeptornegativ. Trotzdem sind die Überlebensraten bei schwangeren Frauen ähnlich deren bei nicht schwangeren Patientinnen desselben Tumorstadiums.

> Es gibt keinen Hinweis dafür, dass die Schwangerschaft einen negativen Einfluss auf die Prognose der Mammakarzinomerkrankung per se nimmt.

Ein Schwangerschaftsabbruch verbessert die Prognose der Frau nicht.

Diagnostik. Durch die schwangerschaftsinduzierten proliferativen Veränderungen in der Brust, ist die Entdeckung von palpablen Knoten erschwert.

> Jeder auffällige Brusttumor in der Schwangerschaft sollte weiter abgeklärt werden.

Als diagnostische Maßnahmen stehen die Sonographie, die Feinnadelaspiration, die Stanzbiopsie, die Mammographie und die offene Biopsie im Vordergrund.

Die Strahlenbelastung für den Feten durch eine Mammographie ist relativ gering (Tab. 11.28). Die Sonographie der Brust stellt in der Schwangerschaft bei eher dichtem Drüsengewebe eine sehr wichtige Untersuchung dar. Liegt die Diagnose eines invasiven Mammakarzinoms vor, kann ohne größere Gefahr für den Feten auch eine Röntgen-Thoraxaufnahme durchgeführt werden. Als weitere Staginguntersuchung empfiehlt sich eine Leber-Ultraschalluntersuchung. Andere Untersuchungen, die mit einer höheren Strahlenbelastung einhergehen (Knochenszintigramm, CT) sollten wegen der relativen Seltenheit von Fernmetastasen (5% Leberfiliae, 3–7% Knochenmetastasen im Stadium I bis II) nur bei symptomatischen Patientinnen mit Hinweis auf eine Fernmetastasierung veranlasst werden.

Therapie. Therapie der Wahl bei schwangeren Mammakarzinompatientinnen im Stadium I und II ist die modifizierte radikale Mastektomie. Diese Therapie wird für schwangere Frauen des 1. und 2. Trimesters empfohlen. Ein brusterhaltendes Vorgehen ist aufgrund der erforderlichen anschließenden Radiotherapie der Brust nicht zu empfehlen. Die brusterhaltende operative Therapie kann nur für Frauen des letzten Schwangerschaftsdrittels in Frage kommen, die sich für eine vorzeitige Entbindung bei hinreichender Lebensfähigkeit des Kindes (in der Regel ab der 30. SSW) entschieden haben.

Eine Verzögerung der Therapie zugunsten der Lebensreife des Kindes muss mit der Mutter/den Eltern ausführlich besprochen werden. Es wurde berechnet, dass bei einer 4-wöchigen Therapieverzögerung bei einer mittleren bis hohen Tumorverdopplungszeit das Risiko für eine axilläre Lymphknotenmetastasierung um 0,9–1,8% ansteigt. Verzögert sich die Therapie um 6 Monate, so steigt das Risiko hinsichtlich einer axillären Lymphknotenmetastasierung auf 5,1–10,2%.

In etwa 75% handelt es sich um axillär nodal-positive Karzinome oder die Tumoren weisen andere ungünstige Kriterien auf (>2 cm, östrogen- und progesteronrezeptornegativ, Grading 2–3, Lymphangiosis carcinomatosa). Den Patientinnen muss eine adjuvante Chemotherapie empfohlen werden. Wird die Chemotherapie im 1. Schwangerschaftsdrittel während der Embryogenese verabreicht, ist mit einer hohen Fehlbildungsrate des Feten zu rechnen. Wird ein methotrexathaltiges Polychemotherapieschema wie zum Beispiel CMF im 1. Trimester verabreicht, beträgt die Fehlbildungsrate ca 25%. Im 2. und 3. Trimester der Schwangerschaft ist die fetale Fehlbildungsrate durch eine Polychemotherapie nicht wesentlich erhöht, jedoch werden häufiger intrauterine Wachstumsretardierungen sowie eine erhöhte Rate an Totgeburten beobachtet.

> ! Das fortgeschrittene Mammakarzinom einer schwangeren Frau stellt ein großes Problem dar.

Die Prognose dieser Frauen ist extrem schlecht. Das 5-Jahresüberleben schwangerer Frauen mit Brustkrebs in den Stadien III und IV ist bestenfalls 7-10%. Therapieoptionen sind neben einer palliativen lokalen chirurgischen Sanierung, eine Chemotherapie oder eine Strahlentherapie. Eine Tamoxifen-Therapie wird bei bestehender Schwangerschaft nicht empfohlen.

Muss eine Mammaoperation während der **Stillzeit** durchgeführt werden, so sollte aufgrund der erhöhten Vaskularisierung zuvor abgestillt werden. Ebenso sollte während einer laufenden Chemotherapie nicht gestillt werden.

Kinderwunsch nach Mammakarzinom. Tritt eine Schwangerschaft 2 Jahre nach einer Mammakarzinomtherapie ein, gibt es keinen Hinweis dafür, dass die Karzinomerkrankung in irgendeiner Weise ungünstig beeinflußt wird. Da die meisten Rezidive in den ersten 2–3 Jahren nach Diagnosestellung auftreten, ist bei ein Kinderwunsch zu einer 2–3 jährigen Latenzzeit zu raten.

> Eine kurz zurückliegende Schwangerschaft ist als ein ungünstiger prognostischer Faktor bei der Brustkrebsdiagnose zu werten.

11.13.3 Maligne Ovarialtumore und Schwangerschaft

Beispiel

23-Jährige Patientin (I. Gravidität, Nullipara) wird in der 41. SSW mit regelmäßiger Wehentätigkeit aufgenommen, der Muttermund ist rasch vollständig eröffnet, vorangehender Teil (Kopf) VT-2, wegen schwerer prolongierter Bradykardie Entschluss zur Notfallsectio. Kind Knabe 3280 g, APGAR 6/9/10, pH 7,02/7,07. Intraoperativ findet sich ein kindskopfgroßer Ovarialtumor rechts, der den ganzen Douglas ausfüllt und die mechanische Ursache für das ausbleibende Tiefertreten des Köpfchens war. Die Adnexektomie rechts wird sofort durchgeführt.

Diagnose: Klassisches Dysgerminom, Resektion im Gesunden.

Epikrise. 23 jährige I-G/0-P, Notfallsectio bei Geburtsstillstand und drohender intrauteriner Asphyxie. Dysgerminom rechts.

Klinisch und sonographisch durchgeführte engmaschige Kontrollen bleiben ohne Hinweis für ein Rezidiv.

Epidemiologie. Es wird geschätzt, dass etwa eine von 1.000 Schwangeren wegen eines Ovarialtumors laparotomiert wird. Die meisten Adnextumoren werden während der Routine-Sonographie in der Schwangerschaft im 1. Trimester entdeckt. Während des 2. und 3. Schwangerschaftsdrittels werden Adnextumore meist von dem vergrößerten Uterus überlagert.

Maligne Ovarialtumoren kommen bei einer von 25.000 Schwangeren vor. Adnextumoren, die während der Schwangerschaft entdeckt werden, sind lediglich in 5% maligne, verglichen mit 15–20% bei gleichaltrigen, nicht schwangeren Kontrollen.

> Es gibt keine Hinweise dafür, dass eine Schwangerschaft die Prognose ovarieller Malignome beeinflusst.

Komplikationen wie Stieldrehung oder Ruptur, die wiederum eine erhöhte Rate an Spontanaborten oder vorzeitigen Wehen nach sich ziehen, treten jedoch häufiger auf.

Diagnostik. Der Ultraschalluntersuchung kommt hinsichtlich der Einschätzung der Dignität des Ovarialtumors eine besondere Bedeutung zu.

Bei den meisten Ovarialmalignomen handelt es sich um Ovarialkarzinome im eigentlichen Sinne, gefolgt von Dysgerminomen und Keimstrangtumoren. Erfreulicherweise werden maligne Ovarialtumore bei schwangeren Frauen häufiger im FIGO-Stadium Ia diagnostiziert als bei einem nicht schwangeren Vergleichskollektiv.

Therapie. Besteht Unklarheit hinsichtlich der Dignität oder sind aufgrund der Größe des Adnextumors Komplikationen zu befürchten, sollte trotz Schwangerschaft eine Laparatomie durchgeführt werden. Die Therapie ist entsprechend der Therapie bei der nicht schwangeren Frau durchzuführen. In Frühstadien und bei bestehendem Kinderwunsch kann ein organerhaltendes Vorgehen diskutiert werden.

11.13.4 Ovarielle Funktion und Fertilität nach einer Malignomtherapie

Nach wie vor ist unklar, ob eine Chemo- oder Radiotherapie Langzeiteffekte auf die ovarielle Funktion und die Fertilität besitzen. Die ovarielle Sensibilität im Hinblick auf eine Chemotherapie hängt vom Alter der Frau und dem Chemotherapieregime ab. Die meisten Chemotherapeutika führen zu einer Unterdrückung der ovariellen Funktionen und haben somit eine Amenorrhö zur Folge.

> Je jünger die Frau, desto größer die Chance, dass nach Absetzen der Chemotherapie die ovarielle Funktion wiederkehrt.

Es gibt Hinweise dafür, dass die ovarielle Funktion nach Chemotherapie eher erhalten bleibt, wenn gleichzeitig eine GnRH-Analoga-Therapie eingeleitet wird. Interessanterweise ist auch das präpubertäre Ovar resistenter gegenüber einer Chemotherapie. Prinzipiell gibt es folgende Möglichkeiten, die Fertilität bei jungen Frauen, die eine Chemotherapie erhalten müssen, zu konservieren:

- Gabe eines GnRH-Agonisten oder GnRH-Antagonisten, wenn die Chemotherapie schnell durchgeführt werden muss und der flare-up Effekt der GnRH-Agonisten nicht abgewartet werden kann.
- Kryokonservierung von Ovargewebe mit späterer in-vitro Maturation, wenn gewünscht.
- Transplantation von Ovargewebe. Diese Methode ist sinnvoll, wenn beispielsweise das kleine Becken bestrahlt werden soll.

Stellt sich die ovarielle Funktion nach Absetzten der Chemotherapie wieder ein, so scheint es keine erhöhte Abortrate, erhöhte fetale Chromosomenstörungen oder fetale Anomalien zu geben.

Der Einsatz einer Chemotherapie garantiert keinesfalls das Nichteintreten einer Schwangerschaft bei einer Frau in der reproduktiven Lebensphase.

> Frauen, die unter chemotherapeutischer Behandlung stehen, sollte eine antikonzeptionelle Beratung angeboten werden.

In Kürze

Schwangerschaft und Krebs

Durchaus häufiges Zusammenteffen von Schwangerschaft und Malignomerkrankung, etwa 1:1.000.
Zervixkarzinom: Häufigstes Malignom in Schwangerschaft, routinemäßig zytologischer Abstrich bedingt frühe Diagnose, Kolposkopie, kolposkopisch gesichterte Biopsie, möglichst keine Konisation (erhöhte Blutungs- und Abortgefahr). **Therapie:** Frühstadien zytologische und kolposkopische Kontrolle. Carcinoma in situ Schwangerschaftsende abwarten, Knipsbiopsie bzw. Konisation bei Zweifel an Invasion. Invasives Karzinom FIGO I, II radiakle Hysterektomie nach Wertheim, bei fortgeschrittener Schwangerschaft evtl. Lebensfähigkeit des Feten abwarten. Fortgeschrittenes Karzinom Beendigung der Schwangerschaft und primäre Radiatio. Kein negativer Einfluss der Schwangerschaft auf Progression.
Mammakarzinom: Zweithäufigstes Malignom in Schwangerschaft, wegen schwangerschaftsbedigter Veränderungen der Brust oft Diagnose erst in späteren Stadien. Sonographie, Röntgen-Thorax, Leber-Sonographie. **Therapie:** Frühstadien I,II modifizierte radikale Mastektomie mit Radiatio, brusterhaltend nur im letzten

▼

Schwangerschaftdrittel. Bei Therapieverzögerung steigt Gefahr der Lymphknotenmetastasierung. Falls Lymphknoten positiv, Chemotherapie mit Gefahr für Feten. Fortgeschrittenere Stadien III, IV palliativ lokal chirurgisch mit Chemotherapie oder Radiatio, Prognose dann sehr schlecht.

Ovarialmalignome: Adnextumoren in Schwangerschaft häufig, aber selten maligne. Sonographie. **Therapie:** Laparatomie, bei Kinderwunsch und Frühstadium ggf. organerhaltend.

Fertilität nach Malignomtherapie: Chemotherapie unterdrückt ovarielle Funktion. Fertiliätserhaltung möglich durch GnRH-Analoga-Therapie, Kryokonservierung oder transplantation von Ovargewebe. Unter Chemotherapie möglichst Verzicht auf Schwangerschaft.

Endometriose

L. Mettler, A. Schmutzler

Einführung

Die Ätiologie der Endometriose ist letztlich ungeklärt. Die Symptomatik des Krankheitsbildes mindert häufig stark die Lebensqualität. Medikamentöse und chirurgische Behandlungsverfahren sind bei einem Großteil der Patientinnen erfolgreich. Neue Therapiekonzepte nach Klärung immunologischer Entstehungsmechanismen bleiben abzuwarten.

Definition

Unter **Endometriose** versteht man das ektope Auftreten (außerhalb des Cavum uteri) von endometriumähnlichem Gewebe.

Dieses Gewebe besitzt Östrogen- und Progesteronrezeptoren und kann auf hormonelle Stimulation mit Proliferation und sekretorischer Umwandlung reagieren. Es kommt zur zyklischen Veränderung des ektopen Endometriums mit Abstoßung von Zellen und Blut.

Vorkommen der Endometriose

Genitale Endometriose: Im kleinen Becken.
- **Endometriosis genitalis interna** (Adenomyosis uteri): Myometrium.
- **Endometriosis genitalis externa**: Ovar, Vagina, Vulva, Perineum, Douglas-Raum.

Extragenitale Endometriose: Außerhalb des kleinen Beckens.

Die Loaklisation im kleinen Becken und außerhalb des Genitale ist variabel (Abb. 12.1).

Endometrioseherde des kleinen Beckens und des weiblichen Genitals sind nicht gleichbedeutend mit dem **Krankheitsbild der Endometriose**.

> Nur etwa die Hälfte aller Patientinnen mit Endometrioseherden entwickelt ein Krankheitsbild mit Schmerzen, gynäkologischem Tastbefund, Dysmenorrhöen oder Sterilitätsproblematik.

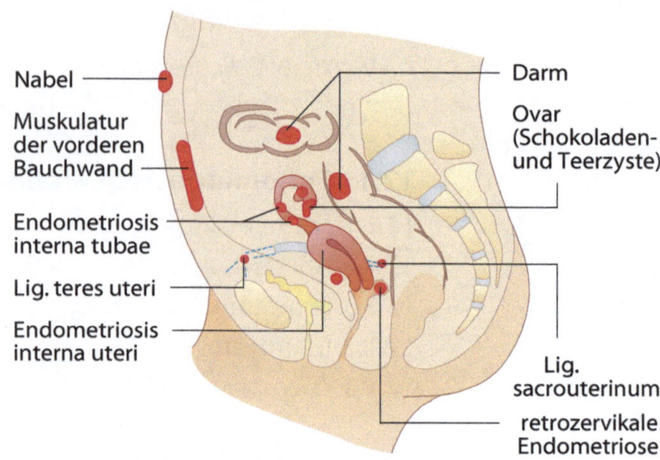

Abb. 12.1. Lokalisationen der Endometriose

12.1 Endometriosis genitalis

12.1.1 Epidemiologie

> Endometriose ist nach Myomen die zweithäufigste gynäkologische Erkrankung.

Die genaue Inzidenz ist nicht geklärt. Bei gynäkologischen Laparotomien haben Endometriosen eine Frequenz von 1–15%, bei gynäkologischen Pelviskopien von 5–53%. Sterilitätspatientinnen zeigen pelviskopisch eine Häufigkeit von 30–50%. Prospektive Studien zeigen ein Auftreten während des reproduktiven Alters der Frau in 5–10%.

Die Endometriose wird mit verbesserten diagnostischen Möglichkeiten verstärkt und in früheren Stadien wahrgenommen.

12.1.2 Ätiopathogenese

> Endometriose tritt erst nach der Menarche auf und ist eine Erkrankung des reproduktiven Alters.

Die Wahrscheinlichkeit einer Endometriose nimmt bis zur Menopause mit dem Alter zu, danach sinkt sie rasch ab.

Das ektope Endometrium hat große Ähnlichkeit zum normalen orthotopen Endometrium (Abb. 12.2). Es finden sich charakteristische Drüsen und Stroma, sowie eine sekundäre perifokale Entzündungsreaktion. Das hormonabhängige, ektope Endometrium zeigt zwar eine proliferative und sekretorische Umwandlung, die aber niemals die

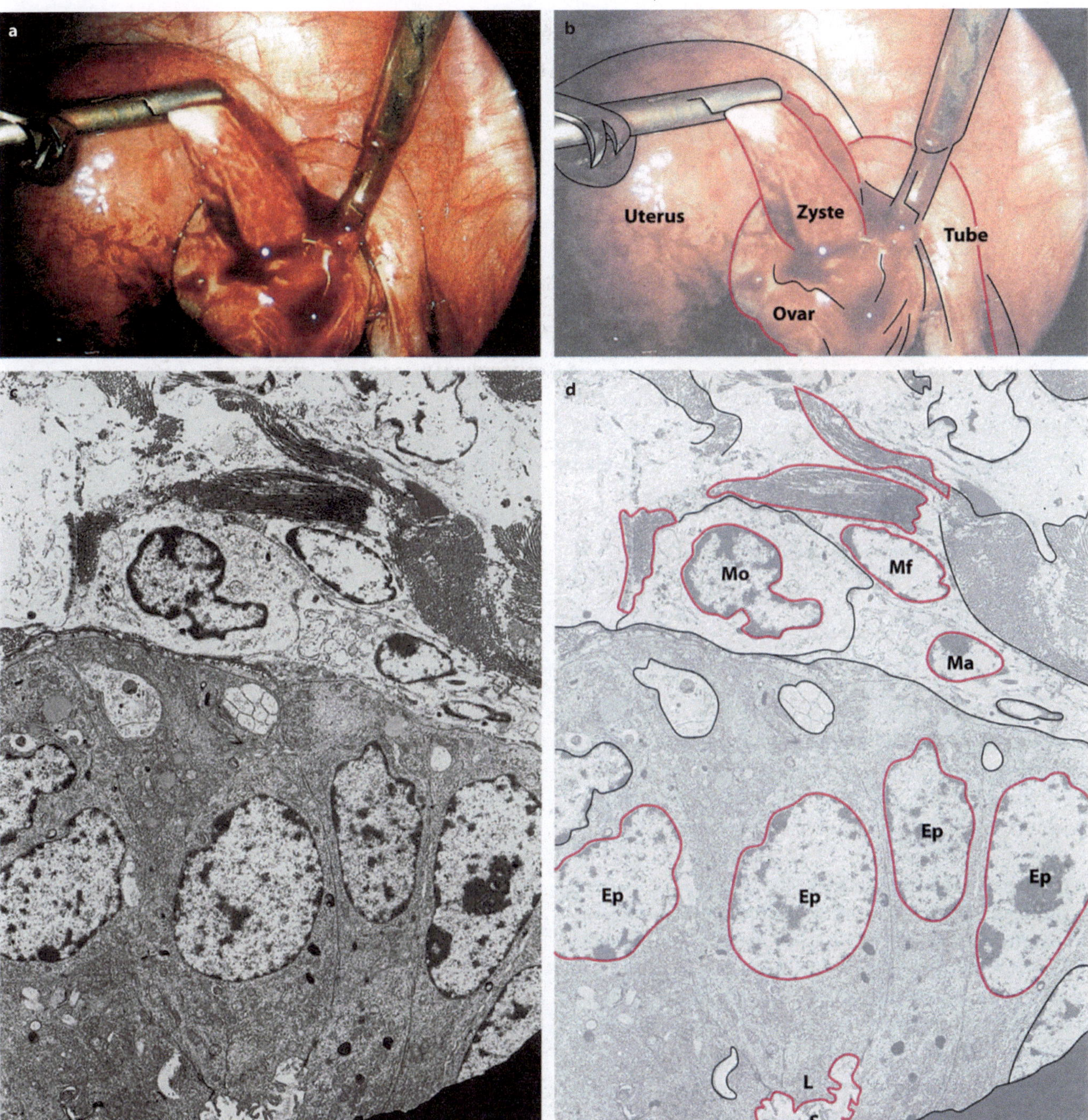

Abb. 12.2. Makro- und mikroskopische Darstellung der Endometriose mit Schema. **a** Pelviskopischer Situs einer Ovarialzyste rechts bei Zystenenukleation. **b** Schematische Zeichnung der Ovarialzystenenukleation. **c** Elektronenmikroskopische Abbildung eines Endometrioseherdes im Ovar mit geringen Sekretionsmerkmalen im Lumen (Araldideinbettung, Glutaraldehydfixierung, Osmium und Bleizitratkontrastierung ×17.000). **d** Schematische Zeichnung der elektronenmikroskopischen Abbildung (c) eines Endometrioseherdes von 4 Epithelien (Ep) mit einer engen Lumenbildung (L) und geringen Sekretionsmerkmalen (S). Perifokale Fibrose mit Myofibroblasten (Mf), Kollagenbildung, vereinzelten Monozyten (Mo) und Makrophagen (Ma)

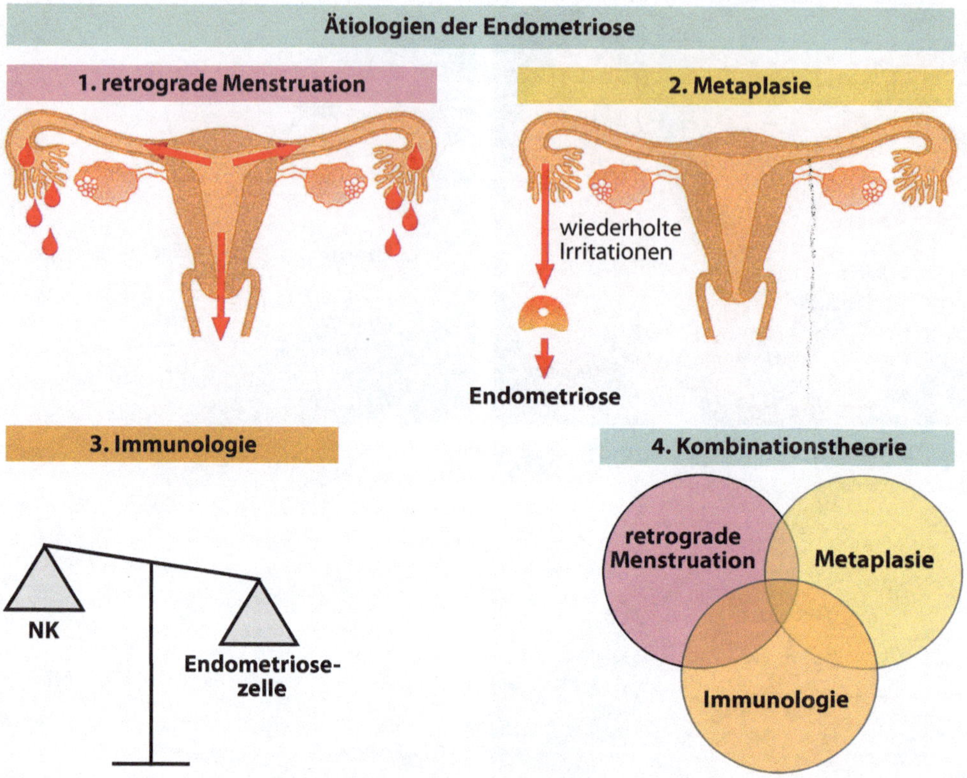

Abb. 12.3. Ätiologische Konzepte zur Entstehung der Endometriose (NK=natural killer cells)

Aktivität von eutopem Endometrium erreicht. Das ektope Endometrium hat ein spezielles proliferatives, aber nicht destruktives Wachstum und unterscheidet sich daher vom Karzinom.

Die genaue Entstehung der Endometriose bleibt bis heute ungeklärt (Abb. 12.3):

1. **Retrograde Menstruation (Implantations-, Transplantationstheorie)**: Man geht davon aus, das während der Menstruation Endometriumgewebe über die Tuben retrograd das innere Genitale verlässt und sich an anderer Stelle ansiedelt. Dabei ergibt sich die Frage, ob bereits das ortsständige Endometrium bei Endometriose-Patientinnen veränderte Merkmale aufweist, die für eine Persistenz im extrauterinen Milieu verantwortlich sind.
   Früher waren höhere Kinderzahl und längere Stillperioden dafür verantwortlich, dass die Zahl der Menstruationsblutungen während der Geschlechtsreife einer Frau deutlich niedriger war, als in unserer heutigen Gesellschaft mit 1–3 Kindern als Normalzustand. Die Frau hat üblicherweise zwischen dem 12. und 50. Lebensjahr über 450 Menstruationsblutungen. Wenn also die retrograde Menstruationsblutung und die ovarielle Suppression durch Schwangerschaft und Stillperiode ätiologisch relevant sind, könnte das veränderte Reproduktionsverhalten in unserer Gesellschaft für die zunehmende Häufigkeit der Endometriose verantwortlich sein.
2. **Metaplasie**: Diese ätiologische Theorie basiert auf der Annahme, dass wiederholte Irritationen das Zölomepithel beeinflussen und Metaplasien entstehen lassen, die wiederum zu einem Umbau in Endometriumgewebe führen.

Stammzellhypothese und Apoptoseresistenz

Die Verlagerung von Endometrium in ein extrauterines Millieu schafft bei den relativ kurzlebigen Endometrioseepithelien möglicherweise eine Apoptoseresistenz, weil unter diesen Zellen auch einzelne Stammzellen der Basalis sind, die zeitweise wegen ihrer Telomerasekompetenz durch Zellteilung proliferieren können. Dafür spricht der Nachweis einer beschränkten Proliferationsaktivität im ektopen Endometrium, der sich dadurch zeigt, dass die meisten proliferierenden Zellen der Endometriose sich nicht in der G-1/0-Phase des Zellzykluses, sondern in den Zellzyklusphasen S, G-2 und M befinden. Hierauf deutet auch die Expression des nuklearen Proteins P100. Dieses Protein wird in allen Zellzyklusphassen außer in G0 und G1 exprimiert.

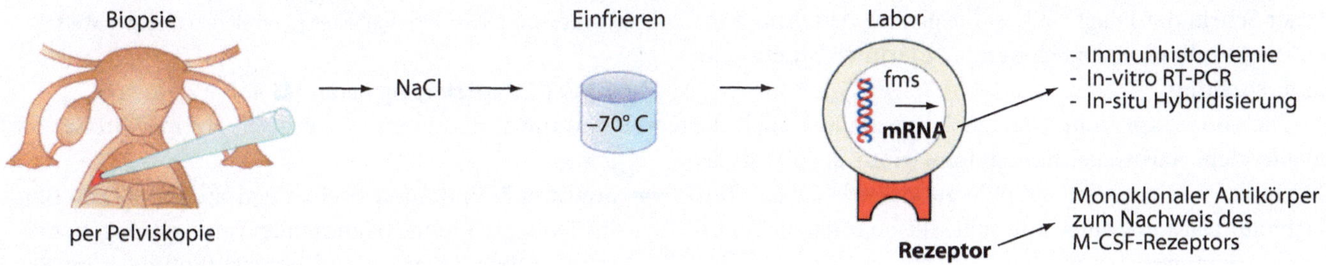

Abb. 12.4. Immunologischer Nachweis des M-CSF-Rezeptors bei Endometriose

Für die Stammzelltheorie spricht auch die Tatsache, dass es in etwa 5–10% aller Endometriosen gelingt, in den Proteinextrakten aus mikrodissezierten Endometrioseherden mit robusten PCR-Nachweismethoden eine Telomeraseaktivität zu demonstrieren. Per definitionem ist die Stammzelle eine Zelle mit prospektiven Differenzierungspotenzen. Die Telomerasekompetenz verleiht einer jeden Stammzelle die Transmission in das Proliferations-Kompartiment, zum Unterhalten einer definierten Populationsgröße.

3. **Immunologie:** Das Konzept einer gestörten zellulären Immunantwort als Ursache der Implantation einer Endometriose ergibt zum gegenwärtigen Zeitpunkt noch keinen Therapieansatz, wird aber vermehrt Bedeutung zugemessen. Die Rolle der Makrophagen sowie autokrine und parakrine Steuerungsmechanismen werden zunehmend diskutiert.

Makrophagenwachstumshypothese

Die Erfassung der lokalen Situation am Ort der ektopen Implantation in Schnittpräparaten und Biopsien bietet jedoch auch die Möglichkeit einer evtl. erhöhten Aktivität des Makrophagen-colony-stimulating faktors (M-CSF) oder der Genexpression des Onkogens c-fms Rechnung zu tragen (Abb. 12.4).

An Endometriosebiopsien bei Patientinnen aller EEC-Stadien wurde der M-CSF1 Rezeptor in 65–85% nachgewiesen. Die Reaktion und Expression des Onkogens c-fms erfolgte primär in den Epithelien, aber auch im Stroma.

Marker im Serum wie CA 125 oder antiendometriale Antikörper ergeben derzeit noch keine sichere Möglichkeit, die Endometriose zu erkennen.

4. **Kombinationstheorie:** Die vielfältigen typischen Ansiedlungsorte legen eine Kombination der Entstehungstheorien nahe.

> Die Endometriose ist in ihrer Entstehung nicht östrogenabhängig, in ihrer Entwicklung und ihrem Fortschreiten jedoch sicher über Östrogenrezeptoren beeinflussbar.

Die endokrine Beeinflussbarkeit entspricht jedoch nicht der des eutopen Endometriums. Auch unabhängig von hormonellen Einflüssen, sind gleichsam autonom wachsende Endometriosen bekannt geworden.

Bei sekundärer Sterilität nimmt die Häufigkeit von Endometriose mit zunehmendem Zeitabstand zur letzten Schwangerschaft interessanterweise zu.

12.1.3 Symptomatik

Die Erstdiagnose wird meist zwischen dem 20. und 40. Lebensjahr gestellt.

Nur bei 65% aller Betroffenen treten Symptome wie

- Menstruationsstörungen (Dysmenorrhöen, Polymenorrhöen),
- azyklische Unterbauchbeschwerden,
- Übelkeit, abdominelles Völlegefühl, Defäkationsschmerzen,
- Rückenschmerzen,
- Sterilität,
- Dyspareunien und psychosexuelle Veränderungen auf.

Die Endometriose muss in vielen Fällen therapiert werden, da die Kardinalsymptome Dysmenorrhö, Dyspareunie, Defäkationsschmerzen, chronische Unterbauchschmerzen und Sterilität die Lebensqualität stark vermindern.

Die Schmerzsymptomatik korreliert nicht mit dem Ausmaß der Endometrioseherde, sondern eher mit deren Lokalisation.

12.1.4 Diagnostik

Erster Schritt der Diagnostik ist die genaue **Anamnese** sowie die Lokalisation der Schmerzpunkte durch **bimanuelle Untersuchung**.

Die **sonographische** Untersuchung umfasst auch die ableitenden Harnwege. Ein Endometriom des Ovars ist durch transvaginale Sonographie gut darstellbar. Bei Verdacht auf Darmendometriose sollte die endorektale Sonographie herangezogen werden.

Die **Laparoskopie** (◘ Abb. 12.5) gestattet die makroskopische Beschreibung der Lokalisation und Ausdehnung von Endometrioseherden und Zysten. Dabei werden rote Läsionen (petechiale, vesikuläre, polypoide oder hämorrhagische Läsionen) frischer, aktiver Endometrioseherde von weißen inaktiven narbigen Herden und braunschwarzen Herden (inaktive Endometriose mit hämosiderintragenden Makrophagen im mikroskopischen Bild) unterschieden.

Die **histologische Diagnostik** aus Biopsaten, die endoskopisch gewonnen werden, ist die Methode der Wahl.

Ergänzend kann ein **MRT** durchgeführt werden. Eine Endometriose des Spatium rectovaginale oder fraglich auf den Darm übergreifende Herde stellen eine Indikation dafür dar.

Verschiedene Klassifizierungsmöglichkeiten erfassen die Erkrankung:

- **ASRM**-Klassifizierung (American Society for Reproductive Medicine Classification, 1997), rein morphologisch,
- **ACOSTA**-Klassifizierung,
- **EEC**-Klassifizierung (Endoscopic Endometriosis Classification).

Ein klinisch sinnvolles und praktikables Klassifikationssystem sollte Informationen geben über:

- Sitz und Ausdehnung der pathologischen Veränderungen,
- Schmerz und beeinträchtigte Organfunktionen,
- stadienbezogene Therapierichtlinien,
- Prognose (natürliches Progressionsrisiko, Erfolgschance einer Behandlung, Rezidivrisiko).

ASRM

Auf Initiative der ASRM, deren Score-System ausschließlich auf der Lokalisation und Ausdehnung der Erkrankung selbst basiert, wurde ein Endometriosedokumentationsschema entwickelt, das die makroskopische Erscheinung, Histologie, Deskription der Sekundärschäden, Schmerzsymptomatik und Sterilitätsproblematik berücksichtigt. Die Aktivität der Endometriose bleibt unberücksichtigt.

Gewiss wird das revidierte Klassifikationssystem der ASRM allgemein akzeptiert und weltweit gebraucht, doch hat dieses Punktesystem hinsichtlich des o. g. Informationsgehaltes einen eingeschränkten Wert.

Die **EEC-Klassifizierung** lautet (◘ Abb. 12.6):

- **Stadium 1:** Endometrioseherde bis zu einer Größe von 5 mm.
- **Stadium 2:** Endometrioseherde größer als 5 mm. Blut im Douglas-Raum, beginnende Verwachsungen zwischen Tuben, Ovarien und Uterus, Blutungen im Bereich der Ovarien.
- **Stadium 3:** Verwachsungen im Bereich des kleinen Beckens, große Endometriome mit Ovarialzysten, partiellen Einblutungen, Herde im Bereich der Blase und Sakrouterinligamente, möglicher Befall des Septum rectovaginale.
- **Stadium 4:** Endometrioselokalisation in den Därmen, in der Blase, am Blinddarm, im Nabel, in der Leber, in der Lunge, etc. mit häufigen monatlichen Blutungen.

12.1.5 Therapie

Die Therapie der Endometriose steht derzeit auf folgenden Säulen:

- Operation
- Endokrine Therapie
- Schmerzmedikation
- Kombinationstherapie

> Gegenwärtig wird die kombinierte, operativ-, meist endoskopisch-destruktive Behandlung und die östrogen-supressive Behandlung weiterhin als Standardtherapie angesehen.

Über immunologische Therapiemodalitäten liegen noch keine Erfahrungen vor.

Das Ziel chirurgischer wie medikamentöser Therapie ist die Beseitigung bestehender und die Verhinderung der Neubildung von Endometrioseherden. Abhängig von der Ausdehnung der Endometriose ist dies in vielen Fällen leider nicht dauerhaft möglich. Eine spürbare Verlängerung des rezidiv- bzw. beschwerdefreien Intervalls sollte zumindestens ereicht werden.

Die hohe Rezidivhäufigkeit gebietet die Erstellung eines individuellen Therapiekonzeptes. Eine empirische Behandlung der Schmerzen bei Endometriose ist möglich, wenn die Verdachtsdiagnose noch nicht durch eine Operation gesichert ist.

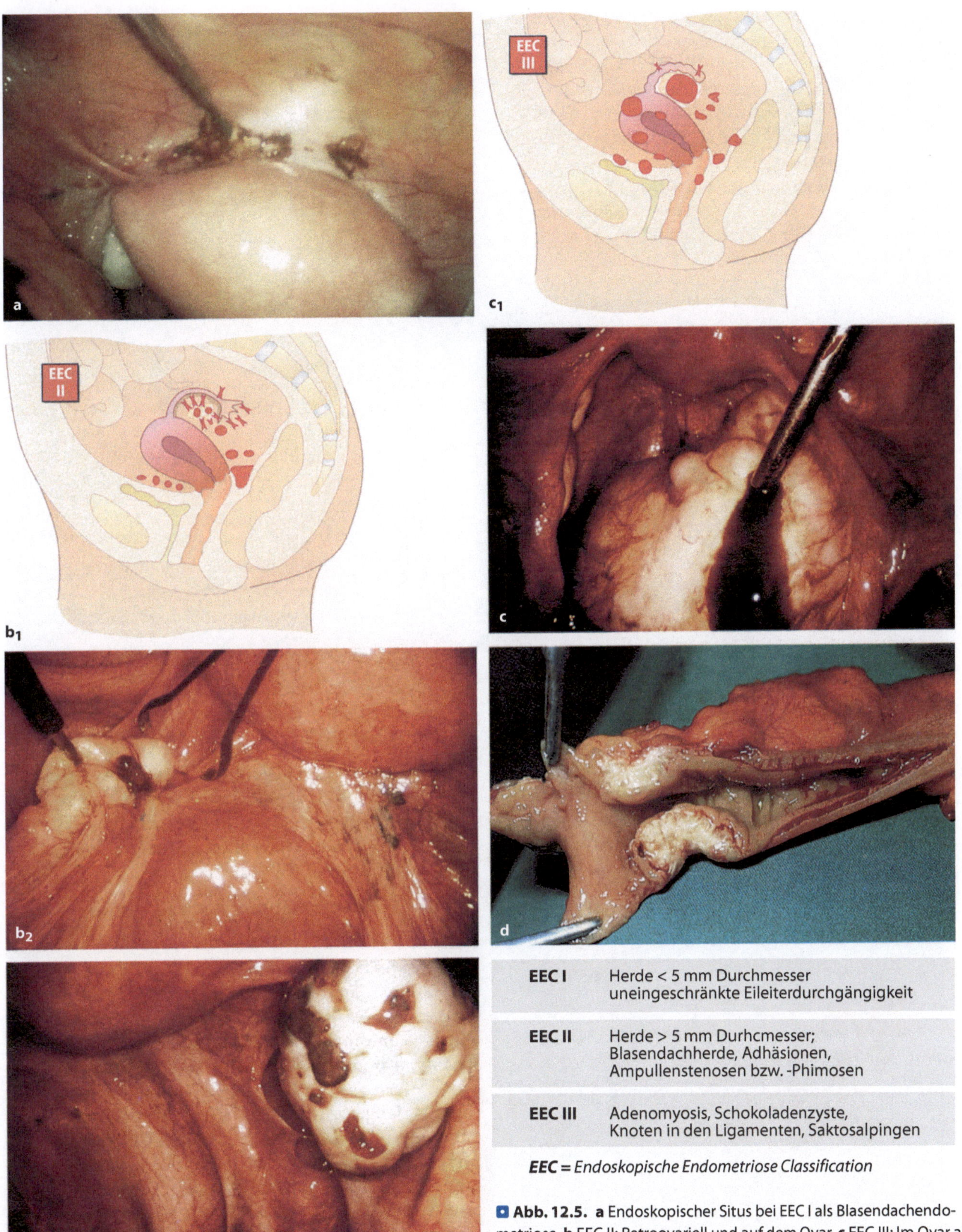

EEC I	Herde < 5 mm Durchmesser uneingeschränkte Eileiterdurchgängigkeit
EEC II	Herde > 5 mm Durhcmesser; Blasendachherde, Adhäsionen, Ampullenstenosen bzw. -Phimosen
EEC III	Adenomyosis, Schokoladenzyste, Knoten in den Ligamenten, Saktosalpingen

***EEC** = Endoskopische Endometriose Classification*

Abb. 12.5. **a** Endoskopischer Situs bei EEC I als Blasendachendometriose. **b** EEC II: Retroovariell und auf dem Ovar. **c** EEC III: Im Ovar als Endometriom. **d** EEC IV: Im Darm in einem Sigmaresektat

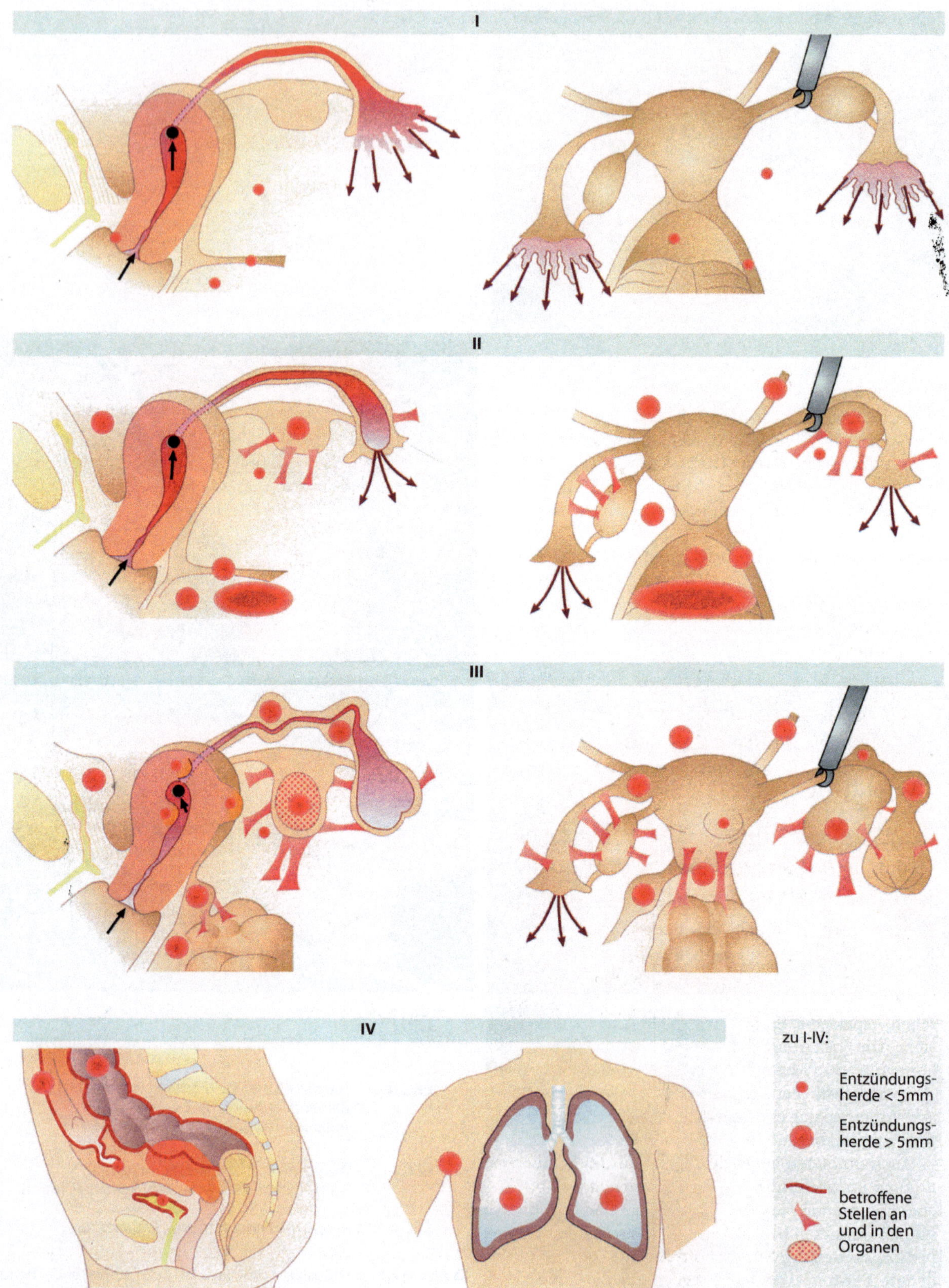

Abb. 12.6. EEC-Klassifikation

Symptomatisch-medikamentöse Therapie

Schmerzmittel

Die häufig angewandten Schmerzmittel, wie **Acelylsalicylsäure**, **Diclofenac** oder **Ibuprofen**, stellen eine begleitende, symptomatische Behandlung dar, insbesondere um die oft quälende Dysmenorrhö zu lindern. Im Einzelfall, z. B. bei der Frau am Ende der Reproduktionsphase im Übergang zur Postmenopause, bei der die monatlichen Blutungsschmerzen das einzige Symptom darstellen, können diese Präparate aber durchaus genügen, die Lebensqualität zu erhalten.

Östrogen-Gestagen-Kombination

Auch die Östrogen-Gestagen-Kombinationen in Form oraler Kontrazeptiva stellen eine symptomatische Therapie dar. Blutungsschmerzen geringeren Ausmaßes können damit gelindert werden, die Progression der Endometriose kann aber nicht verhindert werden. Das Fortschreiten der Erkrankung wird auf trügerischer Weise verschleiert. Die früher unter dem Begriff der »Pseudoschwangerschaft« durchgeführte Behandlung mit hohen Dosen einer Östrogen-Gestagen-Kombination wird wegen der ausgeprägten Nebenwirkungen und der hohen Therapieabbruchrate nicht mehr angewandt. Heute wird bevorzugt eine gestagenbetonte Pille (Mikropille) eingesetzt.

Gestagenpräparate

Durch die Gestagentherapie werden die Gonadotropine supprimiert, der Östrogenspiegel fällt ab. Gestagenpräparate in den üblicherweise eingesetzten Dosierungen (30 mg/Tag Medroxprogesteronazetat oral für 3 Monate) stellen ebenfalls nur eine symptomatische Therapie dar. Zwar kann eine deutliche Besserung der Symptome, nicht aber ein deutlicher Rückgang der Endometriose festgestellt werden. Lokal und systemisch ist die »Slow-release«-Gestagenspirale Mirena gut wirksam.

Erst bei Dosen von z. B. 100 mg Medroxprogesteronazetat (MPA) täglich wird eine objektive Regression der Endometriose gefunden, die mit der von Danazol vergleichbar ist. Bei solchen Dosen treten allerdings erhebliche Nebenwirkungen auf (Durchbruchsblutungen, Gewichtszunahme, Ödeme, Mastodynie, Nausea, Depressionen, sowieals wirkstoffabhängige, androgene Restwirkung Seborrhö und Akne).

Danazol

Danazol führt ebenso wie Gestagene zur Suppression der Gonadotropine und einem Östrogenmangel. Über die Besetzung endometrialer Androgen- und Progesteronrezeptoren und über die Erhöhung des freien Testosterons wirkt Danazol direkt auf das Endometriosegewebe.

Zunehmend werden immunologische Faktoren in der Ätiologie der Endometriose diskutiert. Da Danazol auch einen immunomodulierenden Effekt aufweist, hat die Substanz an Bedeutung gewonnen.

Der Erfolg ist dosisabhängig (600 mg/täglich als Standarddosis über 3–9 Monate). Unter dieser Dosierung werden mehr als 70% aller Patientinnen beschwerdefrei, bei mehr als 50% kommt es zu einer Besserung des Tastbefundes. Bei laparoskopischer Kontrolle fand sich in mehr als 70% eine komplette oder partielle Regression der Endometriose.

Zu den Nebenwirkungen gehören Akne, Hirsutismus, Seborrhö, Gewichtszunahme, Alopezie, Ödeme, Muskelkrämpfe, Brustverkleinerung und Hitzewallungen bzw. Schweißausbrüche. Irreversible Stimmveränderungen sind sehr selten. Die Patientinnen bedürfen während der Behandlung einer einfühlsamen Führung des Therapeuten, da sonst mit hohen Therapieabbruchraten zu rechnen ist. Danazol hat z. T. erhebliche Auswirkungen auf den Leber- und Fettstoffwechsel, die aber nach Therapieende reversibel sind.

GnRH-Analoga

Gonadotropin-Releasinghormon-Agonisten (GnRH-A) stellen eine effektive Behandlungsalternative dar. GnRH-A besitzen eine höhere Bindungsaffinität zum GnRH-Rezeptor und werden verzögert abgebaut. Die GnRH-A führen initial zur Stimulation der Hypophyse mit gesteigerter LH- und FSH-Freisetzung und vermehrter ovarieller Östrogenproduktion (flare-up Phase). Da der Hormonrezeptorkomplex aber länger stabil bleibt, führt die chronische Anwendung der GnRH-A zum Gonadotropinabfall und durch die ausbleibende Ovarstimulation zu einem hypoöstrogenen Zustand.

Die GnRH-A werden als monatliche Depotform oder als Drei-Monats-Depot für 3–6 Monate angewandt, manche Frauen ziehen die intrasanale Applikation vor.

GnRH-Antagonisten

GnRH-Antagonisten (Cetrorelix, Ganirelix) werden in ersten klinischen Studien zur Downregulation angewandt. Über TAK 013 als Sufugolex, einem oralen GnRH-Antagonisten liegen noch keine abschließenden Daten vor.

Kombinationstherapie

In letzter Zeit wird zunehmend eine *add back*-Therapie mit GnRH-A und Östrogenen oder Gestagenen zur Vermeidung einer übermäßigen Knochendichte-Verminderung (bei positiver Familienanamnese) und zur Abwendung massiver vasomotorischer Begleiterscheinungen diskutiert. Zu beachten ist, dass diese Zusatzbehandlung das eigentliche Behandlungsziel nicht negativ beeinflussen darf.

Eine Kombination von GnRH-Agonisten mit Danazol ist zu bedenken. Vorteil ist, dass eine Hypoöstrogenämie mit den Agonisten leichter zu erreichen ist, und Danazol niedriger dosiert werden könnte.

Aromatasehemmer

In Endometriosegeweben wurde eine Überexpression von Aromatase und Cyclooyxgenase Typ 2 (COX-2) gefunden. Die vermehrte Aromataseaktivität führt zur lokalen Östradiolzunahme, die wiederum zu einer Stimulation der COX-2 führt und andererseits auch die Endometriose anregt. Aromatasehemmer und COX-Inhibitoren könnten daher einzeln oder in Kombination neue Therapioptionen darstellen.

In vitro-Fertilisation (IVF), intrazytoplasmatische Spermieninjektion (ICSI) und Embryo-Transfer (ET)

Großzügig wird heutzutage bei seit über einem Jahr nicht erfolgreich behandelten Endometriose-Patientinnen auch zur Anwendung der In vitro-Fertilisation, der intrazytoplasmatischen Spermieninjektion und des Embryo-Transfers geraten. Leider sind die Schwangerschaftsraten nach Anwendung von IVF oder ICSI mit Embryo-Transfer bei Endometriose-Patientinnen deutlich geringer als bei Nicht-Endometriose-Patientinnen. Zu empfehlen ist die GnRH-Agonistenbehandlung mit direktem Übergang in eine IVF-Stimulation.

Operative Therapie

> Ziel der operativen Therapie ist die histologische Sicherung der Endometriose und ihre komplette Sanierung.

Häufig deckt sich das Ausmaß des intraoperativen Befalls nicht mit dem subjektiven Schmerzempfinden der Patientin.

Der operativen Laparoskopie mit Destruktion der Endometrioseherde sollte einer rein diagnostischen Laparoskopie immer der Vorzug gegeben werden. Eine diagnostische Laparoskopie sollte, wenn erforderlich, in gleicher Sitzung in eine Laparotomie übergehen, ggf. unter Hinzuziehen des Chirurgen.

> Das chirurgische Spektrum einer Endometriosebehandlung reicht von der oberflächlichen Koagulation bis zur Ovarialzystenenukleation, zur Resektion tiefer rektovaginaler Herde, gegebenenfalls bis zur Hysterektomie mit bilateraler Adnexektomie, zur Darmresektion und eventuell zur Ureteranastomose.

Die **Adenomyosis uteri** (Endometriose des Myometriums) kann bei starken Dysmenorrhöen und Beschwerden der Patientin, auch während des reproduktiven Alters zur Hysterektomie führen. Bei Endometriosebefall im Bereich der Zervix uteri ist auf jeden Fall eine totale Entfernung des Uterus mit umgebenden Gewebe erforderlich, denn gerade das die Zervix umgebende Endometriosegewebe kann den Schmerz verursachen.

Praxisbox Koagulation oberflächlicher Endometrioseherde

Zur flächenhaften Koagulation im Bereich des Peritoneums und der Ovaroberfläche eignet sich die bipolare Koagulation, die Endokoagulation, die Laserzerstörung, aber auch der Argon Beamer-Strahl, die Ultraschalldestruktion, aber nicht das Verbrennen mit einer monopolaren Elektrosonde.

Ovarialzysten sind Variationen des Ovarepithels, durch Herausschälen der Ovarialzysten werden auch viele Primärfollikel entfernt.

Vorteile der Zystenenukleation mit Kapsel liegen im Nichtwiederkehren der Endometriome und höheren Schwangerschaftsraten verglichen mit alleiniger thermischen Zerstörung der Oberfläche des Ovarepithels. Auch bei retrouterinen Endometrioseherden im Bereich der sakrouterinen Ligamente, die auf die Scheide übergehen, ist eine großzügige Resektion per laparoskopiam oder per laparotomiam vorzuziehen. Wenn die Scheide eröffnet werden muss, wird sie wieder vernäht (extrakorporaler Knotung). Bei von der Scheide in den Douglas'schen Raum reichendem Knoten empfiehlt sich ein laparoskopisch und transvaginal gemeinsames Vorgehen, um den Knoten mit guter Abgrenzung zum Rektum auszuschälen.

Praxisbox Zystenenukleation

Das typische Vorgehen zur laparoskopischen Enukleation einer sonographisch vermessenen Endometriosezyste beginnt mit dem Anheben der Zyste mit einer atraumatischen Fasszange.

▼

Es erfolgt dann das Ziehen eines Endokoagulations- oder bipolaren Streifens, die Kapselläsion und der Versuch des Herausschälens der Zyste aus ihrem Bett. Rupturiert diese zu einem Zeitpunkt, so wird die schokoladenfarbige, eingedickte Flüssigkeit sofort aspiriert und die Wunde ständig mit Ringerlösung gespült. Um schonend vorzugehen, wird nach Spülung des Zystenbettes, unter ständiger Traktion, die Zyste aus ihrem Bett herausgeschält, in einem Endobag inkorporiert und aus dem Körper herausgeführt.

Das Zystenbett wird weiter mit einem Spül-Sauggerät dargestellt, gespült und mit dem Punktkoagulator bis zu einer Eindringtiefe von maximal 2 mm koaguliert. Die Wundränder werden bipolar koaguliert, sodass sie sich nach innen umstülpen, invertieren bis die Wunde relativ gut adaptiert erscheint.

Eine Adhäsionsprophylaxe sollte mit Ringerlösung oder einem Polyäthylenglycolgel (Spray Gel) durch Aufsprühen erfolgen.

Im Falle von multiplen Endometriosezysten ist prinzipiell eine laparoskopische Sanierung möglich. Jedoch auch gute endoskopische Chirurgen gehen in Spezialfällen zur Laparotomie über.

Darmresektionen werden zunehmend endoskopisch durchgeführt.

Die tiefe **rektovaginale Endometriose** ist immer mit umschriebenen rektovaginalen und retrozervikalen Knoten verbunden. In Fällen einer Paketresektion oder tiefen Rektumresektion bei Endometriose erfolgt eine End-zu-End-Anastomose, die heute bis auf 4 cm an das Orificium ani externi heranreichen kann.

Eine präoperative endorektale Sonographie kann den Einbruch ins Rektum abklären. Liegt kein Rektumbefall vor, wird nur der Knoten in toto entfernt. Ist das Rektum mitbetroffen, muss in gleicher Sitzung eine Rektumresektion per laparotomiam oder laparoskopiam geplant werden. Gemeinsam mit den Chirurgen ist die ausreichende Darmresektion gut vorzubereiten. Eine jahrelange hormonsuppressive Behandlung ist problematisch.

Die Ummauerung der **Ureter** durch Endometriosegewebe kann ebenfalls endoskopisch gelöst werden, erfordert dann aber, bei Teilresektion des Ureters mit Durchführung der End-zu-End-Anastomose über eine Schiene spezielle Kenntnisse. Die Ureterschiene sollte 4 Wochen verbleiben.

Eine Ureterneuimplantation kann per laparoskopiam oder per laparotomiam erfolgen.

Drei-Phasen-Therapie

Definition

Unter Drei-Phasen-Therapie wird die Kombination aus Laparoskopie, endokriner Suppression über 3–6 Monate und einer Re-Laparoskopie mit End-Sanierung verstanden.

Dieses Vorgehen empfiehlt sich speziell bei Patientinnen mit Kinderwunsch, wobei es keinen sicheren Beweis gibt, dass eine chirurgische Behandlung der Endometriose, die Sterilität heilen kann. Dem ersten Schritt der laparoskopischen Diagnostik und Therapie wird ein zweiter Schritt der hormonell suppressiven Therapie zugefügt und im dritten Schritt mit einer erneuten Laparoskopie das operative Feld kontrolliert.

In der zweiten Phase wird mit Gestagenen, GnRH-Analoga, Kontrazeptiva oder einer GnRh-Analog-add-back-Therapie behandelt. Im zweiten operativem Schritt lassen sich weitere Korrekturen im Sinne der Kinderwunschbehandlung durchführen.

Dabei darf nicht vergessen werden, dass die Endometriose eine multifaktorielle Erkrankung darstellt und die sichtbaren Herde, die sich bei der Laparoskopie zeigen, nur einen Aspekt dieser mysteriösen Erkrankung darstellen.

> Die 3-Phasen-Therapie ergibt insgesamt geringere Rezidivraten, ein geringeres Wiederauftreten von Schmerzen und eine höhere Schwangerschaftsrate als die chirurgische Behandlung allein oder die hormonelle Behandlung allein.

12.2 Extragenitale Endometriosen

Darmendometriose

Die intestinale Endometriose ist am häufigsten im Bereich des Rektums und des Sigmas lokalisiert. Es folgen Septum rectovaginale, Duodenum, Zökum und Appendix. Symptome sind:

- Zyklusabhängige gynäkologische Symptome,
- menstruationsabhängige Beckenschmerzen mit veränderter Stuhlgewohnheit,
- Tendenz zur Obstipation oder Diarrhö mit rezidivierenden Schmerzen, die aber nicht obligat zyklusabhängig sind,

- Auftreten von nichtobligaten, zyklusabhängigen, rektalen Blutungen. Dies erklärt sich dadurch, dass die Darmmukosa nur selten befallen ist und
- Auftreten von Symptomen nach der Menopause, wenn sich durch Fibrosierungen teilweise ausgeprägte Stenosen bilden.

Endometriose kann derartige Veränderungen hervorrufen, dass radiologisch-differentialdiagnostisch ein intestinales Malignom ausgeschlossen werden muss. Es sind aber auch Verwechselungen mit einem Morbus Crohn möglich. Stenosen mit chronischer und akuter Symptomatik sind meist im Sigma lokalisiert. Neben der Darmobstruktion kann es auch zur Darmperforation kommen. Letztlich kann auf dem Boden einer solchen Erkrankung auch ein maligner Tumor entstehen. Insgesamt scheint die Häufigkeit der intestinalen Endometriose zuzunehmen.

Haut- bzw. Narbenendometriose

Die Endometriose der Haut tritt zu 68% in Narben, zu 25% in der Haut des Nabelbereiches und zu 6% in der Inguinalregion auf. Neuerdings wurde die Erkrankung auch in Narben des Laparoskopietrokarkanals und in Episiotomienarben beschrieben.

Inguinale Endometriose

Der erste Fall von inguinaler Endometriose wurde bereits 1896 beschrieben. Der Befall des extraperitonealen Teils des Lig. rotundum ist selten und wird oft als Inguinalhernie oder Lymphadenitis interpretiert. Zyklische Beschwerden sind charakteristisch. In 90% ist die rechte Inguinalregion betroffen.

Lymphknotenendometriose

Ries berichtete von sog. Drüseneinschlüssen in Beckenlymphknoten nach operativer Sanierung eines Kollumkarzinoms. Diese Strukturen können heute eindeutig als Endometriose identifiziert werden. Histologische Untersuchungen von Lymphonodektomiepräparaten bei Zervixkarzinomen ergaben, dass Endometrioseherde in den Lymphknoten, jedoch nicht im Bereich des Abdomens lokalisiert waren. In einigen Fällen führten diese retroperitonealen Herde zu ernsteren urologischen und gastrointestinalen Komplikation wie z. B. Ureterbeeinträchtigung und Schmerzen bei der Defäkation.

Blasenendometriose

Eine relativ seltene, aber klinisch bedeutsame Lokalisation ist die Blasenwand. Bei zyklischen Blasenbeschwerden und negativer Urinkultur muss bei prämenopausalen Frauen an eine Endometriose gedacht werden. Dabei wird die spontane Endometrioseentstehung von der Blasenendometriose nach Kaiserschnitt unterschieden. Typische Symptome sind: Harndrang, Pollakisurie, Dysurie, suprasymphysäre Beschwerden ohne und mit Hämaturie. Eine maligne Entartung ist möglich.

Ureterenendometriose

Bei 1,2–16% der Fälle wird eine Endometriose der ableitenden Harnwege beschrieben. Hiervon liegt nur bei 1% der Fälle eine Ureterendometriose vor. Man unterscheidet beim Befall des Ureters eine intrinsische (Befall der Lamina propria, der Tunica muscularis oder des Ureterlumens) von einer extrinsischen (Vorhandensein von endometrialen Drüsen und Stroma in der Adventitia oder Kompression des Harnleiters von extern) Form. Man kann die intrinsische Harnleiterendometriose als die progrediente Verlaufsform der extrinsischen sehen. Als Therapie der Wahl gilt zur Zeit eine möglichst vollständige operative Sanierung ggfs. mit Ureteroneostomie in Kombination mit einem reversiblen medikamentösen Östrogenentzug durch GnRH-Agonisten oder Danazol.

Die Klinik des Harnleiterbefalls ist häufig symptomlos. Dysmenorrhö, Dyspareunie, Makrohämaturie und dysurische Beschwerden werden nur in 16% der Fälle angegeben. In 50–60% treten Flankenschmerzen und in 25–30% Unterbauchschmerzen auf.

Durch die nach der Literatur in 50% der Fälle symptomlos verlaufenden Erkrankungen wird eine Harnstauung oft nicht rechtzeitig diagnostiziert, sodass Hydronephrosen mit Nephrektomieraten bei 25–43% beschrieben wurden.

In Kürze

Endometriose

Definition: Auftreten von endometriumähnlichem Gewebe außerhalb des Cavum uteri. **Genitale** Endometriose im kleinen Becken, **Endometriosis genitalis interna** (Adenomyosis uteri) im Myometrium, **Endometriosis genitalis externa** im Ovar, Vagina, Vulva, Perineum, Douglas-Raum, **extragenitale** Endometriose außerhalb des kleinen Beckens.

Genitale Endometriose

- **Symptomatik:** Schmerzen, gynäkologischem Tastbefund, Dysmenorrhöen, Defäkationsbeschwerden, Dyspareunie oder Sterilität nur bei der Hälfte

▼

aller Frauen mit Endometriose, oft starke Minderung der Lebensqualität.

- **Diagnostik:** Anamnese, klinische Untersuchung, Sonographie (evtl. transvaginal, endorektal), Laparoskopie, Histologie, evtl. MRT.
- **Therapie: Medikamentös** mit Analgetika, Östrogen-Gestagen-Kombinationen, Gestagenen, Danazol, GnRH-Agonisten, Kombinationstherapien. **Operativ** mit Ziel der histologischen Sicherung und Destruktion aller Herde, laparoskopisches Vorgehen oder ausmaß der Lapratomie richtet sich nach Ausdehnung und Sitz der Endometriose. Drei-Phasen-Therapie (Laparoskopie, hormonelle Suppression, Re-Laparoskopie) verbessert Ergebnisse.

Extragenitale Endometriose
Zunehmend Darmendometriose, aber auch Endometriose von Narben und Nabel, inguinale Lokalisation, Lymphknoten, Harnblase und Ureteren.

Gynäkologische Psychosomatik

D. Fischer, T. Kasimzade-Rücker

Einführung

In der Gynäkologie und Geburtshilfe ist die Berücksichtigung psychosomatischer Aspekte hilfreich und notwendig. Insbesondere durch eine gewollte oder nicht gewollte Schwangerschaft, durch onkologische Erkrankungen der Genitalorgane, aber auch durch das Eröffnen des intimsten Bereiches im Rahmen einer gynäkologischen Untersuchung werden Frauen in unterschiedlichem Maße psychisch belastet. Die wesentlichen Krankheitsbilder aus dem Bereich der psychosomatischen Frauenheilkunde werden vorgestellt.

Frauen müssen sich in den verschiedenen Phasen ihres Lebens wie Pubertät, Schwangerschaft, Geburt, Wochenbett und Klimakterium immer wieder neu an Situationen anpassen, die neben körperlichen Veränderungen mit einschneidenden Veränderungen im sozialen und psychischen Bereich einhergehen können. Im Gegensatz zu Lebensläufen von Männern müssen Frauen in ihrer Lebensplanung den veränderten Umständen Rechnung tragen, ihre Ziele überdenken und für sich neue Wege finden.

Gerade in Bezug auf eine geplante Schwangerschaft, noch häufiger, wenn sie ungewollt eingetreten ist, werden Frauenärztinnen und -ärzte um Rat gefragt. Entscheidungen müssen dann unter Berücksichtigung der gesamten Lebenssituation getroffen werden.

> Nicht wenige Patientinnen wünschen sich ihre Frauenärztin, ihren Frauenarzt als umsichtigen Experten in Ehe- und Familienfragen, bei Partnerschafts- und Sexualproblemen.

Das Frauenbild in unserer Gesellschaft macht eine psychosomatische Betrachtungsweise in der Frauenheilkunde im Besonderen notwendig. Frauen werden weiterhin teilweise als schwach, krank und leidend dargestellt, eine subtile Diskriminierung ist immer noch in verschiedenen Bereichen festzustellen. Diese potentiell krankmachende Abwertung von Frauen muss in eine entsprechende therapeutische Grundhaltung einfließen, die neben den persönlichen Hintergründen die gesellschaftlichen und sozialen Strukturen mit einbezieht, die möglicherweise zu einer Erkrankung geführt haben.

> Den Erwartungen, die sich aus den heutigen Geschlechterrollen für Frauen ergeben, jederzeit und adäquat gerecht zu werden, ist sicherlich unmöglich; sich von den Erwartungen zu befreien und einen eigenen Lebensentwurf zu zeichnen, bedarf einer gewissen Stabilität.

Ist diese nicht gegeben, können sich daraus schwerwiegende gesundheitliche Folgen ergeben.

> In der Frauenheilkunde geht es fast ausschließlich um Organsysteme, bei welchen Untersuchungen oder gar invasive Eingriffe ein Eindringen in einen stark emotional besetzten Körperbereich bedeuten.

Daher können selbst einfache Erkrankungen wie eine Entzündung zu komplexen Reaktionen bei der Patientin führen. Insbesondere wenn Operationen oder andere Therapien das Selbstverständnis und Körpererleben der Frau berühren, können erhebliche seelische Reaktionen ausgelöst werden.

Diese besonderen psychosomatischen Anforderungen an den Beruf der Frauenärztin und des Frauenarztes finden seit 1992 Ausdruck in der Weiterbildungsordnung: Zur Facharztprüfung ist neben einer theoretischen Ausbildung das Erlernen von verbalen Interventionstechniken, Balintarbeit und die psychosomatische Führung von zehn Patientinnen vorzuweisen.

13.1 Grundlagen der Psychosomatischen Medizin

13.1.1 Psychosomatik – Was ist das?

Seelische Faktoren können direkt oder indirekt an dem Entstehen physischer Krankheiten beteiligt sein. Psychische Symptome ihrerseits können auch als Reaktion auf eine physische Krankheit auftreten. Auf die Frage, ob und wie weit sich seelische, soziale und körperliche Vorgänge gegenseitig beeinflussen, gibt es bisher keine klare Antwort. Aufschlussreiche Ergebnisse werden aus dem Gebiet der Psychoimmunologie in den nächsten Jahren erwartet.

Definition

Die psychosomatische Medizin versteht sich als die Lehre von den psychischen, sozialen und körperlichen Wechselwirkungen, die bei der Enstehung, im Verlauf und bei der Behandlung von Krankheiten eine Rolle spielen.

Eine psychosomatische Sichtweise hat eine ganzheitliche Betrachtungsweise der Frau in der Medizin als Grundlage.

13.1.2 Einteilung psychosomatischer Erkrankungen

Psychosomatische Störungen

Psychosomatische Störungen werden in vier Gruppen eingeteilt:

- Befindlichkeitsstörungen
- Funktionelle Störungen (Somatisierungsstörungen)
- Psychosomatische Erkrankungen im engeren Sinne
- Somatopsychische Erkrankungen

Befindlichkeitsstörungen sind körperliche Beschwerden mit überwiegend psychischen Ursachen ohne ein vegetatives oder morphologisches Korrelat.

Unter **funktionellen Störungen** werden Beschwerden verstanden, bei denen die gestörte Funktion eines Organs ohne eine körperliche Ursache zur Beeinträchtigung führt (z. B. chronische Unterbauchschmerzen ohne pathologischen Befund). Oft zeigen sich bei chronischen Verläufen Zusammenhänge mit belastenden Lebensereignissen.

Bei **psychosomatischen Erkrankungen** im engeren Sinne wird eine psychische Grundlage für die Entstehung der Erkrankung als sehr wahrscheinlich erachtet. Der Nachweis einer Psychogenese ist allerdings oft schwierig und damit umstritten. Zu dieser Gruppe zählen z. B. der essentielle Hypertonus, das Asthma bronchiale und die Colitis ulcerosa.

Patientinnen reagieren aufgrund ihrer unterschiedlichen Persönlichkeit verschieden auf eine Krankheit. Insbesondere bei schweren oder chronischen körperlichen Erkrankungen ist in erheblichem Maße mit psychischen Beeinträchtigungen zu rechnen, die ohne die Krankheit nicht entstanden wären. Diese werden als **somatopsychische Erkrankungen** zusammengefasst. Gut untersucht sind die psychischen Auswirkungen im Falle einer Brustkrebs- oder Genitalkrebserkrankung.

13.1.3 Psychosomatische Anamnese, körperliche Untersuchung und Arzt- Patientin-Beziehung

Beispiel

Eine 27-jährige Patientin hatte sich einer Bauchspiegelung unterzogen, da sie seit Jahren über chronische Unterbauchschmerzen klagte, die sie so stark beeinträchtigten, dass u. a. ihr Arbeitsplatz gefährdet war.

In der Operation ließ sich kein Korrelat für die angegebenen Beschwerden finden. In der postoperativen Visite teilte die Operateurin der Patientin den unauffälligen Befund mit. Auf die Frage, ob sie sich freue, antwortete die Patientin mit »Ja«, gleichzeitig schaute sie jedoch betrübt die Ärztin an. Auf erneute Nachfrage brach die Patientin in Tränen aus und schilderte, dass seit Jahren sexuelle Probleme in ihrer Partnerschaft bestünden, sie aber nicht wisse, wie sie die Situation verändern könne. Der Patientin wurden daraufhin entsprechende Hilfsmöglichkeiten dargestellt und angeboten.

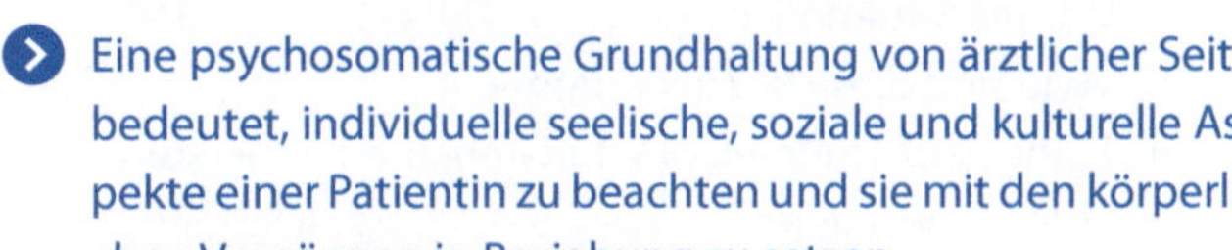
Eine psychosomatische Grundhaltung von ärztlicher Seite bedeutet, individuelle seelische, soziale und kulturelle Aspekte einer Patientin zu beachten und sie mit den körperlichen Vorgängen in Beziehung zu setzen.

Ein psychosomatisch tätiger Arzt bemüht sich, die verschiedenen Bereiche zu gewichten und sie in Diagnostik und Therapie mit einzubeziehen. Dies gelingt nur, wenn die Patientin Vertrauen fassen kann und ein »Arbeitsbündnis« entsteht. Zur Umsetzung einer ganzheitlichen Betrachtung müssen jedoch auch strukturelle Voraussetzungen gegeben sein, wie z. B. ein entsprechendes Zeit-Management und räumliche Möglichkeiten für eine ruhige Atmosphäre.

Anamnese

Im Erstgespräch werden wesentliche Grundlagen für eine psychosomatische Arzt-Patientin-Beziehung gelegt. Durch offene Fragen, also Fragen, die nicht mit »Ja« oder »Nein« beantwortet werden können, wird in einem halbstrukturierten Interview das konkrete Symptom in das Gesamtbild der Lebenssituation eingeordnet, körperliche Beschwerden werden als mögliche Folgen innerer Konflikte verstanden. Die Patientin kann durch die offene Frageform ihr Problem selbst gewichten, nonverbale Informationen oder Gefühlsäußerungen werden als Hinweise für mögliche Hintergründe der Beschwerden gewertet. Folgende Fragen ermöglichen es, in einem »Arbeitsgang« die mehr unpersönlich-objektiven mit den persönlich-subjektiven Anteilen zusammen zu erfassen, wobei die Darstellung nur beispielhaft ist und ein Abarbeiten der Fragen nicht Ziel der Anamnese sein kann.

Inhalte des Erstgesprächs

- Begrüßung der Patientin und Vorstellung der eigenen Person.
- Erfassen der Situation
  Ist beispielsweise die bettlägerige Patientin in einer bequemen Lage, ist der Zeitpunkt des Gespräches günstig?
- Frage nach den Beschwerden
  »Was führt Sie zu mir?«
- Frage nach den Dimensionen der Beschwerden
  »Wie lange haben Sie diese Beschwerden?«
  »Wann haben Sie sie das erste Mal bemerkt und wie war die Situation?«
  »Wie sind diese Beschwerden?«
- Frage nach früheren Krankheiten und der persönlichen Entwicklung
  »Wie fühlen Sie sich ganz allgemein?«
  »Gibt es Belastungen in ihrem Leben? Jetzt? Früher?«
- Frage nach den sozialen Lebensumständen, der Gesundheit von Angehörigen
  »Wie ist Ihre Lebenssituation?«
- »Haben Sie Gewalterfahrung?« – Vor einer gynäkologischen Untersuchung ist diese Frage vertrauensbildend.
- »Welche Erwartungen haben Sie an mich? Wie soll die Behandlung in Ihren Augen vor sich gehen?« – Die Einschätzung durch den Arzt und die Patientin sollte abgeglichen werden, um eine gute Compliance zu erreichen.
- Abschließende Gelegenheit für die Patientin, Unklares beantwortet zu bekommen
  »Haben Sie Fragen?«

Gynäkologische Untersuchung

Nach dem Gespräch kann die körperliche Untersuchung folgen, die Patientin sollte außer in Notfallsituationen selbst entscheiden, ob sie am gleichen Tag untersucht werden möchte. Dies trägt insbesondere bei sexuell traumatisierten Frauen, Virgines und Älteren zur Vertrauensbildung bei.

> Zum Entkleiden sollte ein abgetrennter Bereich zur Verfügung stehen, unterschiedliche Bereiche des Körpers werden nacheinander untersucht, sodass sich die Patientin nicht komplett entblößen muss.

Beim Untersuchungsablauf muss beachtet werden:

- Jede anwesende Person wird vorgestellt.
- Vorher wird erklärt, welche Untersuchungen durchgeführt werden.
- Jeder Untersuchungsschritt wird erläutert, die Befunde werden sachlich mitgeteilt.
- Mimik und Gestik sollen in keinem Fall Erstaunen, Überraschung oder Befürchtung ausdrücken.

Selbst neutral gemeinte Erklärungen können durch die Patientin, die sich während der Untersuchung in einer abhängigen Position befindet und die Befunde ggf. mit Anspannung erwartet, als kränkend oder bedrohlich erlebt werden. Es gibt genügend Beispiele, dass ein harmloser Kommentar wie »Ihre Gebärmutter ist sehr klein.«, wenn er nicht in Bezug z. B. zu dem hohen Alter der Patientin gesetzt wird und ausdrücklich als Normalbefund dargestellt wird, zu unnötigen Ängsten führen kann. Bevor die Patientin nach Abschluss der Untersuchung über die Befunde informiert wird, sollte sie sich wieder angezogen haben.

Im Alltag wird es immer wieder Situationen geben, in denen die Zeit für weitergehende Themen nicht ausreicht.

> Steht der Arzt unter Zeitdruck, muss am Ende des Gespräch ein konkretes Angebot für die Fortsetzung gemacht werden.

Dies könnte so formuliert sein: »Im Moment habe ich leider keine Zeit, dieses Thema zu vertiefen, aber wir können gerne um … Uhr weiter darüber sprechen.« Auch eine Zeitbegrenzung hilft der Patientin, das Gespräch zu strukturieren: »Jetzt habe ich …Minuten Zeit, um noch mal über … zu reden.«

Gesprächsführung und Rolle des Frauenarztes

In der Ausbildung zum Arzt gibt es keinen Unterricht in Gesprächsführung, Begleitung von chronisch Kranken, Einbeziehung von Angehörigen oder Umgang mit Tod und Sterben. Die Einbeziehung dieser Inhalte in die Weiterbildungsordnung zum Frauenarzt stellt ein Novum dar. Hier werden nicht nur theoretische Hintergründe vermittelt, Thema ist auch die Auseinandersetzung mit der eigenen Geschichte.

> ! Werden eigene Vorstellungen und Gefühle unreflektiert auf die Patientin übertragen, so kann dies für die Patientin schwerwiegende Folgen haben.

Eine Beschäftigung mit der eigenen Rolle als Ärztin oder Arzt ist für die Arbeit unabdingbar, eine Reflexion über die

Bedeutung in Bezug auf den Kontakt zur Patientin ist z. B. im Rahmen von Balintarbeit möglich.

13.2 Gynäkologie

Chronische Unterbauchschmerzen

Definition

Das *Chronic Pelvic Pain Syndrome* (CPPS) umfasst Schmerzen, die länger als sechs Monate bestehen und sowohl zyklisch als auch zyklusunabhängig auftreten können.

Zahlreiche Bezeichnungen und Interpretationen zeigen, dass das Krankheitsbild nur unscharf definiert ist.

Epidemiologie. Die Prävalenz der Erkrankung wird mit 16% angegeben.

Psychosomatische Ätiologie. Patientinnen mit chronischen Unterbauchschmerzen gehören zu den Problempatientinnen in der gynäkologischen Sprechstunde. Die diagnostische Abgrenzung ist oft schwierig, viele dieser Patientinnen haben bereits zahlreiche Operationen hinter sich, medikamentöse Behandlungen und physikalische Anwendungen waren erfolglos. Die Häufigkeit, mit der ein organisches Korrelat gefunden wird, hängt von der Ausschöpfung der diagnostischen Möglichkeiten ab (klinische Untersuchung, Sonographie, Laparoskopie).

Verschiedene gynäkologische Krankheitsbilder stehen in Zusammenhang mit CPPS, jedoch besteht zwischen der Ausprägung der Krankheit und den angegebenen Beschwerden keine sichere Korrelation. Die Endometriose gilt neben Adhäsionen und rezidivierenden Adnexitiden als häufigste Diagnose des CPPS. Differentialdiagnostisch kommen Erkrankungen aus den Bereichen Urologie, Gastroenterologie und Orthopädie in Frage.

> Das CPPS wird in Zusammenhang mit einer nicht gelösten Konfliktsituation gesehen, die z. B. die Partnerbeziehung betreffen kann.

Der Symptomatik wird eine tiefe Kränkung oder Enttäuschung zugrunde gelegt, auf die die Patientin unbewusst körperlich reagiert. Eine verleugnete Depression kann die Ursache sein, ebenso werden Minderwertigkeits- und Versagensängste in einem höheren Prozentsatz festgestellt.

Diagnostik. Die psychosomatische Anamnese erfasst neben einer Schmerzbeschreibung, Auslösersituationen und die Auswirkungen der Schmerzen auf die Patientin selbst, mögliche Beziehungen auf die Sexualität und den sozialen Bereich.

Diagnostisch werden neben der gynäkologischen Untersuchung die Sonographie durchgeführt, mikrobielle Abstriche sind zu entnehmen. Die Indikation zur Laparoskopie sollte nur nach eingehender psychosomatischer Abklärung diskutiert werden. Die Patientin sollte interdisziplinär vorgestellt werden.

Die psychosomatische Anamnese erfasst neben einer Schmerzbeschreibung Auslösersituationen und die Auswirkungen der Schmerzen auf die Patientin selbst, mögliche Beziehungen, auf die Sexualität und den sozialen Bereich. Diagnostisch werden neben der gynäkologischen Untersuchung die Sonographie durchgeführt, mikrobielle Abstriche sind zu entnehmen. Die Indikation zur Laparoskopie sollte nur nach eingehender psychosomatischer Abklärung diskutiert werden. Die Patientin sollte interdisziplinär vorgestellt werden.

Therapie. Somatische Befunde werden entsprechend der Erkrankung im psychosomatischen Kontext behandelt. Eine psychosomatische Führung der Patientin sollte erreicht werden, ggf. ist eine psychotherapeutische Begleitung notwendig.

Sexualstörungen der Frau

Definition

Sexualstörungen sind durch eine veränderte Funktion der Sexualorgane oder ein gestörtes sexuelles Erleben definiert, wobei offensichtlich ist, dass die individuelle Bewertung von sich ständig wandelnden Sexualnormen abhängt.

Epidemiologie. Die Häufigkeit sexueller Störungen ist unklar, es wird jedoch von einer zunehmenden Verletzlichkeit von Partnerschaften durch sexuelle Probleme ausgegangen,

Sexuelle Lustlosigkeit, sexuelle Aversion

Selten ist die sexuelle Lustlosigkeit generalisiert, viel mehr beklagen die Betroffenen über Probleme in Bezug auf den Partner oder in Zusammenhang mit konkreten Bedingungen. Hinter dem Symptom verbirgt sich ein breites Spektrum von Konflikten: Partnerschaftsprobleme, eine fehlende Kommunikation über Praktiken oder Situationen, es kann aber auch eine Orgasmusstörung oder Schmerzproblematik ursächlich sein. Diagnostisch ist es deswegen wichtig, die verschiedenen Bedingungen der Lustlosigkeit und ihre Wechselwirkungen genau zu erfragen, relevant ist auch die psychische Bedeutung der einzelnen Faktoren.

Vaginismus

Definition

Unter Vaginismus wird der unwillkürliche Spasmus des äußeren Drittels der Scheide als Reaktion auf den Versuch, etwas in die Scheide einzuführen, verstanden.

Dabei kann es sich schon allein um einen Tampon oder Finger handeln. Ursächlich sind immer psychische Faktoren, auslösend können auch körperliche Traumata im Genitalbereich, wie z. B. eine schwere Geburt sein. Die Patientinnen sind in der Regel sexuell erlebnis- und orgasmusfähig, wenn kein Koitus versucht wird.

Dyspareunie

Definition

Schmerzen beim Geschlechtsverkehr werden als Dyspareunie bezeichnet.

Sie können organische wie auch psychische Ursachen haben, eine gynäkologische Untersuchung ist unerlässlich. Häufig geht die Dyspareunie mit einer Lubrikationsstörung einher.

Orgasmusstörungen

In großen Teilen der Bevölkerung besteht weiterhin die Vorstellung, dass nur ein Orgasmus, der durch intravaginale Reizung ausgelöst worden ist, »richtig« sei. Daher wird ein abweichendes Erleben der Frau oftmals als Störung gedeutet. Wichtig sind hier zunächst gezielte Informationen. Es gibt physiologisch keine Unterschiede zwischen Orgasmen, die auf vielfältige Weise ausgelöst werden können.

> Die Fähigkeit, einen Orgasmus zu erleben, kann nicht als Ausdruck seelischer Reife, Gesundheit und Liebesfähigkeit verstanden werden.

In der Abklärung einer Orgasmusstörung muss die Abhängigkeit von der Paarbeziehung, von Praktiken und Grundsituationen geprüft werden.

Somatopsychische sexuelle Probleme

Sexuelle Probleme nach schweren Erkrankungen gerade im Bereich der Brust oder des Genitalbereiches sind häufig. Ursächlich können konkrete Auswirkungen der Therapien, wie z. B. bei einer antihormonellen Behandlung sein, jedoch ist auch die psychische Komponente durch den subjektiven Verlust an Attraktivität allein oft erheblich. Eine gezielte Aufklärung ggf. unter Einbeziehung des Partners kann hilfreich sein.

Therapie. Kaum ein Bereich ist so scham-, angst- und schuldbesetzt wie das Thema der Sexualität. Deswegen ist ein sachlich geführtes, informatives Gespräch schon oft entlastend und klärend, sodass in wenigen Gesprächen das Problem gelöst werden kann. Untersuchungen zeigen, dass es für Menschen mit Sexualstörungen eher entlastend ist, wenn sie von dem Arzt sehr konkret auf bestehende Probleme angesprochen werden, da sie selbst oft nicht wissen, wie sie diesen schambesetzten Bereich von sich aus ansprechen können. Im Gespräch soll das Problem konkret exploriert werden, seine Bedeutung für das Beziehungsleben sowie die psychosexuelle Entwicklung der Patientin wird erfragt. Außerdem müssen somatische Ursachen abgeklärt werden.

In Einzel- oder auch in Paargesprächen können vielfach bestehende Probleme bereits durch den Frauenarzt gelöst werden. Weitergehende spezifische Therapieverfahren sollten durch Sexualtherapeuten durchgeführt werden. Durch die Sexualtherapie nach Masters und Johnson soll der Selbstverstärkungsmechanismus unterbrochen werden, der durch Erwartungsdruck und eine dadurch ausgelöste Funktionsstörung entstehen kann. In modifizierten Therapieformen werden auch psychodynamische sowie partnerschaftliche Aspekte vermehrt einbezogen. So werden z. B. Abhängigkeit und Autonomie sowie narzisstische Beziehungsstrukturen thematisiert.

Operative Gynäkologie, Umgang mit onkologischen Patientinnen

Präoperatives Aufklärungsgespräch

Häufig führen falsche oder ungenügende Vorstellungen zur weiblichen Anatomie und der Funktion der Genitalorgane zu erstaunlichen Erwartungen als Folge von gynäkologischen Operationen. Diese Vorstellungen reichen über eine Angst vor dem Altern und Dickerwerden bis hin zu Sexualstörungen.

> Um Folgeschäden zu vermeiden, ist es deshalb unerlässlich, neben der Indikation für eine Operation und deren körperliche Folgen über Auswirkungen auf das Gefühls- und Sexualleben zu informieren.

Durch die Frage nach der Einschätzung durch die Patientin selbst im Anschluss an das Aufklärungsgespräch können ggf. Fehlerwartungen erkannt und Operationsindikationen korrigiert werden.

Die individuelle Einschätzung zur Krankheitsentstehung und der Bedeutung der Erkrankung sind außerordentlich wichtig für das Selbstverständnis der Patientin und ihre Partnerschaft, insbesondere bei onkologischen Erkrankungen. Werden diese Vorstellungen im Arzt-Patientin-Gespräch aufgegriffen, so kann spezifisch auf die hinter der Erkrankung vermuteten Probleme eingegangen werden.

Umgang mit onkologischen Patientinnen

Es gibt kaum eine Erkrankung, die allgemein so angstbesetzt ist wie »Krebs«. Die Diagnose wird mit Siechtum, Schmerz, Abhängigkeit und »schlechtem Sterben« verbunden. Gerade in Bezug auf Brustkrebs entsteht häufig eine Hilflosigkeit im Umfeld, die zur Isolation der Patientin, zu Veränderungen am Arbeitsplatz oder weiteren einschneidenden sozialen Veränderungen führt. Unter anderem ist aus diesem Grund die Diagnose für die Patientin, aber auch für das medizinische Personal belastet.

Es wird empfohlen, die Krebserkrankung im Aufklärungsgespräch beim Namen zu nennen. Es verdeutlicht, dass über Krebs gesprochen werden kann. Vor Gesprächen sollte der Patientin angeboten werden, eine Vertrauensperson einzubeziehen. Erklärungen über weitere Untersuchungen sollten so einfach wie möglich gehalten werden, da die Aufnahmefähigkeit in der Aufklärungssituation stark eingeschränkt ist. Immer wieder ist es hilfreich, sich rückzuversichern, was die Patientin verstanden hat, wie sie selbst ihre Situation einschätzt. Durch eine Krebserkrankung entsteht oftmals ein Gefühl von Abhängigkeit und Kontrollverlust.

> Der Patientin sollte das größtmögliche Maß an Autonomie durch Informationen und Einbindung in Entscheidungsprozesse gegeben werden.

So kann u. a. durch ein besseres Verständnis für die Therapien eine bessere Compliance erreicht werden.

In der metastasierten Situation muss die Patientin darüber aufgeklärt werden, dass schon viel erreicht ist, wenn ein weiteres Fortschreiten der Erkrankung aufgehalten werden kann. Erreichbare und realistische Ziele müssen dargelegt werden. In dieser Situation ist es sinnvoll, auch behutsam das Thema Sterben anzubieten, da Gedanken zum Tod oftmals insbesondere durch ein Halbwissen bedrohlich erscheinen. Die Gesprächsbereitschaft auch bei schwierigen Themen kann den Kontakt auch beim Fortschreiten der Erkrankung deutlich erleichtern, wenn frühzeitig ein gute und offene Beziehung hergestellt wird. Eine psychoonkologische Begleitung wird in vielen Häusern gezielt angeboten, um die Patientinnen zu entlasten.

13.3 Geburtshilfe

Hyperemesis gravidarum

Die Hyperemesis gravidarum ist eine der bekanntesten psychosomatischen Störungen in der Schwangerschaft. Betroffen sind vor allem Patientinnen im ersten Trimenon.

> **Definition**
> Bei der Hyperemesis gravidarum erbricht sich die Schwangere mehrmals täglich, was zu Störungen des Elektrolythaushaltes, Exsikkose bis hin zu Leber-und Nierenschäden und damit auch zu einer Mangelversorgung des Embryos führen kann.

Epidemiologie. Die Inzidenz wird mit 0,1–2% aller Schwangerschaften angegeben.

Psychosomatische Ätiologie. Jede Schwangerschaft führt bei Frauen zu ambivalenten Gefühlen. Ihnen wird bewusst, dass sich das Leben verändern wird, wobei diese Veränderungen das gesamte Lebenskonzept, die Paarbeziehung, den Alltag, Beruf und Körper betreffen. Es kommt zu einem Konflikt zwischen den Bedürfnissen des Kindes und der werdenden Mutter. Um diesen Konflikt zu lösen, ordnen die Patientinnen bewusst die eigenen Bedürfnisse denen des Kindes unter. Gelingt es der Schwangeren nicht, sich an die neue Situation anzupassen, kann eine Hyperemesis gravidarum entstehen.

Besonders häufig sind Patientinnen mit nicht geplanten Schwangerschaften, jungem Alter, geringer Schulbildung, kurzer Ehedauer, Partnerschafts- und/ oder Assimilationsproblemen betroffen. Man geht davon aus, dass der sekundäre Krankheitsgewinn eine wichtige Rolle bei der Hyperemesis gravidarum spielt. Der Umgebung wird in einer Zeit, in der das Körperbild sich noch kaum verändert, signalisiert, dass die werdende Mutter psychische und praktische Unterstüzung benötigt.

Therapie. Die optimale Betreuung der Schwangeren besteht aus einer Kombination somatischer und psychosomatischer Maßnahmen: Neben einer Volumen- Flüssigkeits- und Elektrolytsubstitution können zusätzlich Antiemetika appliziert werden. Gleichzeitig sollte die Nahrung auf mehrere kleine Mahlzeiten mit leichter Kost verteilt werden.

Durch die Thematisierung einer Ambivalenz und gegebenenfalls bestehender Ängste in der Schwangerschaft kann oft eine deutliche Verbesserung der Symptomatik herbeigeführt werden. Bei leichten Fällen reicht eine ambulante Therapie aus, in schweren Fällen sollte die Patientin hospitalisiert werden, auch um durch das Herauslösen aus einer belastenden Umgebung eine Entlastung zu erreichen.

Abort

> **Definition**
>
> Eine Schwangerschaft, die vor Erreichen der Lebensfähigkeit des Kindes zum Ende kommt, wird als **Fehlgeburt (Abort)** bezeichnet, wenn keine Lebenszeichen bei dem Kind außerhalb des Mutterleibes vorhanden sind.

Bei den Spontanaborten wird zwischen

- **Frühaborten:** bis zur 16. SSW und
- **Spätaborten:** nicht lebensfähiges Kind nach der 16. SSW unterschieden.

> **Definition**
>
> Von **habituellen Aborten** spricht man bei drei und mehr aufeinanderfolgenden Fehlgeburten.

Epidemiolgie. Insgesamt enden ca. 15% aller Schwangerschaften mit einem Abort. Bis zu 60% aller frühen Spontanaborte resultieren aus chromosomalen Aberrationen.

Psychosomatische Ätiologie. Das Abortgeschehen hat überwiegend organische Ursachen.

Trotz exakter Untersuchungen bleibt eine Reihe von Aborten ungeklärt. Bestimmte Riskofaktoren konnten für diese Schwangerschaften festgestellt werden. Als einen abortfördernden Faktor lässt sich **Stress** nennen. In Form von psychischen, physischen und sozial belastenden Lebensereignissen kann sich dieser negativ auf eine Schwangerschaft auswirken. Stress kann sich in mehrerer Hinsicht äußern. Zum einen wird durch die neue Lebenssituation bei vielen Patientinnen ein zunächst ambivalentes Gefühl induziert. In der durch die Schwangerschaft eingetretene neue Lebensphase reagiert manche Frau zunächst unbewusst mit einer Ablehnung des Kindes, die sich förderlich auf ein Abortgeschehen auswirken kann. Die Angst vor dem Neuen, der ungewissen Zukunft in einem sich veränderten Leben spielt eine Rolle in dem Adaptionsprozess von Schwangeren und kann auch unbewusst als ein deutlich ausgeprägter Stressor wirken. Bei Patientinnen mit Aborten in der Anamnese konnten deutlich erhöhte Ängste aufgrund des bisher Erlebten nachgewiesen werden. Manche Frau mit habituellen Aborten in der Anamnese scheint sogar regelrecht eine Fehlgeburt in der jetzigen Schwangerschft zu erwarten, obwohl sie nichts anderes mehr fürchtet.

Auch Probleme in der Partnerschaft sind ein nicht zu unterschätzender Stressor. Mit der eingetretenen Schwangerschaft verändert sich für die Paare die Beziehung zueinander und das eigene Rollenverständnis (vom Partner zur werdenden Mutter bzw. zum werdenden Vater). Auch Zukunftsängste bzgl. Beruf, Karriere, finanzielle Existenz etc. können manifest werden. All diese Punkte können bei den Schwangeren mehr oder weniger bewusst Stressituationen auslösen.

Psychosomatische Auswirkungen. Die Reaktionen der Patientinnen auf ein Abortgeschehen können vielfältig sein. Verschiedene Untersuchungen fanden einen Zusammenhang zwischen Schwangerschaftsdauer und Zunahme von Trauer und Beschwerden bei Aborten. Andere Studien weisen daraufhin, dass nicht die Länge der Gestationszeit ausschlaggebend für die Intensität der Trauerreaktion bei einer Fehlgeburt ist, sondern die Qualität der erlebten Beziehung zwischen Mutter und Kind. Das bedeutet, dass durchaus Gefühle wie bei Verlust, Sterben und Tod das Reaktionsbild der Frauen auch schon bei Frühaborten prägen kann, wenn eine deutliche psychische Bindung der werdenden Mutter mit dem Kind vorlag. Allerdings gestaltet sich häufig aufgrund des Fehlens eines realen Kindsbildes die Verarbeitung der Trauer umso schwieriger.

Bei Patientinnen mit habituellem Abort zeigt sich eine signifikant stärkere Trauerreaktion. Hinzu kann hier auch ein Gefühl der narzisstischen Kränkung entstehen, die das mütterliche Selbstbewusstsein erschüttern kann. Als Trauerreaktionen lassen sich depressive Symptomatik, Angst, Enttäuschung, Wut und Zorn erkennen. Schuldgefühlen und Selbstvorwürfe können gerade auch bei Abbrüchen in der Anamnese entstehen. Nicht selten kommt es zwischen den Paaren durch den Abort zu Spannungen. Erschwerend in der Krankheitsverarbeitung ist das Verdrängen aufkommender Trauergefühle, durch supportive Gespräche lassen sich mögliche Konflikte zwischen den Partnern aufdecken und evtl. lösen.

Therapie. Ganz wichtig im Umgang mit Patientinnen nach einer Fehlgeburt ist eine vertrauensvolle Arzt-Patientin-Beziehung. Der Patientin und dem Partner sollte in der Akutsituation Verständnis und Unterstützung entgegengebracht werden. Zeit und Raum für Gespräche mit dem Paar geben den Betroffenen die Möglichkeit, Gefühle, Ängste und Fragen zu formulieren und unterstützen bei der Trauerarbeit und dem Abbau von Ängsten.

> Das medizinischen Personal, für das ein Abort ein alltägliches Geschehen ist, muß sich bewusst sein im Umgang mit dem Elternpaar, dass sich die Betroffenen in einem Ausnahmezustand befinden.

Durch die praktische Entlastung (z. B. Arbeitsbefreiung, Gesprächsangebote, Entspannungsübungen) lässt sich häufig für das betroffene Paar eine Entlastung schaffen und dem Paar wird die Möglichkeit zur Verarbeitung gegeben.

Vorzeitige Wehen, Frühgeburt

Definition

Unter einer **vorzeitigen Wehentätigkeit** versteht man zervixwirksame Uteruskontraktionen vor der 37. SSW. Bei einer **Frühgeburt** kommt es vor der 37+0. SSW zu einer Entbindung.

Psychosomatische Ätiologie. In verschieden Untersuchungen hat man einen Zusammenhang zwischen sozialen Risikofaktoren (jugendliches Alter, unverheiratet sein und niedriger Sozialstatus), bestimmten Persönlichkeitsmerkmalen (Verleugnung von Stress und Konflikten, Unfähigkeit, mit Forderungen umzugehen, gleichzeitig übersteigerte Erwartungen an die Umgebung, leistungsstrebige und ehrgeizige Einstellung bezüglich des Berufes) in Zusammenhang mit dem gehäuften Auftreten von Frühgeburtlichkeit beschrieben.

> Die vorzeitige Wehentätigkeit und konsekutive Frühgeburtlichkeit ist aus psychosomatischer Sicht eine somatische Antwort auf eine Überlastung der werdenden Mutter.

Diese Überlastung kann sowohl körperlich als auch psychisch sein. Eine Identitätskrise entsteht bei vielen Patientinnen durch die Notwendigkeit des Umschaltens der aktiven Frau von Arbeitsleistung und Eigenständigkeit auf das »Geschehen-Lassen-Können« im Rahmen einer Schwangerschaft. Schwäche wird als individuelles Versagen empfunden. Vorzeitigen Wehen können somit eine Lösung des unbewussten inneren Konfliktes darstellen, da Krankheit eine gesellschaftlich akzeptierte Form von Schwäche ist.

Therapie. Als wesentlicher psychosomatischer Therapieansatz sollte die Hilfe zur Anpassung an die Schwangerschaft und deren Bewältigung gesehen werden. Neben Ermutigungen, Bestätigung, Ich-Stärkung und zuverlässiger Begleitung spielen auch das Ansprechen möglicher Ambivalenzen eine Rolle. Zudem sind supportive Maßnahmen wie Entspannungsübungen, autogenes Training etc. sinnvoll.

Psychosomatische Geburtsvorbereitung

Schwangerschaft und Geburt sind für viele Paare ein einmaliges und prägendes Erlebnis, an dem sie meist ganz bewusst und aktiv teilnehmen möchten. Schon früh verbinden Paare verschiedene Erwartungen und Fantasien mit dem bevorstehenden Ereignis, der Geburt. Um den werdenden Eltern die Möglichkeit zu bieten, die Geburt besonders vertrauenvolles zu erleben, sollte die einfühlsame Informationsmitteilung an erster Stelle stehen.

Eine psychosomatische Geburtsvorbereitung beginnt bereits mit einer gelungenen Arzt-Patientinnen-Beziehung in der Sprechstunde, welche Vertrauen und Geborgenheit schafft und Sicherheit bietet. Alle an der Geburt beteiligter Personen sollten in die Geburtsvorbereitung einbezogen werden. Dazu zählen neben dem Elternpaar auch der Geburtshelfer, die Hebamme, sowie Pädiater und die Kinderschwester.

Für viele Paare wirkt es bereits angstmindernd, den Kreißsaal mit seinen Vorrichtungen und Möglichkeiten kennenzulernen. Im Rahmen der Geburtsvorbereitung sollte die Schwangere in ihrem Selbstvertrauen und Körpergefühl geschult und gestärkt werden, um körperliche Empfindungen wahrzunehmen und nutzen zu können. Geburtsvorbereitungskurse, bei denen der Partner bzw. eine Bezugsperson miteinbezogen werden kann, vereinigen die Möglichkeit der Informationsvermittlung in bezug auf die technischen Gegebenheiten in einem Kreißsaal, den physiologischen Geburtsablauf, die Säuglingspflege, Vermittlung von Entspannungsübungen und Wissen um individuelle anästhesiologische Möglichkeiten unter der Geburt. All dies trägt zum Abbau von Ängsten und zur Stärkung des Selbstbewusstseins bei Patientin und Partner bei.

> Bei den Ängsten steht die Sorge vor den Geburtsschmerzen häufig an erster Stelle.

Oft kommt es zur Entwicklung eines Teufelskreises, wenn der Wehenschmerz die Anspannung und Angst verstärkt und durch das Fehlen von Kompensationsmechanismen der Schmerz als noch intensiver empfunden wird. Dieses kann eine Geburt verzögern und konsekutiv den empfundenen Schmerz steigern, welches andererseits die Angst verstärkt. Diesen Kreislauf gilt es zu durchbrechen. Gute Voraussetzungen hierzu werden bereits durch eine optimierte psychosomatische Geburtsvorbereitung getroffen (s. o.).

Aber auch unter der Geburt sind wichtige Aspekte zu beachten, um der Gebärenden eine optimale Kreißsaalbetreuung zu bieten. Dazu zählt die Einbeziehung einer wichtigen Bezugsperson in den Geburtsablauf. Sie kann positiv in den Geburtsprozess Einfluss nehmen, indem sie Trost spendet, Mut zuspricht, einfach da ist und unterstützt. Hierdurch können Patientin und Geburtsteam entlastet werden. Für das Geburtsteam ist es wichtig, der Gebärenden neben den Informationen über den Geburtsablauf auch Verständnis für persönliche Wünsche und Vorstellungen in Hinblick auf den Geburtsablauf entgegen zu bringen. Dieses schafft eine vertrauensvolle Atmosphäre und unterstützt das positive Geburtserleben.

> Hebamme und Geburtshelfer sollten als Team Hand in Hand arbeiten und keinesfalls konkurrieren.

Gegebenenfalls kann hier eine Teamsupervision helfen.

Psychosomatik des Wochenbetts

Die Zeit des Wochenbetts ist aus psychosomatischer Sicht als Beginn der extrauterinen Mutter-Kind-Bindung zu betrachten. Mutter und Kind bilden nach der Geburt noch eine vielschichtige psychologische Einheit. Durch mütterliche Intuition gelingt es, die Bedürfnisse des Säuglings wahrzunehmen und zu verstehen. Neben dem Stillen körperlicher Bedürfnisse des Säuglings ist die Mutter die Hauptbezugsperson zur Entwicklung des kindlichen Ichs und des Urvertrauens. Gleichzeitig muss die Mutter sich an eigene postpartalen Entwicklungen adaptieren.

Viele Patientinnen empfinden diese Zeit als anstrengend. Nachdem die Schwangerschaft mit ihrem langsamen Entwicklungsprozess über viele Monate nun beendet ist, müssen postpartal sofort verschiedene Aufgaben bewältigt werden. Eine Adaptation fällt zwei Drittel aller Wöchnerinnen eher schwer.

> Neben der physiologischen Hormonumstellung kann der Stress und die Angst vor den neuen neuen Aufgaben zu einer anfänglicher Überforderung mit der Mutterrolle führen, nicht selten mit einer depressiven Verstimmung.

Diese tritt meist zwischen dem 2. und 4.postpartalen Tag auf und äußert sich in psychischen Hemmungen, Affektlabilität, psychischen Überreaktionen und psychosomatischen Symptomen. Ein unterstützendes, verständnisvolles soziales Umfeld trägt dazu bei, dass sich die Mütter an ihre neue Aufgaben adaptieren. Im Schnitt dauert der **Baby-Blues** nicht länger als zwei Wochen. Die Ausbildung einer manifesten Depression ist eher die Ausnahme. Hier kommt dem Partner eine große Verantwortung zu. Wichtig ist, den Müttern das Gefühl zu geben, mit der neuen Aufgabe nicht allein zu sein.

Allerdings bleibt zu bemerken, dass sich mit der Geburt des Kindes auch die **Paarsituation** verändert. Ein Neuanfang mit Kind ist für viele Paare eine große Herausforderung. Aus dem Liebespaar ist nun ein Elternpaar geworden, welches im Alltag viele neue Aufgaben bewältigen muss und dabei nicht aus dem Auge verlieren darf, dass es trotz der neuen Familiensituation immer noch ein Paar ist. Dieses birgt neben viel Konfliktpotential auch die Chance zur Reifung. Ein besonderer Punkt in der veränderten Beziehung zwischen Mann und Frau nach der Entbindung ist sicherlich das **Sexualverhalten.** Die Mütter konzentrieren sich zunächst auf in ihrer Mutterrolle auf das Neugeborene. Neben hormonellen Umstellungen müssen die Patientinnen ggf. auch mit körperlichen Beschwerden (z. B. Episiotomien, Sectionähten, Stillschwierigkeiten und erhöhtem Gewicht) sowie Erschöpfung und Müdigkeit kämpfen. Die Libido der Frauen im Wochenbett ist in den meisten Fällen eher gering ausgeprägt. Auch der Mann muss sich zunächst an die neue Familienkonstellation gewöhnen. Er bemerkt Veränderungen im Verhalten der Partnerin, die sich hauptsächlich auf das Neugeborene konzentriert. Es kann zwischen Partner und Säugling eine Konkurrenzsituation eintreten. Hinzu kommt, dass auch für den Partner die körperlichen Veränderungen bei der Frau Ängste und Unsicherheit auslösen können. Bis zur Aufnahme des gewohnten Sexuallebens nach einer Entbindung dauert es im Schnitt ca. drei Monate.

Zur Förderung der Mutter-Kind-Bindung ist durch viele Untersuchungen das **Stillen** immer mehr in den Fokus getreten. Neben vielen somatischen Vorteilen des Stillens

(Übertragung von Antikörpern, Hormonen und Enzymen an den Säugling) führt es auch durch den engen regelmäßigen körperlichen Kontakt zu einer Verfestigung der Mutter-Kind-Bindung. Innerhalb der ersten 90 Minuten postpartal ist der Saugreflex bei Neugeborenen am stärksten ausgebildet. Dieses Zeitfenster sollte zur ersten Mutter-Kind-Kontaktaufnahme genutzt werden. Ein Verstreichenlassen dieses Zeitfensters kann die körperliche und psychische Bindung von Mutter und Kind beeinträchtigen. Eine umfassende Stillberatung und -anleitung der Mütter scheint demnach wünschenswert, zumal lediglich die Hälfte aller Frauen nach der Geburt stillen und ein Viertel davon nicht länger als vier Monate.

Schwangerschaftsabbruch

Der Wunsch nach einem Schwangerschaftsabbruch stellt für die Patientin wie auch für den betreuenden Arzt oftmals einen großen Konflikt dar.

In vielen Fällen zeigt sich, dass die von der Frau hervorgebrachten Gründe zum Abbruch nur vordergründig und die realen Problemfelder viel tiefer und grundsätzlicher sind. In einer Zeit, in der Frauen durch verschiedene kontrazeptiven Methoden die Möglichkeit gegeben ist, sich bewusst für oder gegen eine Schwangerschaft zu entscheiden, zeigt sich in der Beratungssituation oftmals eine generell konflikthafte Einstellung zu Schwangerschaft. Dieses kann vielerlei Ursachen haben. Zu den Einflussfaktoren zählen zum einen die aktuelle Lebenssituation (soziale Situation, Partnerbeziehung, Beruf), die biographischen Faktoren (Beziehung zu eigenen Eltern, eigene Kindheit, Persönlichkeitsstruktur), physiologische Faktoren (Alter, Vorerkrankungen, Parität), psychische Schwierigkeiten (z. B. mangelnde Reife, Identitätskrise) sowie die bewusste Einstellung zu Schwangerschaft (Wunschkind, Vorerfahrungen, Familienplanung).

Bei vielen Patientinnen mit dem Wunsch nach einem Schwangerschaftsabbruch beherrscht die Angst vor einem Kind das Denken und Handeln, sodass der Abbruch eine Pseudokonfliktlösung darstellt, zumal die tieferen Probleme und Konflikte unveränderlich bestehen bleiben. Dementsprechend kommt dem beratendem Arzt eine wichtige Rolle zu. Die ratsuchende Patientin steht unter subjektivem und objektivem Zeitdruck, teilweise auch unter sozialem Druck muss sie sich zwischen zwei Alternativen entscheiden: der Austragung des Kindes oder dem Schwangerschaftsabbruch. Das Beratungsgespräch sollte der Schwangeren die Möglichkeit zu geben, ihre wahren Wünsche, Tendenzen, Interessen und Motivationen im Kontext mit ihrer persönlichen sozialen, psychischen, physischen und gesellschaftlichen Situation zu erkennen und auf dieser Grundlage eine Entscheidung treffen zu können.

Die Gesprächsführung setzt beim Beratenden eine objektive und neutrale Grundhaltung voraus. Für viele Ärzte stellt die Konfliktberatung bzw. der Eingriff ein Dilemma dar. Teilweise kommt es bei der Patientin zu einer Verschiebung des Schwangerschaftskonfliktes auf den Wunsch des Abbruchs, ohne eine Lösung des inneren Konfliktes. Dem Gynäkologen wird damit nicht nur die moralische und technische Verantwortung, sondern auch der Konflikt als solches übertragen.

Auf Seiten des Arztes kann es zu ambivalenten Gefühlen kommen.

> Der Arzt kann sich der Patientin gegenüber aufgrund ihrer Beziehung verpflichtet fühlen, jedoch konnen auch Schuldgefühlen gegenüber dem ungeborenen Leben auftreten.

Manche Ärzte fühlen sich durch die Patientin ausgenutzt. Um diese Konflikte besser zu verarbeiten, können Balint-Gruppen eine gute Hilfestellung leisten.

In Kürze

Gynäkologische Psychosomatik
Gynäkologische Erkrankungen, Schwangerschaft und Geburt bedeuten starke physische, psychische Belastungen, Intimität der Genitalorgane und der Sexualität muss vom Arzt geachtet werden.

Chronische Unterbauchschmerzen (Chronic Pelvic Pain Syndome): Sehr häufiges Problem der frauenärztlichen Praxis, bei Endometriose, Adhäsionen, chronischen Entzündungen, häufig kein morphologisches Korrelat. Nicht gelöste Konfliktsituationen, unbewusste Depressionen. **Therapie**: Behandlung somatischer Befunde, psychosomatische, ggf. psychotherapeutische Patientenführung.

Sexualstörungen: Häufiges Problem in der frauenärztlichen Praxis. Wichtig individuelle Bewertung, gesellschaftliche Maßstäben, oft falsche Erwartungen, Vorstellungen, Kommunikationsprobleme, Beziehungskonflikte. **Therapie**: Aufklärunggespräch, Einzel- oder Paargespräche, ggf. Behandlung bei Sexualtherapeuten.

Operative Gynäkologie: Fehlvorstellungen vermeidbar durch Aufklärung über mögliche emotionale Auswirkungen.

Onkologische Patientinnen: Empathischer, ehrlicher Umgang mit Patientinnen, ggf. psychoonkologische Begleitung.

Hyperemesis gravidarum: Meist im 1. Trimenon, ambivalente Gefühle führen zu ungelösten Konflikten. **Therapie**: Somatische Maßnahmen, Verbalisierung der Ängste.
Abort: Stress kann zum Abortgeschehen beitragen, Intensität der Trauerrektion abhängig von Mutter-Kind-Bindung. **Therapie**: Gesprächsangebote.
Schwangerschaft, Geburt, Wochenbett: Überlastung kann zu vorzeitiger Wehentätigkeit beitragen. Einfühlsame Aufklärung über Geburt, Einbeziehung aller an der Geburt beteiligter Personen gute Basis für positives Geburtserlebnis. Postpartale Situation oft belastent für Paar, Stillen fördert Mutter-Kind-Bindung.
Schwangerschaftsabbruch: Meist tiefen ungelösten Konflikten bei Patientin. Beratungsgespräch soll Patientin ermöglichen sich im ganz persönlichen Kontext für oder gegen die Schwangerschaft zu entscheiden. Ambivalente Gefühle des Arztes.

II Geburtshilfe

Normale Schwangerschaft und Geburt

W. Holzgreve, A. Geipel, M. Ludwig, K. T. M. Schneider, A. Schultze-Mosgau

 Einführung

Schwangerschaft und Geburt erfordern präpartal wie auch postpartal tiefgreifende Umstellungen des mütterlichen Stoffwechsels und des gesamten Atem- und Herz-Kreislauf-Systems. Für den Feten und das Neugeborene sind die Geburt und die ersten Stunden danach die risikoreichste Zeit in seinem Lebens, da hier der Übergang von der Fremdversorgung durch die mütterliche Plazenta mit allen lebensnotwendigen Stoffen auf die Eigenversorgung des Neugeborenen gelingen muss.

Pränatale Entwicklung

1. Das Stadium der ersten Zellteilungen umfasst die Zeit von der Befruchtung bis zur Einnistung der befruchteten Eizelle (bis etwa 10. Tag nach der Befruchtung).
2. Die Entwicklung des **Embryos** beginnt in der 2. und endet in der 10. Woche nach Befruchtung (12. SSW post menstruationem) mit der Anlage der Organe.
3. Ab 13. SSW wird der Keim als **Fetus** bezeichnet. Die Frucht erlangt die Geburtsreife.

14.1 Normale Schwangerschaft: Konzeption und Implantation

14.1.1 Follikelreifung und Oogenese

Follikelreifung

Primärfollikel

In der frühen Phase der ovariellen Entwicklung liegen die Keimzellen dicht zusammen und werden von flachen Epithelzellen aus dem Rete ovarii (Netz von Epithelsträngen am ovariellen Hilus) und von einer Basalmembran umschlossen (▪ Abb. 14.1). Diese Primärfolikel (Primordialfollikel) bilden eine funktionelle Einheit, es beginnt die Follikulogenese. Der Primärfollikel ist von einschichtigen Granulosazellen umgeben.

Sekundärfollikel

Während im Sekundärfollikel die Oozyte wächst, vermehren sich die Granulosazellen und bilden mehrere Schichten, in denen bereits ovarielle Steroide (Androgene, Gestagene, Östrogene) synthetisiert werden können.

Tertiärfollikel

Die Granulosazellen vermehren sich weiter unter dem stimulierenden Einfluss der Steroide und Gonadotropine

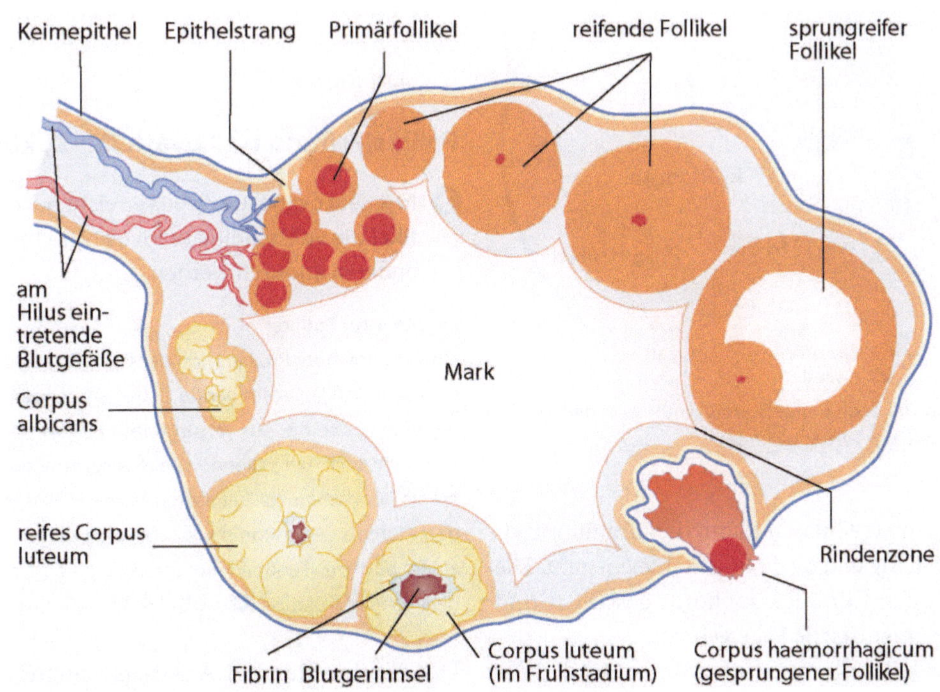

▪ **Abb. 14.1.** Menschliches Ovar mit Follikelreifung, Ovulation und Entwicklung des Corpus luteum

Abb. 14.2. Gonadotropinabhängige Steroidsynthese in den verschiedenen Zellgeweben des Tertiärfollikels

(FSH und LH). Im interzellulären Raum der Granulosazellen sammelt sich Flüssigkeit, die Follikelhöhle entsteht. Die Eizelle wird durch den Cumulus oophorus geschützt und im Follikel in eine exzentrische Lage gebracht.

Die **Granulosazellen** sind ein bevorzugter Ort der Östrogenproduktion, die durch die FSH-abhängige Aromataseaktivität gesteuert wird.

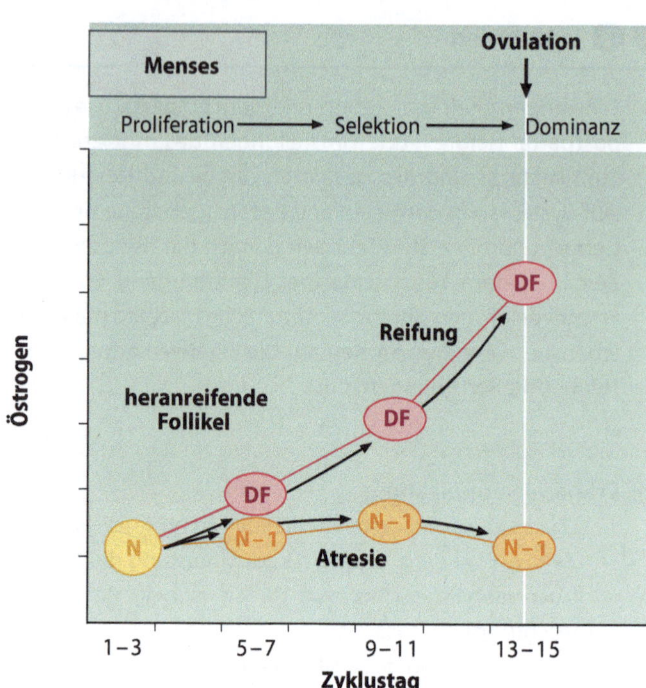

Abb. 14.3. Schematischer Ablauf der Follikelreifung und der Selektion des dominanten Follikels

Die Androgene hingegen werden hauptsächlich in den **Thekazellen** unter dem Einfluss des LH stimuliert (Abb. 14.2). Diese Androgene können dann durch die FSH-induzierte Aromatase in Östrogene konvertiert werden (Zweizell- und Zweigonadotropinkonzept der ovariellen Steroidgenese).

Follikelreifung und ovarieller Zyklus

In jedem ovariellen Zyklus erreicht nur der **dominante Follikel** die vollständige präovulatorische Reife, während die anderen atretisch werden.

Dominanter Follikel

Mit zunehmender Proliferation der Granulosazellen bildet der präovulatorische Follikel ansteigende Östrogenmengen. Dadurch nimmt auf der einen Seite die Ausstattung des Follikels mit FSH-Rezeptoren zu, wodurch auch bei fallenden FSH-Serumspiegeln immer für diesen präovulatorischen Follikel ausreichende FSH-Mengen gebunden werden. Zum anderen kommt es als Folge dieses Östrogenanstiegs zu einem positiven Feedback auf die LH-Sekretion, der dominante Follikel gelangt zur Ovulation (Abb. 14.3).

Der **Beginn des LH-Anstiegs** scheint der verlässlichste Indikator für die bevorstehende Ovulation zu sein und findet etwa 35–40 h vor der Ruptur des Follikels statt.

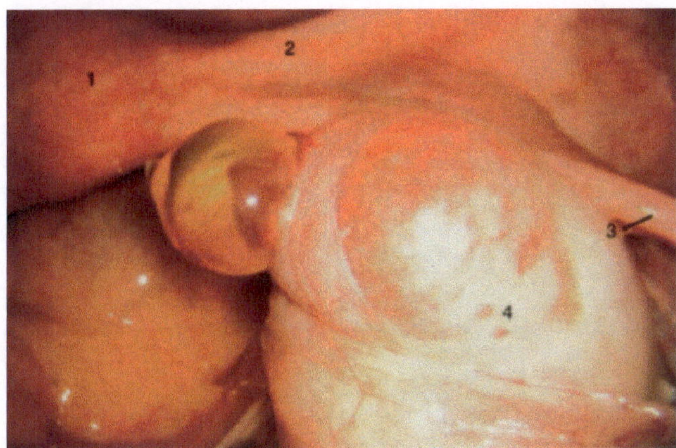

Abb. 14.4. Ovulation beim Menschen

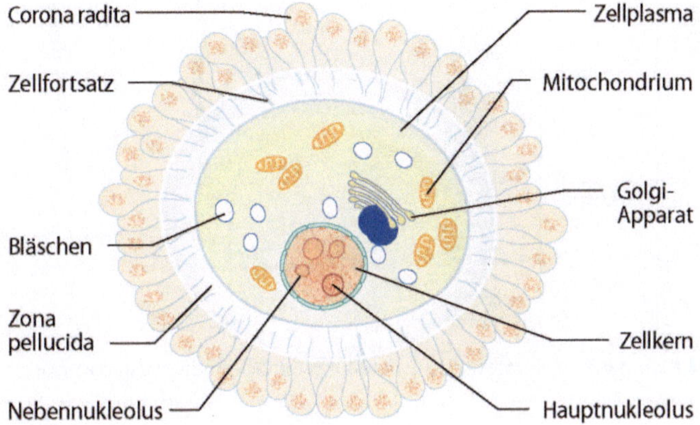

Abb. 14.5. Halbschematische Darstellung einer menschlichen Eizelle

Durch das LH werden die Granulosazellen luteinisiert und in zunehmendem Maße Progesteron synthetisiert. Gemeinsam mit der aktivierten Prostaglandinsynthese führt dies zu einer Aufweichung und Ruptur der Follikelwand (Abb. 14.4).

Oogenese

> Während der **Oogenese** erreicht die **Oozyte** durch die meiotische Reifung ihre Befruchtungsfähigkeit.

Nach Abschluss der mitotischen Vermehrungsphase der Oogonien werden die Keimzellen (Oozyten) von Follikel- oder Granulosazellen umgeben. Die Follikelzellen dringen zwischen die Oogonien, trennen diese und bilden mit den Oozyten zusammen den Primärfollikel.

Die Oozyten gehen in die meiotische Prophase ein und verweilen in der stationären Phase (**Diplotän**) bis kurz vor der Ovulation. Es bildet sich ein Kern heraus, der als *germinal vesicle* bezeichnet wird.

> Die **Oozyte** mit einem Durchmesser von 100 µm ist die größte Zelle des Menschen.

Sie besteht aus dem **Zellkern** mit dem chromatinreichen Nukleus, dem als Energiespender dienenden **Ooplasma** und einer glasklaren Hülle, der **Zona pellucida**, die wiederum von der Corona radiata, entstanden aus Granulosazellen, umgeben ist (Abb. 14.5).

Erste meiotische Teilung

Der Kern der Oozyte im Diplotänstadium hat einen vollständigen diploiden Chromosomensatz (Abb. 14.6).

Einige Stunden vor der Ovulation löst sich die Kernmembran der Eizelle auf, die Chromosomen bewegen sich zur Peripherie und verdichten sich. Es vollzieht sich die 1. meiotische Teilung, bei der der Chromosomensatz halbiert wird. Es entsteht die **sekundäre Oozyte** mit einem haploiden Chromosomensatz und das erste Polkörperchen, das mit Zytoplasma und auch haploidem Chromosomensatz ausgestoßen wird.

> Der Kern der Eizelle verbleibt bis zur Ovulation in der Metaphase II.

In der Eizelle und im Polkörperchen liegen die Chromosomen ohne Kernmembran frei im Zytoplasma.

Zweite meiotische Teilung

Sie vollzieht sich nach Eindringen eines Spermatozoons in die Eizelle.

Aus dieser Teilung geht eine reife, befruchtete Eizelle und ein 2. Polkörperchen hervor.

Nach der Penetration eines Spermatozoons werden die Chromosomen der reifen Eizelle von einer Kernmembran umschlossen und bilden den weiblichen Vorkern, der dann mit dem männlichen Pronukleus verschmelzen kann und eine diploide Zygote entstehen lässt.

Diese kurze Phase der Oogenese beinhaltet nicht nur den Ablauf der Meiose, sondern auch Veränderungen im Stoffwechsel der Eizelle, die als **zytoplasmatische Reifung** bezeichnet werden.

14.1.2 Spermatogenese

Die Entwicklung einer Spermatogonie zu einem reifen Spermatozoon (Abb. 14.7) dauert 60–70 Tage.

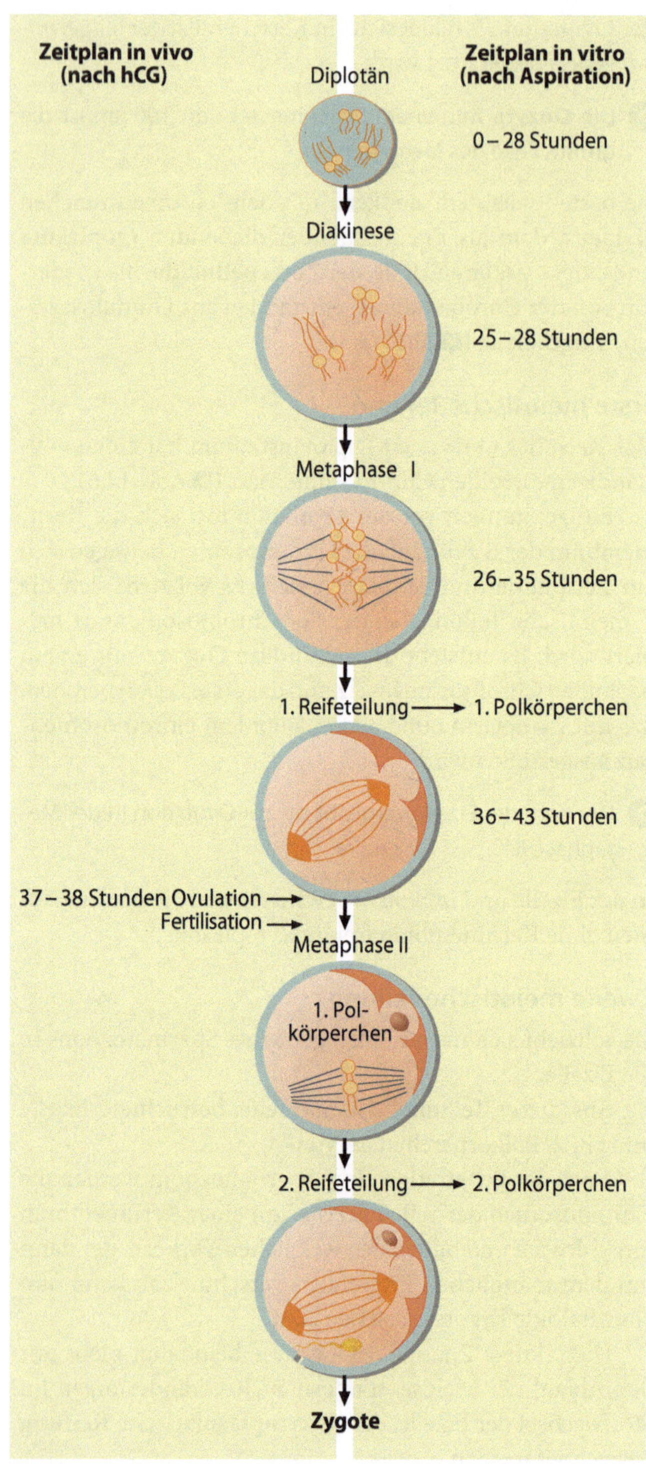

Abb. 14.6. Schematische Darstellung des zeitlichen Ablaufs der Meiose

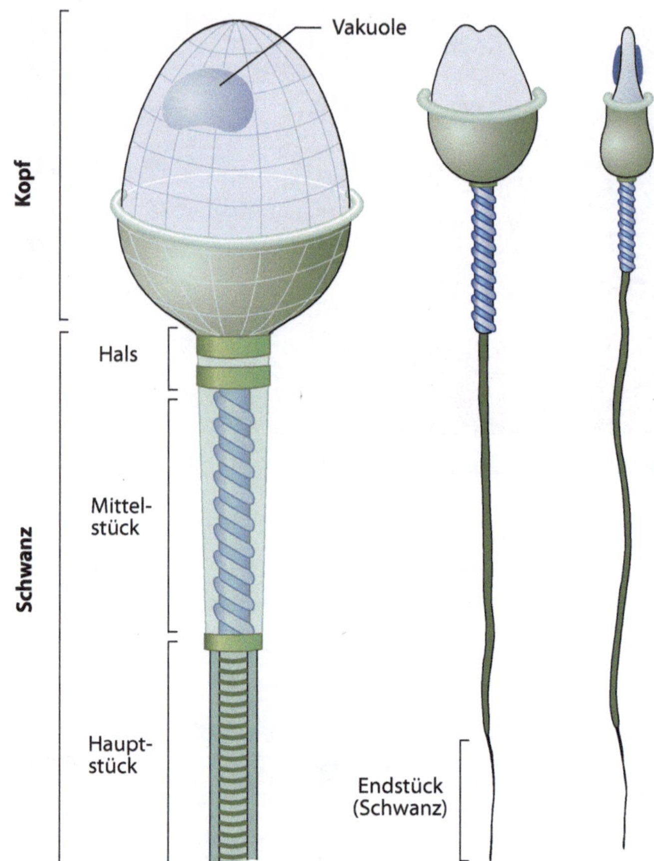

Abb. 14.7. Schematische Darstellung der Spermatozoenmorphologie

Die Spermatogenese beginnt mit der Pubertät und wird während des gesamten Lebens eines Mannes aufrechterhalten.

> Die Spermatogenese findet in den **Tubuli seminiferi** des Hodens statt.

Leydigzellen und Sertolizellen dienen im Interstitium nutritiven Zwecken: **Leydigzellen** werden durch das luteinisierende Hormon (LH) stimuliert und synthetisieren Androgene, insbesondere Testosteron. Unter Einfluss des follikelstimulierenden Hormones (FSH) synthetisieren **Sertolizellen** vornehmlich das Androgenbindungsprotein und das Testosteron-/Östradiol-Bindungsglobulin.

Die **Spermatogenese** beginnt mit der Aktivierung der Typ-A-Stammspermatogonien. Nach mitotischer Teilung der Typ-A-Stammspermatogonien entstehen die intermediären Typ-B-Spermatogonien. Nach weiterer Teilung entstehen die primären Spermatozyten. Nunmehr setzt die meiotische Reifeteilung ein. In zwei Teilungsschritten

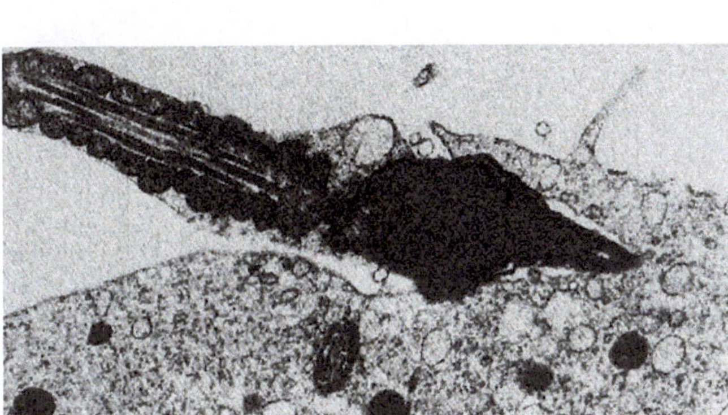

Abb. 14.8. Penetration der Zona pellucida durch ein Spermatozoon (elektronenmikroskopisches Bild, Vergrößerung ×15.000)

entstehen 4 sekundäre Spermatozyten mit jeweils einem haploiden Chromosomensatz. Nach Vollendung der 2. meiotischen Reifeteilung beginnt die Differenzierung der sekundären Spermatozyten in Spermatiden und Spermatozoen.

Das reife menschliche **Spermatozoon** hat eine Länge von etwa 50 μm. Der Spermatozoenkopf hat eine ellipsoide Gestalt und ist etwa 5 μm lang und 3,5 μm breit. Etwa 65% des Kopfes bestehen aus dem Nukleus, in dem das genetische Material in kondensierter, kompakter Form vorliegt. Der Spermatozoenschwanz gliedert sich in Halsstück, Mittelstück, Hauptstück und Endstück. Das Mittelstück ist spiralförmig von vielen Mitochondrien (Energielieferanten der Spermatozoen) umgeben.

Stufen der Spermatogenese

A-Spermatogonie→
B-Spermatogonie→
primäre Spermatozyten→
4 sekundäre Spermatozyten→
Spermatide→
Spermatozoon

14.1.3 Interaktion von Spermatozoon und Eizelle (Befruchtung)

Nach der Ovulation wird die Eizelle vom Fimbrientrichter der Tuba uterina aufgenommen und in den ampullären Abschnitt befördert, den Ort des Befruchtung.

> Spermatozoen können in der Peritonealhöhle etwa 15 min nach Eintritt in den Zervikalkanal nachgewiesen werden.

Nur eine geringe Menge aller Spermatozoen erreicht diesen Ort.

Während des Transportes durchlaufen die Spermatozoen 3 weitere Reifungsschritte:

- Kapazitation,
- Hyperaktivierung
- Akrosomenreaktion

Während der **Kapazitation** wird die Oberflächenbeschaffenheit des Spermatozoons durch Umverteilung von Glykoproteinen und Glykolipiden verändert.

Hyperaktivierung bedeutet eine Veränderung der zielgerichteten Motilität.

Bei der **Akrosomenreaktion** werden aus dem Akrosom Enzyme freigesetzt (Akrosin, Hyaluronidase), die die Penetration durch die Zona pellucida ermöglichen.

Der Spermatozoenkopf bindet mit seinen Rezeptoren an der Zona pellucida und penetriert sie sowie das Oolemma der Eizelle (Abb. 14.8). Nach Gametenfusion verändert sich die Eizellmembran so, dass keine weiteren Spermatozoen in die Eizelle eindringen können (**Polyspermieblock**).

Das eingedrungene Spermatozoon aktiviert die Eizelle. Es kommt zur Wiederaufnahme der 2. meiotischen Reifeteilung, die mit dem Ausschleusen des 2. Polarkörpers beendet ist. Der Kern des inkorporierten Spermatozoenkopfes dekondensiert und gibt die paternalen Chromosomen frei. Maternaler und paternaler haploider Chromosomensatz formieren sich zu den 2 Vorkernen (Pronuclei), bevor der weitere mitotische Zellteilungsmechanismus zum Entstehen des Embryos führt (Abb. 14.9, Abb. 14.10).

14.1.4 Implantation

Entstehung der Blastomere

Nach der Befruchtung beginnt die **Zygote** (befruchtete Eizelle) sich zu teilen. Rasch hintereinander laufen Mitosen ab. Dieser Vorgang beginnt im Eileiter, ca. 30 h nach der Befruchtung, während die Zygote noch in der Zona pellucida eingeschlossen ist. Mit jeder Teilung entstehen neue **Blastomeren** (Tochterzellen), die mit fortschreitender Teilung kleiner werden, da der Embryo noch nicht an Masse zunimmt. Diese Teilungsstadien werden in Abhängigkeit von der Anzahl der Blastomeren als 2-Zell-, 4-Zell-, 8-Zell-Stadium u.s.w. bezeichnet.

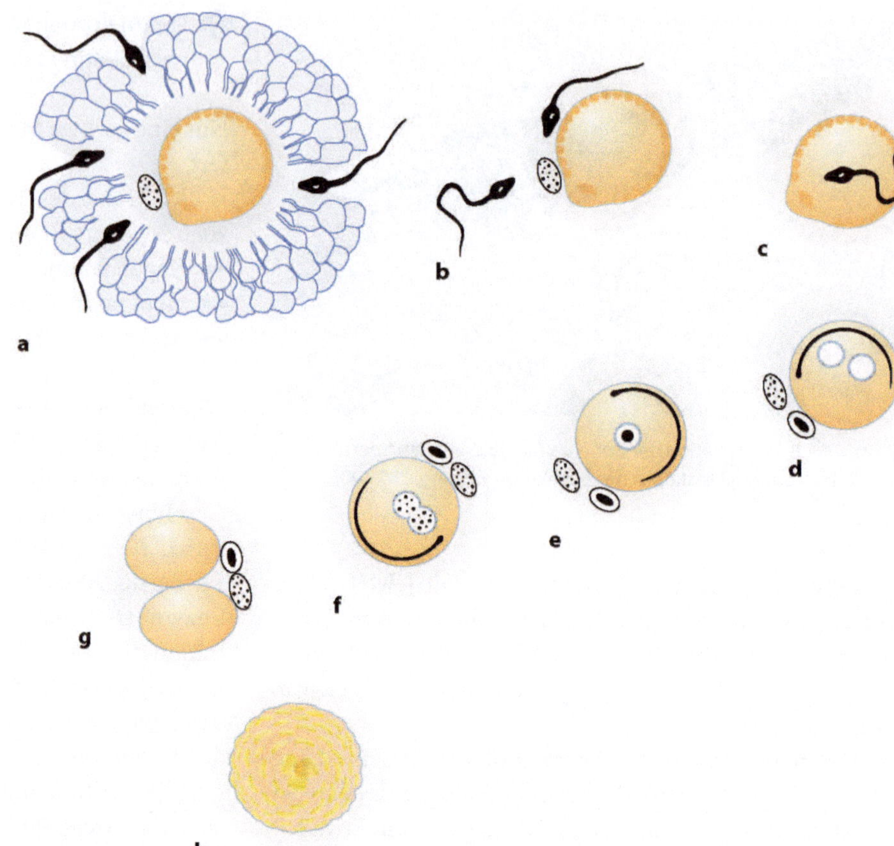

Abb. 14.9a-h. Schematische Darstellung der Fertilisierung. **a** Spermatozoen durchdringen den Cumulus oophorus und die Corona radiata. **b** Penetration der Zona pellucida und Eindringen eines Spermatozoons in den perivitellinen Spalt. **c** Fusion mit der vitellinen Membran der Eizelle. **d** Dekondensation des Spermatozoennukleus und Pronukleusbildung. **e** und **f** Fusion des männlichen und weiblichen Pronukleus. **g** Zellteilung zum Zweizell-Embryo. **h** Morula

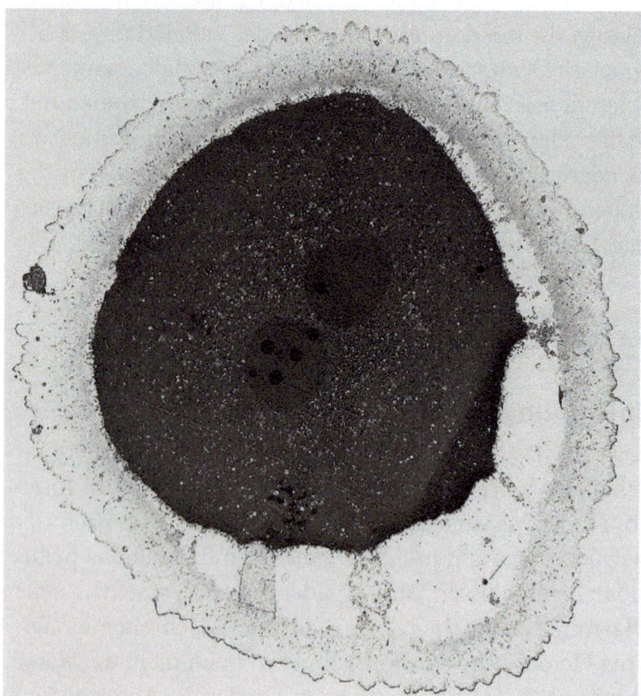

Abb. 14.10. Eizelle im Pronukleusstadium (elektronenmikroskopisches Bild)

Kompaktierung

Während der Teilungsstadien läuft die Kompaktierung ab. Darunter versteht man eine Veränderung der Zelloberflächen, die nach dem 16-Zell-Stadium einsetzt und ca. 8 h dauert. Dadurch lagern sich die aneinanderliegenden Blastomerenflächen eng aneinander, es kommt zur Ausbildung interzellularer Kontakte, während sich auf den frei liegenden Oberflächen zahlreiche Mikrovilli ausbilden. Außerdem kommt es zu zytoplasmatischen Polarisierungserscheinungen, sodass das außenliegende Zytoplasma eine andere Zusammensetzung an Proteinen und Organellen enthält als das innenliegende Zytoplasma.

> Bis zum 8-Zell-Stadium sind die Zellen totipotent (omnipotent), d. h. jede Blastomere ist in der Lage, ein neues Individuum hervorzubringen.

Etwa 3 Tage nach der Befruchtung gelangt der Embryo in die Gebärmutterhöhle.

Definition

Bei Ankunft in der Gebärmutterhöhle besteht der Embryo aus 12–16 Zellen und hat ein maulbeerartiges Aussehen. Dieses Stadium wird als **Morula** bezeichnet.

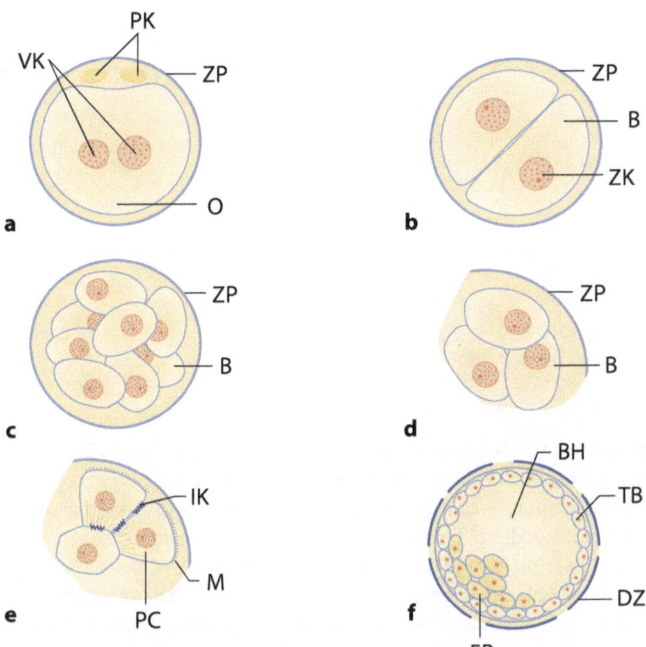

Abb. 14.11. **a** Eizelle (O) im Vorkernstadium mit Polkörperchen (PK), männlichem und weiblichem Vorkern mit Nukleoli (VK) und umgeben von einer intakten Zona pellucida (ZP). Nach der ersten Teilung entsteht ein zweizelliger Embryo. **b** Man erkennt die beiden Blastomeren (B) mit je einem Zellkern (ZK). Durch weitere Teilungen erhält man einen 8-Zeller. **c** Hier liegen die Zellen noch in einer gelockerten Assoziation zueinander. **d** Nach der Kompaktierung kommt es zu interzellulären Kontakten (IK), Mikrovilli (M) und einer Polarisierung des Zytoplasmas (PC) **e** Durch Konfluieren von interzellulären Spalten entsteht schließlich nach der Morula die Blastozyste mit Blastozystenhöhle (BH), Trophoblasten (TB) und Embryoblasten (EB). **f** Die Zona pellucida beginnt teilweise zu degenerieren (DZ)

Blastozyste

Erweiterungen der Interzellularräume innerhalb der Morula bilden sich aus. Diese fließen zusammen und bilden die **Blastozystenhöhle**. Damit ist, etwa 4 Tage nach der Befruchtung, die Blastozyste entstanden. Sie ist, außer durch die Blastozystenhöhle, gekennzeichnet durch die deutliche Trennung eines äußeren Zellmantels und einer Zusammenlagerung innen liegender Zellen.

Definition

Der Zellmantel, der die Blastozystenhöhle umrahmt, wird als **Trophoblast** (Trophektoderm) bezeichnet.

Die Zusammenlagerung der innen liegenden Zellen wird als **Embryoblast** (*inner cell mass*) bezeichnet.

> Während sich aus den Trophoblastzellen die spätere Plazenta entwickelt, entstehen aus dem Embryoblasten die 3 Keimblätter, die embryonalen Strukturen (Abb. 14.11).

Lyse der Zona pellucida

Nun lockert sich die Zona pellucida auf und die Blastozyste schlüpft aus ihrer Hülle heraus. Verantwortlich für die Lysis der Zona pellucida ist möglicherweise ein endometrial sezerniertes Protein, das durch den sich teilenden Embryo aktiviert wird.

Am 14. Tag nach der Befruchtung liegt die Blastozyste völlig frei und legt sich mit dem embryonalen Pol des Trophoblasten an das Endometrium an.

Implantation

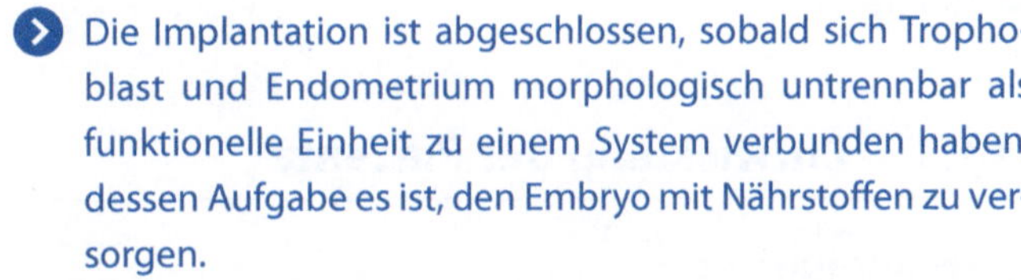
> Die Implantation ist abgeschlossen, sobald sich Trophoblast und Endometrium morphologisch untrennbar als funktionelle Einheit zu einem System verbunden haben, dessen Aufgabe es ist, den Embryo mit Nährstoffen zu versorgen.

Dieser Zustand ist ca. 9–10 Tage nach der Befruchtung erreicht. Die Vorgänge werden als **Apposition-Adhäsion-Invasion** bezeichnet.

Der Vorgang der Implantation ist nur möglich durch die Sekretion von Hormonen, Enzymen und immunmodulierenden Substanzen, sowie die Ausbildung von Adhäsionsmolekülen, Rezeptoren und progesteronabhängigen endometrialen **Pinopodien**. Letztere sollen insbesondere um den 6.–8. Tag nach der Ovulation auftreten und für die Resorption von Flüssigkeit aus dem Uteruskavum verantwortlich sein. Damit wird, so die Hypothese, ein optimales Milieu für die Implantation geschaffen.

Dezidua

Mit der Implantation wird das Endometriums zur Dezidua umgeformt. Die Stromazellen vergrößern sich und lagern Fett und Glykogen ein, typische Kennzeichen der Deziduazellen, die während der gesamten Schwangerschaft erhalten bleiben. Es kommt zur Einwanderung immunkompetenter Zellen und zur Ausbildung einer spezifischen extrazellulären Matrix.

Definition

Das Endometrium wird während der Schwangerschaft als **Dezidua graviditatis** bezeichnet.

Eine typische pathologische Veränderung der Dezidua ist das **Arias-Stella-Phänomen,** das als Folge einer persistierend erhöhten Gonadotropinstimulation auftritt. Man findet hyperchromatische polymorphe Zellkerne, die als Hinweis auf eine Extrauteringravidität gelten können.

Unterschieden werden

- **Decidua capsularis**, die sich über der entwickelnden Frucht in das Uteruskavum vorwölbt,
- **Decidua basalis**, die direkt unterhalb der Implantationsstelle liegt,
- **Decidua parietalis**, die das Uteruskavum wandständig auskleidet.

Im weiteren Verlauf der Schwangerschaft verschmelzen Decidua parietalis und capsularis miteinander (Abb. 14.12).

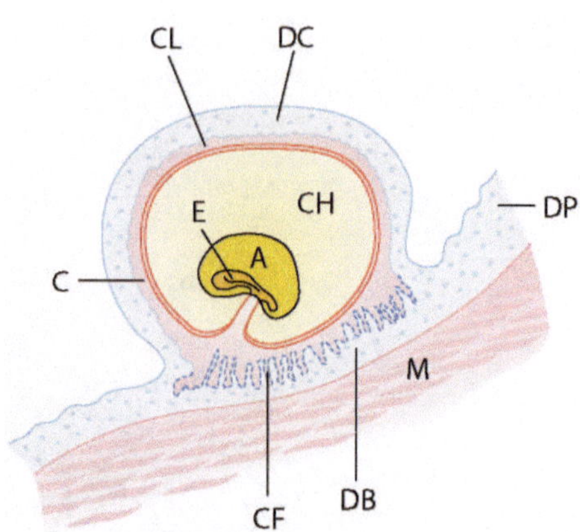

Abb. 14.12. Schematische Übersicht zur Decidua basalis (DB), Decidua parietalis (DP) und Decidua capsularis (DC). Das Chorion (C) stellt den embryonalen Teil der Plazenta dar. Man kann mit fortschreitender Entwicklung das zottenreiche Chorion frondosum (CF) als Anteil der Basalplatte und das zottenfreie Chorion laeve (CL) am abembryonalen Pol unterscheiden. Der Embryo (E) liegt, über den Haftstiel mit der Basalplatte verbunden, in der Amnionhöhle (A). Nach weiterem Wachstum wird die Amnionhöhle die Chorionhöhle fast völlig ausfüllen und das Amnion wird mit dem Chorion verkleben. Die Fruchthöhle, die man aus der Schwangerschaft kennt, wird durch die Amnionhöhle gebildet

14.1.5 Entwicklung der Plazenta

Morphologie

Abschnitte

Definition

Das **Chorion** ist der fetale Anteil der Plazenta.

Im 2./3. Monat kann man das embryonal gelegene, zottenreiche Chorion frondosum vom abembryonal gelegenen, zottenfreien Chorion laeve unterscheiden (Abb. 14.12).

Von der Deziduaplatte (Decidua basalis) wachsen Septen in die Lakunen, die in ihrer Gesamtheit als intervillöser Raum bezeichnet werden, und begrenzen 15-25 **Kotyledonen**. Diese Septen nehmen jedoch keine Verbindung mit der Chorionplatte auf und stellen die funktionelle Einheit der Plazenta dar. Sie geben der maternalen Seite der Plazenta das typische gefelderte Aussehen. Die fetale Seite ist glatt und mit kubischem Amnionepithel bedeckt. Bisweilen wird der fetale Kotyledone, ein Zottenbaum mit seinen Verzweigungen, vom mütterlichen (Plazentalappen) unterschieden.

Die **Plazenta** ist makroskopisch in 3 Abschnitte teilbar:

- Basalplatte, dem Uterus zugewandt,
- Chorionplatte,
- dazwischen liegende Chorionzotten im intervillösen Raum, der in die Kotyledonen unterteilt ist.

Die **Chorionplatte** lässt sich in 5 Schichten gliedern:

- Amnionepithel, das den Abschluss zur Amnionhöhle bildet,
- Amnionbindegewebe,
- Zwischenschicht mit amorpher Grundsubstanz und verschiedenen Zellen (Fibrozyten u. a.),
- Chorionbindegewebe,
- Trophoblast, mit Zytotrophoblast, Fibrinoid und Synzytiotrophoblast.

Der **Synzytiotrophoblast** bildet den Abschluss zum intervillösen Raum. Das **Fibrinoid** ist eine plazentatypische Substanz.

Die **Basalplatte** gliedert sich in 7 Schichten:

- Synzytiotrophoblast, zum intervillösen Raum gewandt,
- Bindegewebsschicht,
- fakultativ vorkommendes Rohr-Fibrinoid,
- Zellstreifen mit X-Zellen,
- Nitabuch-Fibrinoid,
- Dezidua,
- Lösungszone (Abb. 14.13).

Definition

Die Plazenta besteht aus dem maternalen Teil (Decidua basalis) und dem fetalen Teil (Chorion frondosum).

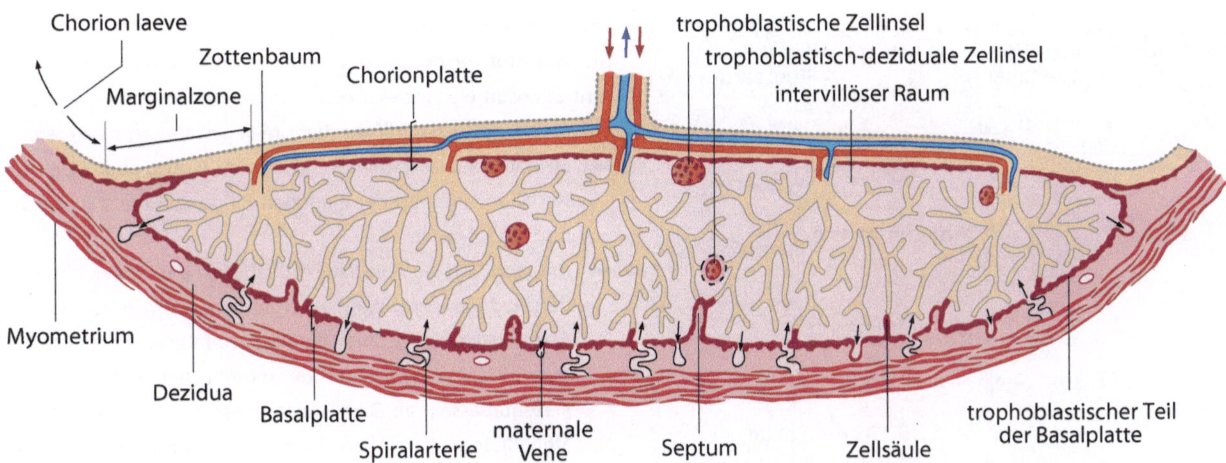

Abb. 14.13. Der schematische Schnitt durch die Plazenta zeigt die wichtigsten Strukturen. Es wird deutlich, dass ein Kotyledon (Zottenbüschel, zwischen zwei dezidualen Septen) mehrere zu- und abführende maternale Gefäße besitzt. Ferner kann man sehen, dass die Zottenbäume ebenfalls nicht auf einen Kotyledonen begrenzt sind, sondern z. T. auch auf die benachbarten übergreifen

Formanomalien

Die kreisförmige (diskoidale) Plazenta findet man in 90% der Fälle. Sie hat einen Durchmesser von 15-25 cm, ein Gewicht von etwa 500 g und eine Dicke von ca. 3 cm.

Weitere Formen sind:

- **Placenta biloba**, 8-9%, gelappt,
- **Placenta duplex** oder **bidiscoidalis**, 0,1%, geteilt,
- **Placenta succenturiata**, 0,1% isoliert liegender, bzw. mit der Hauptplazenta verbundener Nebenlappen,
- **Placenta zonaria** oder **annularis**, weniger als 0,1%, gürtelförmig,
- **Placenta membranacea** oder **diffusa**, weniger als 0,1%, Zotten diffus in lockerer Anordnung über das gesamte Chorion verteilt.

Nabelschnur

Die Nabelschnur verbindet den Embryo mit der Plazenta.

In der Nabelschnur befinden sich

- der Allantoisgang (für die Entwicklung der Umbilikalgefäße von Bedeutung),
- zwei Umbilikalarterien und einer Umbilikalvene des Haftstiels,
- der Dottergang und die zugehörigen Dottergefäße.

Bei der Geburt sind nur noch die Umbilikalgefäße, wobei die Arterien eine starke Media mit viel Muskelzellen und elastischen Fasern zur Kontraktion unter der Geburt aufweisen, erhalten.

Der Nabelschnuransatz ist in ca. 10-30% der Fälle annähernd zentral. Meist ist er exzentrisch, in Ausnahmefällen auch am Plazentarand oder sogar an den Eihäuten gelegen (Insertio velamentosa, velamentöse Lage).

Physiologie

Plazentaschranke

Definition

Die Plazentaschranke ist eine passive Filtermembran, die wegen des zwischen mütterlichem und embryonalem bzw. fetalem Kreislauf herrschenden Druckgefälles die Diffusion im Blut gelöster Substanzen erlaubt oder verhindert.

Der Fetus pumpt pro Minute fast sein gesamtes Blutvolumen einmal durch die Plazenta.

> Die Austauschfläche für Substanzen ist die vom mütterlichen Blut umspülte Oberfläche der Zottenbäume.

Wesentliche Barriere für den Stoffübertritt bildet dabei der **Synzytiotrophoblast.** Alle Substanzen werden transsynzytial, über ein apikales Plasmalemm, das Zytoplasma und das basale Plasmalemm transportiert.

Transportmechanismen der Plazenta sind (Abb. 14.14):

- Diffusion,
- erleichterte Diffusion,
- aktiver Transport,
- Pinozytose
- Diapedese:

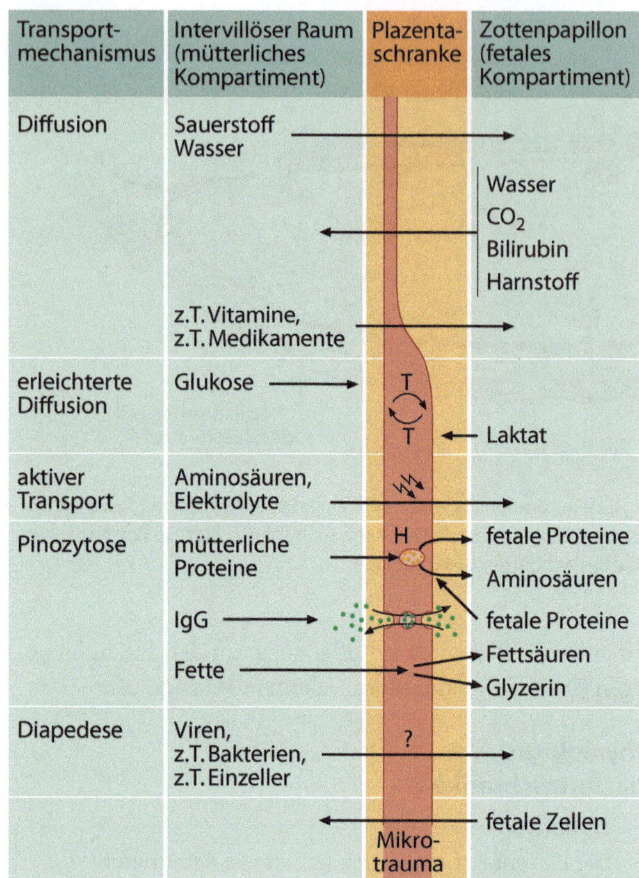

Abb. 14.14. Die verschiedenen Transportmechanismen zur Überwindung der Plazentaschranke. Die Diffusion findet vor allem in den Abschnitten der Tertiärzotten statt, in denen Kapillarendothel nur durch einen dünnen Streifen extraembryonalen Mesoderms und Synzytiotrophoblasten vom intervillösen Raum getrennt sind. Die anderen Prozesse sind aufwändiger und benötigen Transportproteine (T) oder Energie (E). In den Transport von Proteinen durch Pinozytose sind höchstwahrscheinlich die so genannten Hofbauer-Zellen (H) des extraembryonalen Mesoderms involviert. In diesen Zellen erfolgt der Katabolismus zu einzelnen Aminosäuren oder die Modifikation mütterlicher zu fetalen Proteinen. Die genauen Prozesse, die bei der Diapedese eine Rolle spielen, sind sicherlich vielfältig und in ihrer Eigenart noch nicht endgültig geklärt

Definition

Unter **Diffusion** versteht man den passiven Transport aufgrund eines Konzentrationsgefälles.

Dieser Transportweg wird von Sauerstoff und andere Gase, Wasser und zahlreiche Medikamente genutzt.

Fetale Sauerstoffversorgung

Die Sauerstoffversorgung des Fetus kann aufgrund des niedrigen Konzentrationsunterschiedes zwischen mütterlichem und fetalem Blut nur aufgrund zusätzlicher Hilfsmechanismen gewährleistet werden:

- Erhöhte Sauerstoffaffinität des fetalen Blutes, begründet in dem Anteil an HbF und der niedrigen Bindungskapazität von 2,3-Diphosphoglyzerat.
- Antagonisiert wird die Sauerstoffaffinität des fetalen Blutes durch den niedrigeren pH-Wert im Vergleich mit dem mütterlichem Blut. Andererseits nimmt durch die Sauerstoffabgabe und die Kohlendioxidaufnahme der pH-Wert des mütterlichen Blutes während der Plazentapassage ab. Dies wiederum hat eine niedrigere Sauerstoffaffinität des mütterlichen Blutes zur Folge und beeinflusst die Sauerstoffabgabe an das fetale Blut positiv (Bohr-Effekt). Eine Senkung des pH-Wertes führt zu einer Verschiebung der Sauerstoffbindungskurve nach rechts (erleichterte Abgabe von O_2)
- Die Sauerstoffbindungskapazität ist aufgrund des höheren Hb-Wertes im fetalen Blut (180 g/l) im Vergleich zum maternalen Blut (120 g/l) erhöht.
- Physiologische Tachykardie des Fetus.

Definition

Bei der **erleichterten Diffusion** wird der zu transportierende Stoff an ein Trägermolekül gebunden.

Der Transport ist abhängig von der Konzentration der Trägermoleküle, der Mechanismus greift für Glukose und Laktat.

Erleichterte Diffusion

Im Gegensatz zur Diffusion ist dieser Transportmechanismus durch Konzentrationsänderungen nicht beliebig steigerbar. Im Gegensatz zum aktiven Transport verbraucht er jedoch keine Energie. Dieser Transportweg wird wohl vor allem an den Epithelplatten beschritten, d. h. dort, wo fetales Endothel direkt an den Synzytiotrophoblasten angrenzt.

Definition

Unter **aktivem Transport** werden energieverbrauchende Prozesse verstanden.

Aminosäuren und Elektrolyte werden aktiv über die Plazentaschranke transportiert.

Definition
Unter **Pinozytose** versteht man die Aufnahme eines Stoffes über die Membran durch Einstülpung (Invagination) in einen Vesikel, der dann durch das Zytoplasma transportiert und auf der anderen Seite der Zelle sezerniert wird.

Durch Pinozytose ist der Transport hochmolekularer Substanzen wie Proteine und Fette möglich. Per Diffusion können nur Moleküle bis 10.000 Dalton die Membranen passieren. Pinozytose ist Transportweg für das Immunglobulin G (IgG), das den passiven Immunschutz des ungeborenen Kindes gewährleistet. Wahrscheinlich ist Pinozytose nur in maternofetaler Richtung wirksam. Fetale Proteine, die die fetalen Kapillaren verlassen, werden im Zottenstroma phagozytiert und abgebaut.

Definition
Eine Durchwanderung der Plazentabarriere wird als **Diapedese** bezeichnet.

Sie ist der verantwortliche Weg für transplazentare Infektionen des Fetus durch Bakterien und insbesondere Viren.

Eine besondere Form ist der Übertritt von größeren Megen fetalen Blutes in die mütterliche Zirkulation nach Mikrotraumen. Dies kann in folgenden Schwangerschaften zu **Rhesus-Inkompatibilitäten** (Mutter: Rh-, Fet: Rh+) führen.

Auch in der normalen Schwangerschaft findet ein Übertritt fetaler kernhaltiger Zellen in die mütterliche Zirkulation statt. Dies macht die Isolierung fetaler Zellen aus mütterlichem Blut und eine daran durchgeführte Diagnostik möglich. Eine solche Technik könnte möglicherweise in Zukunft die anderen Formen der Pränataldiagnostik ersetzen. Momentan befinden sich derartige Untersuchungen jedoch noch im Experimentalstadium

> Für viele Substanzen ist der Transportmechanismus heute noch unklar.

14.1.6 Endokrinologie der Schwangerschaft

Hypophyse

In der Schwangerschaft nimmt die Hypophyse an Größe zu. Die Größenzunahme der Adenohypophyse beruht auf hypertrophem und hyperplastischem Wachstum prolaktinsezernierender Zellen.

Gonadotropine

Der LH-Spiegel fällt ab, sodass LH zum Geburtstermin kaum nachweisbar ist. Die zunehmende Konzentration der Steroide bewirkt über eine negative Rückkopplung eine Suppression der Gonadotropinsekretion.

Prolaktin (PRL)

Die Konzentation steigt nach der Implantation und dem Anstieg der Steroide des Corpus luteum graviditatis an. Prolaktin bereitet die Brust in der Schwangerschaft für die Laktation vor. Prolaktin ist nicht plazentagängig. Prolaktin wird geringfügig auch in der Dezidua produziert.

Wachstumshormon (STH)

Die Konzentration des somatotropen Hormons (STH) ist nahezu unverändert. Es wird ein negativer Rückkopplungseffekt von humanem Plazentalaktogen (HPL) auf die maternale STH-Sekretion angenommen. Eine diaplazentare Passage des STH besteht nicht.

Adrenokortikotropes Hormon (ACTH)

Die Plasmakonzentrationen von ACTH sind vermindert, was wohl auf die Wirkung der Östrogene und des Progesterons zurückzuführen ist. Während in der Frühschwangerschaft die niedrigsten ACTH-Konzentrationen zu finden sind, steigen die Werte zwischen der 26. SSW und dem Geburtstermin auf ein Maximum an. Eine Plazentagängigkeit für das ACTH besteht nicht.

Ovarien

In der Frühschwangerschaft sorgt das Corpus luteum graviditatis für eine Vergrößerung der Eierstöcke (Hyperämie, vermehrte Vaskularisation, Hypertrophie des Stromas mit Wassereinlagerung und dezidualer Umwandlung).

> Die Corpus-luteum-Funktion verringert sich nach der 8. SSW.

Nachzuweisen ist dies durch die Konzentration der 17α-Hydroxyprogesteron-Konzentration (17α-OH-P) im Plasma, die mit der Corpus-luteum-Funktion korreliert (Abb. 14.15).

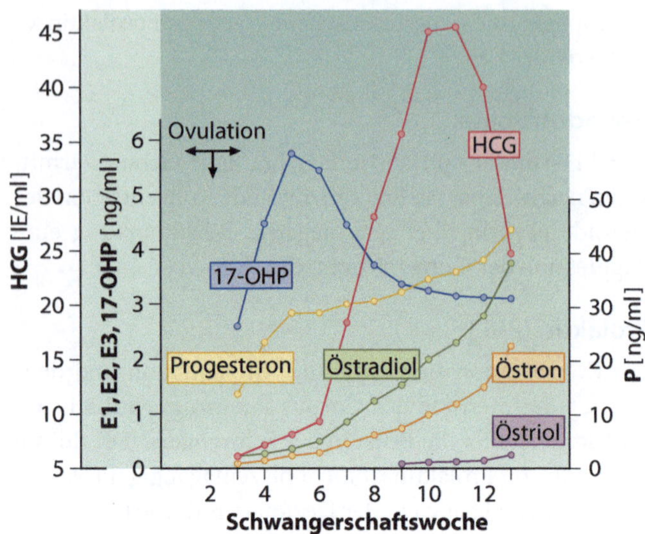

Abb. 14.15. Hormonkonzentrationen

Nebennierenrinde

Mineralkortikoide (Zona glomerulosa)

Mineralkortikoide

Die Konzentration der Mineralkortikoide (z. B. Aldosteron, 11-Desoxykortikosteron) steigt im Laufe der Schwangerschaft an. Der Anstieg des Progesterons, welcher den Aldosteroneffekt am renalen Tubulus antagonisiert, verursacht einen kompensatorischen Anstieg der Plasma-Renin-Aktivität. Gleichzeitig steigt unter dem Einfluss von Östrogen die Synthese von Angiotensinogen in der Leber. Diese Veränderungen resultieren in einer erhöhten Produktion von Angiotensin II. Angiotensin II wiederum stimuliert die Zona glomerulosa, was zu einer Zunahme der Aldosteronsynthese führt.

Im letzten Trimenon sind die Blutkonzentrationen von Aldosteron 10-30-fach höher als im nichtschwangeren Zustand.

Glukokortikoide (Zona fasciculata)

Transkortin, Kortisol

Während der Schwangerschaft nimmt die Konzentration von Transkortin, dem kortisolbindenden Globulin entsprechend der östrogengesteuerten Synthese in der Leber zu. An Transkortin gebundenes Kortisol besitzt keine biologische Aktivität. Kortisol ist zum Teil an Albumin gebunden, und über 7–8% zirkulieren als freies, biologisch aktives Kortisol.

Freies Kortisol steigt in der Schwangerschaft zunehmend an. Am Termin ist die Kortisolkonzentration 2,5-fach höher als bei Nichtschwangeren. Trotzdem manifestieren sich keine Symptome von Hyperkortisolismus, mit Ausnahmeder Glukosetoleranz, Aminoazidurie und Striae gravidarum.

Androgene (Zona reticularis)

Testosteron

Die Testosteronproduktion nimmt im Laufe der Schwangerschaft nicht zu. Dennoch steigen die Plasmakonzentrationen von Testosteron, was auf den 5-fachen Anstieg des sexualhormonbindenden Globulins (SHBG) zurückzuführen ist.

Die Konzentration von freiem Testosteron ist unverändert oder diskret erniedrigt im Vergleich zum nichtschwangeren Zustand.

DHEA, DHEA-S

Dehydroepiandrosteron (DHEA) und seine sulfatierte Form, Dehydroepiandrosteronsulfat (DHEA-S), werden primär von der Zona reticularis gebildet. Die Konzentration von DHEA im Blut von Schwangeren ist unverändert oder etwas niedriger als bei Nichtschwangeren. Trotzdem verdoppelt sich die Produkionsrate von DHEA während der Schwangerschaft, wie auch dessen Clearancerate. DHEA wird in der Plazenta zu Östron und Östradiol umgewandelt.

Die Produktionsrate von DHEA-S verdoppelt sich bis zum Geburtstermin. Die metabolische Clearancerate nimmt jedoch gleichzeitig um das 8-Fache zu. Somit sind die Plasmakonzentrationen halb so hoch wie bei Nichtschwangeren. Die mütterliche Clearancerate von DHEA-S ist zu je einem Drittel auf die Umwandlung in Östron und Östradiol, auf die 16α-Hydroxylierung in der Leber mit Umwandlung in Östriol und schließlich auf den Abbau zu neutralen Metaboliten zurückzuführen.

> Nahezu die Hälfte der Östron- und Östradiolproduktion und ca. 10% der Östriolproduktion werden vom mütterlichen DHEA und DHEA-S abgeleitet.

Schilddrüse

TBG

Während der Schwangerschaft steigt das thyroxinbindende Globulin (TBG) unter dem Einfluss der Östrogene an. Die mittlere Konzentration verdoppelt sich. TGB bindet etwa 85% der Schilddrüsenhormone. Es erfolgt ferner eine Bindung an das tyroxinbindende Präalbumin und an Albumin. Die TBG-Bindungskapazität verdoppelt sich während der Schwangerschaft. Der prozentuale Anteil von Thyroxin, welches an TBPA bindet, verringert sich deutlich.

Im 1. Trimenon vergrößert sich die Schilddrüse durch Zunahme der Follikelgröße, der Kolloidmenge, der Höhe des Follikelepithels und einer verstärkten Vaskularisation. Die totalen T3- und T4-Konzentrationen steigen während der

Schwangerschaft. Die Konzentration von freiem T3 und T4 sind jedoch unverändert oder geringfügig erhöht. Die Stoffwechsellage der Schwangeren ist somit euthyreot.

Plazenta als endokrine Drüse

Aus dem Trophoblasten, der sich in die Dezidua des Uterus eingesenkt hat und die mütterlichen Blutgefäße eröffnet, um die Verbindung beider Kreisläufe herzustellen, wird über die Bildung von Chorion laeve und Chorion frondosum die Plazenta.

> Die Biosynthese der wichtigsten mütterlichen Hormone wird während der Schwangerschaft durch die Plazenta ergänzt (Abb. 14.16).

Die endokrinen Drüsen der Mutter sind nicht in der Lage, die großen Hormonmengen, die zur Entwicklung und Erhaltung der Schwangerschaft benötigt werden, zu bilden. Hypophyse und Hypothalamus werden durch die hohen Steroidkonzentrationen über die Rückkopplung gehemmt. Die Plazenta unterliegt einer solchen negativen Rückkopplung nicht.

Die Plazenta ist

- eine endokrine Drüse, die Proteohormone wie auch Steroidhormone in einer einzigen Zellart, dem Synzytium bildet.
- Nähr-, Ausscheidungs- und Stoffwechselorgan für den Fetus, also eine Art Lunge, Leber, Darm und Niere.
- eine Barriere, welche in begrenztem Umfang die für den Fetus unerwünschten mütterlichen Stoffe abfiltert und die erwünschten passieren lässt.

Die Regulationsmechanismen für die Biosynthese der plazentaren Proteohormone sind noch nicht geklärt. Für eine Reihe von plazentaren Proteinen und Proteohormonen ist eine Funktion bisher nicht bekannt (Tab. 14.1).

Humanes Choriongonadotropin (HCG)

HCG

HCG (humanes Choriongonadotropin) ist ein Glykoprotein, das sich aus zwei unterschiedlichen Untereinheiten (α und β) zusammensetzt und ein Molekulargewicht von 30.000 Dalton (d) aufweist. Die α-Untereinheit ist identisch mit der des follikelstimulierenden Hormons (FSH), des luteinisierenden Hormons (LH) und des thyreoideastimulierenden Hormons (TSH). Die β-Untereinheit hat einige strukturelle und immunologische Eigenschaften gemeinsam mit LH, aber enthält zusätzlich noch eine Sequenz von 30 Aminosäuren am terminalen Ende.

Im Verlaufe der Schwangerschaft sind die α- und β-Untereinheiten im Serum und im Plazentagewebe vorhanden. Während die β-Untereinheit zum Ende der Schwangerschaft geringer wird, steigt die α-Untereinheit allmählich während der gesamten Schwangerschaft an.

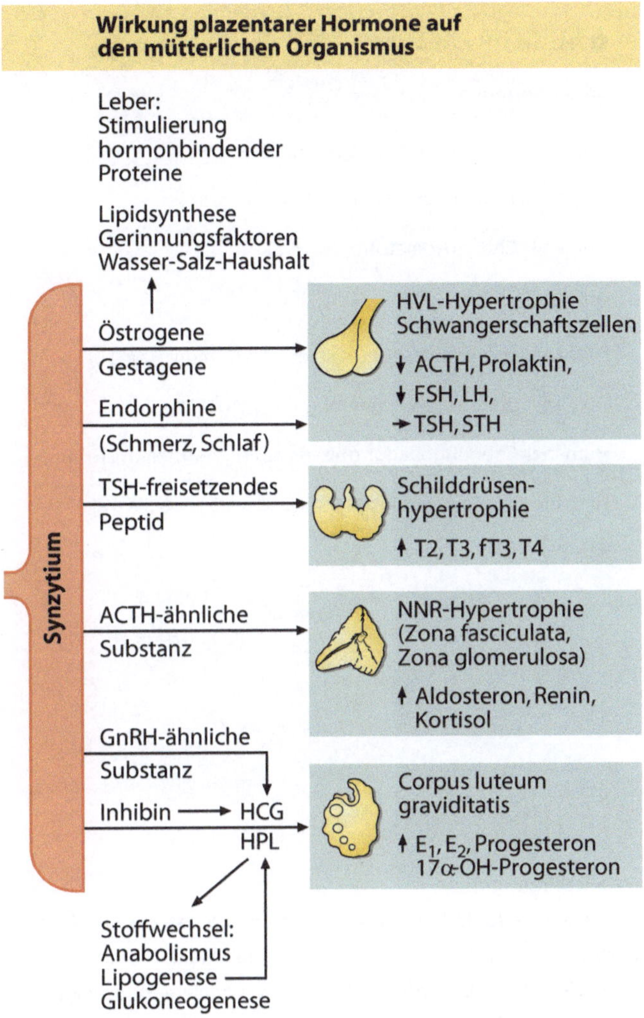

Wirkung plazentarer Hormone auf den mütterlichen Organismus

Abb. 14.16. Wirkung plazentarer Hormone auf den mütterlichen Organismus

Das erste plazentare Hormon, das isoliert wurde, war das humane Choriongonadotropin (HCG). Die Konzentration von HCG steigt in der Schwangerschaft rapide an (Verdopplung etwa alle 48 h), um in der 10. SSW einen Gipfel zu erreichen. Danach fällt die Produktion stetig ab, bis nach ca. 18 Wochen ein Plateau erreicht wird, welches bis zum Termin bestehen bleibt (Abb. 14.17).

> HCG stimuliert in der Frühgravidität das Corpus luteum graviditatis, bis die Plazenta die Bildung der Steroidhormone übernimmt.

Tab. 14.1. Proteohormone und Proteine der Plazenta

Proteohormone	Proteine
Humanes Choriongonadotropin (HCG)	A. Enzyme
Human placental lactogen (HPL) bzw	Alkalische Phosphatase (HSAP)
Humanes Chorionsomatotropin (HPS)	Cystinaminopeptidase (CAP) = Oxytocinase
Humanes Choriocorticotropin (HCC) Humanes Chorionthyreotropin (HTC) Humanes chorionfollikelstimulierendes Hormon (HCFSH)	Diaminooxydase (DAO)
Humanes uterotropes Plazentahormon (HUTPH)	17β-Hydroxysteroid-Oxydoreduktase (17β-HSD)
Humanes Choriongonadotropin-Releasing-hormon (HCGn-RH)	B. Schwangerschaftsproteine
HumanesChorionthyreotropin-Releasing-Hormon (HCTRH)	Schwangerschaftsprotein 1 (SP1)
	Schwangerschaftsprotein 2 (SP2) = SHBG
	Schwangerschaftsprotein 3 (SP3) = schwangerschaftsassoziiertes α2-Glykoprotein (α2-PAG)
	Schwangerschaftsassoziiertes Plazentaprotein A (PAPP-A) Schwangerschaftsassoziiertes Plazentaprotein B (PAPP-B)
	Plazentaprotein 1–22 (PP1–22)

Weitere Wirkungen

In der Plazenta fördert HCG die Aromatisierung des aus DHEA über Androstendion entstehenden Östron-Östradiols. Wahrscheinlich stimuliert es die DHEA-S-Bildung in der fetalen Nebennierenrinde während des mittleren Schwangerschaftsdrittels. Auf diese Weise reguliert die Plazenta die für die Östrogenbildung erforderliche Menge von Präkursoren selbst. Später übernimmt mit zunehmender Reifung des Hypothalamus-Hypophysenvorderlappensystems ACTH, wahrscheinlich mit anderen hypophysären Hormonen zusammen, diese Rolle der Nebennierenrindenstimulierung.

Bei männlichen Neugeborenen fördert HCG unter anderem den Deszensus der Hoden.

> Im mütterlichen Blut ist HCG etwa ab dem 15.–20. Tag post menstruationem mittels Radioimmunoassay (RIA) nachweisbar.

Die etwas weniger empfindlichen Schwangerschaftstests im Urin werden kurz vor der ausbleibenden Regelblutung positiv.

Das plazentare GnRH und Progesteron sowie Progesteronmetaboliten beinflussen die Steuerung der HCG-Sekretion. Östradiol scheint keinen Einfluss zu haben. Die HCG-Sekretion erfolgt überwiegend in den mütterlichen Kreislauf.

Humanes Plazentalaktogen (HPL)

Humanes Plazentalaktogen (HPL) ist ebenfalls ein Hauptprodukt der Plazenta.

HPL kann im Serum ab der 8. SSW nachgewiesen werden. Im Gegensatz zum HCG nimmt die Serumkonzentration des HPL im Verlaufe der Schwangerschaft stetig zu. Die Produktion beträgt bis zu 2 g täglich zum Zeitpunkt des Geburtstermins.

HPL stimuliert die Entwicklung der Brüste und bereitet im Zusammenspiel mit Steroidhormonen die Brust für die Laktation vor. In Ergänzung reguliert das HPL auch den Metabolismus und ist in seiner Wirkung dem anabolen Effekt des humanen Wachstumshormons ähnlich, mit dem es strukturelle Gemeinsamkeiten hat. Das HPL besitzt einen diabetogenen und einen lipolytischen Effekt, die mit dem Antiinsulineffekt in Zusammenhang stehen und ist daher als bedingt diabetogen anzusehen. Eine Versorgung des Feten mit Glukose und Aminosäuren ist somit gewährleistet. Eine fortbestehende Hypoglykämie führt zu einem Anstieg der mütterlichen HPL-Konzentrationen.

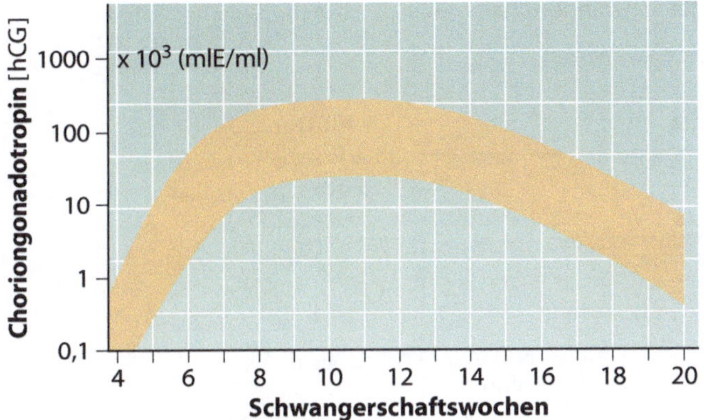

Abb. 14.17. HCG-Verlauf

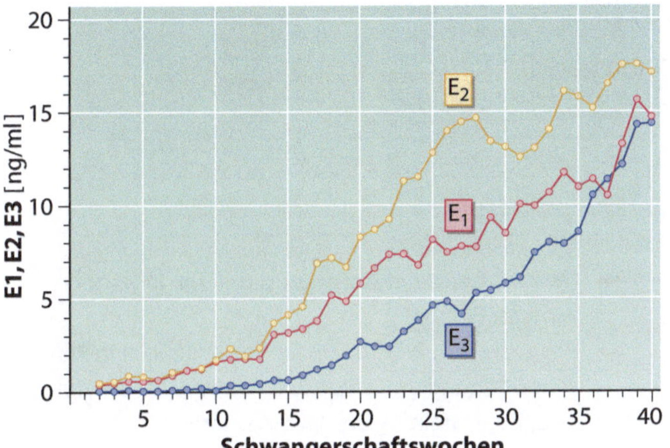

Abb. 14.18. Östrogenkonzentrationsveränderungen während der normalen Schwangerschaft

Der Anstieg im mütterlichen Blut beginnt erst nach der 5. SSW und erreicht ein Plateau ab der 36. SSW.

Östrogene

Die Östrogene (Östron, Östradiol und Östriol), die bei der Schwangeren zirkulieren, werden von der fetoplazentaren Einheit produziert. Die Konzentrationen (Abb. 14.18) steigen kontinuierlich während der Schwangerschaft bis zum Geburtstermin an.

Östrogene

Die Plazenta ist nicht in der Lage, Östrogen aus Azetat zu synthetisieren und muss deshalb das Cholesterol nutzen. Obwohl der Fetus Azetat als Präkursor nutzen kann, beginnt die größte Steroidhormonsynthese in der fetalen Nebenniere mit Cholesterol, welches im Fetalblut proteingebunden vorliegt.

Das Hauptöstrogen, das in der Schwangerschaft synthetisiert wird, ist Östriol. Es leitet sich weitestgehend von dem Präkursor Dehydroepiandrosteronsulfat (DHFA-S) ab, das in der fetalen Nebenniere gebildet wird. DHEA-S wird anschließend in der fetalen Leber in 16α-Hydroxydehydroepiandrosteronsulfat (16α-OH-DHEA-S) hydroxyliert. Die Plazenta kann diese Leistung nicht vollbringen, weil ihr ein effizientes 16α-Hydroxylasesystem fehlt. Es besteht eine signifikante Korrelation zwischen Plasma- und Urinöstriol.

Östron und Östradiol werden durch Wirkung der plazentaren Aromatase aus Androgenen (Dehydroepiandrosteron, Androstendion und Testosteron) gebildet.

Progesteron

Die Hauptrolle des Progesterons liegt in der Bildung und Erhaltung der Decidua graviditatis (Abb. 14.19).

Progesteron wird überwiegend in der Plazenta gebildet. Die Produktionsrate von Progesteron sowie die Blutspiegel steigen bis zum 3. Trimenon an. Das Hormon leitet sich zu 80% vom mütterlichen, der Rest vom fetalen Cholesterol und direkt aus Azetat ab. Progesteron liegt zu über 90% in gebundener Form (Transkortin) vor.

Der Fetus nutzt das Progesteron als Vorstufe zur Synthese adrenaler Gluko- und Mineralkortikoide. Das Hormon stellt im Synergismus mit den β-rezeptorstimulierenden Hormonen das Myometrium ruhig. Insgesamt ist das Progesteron ein funktioneller Synergist und teilweise Antagonist der Östrogene.

In Kürze

Konzeption und Implantation

Oogenese: Oozyte erreicht Befruchtungsfähigkeit im Follikel, dominanter Follikel wird vor Ovulation selektiert, Oozyte von Geburt an im Diplotänstadium, kurz vor Ovulation Übergang in Metaphase II (Reduktion des Chromosomensatzes).

Spermatogenese: Reifung zum Spermatozoon im Hoden, im weiblichen Genitale Kapazitation (Veränderung der Oberflächenbeschaffenheit), Hyperaktivität (Veränderung der Motilität), Akrosomenreduktion (Enzymfreisetzung vor Penetration).

Implantation: Befruchtung in Tube, aus **Zygote** (befruchtete Eizelle) entstehen durch mitotische Teilungen Blastomere (Tochterzellen, zunächst noch omnipotent). nach 3 Tagen als **Morula** (12-/16-Zell-Stadium) im Cavum uteri, nach 4 Tagen **Blastozyste** mit Blastozysten-

▼

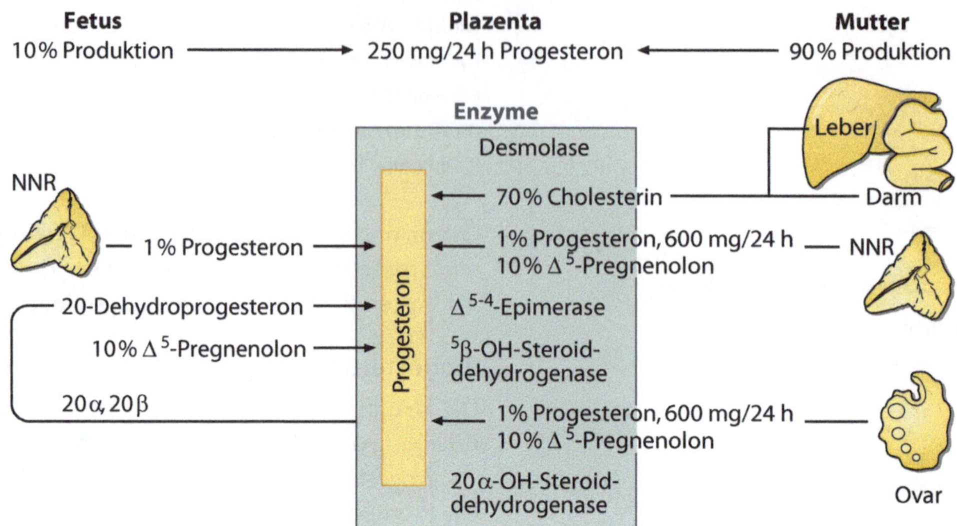

Abb. 14.19. Progesteronproduktion in der Schwangerschaft

höhle, außen liegendem Trophoblast und innen liegendem Embryoblast. 9–10 Tage nach Befruchtung Verbindung zwischen Trophoblast und Endometrium zur funktionellen Einheit (implantation) abgeschlossen, Aufgabe Ernährung des Embryos.
Dezidua: Endometrium nach Implantation. **Chorion:** Fetaler Anteil der Plazenta.
Plazenta: Basalplatte (zum Uterus gewandt), Chorionplatte, Chorionzotten (fetal) im intervillösen Raum, Kotelydone (maternale Septen). In 90% kreisförmig, etwa 500 g schwer. **Nabelschnur:** Allantoisgang, Dottergang, Dottergefäße werden bis Geburt zurückgebildet. Zwei Umbilikalarterien, eine Umbilikalvene.
Endokrinologie: Funktion des Corpus luteum verringert sich ab 8. SSW. Plazenta bildet zahlreiche Hormone im Synzytium (keine Regulation über negatives Feedback).

- **HCG:** Humanes Choriongonadotropin, erhält Corpus-luteum-Funktion in Frühschwangerschaft (Gipfel in 10. SSW), danach niedrigere, gleichbleibende Werte, bewirkt Hodendeszensus, Nachweis für Schwangerschaftstests.
- **HPL:** Humanes Plazentalaktogen, ab 8. SSW, steter Anstieg bis Geburt. Brustentwicklung, Glukosesparеffekt.
- **Östrogene**: Steter Anstieg, Produktion in fetoplazentarer Einheit.
- **Progesteron:** Produktion fast ausschließlich in Plazenta, Bildung und Erhaltung der Decidua gravidiatis, Ruhigstellung des Myometriums.

14.2 Normale Schwangerschaft: Physiologische Veränderungen

Die physiologischen Veränderungen, die bereits in den frühen Schwangerschaftswochen beobachtet werden können, sind Anpassungsprozesse, die zum großen Teil von sezernierten Produkten der Plazenta hervorgerufen werden.

14.2.1 Atmung

Lungenvolumina

Bei unveränderter Vitalkapazität ist das Luftvolumen, das pro Minute geatmet wird, wegen der Zunahme des Totraumvolumens erheblich größer. Residualvolumen und totales Lungenvolumen sind reduziert, die respiratorische Kapazität ist erhöht. Die alveoläre Ventilation ist so gesteigert, dass die Verteilung und Mischung des Atemgases während der Spätschwangerschaft effizienter ist.

Sauerstoffverbrauch

Der Progesteronanstieg führt zu einem niedrigeren Stellwert im Hypothalamus für den Kohlendioxydpartialdruck (pCO_2) im Plasma. Der CO_2-Partialdruck fällt von ungefähr 40 auf etwa 32 mm Hg. Das Atmungszentrum wird empfindlicher gegenüber einer bereits geringen Zunahme der Kohlendioxydkonzentration.

Die Ventilation ist früh gesteigert (am Termin etwa zu 40%). Während des Schwangerschaftsverlaufes ist die Steigerung der Ventilation ausgeprägter als der Bedarf an Sauerstoff. Der Sauerstoffpartialdruck (pO_2) nimmt in der Frühschwangerschaft von einem Mittelwert um 95 mmHg bei der nichtschwangeren Frau auf im Mittel 106 mmHg zu und verharrt auf diesem Niveau bis zum Termin.

Die Steigerung des Gesamtsauerstoffverbrauchs in der Spätschwangerschaft liegt zwischen 40 und 60 ml/min (Steigerung von ca. 20%). Parrallel zur Steigerung der alveolären Respiration, kommt es zu einer persistierenden Hyperventilation, die für den erniedrigten pCO_2 verantwortlich ist.

! In Höhenlagen ist zu berücksichtigen, dass sich die gesteigerte Ventilation mit resultierender Erniedrigung des pCO_2 durch die schwangerschaftsbedingten Veränderungen zusätzlich verstärkt.

Wahrscheinlich erleichtert der reduzierte maternale pCO_2 dem Feten die Elimination von CO_2. Ginge diese Senkung jedoch nicht mit anderen Anpassungsvorgängen einher, würde sich auch der pH des maternalen Blutes in unzulässiger Weise ändern. Daher wird auch die Plasma-Bikarbonatkonzentration durch renale Ausscheidung erniedrigt, waswiederum eine Reduktion der Na^+-Konzentration im Plasma nach sich zieht. Die Tatsache, dass der pH im mütterlichen Blut normal bleibt, deutet auf eine perfekte Kompensation hin, bei der einer chronischen respiratorischen Alkalose eine chronische metabolische Azidose gegenüber steht.

Dyspnoe

> Dyspnoe, auch im Sitzen, wird in der Schwangerschaft häufig beklagt.

Die bestehende Schwangerschaftshyperventilation kann bei ohnehin reduzierter alveolärer Kohlendioxydpartialdrücke als subjektiv unzureichend empfunden werden und das Gefühl von Luftnot vermitteln.

14.2.2 Herz und Kreislauf

Die kardiovaskulären Veränderungen in der Schwangerschaft sind besonders bedeutend, wenn Schwangere mit kardialen Vorerkrankungen betreut werden. Die meisten Veränderungen treten bereits im 1. Trimenon auf, zu einem Zeitpunkt also, zu dem nachhaltige Beeinflussungen der uterinen Zirkulation noch bevorstehen.

Blutdruck

Der mittlere arterielle Blutdruck (Addition von 1/3 der Differenz zwischen systolischem und diastolischen Druck zum diastolischen Druck) fällt im Laufe der Schwangerschaft zunächst ab. Im 2. Trimenon erreicht er seinen tiefsten Punkt, um bis zum Termin langsam wieder anzusteigen.

! Bei arteriellen Mitteldrücken von ≥95 mmHg im 2. Trimenon besteht die Gefahr der Entwicklung einer schwangerschaftsinduzierten Hypertonie im letzten Trimenon.

Definition

Arterielle Mitteldrücke von ≥105 mmHg (z. B. 140/90 mmHg) im letzten Trimenon werden als Hochdruck betrachtet.

Herzminutenvolumen

Zum Ende des 1. Trimenons hin hat das Herzminutenvolumen um 25–50% zugenommen, während des 2. Trimenons kommt es zu einer weiteren Zunahme um ca. 10%.

Die basale Herzfrequenz nimmt um etwa 10 Schläge/min zu und ist so zum geringen Teil für das gesteigerte Herzminutenvolumen verantwortlich. Den weitaus größeren Anteil an der Zunahme des Herzminutenvolumens hat jedoch die Zunahme des Schlagvolumens.

Die maximale Zunahme des Herzminutenvolumens bei Schwangeren in Ruhe bzw. außerhalb von Wehentätigkeit variiert zwischen 1,2–3,1l/min.

Der Abfall des arteriellen Mitteldrucks, insbesondere während des 2. Trimenons, geht mit einem Rückgang des peripheren Gesamtgefäßwiderstandes einher. In der 2. Hälfte der Schwangerschaft stellt die uteroplazentare Zirkulation ein Gefäßkurzschlussgebiet mit niedrigem Widerstand (*low resistance shunt*) dar, das wahrscheinlich für den größten Teil des reduzierten peripheren Gefäßwiderstandes verantwortlich ist. Am Unterarm und am Bein lässt sich aber auch ein deutlich reduzierter Gefäßwiderstand nachweisen.

Einfluss von Wehen

Unter der Geburt nimmt das Herzminutenvolumen bei jeder Wehe um etwa 15–20% zu. Diese Zunahme beginnt bereits, bevor die Wehe palpiert werden kann und kehrt auf dem Höhepunkt der Wehe zum Ausgangswert zurück. Parallel nimmt der arterielle Mitteldruck zu. Dies bedeutet insgesamt eine erhebliche Zunahme der Herzarbeit.

> Weder die Zunahme des Herzminutenvolumens noch der Anstieg des arteriellen Mitteldruckes während der Wehe lassen sich durch Analgesie ausschalten.

Es handelt sich also nicht nur um schmerzinduzierte Anpassungseffekte.

Anscheinend werden dem zentralen Blutvolumen mit Beginn einer Wehe etwa 500 ml Blut zugeführt, wodurch der arterielle Mitteldruck ansteigt. Auf dem Höhepunkt der Kontraktion ist die uteroplazentare Zirkulation, ein Gebiet niedrigen Gefäßwiderstandes, vorübergehend abgekoppelt, was möglicherweise für den Anstieg des arteriellen Mitteldrucks und den Abfall des Herzminutenvolumens verantwortlich ist.

Zusätzlich zu den Kreislaufveränderungen bei jeder Kontraktion ist am Ende der Austreibungsphase eine Zunahme des Herzminutenvolumens um ca. 40% zu beobachten. Im Gegensatz zu den Veränderungen unter der Wehe kann diese Zunahme des Herzminutenvolumens durch Schmerzausschaltung beeinflusst werden.

Umstellung nach der Geburt

Unmittelbar nach der Geburt kontrahiert sich der Uterus. Es kommt erneut zu einem Autotransfusionseffekt, der jedoch weitestgehend durch äußeren Blutverlust (im Mittel 300 ml) kompensiert wird. Die Gabe von Mutterkornalkaloiden führt wegen ihrer uteruskontrahierenden Eigenschaften bei vielen Frauen, insbesondere bei vorbestehendem Hochdruck, zu einem Anstieg des arteriellen Mitteldruckes. Dies steigert die Herzarbeit zusätzlich.

> Wehentätigkeit und vaginale Geburt müssen bei Frauen mit Herz-Kreislauf-Erkrankungen nicht vermieden werden.

Die vaginale Geburt sollte jedoch so schmerz- und stressfrei wie möglich vonstatten gehen. Anhaltendes, forciertes Pressen während der Austreibungsperiode sollte vermieden werden, ebenso potentiell drucksteigernde Medikamente (Adrenalinzusätze in Lokalanästhetika) oder Mutterkornalkaloide. Die elektive Kaiserschnittentbindung stellt wegen der ihr eigenen Risiken keine geeignete Alternative dar.

Blutfluss

Der mütterliche hepatische und zerebrale Blutfluss weisen in der Schwangerschaft keine Veränderungen auf.

> Der renale Blutfluss ist um 400 ml/min gesteigert, was einer Zunahme um fast 50% entspricht.

Diese Veränderung erfolgt bereits während des 1. Trimenons.

Vena-cava-Okklusionssyndrom

Definition

Beim Vena-cava-Okklusionssyndrom der Schwangeren wird in Rückenlage die Vena cava inferior durch den Uterus komprimiert. Bradykardie und Hypotension sind die Folge.

Ätiopathogenese. Bei allen Schwangeren kommt es in der 2. Schwangerschaftshälfte zu einer geringfügigen Kompression der V. cava inferior, wenn sie auf dem Rücken liegen. Der venöse Druck distal vom Uterus steigt um etwa 20–30 mmHg an und wird in die unteren Extremitäten fortgeleitet. In gewissem Maße tritt dies auch beim Stehen auf und führt zu einer Konzentration von Blut in Beinen und Oberschenkeln. Dadurch wird ein systolischer Blutdruckanstieg von 30% und mehr erreicht.

Symptomatik. In Rückenlage treten nach 4–5 min Kompressionsdauer Bradykardie und Hypotension als Zeichen eines vasovagalen Reflexes auf. Diese Kombination reduziert das Herzminutenvolumen um fast die Hälfte. Manchen Schwangeren wird es schwarz vor Augen, begleitet von Übelkeit. Das Korrelat des Vena-cava-Okklusionssyndroms im CTG ist ein tiefer, wannenförmiger Abfall der kindlichen Herztöne (Dezeleration).

Therapie. Durch Linksdrehung wird die rechts von der Aorta gelegenen Vena cava und der Rückfluss durch sie freigegeben.

Blut- und Erythrozytenvolumen

Plasmavolumen

Das Gesamtplasmavolumen nimmt bereits in der Frühschwangerschaft zu, folgt der Zunahme des Herzminutenvolumens jedoch mit etwas Abstand. 75–85% der Zunahme des Blutvolumens wird bis zur Mitte der Schwangerschaft (■ Abb. 14.20) erreicht. Bei Einlingsschwangerschaften nimmt das Blutvolumen bis zum 8. Monat zu, um dann bis

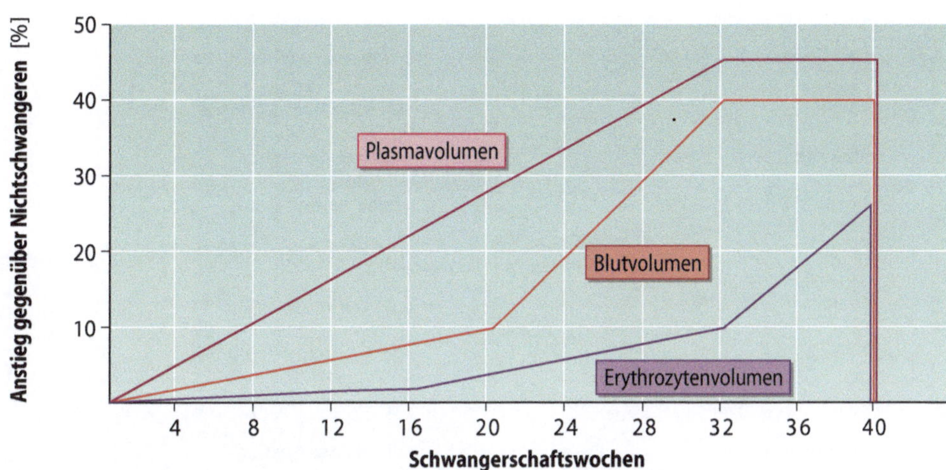

Abb. 14.20. Verhalten von Blut-, Plasma- und Eryzhrozytenvolumen in der Schwangerschaft

zum Termin langsam abzufallen. Bei Mehrlingsschwangerschaften ist die Zunahme des Blutvolumens ausgeprägter und hält bis zur Entbindung an.

Erythrozytenvolumen

Das Volumen der Erythrozyten nimmt ebenfalls zu, bleibt aber häufig hinter dem Plasmavolumen zurück. Dies schlägt in einem erniedrigten Hämatokrit und erniedrigter Hämoglobinkonzentration nieder.

Hämatologie, Gerinnung

Eisenbedarf

Ein Eisenmangel stellt sich bei Frauen leicht ein, da sie mit jeder Menses etwa 50 ml Blut verlieren. Der Ersatz dieser Blutmenge allein erfordert die Substitution von 0,9 mg Eisen pro Tag. Die durchschnittliche Nahrung enthält kaum genügend Eisen, um dem gerecht zu werden. Die durchschnittliche Schwangere verfügt deshalb nur über geringe oder gar keine Eisenspeicher.

> Auch unter Substitution mit Eisen fällt die Hämoglobinkonzentration im Verlauf der Schwangerschaft auf Werte um 10 g/l.

Der Eisenbedarf während der Schwangerschaft ist beträchtlich: Das durchschnittliche reife Neugeborene enthält ca. 250–300 mg Eisen. Das fetale Blut in der Plazenta und in der Nabelschnur enthält weitere 50 mg. Das maternale Erythrozytenvolumen nimmt während der Schwangerschaft zu. Es sind ca. weitere 500–600 mg Eisen notwendig für die zusätzlichen 450–550 ml Erythrozyten. Dies entspricht etwa dem Gesamtkörpereisen nichtschwangerer Frauen.

Der gesamte mütterliche Eisenbedarf liegt im Mittel zwischen 750 und 900 mg oder etwa 5 mg/Tag im 2. und 3. Trimenon.

> Häufig übersteigt der Gesamtbedarf an Eisen die mit der Nahrung angebotene Menge, sodass eine Eisensubstitution, insbesondere in der 2. Schwangerschaftshälfte, angezeigt ist.

Folsäurebedarf

Ursache einer Megaloblastenanämie bei Folsäuremangel ist häufig ein Mangel an tierischem Eiweiß sowie einen Mangel an frischem oder ungekochtem Gemüse. Der Bedarf an Folsäure steigt während der Schwangerschaft auf etwa das 5-Fache. Er beträgt ca. 0,5 mg/Tag.

> Die Eisensubstitution sollte durch eine Substitution mit Folsäure von wenigstens 0,3 mg/Tag ergänzt werden.

Die Folsäuresubstitution sollte idealerweise bereits präkonzeptionell erfolgen.

Leukozytenzahl

Die Zahl der Leukozyten ist während der Schwangerschaft mäßig erhöht auf Werte zwischen 6.000 und 12.000/mm^3. Durch den Geburtsstress kann die Zahl auf über 20.000/mm^3 ansteigen. Die Zellen enthalten erhöhte Mengen an alkalischer Phosphatase.

Gerinnungssystem

Einige Komponenten des fibrinolytischen Systems weisen während der Schwangerschaft Konzentrationsände-

Tab. 14.2. Veränderungen von Komponenten des Blutgerinnungssystems unter dem Einfluss der Schwangerschaft

Faktor	Name	Einfluss der Schwangerschaft
I	Fibrinogen	maßiger Anstieg
II	Prothrombin	keine Veränderung
III	Thromboplastin	mögliche Freisetzung bei vorzeitiger Plazentalösung
IV	Kalzium	geringfügige Reduktion
V	Proakzelerin	geringfügige Reduktion
VI	Aktivierter Faktor V	
VII	Prokonvertin	deutlicher Anstieg
VIII	Antihämophilie-Faktor	in einigen Fällen erhöht
IX	Plasma-Thromboplasmin-Komponente	in einigen Fällen erhöht
X	Stuart-Faktor	deutlicher Anstieg
XI	Plasma-Thromboplastin-Antezedent	keine Veränderung
XII	Hageman-Faktor	–
XIII	Fibrinstabilisierender Faktor	erniedrigt

rungen auf. Der Fibrinogenspiegel steigt um ca. 50% an (Tab. 14.2).

Zusätzlich ist die Thrombozytenzahl mäßig erhöht, die Thrombozytenhaftung ist etwas herabgesetzt, die Plasminogenkonzentration ist erhöht und die fibrinolytische Aktivität des Plasmas ist vermindert. Unter qualitativen Gesichtspunkten entsprechen alle diese Veränderungen denen, die bei Frauen unter der Einnahme von kombinierten Östrogen-Progesteron-Ovulationshemmern vor Einführung der Mikropillen beobachtet wurden. Diese Effekte lassen sich also auf einen hormonalen Einfluss zurückführen.

Generell ist die Koagulabilität (Reaktionszeit plus Fibrin-Formationszeit) von 12 auf 8 min reduziert; darüber hinaus ist die Fibrinolysezeit signifikant verlängert.

14.2.3 Stoffwechsel

Kohlenhydratstoffwechsel

Die Hauptaufgabe des Stoffwechsels besteht darin, das Zentralnervensystem mit Glukose zu versorgen. Etwa 140 g Glukose werden täglich durch das Zentralnervensystem eines Erwachsenen oxydiert.

In der Schwangerschaft braucht der Fetus ebenfalls Glukose, darüber hinaus Aminosäuren. Er entzieht der Mutter diese Stoffe, unabhängig von ihrer Nahrungsaufnahme. Bei anhaltender Mangelernährung wird das fetale Hirngewicht auf Kosten anderer Organen bevorzugt aufrecht erhalten.

Während die Schwangerschaft voranschreitet, reduziert sich die periphere Glukoseutilisation der Mutter. Die progrediente biologische Resistenz gegenüber exogenem Insulin in der Schwangerschaft, wird durch erhöhte Plasmakonzentrationen des Hormons kompensiert. Die Insulin-Antwort bei Glukosebelastung ist gesteigert und es besteht eine Inselzellhyperplasie des mütterlichen Pankreas.

Fettstoffwechsel

In der Schwangerschaft werden Kohlenhydrate für das Nervensystem von Fetus und Mutter konserviert. Fett wird konsumiert, wann immer es möglich ist. Fettspeicher werden mobilisiert, die Konzentration an freien Fettsäuren im Plasma ist erhöht.

HPL (humanes Plazentalaktogen) ist auch ein lipolytisches Hormon. Die Rolle von HPL könnte darin bestehen, dass Kohlenhydrate durch die Bereitstellung von freien Fettsäuren eingespart werden.

Fettsäuren

Freie Fettsäuren passieren die Plazenta von der Mutter zum Fetus. Sie waren meist als freie Fettsäuren an Albumin gebunden. In geringerem Maße stammen fetale Fettsäuren von mütterlichen Serumtriglyzeriden, die durch eine plazentare Lipoproteinlipase in freie Fettsäuren und Glyzerol gespalten wurden.

> Die Konzentration freier Fettsäuren im mütterlichen Blut ist in der Schwangerschaft signifikant erhöht.

Bei Diabetikerinnen können größere Mengen freier Fettsäuren von der Mutter zum Feten gelangen. Bei diesen Frauen finden sich noch höhere Spiegel an freien Fettsäuren. Die arteriovenöse Differenz der Konzentration freier Fettsäuren im Nabelschnurblut deutet darauf hin, dass der Fetus signifikante Mengen an freien Fettsäuren extrahiert. Trotzdem ist die Konzentration freier Fettsäuren im fetalen Blut verglichen mit Erwachsenen erheblich niedriger.

Eiweißstoffwechsel

Das Wachstum des Fetus hängt von der Verfügbarkeit aller Aminosäuren und Energieträgern ab, um die Proteinsynthese zu unterhalten. Insulin transportiert Amniosäuren in die Zelle.

Die kontinuierlich höhere Sekretion von Insulin während der Schwangerschaft stellt eine adäquate Proteinsynthese für die Mutter sicher.

> Die Konzentrationen aller Aminosäuren sind im fetalen Blut höher als im mütterlichen.

Die Spiegel beim Fetus scheinen vergleichbar mit den Spiegeln erwachsener, nichtschwangerer Frauen zu sein. Während der Schwangerschaft sind die Aminosäurespiegel im maternalen Plasma niedriger (3,2 mg/100 ml) als außerhalb der Schwangerschaft. Diese Werte kehren jedoch einige Tage nach der Entbindung in den Normalbereich zurück (4,3 mg/100 ml).

Phenylalanin

Die Phenylalaninkonzentration ist bei Schwangeren deutlich niedriger als bei Nichtschwangeren, wohingegen der fetale Phenylalaninspiegel gegenüber dem der Mutter gesteigert ist.

Phenylketonurie

Es konnte gezeigt werden, dass der Phenylalaninspiegel im Plasma einer Schwangeren, die heterozygot für Phenylketonurie ist, tatsächlich erhöht ist. Da die fetomaternale Ratio auch bei erhöhten Phenylalaninspiegeln annähernd die gleiche bleibt, würde dies bedeuten, dass die Spiegel beim Feten weit oberhalb der normalen Werte liegen würden.

Schwangere Frauen mit Phenylketonurie sollten wenig Eiweiß zu sich nehmen.

Plasmaproteine

Die Serumalbuminkonzentration fällt mit fortschreitender Schwangerschaftsdauer ab, es kann ein kleiner Abfall der Gammaglobulinkonzentrationen beobachtet werden. Sowohl Betaglobulin wie auch Fibrinogen steigen an.

> Die Gesamtplasmaproteine sind in der Schwangerschaft erniedrigt.

Einige Serumenzyme, wie die alkalische Phosphatase, Diaminoxidase und die Oxytozinase sind deutlich erhöht.

Mineralhaushalt

Kalzium

Die ausgedehnten Kalziumspeicher im mütterlichen Knochen machen bei adäquater Nahrungsaufnahme eine Speicherentleerung unwahrscheinlich. Im Gastrointestinaltrakt wird Kalzium während der Schwangerschaft effizienter resorbiert.

PTH

Die Konzentration von PTH im Blut liegt während der 1. Schwangerschaftshälfte im Normalbereich nichtschwangerer Frauen. Von der 20–24. SSW sinkt die Konzentration zunächst ab, um danach bis zum Termin wieder anzusteigen und dabei einen Wert um das 2,4-Fache des Wertes nichtschwangerer Frauen zu erreichen. Es gibt Hinweise, dass die Kalzitoninkonzentration im maternalen Serum sich in der Spätschwangerschaft verdoppelt. Dieser Anstieg könnte als Kompensationsmechanismus dienen, um die osteolytische Aktivität der erhöhten PTH-Konzentrationen zu kompensieren, während gleichzeitig der Wirkung von PTH auf den Darm und die Nieren zur Befriedigung zusätzlicher Kalziumbedürfnisse in der Schwangerschaft stattgegeben wird.

> Die Gesamtkalziumkonzentration im maternalen Serum fällt während der Schwangerschaft ab.

Dieser Abfall beginnt kurz nach der Konzeption und schreitet bis zur Mitte des 3. Trimenons voran.

Kalziumionen werden vom mütterlichen ins fetale Blut gegen einen Gradienten transportiert. Die Kalziumkonzentration im fetalen Serum übersteigt die der Mutter um 1–2 mg/100 ml am Termin.

Die gegenwärtig empfohlene Aufnahme von Kalzium in der Schwangerschaft mit der Nahrung liegt bei 1200 mg/Tag.

Einer nichtschwangeren Erwachsenen werden 400 mg/Tag weniger empfohlen.

Der Kalziumbedarf während der Stillperiode (▶ Kap. 14.11.2) hängt von der produzierten Milchmenge ab.

> Ein Liter Vollmilch pro Tag enthält etwa die notwendige Menge Kalzium für Schwangerschaft und Stillzeit.

Vitamine

Beweise für einen Vitaminmangel während der Schwangerschaft gibt es für die meisten Vitamine nicht.

14.2.4 Wasser- und Elektrolythaushalt

Allgemeine Veränderungen

> Das Gesamtkörperwasser bei Schwangeren am Termin ohne Ödeme ist um ca. 7,5 l erhöht.

Knöchelödeme

Auf die Knöchel begrenzte Ödeme sind auf den erhöhten kapillären Filtrationsdruck bei aufrechter Körperhaltung zurückzuführen. Sie haben nichts damit zu tun, wie das renale Tubulussystem mit Salzen und Wasser umgeht und sind daher von untergeordneter physiologischer Bedeutung. Eine Behandlung, wenn überhaupt indiziert, zielt darauf ab, durch Lageänderung den kapillären Druck zu reduzieren oder Stützstrümpfe zu tragen, um den Gewebedruck zu erhöhen.

> ! Es ist unvernünftig Diuretika zur Behandlung von Knöchelödemen einzusetzen.

Generalisierte Ödeme

Generalisierte Ödeme werden bei etwa 1/4 der Schwangeren dokumentiert.

Ödembildung begleitet von einem Anstieg des systolischen und diastolischen Blutdrucks und einer Proteinurie wird bei etwa 4% der Erstgebärenden und weniger häufig bei Mehrgebärenden beobachtet. Diese Symptomentrias wurde lange als notwendige Voraussetzung der **Präeklampsie** ▶ Kap. 16) betrachtet. Gegenwärtig spielen Ödeme diese Rolle nicht mehr.

> Die Mehrheit der Schwangeren mit generalisierten Ödemen entwickelt keine Präeklampsie.

Es ist möglich, dass generalisierte Ödeme ohne Blutdruckanstieg und Proteinurie Folge eines reduzierten kolloidosmotischen Drucks im Plasma sind und daher als physiologische Anpassungsreaktion in der Schwangerschaft gedeutet werden können, wohingegen generalisierte Ödeme in Verbindung mit Präeklampsie das Ergebnis einer gestörten Nierenfunktion sind, das auf die primäre Natriumchlorid-Retention und sekundäre Einlagerung von Wasser zurückzuführen ist.

Bislang ist es nicht möglich, die verschiedenen Ursachen generalisierter Ödembildung in der Schwangerschaft zu unterscheiden.

Nierenfunktion und Harntrakt

Morphologische Veränderungen

Ungefähr 80% aller Schwangeren weisen eine signifikante Weitstellung beider Ureteren und der Nierenbeckenkelchsysteme auf. Diese Veränderung kann bereits ab der 9. SSW beobachtet werden und gilt deshalb als hormonell verursacht. Kymographische Studien haben gezeigt, dass die Dilatation mit dem Grad der Atonie korrespondiert. Später in der Schwangerschaft kommen jedoch mechanische Faktoren ins Spiel, da die Dilatation fast immer auf der rechten Seite mehr ausgeprägt ist, insbesondere oberhalb des Beckenrandes. Dies wird von einigen Autoren mit der gewöhnlichen Dextroversion des schwangeren Uterus in Zusammenhang gebracht. Das Volumen des Urins in den Ureteren und den Nierenbecken (Totraum) ist von normalerweise 6–15 ml auf 20–60 ml erhöht.

> Die verzögerte Fließgeschwindigkeit des Urins trägt zum gesteigerten Auftreten von Harnwegsinfekten bei Schwangeren bei.

Glomeruläre Filtrationsrate

Für nichtgravide Frauen liegen die Normwerte zwischen 100 und 120 ml/min pro 1,73 m^2 Körperoberfläche. Zwischen dem 4. und dem 8. Schwangerschaftsmonat bewegt sich die glomeruläre Filtrationsrate zwischen 150 und 180 ml/min, was einer Zunahme von 60%. entspricht.

Da die Zunahme der glomerulären Filtrationsrate proportional größer ist als die Zunahme des renalen Plasmaflusses, steigt der Anteil des gefilterten Plasmas (Filtrationsfraktion) von 0,18 auf etwa 0,22 an.

Die Kreatininclearance entspricht in etwa der glomerulären Filtrationsrate und wird klinisch herangezogen, wenn die renale Filtrationsfunktion beurteilt werden soll.

14

Die Kreatininkonzentration sinkt von 0,67±0,14 auf 0,46±0,13 mg/100 ml Serum. Die Blutharnstoffkonzentration fällt von einem nichtschwangeren Spiegel von 13±3 auf 8±1,5 mg/100 ml.

Exkretion von Aminosäuren

> Die Schwangerschaft ist durch eine beträchtliche Aminoazidurie charakterisiert

Zum großen Teil ist diese Aminoazidurie auf die gesteigerte glomeruläre Filtrationsrate zurückzuführen ist. Die Aminosäurenausscheidung variiert jedoch erheblich. Die Plasmakonzentrationen von Histidin, Arginin und Threonin sind in der Schwangerschaft trotz gesteigerter renaler Clearance deutlich erhöht. Vor der Einführung sensitiver Tests zum Nachweis von HCG im Urin wurde der Nachweis von Histidin im Urin bei der Schwangerschaftsfeststellung genutzt. Etwa die Hälfte des vermehrt ausgeschiedenen Histidins kann auf die erhöhte glomeruläre Filtrationsrate zurückgeführt werden, etwa ein Viertel auf eine Erniedrigung der reabsorptiven Kapazität und das verbleibende Viertel auf eine Reduktion des mütterlichen Histidin-Metabolismus. In Analogie dazu kann unterstellt werden, dass der Metabolismus von Arginin und Threonin in ähnlicher Weise reduziert ist.

Natriumausscheidung

Die Ausscheidung von Natrium ist so komplex, dass sie sich einer Analyse entzieht. Einerseits können Minutenveränderungen in der Reabsorptionsrate von Natrium nicht zuverlässig gemessen werden, können andererseits jedoch erhebliche Auswirkungen haben. Wenn der Prozentsatz filtrierten Natriums, der von der Niere reabsorbiert würde, von 99,4% auf 99,5% in der Schwangerschaft steigen würde, kämees zur Zunahme des Körpergewichts um 250 g/Tag.

Zur **Natriumretention** führen:

- Gesteigerte Östrogensekretion,
- geringer Anstieg des freien Plasmakortisols,
- nachhaltiger Anstieg der Aldosteron-Sekretionsrate,
- aufrechte Körperhaltung oder die Rückenlage, die beide zu einer venösen Druckerhöhung in der unteren Körperhälfte und zu einem pooling von Natriumchlorid und Wasser führen.

Folgende Faktoren fördern die **Natriumausscheidung**:

- Zunahme der Filtrationsfraktion aufgrund der hohen glomerulären Filtrationsrate,
- stetig ansteigende Progesteronkonzentrationen, das natriuretische Eigenschaften aufweist und die Wirkung von Aldosteron am renalen Tubulus antagonisiert,
- Bildung von *atrial natriuretic peptide* (ANP) in den Muskelzellen des Vorhofs sowie von *brain natriuretic peptide* (BNP), eines noch stärkeren plazentaren Vasodilatators, der auch von Amnionzellen sezerniert wird.

Renin-Angiotensin-Aldosteron-System

Die Schwangerschaft ist durch einen enormen Anstieg der Reninaktivität im peripheren Blut und der Reninsubstratkonzentration charakterisiert. Konsekutiv sind die absoluten Konzentrationen von Angiotensin in der Schwangerschaft ebenfalls erhöht. Trotzdem ist der arterielle Mitteldruck in der Schwangerschaft erniedrigt und die Reaktivität des Gefäßsystems (Blutdruckverhalten) auf Angiotensin in der Schwangerschaft beträchtlich reduziert. Bei Präeklampsie ist die Reduktion der Reaktivität des Gefäßsystems verlorengegangen, was für den Hochdruck verantwortlich sein dürfte.

Da Angiotensin die Aldosteronsekretion aus der Nebennierenrinde stimuliert, kommt es während der Schwangerschaft zu einem progredienten Anstieg der Plasma-Aldosteronkonzentration.

14.2.5 Gastrointestinal-hepatisches System

Gastrointenstinales System

Übelkeit

Die weit verbreitete morgendliche Übelkeit insbesondere im ersten Trimenon kann zu Gewichtsverlust führen, wobei die Mehrheit der Schwangeren gleichzeitig über gesteigerten Appetit berichtet und eine nicht unbeträchtliche Anzahl ausgefallener Essgelüste angibt. Im Allgemeinen ist die Nahrungsaufnahme gesteigert, in der 1. Schwangerschaftshälfte mehr als es dem tatsächlichen Bedarf entspricht, so als wolle der schwangere Organismus frühzeitig Nährstoffe speichern.

Die physiologische Grundlage der Übelkeit ist bis heute kaum verstanden. Möglicherweise besteht eine Beziehung zu den rasch steigenden Östrogen- und HCG-Spiegeln. In vielen Fällen exzessiven Erbrechens (**Hyperemesis gravidarum**, ▶ Kap. 16) werden psychologische Faktoren (unbewusste Ablehnung der Schwangerschaft) zur Erklärung herangezogen.

Mundraum

Der Gaumen ist häufig geschwollen und hyperämisch und kann leicht bluten. Entgegen landläufiger Meinung (»Jede

Schwangerschaft kostet die Mutter einen Zahn«) führt Schwangerschaft jedoch nicht zu vermehrtem Auftreten von Zahnerkrankungen wie Karies. Notwendige Instandsetzungsmaßnahmen können während der Schwangerschaft jederzeit vorgenommen werden.

Sodbrennen, Obstipation

Während des 1. und 2. Trimenons ist die Säurebildung des Magens und die Reaktion auf Histamin reduziert. Peptische Ulzera treten weniger häufig auf.

Während der gesamten Schwangerschaft besteht eine relative Atonie des Intestinaltraktes (Ösophagus, Magen, Gallenblase, Dünndarm, Dickdarm). Wahrscheinlich hängt dies mit den gleichen hormonalen Einflüssen zusammen, die auch für die Relaxation der glatten Muskulatur in Arterien, Venen und Ureteren verantwortlich sind.

> Die Verbindung von relaxiertem Mageneingangssphinkter und Aufwärtsdruck des wachsenden Uterus auf den Magen führt zur hohen Inzidenz an Sodbrennen.

Das Sodbrenen ist nicht auf Hyperazidität zurückzuführen, obwohl die Symptomatik durch Gabe von Antazida und Neostigmin, das den Sphinktertonus steigert, günstig beeinflusst werden kann.

Die relative Atonie des Kolons führt zu häufigerem Auftreten von **Obstipation**.

Hepatisches System

Leber

Die Leber wird in der Schwangerschaft verstärkt in Anspruch genommen, klare Daten liegen nicht vor. Leberfunktionstests bei Schwangeren liegen im Normalbereich mit Ausnahme der Hippursäureausscheidung nach Administration von Natriumbenzoat. Dies spiegelt jedoch weniger eine beeinträchtigte Leberfunktion als vielmehr eine gesteigerte Kompetition um Konjugation mit anderen Substanzen wider. Leberbiopsien lassen im histologischen Bild charakteristische Veränderungen vermissen.

Cholestase

Gelegentlich entwickeln Schwangere eine Cholestase, die sich als generalisiertes Hautjucken manifestiert. Der **Pruritus** ist auf die Retention von Gallensalzen zurückzuführen, die auch ohne Ikterus messbar erhöht sind. Zur Therapie stehen Ursodeoxycholsäure, eine natürliche Gallensäure, Cholestyraminpräparate, die eine Resorption von Gallensäuren vermindern, und Antihistaminika zur Verfügung.

14.2.6 Haut

Striae gravidarum

Etwa die Hälfte aller Schwangeren entwickeln im 3. Trimenon teils tiefrote bis bläuliche unterhalb des Hautniveaus, vor allem im Bereich des Abdomens, aber auch der Mammae liegende Streifen. Diese Striae gravidarum (Schwangerschaftsstreifen) persistieren, verfärben sich jedoch einige Monate nach der Entbindung silbrig glänzend.

Hyperpigmentierung

Die Linea alba im Bereich des unteren Abdomens, die Vulva, die Areolen der Mammae und das Gesicht weisen eine mehr oder minder starke Zunahme der Pigmentation auf. Im Bereich der Stirn und der Wangen imponiert diese Hyperpigmentation vor allem bei kaukasischen brünetten Schwangeren als **Chloasma gravidarum**, die sich unter Sonnenlicht verstärken.

Insbesondere kaukasische Frauen entwickeln auch **Spider naevi** (Spinnennaevi). Diese sind dilatierte präkapilläre Gefäße, die von einer zentralen, dilatierten Arteriole ausstrahlen, die als kräftig roter Punkt imponiert. Auslöser sollen die hohen Östrogenspiegel sein.

Gelegentlich können sich im Bereich des Schultergürtels und des Halses multiple, filiforme **Fibrome** entwickeln.

14.2.7 Psyche

Die emotionale Reaktion auf die Schwangerschaft hängt sehr davon ab, ob die Schwangerschaft geplant, ungeplant, erwünscht oder unerwünscht ist. Eine geplante Schwangerschaft muss nicht zwangsläufig erwünscht sein. Die Motivation schwanger zu werden ist komplex und vielschichtig.

Nicht alle Motivationen sind mit einer gelassenen Akzeptanz der Schwangerschaft vereinbar. Hysterie, akute Angstneurose oder psychosomatische Symptome (exzessives Erbrechen) können auftreten. Ungewollte Schwangerschaften, insbesondere außerhalb einer festen Partnerbeziehung oder bei Ablehnung der Schwangerschaft durch den Partner, können zu situativen Depressionen bis hin zur Suizidgefährdung führen.

> Schwangerschaft ist eine einzigartige Lebenssituation, die Adaptation statt Aktion erfordert.

Obwohl eine frühe Schwangerschaft wenig fassbar ist, kann sie so bedrohlich wirken, dass die Frau sie aus der Welt schaffen will, ohne Rücksicht auf körperliche Schäden oder zukünftige Fertilität. Häufig präsentiert sich die ungewollte Schwangerschaft daher als krankhafter Zustand.

In der Spätschwangerschaft sind anfängliche Konflikte gewöhnlich gelöst, die Schwangere hat eine positive Einstellung gewonnen und empfindet Vorfreude. Befürchtungen, das Kind könnte fehlgebildet sein, herrschen vor, ergänzt durch Furcht vor bevorstehenden Schmerzen und Geburtsverletzungen und Bedenken, der Mutterschaft nicht gewachsen zu sein.

In Kürze

Physiologische Veränderungen

Atmung: Ventilation steigt, Sauerstoffverbrauch steigt. Dyspnoe häufiges Symptom.

Herz und Kreislauf: Arterieller Mitteldruck fällt ab. Herzminutenvolumen, Gefäßwiderstand und Plasmavolumen steigen an (bedeutsam bei kardiovaskulären Vorerkrankungen). Eisen- und Folsäurebedarf steigen an, Kalziumkonzentration sinkt, Gesamtplasmaproteine fallen ab.

Wasser- und Elektrolythaushalt: Gesamtkörperwasser steigt (Knöchelödeme, generalisierte Ödeme), Fließgeschwindikeit des Urins vermindert (Harnwegsinfekt). Glomeruläre Flitrationsrate, renaler Plasmafluss steigen an, Aminoazidurie.

Gastrointestinaltrakt: Verstärkt Übelkeit (Gewichtsverlust), Appetitsteigerung. Atonie des gesamten Gastrointestnaltraktes (Sodbrennen, Obstipation).

Hepatisches System: Cholestase (Pruritus).

Haut: Striae gravidarum, Chloasma gravidarum, Spider naevi, Fibrome.

Psyche: Insbesondere in Frühschwangerschaft kann Schwangerschaft als emotional stark belastend empfunden werden, reaktiv können Hysterie, Angstneurose, psychosomatische Symptome (exzessives Erbrechen), Depression bis zur Suizidgefährdung auftreten.

14.3 Schwangerenvorsorge

Definition

Schwangerschaftsvorsorge bedeutet regelmäßige Untersuchung und Betreuung während der Schwangerschaft, mit dem Ziel beim Kind so früh wie möglich ▼

Störungen der Fruchtanlage und intrauterinen Entwicklung, bei der Schwangeren Störungen im Schwangerschaftsverlauf mit möglicher mütterlicher Gefährdung zu erkennen.

Die fetale Morbidität und Mortalität in Schwangerschaft und Perinatalperiode zeigen nachweislich eine deutliche Abhängigkeit von der Frequenz und Qualität der Vorsorgeuntersuchungen. Aber auch die mütterliche Sterblichkeit während Schwangerschaft und Geburt, die nur zur Hälfte durch schwangerschaftsunabhängige Erkrankungen verursacht ist, kann durch eine regelmäßige Schwangerenvorsorge reduziert werden.

 Die kontinuierliche Überwachung der Schwangerschaft stellt eine entscheidende Präventivmaßnahme zur Risikoverminderung für Mutter und Kind dar.

Dieser Bedeutung tragen das Mutterschutzgesetz bzw. die Mutterschaftsrichtlinien Rechnung, in denen ein diagnostisches Routineprogramm vorgeschrieben ist. Die jeweiligen Untersuchungsergebnisse werden inm **Mutterpass** registriert. Er dient auch der Kommunikation zwischen verschiedenen behandelnden Ärzten und der Klinik.

14.3.1 Erstuntersuchung

Vor der Konzeption

Frauen mit früheren Erkrankungen, bestehenden chronischen Leiden, genetischen Krankheiten in der eigenen Familie oder der des Partners benötigen eine ausführliche Beratung möglichst vor der Planung einer Schwangerschaft.

Besondere Aufmerksamkeit gilt der Infektionsexposition und dem Impfschutz. Organische Erkrankungen, Endokrinopathien (Diabetes mellitus, Schilddrüsenerkrankungen), genitale bzw. extragenitale Fehlbildungen, Stoffwechselanomalien mit erhöhtem genetischem Risiko sowie gefährdende Lebensgewohnheiten (Nikotin-, Drogen-, Medikamentenabusus) können erkannt werden. Bereits vor Eintritt einer Schwangerschaft kann möglicherweise präventiv oder therapeutisch eingegriffen werden.

Nach der Konzeption

Die erste Untersuchung sollte möglichst bald nach dem Ausbleiben der Periode erfolgen. Wesentliche Befunde (Vitalitätsnachweis, Sitz der Schwangerschaft) können erhoben werden.

Allgemeinanamnese

Bei der Erhebung der allgemeinen Anamnese sind Fragen nach Erkrankungen seit der Konzeption, die sich nachteilig auf die Fruchtentwicklung auswirken könnten, wichtig.

Dazu gehören Viruserkrankungen oder andere fieberhafte Infekte, insbesondere Röteln, Ringelröteln oder Toxoplasmose. Ablauf der Erkrankung, diagnostische und therapeutische Maßnahmen (bakteriologische, serologische Untersuchungen, bildgebende Diagnostik, Medikamenteneinnahme) sind zu dokumentieren oder ggf. zu veranlassen.

Beim Fragen nach gegenwärtigen Beschwerden stehen Änderungen im subjektiven Empfinden im Vordergrund, die auf der schwangerschaftsbedingten Umstellung des mütterlichen Organismus beruhen. Sie sind als physiologisch anzusehen und zählen zu den unsicheren Schwangerschaftszeichen.

Die ausführliche Anamnese stellt die erste Kontaktaufnahme mit der Schwangeren dar, in der neben physischen auch psychische Belastungen erkannt werden können.

Geburtshilflich-gynäkologische Anamnese

Zyklusanamnese

Die Zyklusanamnese ist für die Bestimmung des voraussichtlichen Entbindungstermines und für die Erkennung prägravider ovarieller Funktionsstörungen von Bedeutung. Prinzipiell macht jede Amenorrhö im fertilen Alter den Nachweis oder Ausschluss einer Gravidität erforderlich.

! Die häufigste Ursache einer Amenorrhö im fertilen Alter ist eine Schwangerschaft.

Die Bestimmung des **voraussichtlichen Entbindungstermins** erfolgt aufgrund des 1. Tages der letzten Menstruationsblutung (p.m., post menstruationem), da der Konzeptionstermin (p.c., post conceptionem) in der Regel nicht bekannt ist. Zu erfragen sind Datum, Dauer und Stärke der letzten und vorletzten Periode sowie Intervalle und Regelmäßigkeit des bisherigen Zyklus.

> Die Berechnung des aktuellen Gestationsalters auf Grundlage der letzte Menstruationsblutung gilt als relativ unsicher.

Sie sollte nur vorgenommen werden, wenn ein durchgehend regelmäßiger Zyklus vorlag.

Die als letzte Periode angegebene Blutung kann bei bereits erfolgter Konzeption als **Implantationsblutung** aufgetreten sein, die Blutung ist dann häufig verkürzt und/oder abgeschwächt. Die Häufigkeit von menstruationsähnlichen Blutungen beträgt nach der Konzeption um den Zeitpunkt der erwarteten Periode 4%, ein späterer Beginn der Schwangerschaft wird vorgetäuscht.

Der letzte **Ovulationstermin** erlaubt die exakte Bestimmung des Schwangerschaftsalters. Er lässt sich ermitteln aus:

- Genauer Zyklusanalyse,
- wahrscheinlichem Kohabitationstermin,
- Auswertung einer Basaltemperaturkurve

Die **Basaltemperatur** weist frühzeitig auf eine Konzeption durch Verlängerung der postovulatorischen hyperthermen Phase hin.

> Bleibt die Temperaturkurve 16 Tage und mehr auf erhöhten Niveau (ca. 0,6°C über dem präovulatorisch gemessenen Temperaturverlauf), so kann mit einer Zuverlässigkeit von 97% auf einer Schwangerschaft geschlossen werden.

Der Zeitpunkt der Ovulation bzw. Konzeption ist dann aus dem Kurvenverlauf abzulesen.

Bekannt ist der Ovulationstermin nach einer **Sterilitätsbehandlung** durch Induktion der Ovulation oder nach einer Insemination.

Bestimmung von Gestationsalter und Geburtstermin

Parameter zur Bestimmung des Gestationsalters und des voraussichtlichen Geburtstermins (Aufzählung mit absteigender Vorhersagegenauigkeit)

- Konzeptionstermin
- Biometrie, Frühultraschall
- Zyklusanamnese
- Zeitpunkt des ersten positiven β-HCG-Tests
- Auftreten von subjektiven Schwangerschaftszeichen
- Zeitpunkt von ersten Kindsbewegungen
- Palpation (Uterusgröße, Symphysen-Fundusabstand)

Definition

Die durchschnittliche Schwangerschaftsdauer nach der Konzeption (post conceptionem, p.c.) beträgt 267 Tage, das sind 38 Wochen oder 9,5 Lunarmonate (à 28 Tage) mit einem Schwankungsbereich von ±7,6 Tagen.

Da nur bei ca. 30% der Schwangeren der Konzeptionstermin zu erfragen ist, muss in der Regel von der letzten Menstruationsblutung ausgegangen werden.

Definition

Die Schwangerschaftsdauer nach der letzten Menstruation (post menstruationem, p.m.) beträgt im Mittel 281 Tage, d. h. 40 Wochen oder 10 Lunarmonate mit einem Schwankungsbereich von ± 12,7 Tagen.

Diese Berechnung setzt einen Zyklus von 28 Tagen voraus.

Naegele-Regel

Die Berechnung des voraussichtlichen Entbindungstermines erfolgt nach der Naegele-Regel. Als Bezugspunkt dient der **1. Tag der letzten Menstruationsblutung**. Durch Subtraktion von 3 Kalendermonaten und Addition von 7 Tagen und 1 Jahr erhält man das Datum der voraussichtlichen Entbindung.

Erweiterte Naegele-Regel

Diese kommt bei verkürztem oder verlängertem Zyklus zur Anwendung:

Da die Corpus-luteum-Phase einer fertilen Frau konstant 14 Tage dauert und somit eine Ovulation konstant 14 Tage vor der nachfolgenden Menstruationsblutung erfolgt, muss bei einem regelmäßig verkürzten oder verlängerten Zyklus eine entsprechende Korrektur vorgenommen werden. Bei verkürztem Zyklus (24 Tage) werden die bis zu einem 28-tägigen Zyklus fehlenden Tage (4 Tage) vom Geburtstermin subtrahiert (1. Tag der letzten Periode minus 3 Monate plus 7 Tage plus 1 Jahr minus 4 Tage). Bei verlängertem Zyklus (35 Tage) werden die Tage, die über einem 28-tägigen Zyklus liegen (7 Tage) zum Geburtstermin addiert (1. Tag der letzten Periode minus 3 Monate plus 7 Tage plus 1 Jahr plus 7 Tage).

Diese Regel enthält allerdings den Kalenderfehler, die unterschiedliche Länge der Kalendermonate bleibt unberücksichtigt.

Definition

Naegele-Regel: Letzte Periode - 3 Monate + 1 Jahr + 7 Tage (bei 28-tägigem Zyklus)

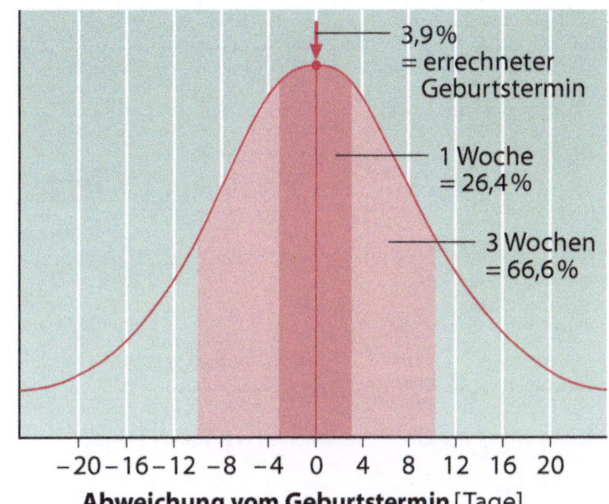

Abb. 14.21. Mittlere Schwangerschaftsdauer p.m.

Tab. 14.3. Sicherheit bei der Bestimmung des Geburtstermins

Berechnungsgrundlage	Schwankungsbereich
1. Tag der letzten Regel (Naegele-Regel)	±12,7 Tage
Bekannter Konzeptionstermin	±7,6 Tage
Ultraschallbiometrie Scheitel-Steiß-Länge	±4,7 Tage

Gravidarium

Bei den heute üblichen **Gravidarien** (Schwangerschaftsdatenscheiben) ist ein direktes und weitgehend exaktes Ablesen des Geburtstermines möglich. Weitere Informationen wie ultrasonographische Biometriedaten, Zeitpunkt erster Kindsbewegungen oder die Fristen des gesetzlichen Mutterschutzes sind ablesbar.

Variabilität der Schwangerschaftsdauer

Die Berechnungen mit Naegele-Regel oder Gravidarium werden von der biologischen Variabilität der Schwangerschaftsdauer (Tragzeit) eingeschränkt.

> Am errechneten Termin erfolgen nur 3,9% der Geburten.

26,4% aller Geburten liegen im Bereich einer Woche und 66,6% der Entbindungen in einem Zeitraum von 3 Wochen um den errechneten Geburtstermin herum (Abb. 14.21, Tab. 14.3).

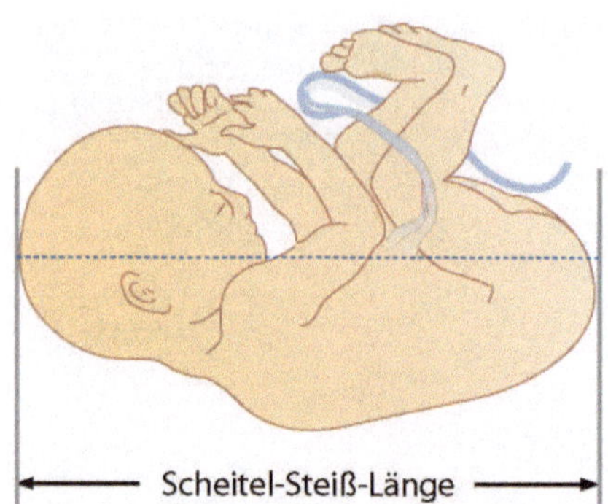

Abb. 14.22. Messung der Scheitel-Steiß-Länge

> Die Schwangere sollte bei Nennung des voraussichtlichen Geburtstermins unbedingt auf diese physiologische Schwankungsbreite aufmerksam gemacht werden.

Ultraschall

> Die Ultraschallbiometrie im I. Trimenon erlaubt bei wiederholter Durchführung die zuverlässigste Festlegung des Geburtstermins.

Die fetale Ultraschallbiometrie kann in der ersten Schwangerschaftshälfte mit großer Genauigkeit das Gestationsalter und den Geburtstermin bestimmen. In der zweiten Schwangerschaftshälfte führt die individuelle Entwicklung zu beträchtlichen physiologischen Schwankungen der einzelnen Maße bei gleichem Gestationsalter.

> Das Größenwachstum in der ersten Schwangerschaftshälfte ist interindividuell konstant und nur vom Gestationsalter abhängig.

Normkurven erlauben in diesem Zeitraum den Rückschluss von Biometriemaßen auf Schwangerschaftsalter, vor allem bei wiederholt durchgeführten Messungen.

Bei der Ultraschallbiometrie in der frühen Schwangerschaft (Frühultraschall) werden folgende Maße verwendet:

- Mittlerer Amniondurchmesser (MAD)
- Scheitel-Steiß-Länge des Embryos (SSL, Abb. 14.22)
- biparietaler Durchmesser des fetalen Kopfes (BIP)

Die erhobenen Ultraschallbefunde müssen mit Untersuchungsdatum, errechneter SSW zum Zeitpunkt der Untersuchung und Messdaten im Mutterpass vermerkt werden, Korrekturen des Entbindungstermines sind zu kennzeichnen. Diese Dokumentation erlaubt jedem weiterbetreuenden Arzt, sich ein genaues Bild über das Schwangerschaftsalter zu verschaffen.

Nach der 12. SSW sollte das Gestationsalter nicht mehr korrigiert werden.

Schwangerschaftsalter und Tragzeit

Das Schwangerschaftsalter wird in vollendeten SSWs und Tagen der angebrochenen SSW p.m. angegeben. Dementsprechend beträgt ein Gestationsalter von 260 Tagen ab Beginn der letzten Periode 37 abgelaufene (vollendete) SSWs + 1 Tag und wird kurz mit 37+1 SSWs definiert. Zur präzisen Berechnung dient die Schwangerschaftsdatenscheibe.

Definition

Frühgeburtlichkeit: Tragzeit weniger als 37 vollendete SSWs (≤259 Tage) p.m.
Geburt am Termin: Tragzeit von 37 bis weniger als 42 vollendeten SSWs (=259–293 Tage) p.m.
Übertragung: Tragzeit von 42 vollendeten Wochen (≥294 Tage) p.m.

In der praktischen Geburtshilfe ist das Trimenon (3 Kalendermonate) gebräuchlich.

Definition

I. Trimenon: 01.–13. SSW
II. Trimenon: 14.–26. SSW
III. Trimenon: 27.–39. SSW

Spezielle geburtshilfliche Anamnese

Die spezielle geburtshilfliche Anamnese dient der frühen Erfassung von Gefährdungszeichen, von Schwangerschaften mit erhöhtem geburtshilflichem Risiko.

Anamnestische Hinweise für Schwangerschafts- bzw, Geburtsrisiken

Allgemeine Anamnese

Erkrankungen

- Niere, Harnwege
- Herz, Kreislauf, Blutdruck
- manifeste und latente Infektionen
- Immunschutz (Impfungen)
- organische Erkrankungen
- Endokrinopathien (v. a. Diabetes mellitus)
- Allergien

▼

Operationen
- intraabdominelle Eingriffe
- Skelett (v. a. Becken)
- Unfälle

Familienanamnese

Genetische Belastung
- angeborene Fehlbildungen
- angeborene Stoffwechselstörungen
- Chromosomenanomalien

Sozialanamnese

Lebensgewohnheiten
- Genussmittel (Rauchen, Alkohol)
- Suchtmittel
- Medikamente
- Reisen
- Ernährung

Arbeitsbelastung

Geburtshilfliche Anamnese

Spontanaborte
- Frühabort
- Spätabort

Schwangerschaftsunterbrechungen
- indikationslose Interruptio
- mütterliche Indikation

Ausgetragene Schwangerschaften
- Zahl, Abstand
- Verlauf, Dauer
- Schwangerschaftserkrankungen
- Entbindungsart
- geburtshilfliche Komplikationen
- kindliche Daten
- Nachgeburtsperiode
- Wochenbett

Gynäkologische Anamnese

Erkrankungen
- Fehlbildungen
- Tumoren
- Ovarialinsuffizienz

Operationen
- Uteruseingriffe
- Brustoperationen

Vorausgegangene Schwangerschaften

Große Bedeutung besitzen Zahl, Verlauf und Ausgang vorausgegangener Schwangerschaften und Geburten.

> **Definition**
>
> **Nulligravida:** Eine Frau, die bisher noch nicht schwanger war.
>
> **Primigravida** (Erstgravida): Eine Frau, die erstmals schwanger ist oder bei der eine Schwangerschaft vorausgeht.
>
> **Plurigravida** (Zweitgravida, Drittgravida u.s.w.): Eine Frau, bei der 2–5 Schwangerschaften vorausgehen.
>
> **Multigravida** (Sechstgravida, Siebtgravida u.s.w.): Eine Frau, bei der mehr als 5 Schwangerschaften vorausgehen.

Für die Geburtsmechanik ist die Angabe der vorausgegangenen Geburten von Interesse.

> **Definition**
>
> **Nullipara**: Eine Frau, die noch nicht geboren hat.
>
> **Primipara** (Erstpara): Eine Frau, die einmal geboren hat.
>
> **Pluripara** (Zweitpara, Drittpara u.s.w.): Eine Frau, die 2–5 Mal geboren hat.
>
> **Multipara** (Sechstpara, Siebtpara u.s.w.): Eine Frau, die mehr als 5 Geburten hinter sich hat.

Eine Schwangere kann also Multigravida, jedoch Nullipara sein, wenn sie nach wiederholten (habituellen) Aborten zur ersten Geburt kommt.

Sind Schwangerschaften vorausgegangen, so muss deren Abstand, Verlauf, Dauer und Ausgang erfragt werden, ebenso Angaben über Schwangerschaftserkrankungen, Art der Entbindung (spontan, vaginal-operativ, Sectio caesarea), Gründe für eine evtl. operative Entbindung, geburtshilfliche Komplikationen einschließlich Nachgeburtsperiode. Geschlecht und Größe des (der) Kindes (Kinder), deren Zustand bei der Geburt (perinatale Todesfälle und Fehlbildungen), der Wochenbettverlauf, Stillperiode und die weitere Entwicklung des Kindes sind zu dokumentieren.

Bei vorausgegangenen Frühgeburten muss die Schwangerschaftsdauer und die vermutete Ursache der vorzeitigen Geburt erfragt werden. Dies gilt auch für vorausgegangene Mangelgeburten, da mit einem höheren Wiederholungsrisiko zu rechnen ist und bereits frühzeitig prophylaktische Maßnahmen zu treffen sind (großzügige Herausnahme aus dem Arbeitsprozess bei belastetenden Tätigkeiten).

Allgemeinuntersuchung

Bei der Erstvorstellung sollte eine internistisch orientierte Allgemeinuntersuchung erfolgen. Extragenitale Erkrankungen und Störungen können unter der Belastung der Schwangerschaft zu einer Gefährdung von Mutter und Kind führen. Die Allgemeinuntersuchung wird durch folgende Untersuchungen ergänzt.

Bestimmung des Körpergewichtes

Das zu erwartende Kindsgewicht wird über das mütterliche Ausgangsgewicht determiniert. Untergewichtige Frauen gebären meist leichte, adipöse Schwangere eher makrosome Feten.

Physiologisch ist durch Wachstum von Uterus und Frucht sowie durch vermehrte Wasserretention eine Gewichtszunahme von 250–400 g/Woche bzw. eine Gesamtzunahme von 15–20% des Ausgangsgewichtes zu erwarten.

> In den ersten 16 SSWs ist keine Gewichtszunahme erforderlich.

Die **Gesamtzunahme** von **ca. 9–12 kg** ist bedingt durch:

- Gewicht des Kindes (3,0–3,5 kg),
- Fruchtwasser (0,5 kg),
- Uterus (1,0 kg),
- Plazenta (1,0 kg),
- Wassereinlagerung (4,0–6,0 kg),
- Brustvergrößerung (0,5 kg).

! Eine übermäßige Gewichtszunahme v. a. zwischen 20. und 30. SSW kann Hinweis auf überkalorische Ernährung oder vermehrte Ödembildung (möglicherweise Entwicklung einer Präeklampsie) sein.

Blutdruckmessung

Definition

Eine Schwangerschaftshypotonie besteht bei systolischen Blutdruckwerten <110 mmHg.

Eine Schwangerschaftshypertonie wird bei Blutdruckwerten von systolisch >135 mmHg und diastolisch >90 mmHg definiert.

Beide Formen der Kreislaufdysregulation sollten durch entsprechende Anpassung der Lebensweise und gegebenenfalls medikamentös behandelt werden.

! Eine schwere Hypertonie besteht bei Werten >160/100 mmHg.

Sie sollte medikamentös behandelt werden.

Urinuntersuchung

Der Mittelstrahlurin wird mit Teststreifen auf Eiweiß, Ketonkörper, Leukozyten und Nitrit untersucht. Gegebenenfalls sind weiterführende Untersuchungen zu veranlassen (bakteriologische Untersuchungen, 24-h-Sammelurin auf Eiweißausscheidung).

Hämoglobinbestimmung

> Wegen des erhöhten Eisenbedarfs während der Schwangerschaft besteht bei ca. 30% aller Schwangeren eine Anämie mit Hämoglobinwerten <11,0 g/dl.

Wegen der höheren Gefährdung von Mutter und Kind v. a. durch Pyelonephritis, Präeklampsie, Infektionen oder Nachgeburtskomplikationen sollte etwa alle 8 Wochen eine Hämoglobinbestimmung erfolgen. Weitere Auffälligkeiten des Blutbildes müssen entsprechende Untersuchungen nach sich ziehen (Thalassämie-Abklärung, insbesondere bei Mittelmeeranrainern).

Blutgruppenbestimmung

Die Ermittlung von Blutgruppe und Rhesusfaktor sowie ein Antikörpersuchtest dienen der Erkennung einer möglichen Blutgruppeninkompatibilität insbesondere bei Rh-negativen Schwangeren. Durch eine bereits erfolgte Blutgruppenbestimmung wird im Notfall die Latenzzeit bis zur Verabreichung von notwendigen Blutkonserven verkürzt.

Infektionsdiagnostik

Bei jeder Schwangeren sollten ein Röteln-Hämagglutinationshemmtest (Röteln-HAH) sowie eine Luessuchreaktion mittels Treponema-pallidum-Hämagglutinationshemmtest (TPHA-Test) veranlasst werden, obwohl die Inzidenz dieser Erkrankung stark rückläufig ist. Ein ausreichender Schutz vor einer Rötelninfektion besteht laborabhängig ab einem Titer von 1:16 bis 1:32.

! Schwangere mit einem Titer von 1:8 sollten sich vor einer möglichen Rötelninfektion schützen, vor allem Kontakt mit Kleinkindern rmeiden.

Der Röteltiter muss dann in der frühen Schwangerschaft wiederholt kontrolliert und im Wochenbett eine aktive Immunisierung veranlasst werden.

Abhängig von anamnestischen Hinweisen sind weitere Infektionen abzuklären (Hepatitis B, Toxoplasmose). Wegen der Gefahr latenter Vaginalinfektionen (Amnioninfektion, vorzeitiger Wehen) sollte in der frühen Schwangerschaft ein Vaginalabstrich auf pathogene Keime entnommen werden.

HIV-Test

> Bei jeder Schwangeren sollte ein HIV-Test durchgeführt werden.

Dieser ist nur auf freiwilliger Basis möglich, eine entsprechende Eintragung im Mutterpass gibt nur die Durchführung, nicht jedoch das Untersuchungsergebnis an.

In einigen Großstädten Deutschlands ist die HIV-Infektion zur häufigsten Infektionskrankheit in der Schwangerschaft geworden. Aus diesem Grunde und wegen des hohen Infektionsrisikos für Kind (etwa 20% ohne adäquate Therapie), Pflegepersonal und Ärzte, sollte jeder Schwangeren unbedingt zu einem HIV-Test geraten werden. Bei bekannter Infektion können prophylaktische Maßnahmen mit erwiesener Risikoreduktion getroffen werden. Beispielsweise senkt eine Entbindung durch Kaiserschnitt bzw. auch eine antepartual durchgeführte Behandlung mit Virostatika (highly active antiretroviral therapy, HAART, Zidovudin intrapartal) nachgewiesenermaßen das kindliche Infektionsrisiko auf unter 2%

14.3.2 Feststellung der Frühgravidität

Je nach Eindeutigkeit des Untersuchungsergebnisses sind mehrere Verfahren kombiniert anzuwenden.

Diagnostische Möglichkeiten zur frühzeitigen Erkennung einer Schwangerschaft

Anamnese
- Amenorrhö
- Basaltemperatur
- subjektive Schwangerschaftszeichen

Untersuchung
- livider Introitus vaginae
- Hegar-Zeichen
- Piscacek-Zeichen
- Vergrößerung des Uterus

Schwangerschaftstest
- β-HCG qualitativ (Urin), 14 Tage p.c.
- β-HCG quantitativ (Serum), 8–12 Tage p.c.

▼

Abdominalsonographie
- Amnionhöhle (ab 6. Woche p.m.)
- Embryo mit Dottersack (ab 7. Woche p.m.)
- Herzaktionen, Bewegungen (ab 7–8. Woche p.m.)

Vaginalsonographie
- Endometrium mit Chorionhöhle (Ø=2 mm, ab 4. Woche p.m.)
- Dottersack (Ø=2–3 mm, ab 5. Woche p.m.)
- Embryo mit Herzaktionen (ab 5.–7. Woche p.m.)

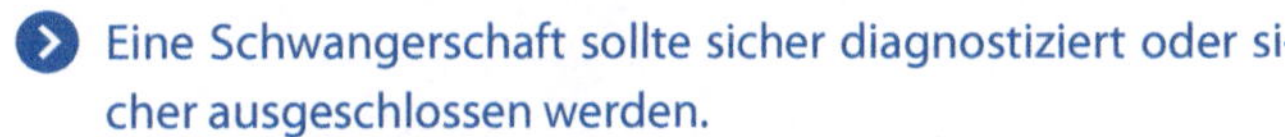

> Eine Schwangerschaft sollte sicher diagnostiziert oder sicher ausgeschlossen werden.

Gynäkologische Untersuchung

Schon in den ersten Wochen nach Konzeption kommt es infolge einer Weitstellung der Gefäße und vermehrten Durchblutung zu einer lividen Verfärbung der Schleimhäute von Introitus und Vagina.

Erst ab 7./8. SSW p.m. lässt sich die Vergrößerung des Uterus tasten.

Praxisbox Hegar-Schwangerschaftszeichen

Vor der 7./8. SSW kann die Auflockerung des Uterus vor allem im Isthmusbereich diagnostisch hinweisend sein (▪ Abb. 14.23). Bei der bimanuellen Untersuchung scheinen sich dabei innere und äußere Untersucherhand zu berühren, da die aufgelockerte Zervix keinen Widerstand bietet.

Piscacek-Schwangerschaftzeichen

Ferner kann bei der Palpation eine Asymmetrie des Uterus durch eine einseitige Ausladung im Bereich der Implantationsstelle auffallen (▪ Abb. 14.24).

Adnexe und Parametrien werden palpiert. Häufig zeigt sich das Ovar, das das Corpus luteum graviditatis trägt, vergrößert.

Obligatorisch werden im Rahmen der Krebsfrüherkennung **Zellabstriche** von Ekto- und Endozervix entnommen.

Schwangerschaftstest

Ein HCG-Test (humanes Choriongonadotropin) erübrigt sich bei eindeutigem, vor allem sonographischem Schwangerschaftsnachweis.

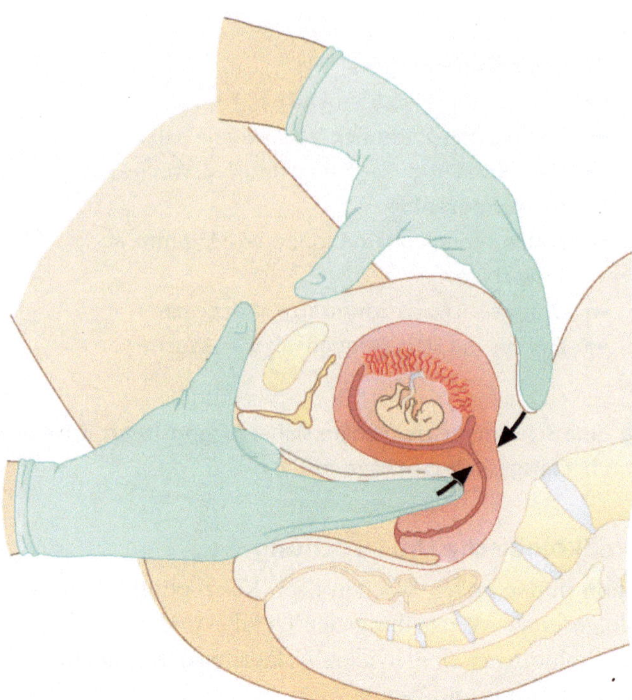

■ **Abb. 14.23.** Hegar-Schwangerschaftszeichen. Infolge der Zervixauflockerung scheinen sich die Finger der inneren und äußeren Hand zu berühren

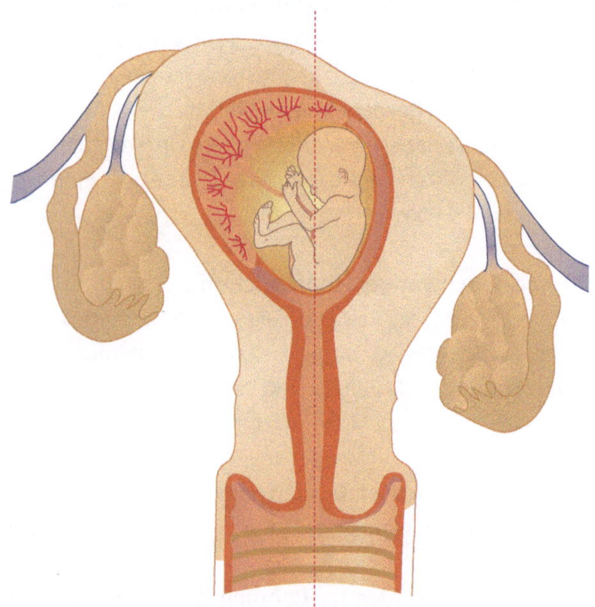

■ **Abb. 14.24.** Piscacek-Schwangerschaftszeichen. Einseitige Ausladung des Uterus im Bereich der Implantationsstelle

> Bei unklaren Verläufen (Verdacht auf Früh- bzw. Tubarabort, Extrauteringravidität) ist der HCG-Test sehr hilfreich.

Der immunologische Nachweis von HCG im Urin fällt bei hoher Testempfindlichkeit bereits vor dem Zeitpunkt des Ausbleibens der Menstruationsblutung positiv aus.

> Mit dem quantitativen HCG-Nachweis im Serum ist eine Schwangerschaft bereits 8–12 Tage nach der Ovulation, also noch vor Ausbleiben der Menstruationsblutung diagnostizierbar.

Verlaufskontrollen des HCG-Titers sind vor allem bei der differentialdiagnostischen Beurteilung einer Extrauteringravidität von Bedeutung. Ab einem Serumtiter von ca. 1.000 IE/l ist eine regelrechte, intrauterine Fruchtanlage sonographisch zu erkennen, wogegen bei der extrauterinen Gravidität zu diesem Zeitpunkt oft nur eine (leere) Pseudo-Fruchtblase imponiert.

Ultraschall

Bei Unsicherheit über den letzten Regeltermin und den erhobenen Befund ist großzügig und frühzeitig die Ultrasonographie einzusetzen.

Mit der Vaginalsonographie, die eine Positionierung des Schallkopfes nahe der zu untersuchenden Region ermöglicht, sind bereits ab der 4. Woche p.m. die Chorionhöhle und Nidationsstelle zu erkennen (■ Tab. 14.4).

Beckendiagnostik

Die anatomische Beckendiagnostik (▶ Kap. 14.4.1) ist nur von **eingeschränktem Wert**, da sie sowohl die kindlichen Maße und dessen Adaptation an den Geburtskanal, als auch die funktionellen Beckenveränderungen unter der Geburt nicht berücksichtigt.

14.3.3 Beratung nach Feststellung der Gravidität

Die Beratung der Schwangeren nach Feststellung einer intakten Gravidität beinhaltet allgemeine Verhaltenshinweise sowie spezielle Empfehlungen bei individuellen Besonderheiten.

Ernährung

Die Ernährung der Schwangeren muss dem Energie- und Nährstoffbedarf von Mutter und Kind Rechnung tragen. An Unter- bzw. häufiger Fehlernährung ist bei Unterge-

Tab. 14.4. Unsichere und sichere Schwangerschaftszeichen

Unsichere Schwangerschaftszeichen	Sichere Schwangerschaftszeichen
Morgendliche Übelkeit (Vomitus matutinus), gelegentliches Erbrechen, Schwindelgefühle	Sonographischer Nachweis der Fruchtanlage (ab 4.–5. Woche)
Brustspannen, Brustvergrößerung	Nachweis fetaler Herzaktionen (Vaginalsonographie ab 5.–6. Woche)
Abnahme der Leisutngsfähigkeit, depressive Verstimmungen	Fühlen von Kindsteilen oder Kindsbewegungen
Speichelfluss, ungewohnte Bevorzugung oder Ablehnung bestimmter Speisen, Obstipation	
Gehäufte Miktionen	
Ausbleiben der Regel	
Zunahme des Leibesumfanges	
Hautveränderungen, vor allem Hyperpigmentierungen der Bauchmittellinie und im Gesicht (Chloasma uterinum)	
Livide Verfärbung der Vaginalschleimhaut, verstärkter Fluor vaginalis	
Vergrößerung und Auflockerung des Uterus (Hegar-, Piscacek-Schwangerschaftszeichen)	
Hyperthermie in der Basaltemperaturkurve (>14 Tage)	
positiver Schwangerschaftstest	

wicht, fehlender Gewichtszunahme im Verlauf der Schwangerschaft, Anorexie und speziellen Diäten aufgrund einer chronischen Krankheit zu denken.

Adipositas

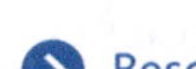

Besondere Beachtung verdienen übergewichtige Frauen.

Da bei ihnen häufiger geburtshilfliche Komplikationen auftreten und die kindliche Morbidität und Mortalität erhöht ist, sollten sie zur Gruppe der Risikoschwangeren gerechnet werden. Eine Reduktion des Übergewichtes ist mit Rücksicht auf den Fetus nicht ratsam. Die graviditätsbedingte Gewichtszunahme sollte jedoch kontrolliert und qualitativ balanciert werden. Ein oraler Gukosetoleranztest (oGTT) ist in der 24. SSW, gegebenenfalls früher zu veranlassen.

Energiebedarf

Insgesamt ist der tägliche Kalorienbedarf gegenüber den Richtwerten außerhalb der Gravidität (ca. 8.400 kJ = 2.000 kcal) unter Berücksichtigung der körperlichen Beanspruchung um etwa 1.260 kJ (300 kcal) in der Schwangerschaft auf ca. 9.660 kJ (2.300 kcal) erhöht. Bei gängiger Kost bedeutet das häufig sogar eine Reduzierung der Nahrungsaufnahme.

Zusätzlicher Bedarf

Neben dem vermehrten Proteinbedarf gilt es vor allem dem höheren Bedarf an Mineralstoffen und Spurenelementen Rechnung zu tragen (Tab. 14.5, Tab. 14.6). Eine Einschränkung der Kochsalzzufuhr und der Trinkmenge ist nicht erforderlich.

Die vorsorgliche Gabe von Mineralien und Vitaminen in Kombinationspräparaten ist zu empfehlen.

Um eine Struma congenita des Neugeborenen und damit zusammenhängende Entwicklungsstörungen des Knochens (Wachstumsverzögerung) und des Zentralnervensystems zu vermeiden, ist eine **Jodprophylaxe** in der Schwangerschaft (Jodidtabletten, 200 µg/Tag) anzuraten.

Der erhöhte Bedarf an **Eisen** und **Folsäure** sollte ebenfalls entsprechend substituiert werden (Eisen 100 mg/Tag,

■ Tab. 14.5. Empfohlene Mehrzufuhr an essentiellen Nährstoffen während der Schwangerschaft (Deutsche Gesellschaft für Ernährung)

Substanz	Empfohlene Mehrzufuhr	Relative Mehrzufuhr
Kalzium	400 mg (3)	50%
Phosphor	200 mg (3)	25%
Magnesium	100 mg (2)	33%
Eisen	7 mg (3)	39%
Jod	30 µg (3)	15%
Zink	10 mg (2)	67%
Vitamin A	RÄ 0,3 mg (2)	38%
Vitamin D	5 µg (2)	100%
Vitamin B1 (Thiamin)	TÄ 0,3 mg (2)	25%
Vitamin B2 (Riboflavin)	0,3 mg (2)	20%
Niacin	NÄ 2 mg (2)	13%
Vitamin B6	1,0 mg (2)	63%
Folsäure	fFÄ 160 µg (3)	100%
Pantothensäure	2 mg (2)	25%
Vitamin B12	1,0 µg (2)	20%
Vitamin C	25 mg (2)	33%

RÄ=Retinoläquivalent, TÄ=Tokopheroläquivalent, NÄ=Niacinäquivalent, fFÄ=Freie-Folsäure-Äquivalent
(1)=Empfehlung für Frauen mit überwiegend sitzender Beschäftigung (Alter 19–35 Jahre)
(2)=Ab 4. Schwangerschaftsmonat
(3)=Gesamte Schwangerschaft

Folsäure 0,5 mg/Tag), insbesondere bei erniedrigten Hb-Werten (<12 g/dl).

> Die Substitution von Folsäure sollte, wenn möglich bereits präkonzeptionell beginnen, da so die Rate an Neuralrohrdefekten um bis zu 70% gesenkt werden kann.

Die einfach zu steigernde Zufuhr von Milch oder Milchprodukten (ca. 500 g/Tag) deckt in der Regel ausreichend den erhöhten Bedarf an **Kalzium**. Eine zusätzliche Zufuhr von **Magnesium** (bis zu 500 mg/Tag) kann insbesondere bei vorzeitiger Wehentätigkeit indiziert sein (■ Tab. 14.7).

■ Tab. 14.6. Täglicher Bedarf an Protein, Fett und Kohlehydraten (KH) während der Schwangerschaft

	I. und II. Trimenon	III. Trimenon
Proteine	70 g (16%)	85 g (17%)
Fette	80 g (18%)	80 g (16%)
Kohlenhydrate	290 g (66%)	340 g (67%)

■ Tab. 14.7. Medikamentöse Substitution von essentiellen Nähstoffen während der Schwangerschaft

Substanz	Dosierung	Bemerkungen
Folsäure	500 µg/die	Sofort nach Feststellung der Gravidität
Eisen	100–200 mg/die	je nach Hb-Wert
Jod	200 µg/die	v. a. in Jodmangelgebieten
Magnesium	100–500 mg/die	je nach Zusatzrisiken
Vitamine (v. a. A, B1, B2, B6, E)	Kombinationspräparat	je nach Zusatzrisiken

Gewichtskontrolle

> Die durchschnittliche Gewichtszunahme während der Gravidität sollte **12,0–13,5 kg** betragen.

In den ersten 3 Monaten erfolgt normalerweise keine Zunahme, gelegentlich kommt es bei verstärkter Emesis gravidarum (Schwangerschaftserbrechen) sogar zu einer Gewichtsabnahme. In diesen Fällen ist auf ausreichende Zufuhr an Nährstoffen zu achten, selten kann im Falle einer Hyperemesis gravidarum sogar eine parenterale Ernährung erforderlich werden. Im II. und III. Trimenon sollte die Gewichtszunahme 400–500 g/Woche bzw. 2 kg/Monat nicht überschreiten, dies muss angesichts des vermehrten Hungergefühles und der Neigung zu Obstipation besonders beachtet werden. Schlackenreiche Kost ist dabei ballaststoffarmer Ernährung vorzuziehen.

Genussmittel

! **Rauchen** und **Alkoholgenuss** beeinträchtigen den Schwangerschaftsverlauf und die fetale Entwicklung und führen zu einer erhöhten Rate geburtshilflicher Komplikationen und kindlicher Fehlbildungen.

Alkohol stellt heute die häufigste teratogene Noxe dar (embryofetales Alkoholsyndrom).

Rauchen (Aktiv- und Passivrauchen) bedingt über eine Verminderung der präplazentaren und plazentaren Durchblutung oft eine intrauterine Wachstumsretardierung und erhöht das kindliche Risiko aufgrund einer gesteigerten Frühgeburtlichkeit und höheren Rate von vorzeitiger Plazentalösung.

> Übermäßiger **Koffeingenuss** (mehr als 3 Tassen Kaffee, Tee, bzw. mehr als 2 l Cola/die) wird oft vernachlässigt, kann aber bei Kumulation zu einer intrauterinen Mangelentwicklung führen.

Ein zunehmendes Problem stellt die **Drogenabhängigkeit** dar, da sich mehr als 80% der drogenabhängigen Frauen im gebärfähigen Alter befinden. Bei diesem Kollektiv müssen die zahlreichen drogenbedingten Komplikationen, die gleichzeitig gehäuft bestehenden venerischen Erkrankungen sowie Hepatitiden und HIV-Infektionen beachtet werden. Grundsätzlich ist ein Pädiater zur Geburt hinzuzuziehen, das Kind muss postpartal intensiv überwacht werden.

Medikamente

Durch die besondere Hormonsituation und den dadurch veränderten Stoffwechsel ändert sich häufig die Reaktion auf Arzneimittel. Insbesondere aber schränkt der Embryo die Wahl der Medikamente bei einer in der Schwangerschaft notwendigen Therapie entscheidend ein.

> ! Nur für einen kleinen Teil der gebräuchlichen Medikamente sind die embryotoxischen Gefahren bekannt.

Die Einnahme von Medikamenten während der Schwangerschaft, insbesondere in den ersten Monaten, bedarf einer strengen Indikationsstellung. Nahezu alle Medikamente außer wenigen (Heparin) sind plazentagängig.

Impfungen

> Auf eine aktive Impfung während der Schwangerschaft sollte soweit möglich verzichtet werden.

Durch die veränderte Immunsituation während der Gravidität ist die Antikörperbildung meist vermindert und die Erregervermehrung begünstigt. In gewissen Fällen besteht eine direkte Gefährdung des Kindes (Fehlbildungen, intrauterine Infektionen).

> Bei Infektionsexposition in der Frühschwangerschaft (Röteln, Mumps, Windpocken, Hepatitis A) ist die passive Immunisierung mit Immunglobulinen durchzuführen.

Dabei ist eine möglichst rasche Gabe und die adäquate Dosierung ausschlaggebend.

Arbeit, Sport

> Starke körperliche Beanspruchung im Beruf, aber auch in Haushalt oder Freizeit ist statistisch mit einer erhöhten Frühgeburtsrate assoziiert.

Da die uteroplazentare Perfusion keiner Autoregulation unterliegt, führt schwere körperliche Arbeit zu einer Umverteilung von Blutvolumen und Sauerstoffträgern in die beanspruchte Muskulatur. Alle Möglichkeiten der Erleichterung unter Berücksichtigung der im Mutterschutzgesetz festgelegten Schutzvorschriften und Schutzfristen sollten ausgeschöpft werden. Gegebenenfalls ist ein Arbeitsplatzwechsel, zumindest vorübergehend, zu befürworten und zu unterstützen. Auch die Körperhaltung bei der Arbeit ist zu beachten, z. B. kann langes Stehen eine zusätzliche negative Auswirkung auf die uteroplazentare Perfusion und eine erhöhte Rate von Früh- und Totgeburten zur Folge haben.

> Die uteroplazentare Perfusion unterliegt **keiner** Autoregulation.

Gemäßigte sportliche Betätigung (Schwimmen, Wandern, Gymnastik) wirkt sich bei ungestörter Schwangerschaft angesichts der zivilisationsbedingten Bewegungsarmut meist positiv auf das mütterliche Empfinden aus.

> Leistungs-, Kraft- und Kampfsportarten sowie Disziplinen mit stärkeren Erschütterungen oder Sturz- und Verletzungsgefahr sind zu vermeiden.

Reisen

Die mit einem Auslandsaufenthalt einhergehenden Belastungen werden von der schwangeren Frau (und oft auch dem betreuenden Arzt) vielfach unterschätzt.

Weite, anstrengende Reisen, insbesondere in Länder mit extremen Klima- und Höhenschwankungen und dem Risiko von Magen-Darm-Infektionen sowie speziellen Impfvorschriften sollten unterbleiben. Das mittlere Trimenon ist als der stabilste Schwangerschaftsabschnitt anzusehen, im I. Trimenon besteht ein gewisses Abortrisiko, im III. Trimenon die Gefahr der Frühgeburt. Zug und Flug-

Tab. 14.8. Aufgaben der normalen Schwangerschaftsvorsorge und empfohlener Zeitpunkt der Durchführung

	Empfohlener Zeitpunkt
Anamnese – Zyklusanamnese – allgemeine Anamnese – Familienanamnese – geburtshilfliche und gynäkologische Anamnese	Erstuntersuchung, Zwischenanamnese bei allen Kontrolluntersuchungen
Bestimmung von Gestationsalter und Entbindungstermin	Erstuntersuchung, ggf. Korrektur bei entsprechenden sonographischen Befunden im weiteren Verlauf bis zur 20. SSW (vorzugsweise im 1. Trimenon)
Untersuchungen	
– Bestätigung der Schwangerschaft durch Palpation, Schwangerschaftstest, Ultraschall – Allgemeinuntersuchung	Erstuntersuchung
– Körpergewicht, Gewichtszunahme – Blutdruckmessung – Mittelstrahlurinuntersuchung	Bei allen Kontrolluntersuchungen
– Blutbildkontrolle	Erstuntersuchung, je nach Ausgangswert oder Klinik bei weiteren Kontrolllen
– Blutgruppenbestimmung	Erstuntersuchung
– Antikörpersuchtest	Erstuntersuchung, Wiederholung 24.–28. SSW, bei Rh-negativen Schwangeren Wiederholung in der 20.–24. SSW und in der 30–34. SSW
– Röteltiter	Erstuntersuchung, ohne nachgewiesene Immunität Wiederholung in der 16.–17. SSW
– HIV	Erstuntersuchung
– Hepatitisserologie	Bei anamnestischen Risiken ab 32. SSW
– Zervixabstrich	Zytologie (PAP) und pathogene Keime in der Frühschwangerschaft, B-Streptokokken ca. 10 Tage vor Entbindungstermin
– oraler Glukosetoleranztest	Screeningtest 28.–32. SSW
Pränatale Diagnostik	Zeitpunkte je nach Indikation und Untersuchung
Palpation	
– Innere Untersuchung (Zervixstatus)	Bei allen Kontrolluntersuchungen
– Äußere Untersuchung (Leopold-Handgriffe, Symphysen-Fundus-Abstand)	ab ca. 28. SSW
Sonographische Überwachung	
– Biometrie	um die 10., 20. und 30. SSW
– Fehlbildungsausschluss	ca. 20. SSW
Dopplersonographie	ab 20. SSW bis Termin bei Vorliegen von definierten Anamnese bzw. Befundrisiken
Antepartuale Kardiotokographie	ab Erreichen des Entbindungstermines, ab 22. SSW bei Vorliegen von anamnestischen bzw. Befundrisiken

■ **Tab. 14.8.** (Fortsetzung)

	Empfohlener Zeitpunkt
Beratung – Medikamente, Impfungen – Sport, Reisen – Ernährung, Hygiene	Erstuntersuchung, bei entsprechenden Fragestellungen im weiteren Verlauf
Geburtsvorbereitung – Information – Atemübungen – Entspannungsübungen – Gymnastik	Geburtsvorbereitungskurse in der Regel im III.Trimenon

zeug sind dem Auto vorzuziehen. Von Luftverkehrsgesellschaften werden in der Regel Flugreisen nur bis 6 Wochen vor dem errechneten Entbindungstermin gestattet. Bei Flugreisen ist zu beachten, dass der Kabineninnendruck aus Gewichts-/Kostengründen nur auf eine Berghöhe von ca. 2000 m kompensiert wird. Langes bewegungsloses Sitzen in der Schwangerschaft erhöht die Thrombosegefahr. Vor Reisebeginn sollte eine Kontrolluntersuchung insbesondere bezüglich des Zervixstatus erfolgen.

Sexualverhalten

Bis zum Ende des 2. Schwangerschaftsmonates wird Zurückhaltung bezüglich Kohabitationen empfohlen. Während der weiteren Schwangerschaft braucht das Sexualverhalten bei normalem Befund zunächst keinen Einschränkungen unterliegen. In der fortgeschrittenen Schwangerschaft ist die Seiten- oder Knie-Ellenbogenlage vorzuziehen. In den letzten 4 Wochen vor dem Geburtstermin ist von Kohabitationen im Allgemeinen abzuraten, da die Irritation der Zervix zu vorzeitigen Wehen oder zum Blasensprung führen kann. Dagegen ist bei gewünschtem Geburtsbeginn (Terminüberschreitung) durch den Prostaglandingehalt des Ejakulates eine Weheninduktion möglich.

! Bei Risiken (habituelle Aborte, Zervixinsuffizienz, vorzeitige Wehentätigkeit, uterine Blutungen, Placenta praevia) muss der Arzt auf die zusätzliche Gefahr durch den Geschlechtsverkehr hinweisen.

14.3.4 Erkennung von Risikoschwangerschaften

! Ungefähr 20% aller Graviditäten sind Risikoschwangerschaften (► Kap. 16).

Werden Risikofaktoren (■ Tab. 14.8) bekannt, ist die Patientin einer Risikosprechstunde zuzuleiten, wo die erforderlichen diagnostischen und therapeutischen Maßnahmen je nach Situation bis hin zur stationären Betreuung ergriffen werden können. Bei Hinweisen auf ein erhöhtes Risiko pränatal nachweisbarer genetischer Defekte sollte über die Möglichkeiten und Konsequenzen der pränatalen Diagnostik informiert und ggf. eine genetische Beratung und nichtinvasive bzw. invasive Pränataldiagnostik empfohlen werden.

14.3.5 Unerwünschte Schwangerschaft

Beratungsprobleme entstehen, wenn die Schwangerschaft ungeplant oder ungewollt ist und der Wunsch nach einem Schwangerschaftsabbruch geäußert wird.

Eine besondere Problematik ergibt sich nach der neuesten Rechtssprechung aus dem Wegfall der früheren embryopathischen Indikation, die jetzt auf dem Umweg über eine erhebliche psychische Belastung der Schwangeren zu einer medizinischen Indikation umformuliert werden muss und damit theoretisch zu jedem Schwangerschaftszeitpunkt einen Schwangerschaftsabbruch möglich macht. Unter der Voraussetzung, dass keine schwerwiegende körperliche Beeinträchtigung (medizinische Indikation) für den Schwangerschaftsabbruch vorliegt, wird der betreuende Arzt alle biographischen, sozialen und psychischen Aspekte zu analysieren versuchen und im Einzelnen im Rahmen der Beratung gewichten müssen.

Besondere Schwierigkeiten ergeben sich bei einer minderjährigen Schwangeren. Ihr Einverständnis vorausgesetzt, sollten hier die Eltern oder gesetzlichen Vertreter zur Bewältigung der Situation herangezogen werden.

14.3.6 Überwachung der Schwangerschaft

Vorsorgeintervalle

Die empfohlenen Intervalle der Vorsorgeuntersuchungen wurden von Saling zusammengefasst (Tab. 14.8):

- In den ersten 4 Monaten alle 4 Wochen,
- in den folgenden 3 Monaten alle 3 Wochen,
- in den folgenden 2 Monaten alle 2 Wochen und
- im letzten Monat wöchentlich.

Bei Regelwidrigkeiten oder Risikoschwangerschaften sind individuelle, häufigere Vorsorgeintervalle erforderlich.

Der Befunderhebung geht jeweils eine Zwischenanamnese voraus, um neu aufgetretene Störungen zu erfassen.

Obligatorische Befunderhebung

Folgende Parameter sind regelmäßig zu kontrollieren:

- Blutdruck
- Gewicht (Gewichtszunahme)
- Ödeme/Varikosis
- Mittelstrahlurin auf Eiweiß, Leukozyten, Nitrit, Keton, ggf. bakteriologische Untersuchung
- Blutbild (Hämoglobin, Thrombozyten), je nach Ausgangswert

Antikörper

In der 16.–17. SSW sollte bei Schwangeren, die nicht immun gegen **Röteln** sind, eine erneute Antikörperuntersuchung erfolgen. In der 24.–28. SSW ist der Antikörpersuchtest zu wiederholen.

Bei **rh-negativen** Schwangeren sollte der 2. Antikörpersuchtest bereits in der 20.–24. SSW und ein 3. Antikörpersuchtest in der 30.–34. SSW erfolgen.

> Bei negativem Testergebnis muss in der 28.–29. SSW bei allen rh-negativen Schwangeren eine Rhesusprophylaxe (Anti-D-Gabe) durchgeführt werden, um einer Sensibilisierung in der Spätschwangerschaft vorzubeugen.

Darüber hinaus sollte bei rh-negativen Schwangern nach intrauterinen Eingriffen (Amniozentese), bei Blutungen bzw. bei vorzeitiger Wehentätigkeit angesichts der dann höheren Gefahr eines Übertrittes von Fetalblut in den mütterlichen Kreislauf und anschließender Sensibilisierung eine Anti-D-Gabe erfolgen.

Bei gefährdeten Personen bezüglich **Hepatitis B** ist nach der 32. SSW eine Untersuchung auf HBsAg (*Hepatitis B surface antigen*) durchzuführen.

Diabetesscreening

> ! Bei mehr als 5% aller Schwangerschaften tritt ein manifester Gestationsdiabetes mit entsprechenden Risiken für Mutter und Kind auf.

Allen Schwangeren sollte um die 24. SSW als Basisscreening ein oraler Glukosetoleranztest (oGTT) mit 50 g Glukose in 200 ml Wasser empfohlen werden. Die Schwangere muss dafür nicht nüchtern sein, die Blutzuckerbestimmung erfolgt 1 Stunde nach Glukoseapplikation. Für den Fall eines pathologischen Testergebnisses ist ein regulärer oGTT mit 75 g Glukose durchzuführen, bei dem Nüchternblutzucker sowie der Blutzucker 1 und 2 h nach Glukoseaufnahme erfasst werden.

Ultraschall

Es sollten 3 Ultraschalluntersuchungen, in der 10., 20. und 30. SSW erfolgen. Neben der Graviditätsdiagnose werden folgende Parameter kontrolliert:

- Feststellung der Vitalität und des Sitzes der Schwangerschaft
- Biometrie zur wiederholten Kontrolle des Gestationsalters und Erkennung von Wachstumsanomalien
- Erkennung bzw. Ausschluss fetaler Fehlbildungen
- Feststellung der Lage des Kindes und von Lageanomalien
- Beurteilung der Plazenta
- Kontrolle der Fruchtwassermenge
- Beurteilung der geburtsmechanischen Situation

> Bei Vorliegen von entsprechenden Risiken (intrauterine Wachstumsretardierung) ist eine zusätzliche dopplersonographische Überwachung der Schwangerschaft indiziert.

Geburtshilfliche Untersuchung

Etwa bis zur 16. SSW erfolgen die Untersuchungen auf dem gynäkologischen Untersuchungsstuhl mittels der üblichen bimanuellen gynäkologischen Untersuchungstechnik (ste-

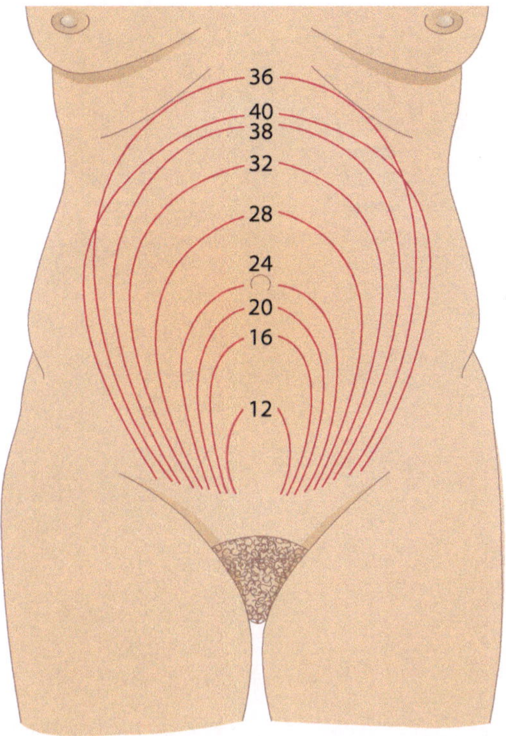

Abb. 14.25. Symphysen-Fundusabstand in verschiedenen SSW

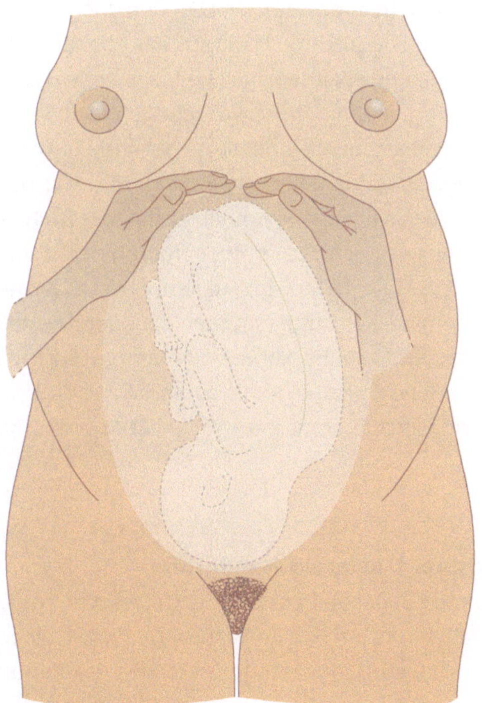

Abb. 14.26. 1. Leopold-Handgriff. Ermittlung des Fundusstandes

rile Handschuhe). Dabei wird die Größenzunahme des Uterus sowie der Höhenstand des Fundus uteri als Parameter für das fetale Wachstum kontrolliert, zugleich dient die innere Hand der Zustandsdiagnostik der Zervix. In der weiteren Schwangerschaft finden die Untersuchungen auf der Liege statt. Bei der äußeren Untersuchung sollen Fundusstand, Lage und Größe des Kindes sowie die Fruchtwassermenge beurteilt werden.

Praxisbox Symphysen-Fundusabstand

Der Symphysen-Fundusabstand wird zwischen dem Oberrand der Symphyse und dem Fundus uteri entlang der Längsachse des Uterus (Abb. 14.25) gemessen. Normogramme bieten Anhaltspunkte für das zeitgerechte Wachstum.

> Stärkere Abweichungen oder bekannte Schwangerschaftsrisiken (Zustand nach intrauteriner Wachstumsretardierung) sollten immer zur sonographischen Biometrie Anlass geben.

Praxisbox 1. Leopold-Handgriff

Man legt beide Handflächen über den Fundus uteri und ermittelt seinen Höhenstand, in dem Nabel, Rippenbogen und Xyphoid als Bezugspunkte benutzt werden (Abb. 14.26). Gleichzeitig lässt sich durch Palpation des im Fundus befindlichen Kindsteils ein erster Anhaltspunkt über die gegenwärtige Lage des Kindes gewinnen.

Während im I. und II. Trimenon die Lage noch wechselnd ist, haben ab der 32. SSW schon ca. 80% und bis zum Ende der Schwangerschaft ca. 96% der Kinder die Schädellage eingenommen.

Praxisbox 2. Leopold-Handgriff

Beide Hände werden flach den Seiten des Uterus aufgelegt. Dabei sollen die durchgehende Partie des kindlichen Rückens auf der einen Seite und die Extremitäten auf der anderen Seite palpiert werden. Bei erschwerter Exploration (Adipositas, straffe Bauchdecken) können Kindsbewegungen, die meist auf der Seite der Extremitäten spürbar sind, die Ermittlung der Lage des kindlichen Rückens vereinfachen (Abb. 14.27).

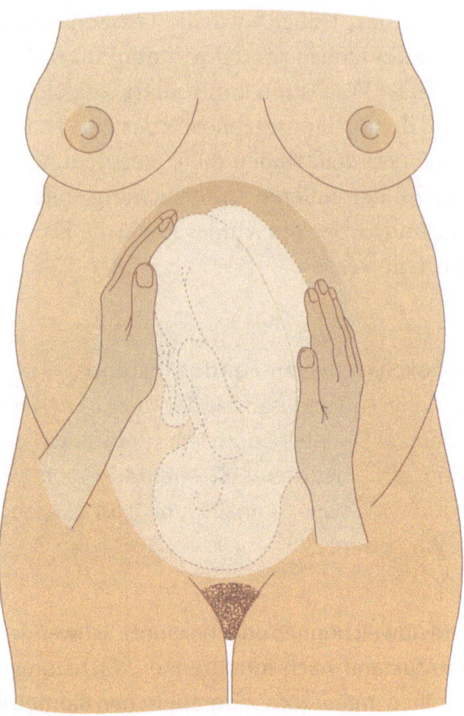

Abb. 14.27. 2. Leopold-Handgriff. Ermittlung der Stellung des kindlichen Rückens bzw. der kleinen Teile

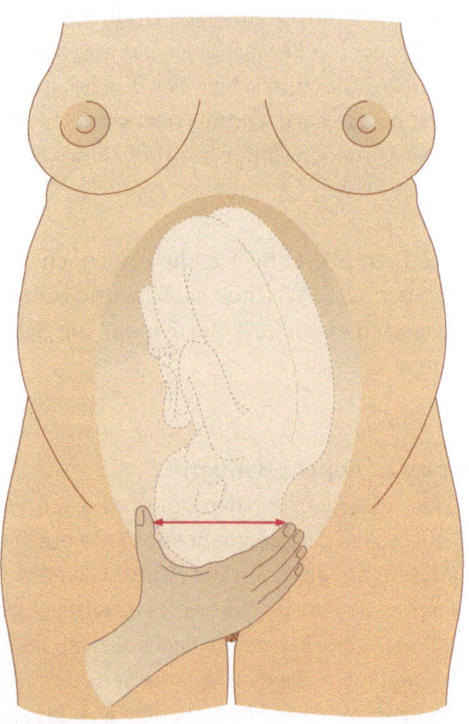

Abb. 14.28. 3. Leopold-Handgriff. Ermittlung des vorangehenden Teiles

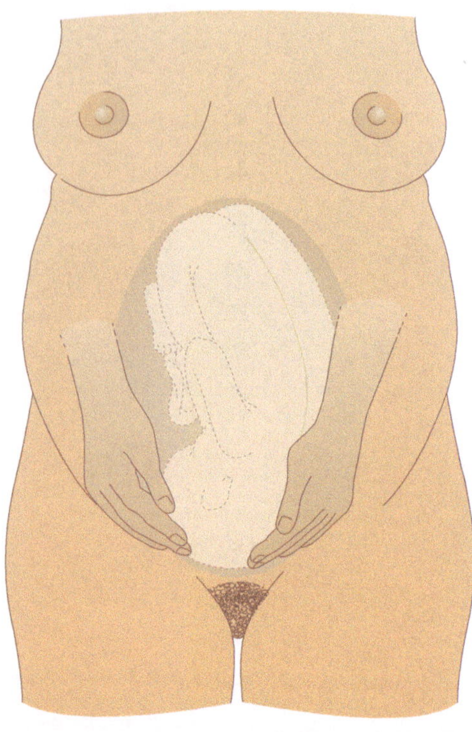

Abb. 14.29. 4. Leopold-Handgriff. Ermittlung der Beziehung des vorangehenden Teiles zum Beckeneingang

Praxisbox 3. Leopold-Handgriff

Zwischen dem abgespreizten Daumen und den übrigen Fingern der rechten Hand soll das über dem Beckeneingang stehende kindliche Teil lokalisiert und identifiziert werden. Durch vorsichtiges Verschieben lässt sich feststellen, ob der vorangehende Teil noch beweglich über dem Beckeneingang steht. Das durch leichte, ruckartige Bewegungen auslösbare **Ballottement** (Ausweichen des Kopfes aufgrund der flexiblen Halswirbelsäule) fehlt, wenn der Kopf bereits Beziehung zum Becken aufgenommen hat oder der Steiß vorangeht. Wird eine Beckenendlage vermutet, kann der gleiche Handgriff am Fundus durchgeführt und hier der kindliche Kopf getastet werden (Abb. 14.28).

Praxisbox 4. Leopold-Handgriff

Der Untersucher steht neben der Untersuchungsliege mit dem Blick zum Fuß der Schwangeren, die ulnaren Kanten beider Hände dringen zwischen den Rand des

oberen Schambeinastes beidseits und dem vorangehenden Teil gegen den Beckeneingang vor. So lässt sich der Höhenstand von Kopf oder Steiß abschätzen (◘ Abb. 14.29).

Praxisbox Handgriff nach Zangenmeister
Dieser liefert nach Blasensprung oder unter der Geburt eine zusätzliche Information zum Nachweis oder Ausschluss eines Missverhältnisses zwischen kindlichem Kopf und mütterlichem Becken. Die linke Handfläche wird auf die Symphyse, die rechte auf den kindlichen Kopf aufgelegt. Wenn die auf dem kindlichen Kopf aufgelegte flache Hand die Symphyse überragt, ist ein Missverhältnis anzunehmen.

Vaginale Untersuchung

Die vaginale Untersuchung kann bei fortgeschrittener Schwangerschaft auf der Liege durchgeführt werden. Sie sollte mit sterilen Handschuhen durchgeführt werden. Zu erfassen ist der Zervixstatus und Höhenstand des vorangehenden Teils.

Beurteilt werden:

- Zervixlänge (verkürzt sich bei zunehmender Geburtsbereitschaft),
- Zervixstellung (Achse wandert bei zunehmender Geburtsbereitschaft von sakraler Stellung in Richtung Scheidenniveau),
- Zervixkonsistenz (wird bei zunehmender Geburtsbereitschaft weicher und nachgiebiger),
- Muttermundsweite (Eröffnung bei zunehmender Geburtsbereitschaft),
- Höhenstand (vorangehender Teil tritt bei zunehmender Geburtsbereitschaft tiefer und ist im Becken fixiert).

Zur Entnahme von Abstrichen ist eine gynäkologische Spiegeleinstellung erforderlich, diese ist auch bei einer diagnostizierten Placenta praevia (tiefsitzende Plazenta) die einzige Möglichkeit, den Zervixstatus zu erheben.

Kontrolle der fetalen Vitalität

Die fetale Herzaktion ist im Ultraschall ab der 5.-7. SSW p.m. zu erkennen. Dann sind auch fetale Bewegungen als Zeichen einer intakten Gravidität sonographisch zu beobachten.

Kindsbewegungen

> Kindsbewegungen werden von der Erstgebärenden etwa ab der 20. SSW, von der Zweit- und Mehrgebärenden etwa ab der 17. SSW wahrgenommen.

Als subjektives Maß sind sie von der Wahrnehmung der Schwangeren abhängig.

! Die deutliche Abnahme von Kindsbewegungen kann auf eine ernsthafte fetale Gefährdung hinweisen, die eine weiterführende Diagnostik notwendig macht.

Die Schwangere muss darüber aufgeklärt sein. Die Abnahme der Häufigkeit der Kindsbewegungen gilt, im Gegensatz zur nicht subjektiv wahrnehmbaren Kindsbewegungsdauer, als Spätwarnzeichen.

Eine objektivere Erfassung kindlicher Bewegungen ist mit der **Kineto-Kardiotokographie** (**K-CTG**) möglich. Dabei ist mit zunehmender Einschränkung der fetalen Versorgung zunächst eine Abnahme der Bewegungsdauer und erst bei drastischer Gefährdung eine Abnahme der Bewegungsanzahl festzustellen.

Antepartuale Kardiotokographie

> Wegen der häufig falsch-positiven Befunde ist der antepartuale (vorgeburtliche) Einsatz der Kardiotokographie (CTG) auf Hochrisikokollektive zu beschränken.

Neben der Dopplersonographie, die langfristige Störungen der Versorgungslage anzeigt, ist jedoch das CTG bisher die einzige Methode, den aktuellen fetalen Zustand antepartual auch kontinuierlich zu erfassen.

> Engmaschige CTG-Kontrollen in der Nähe oder bei Überschreitung des Entbindungstermines sind weiterhin gerechtfertigt und indiziert.

Die Untersuchungsfrequenz ist abhängig vom Ausmaß der angenommenen Gefährdung und kann von wöchentlich über täglich und mehrmals täglich bis hin zum Dauer-CTG variieren.

Stresstests

Die Stresstests stellen eine Sonderform der antepartualen CTG-Überwachung dar.

Definition

Mit **Stresstests** wird das fetale Herzfrequenzmuster unter kindlicher Belastung, die sich bei uterinen Kontraktionen oder körperlicher Anstrengung der Mutter einstellt, beurteilt.

Besonders bei Terminüberschreitung kann so die fetale Reservekapazität überprüft werden. Bestehen keine besonderen Hinweise auf eine Plazentainsuffizienz, kann bei etwa 10-tägiger Terminüberschreitung ein **Oxytozin-Belastungstest** durchgeführt werden.

Sonographie und Dopplersonographie

Biometrie, Fruchtwassermenge und Plazentamorphologie liefern Informationen über den langfristigen Versorgungszustand des Feten (► Kap. 14.7.6), die Herzbeurteilung gibt Einblick in den momentanen fetalen Vitalitätszustand.

Zusatzuntersuchungen am Ende der Schwangerschaft

Die Befunderhebung und Beratung in den letzten Wochen vor dem Entbindungstermin sollen schwerpunktmäßig auf die bevorstehende Geburt ausgerichtet sein. Bei Terminüberschreitung sind alle 2 Tage Kontrolluntersuchungen und entsprechende fetale Zustandsdiagnostik durchzuführen.

In den Mutterschaftsrichtlinien ist vorgesehen, dass sich die Schwangere in der vorgesehenen Entbindungsklinik vorstellt. So besteht die Möglichkeit die Örtlichkeiten zu besichtigen, Ärzte und Hebammen kennenzulernen, die Möglichkeiten der Geburtserleichterung Periduralanästhesie) zu besprechen.

> Der Schwangeren muss erklärt werden, dass sie um den Geburtstermin bei **Einsetzen regelmäßiger Wehen** oder bei **Abgang von Fruchtwasser** auch ohne Wehen unverzüglich die Entbindungsklinik aufsuchen sollte.

> ! Ist bei den vorausgehenden vaginalen Untersuchungen der vorangehende Kopf noch nicht fest im Becken fixiert, muss nach einem vorzeitigen Blasensprung der Transport in die Klinik liegend erfolgen, da die Gefahr des **Nabelschnurvorfalls** besteht.

Geburtsvorbereitung

Die Geburt kann durch **Geburtsvorbereitungskurse** wesentlich erleichtert werden. Die Veranstaltungen dienen der Information über den Geburtsablauf, die Geburtsmethoden, die Überwachungsverfahren und die Versorgung des Neugeborenen. Werden diese Kurse in Kooperation von Geburtshelfern, Hebammen, Kinderärzten und Pflegepersonal durchgeführt, rundet sich auch das Bild bezüglich Zuständigkeit und Kompetenzen ab. Die werdenden Väter sollten selbstverständlich miteinbezogen werden.

Ein wichtiger Bestandteil der Vorbereitung bildet die **Schwangerengymnastik.** Dazu zählen Lagerungs- und Entspannungsübungen, Beckenbodengymnastik, Schulung der Atmung mit Einübung einer Atemtechnik zur Verarbeitung der Wehen und der optimalen Oxygenierung des Kindes während der Geburt.

> Insgesamt hat sich gezeigt, dass eine gute Geburtsvorbereitung den Analgetikaverbrauch unter der Geburt reduziert und dass die Geburt, insbesondere die Eröffnungsphase, nachweislich schneller verläuft.

In Kürze

Schwangerenvorsorge

Senkt fetale Morbidität und Mortalität, mütterliche Sterblichkeit, Dokumentation im Mutterpass.

Vor Konzeption: Bei genetischen, chronischen Erkrankungen, schädigenden Lebensgewohnheiten (Nikotin,- Drogen,- Medikamentenabusus).

Nach Konzeption: Nach Ausbleiben der Regel, Schwangerschaftstest, ggf. Ultraschall. Erkrankungen seit Konzeption (Infekte), Beratung bezüglich physiologischer Umstellungen und Verhaltensänderungen, Bestimmung des voraussichtlichen Geburtstermin.

Im Verlauf Kontrolluntersuchungen. Wichtige Parameter: Körpergewicht, Blutdruck, Urin, Hb, Blutgruppe, Infektionsdiagnostik (z. B. Röteln, HIV), Diabetes-screening, Kindsbewegungen. Substitution von Eisen, Folsäure, Jod, Kalzium, Magnesium. Sonographie: Sitz und Vitalität der Schwangerschaft, Biometrie, Fehlbildungen, Plazenta, Fruchtwassermenge. In Terminnähe CTG.

14.4 Physiologisch-anatomische Grundlagen der Geburt

> Die Geburt stellt einen der risikoreichsten Augenblicke im Dasein des Menschen dar.

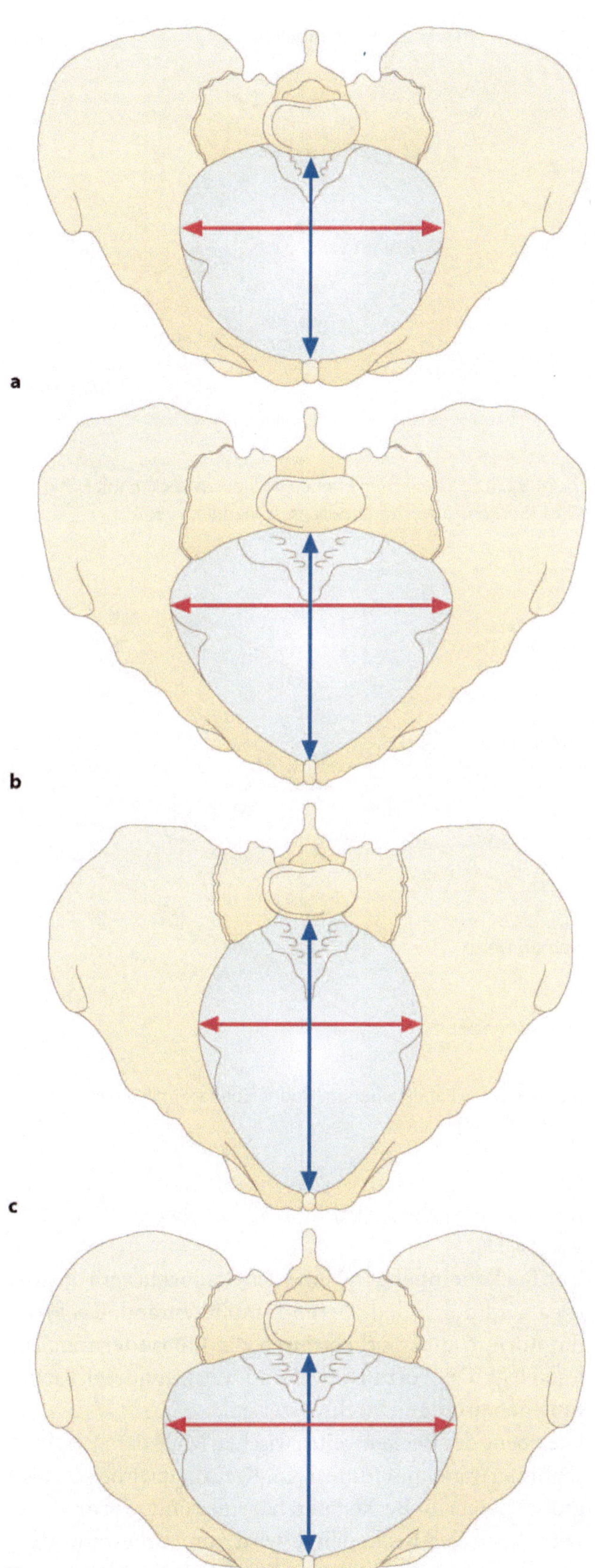

14.4.1 Beckengeometrie

Beckenformen

Genetische Faktoren und Umwelteinflüsse (Ernährung, Klima, Trauma, Krankheit, häufige sitzende Haltung) bedingen die konstitutionellen Varianten des weiblichen Beckens.

Mit Beginn der Pupertät differenziert sich unter hormonellem Einfluss das weibliche Becken vom männlichen. Es kristallisieren sich die konstitutionellen Beckenformen heraus, wobei Übergangsformen überwiegen.

Unterschieden werden 4 konstitutionelle Haupttypen (Caldwell und Molloy, 1933, ◘ Abb. 14.30, ◘ Tab. 14.9):

1. **Gynäkoides** (weibliches) Becken: Diese Form ist mit einem leicht querovalen, fast runden Beckeneingang die geburtshilflich ideale Form. Die Beckenmitte ist rund und geräumig. Der Beckenausgang ist relativ weit.
2. **Androides** (männliches) Becken. Der Beckeneingang ist eher herzförmig oder dreieckig geformt. Die Kreuzbeinhöhle ist flacher und relativ enger. Der Beckenausgang ist vergleichsweise enger. Diese Form begünstigt eine okzipitoposteriore Einstellung des kindlichen Kopfes im Beckeneingang.
3. **Anthropoides** (affenähnliche) Becken. Der Beckeneingang ist längsoval gestaltet, der anterior-posteriore Diameter größer, was dem Beckeneingang eine eiförmige Gestalt verleiht. Das Becken ist elongiert, der Becken-

◘ Tab. 14.9. Häufigkeit der konstitutionellen Varianten des weiblichen Beckens (nach Kyank et al, 1980)

Form	Relative Häufigkeit in %
Gynäkoides Bekcen	50–65
Androides Becken	15–20
Anthropoides Becken	15–25
Platyopeloides Becken	5

◄ **◘ Abb. 14.30.** Beckenformen. **a** Gynäkoides (weibliches) Becken. Leicht querovaler bis annähernd runder Beckeneingang, geburtshilflich ideale Form. **b** Androides (männliches) Becken. Herzförmiger bis annähernd dreieckiger Beckeneingang. **c** Anthropoides (affenähnliches) Becken. Längsovaler Beckeneingang mit relativ vergrößertem geradem Durchmesser. **d** Platypeloides (flaches) Becken. Abgeflachter, querovaler Beckeneingang mit relativ vergrößertem querem und vergleichsweise verkleinertem geradem Durchmesser

Abb. 14.31. Formen der Michaelis-Raute. a Beim gynäkoidem Becken. b Beim allgemein verengten (infantilen) Becken. c Beim platypeloidem bzw. plattem Becken

ausgang leicht verengt. Es besteht eine gewisse Prädisposition zum hohen Gradstand und zur hinteren Hinterhauptslage.

4. **Platypeloides** (flaches) Becken. Charakteristisch sind ein abgeflachter querovaler Beckeneingang mit relativ vergrößertem queren und verkleinertem geraden Durchmesser. Der suprapubische Winkel und der Beckenausgang sind ausreichend weit.

Beckendiagnostik

Beckenmaße, Ebenen und Räume

Die Inspektion der **Michaelis-Raute** (Abb. 14.31), die vaginale Untersuchung (das Promontorium sollte digital nicht erreicht werden) sowie die Palpation des Schambogenwinkels vermitteln einen Eindruck der anatomischen Verhältnisse.

> Prognostisch unsicher sind die Werte der **äußeren Beckenmessung,** auf die heute verzichtet wird.

Bei der Nullipara deutet die Aufnahme des engen Kontakts zwischen kindlichem Kopf und Becken innerhalb der letzten 4 Monate vor dem Termin auf normale Verhältnisse im Beckeneingang hin.

> ! Trotz normaler Befunde oder nur leichter Formabweichungen muss immer damit gerechnet werden, dass sich unter der Geburt infolge von Haltungs- und Einstellungsanomalien des vorangehenden kindlichen Teils oder eines unerwartet großen Kindes ein relatives Missverhältnis ergeben kann, das die Beendigung der Geburt auf vaginalem Wege unmöglich oder nicht ratsam macht.

Der knöcherne **Geburtskanal**, das kleine Becken, wird ventral durch die Symphyse syndesmotisch verschlossen (▶ Kap. 1). Er ist von entscheidender Bedeutung für den Geburtsablauf.

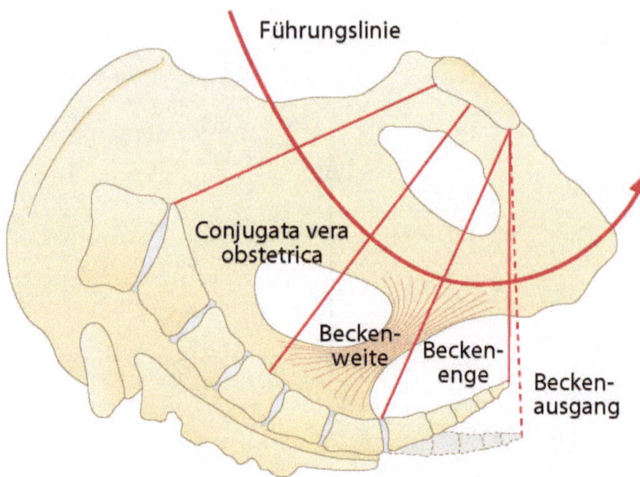

Abb. 14.32. Die klassischen Ebenen im kleinen Becken mit Führungslinie (Beckenachse, modifiziert nach Niedner, 1986)

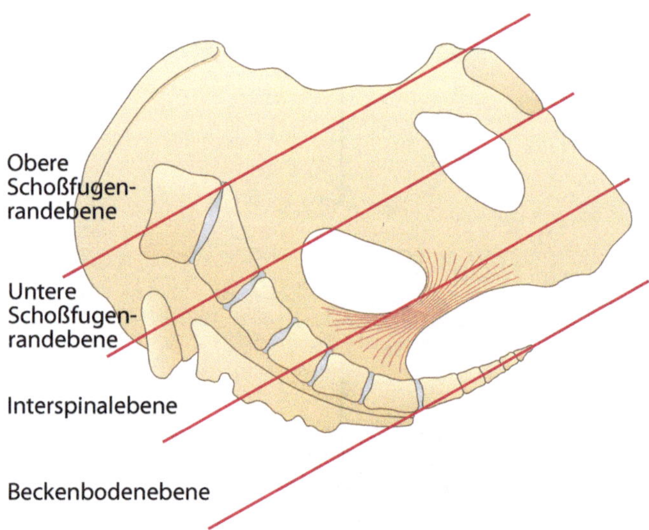

Abb. 14.33. Die Parallelebenen (Hodge Ebenen) im kleinen Becken (nach Niedner, 1986)

Das kleine Becken wird in 4 Beckenebenen unterteilt (Abb. 14.32):

1. Der **Beckeneingang** in Höhe der Conjugata vera obstetrica wird durch den oberen Symphysenrand, das Promontorium und seitlich durch die Lineae terminales festgelegt. Die Form ist oval und weist in querer Richtung den größten Durchmesser auf.
2. Die Ebene der **Beckenweite** zwischen Mitte der Symphysenhinterwand und Mitte des 3. Kreuzbeinwirbels ist die größte Ebene im Becken und hat eine runde Form.
3. Die Ebene der **Beckenenge** wird vom Unterrand der Symphyse, die Spinae ischiadicae und die Articulatio

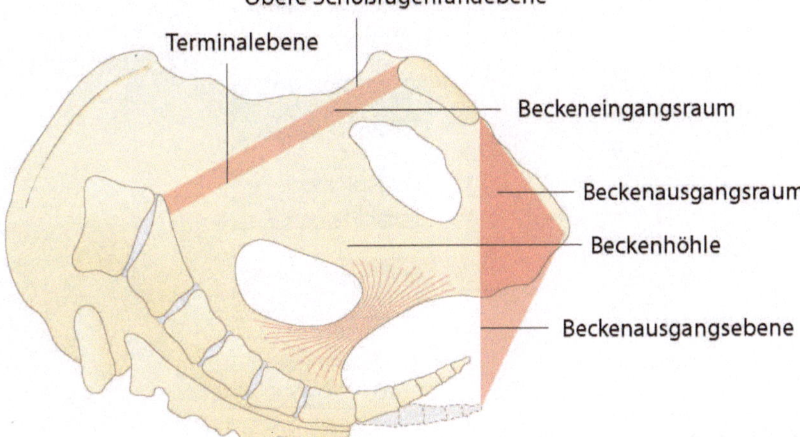

Abb. 14.34. Räume des kleinen Beckens

sacrococcygis gebildet. Ihre Form ist oval mit größtem Durchmesser in sagittaler Richtung.

4. Der **Beckenausgang** liegt zwischen Symphysenunterrand, Tubera ischiadica und Steißbeinspitze.

Dieses Ebenensystem erleichtert durch die Beschreibung des gekrümmten Geburtskanals das Verständnis für den Geburtsmechanismus.

Zur Höhenstanddiagnostik unter der Geburt dienen jedoch die parallelen **Ebenen nach Hodge**, die im gleichen Abstand von jeweils 4 cm im kleinen Becken angeordnet sind (Abb. 14.33):

1. **Obere Schoßfugenrandebene** vom Oberrand der Symphyse zum Promontorium,
2. **Untere Schoßfugenrandebene,**
3. **Interspinalebene,**
4. **Beckenbodenebene.**

Der Höhenstand des kindlichen vorangehenden Teiles kann auch in Zentimeter ober- oder unterhalb der als Nulllinie definierten Interspinalebene angegeben werden.

Mit Hilfe der Ebenen können die geburtsmechanisch-relevanten **Räume des kleinen Beckens** definiert werden (Abb. 14.34).

Beckensräume

Beckeneingangsraum

Conjugata vera obstetrica: Kleinster sagittaler Durchmesser, 11 cm.

▼

Diameter transversa: Querer Durchmesser in Höhe der Linea terminalis, 12,5 cm.

I. schräger Durchmesser: Distanz zwischen linker Eminentia iliopubica und rechter Articulatio sacroiliaca, 12,5 cm.

II. schräger Durchmesser: Distanz von rechts vorne nach links hinten, 12,5 cm.

Conjugata diagonalis: Symphysenunterrand zum Promontorium, 12,5 cm. (Einer Faustregel folgend erhält man durch Abzug von 1,5 cm von der Conjugata diagonalis die Distanz der nicht palpablen Conjugata vera obstetrica.)

Beckenmitte

Interspinallinie: Querer Durchmesser zwischen Spinae ossis ischii auf der Interspinalebene, 10,5 cm.

Beckenausgangsraum

Gerader Durchmesser: Zwischen Symphysenunterrand und Steißbeinspitze, 9 cm, im sakrokozygealen Gelenk auf 11,5 cm erweiterbar.

Querer Durchmesser: Knöcherner Beckenausgang, 11 cm.

Beckeneingangsraum

Der Beckeneingangsraum (Abb. 14.35, Abb. 14.36) als Übergang vom großen zum kleinen Becken stellt einen nur ca. 1 cm hohen Zylinder von querovaler Gestalt dar.

Wird bei der vaginalen Untersuchung das Promontorium vom hinteren Scheidengewölbe aus nicht erreicht, hat die Conjugata diagonalis ein normales Maß, ebenso die Conjugata vera.

1. schräger Durchmesser 12,5 cm
Querer Durchmesser 13,5 cm
Interspinallinie 10,5 cm
Conjugata vera 11 cm
2. schräger Durchmesser 12,5 cm

Abb. 14.35. Beckeneingang mit querem, geradem und schrägem Durchmesser

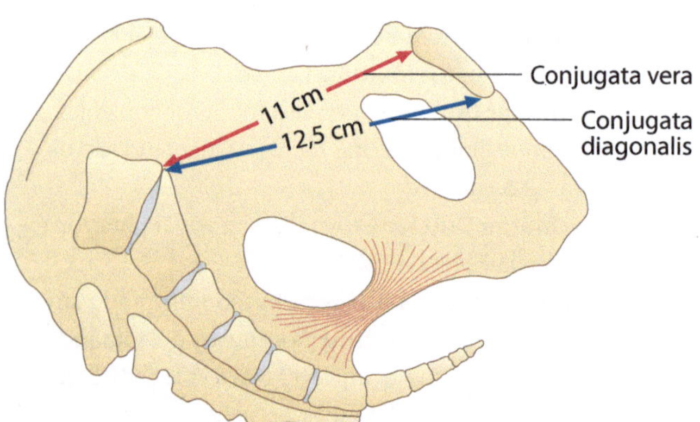

Abb. 14.36. Verlauf der Conjugata vera und diagonalis

> Lässt sich das Promontorium tasten, spricht das für eine Verengung des Beckeneingangs im geraden Durchmesser.

Beckenmitte

Die Beckenmitte (Beckenhöhle) umfasst den Raum der Beckenweite. In diesem runden, geräumigen Teil des Beckens hat der kindliche Kopf die Möglichkeit zur Drehung und nimmt die für den weiteren Geburtsverlauf günstige Beugehaltung ein. Die Beckenhöhle verjüngt sich kaudalwärts bis zur knöchernen Engstelle des Beckens in Höhe der Spinae ossis ischii.

Beckenausgangsraum

Das geburtshilflich wichtigste Maß des Beckenausgangsraums (Abb. 14.37) ist die Distanz zwischen dem Unterrand der Symphyse und der Steißbeinspitze, die im sakrokozygealen Gelenk erweiterbar ist. Dadurch wird dem

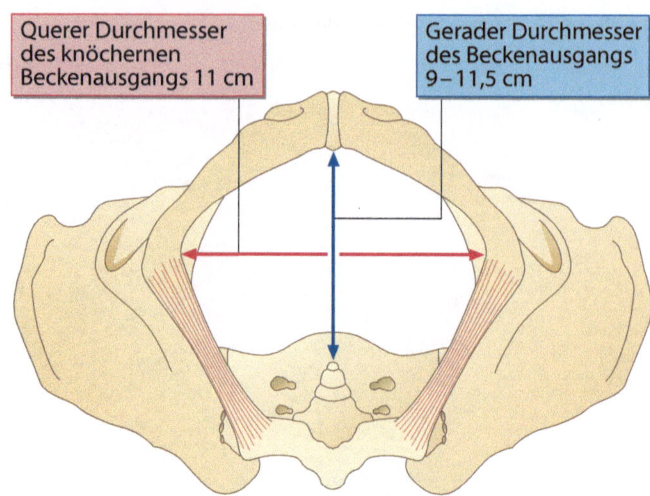

Abb. 14.37. Die Durchmesser des Beckenausgangs von unten betrachtet

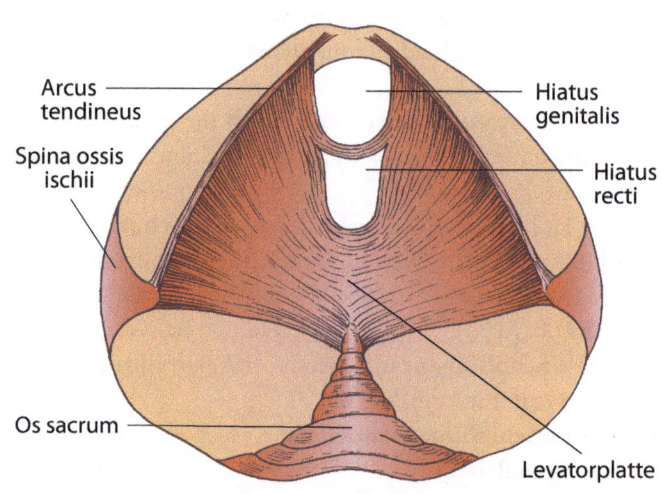

Abb. 14.38. Muskelschichten des Beckenbodens (Diaphragma pelvis, Verlauf des M. levator ani)

kindlichen Kopf der Austritt im geraden Durchmesser ermöglicht. Seitlich wird der Beckenausgangsraum durch die Levatorschenkel auf ca. 9 cm eingeengt, die durch ihre Anordnung dem Kopf ein Drehmoment verleihen und ihn in den geraden Durchmesser lenken.

Die Beckenmaße unterliegen einer Variabilität: Infolge Auflockerung des Beckenrings wird die Symphyse beim Eintritt des kindlichen Kopfes in das kleine Becken erweitert, leicht nach kaudal verlagert und trägt so zur Vergrößerung der Conjugata vera um 0,5-1 cm bei. Beim Austritt des Kopfes kommt es zusätzlich zur Kranialbewegung der Symphyse als Folge der kontrahierten Rektusmuskulatur während der Presswehen und der Lagerung mit stark gebeugten

Tab. 14.10. Kindliche Kopfmaße (am nicht verformten Kopf)

Durchmesser	in cm	Verlauf	Zugehörige Umfänge	in cm
Längsdurchmesser				
Diameter frontooccipitalis = gerader Durchmesser	12,0	Glabella–Hinterhaupt	Circumferentia frontooccipitalis	34,0
Diameter suboccipitobregmaticus = kleiner schräger Durchmesser	9,5	Nacken–große Fontanelle	Circumferentia suboccipitobregmatica	32,0
Diameter mentooccipitalis = großer schräger Durchmesser	13,5	Kinn–Hinterhaupt	Circumferentia mentooccipitalis	38,0
Querdurchmesser				
Diameter biparietalis = großer querer Durchmesser	9,5	Distanz der Scheitelbeinhöcker		
Diameter bitemporalis = kleiner querer Durchmesser	8,0	Größte Distanz zwischen den Kranznähten		

Oberschenkeln. Dadurch wird insgesamt der gerade Durchmesser des Beckenausgangs um ca. 2 cm verlängert.

Den kaudalen Abschluss des Beckenkanals bilden die Muskelschichten des Beckenbodens (Abb. 14.38)

Definition

Die Verbindungslinie der Mittelpunkte aller geraden Durchmesser des kleinen Beckens nennt man **Beckenachse** oder **Führungslinie**.

Diese gedachte Linie beschreibt den Geburtsweg, den der kindliche Kopf vom Beckeneingang bis zum Beckenausgang nehmen muss.

Definition

Der Übergang zwischen gestrecktem und gebogenem Teil zwischen unterer Schoßfugenrandebene und Interspinalebene wird **Knie des Geburtskanals** genannt.

14.4.2 Fetale Maße und diagnostische Orientierung

Der kindliche Kopf ist der größte und am wenigsten verformbare kindliche Teil.

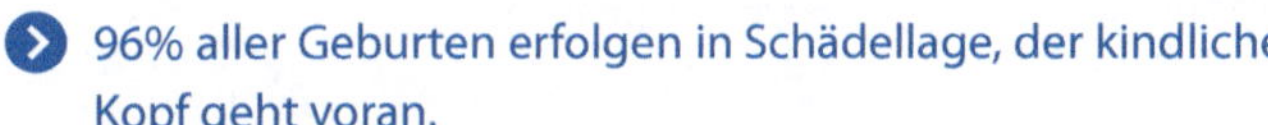

Die Schädelknochen sind bei der Geburt durch bindegewebige **Nähte** (**Suturae**) verbunden, die an den **Fontanellen** zusammentreffen und eine eingeschränkte Konfigurierbarkeit (Verformbarkeit) des Kopfes (Tab. 14.10) unter der Geburt gestatten. Nicht verformbar sind Gesichtsschädel und Schädelbasis.

Der Verlauf der Nähte und die Gestalt der Fontanellen ist von größter Bedeutung, da sich der Geburtshelfer an diesen Strukturen über Haltung und Einstellung des kindlichen Kopfes orientieren kann (Abb. 14.39).

Definition

Die **Pfeilnaht (Sutura sagittalis)** verläuft zwischen den Scheitelbeinen,
die **Stirnnaht (Sutura frontalis)** zwischen den Stirnbeinen,
die **Kranznaht (Sutura coronaria)** seitlich zwischen Stirn- und Scheitelbein,
die **Lambdanaht (Sutura lambdoidea)** zwischen Hinterhauptsschuppe und Scheitelbeinen.

Identifizierbar sind die Nähte durch die zugehörigen Fontanellen.

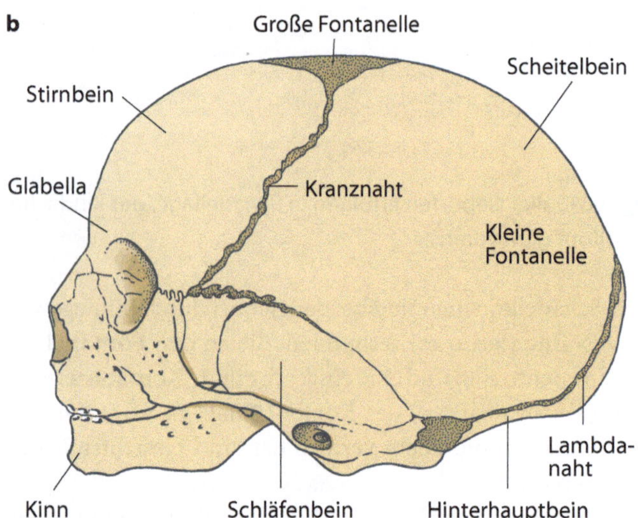

Abb. 14.39. Der kindliche Schädel. a Von oben gesehen mit kleiner (dreieckig gestaltet) und großer (rhombisch gestaltet) Fontanelle, der zwischen beiden Fontanellen verlaufenden Pfeilnaht sowie der Lambda-, Stirn- und Kranznaht. b Der kindliche Schädel von der Seite gesehen

Definition

Die **große Fontanelle (Stirnfontanelle, Fonticulus anterior)** besitzt eine **viereckige** rhombische Gestalt durch das Zusammentreffen von **vier** Nähten (Pfeilnaht, Stirnnaht, beide Kranznähte).

Die **kleine Fontanelle (Hinterhauptsfontanelle, Fonticulus posterior)** besitzt eine **dreieckige** Gestalt durch die Vereinigung **dreier** Nähte (Pfeilnaht, beide Schenkel der Lambdanaht).

> Die wichtigsten Orientierungshilfen am kindlichen Kopf sind die beiden Fontanellen und die Pfeilnaht als Verbindungsnaht.

Schulter und **Steiß** des Kindes sind gut verformbar und geburtsmechanisch wenig bedeutsam. Den größten Durchmesser des Rumpfes besitzen die **Schulterbreite** und die **Hüftbreite**.

Geburtsmechanisch spielt im Zusammenwirken von Einstellung und Haltung die Biegsamkeit der Wirbelsäule eine Rolle.

Fetale Lage, Stellung, Haltung und Einstellung

Lage (Situs)

Definition

Die **Lage** (Situs) bezeichnet das Verhältnis der Längsachse des Kindes zur Längsachse der Mutter bzw. des Uterus.

99% aller Geburten erfolgen aus Längslage, nur 1% aus den regelwidrigen Quer- und Schräglagen des Kindes.

Definition

Geht der Kopf voran, liegt eine **Schädellage** vor. Geht der Steiß voran, handelt es sich um eine **Beckenendlage**.

Von den Längslagen entfallen 96% auf eine Schädellage, die die normale, regelrechte Lage des Kindes unter der Geburt darstellt.

Stellung (Positio)

Definition

Die **Stellung** (Positio) beschreibt die Beziehung der Frucht zum Uterus. In der Praxis beschreibt die Stellung bei der **Längslage** die Position des kindlichen Rückens.

Der kindliche Rücken befindet sich bei der
- **I. Stellung** auf der linken Seite der Mutter,
- **II. Stellung** auf der rechten Seite der Mutter,
- **Ia**- bzw. **IIa-Stellung** mit Tendenz nach vorne,
- **Ib**- bzw. **IIb-Stellung** mit Tendenz nach hinten.

Besteht **Querlage**, so richtet sich die Stellung nach dem kindlichen Kopf: Befindet er sich auf der linken Seite, so handelt es sich um eine I. Querlage, befindet er sich rechts, so spricht man von einer II. Querlage.

Haltung (Habitus)

Definition

Die **Haltung** (Habitus) beschreibt die Beziehung der Längsachse des kindlichen Kopfes zur Längsachse des kindlichen Rumpfes.

Während des Durchtretens durch das kleine Becken macht der kindliche Kopf je nach Höhenstand Haltungsänderungen durch. Er kann eine indifferente, eine Beuge- oder Streckhaltung einnehmen. Die Diagnose kann bei der vaginalen Untersuchung durch Palpation von Form und Lage der Fontanellen gestellt werden.

Definition

Im Falle einer regelwidrigen Streckhaltung werden die Vorderhaupts-, die Stirn- und Gesichtshaltung unterschieden.

Die genannten Begriffe Lage, Stellung und Haltung werden bei der Diagnose zusammengefasst. So bedeutet z. B. die Angabe »II. vordere Hinterhauptslage«, dass sich das Kind in Schädellage befindet, dass der Rücken eine IIa-Stellung aufweist und dass der Kopf eine Flexionshaltung eingenommen hat.

Einstellung (Praesentatio)

Definition

Die **Einstellung** (Praesentatio) beschreibt die mechanische Anpassung des Kindes an die vorgegebenen Formen der Etagen des Geburtskanals.

Die Einstellung ergibt sich aus Lage, Stellung und Haltung des Kindes. Entscheidend sind der Verlauf der Schädelnähte und die Orientierung der großen und kleinen Fontanelle in Beziehung zu den verschiedenen Ebenen und Diametern im kleinen Becken. Als **Leitstelle** wird derjenige Abschnitt des vorangehenden Kindsteiles bezeichnet, der in der Führungslinie des Geburtskanals am tiefsten steht.

Geburtsmechanismus bei der vorderen Hinterhauptslage

Auf seinem Weg durch den Geburtskanal (Abb. 14.40) muss sich der kindliche Kopf den vorgegebenen Formen und unterschiedlichen Weiten des kleinen Beckens anpassen. Er folgt dabei dem **Gesetz des geringsten Zwanges.**

Dazu muss er folgende Bewegungen vollziehen:

- Tiefertreten und Eintreten in den Beckeneingang (**Progressionsbewegung**),
- Beugung (**Flexion**),
- innere Drehung (**1. Rotation**),
- Streckung (**Deflexion**),
- äußere Drehung (**2. Rotation**).

Eintreten

Zunächst passt sich der Kopf dem querovalen Beckeneingang an, indem er sich quer, in indifferenter Haltung mit der Circumferentia frontooccipitalis einstellt. Die Pfeilnaht verläuft quer und steht meist in der Führungslinie zwischen Symphyse und Promontorium (**synklitische** Einstellung, achsengerechte Einstellung). Große und kleine Fontanelle befinden sich in gleicher Höhe.

Asynklitismus

Eine vor Wehenbeginn bestehende leichte Lateralflexion des quer im Becken stehenden Kopfes kann als physiologisch gelten.

Litzmann-Obliquität,Naegele-Obliquität

Führt das hintere Scheitelbein, so handelt es sich um einen **hinteren Asynklitismus** (**Litzmann-Obliquität**). Diese Einstellung weist auf einen möglicherweise im geraden Durchmesser verengten Beckeneingang hin. Bleibt die Einstellung bestehen, stellt sie eine Geburtsunmöglichkeit dar.

Die vordere Scheitelbein-Einstellung (**vorderer Asynklitismus, Naegele-Obliquität**) ist prognostisch günstiger zu werten ist.

Flexion

In der Beckenhöhle beugt sich der Kopf (Flexion) beim Tiefertreten. Bei der vaginalen Untersuchung führt nun die kleinen Fontanelle.

1. Rotation

Um am Beckenboden optimal anzukommen, muss sich der Kopf um 90° drehen, wobei das Hinterhaupt nach vorne zu liegen kommt. Dem Levatormuskel kommt eine richtende Kraft zu. Die Drehung ist palpatorisch am Verlauf der Pfeilnaht aus dem queren über den I. oder II. schrägen in den geraden Durchmesser des Beckens zu verfolgen.

Beim Durchtritt durch den Längsspalt des Hiatus genitalis, den längsovalen Beckenausgang und die anschließenden Weichteile werden die Flexionshaltung und die Führung der kleinen Fontanelle zunächst noch beibehalten.

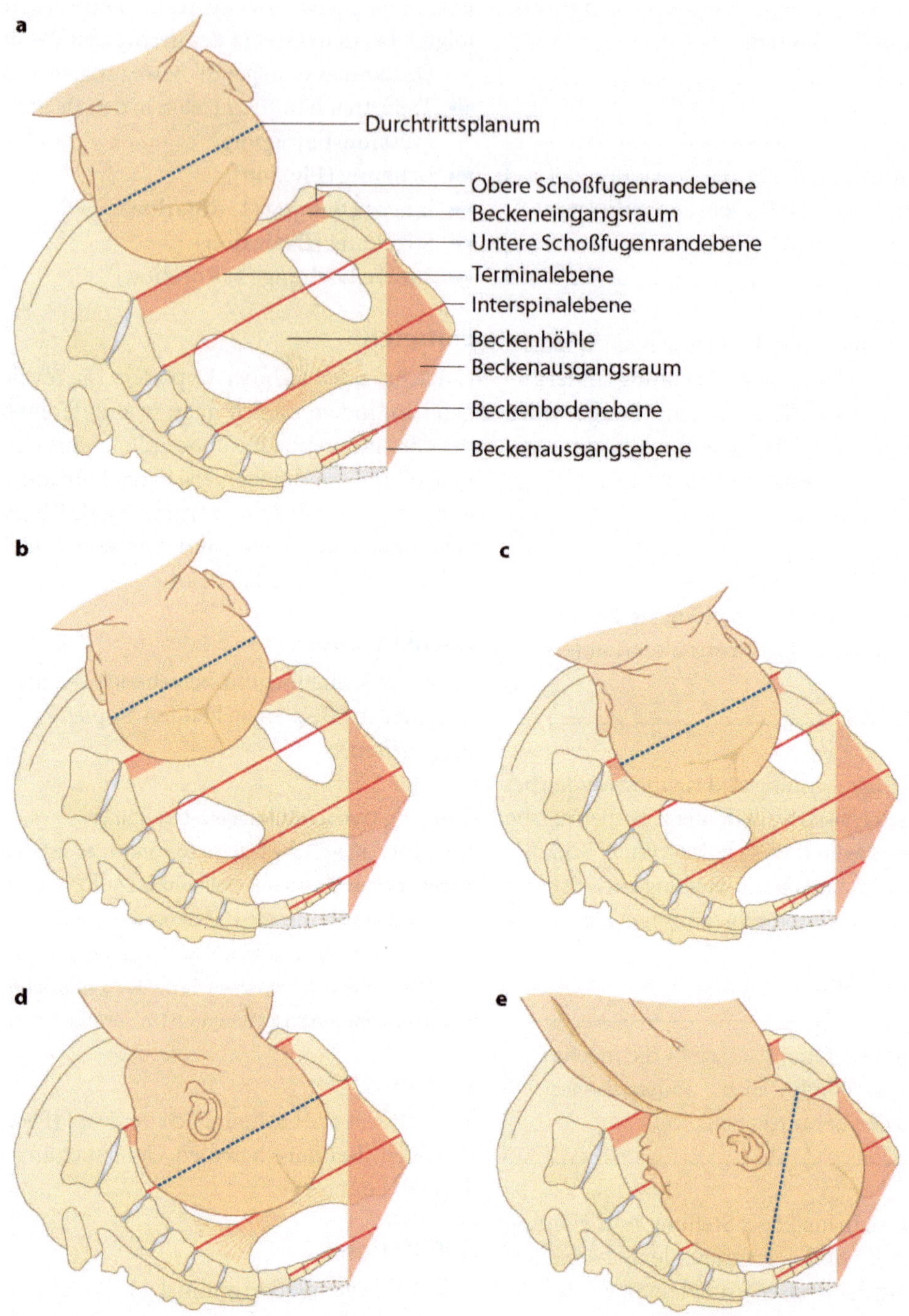

Streckung

Vor dem Austritt (◻ Abb. 14.41) muss der Kopf das Knie des Geburtskanals überwinden. Dafür muss er sich von seiner tiefen Beugehaltung zunehmend in eine Streckhaltung begeben. Nachdem das Hinterhaupt unter der Symphyse sichtbar geworden ist, werden durch anhaltende Streckung des Kopfes unter Dehnung der Weichteile des Beckenbodens der Scheitel, die Stirn und schließlich das Kinn über den Damm geboren. So werden die mütterlichen Weichteile am wenigsten belastet.

2. Rotation

Der Abstand zwischen kindlichem Kopf und Schultergürtel entspricht etwa der Entfernung zwischen Beckeneingang und Beckenausgang. Während der Kopf im geraden Durchmesser geboren wird, treten die Schultern

◀ **Abb. 14.40.** Passage des kindlichen Kopfes durch den Geburtskanal und Untersuchungsbefunde (nach Niedner, 1986).
a Kopf beweglich über dem Beckeneingang. Bei der äußeren Untersuchung mittels des 3. Leopold-Handgriffes kann das Balottement ausgelöst und mit dem 4. Leopold-Handgriff der Kopf noch ganz umfasst werden. Bei der vaginalen Untersuchung ist der Kopf noch nicht oder nur eben erreichbar.
b Der Kopf steht mit kleinem Segment im Beckeneingang, er hat Beziehung zum Becken aufgenommen. Mit dem 3. Leopold-Handgriff lässt sich das Balottement nicht mehr auslösen. Mit dem 4. Leopold-Handgriff sind noch Teile des Vorderhauptes, die Stirn, das Gesicht und das Kinn auf der einen sowie das Hinterhaupt auf der anderen Seite zu tasten. Bei der vaginalen Untersuchung findet sich die Leitstelle zwischen oberer und unterer Schoßfugenrandebene, die Pfeilnaht quer, die Haltung des Kopfes indifferent. Die Kreuzbeinhöhle ist leer.
c Kopf im Beckeneingangsraum. Äußerlich kann der weitere Geburtsverlauf nur noch mit dem 4. Leopold-Handgriff kontrolliert werden. Mit ihm ist noch der untere Teil der Stirn, das Gesicht und das Kinn sowie auf der Gegenseite der untere Teil des Hinterhauptes zu fühlen. Vaginal ist die Leitstelle etwa 1 cm unterhalb der unteren Schoßfugenrandebene, also bei –3 cm zu fühlen. Die Pfeilnaht verläuft quer, die Haltung des Kopfes ist indifferent, die Fontanellen stehen also gleich hoch. Das Promontorium lässt sich nicht mehr erreichen und die Kreuzbeinhöhle ist nur noch im unteren Teil leer. (Das Durchtrittsplanum befindet sich in der Höhe der Conjugata vera, der engsten Stelle im Beckeneingangsraum.)
d Kopf steht in Beckenmitte. Mit dem 4. Leopold-Handgriff lässt sich nur noch der untere Teil des Gesichtes und das Kinn tasten. Das Hinterhaupt ist vollständig in das Becken eingetreten. Bei der vaginalen Untersuchung findet sich die Leitstelle bei tastbaren Spinae in der Interspinalebene. Die Pfeilnaht steht im schrägen Durchmesser, der Kopf ist gebeugt. (Das Durchtrittsplanum befindet sich in der Höhe der unteren Schoßfugenrandebene, hat also die engste Stelle in Höhe der Conjugata vera passiert.)
e Kopf steht auf Beckenboden. Der Höhenstand wird nicht mehr nach dem Durchtrittsplanum, sondern nach der Leitstelle definiert, da mit dem 4. Leopold-Handgriff der Kopf nicht mehr zu fühlen ist. Bei der inneren Untersuchung sind die Spinae und die Kreuzbeinhöhle nicht mehr zu tasten, da die Wölbung des Kopfes die Levatormulde ausfüllt. Der Kopf ist in der Tiefe zu sehen, die Pfeilnaht verläuft gerade, und der Kopf ist maximal gebeugt. Das Durchtrittsplanum steht parallel zur Beckenausgangsebene in der Höhe der Spinae. Der Beckenausgangsraum wird von dem Durchtrittsplanum erst dann erreicht, wenn der Kopf beim Austritt durchschneidet.

(Abb. 14.42) mit querverlaufender Schulterbreite in das Becken ein, vollziehen dann wie zuvor der kindliche Kopf eine Drehbewegung in der Beckenhöhle, um den Beckenausgang mit der Schulterbreite im Längsdurchmesser zu passieren. Die innere Drehung der Schultern überträgt sich über die Halswirbelsäule des bereits geborenen Kopfes, sodass dieser noch zu einer äußeren Drehung veranlasst wird. Damit erfolgt eine Drehung des Kopfes in seine ursprüngliche Ausgangsstellung: Das Gesicht ist bei der I. Lage dem rechten und bei der II. Lage dem linken Oberschenkel der Mutter zugewandt. Das Austreten der Schultern im geraden Durchmesser wird vom Geburtshelfer aktiv unterstützt, indem der Kopf nach hinten abwärts geneigt wird, bis die vordere Schulter geboren ist. Durch anschließendes Heben des Kopfes wird die hintere Schulter über den Damm geleitet.

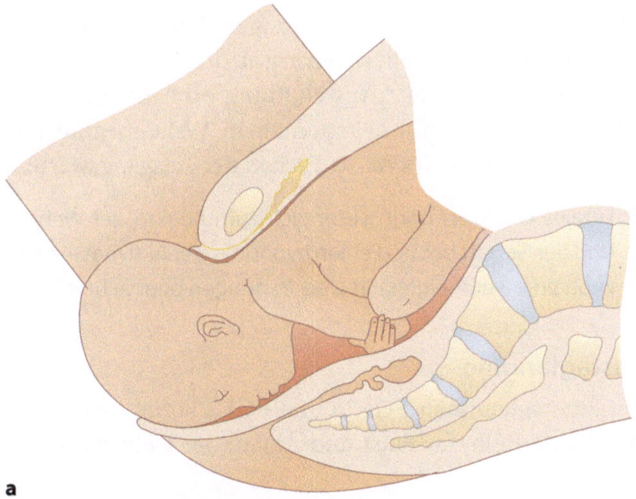

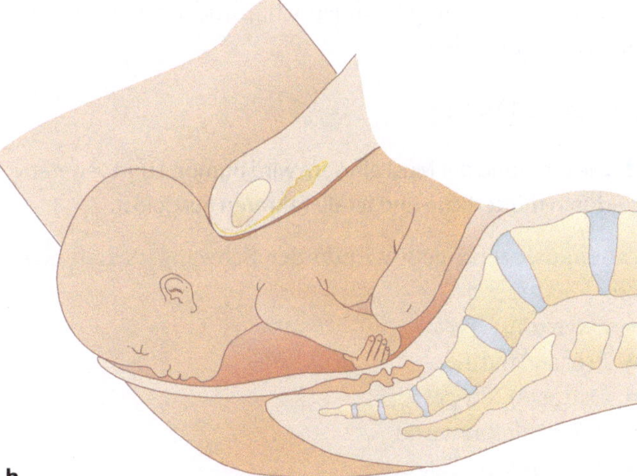

Abb. 14.41. Kopfentwicklung. **a** Austrittsmechanismus des Kopfes mit gerade verlaufender Pfeilnaht. Die Beugehaltung wird aufgegeben. Der Nacken beginnt sich als Hypomochlion am unteren Symphysenrand anzustemmen. **b** Austritt des Kopfes mit zunehmender Streckung unter Anstemmen des Nackens an der Symphyse

Rumpf und **Extremitäten** folgen spannungslos. Das Kind wird entlang der Führungslinie um die Symphyse herum auf den Bauch der Mutter zu entwickelt.

14.4.3 Wehenphysiologie

Der Uterus hat zwei entgegengesetzte Funktionen: Ab der Implantation dient er mit einem komplexen Sicherungssystems als Fruchthalter und ist mit Ernährungsaufgaben betraut. Mit Geburtsbeginn muss er binnen Stunden zum Austreibungsorgan werden und im Myometrium koordinierte Erregungs- und Kontraktionsabläufe zur zügigen Expulsion des Fetus entwickeln.

Erregungsbildung am Uterus

Die biochemischen, energetischen Reaktionen sind im Myometrium dieselben, wie sie im quergestreiften Muskel ablaufen. Der Gehalt an Kreatinsulfat, ATP, ADP und Aktin/Myosin steigt in den Uteruszellen gegen Ende der Schwangerschaft an. Auch für die Erregungsbildung in der Muskelzelle des Uterus gelten grundsätzlich die für kontraktile Zellen und Systeme bekannten bioelektrischen Erregungsabläufe. Erregungsbildung und -ablauf entsprechen dem Typ der tetanischen Kontraktion sowohl in der Einzelzelle, als auch im gesamten Uterusmuskel. Wesentlich erscheint, dass einzelne oder Gruppen von Muskelfasern zu isolierten Erregungsbildungen fähig sind, die als Schrittmacherpotentiale zu gelten haben. Sie entstehen unter physiologischen Bedingungen bevorzugt in einer, meist der linken Fundusecke.

> Es besteht eine physiologische, regionale Dominanz der Erregungsbildung im Uterus, meist der linken Fundusecke.

Die Erregungsbildung kann jedoch grundsätzlich multifokal ausgelöst werden.

Wehenauslösung

> Die Erregung der Muskelfasern wird humoral und vegetativ durch mütterliche und fetale Faktoren ausgelöst.

Wehenauslösend gegen Ende der Schwangerschaft wirken:

- Oxytozin,
- Prostaglandine,
- Östrogen, Progesteron,
- α-Stimulatoren und
- mechanische Faktoren.

> Primär werden die Wehen durch die Interaktion zwischen **Oxytozin** und **Prostaglandinen** ausgelöst.

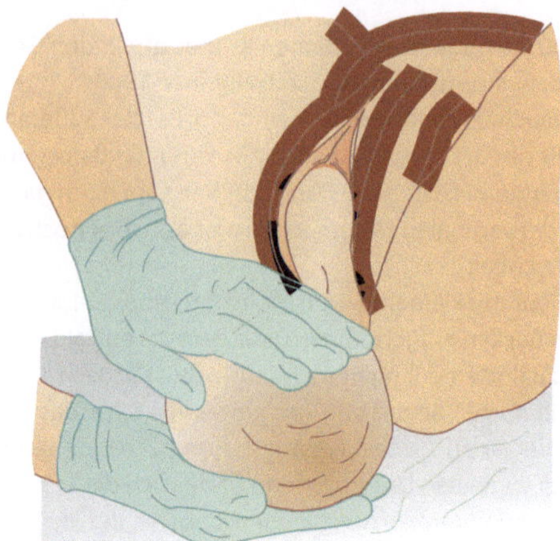

Abb. 14.42. Schulterentwicklung. Der Kopf wird mit bitemporal aufgelegten Händen nach hinten gesenkt, bis die vordere Schulter unter der Symphyse erscheint

Am Ende der Tragzeit fungieren **Dehnungs-** und **Reifungsvorgänge** im mütterlichen und fetalen Kompartiment als Stimuli für die Oxytozin- und Prostaglandinsynthese.

Oxytozin

Gegen Ende der Schwangerschaft verursacht eine Zunahme der Oxytozinrezeptoren eine Sensibilisierung des Myometriums. Oxytozin senkt das Membranpotential und erhöht dadurch die Erregbarkeit des Uterusmuskels. Zudem wirkt es stimulierend auf die Prostaglandinsynthese. Die Oxytozinkonzentration im mütterlichen Plasma steigt im Verlauf der Schwangerschaft an, erreicht aber erst sub partu signifikant erhöhte Werte.

Im fetalen Kompartiment nimmt die Oxytozinkonzentration mit fortschreitender Schwangerschaft ebenfalls stetig zu. Die fetale Hypophyse vermag ab der 14. SSW Oxytozin zu sezernieren. Die Ausschüttung erreicht mit einer Steigerung am Termin bei spontanem Wehenbeginn ihr Maximum in Höhe des ca. 50-Fachen der Ausgangswerte.

> Fetales Oxytozin trägt wesentlich zum Beginn der Wehen und der Geburt bei. Bei Fehlen hypophysärer Aktivität (Anenzephalus) werden gehäuft Übertragungen beobachtet.

Prostaglandine

Den Prostaglandinen **PGF2α** und **PGE2** kommt eine entscheidende Rolle für Start und Ablauf der Geburtswehen zu.

Sie bewirken:

- Den Geburtsbeginn mit spontaner, koordinierter Wehentätigkeit, Induktion der *gap-junctions* (beschleunig-

ter Kalziuminflux durch Brückenverbindungen zwischen den Zellen),
- die Dilatation der Zervix,
- die Austreibungsperiode,
- die Lösung der Plazenta.

Erst sub partu nimmt die Konzentration von Prostaglandinvorläufern und PGF2 α und PGE2 im mütterlichen Plasma und im Fruchtwasser zu.

Zu den **Stimulatoren** der Prostaglandinsynthese zählen
- die zunehmende Oxytozinrezeptorendichte in Myometrium, Dezidua und Amnion,
- die Dehnung des Myometriums, insbesondere des unteren Uterinsegments in der Austreibungsperiode.

Die lokalen Prostaglandine bilden die Voraussetzung für die **Auflockerung der Zervix**. Die sich erweiternde Zervix produziert ihre Prostaglandine schließlich autonom. Der **Blasensprung** führt ebenfalls zur Zunahme der lokalen Prostaglandinproduktion in Amnion und Zervix.

Post partum produziert die Plazenta erhebliche Mengen Prostaglandine, die zur Dauerkontraktion des Uterus und über diese zur **Ausstoßung der Plazenta** führen.

> Auch für die Prostaglandine gilt, dass mütterliches und fetales Kompartiment in enger Kommunikation zum Ingangkommen und zur Aufrechterhaltung der Wehen beitragen und schließlich die Geburt und die Nachgeburt steuern.

Östrogen, Progesteron und weitere Hormone

Beide Hormone wirken antagonistisch (Abb. 14.43):
- **Östrogene** steigern die Empfindlichkeit der α-Rezeptoren, fördern damit die Erregbarkeit des Myometriums und erhöhen den Aktinomyosingehalt.
- **Progesteron** erhöht dagegen die Empfindlichkeit der β-Rezeptoren, bremst damit die Erregbarkeit des Uterusmuskels und entfaltet so in der Schwangerschaft eher einen ruhigstellenden Effekt. Am wehenbereiten Uterus wirkt Progesteron koordinierend auf die Kontraktionen der Uterusmuskulatur.

Die Steroide der fetalen Nebenniere scheinen bei der Auslösung der Wehen durch Stimulation der endogenen PGF2α-Synthese eine unterstützende Rolle spielen.

α- und β-Rezeptorensystem

Eine wichtige Aufgabe in dem komplexen System erfüllen die β-adrenergen Erregungsüberträger und -blocker. Die Erregungsübertragung erfolgt an der glatten Muskelzelle durch Überträgersubstanzen, die an den α- und β-Rezeptoren angreifen. Wahrscheinlich wirkt Noradrenalin dabei als vegetativer Transmitter am α -Rezeptor der Muskelfaser und stimuliert die Uteruskontraktion. Adrenalin besitzt dagegen eine überwiegende Affinität zu den β-Rezeptoren und führt durch deren Stimulation zur Erregungshemmung. Die Stellwirkung der Rezeptoren wird dabei durch Östrogen und Progesteron maßgeblich beeinflusst.

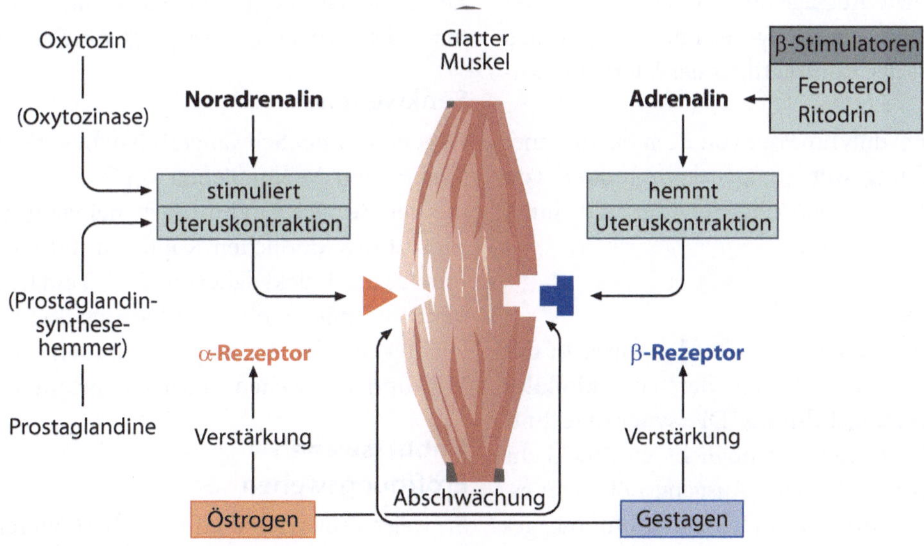

Abb. 14.43. Östrogen-Gestagen-Interaktion bei der Wehenauslösung

Das Wissen um die adrenerge Kontrolle (Kontraktilitätshemmung durch β-Rezeptoren) hat zur Anwendung adrenergischer Substanzen (β-Stimulatoren, β-Sympatomimetika) in der Geburtshilfe geführt. Sie können vorzeitige Wehentätigkeit bei Frühgeburtsbestrebungen hemmen oder unterbinden.

Mechanische Faktoren

Zervixinsuffizienz oder vorzeitiger Blasensprung mit intraamnialem Druckverlust führen zur Wehenauslösung. Mechanische Reizung der Zervix und Vagina bei Dehnung des Myometriums durch die wachsende Frucht verursacht eine vermehrte Ausschüttung von Oxytozin und damit Wehentätigkeit (**Ferguson-Reflex**).

14.4.4 Wehenablauf in der Schwangerschaft und unter der Geburt

> **Definition**
>
> Die Analyse der Uteruskontraktionen, der Wehen, zeigt eine steile Amplitude mit einem Anstieg (**Crescente**) während 25–50 s bis zu einem Wehengipfel (**Akme**), gefolgt von einer Erschlaffungsphase (**Decrescente**) von maximal 50–75 s Dauer.

Wehenaufzeichnung

Die äußere Ableitung der Wehen (**äußere Tokometrie**) erlaubt nur eine begrenzte Aussage über Wehentyp und Wehenfrequenz. Grundtonus und aufgezeichnete Amplituden korrelieren nicht mit der Kontraktilität der Uterusmuskulatur.

Vom Muttermundsdurchmesser von 2 cm bis zu seiner vollständigen Eröffnung werden Druckamplituden von 4.000-8.000 mmHg (533-1.066 kPa) benötigt und durch 80-160 Kontraktionen erreicht.

Wehenausbreitung

Die Uteruskontraktion beginnt im Fundus meist in der Nähe der linken Tubenecke als dem Bereich **regionaler Dominanz der Erregungsbildung**. Die synchrone Entspannung in der Wehenpause ermöglicht die Rückkehr des intraamnialen Drucks in seine Ausgangshöhe von ca. 10 mmHg. Dadurch wird plazentare Durchblutung gewährleistet und das Kind kann sich vom Stress der Druckerhöhung erholen.

Schwangerschaftswehen

Alvarez-Wellen

Sie finden sich etwa ab der 20. SSW als unkoordinierte lokale Kontraktionen mit niedriger Amplitude und hoher Frequenz. Sie werden von der Schwangeren nicht verspürt.

Braxton-Hicks-Kontraktionen

Diese Wehenart tritt zwischen der 20. und 30. SSW auf. Sie ist intensiver und erfasst einen größeren Teil des Uterus. Ihre (physiologische) Frequenz beträgt bis zur 30. SSW maximal 3 Kontraktionen in einer Stunde.

 Stehen bzw. Gehen steigert die Kontraktionshäufigkeit um das 2–3-Fache.

In aufrechter Körperhaltung trägt ein Teil dieser Kontraktionen zur Verhinderung einer orthostatischer Dysregulation bei. Infolge des Uterusgewichtes wird bei 2/3 aller Schwangeren eine pelvine Stauung und venöse Rückflussstörung beobachtet, die zu präschockähnlichen Symptomen (vergleichbar dem Rückenlagenschocksyndrom) führen kann. Spontan auftretende Uteruskontraktionen führen zur Aufrichtung der Gebärmutter und verhindern so durch verbesserten venösen Rückstrom eine orthostatische Dysregulation.

Vorwehen

Vorwehen sind Kontraktionen, die durch einen Druckanstieg von bis zu 30 mmHg gekennzeichnet sind und physiologischerweise ab der 38. SSW auftreten. Sie sind schmerzlos und tragen zur Verkürzung und Auflockerung der Zervix um mehr als ein Drittel der ursprünglichen Länge bei. Dabei erfährt der Zervikalkanal eine erste Weiterstellung. Bei Mehrgebärenden treten diese Vorgänge ausgeprägter in Erscheinung.

Senkwehen

Gegen Ende der Schwangerschaft bewirken Senkwehen ein Tiefertreten des kindlichen Kopfes. Dies führt zur Aufnahme der Beziehung zum Beckeneingang oder schon zum Eintritt des kindlichen Kopfes in das kleine Becken. Der Fundus uteri rückt dabei um ca. 2-3 cm tiefer, dies wird von der Schwangeren oft als Entlastung im Oberbauch mit Erleichterung der Atmung empfunden. Der Übergang der Vor- und Senkwehen zu den Geburtswehen ist fließend.

Geburtswehen

Eröffnungswehen

Sie weisen einen höheren Tonus bei höherer Amplitude und Frequenz auf. Der intrauterine Druck erreicht Werte bis zu 60 mmHg.

> Ab einem Druck von ca. 25 mmHg werden Wehen als schmerzhaft empfunden.

Eröffnungswehen führen zu einer weiteren Auflockerung und Dilatation der Zervix, der kindliche führende Teil tritt tiefer. Die physiologische Frequenz dieser Wehen schwankt zwischen 5 und 20 Wehen pro Stunde bei einer Wehendauer von 30-60 s. Als optimal und günstig für einen zügigen Geburtsfortschritt gilt eine Frequenz von 2-3 Wehen pro 10 min bei einer Dauer von mindestens 30 s und einer Druckhöhe von 60 mmHg.

Die Eröffnungsphase endet mit der vollständigen Eröffnung der Muttermundes.

> Bei Erstgebärenden dauert die Eröffnungsphase physiologisch bis zu 12 h, bei Mehrgebärenden durchschnittlich 7 h, kann jedoch auch erheblich schneller verlaufen.

Austreibungswehen

Der Übergang der Eröffnungswehen in die Austreibungswehen gestaltet sich fließend und ist durch eine Steigerung der Wehenstärke und -frequenz bis zu 3 Kontraktionen in 10 min gekennzeichnet. Die Wehenintensität nimmt reflektorisch mit der Erhöhung des Drucks des kindlichen Kopfes auf die Zervix zu. Der intraamniale Druck steigt auf Werte von mehr als 100 mmHg mit maximalen Werten bis 225mm Hg an.

> Die durchschnittliche (physiologische) Dauer der Austreibungsperiode beträgt für Erstgebärende 50 min und für Mehrgebärende 20 min oder erheblich kürzer.

Nachgeburtswehen

Die Nachgeburtswehen setzen nach einer kurzen Phase der Adaptation des Uterus an sein verringertes Volumen nach der Geburt ein. Sie verlaufen mit gleicher Amplitude und mit nachlassender Frequenz im Vergleich zu den Austreibungswehen.

> Die Nachgeburtswehen bewirken die Lösung der Plazenta von ihrer Uterushaftfläche und führen in durchschnittlich 10–15 min zur Ausstoßung der Plazenta.

Sie bewirken den Verschluss uteriner Gefäße und verhindern einen höheren postpartalen Blutverlust der Mutter.

In Kürze

Physiologisch-anatomische Grundlagen der Geburt

Beckenform: Ideal gynäkoid, leicht querovaler, fast runder Beckeneingang. Daneben androide, anthropoide, platypeloide Form. Beckenverengung, wenn Promontorium vaginal tastbar.

Fetaler Schädel: Beckenweite, Größe und Verfombarkeit des Schädels entscheidend für Geburt. Schädelknochen verbunden durch 4 Nähte (Pfeilnaht, Stirnnaht, Kranznaht, Lambdanaht), vaginal tastbar große Fontanelle (Stirn, viereckig), kleine Fontanelle (Hinterhaupt, dreieckig).

Fetale Haltung: Lage (90% Längslage, 96% Schädellage, Kopf führt), Stellung (Rückenlage links, rechts, vorne, hinten), im Geburtskanal innere und äußere Drehung nötig, da Beckeneingang queroval, Beckenmitte rund, Beckenausgang längsoval, meisten Geburten in vorderer Hinterhauptslage.

Wehenauslösung: Oxytozin, auch fetales, steigert Erregbarkeit des Myometriums und Prostaglandinsynthese. Prostaglandine (PGF2α, PGE2) bewirken Wehentätigkeit, Zervixdilatation, Austreibungsperiode, Plazentaalösung postpartal. Östrogene steigern über Erregung von α-Rezeptoren Erregbarkeit des Myometriums, Progesteron stellt Uterus ruhig über β-Rezeptoren. Zervixinsuffizienz, Blasensprung, Größenzunahme des Feten mechanisch wehenauslösend.

Wehenverlauf: Beginn am oberen Fundus, Erregungsausbreitung nach kaudal. Steiler Anstieg, Wehengipfel, Erschlaffung. Alvarez-Welle (ab 20. SSW, nicht spürbar), Braxton-Hicks-Kontraktionen (20–30 SSW, verbessern venösen Rückfluss im Stehen), Vorwehen (38. SSW, Zervixverkürzung), Senkwehen (Tiefertreten des Kopfes), Eröffnungswehen (Vollständige Eröffnung des Muttermundes), Austreibungwehen, Nachgeburtswehen (Plazentalösung, uteriner Gefäßverschluss).

14.5 Physiologischer Geburtsablauf

Geburtsablauf

- Eröffnungsperiode
- Austreibungsperiode
- Nachgeburtsperiode

14.5.1 Eröffnungsperiode

> Die Eröffnungsphase ist gekennzeichnet durch eine fortschreitende Auflockerung und Dilatation der Zervix uteri bis hin zur vollständigen Eröffnung des Muttermundes.

Der Muttermund verlagert sich physiologisch aus seiner sakralen Position in die Führungslinie des Geburtskanals.

Die Dilatation des Muttermundes ist die Folge der zunehmenden Wehentätigkeit der Uterusmuskulatur und des Tiefertretens des kindlichen Kopfes. Der Druck der Fruchtblase und ihr Vordringen in die Zervix und die Entleerung der zervikalen Schwellkörper wirken zusätzlich dilatatorisch auf die Zervix. Mit Beginn der Geburtswehen erfolgt die Ausstoßung des zervikalen Schleimpfropfes, der durch erste, minimale Gewebeläsionen blutig tingiert imponiert.

> Die Ausstoßung des zervikalen Schleimpfropfs (**Zeichnen**) gilt als frühes klinisches Zeichen der Eröffnung des Muttermundes.

Die Zervix muss sich bei Erstgebärenden (Abb. 14.44) zunächst vollständig verkürzen. Erst dann beginnt auch die Eröffnung des äußeren Muttermundes. Bei der Mehrgebärenden verlaufen Verkürzung der Zervix und Eröffnung des innern und äußeren Muttermundes zeitgleich.

> Für die Eröffnungsperiode ist das Auftreten regelmäßiger, schmerzhafter Wehen kennzeichnend.

Sie dauert bei Erstgebärenden durchschnittlich 12 h, bei Mehrgebärenden dagegen nur 6–7 h.

Latenzphase und Aktivphase der Eröffnungsperiode

In der **Latenzphase** verkürzt sich die Zervix bei fehlender oder geringer Öffnung des Muttermundes. Die Latenzphase dauert bei Erstgebärenden (bis zu einer Muttermundsweite von 2–3 cm) durchschnittlich 7 h. Bei der Mehrgebärenden beginnt die Muttermundöffnung wesentlich schneller.

In der **Aktivphase** erfolgt die vollständige Erweiterung des Muttermundes. Bei Erstgebärenden dauert dies etwa 3–5 h.

Zum Abschluss der Eröffnungsperiode ist der Muttermund vollständig eröffnet und beginnt sich allmählich über den tiefergetretenen Kopf zu retrahieren.

14.5.2 Blasensprung

Unter dem Einfluss der Senk- und Vorwehen beginnt eine erste Ablösung des unteren Eipols im Bereich des inneren

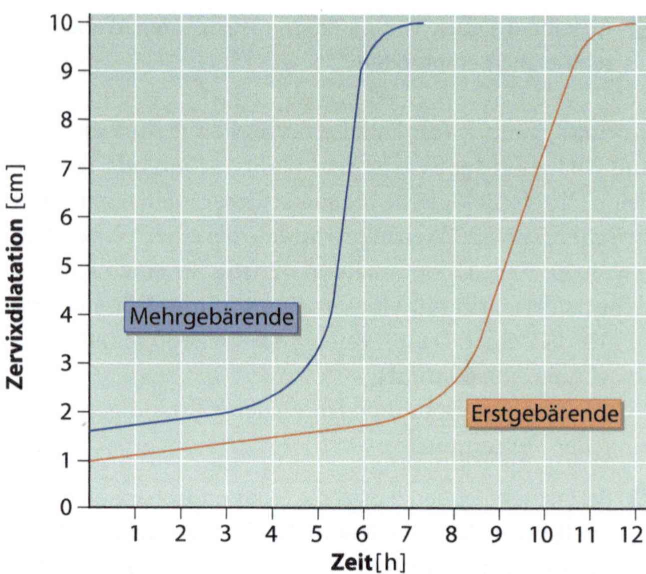

Abb. 14.44. Zervixdilatation bei Erst- und Mehrgebärenden

Muttermundes. Das untere Uterinsegment entfaltet sich mit zunehmender Erweichung der Zervix und Dilatation des Muttermundes. Durch die Steigerung des intraamnialen Druckes bildet sich die **Vorblase** (Fruchtwasseransammlung zwischen unterem Eipol und nachfolgendem Kopf).

Der Zeitpunkt des spontanen Blasensprungs unter der Geburt hängt sowohl von der Weite des Muttermundes und der Intensität der Wehen, als auch von der sog. Bruchspannung und der Verschieblichkeit der Eihäute gegeneinander ab.

Definition

Der **rechtzeitige Blasensprung** tritt spontan am Ende der Eröffnungsperiode bei vollständig eröffnetem Muttermund auf.

Dies ist bei zwei Drittel der Gebärenden der Fall. Er bewirkt ein Tiefertreten des kindlichen Kopfes, der eine abdichtende Funktion übernimmt. So wird der größte Teil des Fruchtwassers noch zurückgehalten und die Aufrechterhaltung des intraamnialen Drucks gewährleistet.

Definition

Als **frühzeitiger Blasensprung** wird der Blasensprung zu Beginn der Eröffnungsperiode bezeichnet.

Der **vorzeitige Blasensprung** ist der Blasensprung vor dem Einsetzen regelmäßiger Eröffnungswehen.

Der vorzeitige Blasensprung tritt bei ca. 20% aller Geburten auf und ist häufiger bei Nulli- als bei Mehr- und Multiparae zu beobachten. Meist geht er an Terminnähe mit einem primär weitgestellten Zervikalkanal oder einem frühzeitig eröffneten Muttermund einher. Diese Konstellationen begünstigen die Keimbesiedelung des unteren Eipols, die zur Arrosion der Eihäute und in infolge zum vorzeitigen Blasensprung führen kann.

Definition

Beim **verspäteten Blasensprung** tritt der Blasensprung erst während der Austreibungsperiode bei vollständig eröffnetem Muttermund auf.

Definition

Der **hohe Blasensprung** bezeichnet die Ruptur der Eihäute oberhalb des unteren Eipols.

Die Fruchtblase kann bei der vaginalen Untersuchung noch getastet werden, obwohl Fruchtwasser abfließt. Die Rupturstelle der Eihäute kann sich spontan wieder verschließen. Folgt dem hohen Blasensprung ein regelrechter Blasensprung am unteren Eipol, so spricht man von einer **zweizeitigen Ruptur der Eihäute**.

14.5.3 Austreibungsperiode

Definition

Die Austreibungsperiode beginnt mit der vollständigen Eröffnung des Muttermundes und endet mit der Geburt des Kindes.

Sie sollte bei Erstgebärenden nicht wesentlich länger als 1 h, bei Mehrgebärenden maximal 30 min dauern. Wird dieser Zeitrahmen überschritten, müssen vom Geburtshelfer Abweichungen vom physiologischen Geburtsverlauf ausgeschlossen werden.

Erreicht der kindliche Kopf als vorangehender Teil den Beckenboden, löst er durch seinen Druck auf das untere Uterinsegment bei der Gebärenden reflektorisch den Drang zum aktiven **Mitpressen** während der Wehen aus. Die Austreibungswehen werden in dieser Phase durch willkürliche Betätigung der Bauchdeckenmuskulatur unterstützt. Dadurch werden intrauteriner und intraabdomineller Druck synchronisiert und die Weichteile des Beckenbodens ausreichend gedehnt.

Definition

Wird der kindliche Kopf in der Wehe in der Vulva sichtbar, spricht man vom **Einschneiden** des kindlichen Kopfes.

Als **Durchschneiden** des Kopfes wird bezeichnet, wenn der Kopf auch außerhalb der Wehe in der klaffenden Vulva sichtbar bleibt und nicht mehr zurück gleitet.

Während dieser Phase erreicht der Damm seine maximale Dehnung. Der Sphincter ani klafft weit.

Nachdem das Hinterhaupt unter der Symphyse sichtbar geworden ist, werden durch anhaltende Streckung des Kopfes unter Dehnung der Weichteile des Beckenbodens der Scheitel, die Stirn und schließlich das Kinn über den Damm geboren.

! In der Austreibungsperiode ist das Kind besonders gefährdet, weil die Presswehen mit einer Minderperfusion von Uterus und Plazenta einhergehen und das Kind damit in eine akute Asphyxie geraten kann. Der starke Druck von außen auf den kindlichen Kopf kann zur Minderdurchblutung des kindlichen Gehirns führen.

Aus diesen Gründen ist eine kontinuierliche Überwachung des Feten in der Austreibungsperiode zwingend erforderlich.

14.5.4 Nachgeburtsperiode

Definition

Die Nachgeburtsperiode erstreckt sich von der Geburt des Kindes bis zur Ausstoßung der Plazenta.

Die Nachgeburtsperiode (► Kap. 14.6.2) dauert physiologisch maximal 20–30 min.

Nach der Geburt werden aus der Plazenta große Mengen an Prostaglandinen freigesetzt, die zu starken Uteruskontraktionen führen (Prostaglandin F2α). Durch die postpartale Verkleinerung des Uterus vermindert sich die Plazentahaftfläche. Die daraus resultierende Flächenverschiebung führt zur Ablösung der Plazenta in der Decidua spongiosa. Der basale Rest der Dezidua verbleibt am Myo-

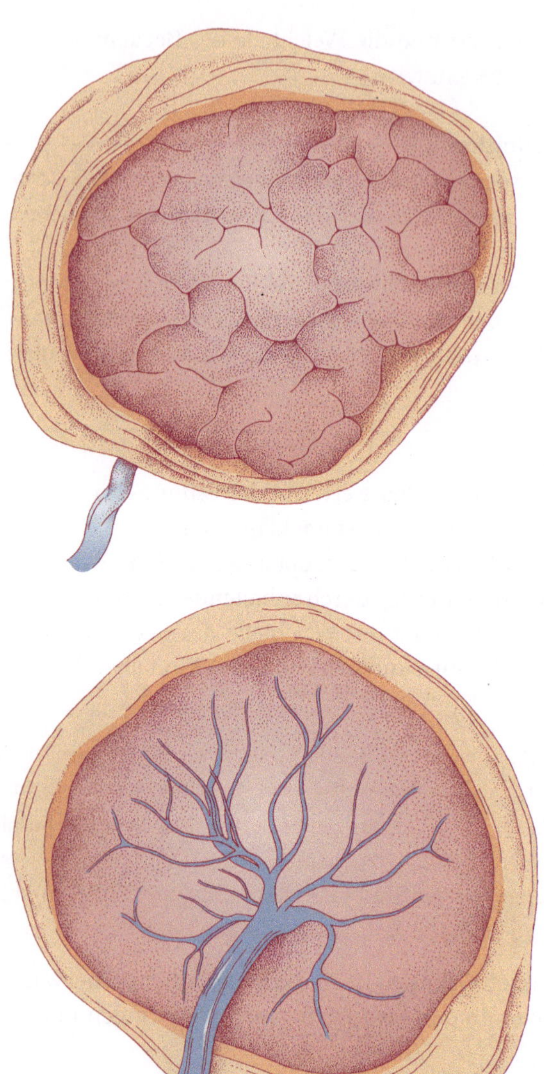

Abb. 14.45. Plazenta. **a** Mütterliche Seite: Man erkennt auf der Haftfläche, durch Furchen (Sulci) getrennt, die einzelnen Plazentalappen (Lobi, Kotyledonen). Die Plazenta weist keine Defekte auf. Die Eihäute sind überall intakt. **b** Fetale Seite: Die Nabelschnur zeigt einen zentralen Ansatzpunkt. Man erkennt, unter dem Amnion verlaufend, die sich verzweigenden Äste der Nabelschnurgefäße

14

metrium und wird erst mit den Lochien (Wochenfluss) abgesondert. Die mit der Plazenta gelöste Schicht der Dezidua ist auf der maternalen Plazentahaftfläche als grauweißlicher Schleier erkennbar.

Lösungsmechanismen

Historisch werden zwei Lösungsmechanismen der Plazenta (Abb. 14.45) beschrieben.

Lösungsmechanismus nach Schultze

Die Plazentaablösung beginnt im Zentrum der Plazentahaftfläche. Dabei werden uteroplazentare Gefäße eröffnet, worauf sich ein retroplazentares Hämatom entwickelt. Dieses Hämatom breitet sich in die Peripherie aus, die weitere Ablösung der Plazenta erfolgt von der Uterusinnenseite. Ist die Plazenta vollständig gelöst, retrahiert sich der Fundus uteri kranialwärts (Hochsteigen der Gebärmutter). Die Ausstoßung der Plazenta erfolgt mit der fetalen Seite und dem Nabelschnuransatz zuerst.

Lösungsmechanismus nach Duncan

Hier beginnt die Lösung am plazentaren Rand und ist durch eine Blutung nach außen begleitet. Bei der Ausstoßung erscheint zuerst die Randpartie der Plazenta in der Vulva. Der Blutverlust ist infolge der peripher beginnenden Lösung und der dadurch bedingten leicht verringerten Gefäßkompression meist etwas größer, als bei dem Lösungsmodus nach Schultze.

Neuere sonographische Untersuchungen zeigen, dass sich die Plazenta mit Einsetzen der ersten uterinen Kontraktion von der Seite her löst. Der distale Pol der Plazenta löst sich zuerst und es kommt zu einer abscherenden Bewegung in Richtung unteres Uterinsegment.

Blutstillung

> Der **physiologische Blutverlust** in der Nachgeburtsperiode beträgt durchschnittlich 300–500 ml.

Die Blutstillung wird durch mehrere, teils synergistisch wirkende Mechanismen sichergestellt:
- Die Nachgeburtswehen bewirken durch verstärkte Kontraktion der Uterusmuskulatur eine **Kompression der Gefäße** und drosseln den uterinen Blutzufluss.
- Nach Abklemmen der Nabelschnur ist durch die veränderte **Hämodynamik** die uterine Durchblutung ebenfalls etwas reduziert.
- Das **Gerinnungssystems** wird aktiviert über die Thromboplastinaktivierung, ausgelöst durch den Zerfall von Thrombozyten. Dies führt zur Thrombosierung in den uteroplazentaren Gefäßen.

In Kürze

Physiologischer Geburtsablauf

Eröffnungsperiode: Regelmäßige, schmerzhafte Wehen. Auflockerung und Dilatation der Zervix, bis vollständige Eröffnung des Muttermundes. Erstgebärende 12 h, Mehrgebärende 7 h.

▼

Blasensprung: Rechtzeitiger Blasensprung spontan bei vollständiger Eröffnung des Muttermundes.
Austreibungsperiode: Endet mit Geburt, Erstgebärende 1 h, Mehrgebärende 30 min. Aktives Mitpressen, Gefahr der kindlichen Asphyxie und zerebralen Minderperfusion.
Nachgeburtsperiode: Plazentaabstoßung etwa 30 min postpartal. Plazentare Prostaglandinfreisetzung steigert Uteruskontraktionen, Blutverlust ca. 300–500 ml. Blutstillung vor allem durch Gefäßkompression und Aktivierung des Gerinnungssystems.

14.6 Leitung und Überwachung der Geburt

14.6.1 Aufnahme und Geburtsvorbereitung

Meist stellt sich die Schwangere in der frühen Eröffnungsphase im Kreißsaal zur Aufnahme vor.

Zeichen der bevorstehenden Geburt:
- Regelmäßige Wehentätigkeit in Abständen von 10 min,
- Zeichnen (Abgang des hellen oder leicht blutig tingierten Schleimpfropfs),
- Abgang von Fruchtwasser (vor- und frühzeitiger Blasensprung).

Je nach Häufigkeit und Stärke der Wehentätigkeit werden vom Geburtshelfer oder der Hebamme Vorbereitungs- und Untersuchungsmaßnahmen vorgenommen. Unter Zuhilfenahme aller verfügbaren Unterlagen, insbesondere des Mutterpasses, wird die Anamnese (mögliche Schwangerschaftsrisiken, Geburtsrisiken) vervollständigt.

Obligatorisch ist die **kardiotokographische Aufzeichnung** über mindestens 20 min sowie die **äußere und innere Untersuchung** zur Evaluierung des Geburtsfortschritts.

Folgende Befunde werden erhoben:
- **Position der Portio** in Bezug zur Führungslinie (sakral, mediosakral, zentriert, ventral),
- **Konsistenz** des Muttermundes (weich, mittel, derb),
- **Muttermundsweite** in Zentimeter,
- Spannung und Vorwölbung der **Fruchtblase** oder Abgang von Fruchtwasser bei Blasensprung, wobei die Farbe und der Trübungsgrad des Fruchtwassers als Hinweis auf das Befinden des Kindes beschrieben werden muss (klar, grünlich, erbsbreiartig),
- **Höhenstand** des Kopfes,
- Stand und Form der erreichbaren **Fontanelle** bezogen auf die Beckenachse zur Bestimmung der Haltung und Stellung des kindlichen Kopfes,
- Verlauf der **Pfeilnaht** als Indiz für Einstellung und Rotation des kindlichen Kopfes,
- **Austastung des mütterlichen Beckens** (Promontorium erreichbar, Os sacrum gut ausgehöhlt und normal lang, Steißbein federnd, Beckenboden ausreichend nachgiebig, Beckenausgang normal weit),
- Abschätzung der Größe des kindlichen Kopfes in Relation zum mütterlichen Becken.

Bei regelrechtem geburtshilflichen Befund und normaler Herzaktion des Kindes erfolgt die Erhebung des Allgemeinstatus der Mutter mit Bestimmung des Gewichts, Messung von Puls und Blutdruck, der Körpertemperatur und Urinkontrolle. Ein venöser Zugang muss gelegt werden.

Zur Vorbereitung der Geburt kann der Darm durch Einlauf entleert werden, der Schwangeren Vollbad oder Dusche angeboten werden.

Bei vorzeitigem Blasensprung und noch nicht fest in das mütterliche Becken eingetretenem Kopf muss die Schwangere liegen, um das Risiko des **Nabelschnurvorfalls** zu minimieren.

Verschiedene Formen der Schmerzbekämpfung (physiotherapeutische Maßnahmen, medikamentöse und alternative Möglichkeiten, Periduralanästhesie) sollten frühzeitig angeboten werden. Ziel ist die möglichst entspannte und angstfreie Geburt.

Die **psychische Betreuung** der Kreißenden gehört zu den wichtigen Aufgaben des Geburtshelfers und der Hebamme.

14.6.2 Allgemeine Prinzipien der Geburtsleitung und -überwachung

Die **Geburtsüberwachung** soll
- das Wohlbefinden von Mutter und Kind sicherstellen,
- den Fortgang der Geburt kontrollieren,
- mütterliche und kindliche Gefahrenzustände erfassen.

Der **Allgemeinzustand der Kreißenden** wird regelmäßig durch Puls-, Blutdruck- und Temperaturmessungen überprüft.

Der **Fortgang der Geburt** wird über die Weite des Muttermundes, dessen Konsistenz und Nachgiebigkeit (vaginale Untersuchung), über den kindlichen Höhenstand in Bezug zu den Beckenebenen und den Verlauf der Pfeilnaht evaluiert. Dabei wird der Stand der Leitstelle in Zentimetern über- (»I+«) oder unterhalb (»I-«) der Interspinalebene angegeben. Der 4. Leopold-Handgriff klärt, wie tief der kindliche Kopf bereits in das Becken eingetreten ist.

Bei der **Lagerung der Kreißenden** empfiehlt sich die Seitenlagerung, da es bei Rückenlagerung durch Druck des graviden Uterus auf die Vena cava zu hypotonen Reaktionen kommen kann (**Vena-cava-Kompressions-Syndrom**), die eine Hypoxie des Feten mit Abfallen der kindlichen Herztöne nach sich ziehen können.

> Die **Kardiotokographie** (CTG) erlaubt die Überwachung des Kindes über die Aufzeichnung der kindlichen Herztöne in Relation zur Wehentätigkeit.

Die fetale Herzfrequenz wird simultan mit der Uteruskontraktion akustisch wiedergegeben und graphisch dargestellt. Dadurch können fetale Gefahrenzustände bei O_2-Minderversorgung des Feten sofort erkannt und erforderliche Maßnahmen ergriffen werden.

Bei vielen Frauen besteht eine Abneigung gegen den Einsatz der Technik bei einem so natürlichen Vorgang wie der Geburt. Es gehört zu den Aufgaben eines Geburtshelfers und einer Hebamme, der Kreißenden die Notwendigkeit der **kontinuierlichen Überwachung des Geburtsablaufs,** insbesondere für das kindliche Wohlergehens zu erklären.

Alle erhobenen Befunde wie auch die Interpretation der kardiotokographischen Aufzeichnungen müssen sorgfältig dokumentiert, gegebenenfalls in ein Partugramm eingetragen werden.

Eröffnungsperiode

Ein geburtsbereiter Muttermundsbefund bedeutet nicht gleichzeitig den Beginn einer regelmäßigen Wehentätigkeit mit fortschreitender Öffnung des Muttermundes. Bei risikofreier Schwangerschaft und fehlenden Anzeichen eines vorliegenden Geburtsrisikos können die Wehen durch Umhergehen der Kreißenden unterstützt werden. Kontrollen der fetalen Herztöne und der Wehentätigkeit erfolgen intermittierend durch das CTG und die Untersuchung.

Überwachung der kindlichen Herztöne

Die Kontrolle der kindlichen Herztöne erfolgt bei erhaltener Fruchtblase in der Eröffnungsperiode üblicherweise über die **externe Ableitung**.

Können über die externe Ableitung die kindlichen Herztöne nur intermittierend aufgezeichnet werden (adipöse Bauchdecke, hyperaktives Kind, Unruhe der Kreißenden, schwierige Lagerung der Kreißenden), so empfiehlt sich zur besseren Kontrolle die **interne Ableitung** über das Anbringen einer Elektrode an die kindliche Kopfschwarte (Kopfschwartenelektrode, KSE). Das Anbringen dieser Elektrode setzt die instrumentelle Eröffnung der Fruchtblase voraus. Die KSE erlaubt nicht nur eine fortlaufende Aufzeichnung des CTG, sondern ermöglicht der Kreißenden zugleich einen größeren Bewegungsfreiraum.

Sprengung der Fruchtblase

Bei der iatrogenen Eröffnung der Fruchtblase in der frühen Eröffnungsphase muss darauf geachtet werden, dass das Fruchtwasser langsam abfließt, um bei hochstehendem kindlichen Kopf das Risiko eines Nabelschnurvorfalls zu minimieren. Meist wirkt die Eröffnung der Fruchtblase durch den zunehmenden Druck des kindlichen Köpfchens auf den Muttermund wehensteigernd. Erweist sich die Zervix als noch nicht geburtsbereit, so ist im Interesse des Kindes nach Möglichkeit die Vorblase zu belassen, da sie ein schonendes Polster zwischen vorangehendem Teil und rigidem Muttermund darstellt und den Kopf dadurch weniger den Geburtskräften unmittelbar aussetzt.

> Die Blasensprengung bedarf in der Eröffnungsphase einer strengen Indikationsstellung.

Sie sollte nur vorgenommen werden, wenn ein Geburtsfortschritt zu erwarten ist und die Geburt in absehbarer Zeit beendigt werden kann.

> ! Durch die eröffnete Amnionhöhle kann das Aufsteigen von Bakterien begünstigt werden, die innerhalb kurzer Zeit zum **Amnioninfekt** und zur Infektion des Feten führen können.

Praxisbox Fruchtblasensprengung

Der untere Eipol wird mit 2 Fingern getastet und zwischen beiden Fingern die Fruchtblase instrumentell angeritzt. Neben dem Blasensprenger, einem hakenartigen Instrument, stehen zur Eröffnung der Fruchtblase auch die Branche einer Kugelfasszange oder die Spitze der Kopfschwartenelektrode zur Verfügung. Die Blasensprengung kann unter amnioskopischer Sicht vorgenommen werden, was den Vorteil hat, dass Farbe und

▼

Beschaffenheit des Fruchtwassers schon in situ kontrolliert werden können und die Läsion eines aberrierenden Gefäßes vermieden werden kann.

Nach Eröffnung der Fruchtblase müssen, wie auch nach spontan erfolgtem Blasensprung, die kindlichen Herztöne kontrolliert werden, um eine Kompression der Nabelschnur auszuschließen.

Bei spontanem Blasensprung ist eine vaginale Befundkontrolle obligatorisch.

Bei jeder Untersuchung muss sich die Aufmerksamkeit darauf richten, Regelwidrigkeiten in Einstellung und Haltung zu erkennen. Die innere Drehung des Kopfes kann durch Lagern der Kreißenden unterstützt werden, indem sich die Kreißende auf die Seite legt, auf der sich der Teil des kindlichen Kopfes befindet, der die Führung übernehmen soll, der also tiefertreten und nach vorne rotieren soll.

Austreibungsperiode

Die Austreibungsperiode beginnt mit der vollständigen Eröffnung des Muttermundes und kündigt sich häufig durch stärkeres Zeichnen (Gefäßläsionen bei der maximalen Ausweitung des Muttermundes).

Der Beginn der Austreibungsperiode ist gekennzeichnet durch:

- Retraktion des vollständig erweiterten Muttermundes über den kindlichen Kopf,
- weiteres Tiefertreten des Kopfes,
- innere Drehung des Kopfes,
- Drang zum aktiven Mitpressen.

Die **Retraktion des Muttermundes** über den kindlichen Kopf wird von der Kreißenden oft als sehr schmerzhaft empfunden. Erreicht der kindliche Kopf den Beckenboden, wird reflektorisch der Drang zum aktiven Mitpressen ausgelöst. Bevor die Kreißende jedoch diesem Drang nachgeben darf, muss in der vaginalen Untersuchung Einstellung und Haltung des kindlichen Kopfes kontrolliert werden. Bei noch stehender Fruchtblase kann im Rahmen dieser Untersuchung eine Blasensprengung vorgenommen werden. Ist der Muttermund noch als Saum zu tasten, sollte die Kreißende nicht aktiv mitpressen, da die Gefahr einer »Einklemmung« der vorderen Muttermundslippe zwischen Kopf und Symphysenhinterwand mit ausgeprägter Ödembildung besteht.

Um die Pressperiode mit ihrer Belastung für Mutter und Kind nicht unnötig zu verlängern, sollte mit dem Pressen nicht zu früh begonnen werden.

Dem reflektorischen Drang zum Mitpressen kann durch **Veratmen** (tiefe In- und Expiration) der Wehe oder durch **Hechelatmung** während der Wehe entgegengewirkt werden. Hat sich die Pfeilnaht noch nicht in den geraden Durchmesser gedreht, so wird die Kreißende gemäß der Lagerungsregel vorübergehend auf die entsprechende Seite gelagert und kann aus dieser Position mitpressen.

Pressen

Mit dem Mitpressen soll erst in der Wehenakme begonnen werden. Meist kann die Kreißende während einer Wehe 2-3-mal mitpressen, um den optimalen Effekt zu erreichen. Obligatorisch wird die Gebärende vor der Austreibung in Technik und Verarbeitung der Presswehen und des aktiven Mitpressens unterwiesen. Von großer Wichtigkeit sind korrigierende Anleitungen in der Wehenpause, die von der Kreißenden durch tiefe Bauchatmung zur Entspannung und zur besseren Perfusion von Uterus und Plazenta genützt werden soll.

Die Austreibungsperiode ist für das Kind der gefahrvollste Abschnitt der Geburt.

Gründe sind:

- Die plazentare Perfusion und damit die fetale Sauerstoffversorgung wird durch die starke Wehentätigkeit vermindert.
- Der Kopf ist bei seiner Passage durch das Becken einem verstärkten Druck ausgesetzt.
- Nabelschnurkomplikationen wirken sich infolge des Tiefertretens des Feten vermehrt aus.

Um kindliche Gefahrenzustände sofort zu erkennen und die Geburt gegebenenfalls operativ beendigen zu können, muss in dieser Phase der Geburt eine kontinuierliche **Überwachung** der **kindlichen Herztöne** gewährleistet sein.

Unterstützung

Bei verzögertem Durchschneiden kann das Mitpressen der Kreißenden durch Kristellern unterstützt werden.

Definition

Beim **Kristellern** übt eine Hilfsperson durch die auf den oberen Pol des Uterusfundus flach aufgelegte Hand oder den Unterarm Druck in Richtung Beckenboden aus.

Dieser Handgriff kann allerdings bei forcierter Anwendung

- zur vorzeitigen Lösung der Plazenta,
- zur fetomaternalen Transfusion,
- zur Kompression des fetalen Schädels
- zur Fraktur von mütterlichen Rippenbögen führen.

! Der Kristeller-Handgriff ist nur sehr zurückhaltend und nur bei entsprechender Indikationsstellung anzuwenden.

Dammschutz

Beim Durchschneiden des Kopfes besteht die Aufgabe der Hebamme neben der sorgfältigen Anleitung der Kreißenden im Dammschutz.

Praxisbox Dammschutz

Dazu umfasst die linke Hand der Hebamme den führenden Teil des Kopfes (meist das Hinterhaupt) und kontrolliert durch leichten Gegendruck ein langsames Durchtreten. Die rechte, gespreizte Hand umgreift den gedehnten Damm und unterstützt das Hochsteigen des Kopfes. Durch das Zusammenspiel beider Hände kann das Hinterhaupt in der günstigen Beugehaltung um die Symphyse dirigiert werden und der Kopf nach diesem Raumgewinn möglichst schonend und entlastet über den Damm geleitet werden. Verzögert sich der Durchtritt des Kopfes, so kann er vom Hinterdamm aus an der Stirn angehoben werden (**Hinterdammgriff nach Ritgen**).

Episiotomie

Der **Dammschnitt** (Episiotomie) dient der Entlastung des kindlichen Kopfes und der mütterlichen Weichteile. Insbesondere bei Mehrgebärenden und weichem Damm (bei fehlenden fetalen Gefahrenzuständen) kann auf den Dammschnitt verzichtet werden. Die **Indikation** zur Episiotomie kann meist erst kurz vor dem Durchschneiden gestellt werden.

> Bei makrosomem Kind, Frühgeburtlichkeit, vaginaloperativer Entbindung oder bei drohender kindlicher Asphyxie ist die Episiotomie obligatorisch.

Der heute häufig aus Angst vor Dyspareunie infolge der Narben geäußerte Wunsch der Gebärenden nach Vermeidung eines Dammschnittes soll nach Möglichkeit respektiert werden.

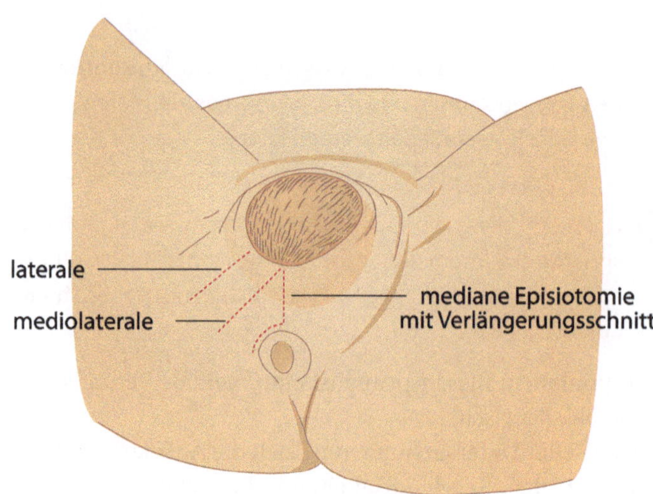

Abb. 14.46. Schnittführung beim Anlegen der medianen, mediolateralen und lateralen Episiotomie

Unterschieden werden:

- mediane Episiotomie,
- mediolaterale Episiotomie,
- laterale Episiotomie (Abb. 14.46).

Der Dammschnitt wird auf Höhe der Wehe mit einer speziellen Episiotomieschere, evtl. nach vorheriger Lokalanästhesie angelegt, da zu diesem Zeitpunkt der Damm gespannt und die lokale Schmerzempfindlichkeit herabgesetzt ist.

Praxisbox Episiotomie

Die **mediane Episiotomie** durchtrennt den bindegewebigen Teil des Dammes und schont somit muskuläre Strukturen und bedingt einen nur geringen Blutverlust. Sie ist einfach zu versorgen und gibt die besten Narbenverhältnisse. Es besteht jedoch die Gefahr des Weiterreißens mit Läsion des M. sphincter ani. Dieser Komplikation kann durch eine rechtzeitige Weiterführung des Schnittes um den Sphinktermuskel herum vorgebeugt werden, was jedoch häufig zu sehr unübersichtlichen Wundverhältnissen führt, die eine operative Versorgung des Schnittes schwierig machen. Daher wird heute bei Notwendigkeit der Schnitterweiterung meist eine Sphinkterotomie (mit glatten und übersichtlichen Wundverhältnissen, die eine exakte Naht des M. sphincter ani mit guter Restitution des Dammes ermöglichen) empfohlen.

▼

14

Die gebräuchlichste Form der Episiotomie ist die **mediolaterale Episiotomie**, bei der Fasern des M. bulbospongiosus durchtrennt werden. Dies schafft mehr Raum als die mediane Schnittführung, ist jedoch mit größerem Blutverlust und schwierigerer operativer Versorgung verbunden. Die Verletzung des Sphinktermuskels bei Weiterreißen des Schnittes stellt eine wesentlich seltenere Komplikation dar.

Die **laterale Episiotomie** wird praktisch nicht mehr durchgeführt und kommt im Allgemeinen nur bei operativen Entbindungen in Frage, wenn viel Raum benötigt wird. Bei dieser Schnittführung wird der M. bulbospongiosus in seinem Muskelbauch quer durchtrennt. Die Wiederherstellung der topographischen Verhältnisse erfordert hohes technisches Können. Wundheilungsstörungen und ein späteres Klaffen der Vulva sind typische Komplikationen der lateralen Episiotomie.

Mit der Geburt des Kindes ist die Austreibungsperiode beendet.

Beurteilung und Versorgung des Neugeborenen

Das routinemäßige **Absaugen** des Kindes scheint keinen Benefit zu bringen. Das Absaugen ist speziellen Indikationsstellungen vorbehalten. Besteht der Verdacht auf eine amniale Infektion oder enthält das Fruchtwasser Mekonium, muss das Kind bereits sofort nach Geburt des Kopfes am Damm, noch vor dem ersten Atemzug, abgesaugt werden.

Das **Abnabeln** erfolgt mit Nachlassen der Nabelschnurpulsation. Bei Rhesus-negativen Müttern muss sofort nach Geburt abgenabelt werden.

Praxisbox Abnabeln

Beim Abnabeln wird die Nabelschnur etwa 15–20 cm vom Nabel entfernt zwischen 2 stumpfen Klemmen durchtrennt. Zur endgültigen Abnabelung wird später ein Kunststoffklipp ca. 1 cm distal vom Nabel gesetzt und dort durchtrennt.

Ein unauffälliges Neugeborenes wird nach der Geburt nach dem Abnabeln mit dem Bauch auf den nackten Leib der Mutter gelegt, um den ersten Haut- und Blickkontakt zu fördern. Dabei muss es mit warmen Tüchern abgetrocknet und bedeckt werden.

> Der Vitalitätszustand des Neugeborenen wird 1,5 und 10 min nach der Geburt nach dem Apgar-Score und die Bestimmung des Nabelschnurarterien-pH-Wertes beurteilt.

Nachgeburtsperiode

> In der Nachgeburtsperiode gilt es vor allem unötigen Blutverlust zu vermeiden.

Unmittelbar nach der Geburt des Kindes werden große Mengen an Prostaglandinen freigesetzt, die zur Dauerkontraktion des Uterus führen.

Praxisbox Lösung der Plazenta

Die Plazenta wird durch leichten kontinuierlichen Zug an der Nabelschnur extrahiert. Gleichzeitig übt die andere Hand Druck auf die Vorderwand des kontrahierten Uterus aus, um ihn in Streckstellung zu bringen und um dadurch die Extraktion in der Führungslinie zu erleichtern (Brandt-Andrews-Technik). Auf diese Weise wird der physiologische Lösungsmechanismus abgekürzt und der Blutverlust verringert. Unterstützend kann hierbei die i. v.-Gabe von Oxytozin sein. Drohen bei der Entwicklung der Plazenta die Eihäute abzureißen, so werden sie durch Nachfassen mit stumpfen Klemmen oder durch Drehen der Plazenta unter leichtem Zug herausgeleitet.

Bei ca. 80% der Frauen erscheint die Plazenta bereits mit der ersten Traktion, andernfalls wird der Versuch nach einigen Minuten wiederholt.

Folgt die Nachgeburt auch dann noch nicht, lässt wahrscheinlich der inzwischen spastisch gewordene Muttermund die gelöste Plazenta nicht passieren. Im Allgemeinen weicht dieser Spasmus nach 20–30 min.

Bleibt der Zug an der Nabelschnur auch dann erfolglos, so muss die Plazenta manuell gelöst werden, um größeren Blutverlust zu vermeiden. Gleiches gilt, wenn der physiologische Blutverlust von etwa 300 ml bereits überschritten wird.

Plazentalösungszeichen

Schröder-Zeichen: Uterus steigt über den Nabel hoch, kantet nach rechts und wird hart.

Küstner-Zeichen: Beim Druck auf die Bauchdecke oberhalb der Symphyse, steigt der Uterus nach oben und nimmt die Plazenta mit, wenn sie noch nicht gelöst ist, die Nabelschnur verkürzt sich.

Praxisbox Prüfung der Plazenta auf ihre Vollständigkeit

Die Plazenta wird dafür an der Nabelschnur hochgehalten, um die herunterhängenden Eihäute zu beurteilen. Dabei ist vor allem auf frei endende Gefäße zu achten, da sie einen Hinweis auf eine zurückgebliebene Nebenplazenta vermitteln, die eine Nachtastung des Cavum uteri nötig macht. In utero zurückgebliebene Eihautreste gehen meist im Wochenbett spontan ab. Zur Beurteilung der mütterlichen Seite der Plazenta wird diese flach ausgebreitet. Reste des retroplazentaren Hämatoms werden abgestreift.

! Bei Verdacht auf Substanzdefekt muss das Uteruskavum instrumentell nachgetastet werden, um spätere Komplikationen zu vermeiden.

Nach Gewinnung und Beurteilung der Plazenta erfolgt die Versorgung der Episiotomie oder evtl. Geburtsverletzungen.

Damit ist die Geburt beendet. Die Entbundene bleibt noch für etwa 2 h in Überwachung durch die Hebamme, um eine Uterusatonie mit der Gefahr einer postpartalen Hämorrhagie sofort zu erfassen.

> Der **Fundusstand,** normalerweise post partum zwei Querfinger unterhalb des Nabels, und der **Kontraktionszustand** des Uterus werden wiederholt kontrolliert.

14.6.3 Alternative Gebärhaltungen, Unterwassergeburt

Die Einführung der Geburt im Liegen wird auf die Entbindungspraxis am Hof des französischen Sonnenkönigs Ludwig des XIV. zurückgeführt.

Während zu Beginn der modernen Überwachungsära Anfang der 60er-Jahre die Technologie die Schwangeren weitgehend immobilisierte, sind heutzutage auch alternative Gebärhaltungen ohne Einbußen an Überwachungsqualität (Telemetrischer Funküberwachung) möglich.

Gebärstuhl, Gebärhocker, Matten, Sprossenwände, Seile etc. erlauben die Geburt im Sitzen, Hocken, Vierfüßlerstand oder Stehen. Gebärbetten und Gebärvorrichtungen (Radgebärstuhl) erlauben vielfältige Abwandlungsmöglichkeiten.

Der aufrechten Körperhaltung wird eine gewisse Einsparung an Schmerzmitteln und eine bessere muskuläre Koordinationsmöglichkeit in der Austreibungsperiode zugeschrieben. Andererseits ist diese Körperhaltung energetisch aufwendiger, der eigentliche Geburtsvorgang lässt sich schlechter beobachten und es werden öfter ödematöse Labienschwellungen gesehen. Grundsätzlich ist eine völlige Bewegungsfreiheit und Wahl der gewünschten Geburtsposition für die Schwangere möglich, sofern dies für sie bzw. ihr Kind kein erkennbares Risiko beinhaltet.

Zunehmend werden **Unterwassergeburten** angeboten, mit der Vorstellung des schonenderen Übergangs für den Fetus und ein entspannenderes Geburtsambiente für die Mutter.Der *diving reflex* macht eine unbeabsichtigte Aspiration des Kindes unter Wasser unwahrscheinlich. Problematisch sind allerdings der erschwerte Dammschutz, die Unmöglichkeit einer vaginaloperativen Entbindung sowie Transporterschwernisse bei einer Notfallsectio.

14.6.4 Ambulante Klinikentbindung

> Bei der ambulanten klinischen Geburt erfolgt die Entlassung der Patientin nach einer obligaten Beobachtungszeit von ca. 4 h.

Die weitere postpartale Überwachung von Mutter und Kind durch eine ambulant tätige Hebamme sowie die U2-Untersuchung und die Durchführung des Vorsorgeprogramms auf angeborene Stoffwechseldefekte (Guthrie-Test, TSH-Bestimmung) müssen sichergestellt sein.

! Für eine ambulante Entbindung kommen nur Schwangere mit fehlenden Schwangerschafts- und Geburtsrisiken in Frage.

Nach unauffälligem Spontanpartus liegt die mütterliche Komplikationsrate mit der Notwendigkeit der stationären Überwachung bei ca. 5%. In ca. 10% der Fälle treten postpartal kindliche Komplikationen (z. B. Ikterus neonatorum) auf, die eine spätere Hospitalisierung des Neugeborenen nötig machen.

14.6.5 Hausentbindung

Immer häufiger wird der Geburtshelfer mit dem Wunsch nach einer Hausgeburt konfrontiert. Nostalgische, psychologische und emotionale Vorstellungen, dass das Kind in familiärer Umgebung, unmittelbar in der Familie eingebettet, auf die Welt kommen soll, spielen dabei eine Rolle.

! Auch bei risikofreiem Schwangerschaftsverlauf und normalen geburtshilflichen Verhältnissen kommt es in ca. 20% der Fälle zu Komplikationen, die mit kindlicher Asphyxie einhergehen können und die eine operative Beendigung der Geburt aus kindlicher Indikation erforderlich machen.

Angesichts der niedrigen Morbiditäts- und Mortalitätsziffern, bedeutet eine Hausgeburt einen bewußten Verzicht auf den erreichten medizinischen Fortschritt und das Eingehen eines schweren, unkalkulierbaren Risikos.

In Kürze

Leitung und Überwachung der Geburt
Zeichen der bevorstehenden Geburt: Regelmäßige Wehen (Abstand von 10 min), Zeichnen (Abgang des hellen oder leicht blutig tingierten Schleimpfropfs), Abgang von Fruchtwasser (vor- und frühzeitiger Blasensprung).
Eröffnungsperiode: Kardiotokographische Überwachung, äußere und innere Untersuchung, Vervollständigung der Anamnese, venöser Zugang, psychische Betreuung durch Hebamme und Geburtshelfer. Anregung der Wehentätigkeit durch Umhergehen, Darmentleerung (Klysma, Einlauf), Vollbad. Seitlagerung, Kontrolle von Puls, Blutdruck und Temperatur, Kontrolle der kindlichen Herztöne. Gefahr des Amnioninfektes nach Blasensprengung.
Austreibungsperiode: Nicht zu frühes Pressen, Dammschutz durch Hebamme, ggf. Episiotomie (Dammschnitt).
Nachgeburtsperiode: Neugeborenes abnabeln, Apgar-Score, pH-Wert vom Nabelschnurblut. Plazentalösung, physiologischer Blutverlust etwa 300 ml, ggf. manuelle Lösung, Vollständigkeit der Plazenta überprüfen. Zahlreiche alternative Geburtshaltungen möglich. **Unterwassergeburt**: Dammschutz schwierig, problematisch bei Komplikationen (vaginaloperative Entbindungen, Notfallsectio erschwert). **Ambulante Geburt:** Überwachung für 4 h nach der Geburt. **Hausgeburt:** Abzulehnen, da beim Auftreten von Komplikationen adäquate Hilfe nur verzögert möglich.

14.7 Fetale Überwachung

Etablierte Überwachungsmethoden
- Kardiotokographie (CTG),
- Ultraschalluntersuchung,
- dopplersonographische Untersuchung,
- Fetalblutanalyse

Alle Methoden zur Überwachung haben das Ziel, eine intrauterine Gefährdung möglichst frühzeitig und treffsicher zu erkennen, eine fetale Notsituation abzuwenden und bleibende Schäden zu vermeiden.

 Eine intrauterine fetale Notsituation ist immer Ausdruck eines gestörten maternofetalen Austausches mit Sauerstoffmangel.

14.7.1 Kardiotokographie

Die Kardiotokographie hat die Geburtsmedizin einzigartig beeinflusst.

Definition
Die **Kardiographie** gibt die fetale Herzfrequenz akustisch wieder und stellt sie graphisch dar.
Die **Tokographie** ermöglicht die graphische Darstellung der Wehentätigkeit.
Die Kombination beider Verfahren, die **Kardiotokographie (CTG)** registriert simultan die fetale Herzfrequenz und die Uteruskontraktionen. Sie gibt Aufschluss über die aktuelle, fetale O_2-Versorgung.

Eine normale Herzfrequenz ist Ausdruck einer konstanten O_2-Versorgung. Jede Minderung des O_2-Angebotes führt zur Alteration der fetalen Herzaktion.

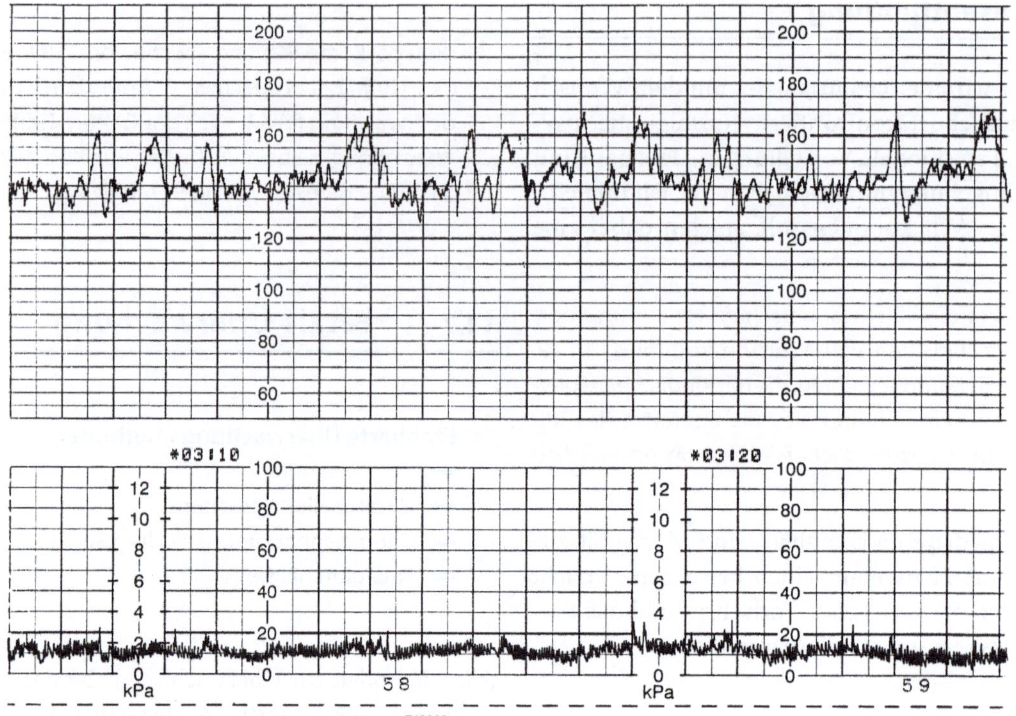

Abb. 14.47. Unauffälliges antepartuales Kardiotokogramm (CTG, Aufzeichnung mit Dopplersignal-Autokorrelationsmethode). Oben: Fetale Herzfrequenz mit normaler Basalfrequenz und normaler Fluktuation. Unten: Wehenkurve ohne nachweisbare Wehentätigkeit

Methoden zur Erfassung und Registrierung der fetalen Herzfrequenz

Zur Überwachung der **fetalen Herzfrequenz (FHF)** stehen verschiedene Methoden zur Verfügung, die wahlweise zusammen mit der Tokographie eingesetzt werden. Die **Phonokardiographie** wird wegen zahlreicher Stör- und Einflussmöglichkeiten (Adipositas, Vorderwandplazenta, Gefäß-, Darm-, Umweltgeräusche, starke Kindsbewegungen) nicht mehr angewandt.

Doppler-Ultraschall-Kardiographie

Dieses Verfahren basiert auf dem Dopplereffekt (Erfassung des Echos der Ultraschallwellen von bewegten Grenzflächen).

Vorteil des Verfahrens ist, das auch der sich wegbewegende Fetus erfasst wird. Allerdings werden starke Schwankungen der fetalen Herzfrequenz (Arrhytmien) nicht genau wiedergegeben. Bei Signalausfällen werden fälschliche Frequenzen aufgezeichnet.

Diese Methode (Abb. 14.47) wird mittlerweile ante- wie subpartual standardmäßig eingesetzt.

Methoden zur Erfassung und Registrierung der Wehenfrequenz und -form

In der Wehe kontrahiert sich die Gebärmutter und richtet sich gegen die Bauchdecken auf. Diese Bewegung des Uterus wird durch einen auf die aufgesetzten **Druckaufnehmer** (Statham-Element) registriert.

 Der Transducer sollte im Bereich des linken Fundus angelegt werden, da hier die Wehen meist beginnen.

Durchführung der Kardiotokographie

Indikationsstellung

Die **antepartuale Kardiotokographie** ist eine nichtinvasive Methode zur Diagnostik einer intrauterinen Hypoxie. Ihre allgemeine Anwendung führt jedoch nicht zu einer Senkung der perinatalen Morbidität bzw. Mortalität. Ihr Einsatz dient der Überwachung von Risikoschwangerschaften (Tab. 14.11).

Die Indikation zum antepartualen CTG wird gesehen, wenn der Verdacht auf vorzeitige Wehentätigkeit besteht, bzw. auskultatorisch Abweichungen von der normalen Herzfrequenz festgestellt werden. Eine derartige CTG-Überwachung ist nur dann sinnvoll, wenn geburtshilfliche Konsequenzen gezogen werden können.

Tab. 14.11. Indikationen zur antepartualen CTG-Überwachung (nach Empfehlung der Standardkommission für Perinatalmedizin)

Relative	Absolute
Zustand nach Sterilitätsbehandlung	Oligo-, Polyhydramnion
Verstorbenes/ geschädigtes Kind in der Anamnese	Subjektiv abnehmende Kindsbewegungen
Erstpara <18 Jahre, >34 Jahre	Terminüberschreitung
Mehrgebärende >39 Jahre	Insulinpflichtiger Diabetes mellitus
	Rhesusinkompatibilität
	Verdacht auf Plazentainsuffizienz
	Mehrlingsgravidität
	Vorzeitige Wehen, drohende Frühgeburt
	Zustand nach Trauma
	Placenta praevia
	Blutung in der 2. Schwangerschaftshälfte
	Mekoniumhaltiges Fruchtwasser

In perinatologischen Zentren kann der Fetus heute teilweise schon ab der abgeschlossenen 22–24. SSW überleben.

Praktisches Vorgehen

Beim Anlegen der Transducer muss sich die Mutter in der halblinken Seitenlage bzw. in sitzender Position befinden.

Beurteilungskriterien

Folgende Kriterien des fetalen Herzfrequenzmusters werden berücksichtigt:
- Basalfrequenz,
- Veränderung (Alteration) der FHF,
- Oszillation (Fluktuation),
- Oszillationsfrequenz (Nulldurchgänge),
- Oszillationsamplitude (Bandbreite).

Definition

Die über einen längeren Zeitraum mit konstantem Mittelwert beibehaltene FHF wird **Basal- oder Grundfrequenz** genannt.

Das Niveau der Basalfrequenz in der CTG-Aufzeichnung wird durch eine gedachte horizontale Linie durch den Mittelwert der Oszillationen gekennzeichnet (Basislinie, *baseline*).

Veränderungen (**Alterationen**, Tab. 14.12) der FHF sind durch eine Frequenzzunahme oder -abnahme gekennzeichnet.

Alterationen der FHF

Langfristige FHF-Alterationen
- Tachykardie
- Bradykardie

Mittelfristige FHF-Alterationen
- Akzelerationen
  - periodisch
  - sporadisch
- Dezelerationen
  - periodisch
    - früh, Dip I
    - spät, Dip II
    - variabel
  - sporadisch
    - Dip 0
    - prolongiert

Kurzfristige FHF-Alterationen
- Oszillationen

Tachykardie

Eine fetale Tachykardie beobachtet man antepartual relativ häufig.

Sie kann Zeichen der Unreife des Sympathikotonus sein, durch eine Tachykardie der Mutter (fieberhafte Erkrankung) oder medikamentös (β-Mimetika) ausgelöst werden.

Die Tachykardie stellt das erste Signal einer beginnenden fetalen Hypoxämie bzw. Hypoxie dar.

Die Tachykardie gilt als Hinweis auf eine fetale Hypoxämie. Bei einer schweren Tachykardie (>170 SpM) muss eine Be-

Tab. 14.12. Intrapartuale CTG-Beurteilung (nach FIGO-Kriterien, 1987)

Parameter	normal	suspekt	pathologisch
FHF-Basalfrequenz	110–150 SpM	150–170 SpM, leichte Tachykardie 100–110 SpM, leichte Bradykardie	>170 SpM, schwere Tachykardie <100 SpM, schwere Bradykardie
FHF-Oszillationen (Variabilität)	5–25 SpM	5 10 SpM <40 min >25 SpM (saltatorisch)	<5 SpM (silent)
Akzelerationen(n/10 min)	≥2	keine <40 min	keine
Dezelerationen	keine, periodische	periodische, variable	schwere variable, schwere frühe, späte

SpM = Schläge pro Minute

drohung des Feten angenommen werden. Im Wechsel mit periodischen Dezelerationen ist sie als prognostisch ungünstig zu werten.

Bradykardie

Eine isolierte fetale Bradykardie ist vor der Geburt selten. Sie lenkt den Verdacht auf einen konnatalen Herzfehler, auch in Verbindung mit weiteren Anomalien.

! Zusammen mit anderen von der Norm abweichenden Kriterien des CTG muss eine anhaltende Bradykardie als prognostisch sehr ernste Bedrohung des Kindes verstanden werden.

Akzelerationen

Definition

Bei der Akzeleration liegt eine Frequenzbeschleunigung von mindestens 15 SpM über mindestens 15 s bis zu maximal 10 min Dauer vor.

Die Akzeleration ist in erster Linie als physiologische Anpassung an einen erhöhten O_2-Verbrauch oder an ein vermindertes O_2-Angebot zu werten und ist dann als Zeichen der Kompensation anzusehen.

> Eine **sporadische, unabhängig von der Wehe** auftretende Akzeleration ist ohne klinische Bedeutung.

Sie wird bei Kindsbewegungen oder dem Weckversuch beobachtet, bei der fetalen Skalpblutanalyse, bei Anlegen der Kopfschwartenelektrode oder der vaginalen Untersuchung. Eine **kurzfristige Akzeleration** kann auch durch eine passagere Nabelschnurkompression ausgelöst werden. Dieser Verdacht verstärkt sich, wenn die sporadische Akzeleration bei Kindsbewegungen mit einer Dezeleration Dip 0 einhergeht.

> Die **periodische, wehenabhängige** Akzeleration (Abb. 14.48) deutet eine beginnende fetale Hypoxie an oder ist bereits Ausdruck eines verminderten O_2-Angebotes während der Wehe (Plazentainsuffizienz, Nabelschnuralteration).

Hält der pO_2-Abfall an, so wird die kompensatorische Herzfrequenzsteigerung insuffizient, und es kommt zur Dezeleration oder kontinuierlichen Tachykardie.

Dezelerationen

Definition

Eine intermittierende Verlangsamung der FHF von mindestens 15 SpM über mindestens 15 s bis zu höchstens 3 min Dauer wird als Dezeleration bezeichnet.

Bei der **periodischen, wehenabhängigen Dezeleration** wird unterschieden:

Die **frühe Dezeleration (Typ I-Dezeleration, Dip I, Frühtief)** setzt mit der Wehe ein und ist mit Wehenende beendet (Abb. 14.49). Sie ist die physiologische, reflektorische Antwort auf die intrauterine Drucksteigerung mit Druckerhöhung auf den fetalen Kopf während der Uteruskontraktionen. Es kommt zur Herabsetzung des Sympathikotonus und zur Vagotonie mit Verlangsamung der Herztöne. Bei der frühen Dezeleration verhält sich das fetale Herzfrequenzmuster spiegelbildlich zum Verlauf der Wehenkurve.

Die **späte Dezeleration (Typ II-Dezeleration, Dip II, Spättief)** setzt nach Beginn der Wehe ein. Der Tiefpunkt

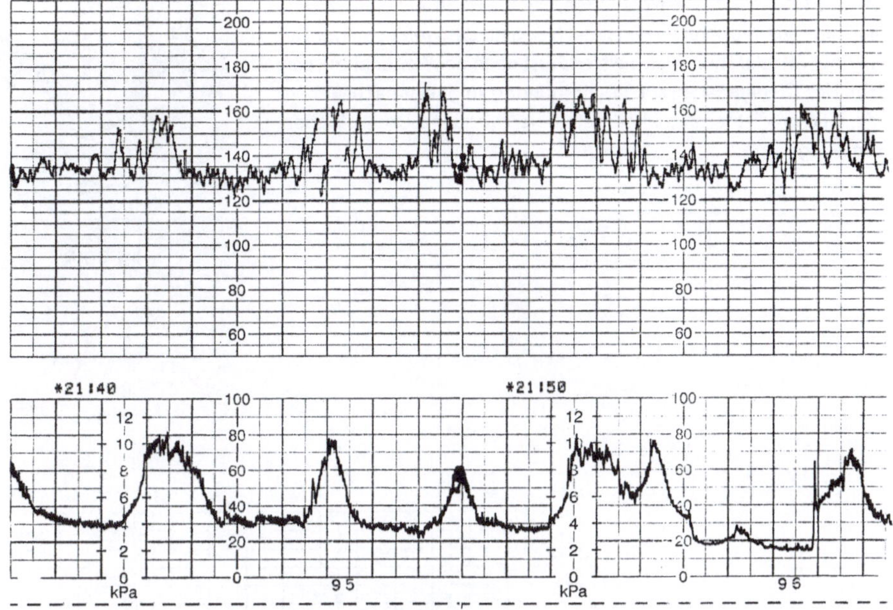

Abb. 14.48. Periodische Akzelerationen der FHF synchron zur Wehentätigkeit sind Ausdruck der Notwendigkeit zu kompensieren. Oben: Fetale Herzfrequenz. Unten: Wehenschreibung

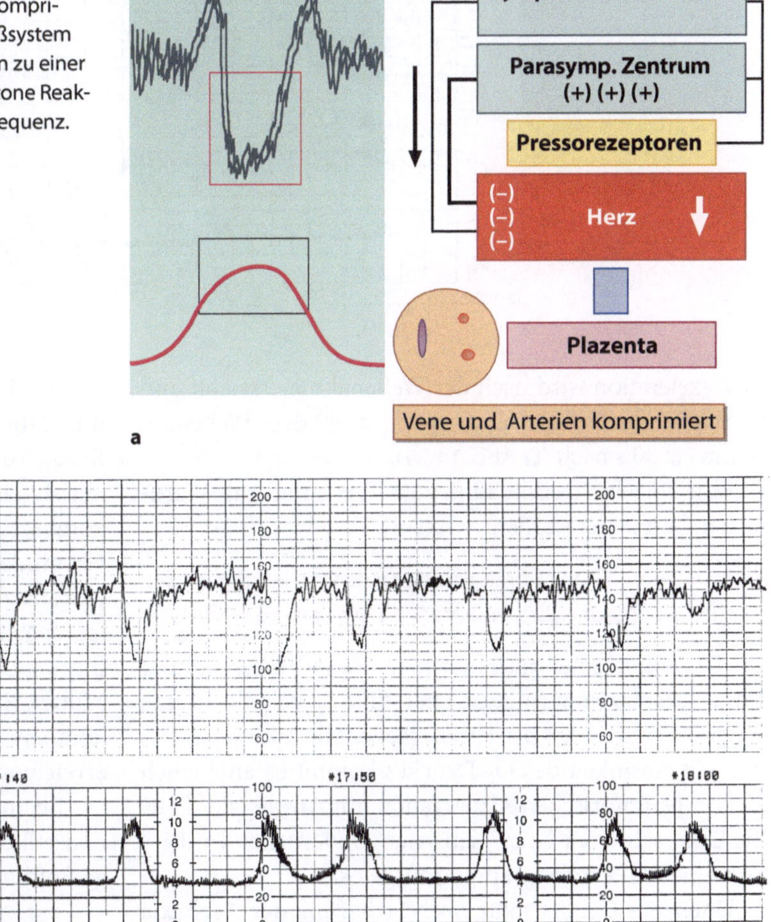

Abb. 14.49. Frühe Dezeleration, Dip I. **a** Haensel-Schema. In der Wehenakme werden sowohl die Vene als auch die Arterien komprimiert. Es kommt zu einem Rückstau auch im arteriellen Gefäßsystem und durch die resultierende Druckerhöhung im Aortenbogen zu einer Stimulation der Pressorezeptoren. Hierdurch wird eine vagotone Reaktion ausgelöst. Diese führt zu einem Abfall der fetalen Herzfrequenz. **b** Echtregistrierung

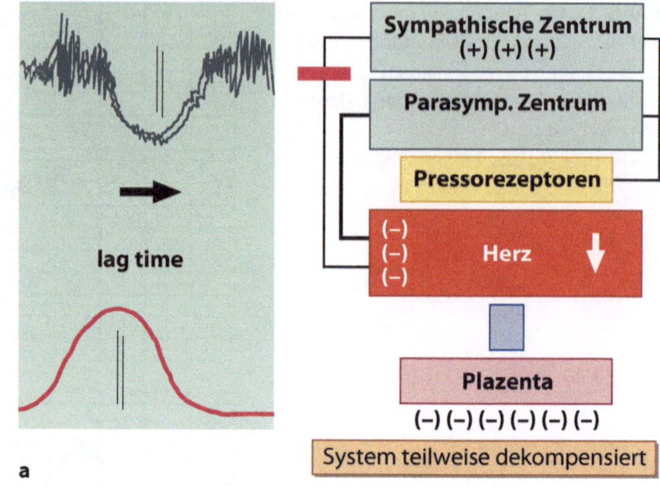

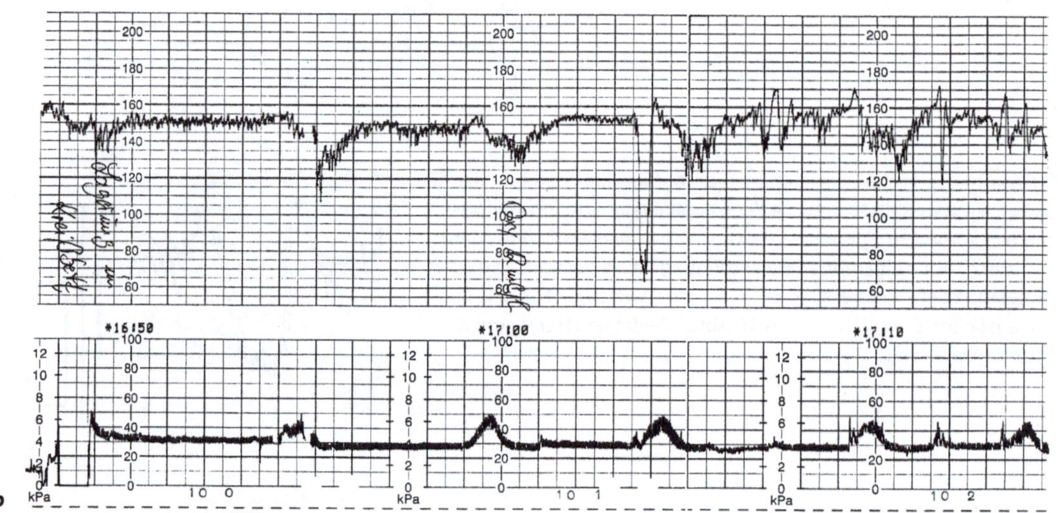

Abb. 14.50. Späte Dezelerationen, Dip II. a Haensel-Schema. Der Abfall der Herzfrequenz setzt erst nach Beginn der Wehe ein. Der Tiefpunkt der Dezeleration wird meistens erst nach der Wehenakme erreicht. Der Wiederanstieg zur Basalfrequenz erfolgt erst nach Wehenende. b Echtregistrierung. Oben: Fetale Herzfrequenz. Unten: Wehenschreibung

der Dezeleration wird nach der Wehenakme erreicht, und der Wiederanstieg zur Basalfrequenz hinkt dem Wehenabfall um ca. 30 s nach (Abb. 14.50).

Eine einzelne Dezeleration vom Typ II muss als Warnzeichen betrachtet werden.

! Bei wiederholtem Auftreten ist die späte Dezeleration als Zeichen einer drohenden intrauterinen Asphyxie zu werten.

Die Ursachen einer intrauterinen Mangeldurchblutung können präplazentar (mütterlicher Blutdruckabfall, uterine Hyperaktivität) oder plazentar (Plazentainsuffizienz) liegen. Mit Absinken des O_2-Druckes kommt es anfänglich zur kompensatorischen Akzeleration mit Anstieg der FHF. Mit Unterschreiten eines kritischen O_2-Druckes wird jedoch eine FHF-Verlangsamung ausgelöst.

Unter der Geburt sollte nach Sicherung der Asphyxie (fetale Skalpblutanalyse) die baldige Entbindung erfolgen.

Am häufigsten sind **variable (Kombination aus Dip I und Dip II)** Dezelerationen mit wechselndem zeitlichen Bezug zu den Wehen (Abb. 14.51). Sie weisen auf eine massiv eingeschränkte Hämodynamik hin (Nabelschnurkompression, Vagotonie oder hypoxisch bedingte Tonusverminderung des Sympathikus). Auch die wehenbedingte uteroplazentare Mangeldurchblutung kann zu wiederholten späten oder sporadisch-prolongierten Dezelerationen führen. Lässt sich die Ursache beseitigen (Lagewechsel der Mutter, Beckenhochlagerung, Tokolyse), so kann bei noch kompensierter Situation die Ausgangsfrequenz evtl. wieder erreicht werden.

Bei mittelschweren bis schweren variablen Dezelerationen sollte ebenfalls nach Sicherung der Asphyxie die baldige Entbindung erfolgen.

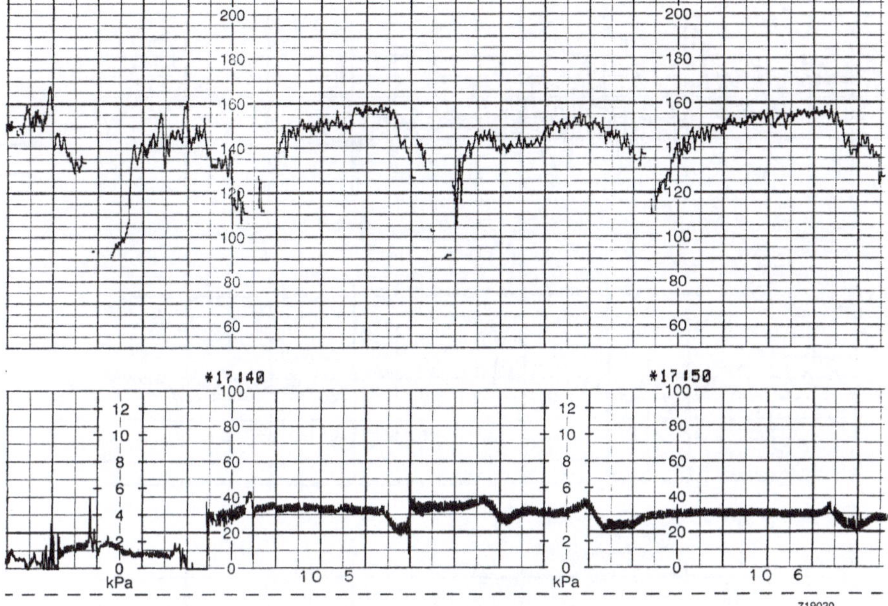

Abb. 14.51. Variable Dezelerationen sind gekennzeichnet durch den wechselnden zeitlichen Bezug zu den Wehen. Oben: Fetale Herzfrequenz. Unten: Wehenschreibung

Definition

Sporadische Dezelerationen sind dadurch gekennzeichnet, dass sie unabhängig von regelmäßigen Uteruskontraktionen auftreten.

Typ 0 (Dip 0) stellt eine kurzfristige, bis zu 30 s dauernde Verlangsamung der fetalen Herzfrequenz dar, die als Ausdruck einer Alteration der Nabelschnur (Nabelschnurumschlingung mit passager verminderter O_2-Zufuhr während der Kindsbewegungen) zu deuten ist.

Prolongierte Dezelerationen sind durch eine mehr oder weniger abrupte und für mehrere Minuten anhaltende Verlangsamung der Herzfrequenz gekennzeichnet. Sie beginnen simultan mit dem auslösenden Ereignis (mütterlicher Blutdruckabfall, Rückenlageschocksyndrom, erhöhter Basaltonus des Uterus, akuter Nabelschnurkomplikation).

! Eine prolongierte Dezeleration stellt stets die Antwort auf eine akute Mangeldurchblutung dar.

Sie ist immer hypoxisch bedingt und daher stets bedenklich. Nach Abklingen bzw. Beseitigung der Ursache kehrt die FHF entweder in die Ausgangsfrequenz zurück, meist über eine kompensatorische Tachykardie, oder das ursprüngliche FHF-Niveau kann infolge der Dekompensation des fetalen Herz-Kreislauf-Systems nicht wieder erreicht werden. Der Übergang in die bedrohliche Bradykardie ist die Folge.

Oszillation (Fluktuation, Undulation)

Definition

Oszillationen (Fluktuationen, Undulationen) stellen wehenunabhängige, kurzfristige FHF-Veränderungen dar, die den lang- und mittelfristigen FHF-Alterationen aufgepfropft sind.

Ihre Beurteilung erlaubt eine Aussage über die Reaktionsfähigkeit des fetalen Herz-Kreislauf-Systems auf endogene und exogene Reize (Abb. 14.52, Abb. 14.53).

Die **Oszillationsfrequenz** (Anzahl der Oszillationen/min, Makrofluktuation) ist ein wichtiges Kriterium zur Beurteilung der FHF.

> Ein Verlust der Oszillationsfrequenz weist auf eine gravierende hypoxisch/azidotische Gefährdung hin.

In Abhängigkeit von der **Oszillationsamplitude (Bandbreite**, Höhe der Oszillationsausschläge) unterscheidet man vier Fluktuationsmuster:

- Silenter Typ (Oszillationstyp 0) <5 SpM,
- eingeengt-undulatorischer Typ (Oszillationstyp I) 5–10 SpM,
- undulatorischer Typ (Oszillationstyp II) 10–25 SpM,
- saltatorischern Typ (Oszillationstyp III) >25 SpM.

> Der **silente Typ** (Oszillationstyp 0) ist als potentielles **Hypoxiezeichen** zu interpretieren.

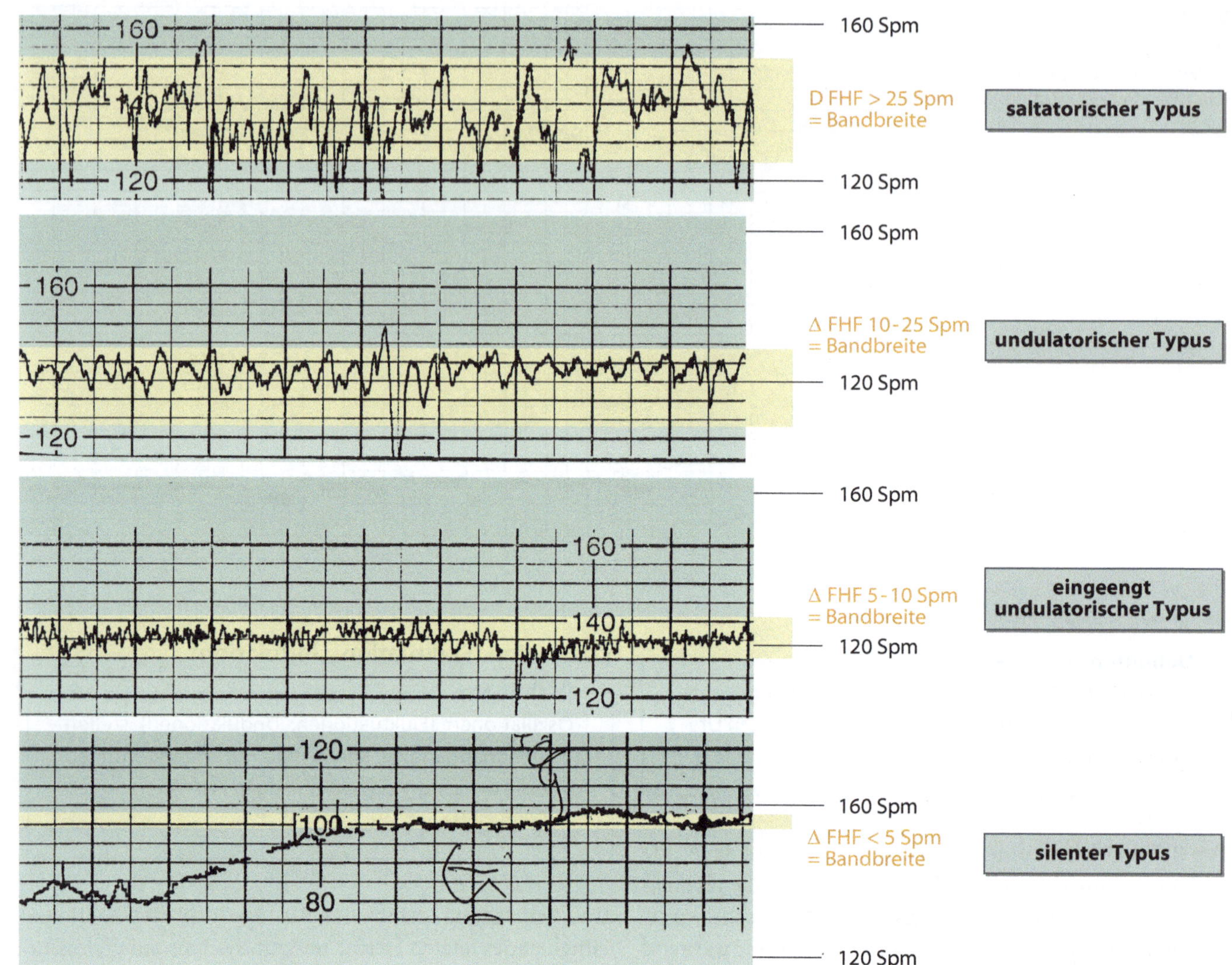

Abb. 14.52. Schematische Darstellung der Oszillationstypen. FHF = Schlag-zu-Schlag-Variationen der fetalen Herzfrequenz, SpM = (Herz) Schläge/min

Form				
Amplitude der Oszillation (Bandbreite)	groß	klein	groß	klein
Zahl der Nulldurchgänge pro Minute	groß	groß	klein	klein
Beurteilung	physiologisch	vermutlich günstig	ungünstig	pathologisch

Abb. 14.53. Schematische Darstellung des Zusammenhanges zwischen Oszillationsamplitude (Bandbreite) und Oszillationsfrequenz (Anzahl der Nulldurchgänge/min) in ihrer prognostischen Wertigkeit. Als Nulldurchgänge werden die Schnittpunkte der Oszillationsamplitude mit einer fiktiven Nullinie bezeichnet, die durch die Mitte der jeweiligen Amplitude gelegt wird (schematisch als Gerade eingezeichnet). Die Prognose des Kindes verschlechtert sich, wenn gleichzeitig sowohl eine Abnahme der Nulldurchgänge als auch der Bandbreite erfolgt

Tab. 14.13. Schema zur Beurteilung des fetalen Zustandes aus 5 Parametern des antepartualen Kardiotokogramms (Fischer-Score)

Parameter		0 Punkte	1 Punkt	2 Punkte	Summe
Basale FHF	Niveau (SpM)	<100 >180	100–120 160–180	120–160	
	Oszillationsamplitude (Bandbreite, SpM)	<5	5–10 >30	10–30	
FHF-Alterationen	Akzelerationen	Keine	Periodische	Sporadische	
	Dezelerationen	Späte, variable mit prognostisch ungünstigen Zusatzkriterien	Variable	Keine, sporadisch auftretende Dip 0	

Das Auftreten unter der Geburt verlangt eine fetale Skalpblutanalyse. Besonders ungünstig ist der silente Typ in Kombination mit späten Dezelerationen. Die Geburt muss umgehend angestrebt werden.

Ohne prognostische Bedeutung ist der silente Verlauf, wenn sich der Fetus im Ruhezustand befindet (Weckversuch) oder über die Mutter medikamentös gedämpft ist (i.v.-Magnesiumgabe). Dieser Typ findet sich auch bei kardialen Anomalien und beim Anenzephalus als Ausdruck der fehlenden zentralen Steuerungsmechanismen.

> Der **eingeengt-undulatorische Typ** (Oszillationstyp I) ist ebenfalls als Warnhinweis für eine potentielle Hypoxie zu werten.

Der **undulatorische Typ** (Oszillationstyp II) ist bei der antepartalen Kontrolle als Zeichen ungestörten kindlichen Befindens zu werten.

> Die **saltatorische Undulation** (Oszillationstvp III) ist meist ein Hinweis auf eine Nabelschnurkompression.

Wenn sie unter der Geburt zusammen mit späten Dezelerationen auftritt, ist abhängig vom fetalen Skalpblut-pH die Beendigung der Geburt angezeigt.

Bewertungsschemata (CTG-Scores)

> Als **physiologisch** gilt eine große Oszillationsamplitude von 10–25 SpM und eine hohe Zahl von Nulldurchgängen (5 bis ≥10/min).

Die zusätzliche Analyse von Oszillationstyp und Makrofluktuation (Nulldurchgänge) erlaubt eine differenziertere Abschätzung eines Hypoxierisikos.

Der für das antepartale CTG entwickelte **Fischer-Score** (Fischer et al., 1976) soll helfen, das kindliche Risiko zuverlässiger einzuschätzen.

Er basiert auf 5 Kriterien:
- Basales Herzfrequenzniveau,
- Bandbreite,
- Zahl der Nulldurchgänge,
- Akzelerationen und
- Dezelerationen.

Für jedes Merkmal werden 0-2 Punkte vergeben:
- 2 Punkte repräsentieren ein normales Muster,
- 1 Punkt gilt als prognostisch unsicher,
- kein Punkt wird bei prognostisch ungünstigem FHF-Muster vergeben.
- Maximal sind also 10 Punkte erreichbar (Tab. 14.13).

Die Gesamtwertung wird wie folgt beurteilt:
- **8-10 Punkte:** physiologisch
- **5-7 Punkte:** prognostisch fraglich
- **0-4 Punkte:** pathologisch

Bei einem Punktwert von 5-7 werden zusätzliche Tests zur Ermittlung des fetalen Zustands empfohlen. Bei einem Punktwert von 0-4 sollte bei entsprechender Reife des Kindes die Entbindung angestrebt werden. Bei sehr frühen Schwangeschaften können Zusatzuntersuchungen wie die dopplersonographische Messung des fetalen Gefäßwiderstandes oder die streng zu indizierende Nabelschnurpunktion mit Analyse der Blutgase falsch-pathologische CTG-Muster entkräften, sodass eine iatrogene Frühgeburtlichkeit vermieden werden kann.

Tab. 14.14. Fetale Verhaltenszustände (*fetal behavioral states*)

Zustand	
Zustand F 1 (quiet sleep)	CTG: normfrequent, eingeschränkt bis silent (Typ A) Körperbewegungen: ruhig, gelegentliche Rumpfbewegungen Augenbewegungen: keine
Zustand F 2	CTG: normfrequent, undulatorisch, Akzelerationen (Typ B) Körperbewegungen: häufig, einschließlich Kopf und Extremitäten Augenbewegungen: vorhanden
Zustand F 3 (*REM sleep*)	CTG: normfrequent, undulatorisch, ohne Akzelerationen (Typ C)
Zustand F 4 (jogging fetus)	CTG: normfrequent, Akzelerationen um 30 bqm, kurzzeitige Tachykardie (Typ D) Körperbewegungen: häufig Augenbewegungen: vorhanden

Der Vorteil der Anwendung von Scores liegt darin, dass der Betrachter veranlasst wird, alle Kriterien der fetalen Herzaktion isoliert zu analysieren. Ein Nachteil liegt in einer deutlich schlechteren Reproduzierbarkeit der Bewertung, je mehr Parameter in einen solchen Score eingehen.

Stör- und Einflussgrößen

Neben dem Gestationsalter, fetalen Erkrankungen, der mütterlichen Körperhaltung, -temperatur und -aktivität, sowie dem Einfluss kreislaufwirksamer Medikamente sind vor allem **fetale Schlaf-Wach-Rhythmen** physiologische fetale Verhaltenszustände (*fetal behavioral states*, Tab. 14.14), die ein hypoxieverdächtiges CTG-Muster vortäuschen können.

14

Fetale Verhaltenszustände

Es lassen sich ab der 35. SSW 5 verschiedene wiederkehrende Verhaltensmuster beobachten:

- Der Fetus verbringt ca. 35% seiner Zeit im **F1-Status** (*quiet-sleep-status*, mittlere Dauer 25 min). Das CTG kann eingeschränkt bis silent erscheinen und so ein hypoxieverdächtiges Muster vortäuschen. Die CTG-Schreibung sollte deshalb über 50 min verlängert werden, der Fetus vibroakustisch stimuliert werden.
- Ca. 43% der Zeit verbringt der Fetus im **F2-Status** (mittlere Dauer 50 min), in dem er ein typisch reaktives CTG aufweist.
- Interpretationsprobleme können bei einem **F4-Status** auftreten, wenn die Akzelerationen und passageren Tachykardien fälschlicherweise als tachykardes CTG mit Dezelerationen fehlinterpretiert werden. Auch hier schafft eine Verlängerung der Registrierdauer Klarheit.

Bei 5–10% aller Feten lässt sich auch am Termin keiner der 4 Zustände definieren. Bei wachstumsretardierten Feten sowie Kindern diabetischer Mütter verläuft die Entwicklung der typischen Verhaltenszustände verlangsamt ab.

Beeinflussung der FHF durch Medikamente

Eingeschränkte Oszillationsamplitude:
- Opiatderivate
- Diazepam
- Magnesiumsulfat
- Lokalanästhetika

Tachykardie:
- β-Sympathikomimetika
- Atropin

Bradykardie:
- Betablocker
- Lokal-/Regionalanästhetika

14.7.2 CTG-basierte Testverfahren ohne Belastung der uteroplazentaren Perfusion

Fetale Stimulationstests

Fetale Stimulationstests werden bei pathologisch erscheinendem CTG-Muster zur Differenzierung physiologischer Schlafzustände von hypoxisch bedingten Veränderungen eingesetzt. Neben der manuellen **Stoßpalpation** werden **akustische Testverfahren** angewandt. Am besten bewährt hat sich die **vibroakustische Stimulation**.

Biophysikalisches Profil

Besonders im angloamerikanischen Sprachraum wird ein biophysikalisches Profil durchgeführt. Es enthält als weitere Parameter zur Beschreibung des fetalen Gefährdungszustandes den ultrasonographischen Nachweis von fetalen Körper- und Atembewegungen sowie die Abschätzung der Fruchtwassermenge.

> Das biophysikalische Profil gilt als eines der treffsichersten Instrumente in der antenatalen Überwachung.

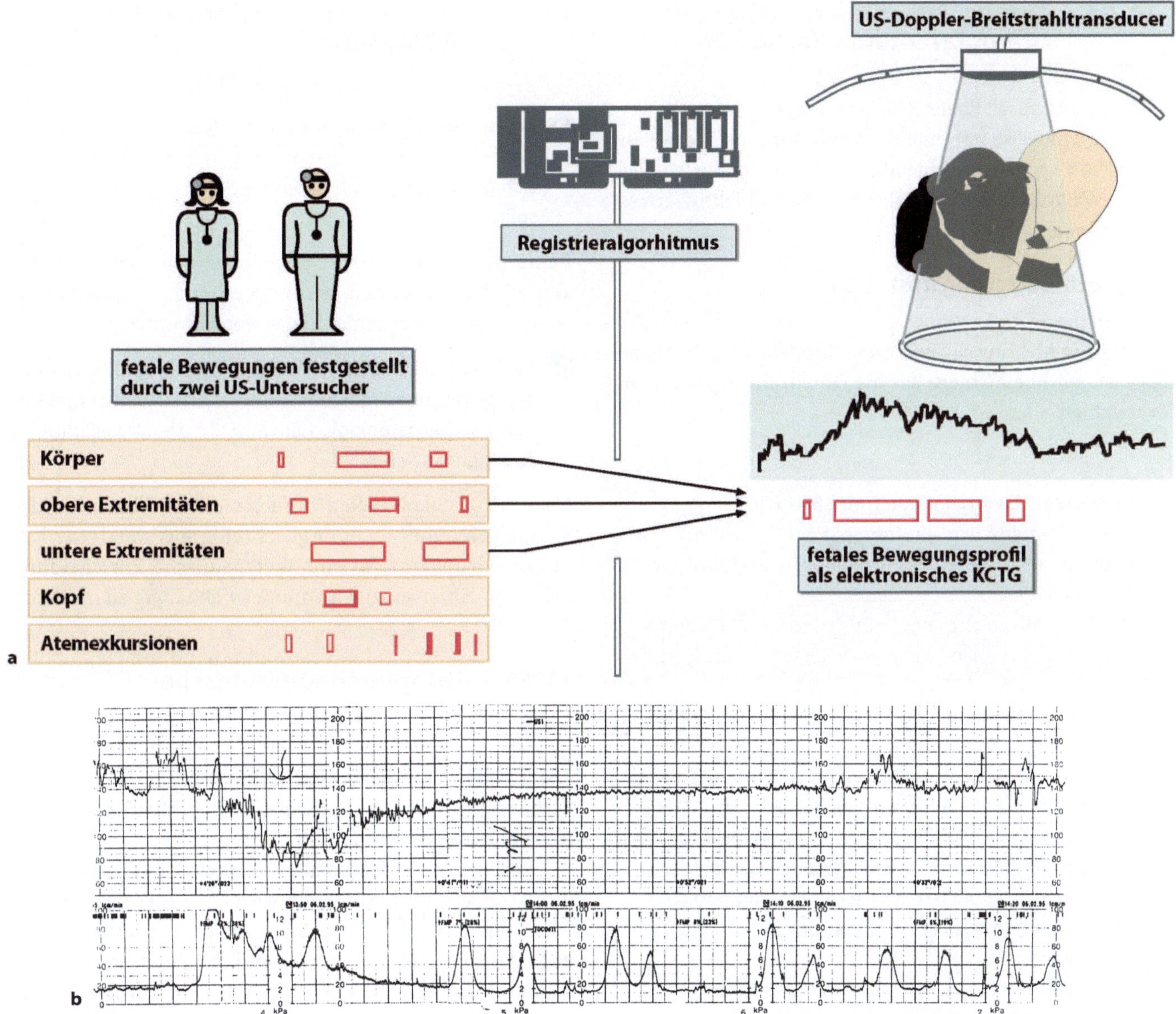

Abb. 14.54. Herkunft und Darstellung von Kindbewegungen im Kinetokardiotokogramm (KCTG). **a** Der Algorhithmus wurde nach der ultrasonographischen Detektion von Kindsbewegungen durch 2 verschiedene Untersucher ermittelt. Anzahl und Dauer der Bewegungsblocks geben Hinweise auf fetales Verhalten und intrauterine Gefährdung. Im KCTG oben: fetale Herzfrequenz, in der Mitte: Bewegungscluster, unten: Wehenschreibung. **b** Subpartuales Kardiotokogramm mit Aufzeichnung der Kindsbewegungen (KCTG, Aufzeichnung mit Dopplersignal-Autokorrelationsmethode). Oben: Fetale Herzfrequenz mit kurzfristiger Bradykardie. Mitte: Kindsbewegungscluster. Unten: Wehenkurve mit kurzfristiger Polysystolie. Unmittelbar nach der FHF-Dezeleration kommt es zu einer Reduktion der Dauer von Kindsbewegungen (Ökonomisierung), die während der gesamten langsamen Erholungsdauer der FHF bestehen bleibt und dann erst wieder zum ursprünglichen Muster zurückfindet

Kinetokardiotokographie (KCTG)

Mit dem KCTG sind unter Berücksichtigung entsprechender Algorhithmen über den Ultraschall-Dopplertransducer die **fetalen Bewegungen** registrierbar. Die Ergebnisse sind besser verwertbar, als die subjektiven Angaben der Schwangeren (Abb. 14.54). Bei einer uteroplazentaren Minderversorgung kommt es zuerst zu einer Reduktion der Kindsbewegungsdauer, bei fortgeschrittener Deprivation auch zu einer Reduktion der Anzahl der Kindsbewegungen.

14.7.3 Testverfahren mit Belastung der uteroplazentaren Perfusion

Der Einsatz zusätzlicher Belastungstests ist sinnvoll, wenn weitere Hinweise auf eine drohende intrauterine Gefährdung vorliegen (Verdacht auf intrauterine Mangelentwicklung, Oligohydramnion, abnehmende objektiv erfasste Kindsbewegungen).

Oxytozinbelastungstest (OBT)

Da mit der Dopplersonographie der Grad der fetalen Zentralisation nichtinvasiv und ohne Zusatzbelastung feststellbar ist, wird heute meist auf die Durchführung eines OBT verzichtet.

Praxisbox Oxytozinbelastungstest (OBT)

Bei diesem Test wird ein 10-minütiger Geburtsausschnitt durch Induktion von 3 deutlich gespürten Wehen imitiert.

Um dies zu erreichen, wird Oxytozin mit niedriger Ausgangsdosis alle 10 min um 0.4 IE/min gesteigert (3 IE Oxytozin auf 250 ml physiologische Kochsalz- oder Lävuloselösung) bis regelmäßige Kontraktionen auftreten.

Die Dauer des Testes richtet sich nach der Reaktion der fetalen Herzaktion auf die Wehentätigkeit. 10 IE/min sollten jedoch nicht überschritten werden. Nach Beendigung der Oxytozininfusion und Sistieren der Uteruskontraktionen sollte die kardiotokographische Überwachung noch über mindestens 30 min fortgesetzt werden.

Der Test gilt als pathologisch, wenn Spätdezelerationen beobachtet werden. Wurde bereits unbelastet ein hypoxieverdächtiges CTG registriert, ist zu erwarten, dass eine weitere Einschränkung der uteroplazentaren Perfusion eintritt. Es besteht dann die Gefahr einer Dekompensation mit einer u. U. vital bedrohlichen Gefährdung des Feten.

! Grundsätzlich darf der Oxytozinbelastungstest nur unter Bereitstellung von Tokolytika und der Möglichkeit der raschen Durchführung einer Sectio caesarea vorgenommen werden.

14.7.4 Vorgehen bei pathologischem Testausfall

> Ein hochpathologischer primärer Testausfall erfordert je nach Gestationsalter die sofortige Entbindung, wobei man sich großzügig zur primären Sectio caesarea entscheiden sollte.

Bei suspektem oder nicht beurteilbarem Ergebnis muss der Test wiederholt werden, bei entsprechendem Gestationsalter kann die Geburteinleitung erwogen werden.

> Alle beschriebenen fetalen Zustandstests sind besser geeignet bei unauffälligem Ausfall die fetale Nichtgefährdung, als bei pathologischem Ausfall die fetale Gefährdung zu prognostizieren.

Nach Möglichkeit sollen immer mehrere Verfahren der Schwangerenüberwachung gleichzeitig angewandt werden, um die Grundlage für eine therapeutische Entscheidung nicht von einem einzigen Parameter abhängig zu machen.

14.7.5 Dopplersonographische Blutströmungsmessung

Das **gepulste Dopplerverfahren** zur Prüfung des Blutflussverhaltens der fetoplazentomaternalen Einheit gewinnt zunehmend an Bedeutung.

Vorteil ist die Möglichkeit nichtinvasiv das Blutströmungsmuster und -verhalten sowohl in uteroplazentaren wie in fetalen Gefäßen beurteilen zu können. Möglich wird auch das Erkennen verschiedener Fehlbildungen. Die Methode erlaubt ferner die Überprüfung der Auswirkung therapeutischer Maßnahmen auf den Gefäßwiderstand. Die Dopplersonographie sollte auf die 2. Schwangerschaftshälfte beschränkt werden (bei langdauernder Anwendung mit hohen Intensitäten möglicherweise Erwärmung des fetalen Gewebes).

Für die Dopplersonographie gelten folgende Anwendungsbereiche:

- Verdacht auf intrauterine Wachstumsretardierung
- Schwangerschaftsinduzierte Hypertonie/Präeklampsie/Eklampsie
- Zustand nach Mangelgeburt/intrauterinem Fruchttod
- Zustand nach Präeklampsie/Eklampsie
- Auffälligkeiten der fetalen Herzfrequenzregistrierung
- Begründeter Verdacht auf Fehlbildung/fetale Erkrankung

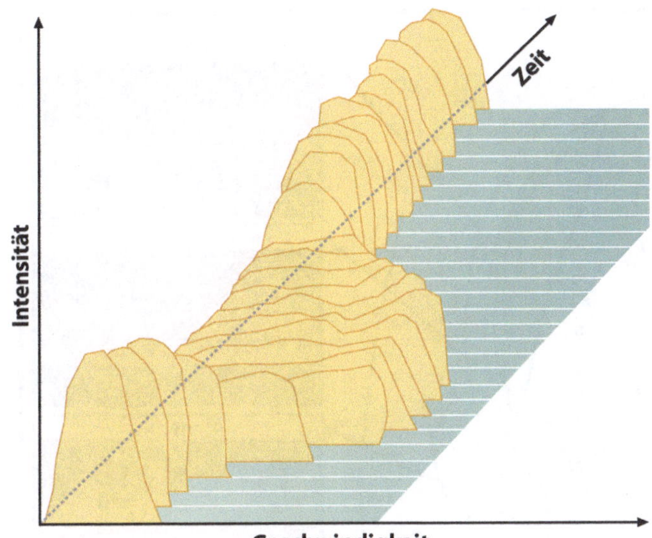

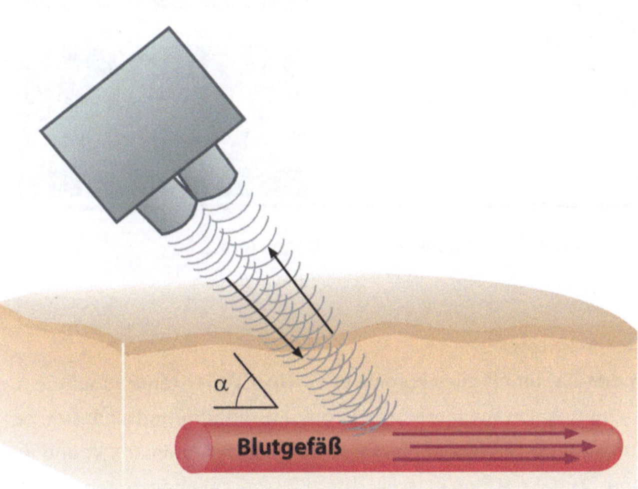

Abb. 14.55. Doppler-Prinzip zur Messung von Blutströmungsgeschwindigkeiten. Nach Spektralanalyse wird die Verteilung der Blutströmungsgeschwindigkeiten der korpuskulären Blutbestandteile während der Systole und Diastole auf einer Zeitachse dargestellt

- Mehrlingsschwangerschaft bei diskordantem Wachstum
- Abklärung bei Verdacht auf Herzfehler/Herzerkrankungen.

> Die Dopplersonographie erlaubt die Abschätzung des intrauterinen Asphyxierisikos.

Blutanalysen aus der Nabelschnur weisen ebenso wie plazentamorphologische Veränderungen gute Korrelationen mit pathologischen Dopplerindizes auf.

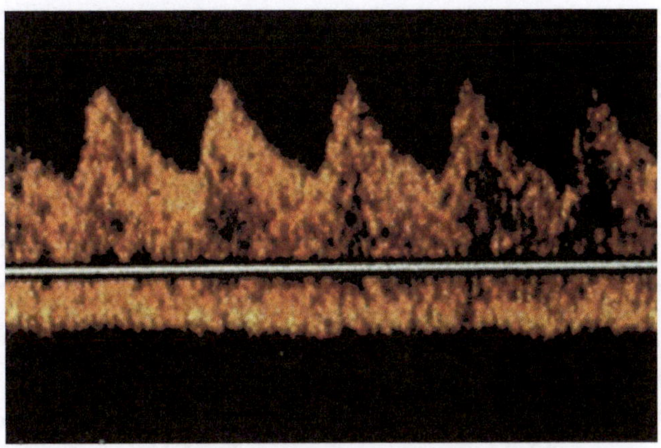

Abb. 14.56. Darstellung des Dopplersignals aus einer A. und V. umbilicalis mit Hilfe eines farbcodierten Duplex-Scanners

Die Dopplersonographie ist nicht geeignet, akute Risiken wie durch Blutdruckabfall der Mutter bedingte Minderperfusion, Plazentalösungen oder später erfolgende Nabelschnurkomplikationen anzuzeigen. Zudem ist ihre Aussagekraft in den fetalen Gefäßen der Frühschwangerschaft und Übertragung eingeschränkt.

Dopplerprinzip

Das Dopplerprinzip besteht darin, dass Ultraschallwellen, die auf ein sich bewegendes Objekt treffen, mit veränderter Frequenz zurückkehren, während Ultraschallwellen von einem immobilen Objekt in der gleichen Frequenz reflektiert werden (Abb. 14.55).

Während **Continuous-wave-Dopplergeräte** kein gezieltes Aufsuchen von Blutgefäßen ermöglichen, erlauben dies die **Duplex-Scanner**. Unter gleichzeitiger Darstellung des Real-time-Bildes kann das Zielgefäß aufgesucht und ein für das Gefäßgebiet charakteristisches Blutströmungsmuster abgeleitet werden (Abb. 14.56). Durch **Farbcodierung** mit Beimischung von Grüntönen lassen sich Blutrichtung, Geschwindigkeit und das Auftreten von Turbulenzen weiter differenzieren. Nach Vereinbarung werden Flüsse, die auf den Schallkopf zulaufen, rot, solche die sich von ihm wegbewegen, blau dargestellt.

Physiologie und Pathophysiologie

Physiologischerweise sinkt der Gefäßwiderstand im uteroplazentaren Strombett (Spiralarterien, Aa. arcuatae, Uteringefäßen) als Folge der Trophoblastinvasion bis zur ca. 20.–24. SSW ab. Bei normaler uteroplazentarer Durchblutung (Abb. 14.57) findet sich in den uterinen Gefäßen ein niedriger Gefäßwiderstand, ausgedrückt durch eine niedrige Pulsatilität.

Eine chronische **uteroplazentare Insuffizienz** führt dagegen zu einem Anstieg des Gefäßwiderstandes und damit zu einer erhöhten Pulsatilität. Eine charakteristische frühdi-

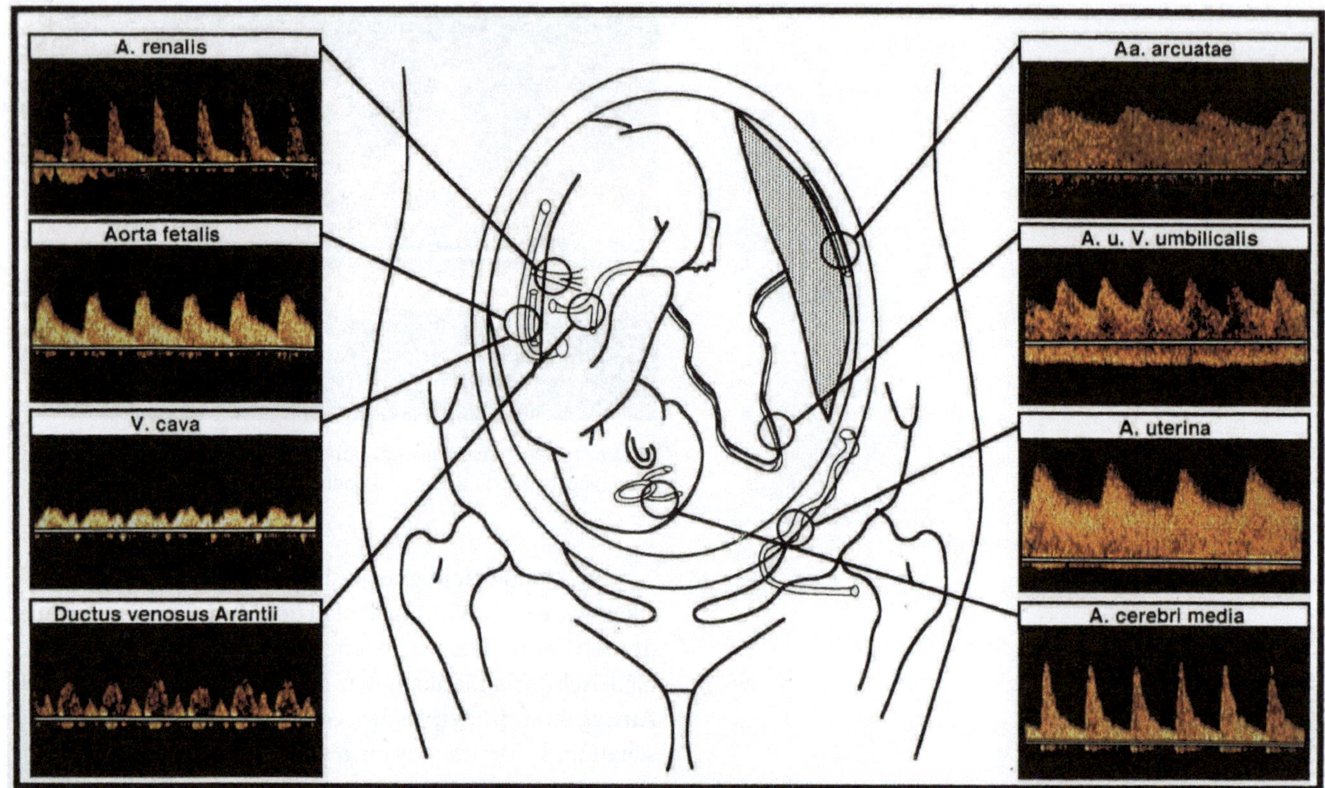

Abb. 14.57. Typische unauffällige Blutströmungsmuster in uteroplazentaren, umbilikalen und fetalen Gefäßgebieten

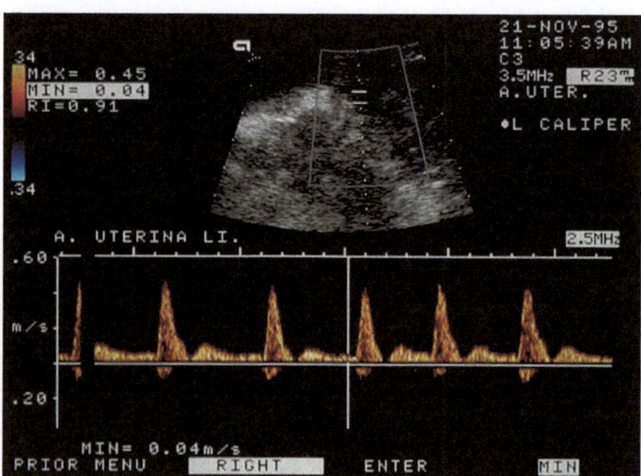

Abb. 14.58. Frühsystolische Inzisur (notch) in der A. uterina links bei einer Schwangeren ohne Klinik in der 26. SSW. Die Patientin entwickelte später eine Präeklampsie

astolische Inzisur (*notch*), die nach der 20. SSW persistiert, kann einen frühen Hinweis auf eine sich später entwickelnde schwangerschaftsinduzierte Hypertonie (Abb. 14.58) geben. Vor der 20. SSW ist ein *notch* meist physiologisch.

Aa. umbilicales

In den Aa. umbilicales kommt es zu einer Widerstandsabnahme im nachgeschalteten plazentaren Strombett, die aufgrund einer stetigen Zunahme der tertiären Stammzotten bis zum Termin anhält und mit einer Zunahme der diastolischen Flussgeschwindigkeiten einhergeht.

Um und nach dem Geburtstermin wird in diesem Gefäß ein Abfall der diastolischen Flussgeschwindigkeiten (Wiederanstieg des Widerstandes) bei gleichzeitiger Zunahme des diastolischen Flusses im fetalen Gehirn (Termineffekt) beobachtet, der in der Regel nicht mit einer hypoxischen Gefährdung verbunden ist.

Bei chronischen plazentaren und/oder präplazentaren Perfusionsbeeinträchtigungen nimmt der Gefäßwiderstand der Aa. umbilicales vor allem durch eine Reduktion der diastolischen Blutflussgeschwindigkeiten ab. Bei drastischer Einschränkung kann diese Reduktion bis zur Grenze der Nichtnachweisbarkeit (diastolischer Nullfluss, *zero flow*) gehen. In Extremfällen kommt es in diesen Gefäßen sogar zu einer diastolischen Flussumkehr (*reverse flow*).

A. cerebri media

Auch im fetalen Gehirn (A. cerebri media) ist ein pulsatiles Muster mit niedrigen enddiastolischen Blutflussgeschwindigkeiten physiologisch.

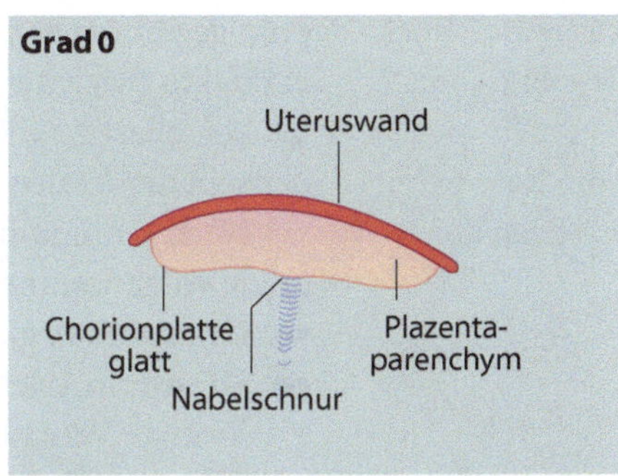

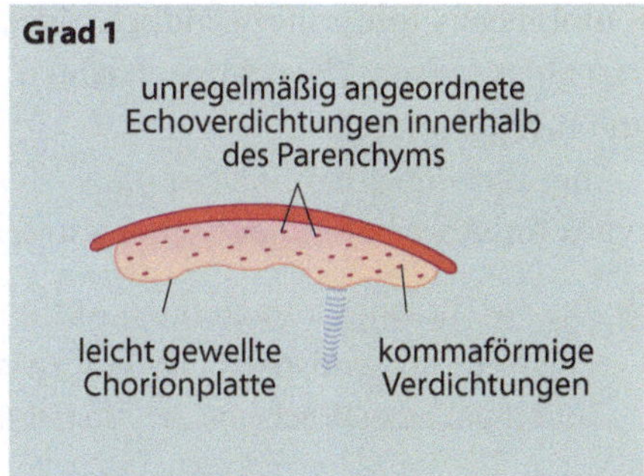

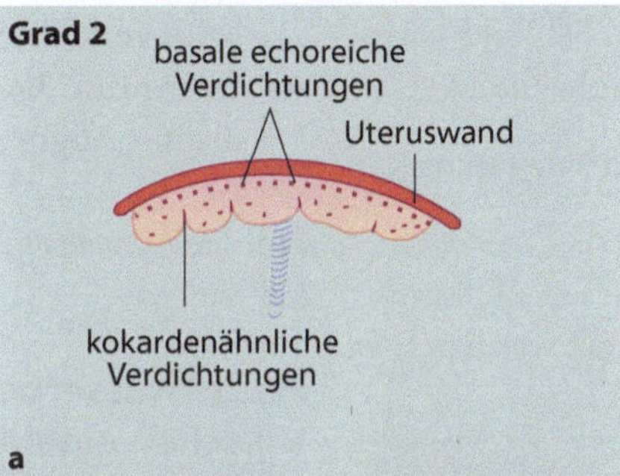

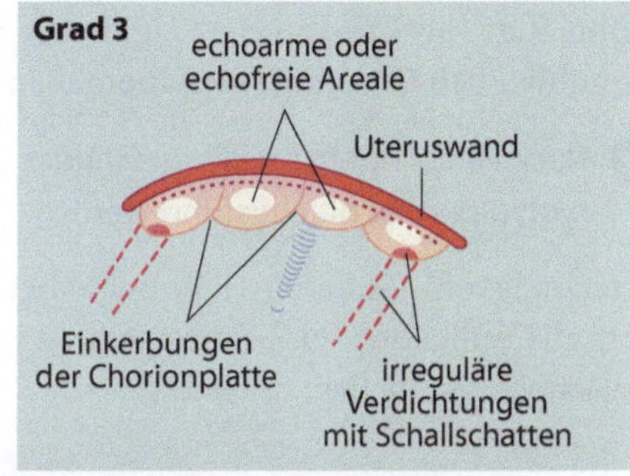

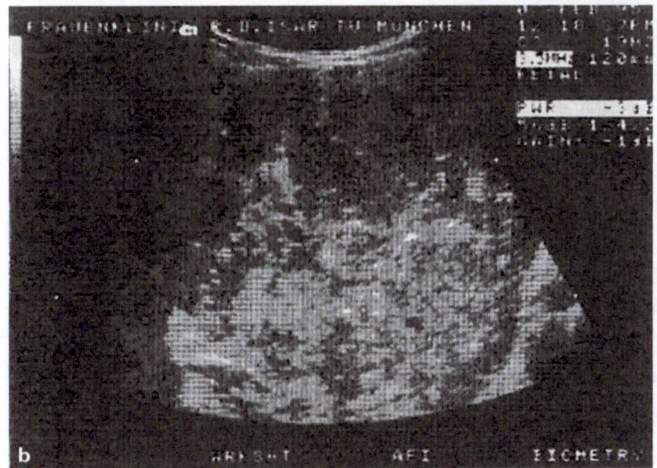

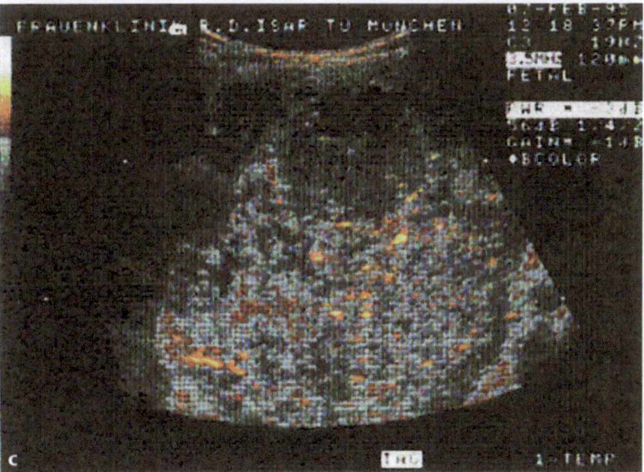

Abb. 14.59. Plazentaverkalkung. **a** Einteilung nach Grannum Grad I–IV. **b** Darstellung einer Plazenta Typ Grannum II–III im Graubild. **c** Darstellung im Bicolor-Bild. In der letzteren Darstellung heben sich die Verkalkungen deutlicher ab

Wie in der Aorta fetalis bleibt bei ungestörten uteroplazentaren Perfusionsverhältnissen der Gefäßwiderstand im fetalen Gehirn während der Schwangerschaft weitgehend konstant. Lediglich um und nach dem Geburtstermin (Bereich der Übertragung) wird der oben beschriebene Termineffekt mit einer Absenkung des Gefäßwiderstandes (Erhöhung der diastolischen Flußgeschwindigkeit) häufiger beobachtet. Er geht in der Regel nicht mit einer hypoxischen Gefährdung einher.

Im Falle einer ausgeprägten uteroplazentaren Minderperfusion kommt es im Fetus, zu einer Blutumverteilung zugunsten lebenswichtiger Organe wie dem Gehirn, dem Herz und den Nebennieren (Sauerstoffsparschaltung, *brain-sparing-effect*). Andere Organe wie Intestinum oder Nieren werden minderperfundiert. Die Unterversorgung der Nieren führt über eine verminderte Urinausscheidung zum Bild des Oligohydramnions.

! Die Blutumverteilung vor dem Termin ist stets ein Warnhinweis für eine drohende intrauterine Asphyxie. Eine stationäre Aufnahme ist ratsam.

Bei weiter hochpathologischem peripheren Flussmuster kann eine Zunahme der Pulsatilität in den fetalen Hirngefäßen den Verlust der Kompensationsfähigkeit bedeuten (Hirnödem).

Bei zunehmender Dekompensation sind ein diastolischer Nullfluss (*zero flow*), eine ausgeprägte Pulsation in der

V. umbilicalis und schlussendlich ein diastolischer Rückwärtsfluss (*reverse flow*) zu beobachten. Diese Flussmuster sind meist irreversibel.

Bei *zero-flow* bzw. *reverse-flow* steigt die Rate bereits hypoxämischer bzw. azidotischer Kinder drastisch an.

! Die Gefahr eines intrauterinen Absterbens bei derartigen Flussmustern wird in der Literatur zwischen 15% und 50% innerhalb einer Woche nach Feststellung angegeben!

Gleichzeitig wird bei diesen Flussmustern eine deutlich erhöhte Rate (bis 12%) an Herz- und weiteren Fehlbildungen einschließlich Chromosomenanomalien beobachtet.

> Nach Fehlbildungen sollte gefahndet und eine rasche Karyotypisierung durchgeführt werden.

Abhängigvom Gestationsalter sollte bei diesen Flussmustern die Indikation zur Sectio caesarea gestellt werden. Die Falschpositivrate liegt unter 1%.

Fehlerquellen bei der Messung
- Wahl eines zu flachen Einfallwinkels,
- zu hoher Gefäßwandfilter,
- Messung während starker kindlicher Aktivität,
- Brady- bzw. Tachykardie.

Die aussagekräftigsten Gefäßgebiete sind die Aa. uterinae, die A. umbilicalis und die A. cerebri media.

14.7.6 Ultraschallsonographische Zustandsdiagnostik

Plazentabeurteilung

Der Verdacht auf Plazentainsuffizienz bei Mangelentwicklung der Frucht kann durch eine auffallend kleine Plazenta gestützt werden. Eine auffallend große Plazenta wird bei Feten diabetischer Mütter und bei Hydrops fetalis (Morbus haemolyticus) angetroffen.

Die intrauterine morphologische Plazentadiagnostik mittels Ultraschall kommt in Frage bei:
- übertragener Schwangerschaft,
- Verdacht auf intrauterine Wachstumsretardierung,
- hypertensiven Erkrankungen der Mutter.

Finden sich Zeichen vorzeitiger Reifung bzw. Alterung, muss mit einer höheren Rate fetaler intrauteriner Dystrophie gerechnet werden. In Terminnähe verliert eine stark verkalkte Plazenta ihre prognostisch negative Bedeutung. Sie korreliert zu diesem Zeitpunkt eher mit dem Vorhandensein der fetalen Lungenreife, als mit Dysmaturität.

Nach Grannum kann eine Einteilung in drei Schweregrade vorgenommen werden (Abb. 14.59):
- **Grannum 0**: glatte Basalplatte, keine Verkalkungen
- **Grannum 1**: leicht gewellte Basalplatte, kleine kommaförmige Verkalkungen
- **Grannum 2**: stärker gewellte Basalplatte, kokardenähnliche Verkalkungen
- **Grannum 3**: stark eingezogen Basalplatte mit echodichter Abgrenzung der Kotyledonen.

Höhere Schweregrade nehmen in Terminnähe an Häufigkeit zu.

Fruchtwasserbeurteilung

Ursachen einer Dyshydramnie (Poly-/Oligohydramnion)

Die Fruchtwassermenge ist in der 2. Schwangerschaftshälfte von der Teilnahme des Feten am Flüssigkeitsaustausch bestimmt.

Eine vermehrte Fruchtwassermenge (**Polyhydramnion**) muss Grund sein, nach anatomischen Anlagestörungen im Magen-Darm-Trakt zu fahnden.

Eine auffällig verringerte Fruchtwassermenge (**Oligohydramnion, Anhydramnion**), kann auf eine Plazentainsuffizienz mit intrauteriner Malnutrition hinweisen. Gedacht werden muss an:
- Vorzeitiger, unerkannter Blasensprung
- Urogenitalsystemfehlbildungen (reduzierte fetale Urinausscheidung)
- Plazentare bzw. umbilikale Fehlanlagen

Fehlanlagen der Plazenta bzw. der Nabelschnur können über eine nutritive Minderversorgung des Fetus eine reduzierte Fruchtwassermenge zur Folge haben. Als Ursachen kommen Chorangiome der Plazenta, arteriovenöse plazentare Shunts zwischen den Kreisläufen monochorialer Zwillinge (fetofetales Transfusions-Syndrom) bzw. eine singuläre (Abb. 14.60), aber auch eine überzählige 3. Nabelschnurarterie in Frage.

Bei massiver fetaler Mangelversorgung kommt es aufgrund einer Blutumverteilung zugunsten lebenswichtiger Organe zu einer verminderten Nierenperfusion mit entsprechend reduzierter renaler Ausscheidungsleistung und Urinproduktion. Aus den gleichen Gründen kommt es,

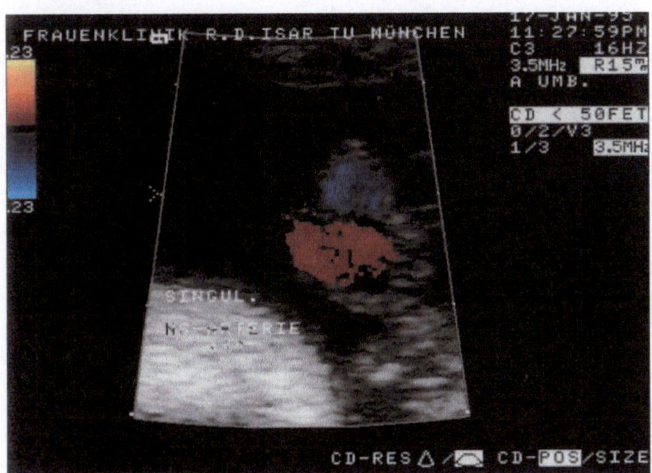

Abb. 14.60. Fardopplersonographischer Nachweis einer singulären Nabelschnurarterie in Zusammenhang mit einer intrauterinen Wachstumsretardierung (Plazentainsuffizienz)

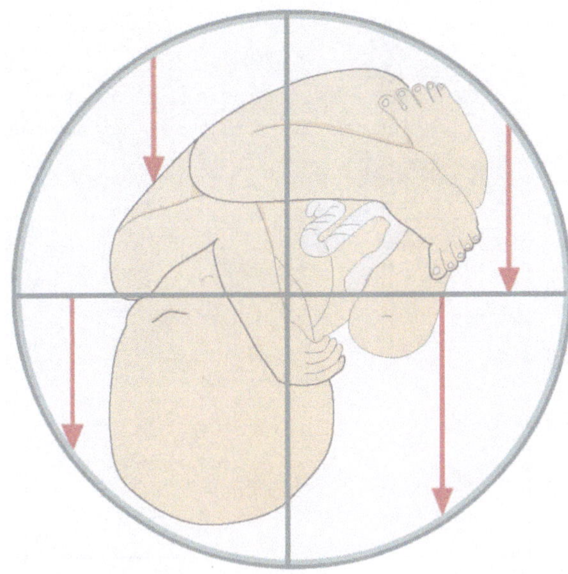

Abb. 14.61. Schematische Darstellung des Vorgehens zur Ermittlung des AFI (*amniotic fluid index*). Der Uterus wird in 4 Quadranten geteilt und die jeweils tiefsten vertikal gemessenen Fruchtwasserdepots addiert

wenn größere Plazentaareale z. B. durch vorzeitige Zottenreifung oder Infarzierung ausfallen und für die Perfusion nicht mehr zur Verfügung stehen (Plazentainsuffizienz) zur Abnahme der Fruchtwassermenge.

Beurteilung der Fruchtwassermenge

Physiologischerweise nimmt die Fruchtwassermenge zunächst mit dem Gestationsalter zu, in Terminnähe und über dem Termin jedoch wieder ab.

> Um den Geburtstermin beträgt die physiologische Fruchtwassermenge ca. 1 Liter.

Visuell fällt bei drastisch verminderter Fruchtwassermenge die schlechte ultrasonographische Darstellbarkeit des Feten auf. Echoleere, schwarz erscheinende, vermeintliche Fruchtwassernischen lassen sich durch Hinzuschalten der Farbkodierung mittels eines Duplex-Scanners (*color flow mapping*) oft als Nabelschnurkonvolute entlarven.

Klinisch völlig ausreichend und nichtinvasiv ist der ultrasonographische vertikale Abgriff von Fruchtwasserdepots. Für die Definition eines Oligohydramnions werden verschiedene Grenzwerte aufgeführt (Fruchtwasserdepots mit maximal 1, 2 bzw. 3 cm vertikaler Ausdehnung).

Eine systematischere Schätzung der Fruchtwassermenge erlaubt der *amniotic fluid index* (**AFI**). Die maximalen Fruchtwasserdepots werden in allen 4 Quadranten des Uterus vertikal-biometrisch erfasst und addiert (Abb. 14.61). Interponierte kleine Teile des Feten bzw. Nabelschnur werden beim Messstreckenabgriff nicht abgezogen.

Definition

Ein AFI ≤5 cm (addierte vertikale Fruchtwassermenge aus den 4 Quadranten) gilt als pathologisch (Oligohydramnion).

Fruchtwasserfärbung

> Die Grünfärbung des Fruchtwassers gilt als Hinweis auf eine fetale Gefährdung.

Hypoxische Gefahrenzuständen stimulieren die fetale Darmperistaltik und führen durch Mekoniumabgabe in das Fruchtwasser eine Grünverfärbung herbei.

Nach ungestörtem Schwangerschaftsverlauf wird nur bei 5% grünes Fruchtwasser beobachtet, bei Risikoschwangeren jedoch in bis zu 30% der Fälle.

Der Einsatz der Amnioskopie ist in den letzten Jahren aber zurückgegangen und wird praktisch nicht mehr durchgeführt:

- Hohe Falsch-positiv-Rate: Ca. 80% der Feten mit mekoniumhaltigem Fruchtwasser sind nicht hypoxämisch bzw. azidotisch.
- Fehlender Frühwarneffekt: Bei den richtig-positiven Fällen ist die Hypoxämie bereits eingetreten, sie kann bis zu 3 Tage zurückliegen.
- Neuere Überwachungsverfahren (Dopplersonographie) zeigen früher und verlässlicher die fetale Gefährdung an.

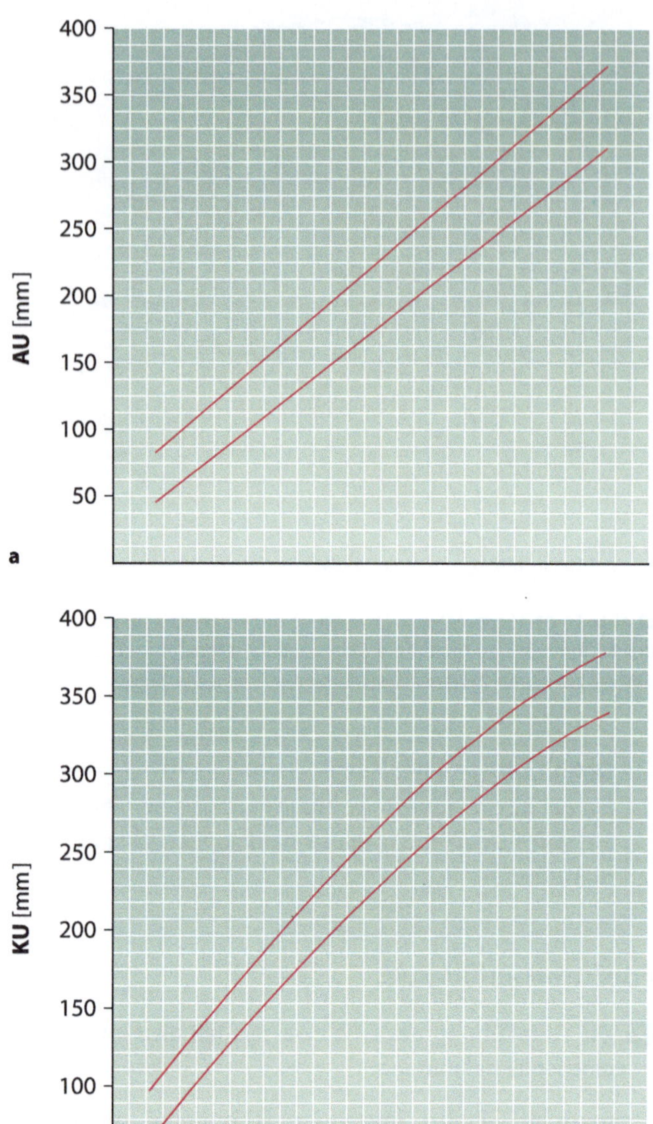

Abb. 14.62. Entwicklung von **a** Abdomen- und **b** Kopfumfang während der Schwangerschaft bei unkomplizierten Verläufen

Ultraschallbiometrie

Das Geburtsgewicht ist abhängig vom Gestationsalter und dem fetalen Wachstum.

Bei gleichem Gestationsalter sind niedrige Fetalgewichte mit steigender perinataler Mortalität korreliert. Das für das Gestationsalter untergewichtige Kind (**SGA** = ***Small for Gestational Age***) ist, wenn es sich dabei ätiologisch um eine intrauterine Wachstumsretardierung (**IUGR** = ***Intrauterine Growth Retardation***) handelt, der stärkste Prädikator für die perinatale Mortalität.

Die vorgeburtliche ultrasonographische Diagnostik beschränkt sich zunächst auf die Feststellung des SGA-Feten. Voraussetzung ist eine exakte Bestimmung des Gestationsalters (Scheitel-Steiß-Längenmessung in der Frühschwangerschaft). Normkurven erleichtern die Diagnostik. Durch die Messung von Kopf- und Abdomendurchmesser bzw. -umfang sowie der Femurlänge, kann das fetale Gewicht in utero abgeschätzt und daraus der Entwicklungsstand abgeleitet werden (Abb. 14.62). Bei Risikoschwangerschaften wie Präeklampsie, Diabetes und Rh-Inkompatibilität ist ein ultrasonographischer Verdacht auf eine fetale Mangelentwicklung klinisch besonders hoch zu gewichten.

Symmetrische Wachstumsretardierung

Das Verhältnis von Kopf zu Thorax (Kopf-Thorax-Index) gibt Aufschluss über die entsprechenden Körperproportionen. Berücksichtigt wird, dass die Wachstumsgeschwindigkeiten von Kopf und Rumpf während der normalen Entwicklung differieren. Der tägliche Zuwachs des biparietalen Durchmessers verringert sich im II. Trimenon signifikant, während die Wachstumsraten des thorakalen Durchmessers im II. und III. Trimenon konstant bleiben, sodass gegen Ende der Tragzeit ein Verhältnis beider Durchmesser von 1:1 erreicht wird.

Eine symmetrische Wachstumsretardierung ist eher in der Frühschwangerschaft zu beobachten, wenn in der Phase der Vermehrung der Zellzahl von Störungen alle Organe gleichmäßig betroffen sind. Genetische Störungen müssen ausgeschlossen werden.

Asymmetrische Wachstumsretardierung

In der 2. Schwangerschaftshälfte kommt es aufgrund einer Blutumverteilung des Gehirns zu einem Weiterwachstum desselben (*brain sparing effect*), während gleichzeitig z. B. durch Utilisierung der Glykogenreserven in der Leber und durch Minderperfusion anderer Organe ein asymmetrisches Wachstumsbild mit einem, vor allem im Abdomenumfang, zurückbleibenden Wachstum festgestellt werden kann. Ca. 70% aller Wachstumsretardierungen zeigen dieses, aufgrund der genannten Kompensationsmechanismen, asymmetrische Bild.

Zur Abschätzung des chronischen Hypoxierisikos bei SGA-Situation bietet sich die dopplersonographische Diagnostik der uteroplazentaren und fetalen Gefäßen an.

14.7.7 Fetale Skalpblutanalyse

Nur 30–50% der Feten mit »hochpathologischem« CTG-Muster sind bei der Geburt hypoxämisch oder azidotisch.

Mit der von Saling eingeführten direkten Blutabnahme am fetalen Skalp, können mit der Bestimmung von pH,

PCO_2, PO_2, base excess sowie des fetalen Hämoglobins, die Oxygenierung fetaler Gewebe sowie die Pufferreaktionen erfasst werden.

> Durch die Kombination von CTG und fetaler Skalpblutanalyse können unnötige operative Entbindungen vermieden werden.

Der Abfall des fetalen pH-Wertes kann als Messgröße für die Beurteilung des plazentaren Gasaustausches herangezogen werden.

> Die früher als Mikroblutuntersuchung (MBU) bezeichnete Methode sollte zur Unterscheidung von der antepartualen fetalen Mikroblutanalyse via Nabelschnurpunktion exakter fetale Skalpblutanalyse (FSBA) oder Saling-Technik genannt werden.

Praxisbox Fetale Skalpblutanalyse

Voraussetzung ist die Passierbarkeit der Zervix für ein schmales Amnioskop sowie die freie Zugänglichkeit an den vorangehenden fetalen Teil (Kopf oder Steiß). Bei geschlossener Zervix, im Bereich extremer Frühgeburtlichkeit (zu dünne Skalphaut und zu weicher Schädel), bei Placenta praevia oder nicht führendem Mehrling ist die Technik nicht anwendbar (ca. 10–20% der Indikationen).

Nach Blasensprung bzw. instrumenteller Eröffnung der Fruchtblase wird der vorangehende Teil endoskopisch mit einem durch eine Kaltlichtquelle beleuchtbaren Spezialamnioskop eingestellt, die geplante Inzisionsstelle mit Öl betupft, damit der austretende Blutstropfen sich formiert und aus 1–2 kleinen V-förmig angebrachten Stichinzisuren Blut in eine heparinisierte Glaskapillare angesaugt und analysiert (■ Abb. 14.63).

Es ist von Vorteil die Stichinzision im oberen Gesichtsfeld des Amnioskopes durchzuführen. Der Druck über das Amnioskop sollte dabei nur mäßig sein, um eine Kompression des Kapillarbettes zu verhindern. Durch eine Hilfsperson kann durch einen leichten Fundusdruck eine bessere Einstellung des fetalen Köpfchens erzielt werden. Man erhält arteriovenöses Mischblut.

Indikation

Die FSBA ist indiziert bei:

- Suspekter Basalfrequenz (FHF <110 bzw. >150 SpM),
- ausgeprägten frühen Dezelerationen, bei späten oder variablen Dezelerationen,
- pathologischen Oszillationstypen (bei silentem und bedingt bei saltatorischem FHF-Muster),
- bei schwer deutbarem »suspektem« CTG-Muster.

Die Zahl der falsch-negativen FSBA (normazider Geburts-pH unmittelbar nach präazidotischer bzw. azidotischer FSBA) ist mit 6% niedrig und das fetale Risiko (Blutung aus der Einstichstelle oder Infektion) sehr gering. Dennoch sollte eine FSBA bzw. deren Wiederholung vermieden werden bei:

- Hereditäre Gerinnungsstörungen,
- extreme Frühgeburtlichkeit,
- HIV-Erkrankung der Mutter,
- Normalisierung des CTG nach geeigneten Maßnahmen (Lagerung, Tokolyse, Abstellen eines Wehentropfes),
- Nichtnormalisierung des CTG nach geeigneten Maßnahmen. Hier sollte je nach klinischer Situation die Entbindung angestrebt werden,
- während oder kurz nach einer Bradykardie,
- terminale Bradykardie (Entbindung anstreben).

> Die Fetalblutanalyse ist nur dann sinnvoll, wenn auch unmittelbare geburtshilfliche Konsequenzen gezogen werden können.

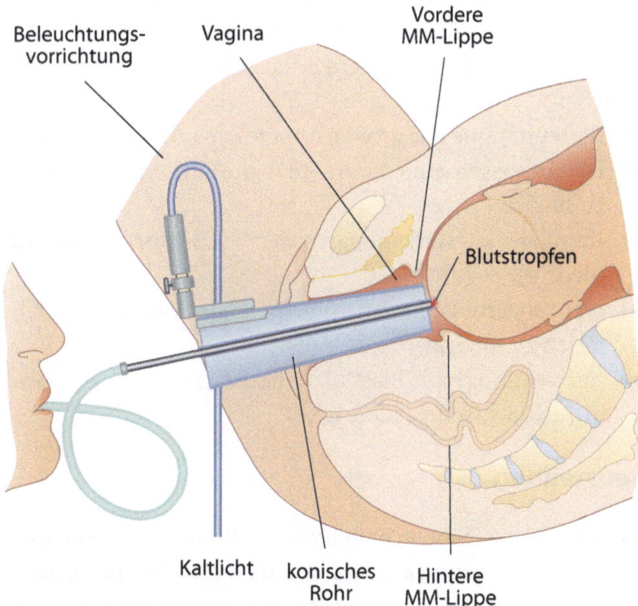

■ **Abb. 14.63.** Schema der Blutentnahme vom fetalen Kopf unter der Geburt (Saling-Technik)

Tab. 14.15. Empfohlenes Vorgehen in Abhängigkeit vom Ergebnis der fetalen Skalpblutanalyse (nach Saling)

pH-Wert		Empfehlung
Physiologischer Bereich	pH ≥7,25	FSBA wiederholen bei Warnsignal
Präpathologischer Bereich	pH 7,24–7,20	Bei Risikogeburt Entbindung, sonst Wiederholung <30 min
Pathologischer Bereich	pH <7,20	Intrauterine Reanimation und Entbindung

Normwerte

Normwerte der fetalen Skalpblutanalyse

Die wichtigsten sind:
- Eröffnungsperiode pH 7,33, pCO_2 45 mmHg, STB (Standardbikarbonat) 19 mval/l
- Austreibungsperiode pH 7,28, pCO_2 51 mm Hg, STB 16 mval/l (Tab. 14.15).

Für pCO_2 betragen die Grenzwerte in der Austreibungsperiode 62 mmHg, für STB 20–23 mval/l.

Folgende **Fehlermöglichkeiten** sollten ausgeschlossen sein:
- Blutentnahme aus großer Kopfgeschwulst (Blutstase),
- Fruchtwasserbeimengung (pH-Wert in der Regel falsch zu niedrig),
- Kapillare zu stark heparinisiert (pH-Wert falsch zu niedrig),
- nicht anaerobe Blutabnahme (pO_2 falsch zu hoch, pCO_2 falsch zu niedrig),
- Verwendung von Plastikkapillaren (pCO_2 wegen Abdiffusion falsch zu niedrig).

Beurteilung

> Sofern eine FSBA technisch durchführbar ist, ist eine operative Entbindung alleine aufgrund des CTG-Musters (Ausnahme: terminale Bradykardie bzw. Bradykardie ohne Erholungstendenz) als obsolet zu betrachten.

In der Vergangenheit wurden die CTG-Veränderungen oft überbewertet. Das CTG muss als eine Vorscreening-Methode betrachtet werden.

> Nur 10% der hypoxischen fetalen Schädigungen lassen sich tatsächlich auf das Geburtsereignis zurückführen lassen. 70% der hypoxischen Schäden entstehen antenatal, ca. 20% postnatal.

Angesichts der Häufung schwerer Zerebralschäden im antepartualen Bereich muss ein besonderes Ziel darin liegen, die vorgeburtliche Überwachung zu intensivieren. Die exakte Anamnese, der klinische Befund und Methoden wie die Routineultraschalluntersuchung sind geeignet, Risikokollektive zu definieren, die einer intensivierten Überwachung mit Karyotypisierung, Dopplerultraschall, CTG-basierten Zusatztests etc. zugeführt werden sollten (Abb. 14.64).

Die Diagnostik des Blutströmungsverhaltens mit Hilfe des gepulsten Dopplerverfahrens gibt sehr frühzeitig Hinweise auf eine Plazentainsuffizienz bzw. notwendig werdende Umverteilungsvorgänge, und zwar zu einem Zeitpunkt, bevor die üblichen Parameter (CTG, fetale Biometrie, Hormondiagnostik) einen fetalen Mangelzustand vermuten lassen.

In Kürze

Überwachungsmethoden des Feten

Kardiotokographie (CTG): Wehen graphische, fetale Herzfrequenz (FHF) akustische und graphische Darstellung. Ausschluss fetaler Hypoxie. Antepartual bei Risikoschwangerschaften, auch Doppler-Ultraschall-Kardiographie.
- Tachykardie: Kann auf Hypoxämie hinweisen.
- Bradykardie: V. a. Herzfehler.
- Akzeleration: Frequenzbeschleunigung.
- Sporadisch, wehenunabhängig: Keine Bedeutung oder kurze Nabelschnurkompression.
- Periodisch, wehenabhängig: Fetale Hypoxie.
- Dezeleration: Frequenzverlangsamung.
- Periodisch, wehenabhängig:
- Frühe Dezelerationen: Typ I, Dip I, Frühtief: Physiologisch
- Späte Dezeleration: Typ II, Dip II, Spättief: Asphyxie, unter der Geburt rasche Entbindung.
- Variable Dezeleration : Dip I und Dip II Nabelschnurkompression, klinisches Vorgehen wie bei Typ II.
- Sporadisch, wehenunabhängig:
- Typ 0: Nabelschnuralteration.
- Prolongierete Dezeleration: Hypoxisch bedingt

▼

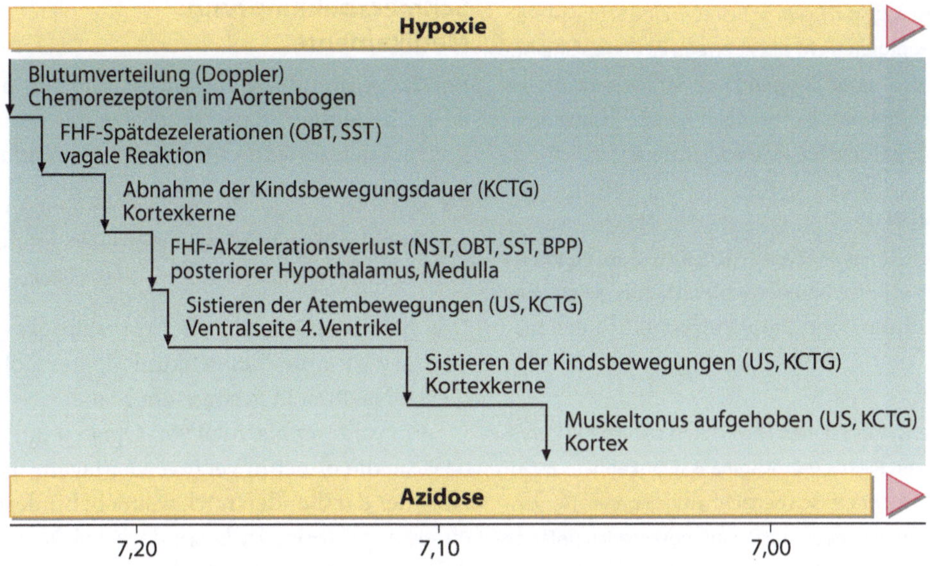

Abb. 14.64. Zeitliche Abfolge fetaler Auffälligkeiten und Angabe der Messmethode in Abhängigkeit vom Ausmaß der Hypoxämie und Azidose

- Oszillation (Fluktuation, Undulation): Wehenunabhängig, kurzfritiger Frequenzverlust spricht für Hypoxie, silenter, eingengt-undulatorischer, undulatorischer (physiologisch), saltatorischer Typ.

Fischer-Score (Beurteilungsschema). FHF beeinflussbar durch fetalen Schlaf-Wach-Rhythmus, Medikamente. Fetale Stimulationstest (Stoßpalpation, akustisch), biophysikalisches Profil (Körper-Armbewegungen, Fruchtwassermenge), Kinetokokardiographie (KCTG, fetale Bewegungen), Oxytoxinbelastungstest.
Dopplersonographie: gepulstes Dopplerverfahren, Messung des Blutflussverhaltens, Fehlbildungen, Bezugsgefäße: Aa. uterinae, A. umbilicale, A. cerebri media.
Sonographische Zusatzdiagnostik: Plazentabeurteilung, Fruchtwasser, fetale Biometrie.
Fetale Skalpblutanalyse: pH, pCO_2, Standardbikarbonat. Bei pathologischem CTG-Muster, Hypoxienachweis vor ggf. forcierter Entbindung.

14.8 Maßnahmen der Geburtserleichterung, Schmerzbekämpfung

Schmerzwahrnehmung

Unterschieden werden muss zwischen Schmerzwahrnehmung, Schmerzlokalisation, Schmerzerlebnis und Schmerzbewertung.

Das **Schmerzerlebnis**, nicht die Schmerzen selbst, kannbeeinflusst werden durch:
- Situation während der Schmerzauslösung,
- genetische Disposition,
- Erziehung,
- soziokulturelles Umfeld,
- weltanschauliche Bindungen und ethnische Herkunft.

Die **Schmerzschwelle** kann durch Angst, Trauer, Depression, Isolation, Schlaflosigkeit, Grübeln und Sorgen erniedrigt werden. Faktoren wie Zuwendung, Hoffnung, Schlaf, Ablenkung, Entspannung, aktive Beschäftigung mit anderen Dingen, Anxiolytika und Antidepressiva können sie erhöhen.

> Schmerz ist ein höchst subjektives Erlebnis.

Ursachen des Wehenschmerzes

> Die Ursachen des Wehenschmerzes sind letztlich unklar.

Wehenschmerz
Kontraktionsabhängige Ischämie und Gewebshypoxie werden angeschuldigt. Einen zusätzlichen Faktor stellt die isometrische Kontraktion des Uterus gegen den »Widerstand« der Zervix und des Perineums dar, die als »adäquater Reiz« der Schmerzauslösung in Hohlorganen aufgefasst werden kann. Nach derzeitigem Verständnis werden dadurch, sowie durch physikalische und chemische Noxen, periphere Nozizeptoren (freie Nervenendigungen) durch ortsständige Algetika wie Bradykinin, Kallikrein, Serotonin, Histamin, Acetylcholin, Prostaglandin E sowie H^+-

und K^+-Ionen erregt. Prostaglandin E nimmt insofern eine Schlüsselstellung ein, als es die Nozizeptoren nicht direkt erregt, es ohne seine Anwesenheit jedoch nicht zu einer Erregung der Schmerzrezeptoren kommt. Desgleichen sensibilisiert Acetylcholin bereits in niedrigen Konzentrationen die Nozizeptoren für andere Mediatoren.

Innervation des Uterus

Die Innervation des Uterus ist dem intramuralen Nervensystem zuzuordnen, einem Nervengeflecht, das seine Fasern aus dem Sympathikus und Parasympathikus bezieht.

Uterusinnervation

Vom intramuralen Nervensystem ziehen Fasern zum seitlich der Zervix im Parametrium gelegenen Plexus uterovaginalis (Frankenhäuser-Geflecht) und höher zu den topographisch benachbart gelegenen Nervengeflechten, dem Plexus hypogastricus und Plexus mesentericus inferior, die anatomisch eine Verzweigung des Beckenteils des sympathischen Grenzstrangs darstellen, jedoch einen beträchtlichen Anteil parasympathischer Fasern aufweisen. Hier erfolgt erstmals die Umschaltung der sympathischen Neurone, die nun zum Grenzstrang verlaufen, in dessen Lumbalganglien und unteren Thorakalganglien eine erneute Umschaltung erfolgt. Über die Rr. communicantes albi, markscheidenhaltige Nervenfasern, erfolgt im Bereich der 10., 11. und 12. Thorakal- sowie dem 1. Lumbalnerven der Anschluss an das Rückenmark.

Während die Fasern des parasympathischen Nervensystems im Allgemeinen den Spinalnerven folgen, ziehen sie von dem Beckenplexus als eigenständige Nn. pelvini zum 3. und 4. Sakralnerven.

Aus dem Bereich von Vagina, Perineum, Anus und den mehr medial und inferior gelegenen Anteilen von Vulva und Klitoris werden Schmerzreize hauptsächlich über Weiterverzweigungen der Nn. splanchnici pelvini, ihrerseits parasympathische Fasern des N. pudendus, fortgeleitet, um den Plexus sacralis zu erreichen, der sich aus Ästen der Spinalnerven L5 bis S3 ableitet.

Schmerzen, wie sie während der Eröffnungsperiode im Corpus uteri entstehen, werden in der frühen Eröffnungsperiode hauptsächlich über den 11. und 12. Thorakalnerven vermittelt.

Ein Großteil der Schmerzen entsteht bei vaginaler Geburt im tiefer gelegenen Genitaltrakt (Vagina, Perineum, Anus, Vulva, Klitoris). Aber auch in der Austreibungphase dauern die schmerzhaften Kontraktionen des Korpus an.

Geburtsvorbereitungskurse

Die Verarbeitung schmerzhafter Kontraktionen durch die Kreißende ist heute Gegenstand von Geburtsvorbereitungskursen. Die gesetzlichen Krankenkassen übernehmen hierfür derzeit die Kosten.

Schmerzbekämpfung

Medikamente

Bei der Anwendung von Medikamenten unter der Geburt ist zu bedenken, dass transplazentar zum Kind gelangte Pharmaka unerwünschte Wirkungen entfalten.

! Sedativa aus der Benzodiazepinreihe und Analgetika wie Pethidin (Dolantin) behindern den Atemantrieb des Neugeborenen bis hin zur Atemdepression.

Das Neuroleptikum Triflupromazin (Psyquil) sowie das zentral wirksame Analgetikum Meptazinol (Meptid) haben diesen Nachteil in geringerem Maße.

Ein weiterer Nachteil von Opiaten unter der Geburt ist, dass sie die ohnehin verzögerte Magen- und Blasenentleerung der Kreißenden noch weiter behindern und das Risiko einer Aspiration, insbesondere bei Notwendigkeit einer Allgemeinanästhesie, erhöhen.

Ausschaltung des N. pudendus

Praktische Bedeutung für die Schmerzausschaltung hat der N. pudendus erlangt, weil er knapp unter der Oberfläche des Lig. sacrospinale, dort wo es an der Spina ischiadica ansetzt, verläuft und einer Infiltrationsanästhesie zugänglich ist.

Periduralanästhesie (Epiduralanästhesie)

! Das Verfahren erfordert die ständige unverzügliche Verfügbarkeit eines Arztes, der eine assistierte Beatmung vornehmen kann für den Fall, dass es durch Aufsteigen des Anästhetikums im Periduralraum zur Ateminsuffizienz kommt.

Thrombozytopathien (Thrombozytenaggregationshemmer), subklinische Infektionen oder Erkrankungen des ZNS können einer Periduralanästhesie entgegen stehen.

Praxisbox Periduralanästhesie

Vor einer Periduralanästhesie ist wegen der damit verbundenen Blockade der Vasomotorik und der daraus resultierenden Gefahr eines mütterlichen Blutdruckabfalles mit nachfolgender uteriner Minderperfusion der fetoplazentaren Einheit das mütterliche Plasmavolumen durch Infusion von ca. 1 l einer klaren Lösung zu expandieren.

Ein flexibler Kunststoffschlauch wird etwa auf Höhe des L2-Interspinalraumes in den Rückenmarkskanal

▼

und dort nach kranial vorgeschoben, sodass die Spitze etwa auf Höhe des 12. Brustwirbelkörpers zu liegen kommt. Lässt sich Liquor aspirieren, liegt der Katheter nicht korrekt. Durch Applikation einer Testdosis von 3 ml einer 0,25%igen Bupivacain-Lösung und 1:200.000 Adrenalin wird einer akzidentellen subarachnoidalen bzw. intravenösen Injektion vorgebeugt. Im ersten Fall kommt es zu einer Spinalanästhesie (T10–S5), die anstelle der Epiduralanästhesie noch therapeutisch genutzt werden kann. Bei intravenöser Injektion bewirkt das Adrenalin für 20–30 s eine mäßige Tachykardie und Hypertension. Größere therapeutische Dosen sollten in beiden Fällen zurückgehalten werden. Bei korrektem Sitz wird Analgesie von ca. 1,5 h Dauer durch Applikation von z. B. 5–7 ml 0,5%igem Bupivacain erzielt.

Es gibt verschiedene Modifikationen des Verfahrens, die sich auf den Einsatz unterschiedlicher Analgetika und deren Applikationsform (Bolusinjektion vs. kontinuierliche Infusion) beziehen.

In Kürze

Geburtserleichterung, Schmerzbekämpfung
Schmerz als subjektives Erlebnis, stark beeinflussbar durch äußere Faktoren, psychische Stütze der Schwangeren deshalb sehr wichtig. Mechanismen des Wehenschmerzes letztlich unklar.
Geburtsvorbereitung: Kurse zur körperlich-seelichen Vorbereitung auf Geburt.
Medikamente: Übergang auf Fetus, Gefahr der Atemdepression.
Infiltrationsanästhesie des N. pudendus.
Periduralanästhesie: Applikation über Katheter, besonders bei Erstgebärenden sehr hilfreich. Beatmungsbereitschaft notwendig, wegen Blockade der Vasomotorik mütterlicher Blutdruckabfall möglich.

14.9 Neugeborene

14.9.1 Postnatale Adaptation

Die Anpassung des Neugeborenen an das extrauterine Leben ist bestimmt durch die beginnende Lungenatmung und die damit verbundene Kreislaufumstellung mit Eröffnung der pulmonalen Strombahn.

Bei der vaginalen Geburt aus Schädellage werden bis zu 40 ml Flüssigkeit aus den fetalen Alveolen und Bronchien ausgepresst. Beim ersten Atemzug, bei dem Drücke von bis zu 70 cm H_2O (7 kPa) erreicht werden, wird die Lungenflüssigkeit durch ein entsprechendes Luftvolumen ersetzt. Nach 2-3 Atemzügen ist das Residualvolumen etabliert. Das Kind wird aus Apnoe in Exspirationsstellung geboren. Ausgelöst wird der 1. Atemzug durch Kälte, vorausgegangene Kompression des Thorax beim Durchtritt durch den Geburtskanal, Hyperkapnie, Azidose und Hypoxie. Das Einströmen von Luft in die Alveolen bewirkt einen schnellen Abfall des Lungengefäßwiderstandes und einen raschen Anstieg des pulmonalen Blutvolumens. Die Stabilisierung der kindlichen Alveolen erfolgt durch den beim reifen Neugeborenen ausreichend produzierten Surfactant.

> Pränatal und sub partu nicht beeinträchtigte Kinder atmen nach der Geburt spontan. Sie benötigen in der Regel weder Stimulation noch Absaugen.

Adaption beim gesunden Neugeborenen (nach Saling, 1966)

- **1. Atemzug**: im Mittel nach 6 s, Grenzwert 20 s
- **1. Schrei**: im Mittel nach 15 s, Grenzwert 75 s
- **Regelmäßige Spontanatmung**: im Mittel nach 28 s, Grenzwert 90 min
- **Hautrötung**: im Mittel nach 1 min 21 s, Grenzwert 5 min

Das normale Neugeborene kommt mit einer leichten Sauerstoffschuld zur Welt, die es durch gesteigerte Atmung und Herzschlagfrequenz innerhalb von 10-20 min nach der Geburt ausgleicht. In den ersten Lebensstunden schwankt die Atemfrequenz zwischen 30 und 60/min. Die Herzschlagfrequenz pendelt sich um 135/min ein. Die Temperaturregulierung des Neugeborenen ist noch insuffizient. Die normale Kerntemperatur des Neugeborenen beträgt 37,0°C (±0,5°C). Folgen einer Hypothermie können metabolische Azidose, erhöhter Sauerstoffverbrauch, Hypoxämie und Hypoglykämie sein.

14.9.2 Zustandsdiagnostik des reifen Neugeborenen

Für die Beurteilung eines reifen Neugeborenen haben sich das **Apgar-Schema** und die Bestimmung des **pH-Wertes aus dem Nabelschnurarterienblut** bewährt.

Tab. 14.16. Apgar-Schema

Bewertung	0 Punkte	1 Punkt	2 Punkte
Atmung	keine	unregelmäßig	regelmäßig
Herzfrequenz	keine	<100/min	>100/min
Muskeltonus	schlaff	leicht gebeugte Extremitäten	aktive Bewegungen
Hautfarbe	blass/zyanotisch	Stamm rosig, Extremitäten zyanotisch	komplett rosig
Reflexerregbarkeit beim Absaugen	keine Reflexe	Grimassieren	Niesen, Husten, Schreien

Bewertung: Punktsumme 10–9: optimal lebensfrisch, Punktsumme 8–7: normal lebensfrisch, Punktsumme 6–5: leichte Depression, Punktsumme 4–3: mittelgradige Depression, Punktsumme 2–0: schwere Depression

Apgar-Score

Virginia Apgar, eine amerikanische Anästhesistin, gab 1953 das nach ihr benannte Punktesystem zur Vitalitätsbeurteilung des Neugeborenen an.

Das Apgarschema (Tab. 14.16) erlaubt mit Hilfe einfacher Kriterien eine schnelle Beurteilung der kardiopulmonalen und neurologischen Funktionen.

Das Apgar-Schema bewertet:

- Atmung (**A**)
- Herzfrequenz (**P**)
- Muskeltonus (**G**)
- Hautfarbe (**A**)
- Reflexe beim Absaugen (**R**)

Die Punktevergabe darf nicht zu früh erfolgen. Der Ein-Minuten-Apgar-Wert ermöglicht eine schnelle Abschätzung des Zustandes nach der Geburt. Ein Zusammenhang zwischen niedrigen Apgarwerten nach 5 min und entwicklungsneurologischen Problemen im weiteren Verlauf konnte gezeigt werden.

Für die postnatale Beurteilung von Frühgeborenen ist das Apgar-Schema wenig brauchbar, da die Parameter Atmung, Muskeltonus und Reflexe beim Absaugen vom Gestationsalter abhängig sind.

Säuren-Basen-Status

Zur Bestimmung des Säuren-Basen-Status (Saling 1966) wird nach der Geburt aus der Nabelschnurarterie eine Blutgasanalyse durchgeführt.

> Der Nabelschnurarterien-pH korreliert mit einer während Wehentätigkeit und Geburt durchgemachten Hypoxämie.

Zur Unterscheidung zwischen respiratorischer und metabolischer Azidose sollte stets der PCO_2-Wert mitgemessen und der Base-excess (BE) angegeben werden.

Das lebensfrische Neugeborene hat einen durchschnittlichen pH-Wert von ≥7,30. Beobachtung erfordern pH-Werte von 7,20–7,29. Bei niedrigeren Werten sollte abhängig vom klinischen Zustand ein Neonatologe hinzugezogen und/oder eine weitere Blutgasanalyse durchgeführt werden.

14.9.3 Untersuchung im Kreißsaal

Das unauffällige Neugeborene wird in der Regel nach der Entbindung in trockene, warme Tücher gehüllt, der Mutter auf den Bauch gelegt und nach Auspulsieren der Nabelschnur abgenabelt. Bei ungestörter Anpassung können der 1- und 5-Minuten-Apgar-Wert erhoben werden, wenn sich das Kind noch bei der Mutter befindet.

Die endgültige Abnabelung erfolgt in der Regel durch die Hebamme.

Praxisbox Abnabeln

Unter aseptischen Bedingungen (Desinfektion) wird eine Einmalnabelschnurklemme ca. 1 cm vom Nabelschnuransatz entfernt angelegt und der Nabelschnurrest etwa 1 cm distal davon mit einer sterilen Schere abgetrennt. Die weitere Nabelpflege geschieht üblicherweise offen, d. h. ohne Verband, um die Mumifizierung und das Abfallen des Nabelschnurrestes etwa 7–14 Tage postnatal zu begünstigen.

Tab. 14.17. Durchschnittsmaße des reifen Neugeborenen

Neugeborenenmaße	Durchschnitt	Streubereich
Scheitel-Fersen-Länge	50 cm	48–54 cm
Gewicht	3.400 g	2.800–4.100 g
Kopfumfang (Hutmaß)	35 cm	33,5–37,0 cm
Brustumfang	33 cm	30–35 cm
Schulterumfang	35 cm	
Schulterbreite	12 cm	
Hüftumfang	27 cm	

Die Erhebung des 10-Minuten-Apgars, das Sondieren des Ösophagus, das bei jedem Neugeborenen durchgeführt werden sollte, sowie die U1 werden auf einem vorgewärmten Untersuchungstisch (Wärmelampe) durchgeführt.

Maße

Länge, Gewicht und frontookzipitaler Kopfumfang (Hutmaß) sollten innerhalb der 1. Lebensstunde dokumentiert werden. Durch Vergleich mit Standardwachstumskurven in Abhängigkeit vom Gestationsalter kann entschieden werden, ob das Neugeborene als **SGA** (***small for gestational age***, Mangelgeborenes, zwischen der 10. und 90. Perzentile) oder als **LGA** (***large for gestational age***, makrosomes Kind, über der 90. Perzentile) bezeichnet wird. Das zwischen der 10. und 90. Perzentile liegende Kind wird **AGA** (***apropriate for gestational age***, normosomes Kind) genannt (Tab. 14.17).

Reifemerkmale

Die Reifemerkmale sollten überprüft werden.

Reifemerkmale des Neugeborenen

- Kräftiger Schrei, ruhige Atmung
- Rosige Haut
- Gleichmäßig ausgeprägtes subkutanes Fettgewebe
- Reste von Vernix caseosa
- Reste von Lanugobeharrung im Bereich des Rückens und der Oberarmstreckseite
- Kopfhaare 3–7 cm, Stirn frei
- Ohrknorpel tastbar ausgebildet
- Nägel überragen die Fingerkuppen und erreichen die Zehenkuppen
- Fußsohlen durchgehend gefurcht
- Geschlechtsorgane:
  - Knaben: Hoden beiseits deszendiert
  - Mädchen: Große Labien bedecken Klitoris und kleine Labien

Erste Neugeborenen-Untersuchung (U1)

Die erste Neugeborenen-Untersuchung erfolgt im Kreißsaal.

> Jeder Befund, macht auch beim ansonsten unauffälligen Neugeborenen die Konsultation eines Neonatologen erforderlich.

Untersucht werden (Tab. 14.18):

- **Haut**: Hautfarbe, Hautveränderungen, Turgor, Angiome, Geburtsverletzungen
- **Temperatur**
- **Gehirnschädel**: Nähte, Fontanelle, Hautmarken von Elektroden, Forzeps oder Vakuumextraktor, Kephalhämatom, Geburtsgeschwulst, Asymmetrie
- **Gesichtsschädel**: Augen, Nase, Mund- und Mundhöhle, Gaumen, Ohren
- **Hals und Schilddrüse**: Schiefhals, Hämatom im M. sternocleidomastoideus, Klavikula
- **Thorax**: Herztöne, Herzfrequenz, Atemgeräusch, Atemfrequenz, Seitendifferenz, Fehlbildung des knöchernen Thorax
- **Abdomen**: Nabel, Anzahl der Nabelschnurgefäße, Leber und Milz, Resistenz, Hernien, Analöffnung, Femoralispulse
- **Extremitäten**: Arme, Hände, Finger einschließlich Furchen, Beine, Füße, Zehen
- **Hüften**: Prüfung der Abduktion im Hüftgelenk, Ortolaniphänomen (Schnappen oder Springen im Hüftgelenk bei Abduktion und Ausrotation, bei einer angeborenen Hüftdysplasie) aber nicht auslösen.
- **Wirbelsäule**: Spina bifida, Dermalsinus
- **Genitale**: Große und kleine Labien, Vaginalsekretion, Hypospadie, Hodendeszensus, Hydrozele
- **ZNS**: Symmetrie der spontanen Körperbewegungen, allgemeine Reflexerregbarkeit, Saug- und Schluckreflex, Art und Qualität des Schreiens, Schreitbewegungen, Mororeflex

Tab. 14.18. Untersuchung des Neugeborenen im Kreißsaal

	Hinweise auf mögliche Anomalie
Kopf	
Schädel: Ausmaß der Kopfgeschwulst, Festigkeit der Schädelknochen, Größe und Spannung der Fontanellen, Breite der Nähte	Hydrozephalus, Mikrozephalus
Augen: Lidachse, Lidspalte	Epikanthus (mongoloide Lidspalte), Hypertelorismus
Ohren: Vorhandensein des Ohrknorpels, äußerer Gehörgang, Form und Sitz der Ohren, Ohranhängsel	tiefsitzende Ohren (Karyotypanomalie), Nierenfehlbildungen
Nase: Form und Gestalt	Sattelnase
Mund, Mundhöhle: Farbe der Lippen, Gaumen, Kiefer, Größe der Zunge	Spaltbildungen von Lippen und Gaumen, Makroglossie
Kinn	Mikrogenie, Retrogenie
Hirn- und Gesichtsschädel	
Normoplasie	Kraniofaziale Dysplasien als hinweis auf Chromosomenanomalie
Nasopharynx	
Ösophagusdurchgängigkeit	Ösophagusatresie, Tracheoösophagealfistel
Hals	
Schilddrüse, Kieferwinkel, Nackenhaargrenze	Struma congenita, Halszysten, Pterygium colli (Turner-Syndrom)
Thorax	
Klavikula Auskultation der Lunge, Atemexkursionen, Atemfrequenz Herzfrequenz, Herzgeräusche	Fraktur Entfaltung, Belüftung kongenitales Herzvitium
Abdomen	
Leber-/Milzgrenze Intraabdominale Resistenzen Nabel	Infektion Zystennieren Nabelbruch, singuläre Nabelarterie
Wirbelsäule	Spina bifida aperta/occulta, Sakralsinus
Äußeres Genitale	
Männlich: Penis, Urethramündung, Hoden	Hypospadie, Kryptorchismus
Weiblich: Labien, Klitoris	Zeichen von Intersexualität, Klitorishypertrophie
Analbereich	Analatresie
Extremitäten	
Zahl der Finger und Zehen	Polydaktylie, Syndaktylie, Klinodaktylie, Vierfingerfurche (Trisomie 21)
Form und Gestalt der Extremitäten, Hüftgelenke, Symmetrie der Hautfalten	Cubitus valgus, Hackenfuß, Klumpfuß, kongenitale Hüftgelenksluxation
Haut	
Hautfarbe, Lanugobehaarung	Blässe, Zyanose, Pigmentnävi, Hämangiome
Vernix caseosa	Unreife
Hautabschilferungen	Überreife
Hand- und Fußrückenödeme	Turner-Syndrom

- **Fremdreflexe**: Handgreifreflex, Fußgreifreflex, Pupillenreaktion auf Licht
- **Kopf- und Schulterzugreflex**: Haltung der Arme und leichtes oder deutliches Heben des Kopfes beim Aufziehen des Kindes an den Händen bis sich der Kopf gerade von der Unterlage hebt
- **Muskeltonus**: Beugetonus der Arme und Beine: Zurückfedern (Recoil) der Arme und Beine nach passivem Strecken

Bei jedem Neugeborenen muss die Durchgängigkeit des Ösophagus vor der ersten Mahlzeit überprüft werden.

! Die Sondierung des Ösophagus sollte frühestens 5 min postnatal erfolgen, um eine Reflexbradykardie zu vermeiden.

Praxisbox Sondierung des Ösophagus

Es wird eine Absaugsonde oder Magensonde schonend in den Magen vorgeschoben. Die Lage der Sonde im Magen kann überprüft werden, indem Magensaft aspiriert oder ca. 2 ml Luft mittels Spritze appliziert werden und der Austritt der Luft in den Magen mittels Stethoskop überprüft wird. Stößt die Sonde im Bereich des Ösophagus auf einen Widerstand oder löst sie einen Hustenreiz aus, so besteht der Verdacht auf eine Ösophagusatresie.

Weitere Maßnahmen

> Jedes Neugeborene muss während seiner ersten Lebensstunden sorgfältig überwacht werden.

Zu achten ist auf folgende Parameter:

- **Atmung** (Frequenz unter 60/min, keine Zyanose, keine Einziehungen, kein Stöhnen, kein Nasenflügeln)
- **Kreislauf** (Herzfrequenz über 100/min, Femoralispulse deutlich palpabel, Hände und Füße warm, sofortige Rekapillarisierung nach kurzem Druck auf die Haut)
- **Temperatur** (Rektaltemperatur 36,5 bis 37,5 C).
- **Hautfarbe** (rosig, während der unmittelbaren postnatalen Adaptation abnehmende diskrete periphere Blässe und Nagelbettzyanose)
- **Neurostatus** (Beugetonus, Fontanelle nicht gespannt, nicht vorgewölbt, keine Übererregbarkeit, kein Zittern, keine Apathie, kein schrilles, unbeeinflussbares Schreien

Folgende Laborparameter sollten erhoben werden:

- **Blutglukose**: In den ersten 3 Lebensstunden über 35 mg/dl, ab der 3. Lebensstunde bis Ende des 1. Lebenstages über 40 mg/dl, ab 24 h über 45 mg/dl als unterste Grenze
- **Venöser Hämatokrit**: 45–65%
- **Hämoglobin**: 15–22 g/dl, Leukozyten (am 1. Lebenstag) 8.000–30.000/ul.
- **Thrombozyten**: 150.000–400.000/µl
- **pH**: In den ersten 30 min nach Geburt über 7,20, danach ansteigend auf über 7,30

Credé-Prophylaxe

Die Gonoblenorrhö-Prophylaxe mit 1%iger Argentum-Nitricum-Lösung (Credé) ist seit 1986 nicht mehr gesetzlich vorgeschrieben. Sie wird jedoch weiterhin vom Bundesgesundheitsamt empfohlen und ist unbedingt dann zu empfehlen, wenn das Kind während des stationären Aufenthaltes nicht täglich von Kinderärzten und/oder Kinderschwestern auf Auffälligkeiten untersucht werden kann, die Mutter nicht regelmäßig die Schwangerschaftsvorsorgeuntersuchungen wahrgenommen hat oder anamnestische bzw. klinische Hinweise auf eine mütterliche Gonorrhö bestehen.

Die Credé-Prophylaxe sollte innerhalb der 1. Lebensstunde noch im Kreißsaal durchgeführt werden, indem eine 1%ige Argentum-Nitricum-Lösung, alternativ eine 0,5%ige Erythromycin-Lösung oder 1%ige Tetracyclinsalbe in den Bindehautsack des Neugeborenen appliziert wird.

Vitamin-K-Prophylaxe

> Für alle Neugeborenen wird die Vitamin-K-Prophylaxe empfohlen.

Diese besteht in der 3-maligen oralen Verabreichung von 2 mg Vitamin K (Konakion) am ersten Lebenstag, bei der U2 und bei der U3. Alternativ kann einmalig eine Vitamin-K-Spritze (200 µg Vitamin K/kgKG) verabreicht werden.

Jedes Neugeborene kommt mit niedrigen Vitamin-K-Reserven auf die Welt, da Vitamin K schlecht plazentagängig ist. Insbesondere bei brusternährten Kindern kann es in seltenen Fällen zu Vitamin-K-Mangelblutungen kommen (Magen-Darm-Blutungen, Gehirnblutungen), da die Kinder bis zum Milcheinschuss der Mutter in der Regel kein Vitamin K zu sich nehmen und die Muttermilch zudem wenig Vitamin K enthält.

14.9.4 Weitere Betreuung des gesunden Neugeborenen

Wenn es der Zustand von Mutter und Kind erlauben, sollte ihre Unterbringung möglichst gemeinsam (Rooming-in-System) erfolgen. Das Kind kann jederzeit, auch nachts bei der Mutter sein. Dadurch werden die Mutter-Kind-Beziehungen und das Stillen gefördert. Die Mutter gewinnt eine größere Sicherheit in der Pflege des Kindes.

Körpertemperatur

In den 1. Tagen schwankt die Temperatur zwischen 36,5 und 37,5°C. Wegen der Temperaturinstabilität müssen alle Maßnahmen und Untersuchungen unter Infrarot-Beheizung des Untersuchungstisches erfolgen.

Gewicht

Das Kind sollte einmal täglich gewogen werden. Eine Abnahme bis zu 10% des Geburtsgewichtes in den ersten 3-5 Lebenstagen ist normal, spätestens bis zum 10. Lebenstag sollte das Geburtsgewicht wieder erreicht sein.

Ernährung

Das unauffällige reife Neugeborene sollte gestillt werden, wobei das erste Anlegen bereits im Kreißsaal erfolgt und danach das Kind nach Bedarf, spätestens jedoch alle 4 h an die Brust angelegt wird. Der Milcheinschuss erfolgt in der Regel nicht vor dem 3. Tag. Bis dahin kann dem Neugeborenen nach dem Saugen an der Brust eine 10%ige Zuckerlösung angeboten werden.

! Eine Übertragung von HIV oder Hepatitis C durch Muttermilch ist nicht ausgeschlossen.

Mekonium

Eine Darmentleerung sollte bis 24 h nach der Geburt erfolgt sein. Der Darminhalt des Neugeborenen besteht aus abgeschilferten Darmepithelien, Schleim, Fettsubstanzen, Gallepigment und verschluckten Lanugohaaren.

> Die schwarz-grüne, zähklebrige Masse der ersten Darmentleerung wird als **Mekonium** oder Kindspech bezeichnet.

Nach wenigen Tagen folgen Übergangsstühle, die zunehmend eine gelbliche Farbe annehmen. Unter Brustmilchernährung ist der Stuhl dünn oder pastenartig.

Versorgung des Nabelschnurstumpfes

> Die offene Behandlung ohne Nabelbinde ist von Vorteil, da sie die Mumifikation begünstigt.

Bei jedem Wickeln sollte der Nabelschnurrest inspiziert werden. Er kann mit desinfizierendem Puder oder Lösung behandelt werden oder unbehandelt bleiben, der Nabelschnurrest fällt innerhalb von 7–14 Tagen ab.

Neugeborenen-Infektionen

Hospitalkeime können von Ärzten und Pflegepersonal, aber auch von der Mutter und Besuchern auf das Kind übertragen werden. Neugeborenen-Infektionen müssen frühzeitig erkannt werden.

Klinische **Frühzeichen** einer Neugeborenen-Infektion sind:
- Atemstörungen
- Hyper-/Hypothermie
- Apathie
- Hyperexzitabilität
- Trinkschwäche
- aufgetriebenes Abdomen
- blassgraues Hautkolorit
- kühle Extremitäten
- verlängerte Rekapillarisierungszeit
- Ikterus
- Erbrechen
- Exsikkose.

Ein **erhöhtes Risiko** für eine Infektion besteht
- bei einem Blasensprung, der länger als 12 h vor Geburt eingetreten ist,
- bei tachykardem CTG,
- bei Fieber und erhöhten Infektionsparametern der Mutter unter der Geburt.

In diesen Fällen sind mikrobiologische Untersuchungen sowie Laboruntersuchungen (großes und kleines Blutbild, CRP) und eine besonders intensive Beobachtung des Kindes zu empfehlen.

Konjunktivitis

Kommt es zur Rötung, Lidschwellung oder Absonderung von weißlichem oder gelblichem Sekret, sind mikrobiologische Untersuchungen mit Keim- und Resistenzbestimmungen und ggf. eine lokale antibakterielle Therapie erforderlich. Da insbesondere an eine Chlamydien-Infektion zu denken ist, sind Abstriche in einem Spezialmedium empfehlenswert.

Candida-Infektion

Weißliche, nicht abwischbare Beläge in der Mundhöhle oder der Wangenschleimhaut können auf Soor als Folge einer sub partu erfolgten Kontamination bei mütterlicher Candidabesiedlung hinweisen.

Endokrine Reaktionen

Innerhalb der 1. Lebenswoche kann bei männlichen und weiblichen Neugeborenen eine Hypertrophie der Brustdrüsen auftreten. Einige sezernieren eine milchige Flüssigkeit (Hexenmilch). Diese Reaktionen werden durch mütterliches Prolaktin ausgelöst und stellen keinen krankhaften Befund dar. Unter dem Einfluss der maternoplazentaren Östrogene kann Gesichtsakne und bei Mädchen blutig tingiertes vaginales Sekret (Entzugsblutung) auftreten.

Physiologischer Ikterus

Rund 50% der Neugeborenen weisen eine Gelbfärbung der Haut und der Skleren auf, die am 2.–3. Tag nach Geburt beginnt und meist am 4.–5. Lebenstag ihren Höhepunkt erreicht (median bei reifen Neugeborenen 7,3 mg/dl=125 mmol/l Bilirubin).

Der Ikterus beruht auf der noch verminderten Fähigkeit der Leber, das beim Hämoglobinabbau entstehende Bilirubin mit Hilfe der Glukuronyl-Transferase an Glukuronsäure zu binden und damit wasserlöslich zu machen. Eine vorübergehende Beeinträchtigung des Neugeborenen mit verstärkter Müdigkeit und Trinkunlust kann beobachtet werden.

! Der **Ikterus praecox** (Bilirubinanstieg am 1. Lebenstag über 7 mg/dl=120 mmol/l) muss in jedem Fall fachärztlich abgeklärt werden.

Zur Behandlung erhöhter unkonjugierter Bilirubinwerte kann die **Phototherapie** eingesetzt werden, bei der das Kind mit Blaulicht der Wellenlänge um 460 nm bestrahlt wird. Dabei entsteht wasserlösliches, gut ausscheidbares Bilirubin. Bei schweren Formen kann eine Bluttransfusion nötig werden.

Definition

Beim **Ikterus gravis** wird ein unkonjugiertes Bilirubin von über 16 mg/dl = 270 mmol/l gemessen.

Beim **Ikterus prolongatus** ist das Bilirubin beim reifen Neugeborenen über 14 Lebenstage erhöht.

14.9.5 Neugeborenen-Basisuntersuchung (U2), Stoffwechselscreening, Impfungen

Neugeborenen-Basisiuntersuchung (U2)

Der Kinderarzt sollte obligatorisch die Neugeborenen-Basisuntersuchung (U2) zwischen dem 3. und dem 10. Lebenstag durchführen.

Stoffwechselscreening

Das Stoffwechselscreening auf angeborene Hyperthyreose, Phenylketonurie und Galaktosämie ist Bestandteil der kassenärztlichen Vorsorgemaßnahmen in Deutschland.

Praxisbox Stoffwechselscreening

Unter der Voraussetzung, dass das Neugeborene mindestens 300 ml phenylalanin- und laktosehaltige Milch getrunken hat, kann am 5. Lebenstag Blut für den TSH- und Guthrie-Test abgenommen werden, in dem entweder aus der Ferse entnommenes kapilläres Blut oder venöses Blut auf präparierte Filterpapiervordrucke aufgetropft wird und diese an Testlabors verschickt werden.

Weitere Stoffwechseluntersuchungen wie auf Ahornsirup-Krankheit, Histidinämie, AGS oder Biotinidase-Mangel sind geplant, jedoch noch nicht obligatorisch.

Impfungen

Tuberkulose

Bei entsprechender Indikation (an offener Tuberkulose Erkrankte in der Familie; erhöhte Tuberkulose-Inzidenz in der Umgebung) kann innerhalb der 1. Lebenswoche durch intrakutane Injektion von BCG (Bazille-Calmette-Guérain)-Impfstoff in die Haut über dem linken Trochanter major, die Tuberkuloseschutzimpfung vorgenommen werden.

Hepatitis B

Bei durchgemachter Hepatitis B mit positivem HbS-Antigen der Mutter wird das Neugeborene bereits im Kreißsaal aktiv und passiv gegen Hepatitis B geimpft. Vor der Impfung sollte Nabelschnurblut für Hepatitis-B-Titer entnommen werden, um eine intrauterine Infektion des Neugeborenen festzustellen. Ein gegen Hepatitis B geimpftes Kind kann gestillt werden.

In Kürze

Reifes Neugeborene
Postpartale Adaption: Beurteilung durch Apgar-Schema (Atmung, Herzfrequenz, Muskeltonus, Hautfarbe, Reflexe beim Absaugen) und Blutgasanalyse aus Nabelschnurarterie.
Im Kreißsaal: Schutz vor Auskühlen, Abnabeln, Ösophagussondierung vor 1. Mahlzeit, Bestimmung von Länge, Gewicht, frontookzipitalem Kopfumfang, Reifemerkmale. Durchführung der U1 (systemtische Untersuchung aller Organsysteme). Ggf. Credé-Prophylaxe, immer Vitamin-K-Prophylaxe.
Weitere Betreuung: Rooming-in, Still- und Ernährungsberatung, fetale Gewichtskontrolle, offene Versorgung des Nabelstumpfes, Neugeborenen-Infektion, physiologischer Ikterus (2./3. Tag, Anstieg bis 7,3mg/dlBilirubin).
U2 durch Kinderarzt (3.–10. Lebenstag), Stoffwechselscreening (Hyperthyreose, Phenylketonurie und Galaktosämie), ggf. Impfungen (Tuberkulose, Hepatitis B).

14.10 Wochenbett

Definition
Das Wochenbett beginnt unmittelbar nach der Geburt der Plazenta und endet nach 6–8 Wochen.

14.10.1 Physiologie des Wochenbetts

Uterusinvolution

Die nach der Geburt anhaltende Kontraktion des Myometriums führt zur raschen Verkleinerung des Uterus. Gleichzeitig werden die zuführenden Blutgefäße der plazentaren Seite komprimiert, um eine stärkere Nachblutung zu verhindern. Innerhalb der 1. Woche post partum verkleinert sich die Gebärmutter um etwa 50%. Nach etwa 6 Wochen ist die Ausgangsgröße des nichtschwangeren Zustandes wieder erreicht.

Fundusstand im Wochenbett
- 1. Tag: 1 Querfinger unterhalb des Nabels
- 2. Tag: 2 Querfinger unterhalb des Nabels
- 3. Tag: 3 Querfinger unterhalb des Nabels
- Nach 7 Tagen: 2 Querfinger über Symphyse
- Nach 10 Tagen: Symphysenhöhe

Nach der Plazentalösung verbleibt der basale Anteil der Dezidua an der Haftfläche. Innerhalb von 72 h post partum bilden sich 2 Schichten aus. Die tiefere Schicht wird von den endometrialen Drüsenstümpfen gebildet; von ihr geht die Regeneration des neuen Endometriums aus. Dieser Prozess ist etwa am 16. Tag post partum abgeschlossen. Zu diesem Zeitpunkt entspricht das Endometrium dem der proliferativen Phase im nichtschwangeren Zustand. Nachweisbar sind ebenfalls Reste hyalinisierter Dezidua und Leukozyteninfiltrate zum Schutz vor einer myometriale Infektion.

Lochien (Wochenfluss)

Im Verlauf der Wundheilung entleert sich aus dem Uterus das Lochialsekret:
- 1. Woche: Blutige Lochien (Lochia rubia)
- 2. Woche: Braun-rote Lochien (Lochia fusca)
- 3. Woche: Gelbliche Lochien (Lochia flava)
- Anfang 4. Woche: Entfärbte Lochien (Lochia alba)

Das Blut stammt vornehmlich aus der Plazentahaftfläche. Anfänglich kann die Absonderung an Lochialsekret bis zu 500 g täglich betragen. Sie nimmt kontinuierlich ab und sistiert, sobald die Plazentahaftfläche epitelialisiert ist. Der Regenerationsprozess ist durch eine Vasokonstriktion der Arteriolen und Thrombosierung der venösen Gefäße, gefolgt von einer Hyalinisierung gekennzeichnet. Findet dieser Prozess nicht in ausreichendem Maße statt, kann es zu einer Subinvolutio uteri mit einer verstärkten postpartalen Nachblutung kommen.

Das Lochialsekret ist immer keimbesiedelt (Staphylokokken, Streptokokken).

Beckenbodenmuskulatur

Die Rückbildung der oft überdehnten Beckenbodenmuskulatur vollzieht sich innerhalb von 6 Wochen, sie kann jedoch durch Einrisse unter der Geburt inkomplett bleiben.

Endokrine Umstellung

Eliminierung der Schwangerschaftshormone

Nach dem Ausstoßen der Plazenta kommt es zu einer raschen Elimination der plazentaren Hormone aus dem mütterlichen Blut. Während das HCG bereits nach 36 h fast vollständig eliminiert ist, bleibt das HPL in geringen Konzentrationen noch über längere Zeit nachweisbar. Pregnandiol als Abbauprodukt des Progesterons, ist noch für ca. 1 Woche im Urin nachweisbar.

Menstruationszyklus

Bei nichtstillenden Müttern ist die erste Menstruation etwa 6–8 Wochen post partum zu erwarten.

Die Variationsbreite bei stillenden Müttern ist groß (zwischen 2 und 18 Monaten nach Entbindung) Häufig ist mit der 1. Ovulation eine Menstruationsblutung verbunden, sie kann jedoch auch ohne einsetzende Blutung verlaufen. Ebenso sind anovulatorische erste Regelblutungen möglich.

Kontrazeption

> Die Laktationsamenorrhö bietet keinen zuverlässigen Konzeptionsschutz, in etwa 4% kommt es während der Stillperiode zur erneuten Schwangerschaft.

Als orale Kontrazeptiva kommen reine Gestagenpräparate zur Anwendung.

Psychische Veränderungen

Bei bis zu 70% der Wöchnerinnen wird eine vorübergehende Depression im Wochenbett beschrieben. Meist tritt sie am 2. oder 3. Wochenbettag auf und dauert nur wenige Tage an.

Folgende Faktoren können eine Rolle spielen:

- Das emotionale »Sichfallenlassen« nach der durchlebten Belastung und Sorge im Verlauf von Schwangerschaft und Geburt.
- Unwohlsein durch die körperlichen Umstellungsvorgänge im Wochenbett.
- Müdigkeit und Abgeschlagenheit durch Schlafentzug unter der Geburt und in den ersten Nächten in der fremden Krankenhausumgebung.
- Unsicherheit über die eigene Fähigkeit das Kind zu Hause richtig zu versorgen.

Menschliche Zuwendung und eine verständnisvolle Führung helfen der Wöchnerin über die erste Unsicherheit in dieser neuen verantwortungsbelasteten Situation hinweg. Insgesamt trägt der enge Mutter-Kind-Kontakt im Wochenbett zur Intensivierung der positiven Gefühlswerte und zur Bewältigung der neuen Familiensituation bei.

> Neueren Erkenntnissen zufolge geht der »post partum blues« häufiger als bisher angenommen und von der Wöchnerin nicht als solche wahrgenommen in eine anhaltende Depression über.

Es sollte bei der Nachsorgeuntersuchung 4–6 Wochen post partum daher gezielt danach gefragt werden.

14.10.2 Betreuung der Wöchnerinnen

Frühüberwachung

Unmittelbar nach Entbindung wird die Patientin überwacht:

- Messen von Blutdruck, Puls und Temperatur,
- Kontrolle des Blutverlustes und
- Palpation des Fundusstandes.

Eine verstärkte Nachblutung oder eine mangelnde Uteruskontraktion soll so schnell erkannt werden. Die Patientin wird 2 h post partum aus dem Kreißsaal auf die Wochenstation verlegt. Wünscht die Patientin eine ambulante Entbindung, wird sie für mindestens 4 h im Kreißsaal überwacht.

Wochenpflege

Allgemeine Körperpflege und Genitalhygiene

Dazu gehört:

- Regelmäßiger Vorlagenwechsel mit anschließender gründlicher Händedesinfektion (Hinweis auf Infektiösität!),
- Spülung des Dammbereiches,
- Duschbäder, keinen Vollbäder.

Aktivierung der Entbundenen

Durch Bewegung werden der Lochialfluss sowie die spontane Miktion und Defäkation gefördert, die Zahl von thromboembolischen Ereignissen und Lungenembolien nachweislich reduziert. Gleichzeitig müssen ausreichende Ruhezeiten eingehalten werden, um die Rückbildungsvorgänge zu ermöglichen. Schweres Heben ist zu vermeiden, da der Beckenboden erst nach 6–8 Wochen wieder voll belastbar ist.

Kontrolle der Uterusrückbildung und des Dammbereiches

Maßnahmen sind:

- Dokumentation der Höhe des Fundusstandes sowie der Menge und Beschaffenheit des Lochialsekretes, um eine Subinvolutio uteri frühzeitig zu erkennen.

- Inspektion des Dammes und ggf. der Dammnaht, bei Schmerzen oder Entzündungen evtl. Kühlen mit Eiskrawatte oder antiphlogistischen Maßnahmen.

Regelmäßige Blasen- und Darmentleerung

Dies bedeutet:

- Kontrolle des spontanen Wasserlassens innerhalb von 4 h post partum. Nach Schwierigkeiten bei der Miktion fragen, ggf. Einmalkatheterisierung.
- Spontane Darmtätigkeit ist meist innerhalb der ersten 3 Tage gegeben, evtl. durch milde Abführmaßnahmen unterstützen.

Wochenbettgymnastik

Folgende Maßnahmen bieten sich an:

- Spezielle Atemübungen, allgemeine zirkulationsfördernde Übungen
- Training der Bauchdecken- und Beckenbodenmuskulatur
- Anleitung für die Fortsetzung der Übungen nach Entlassung aus dem Krankenhaus

Stillen und Brustpflege

Dazu gehört:

- Hilfestellung beim Erlernen der richtigen Stilltechnik
- Kontrolle auf Übererwärmung oder Milchstau

Ernährung

Das Personal sollte achten auf:

- Qualitativ (stillfreundlich) und quantitativ angepasste Mahlzeiten. Der tägliche Energiebedarf beträgt ca. 2.500 kcal
- Ausreichende Flüssigkeitszufuhr

Impfprophylaxe

Bei Rhesus-negativen Müttern und Rhesus-positiven Neugeborenen sollte innerhalb von 36 h 0,3 mg Anti-D-Gammaglobulin verabreicht werden. Falls kein ausreichender Röteln-Titer vorhanden ist, ist eine Immunisierung im Wochenbett nötig.

Entlassungsuntersuchung

Nach komplikationsloser Geburt und Wochenbettverlauf erfolgt die Entlassung meist am 4.-5. Tag post partum, bei Sectio caesarea um den 7. postpartalen Tag.

Zur **Abschlussuntersuchung** gehört:

- Palpation und Inspektion der Mammae, insbesondere auf entzündliche Veränderungen und Fissuren.
- Kontrolle des Fundusstandes und des Zervikalkanals durch bimanuelle Tastuntersuchung: Normalerweise ist die Zervix gut formiert, der Uterus steht zwischen Nabel und Symphyse, er ist fest und nicht druckdolent, es ist ein ausreichender Lochialfluss vorhanden.
- Beurteilung von Geburtsverletzungen, Episiotomiewunden, Operationsnarben: Kontrolle der Naht, Ausschluss von Infiltrationen oder Hämatombildung.

Im Rahmen des **Abschlussgespräches** wird mit der Patientin besprochen:

- Veränderung und Dauer des Lochialflusses
- Brust- und Genitalhygiene (vorrangig duschen)
- Wiedervorstellung bei verstärkter Blutung, Schmerzen oder Fieber
- Fortführen der begonnenen Wochenbettgymnastik
- Erörterung der Familienplanung, insbesondere des Konzeptionsschutzes für die Zeit der Laktation
- Wiederaufnahme des Geschlechtsverkehrs nach 4-6 Wochen möglich
- Ambulante Nachuntersuchung beim Facharzt, ca. 6 Wochen post partum

In Kürze

Wochenbett

Beginnt mit Geburt der Plazenta, dauert etwa 6–8 Wochen. Primär Kontrolle des Kreislaufparameter, Uterusrückbildung und der Blutungsmenge (Nachblutung).

Uterusinvolution, etwa 6–8 Wochen. Lochien (Wochenfluss), etwa 4 Wochen, immer keimbesiedelt. Beckbodenrückbildung, etwa 6 Wochen. Laktation Stimulation der hormonellen Steuerung durch Anlegen des Kindes. Menstruationszyklus bei nicht stillenden Müttern etwa 6–8 Wochen, Ovulation vor erster Blutung und unter Laktation möglich. Vorübergehende Depression (*baby blues*) ca.2./3. Tag, kann anhalten. Anleitung zur Genitalhygiene, Bewegung, Wochenbettgymnastik, regelmäßige Blasen- und Darmentleerung, Konzeptionsschutz.

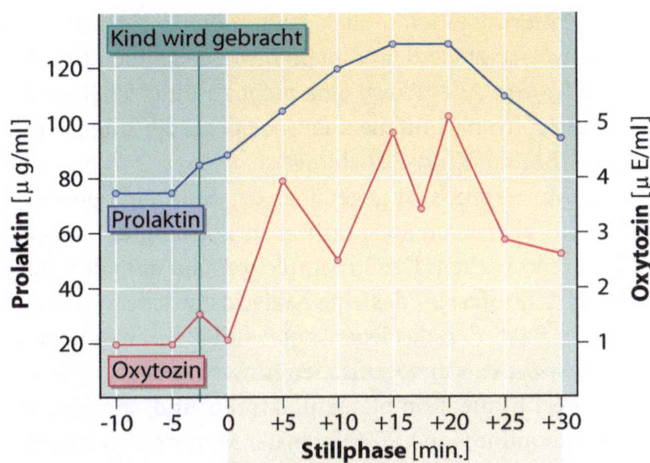

Abb. 14.65. Maternale Oxytozin- und Prolaktin-Serumkonzentrationen während der Schwangerschaft und postpartal

14.11 Laktation

14.11.1 Laktogenese, Galaktogenese, Galaktopoese

Laktogenese

Die Laktation wird im Verlauf der Schwangerschaft durch plazentare Östrogene, Progesteron, HPL, Prolaktin und Oxytozin morphologisch und funktionell vorbereitet (Abb. 14.65). Die Brust nimmt an Volumen zu, gleichzeitig wird der Beginn der Laktation verhindert.

Galaktogenese

Unmittelbar nach Geburt und Plazentalösung kommt es zum Abfall der Östrogen- und Progesteronkonzentration bei weiterhin erhöhtem Prolaktinspiegel. Dadurch wird der Beginn der Laktation, die Galaktogenese, getriggert. Eine verstärkte sekretorische Aktivität des alveolären Epithels führt am 3./4. Wochenbettstag zum eigentlichen »Milcheinschuss«, zur Hyperämie und ödematösen Veränderung der Mammae, die oft als schmerzhaft empfunden wird. Es kommt zum raschen Anstieg der Synthese von Milchproteinen, Fetten und Kohlenhydraten. Die Vormilch (Kolostrum) ist vergleichsweise konzentriert. Sie besteht hauptsächlich aus phagozytierten Fetttröpfchen (Kolostrumkörperchen), außerdem enthält sie 5% Laktose, 3,5% Proteine, 3% Fette und 0,4% Mineralstoffe. Etwa 4–5 Tage postpartal beginnt die Brustdrüse »transitorische« und ab dem 10. Wochenbettstag »reife« Muttermilch zu produzieren, die vor allem aus Laktalbumin, Kasein und Laktoferrin besteht.

Galaktopoese

Bereits ab der 32.–36. SSW wird beim Kind ein ausgeprägter Such-, Saug- und Schluckreflex beobachtet. Der Saugreflex hat beim reifen Neugeborenen ungefähr 30 min post partum sein erstes Intensitätsmaximum.

Durch den vom Kind ausgeübten Saugreiz werden bei der Mutter folgende Reflexe ausgelöst:

- Milchsekretionsreflex (Prolaktinreflex) zur Freisetzung von Prolaktin, dem Schlüsselhormon der Laktogenese,
- Erektionsreflex der Brustwarze zur Erleichterung des Auspressens beim Saugakt,
- Milchsekretionsreflex (Oxytozinreflex, *Let-down-Reflex*), der zur Kontraktion von myoepithelialen Zellen, die die Alveolen der Brustdrüse umgeben, führt und so den Milchfluss induziert. Dieser Reflex unterliegt der psychischen Beeinflussung. Er kann durch den Anblick eines Kindes ausgelöst, jedoch durch Stress blockiert werden.

Zur Förderung der Stillleistung (Milchmenge und Dauer der Stillperiode) wird empfohlen:

- Frühzeitige Stillberatung,
- frühes und regelmäßiges Anlegen unmittelbar post partum,
- kontinuierlicher Mutter-Kind-Kontakt bereits in den ersten Lebenstagen (»Rooming-in«),
- Vermeidung psychischer und physischer Stressoren,
- ausreichende Flüssigkeitszufuhr.

Die maximale Milchmenge liegt bei etwa 500 ml/Tag und ist bei zuvor stetiger Zunahme in der Regel am 10. postpartalen Tag erreicht. Die notwendige tägliche Trinkmenge bis zu diesem Zeitpunkt kann mit der Finkelstein-Regel (Lebenstage minus 1 mal 50) berechnet werden. Letztlich ist jedoch die Gewichtszunahme des Kindes entscheidend. Beträgt die getrunkene Milchmenge pro 24 h 1/6–1/5 des kindlichen Körpergewichtes, so kann sie als ausreichend angesehen werden.

Bei **erschwertem Milchfluss** und festen Brüsten kann die Milchsekretion durch die Gabe von Oxytozin erleichtert werden: Man verabreicht 5 min vor dem Stillen oder Abpumpen einen Hub Syntocinon (ca. 4 IE Oxytozin) auf die Nasenschleimhaut oder 3–10 IE Oxytozin i. m.

14.11.2 Ernährung während des Stillens

Prinzipiell gilt für die Ernährung in der Stillperiode dasselbe wie in der Schwangerschaft. Ein Mehrbedarf besteht an

Tab. 14.19. Empfohlene Mehrzufuhr von Nahrungsenergie und Nährstoffen für voll stillende Frauen (nach Kübler, 1984)

		Steigerung in %
Nahrungsenergie	2,1 Mj (500 kcal)	23
Protein	20 g	45
Kalzium	400 mg	50
Phosphor	400 mg	50
Magnesium	150 mg	50
Eisen	4 mg	22
Zink	5–10 mg	50
Jod	60 µg	30
Vitamin A	1 mg-Retinol-Äquivalent	125
Vitamin E	5 mg-α-Tokopherol-Äquivalent	42
Thiamin	0,5 mg	42
Riboflavin	0,8 mg	53
Niacin	5 mg-Niacin-Äquivalent	33
Vitamin B_6	0,6 mg	38
Panthotensäure	3 mg	38
Folsäure	240 µg-Freie-Folsäure-Äquivalent	150
Vitamin B_{12}	1 µg	20
Vitamin C	50 mg	67

Eisen, Kalzium, Jod, Zink und Vitaminen, insbesondere an Vitamin A, Thiamin und Vitamin C (Tab. 14.19). Der tägliche Kalorienbedarf beträgt 2.500–2.800 kcal.

14.11.3 Zusammensetzung der Muttermilch

Trotz aller industriellen Anstrengungen ist die Muttermilch in vielfacher Hinsicht nach wie vor den industriell hergestellten Milchprodukten überlegen.

Die für die noch ausreifungsbedürftigen Stoffwechselfunktionen und für den Infektionsschutz während der Neonatal- und Säuglingsperiode artspezifisch zusammengesetzte Muttermilch kann auch heute noch nicht nachgeahmt bzw. ersetzt werden. Zudem bietet das Stillen gerade für Kinder von Allergikern eine nicht zu unterschätzende Allergieprophylaxe und dient entscheidend der Intensivierung der Mutter-Kind-Beziehung.

Die Muttermilch ist gegenüber der Kuhmilch eiweißarm, dafür aber reich an spezifischen Polyaminen, die eiweißsparend wirken. Das Brustmilchprotein enthält unter anderem **Laktoferrin**, das eine bakteriostatische Wirkung hat, da es Bakterien das lebensnotwendige Eisen entzieht, sowie **Lysozym** als unspezifischen Abwehrstoff gegen Bakterien, bestimmte Komplementfaktoren und spezifische Immunglobuline (IgA). 90% der in der Muttermilch enthaltenden Leukozyten sind zur Phagozytose fähig. Die Lymphozyten sind etwa zur Hälfte T-Lymphozyten und in der Lage, Immunglobuline und Interferon zu bilden und das Kind mit bereits vorgebildeten Antikörpern zu versorgen.

> Gestillte Kinder sind gegenüber den häufigsten Infektionen resistent und weniger anfällig für Allergien.

Zusätzlich wirkt das Kolostrum als natürliches Laxans und regt die Darmtätigkeit des Neugeborenen an.

Der Fettgehalt der Muttermilch beträgt 4,5%. Die Fettsäurenzusammensetzung gewährleistet eine 90%-ige Utilisation und die Versorgung mit essentieller Linolsäure zur Aktivierung der Immunabwehr.

20% der 7–8% ausmachenden Kohlenhydrate bestehen aus synthetisch nicht herzustellenden Oligosacchariden. Durch die Förderung der Lactobacillus-bifidus-Flora wird das Wachstum von Escherichia coli gehemmt. Die langsame Spaltung der Muttermilchlaktose begünstigt ein azidophiles kolifeindliches Milieu und eine geringere Belastung des kindlichen Insulinhaushaltes im Gegensatz zur künstlichen Ernährung.

Der Mineralgehalt der Muttermilch beträgt 0,2 g/100 ml. Die Resorption wichtiger Mineralstoffe wie Eisens und Zink, ist derjenigen aus der Kuhmilch überlegen.

Die Brustmilch berücksichtigt durch ihre Zusammensetzung die noch heranreifende intestinale Resorptionsfähigkeit und die Ausscheidungsfunktionen der Nieren und belässt dem Kind hohe Wasserreserven.

14.11.4 Stillen

Stilltechnik

Dem erfolgreichen Stillen geht ein Lernprozess von Mutter und Kind voraus, der idealerweise vom Pflegepersonal unterstützt wird. Das Anlernen kann zeitraubend sein und fordert den persönlichen, psychologischen, positiv-motivierenden Einsatz überzeugter Schwestern, um die Wöchnerin von den Vorteilen des Stillens für Mutter und Kind zu überzeugen.

Auf jeder Seite wird etwa 10 min angelegt. Alternierend wird mit der rechten oder linken Seite begonnen, da die Seite, die zuerst angelegt wird, besser leergetrunken wird. Häufigeres Stillen fördert die Milchproduktion. Idealerweise wird 4–6 Monate gestillt.

Etwa 75% der Neugeborenen werden bei der Entlassung aus der Klinik voll- bzw. teilgestillt. Nach 5 Wochen sind es noch ca. 50%, nach 4 Monaten knapp 10%. Diese Zunahme ist u. a. auf positiv motivierende Schwangerenvorbereitungskurse und Laienstillgruppen, sowie die Möglichkeit des »Rooming-in« und den Trend der selbstgewählten bedarfsabhängigen Nahrungsaufnahme zurückzuführen.

14.11.5 Schmerzhafter Milcheinschuss, Milchstau

Der **Milcheinschuss** (Beginn der Laktation) bedingt eine Schwellung der Brüste, die mit einem manchmal schmerzhaften Spannungsgefühl einhergeht. Eine gelegentlich auftretende Temperaturerhöhung auf ca. 38°C für 2 Tage ist nicht behandlungsbedürftig.

Eine Besserung kann durch lokale Applikation von feuchter Wärme und das Hochbinden der Brüste erzielt werden. Durch die Gabe eines Dopaminagonisten in niedriger Dosierung, z. B. von Bromocriptin (Pravidel) oder von Metergolin (Liserdol) wird eine kurzfristige Prolaktinsuppression bewirkt, die binnen 1–2 h zu einem Rückgang der schmerzhaften Spannung führt.

Definition

Von einem **Milchstau** spricht man, wenn einzelne Brustdrüsenbereiche lediglich teilweise entleert und infolge dessen hart und schmerzempfindlich werden.

Dieser Zustand ist manchmal mit leichten Temperaturanstieg verbunden. Kälteanwendung (Eisbeutel), Vorpumpen mit der Handpumpe und vorsichtiges Ausstreichen des gestauten Bezirkes bringen Linderung. Auch bei dieser Störung wirkt die vorübergehende Prolaktinsuppression mit einem Dopaminagonisten prompt.

14.11.6 Stillhindernisse, Abstillen

Bei ca. 1% der Mütter liegt ein Stillhindernis oder eine Kontraindikation gegen das Stillen vor.

Zu den **mütterlichen Stillhindernissen** zählen
- Flach- oder Hohlwarzen,
- Rhagaden,
- Mastititis,
- Zustand nach ausgedehnten Mammaoperationen,
- medikamentöse Therapie wie Chemotherapie,
- gewisse Antibiotika oder Antihypertensiva,
- Abusus von Nikotin, Alkohol oder Drogen.

Definition

Flachwarzen sind von ihrer Umgebung nicht erhaben, Hohlwarzen sind tiefer eingezogen.

Im Falle von Flachwarzen können meist durch Anpumpen mit der Hand- oder der elektrischen Pumpe vor dem Anlegen die Warzen so weit vorgezogen werden, dass dem Kind ein Saugen ermöglicht wird. Ausgeprägte Hohlwarzen machen das Stillen unmöglich.

Bei der funktionellen **Hypogalaktie** kommt es trotz regelmäßigen Anlegens zu einer zu geringen Milchbildung. Ursächlich werden psychische Faktoren (Versagensängste) angeschuldigt.

Beim Vorliegen ausgedehnter Narben (Zustand nach Mastitis) hängt die Stillfähigkeit vom verbliebenen Parenchym ab.

Zu den **kindlichen Stillhindernissen**, die passager oder bleibend sein können, gehören:
- schwaches Saugvermögen bei Früh- und Mangelgeborenen, Schluckstörungen,
- pulmonale Anpassungsstörungen,
- Infektionen,
- Gaumenspalte,
- Choanalatresie,
- Herzinsuffizienz.

Die Brustmilch ist für diese Kinder besonders wichtig und sollten durch Abpumpen bereitgestellt werden sollte.

Kontraindikationen gegen das Stillen von mütterlicher Seite sind:
- konsumierende Erkrankungen, z. B. ein dekompensiertes Vitium cordis, Nierenerkrankungen, Wochenbettpsychose,
- Infektionskrankheiten.

Bei der stillenden Wöchnerin beginnt die allmähliche Rückbildung der sezernierenden Zellen zum ruhenden Epithel, wenn die Brust nicht mehr komplett entleert wird oder es zum Überspringen von Mahlzeiten kommt. Im Falle einer zwischenzeitlichen Anstauung kann eine Entlastung durch Abpressen oder Abpumpen herbeigeführt werden.

Ist ein sofortiges **primäres Abstillen** aus kindlicher oder mütterlicher Indikation (intrauteriner Fruchttod, perinataler Verlust des Kindes) notwendig, so kann

- 3 mal 4 mg Metergolin (Liserdol) bis 3 Tage nach dem Stillstand des Milchflusses,
- Cabergolin (Dostinex) 1 mal 1 mg innerhalb der ersten 24 h post partum oder
- der Prolaktinhemmer Bromocriptin (Pravidel) 2 mal 2,5 mg oder 4 mal 1,25 mg täglich über 10–14 Tage verabreicht werden.

Wird das **sekundäre Abstillen** (Abstillen zu einem späteren Zeitpunkt bei Mastitis puerperalis) erforderlich , so wird mit einem Prolaktininhibitor behandelt. Unterstützend wirken physikalische Maßnahmen wie das Hochbinden der Brust, Alkoholumschläge, Kühlelemente und eine reduzierte Flüssigkeitszufuhr. Bei entzündlichen Indikation wird erst bei fehlender Befundbesserung nach alleiniger Gabe von Prolaktinhemmern oder Keimzahlen über 4 mal 100.000/ml Muttermilch und/oder entsprechendem klinischen Bild, antibiotisch (oral oder intravenös) behandelt.

Bei Abszedierung wird primär chirurgisch interveniert und gleichzeitig ein Dopaminagonist verabreicht.

14.11.7 Medikamente, Genussmittel und Umwelteinflüsse

Medikamente

In der Stillperiode kommt es bei medikamentöser Therapie (■ Tab. 14.20) der Mutter zum Übertritt der Substanzen in die Muttermilch. Die Konzentrationen sind in der Regel untoxisch und betragen häufig nicht mehr als 1–5% der von der Mutter eingenommenen Menge. Dennoch ist, wenn auch selten, beim Übertritt von Pharmaka in die Muttermilch mit Nebenwirkungen für den Säugling zu rechnen.

! Wenn 10% oder mehr einer therapeutischen Dosis übertragen werden, ist das Arzneimittel kontraindiziert.

Der Übertritt von Substanzen ist abhängig von:

- Der Darreichungsform (Kapsel, Dragee, Tablette, Injektion), der Applikationsart (oral, parenteral, inhalativ) und der Höhe der Dosis,
- der Löslichkeit, dem Ionisationsgrad, dem Molekulargewicht und der Plasmahalbwertszeit des Medikaments,
- der Plasmaproteinbindung (eine geringe Plasmaproteinbindung begünstigt den Übertritt von Pharmaka in die Milch),
- dem zeitlichen Abstand zwischen Medikamenteneinnahme und Stilltätigkeit.

Nicht nur die Substanzen bedingen Nebenwirkungen beim Säugling, sondern auch die besonderen physiologischen Verhältnisse des Neu- bzw. speziell des Frühgeborenen:

- Unreife von Leber und Nieren,
- Unreife oder kompetitive Überlastung der Entgiftungsmechanismen (oxidativer Abbau, Glukoronisierung, Azetylierung),
- Neigung zur Methämoglobinbildung,
- genetisch bedingte Enzymdefekte (selten),
- allergische Reaktionen (selten),
- Pharmaka, die eine enzyminduzierende Wirkung entwickeln, häufig schon in Dosen, die normalerweise keine Anomalien hervorrufen und
- Substanzen, die nach wiederholter Zufuhr im Fettgewebe gespeichert werden, z. B. Chlorpromazin, Bromide, Lithium und Quecksilberverbindungen.

Offen ist heute noch, wie es um die Langzeitauswirkungen bestimmter Substanzen bestellt ist und ob sie die Atopiebereitschaft des Kindes anheben oder eine spezifische Sensibilisierung bedingen.

> Wenn Nebenwirkungen absehbar sind, empfiehlt es sich, bei obligater Therapie die Milch zu verwerfen, oder im Falle einer unvermeidlichen Dauertherapie abzustillen.

Zusätzlich sollte eine Rücksprache mit dem Pädiater erfolgen.

Genussmittel und Drogen

Zur Beurteilung der Wirkungen von Genussmitteln und Drogen auf das Kind in der Stillperiode, ■ Tab. 14.21.

Tab. 14.20. Wirkungen einiger Medikamentengruppen auf das Kind in der Stillperiode

Medikament	Bewertung	Kommentar
Analgetika		
Azetylsalizylsäure (AAS)	2–3	lange HHZ in MM. Kind: 10–70% einer ED; ggf. für Mutter als ED möglich
Butylscopolamin (Buscopan)	1	als ED
Diclofenac (Voltaren)	1	erlaubt, nur wenn gelegentlich gegeben
Ergotamintatrat (Cafergot)	3	
Fentanyl als ED	2	geringer MÜ, bis jetzt keine NW beobachtet
Ibuprofen (Dolgit)	1	geringer MÜ, nur wenn gelegentlich gegeben
Indomethacin	3	66–133% der TD aufgenommen
Metimazol	3	
Morphin als ED	1	nur als ED erlaubt, wenig untersucht, unter 20% einer therapeutischen ED aufgenommen
Naproxen (Proxen)	3	geringer MÜ, lange HWZ
Paracetamol	1	bis ca. 3% einer ED aufgenommen; als ED bis 1 g. Bei Langzeitbehandlung Kumulation möglich
Pethidin al ED (Dolantin)	2	geringer MÜ bis 4% der mütterlichen Dosis. Beobachtung des Kindes: Apnoe?
Pentazocin (Fortral)	2	in geringer Dosierung erlaubt
Phenacetin	3	Methämoglobinbildung
Piroxicam (Felden)	3?	
Pyrazolderivate: Phenylbutazon, Metimazol	3	
Buprenorphin (Temgesic)	3	Apnoe möglich
Antibiotika Problematik: Beeinflussung der Darmflora, bakteriologische Untersuchung des Kindes bei Infektionen erschwert, Sensibilisierung, resistente Keime?		
Aminoglykoside: Gentamicin, Tobramycin (Gernebcin), Amikazin	1–2	geringer MÜ von unter 1% der kindlichenTD, fast keine enterale Resorption
Streptomycin	1? 3?	oral kaum resorbiert
Clindamycin	2?	MÜ ++ unter 4% einer kindlichen TD, unter guter Beobachtung erlaubt, einmal blutige Stühle gesehen
Cephalosporine (Spizef, Claforan)	1	MÜ weniger als 1% der kindlichen TD
Chloramphenicol	3	MÜ +++, theoretisch Knochenmarksschädigung möglich
Clavulansäure (in Augmentan)	1	
Erythromycin oral	1	MÜ +++, unter 1% der kindlichen TD

Tab. 14.20 (Fortsetzung)

Medikament	Bewertung	Kommentar
Erythromycin i.v.	2–3?	besser passager abpumpen lassen, Kernikterusrisiko, blutige Stühle beobachtet
Gyrasehemmer (Tarivid)	3	MÜ +++, Knorpelschäden im Tierversuch
Isoniazid	2	MÜ, Cave: Langzeittherapie
Ketokonazol	1	geringer MÜ
Metronidazol (Clont, Flagyl)	(2)–3	MÜ 1–75% der kindlichen TD, lange HWZ, im Tierversuch kanzerogen, besser Stillpause bis 24 h nach letzter Gabe
Nalidixinsäure	3	
Nystatin	1	oral kaum resorbiert
Nitrofurantoin	3	Kernikterusrisiko, theoretische Gefahr der akuten Hämolyse bei G-6-P-D-Mangel (selten)
Penicillin	1	geringer MÜ unter 1% der kindlichen TD
Ampicillin	1	geringer MÜ unter 0,4–1% der kindlichen TD
Oxacillin	1?	Anwendung beim Neugeborenen problemlos
Azlocillin, Piperacillin	1?	geringer MÜ
Rifampicin	1?	MÜ ++, bis 60% der kindlichen TD
Sulfonamide	3	MÜ ++, Risiko der Hyperbilirubinämie
Sulbactam	1–2	Durchfälle beim Kind sind denkbar
Tetracyclin	2?–3	geringer MÜ, Störung der Darmflora, Verfärbung der bleibenden Zähne
Trimethoprim	2?	keine Berichte über NW
Vancomycin	1	oral kaum resorbierbar
Antidiabetika		
Insulin	1	kein MÜ
Tolbutamid (Rastinon)	3	
Antiepileptika		
Carbamazepin (Tegretal)	2	MÜ ++, Sedierung möglich
Clonazepam	3?	MÜ +++, Spiegelkontrollen
Ethosuximid (Petnidan)	3?	MÜ +++, Spiegelkontrollen
Phenytoin	1–2?	1,5% der mütterlichen gewichtsbezogenen Dosis tritt über
Phenobarbital	2? 3?	starker MÜ, Sedierung, Spiegelkontrollen
Valproinsäure (Ergenyl)	2	ca. 10% der mütterlichen gewichtsbezogenen Dosis tritt über
Antihistaminika		
Clemastin (Tavegil)	3	MÜ wahrscheinlich +++, Schläfrigkeit und Irritabilität beobachtet

Tab. 14.20 (Fortsetzung)		
Medikament	Bewertung	Kommentar
Tripolidin (Pro-Actidil)	1	0,1% der TD übertragen
Meclozin	?	keine Daten
Hismanal	?	geringer MÜ, als ED akzeptabel, nur bei Hunden untersucht
Teldane	?	lange HWZ, Kumulationsgefahr
Antithrombotika		
Acenocumarol (Sintrom)	1	in der BRD nicht erhältlich
Heparin	1	kein MÜ
Streptokinase	1	kein MÜ
Phenprocoumon (Marcumar)	2??	wenig Daten. Laut AAP: ungefährliches Stillen, MÜ sehr gering, sicherheitshalber Quick-Kontrolle und Vitamin-K-Substitution 2gtt/Wo
Warfarin (Coumadin, in der BRD erhältlich)	1??	kein relvanter MÜ nachgewiesen
Antitussiva		
Codein	1	als ED
Pentoxyverin (Sedotussin)	3	Apnoe möglich
Asthmamittel		
Terbatulin (bricanyl)	1	geringer MÜ
Salbutamol, Fenoterol	?	wahrscheinlich geringer MÜ
Cromoglycinsäure (Intal)	1	inhalativ und oral erlaubt
Peproterol (Allergospasmin)	1	Dosieraerosol
Theophyllin retard oral	1	MÜ bis 20% der TD
Theophyllin i.v. oder hohe Dosierung	2	Stillpause? Unruhe und Verdauungsstörungen möglich, Coffein gleichzeitig meiden
Blutungsstillende Mittel		
Methergin	2?	bis 5% der TD, beobachten, Diarrhoe, Blutdruckabfall, Unruhe möglich, nach dem Stillen einnehmen. Methergin oral wirksam? Oxytozin vorziehen?
Kortikosteroide		
Inhalative Kortikosteroide	1	
Prednison, Prednisolon, Methylprednisolon bis 40 mg/d	1	MÜ gering
über 40 mg/d	2?	MÜ, wahrscheinlich weniger als 10% der kindlichen Eigenproduktion, Stillpause 4 h nach Einnahme wahrscheinlich sinnvoll
über 80 mg/d	3?	unterschiedliche Angaben

Tab. 14.20 (Fortsetzung)

Medikament	Bewertung	Kommentar
Diuretika können die Milchmenge reduzieren		
Chlorthalidon (Hygroton)	3	starker MÜ
Hydrochlorothiazid (Esidrix)		
Furosemid (Lasix)	3	bei Dauermedikation Kernikterusrisiko, Laktationshemmung, Anstieg der kindlichen Diurese
Furosemid als ED	1	
Spironolacton (Aldactone)	3?	im Tierversuch kanzerogen
Expektorantien		
ACC, Ambroxol, Bromhexin	1	
Kalium jodatum	3	
Herz-Kreislauf-Medikamente		
ACE-Hemmer (Captopril)	1–2	geringer MÜ, laut APP erlaubt
Amiodaron (Cordarex)	3	
Chinidin	1–2	
Nifedipin	1–2	Stillpause 3 h nach Einnahme
Mexiletin	1–2	
Verapamil	1–2	keine NW beschrieben
Clonidin (Catapressan)	3	MÜ ++
Digitalis		
Digoxin, Methyldigoxin, Acetyldigoxin	1	geringer MÜ
Dihydroergotamin (Dihydergot)	1	nur als ED erlaubt, besser physikalisch
Dihydroergotamin als Dauermedikation	2–3	
Dihydralazin (Nepresol)	1–2	geringer MÜ ca. 1% der TD
Disopyramid (Rytmonorm)	3	
alpha-Methyldopa (Presinol)	1–2	geringer MÜ von 3,2% der mütterlichen Dosis
Minoxidil (Lonolox)	?	wenig Erfahrung, bis jetzt keine NW beobachtet, MÜ ca. 5% der mütterlichen Dosis
Prazosin (Minipress)	2–3?	wenig Erfahrung
Procainamid	3	
Reserpin	?	keine Daten, lange HWZ

Tab. 14.20 (Fortsetzung)

Medikament	Bewertung	Kommentar
Beta-Blocker		
nein:		
Acebutolol (Prent)	3	MÜ +++
Atenolol (Tenormin)	3	MÜ +++
Sotalol (Sotalex)	3	MÜ +++
ja:		
Metoprolol (Beloc)	1?	MÜ +
Labetalol (Trandate)	1	MÜ (+)
Nadolol (Solgol)	1?	MÜ +
Oxprenolol (Trasicor)	1?	MÜ +
Propanolol (Dociton)	1	MÜ (+)
Timolol (Temserin)	1?	MÜ +
Hormone		
Cyproteronacetat (Diane 35)	3	auch mütterlich strenge Indikationsstellung (Aknetherapie)
Oxytozin	1	wahrscheinlich kein MÜ
Gestagen Monopräparate	1	
niedrig dosierte Kombinationspräparate	1?? 2?? 3??	in Diskussion, unter 50 μg Ethinylestradiol in MM wohl nicht nachweisbar, sicherheitshalber noch abraten
Progesteron	1	MÜ ++, keine Kumulation, keine Langzeitbeobachtung vorliegend
höher dosierte Östrogenpräparate	2	Laktationshemmung möglich, Brustdrüsenschwellung beim Kind? Wassereinlagerung möglich
Lokalanästhetika		
Lidocain, Articain	1	bei einmaliger Anwendung
Prilocain	3	Methämoglobinbildner
Magen-Darm-Mittel		
Senna	2–3	
Agar-Agar	2	
Bisacodyl (Dulcolax)	2	
Rizinus	3	
Natriumpicosulfat (Laxaberal)	3	
Paraffin	1	Diarrhö möglich

Tab. 14.20 (Fortsetzung)

Medikament	Bewertung	Kommentar
Aluminiumhydroxid	1	bei normaler Dosierung
atropinhaltige Mittel	3	
Butylscopolamin (Buscopan)	1–2	oral oder rektal, i.v. nur als ED
Dimethylpolysiloxan (sab)	1–2	nur als ED
H_2-Blocker (Tagamet, Sostril, Zantic)	3	MÜ +++, toxische Wirkung nicht berichtet, antiendokriner Effekt
Famotidin (Pepdul)	3	wenig Erfahrung
Nizatidin (Gastrax)	3	wenig Erfahrung
Magnesiumcarbonat	1	
Metoclopramid (Paspertin)	3	als ED im Ausnahmefall möglich
Mesalazin (Salofalk)	1–2	
Olsalazin	1–2	
Salazosulfapyridin (Azulfidine)	2	
Malariamittel		
Hydrochloroquin	3?	zwar geringer MÜ, aber retinotoxisch
Chinin	1–2	geringer MÜ
Sulfadoxin-Kombinationen	3	
Mefloquin	3	
Migränemittel		
Dihydergot als Dauermedikation	2–3	gering fettlöslich
Dihydergot als ED	1	
Ergotamintartrat (Gynergen)	3	
Paracetamol mit Coffein	1–2	als ED
Ibuprofen	2	
Parasitenmittel		
Benzylbenzoat (Antiscabinosum Mago)	1	
Pyrethrum (Goldgeit)	1	theoretisch keine NW zu erwarten, keine Daten vorhanden
Lindan (Jacutin)	?	dermal resorbiert, theoretisch NW denkbar
Psychopharmaka		
Amitryptilin	2–3?	MÜ 22% der mütterlichen Dosis
Benzodiazepine	2–3	Spiegel und Symptome möglich
Clobazepam (Frisium)	?	7–8% der TD
Flunitrazepam	2	3% der mütterlichen Dosis

Tab. 14.20 (Fortsetzung)

Medikament	Bewertung	Kommentar
Haloperidol	2	
Imipramin	2	1–20% der TD
Lormetazepam	1	kein wirksamer Spiegel
Lorazepam (Tavor)	?	6% der mütterlichen Dosis
Lithium	3	80% der mütterlichen Dosis
Nitrazepam (Rohypnol)	1–2	3,6% der mütterlichen Dosis, kein wirksamer Spiegel
Oxazepam (Adumbran)	1	0,9% der mütterlichen Dosis
Radionuklide		
Gallium 67	3	Stillpause 2 Wochen
Jod 125,131	3	„längere Stillpause» je nach Dosis, nach 48 h noch 50-facher Grenzwert überschritten
Technetium 99	3	Stillpause bis 48 h, HWZ 6 h
Schilddrüse		
Jod in Substitutionsdosis: 100-200 ug Jodid/d	1	für Mutter empfohlen, Bedarf des Neugeborenen: 50–80 µg Jod, mittlere Jodkonzentration in der MM ohne Jodsubstitution: 5 µg/dl
Jod oberhalb der Substitutionsgrenze	3	
L-Thyroxin in Substitutionsdosis	1	
Thyreostatika		
Carbimazol	2–3	3% der mütterlichen Dosis/kg
Propylthiouracil (Propycil)	1–2	1,5% der mütterlichen Dosis
Thiamazol	3	11% der mütterlichen Dosis
Virustatika		
Acyclovir (Zovirax)	1	lokal
	3 i.v.	geringer MÜ, Interferenz mit kindlichen Lymphozyten? Niedriges Risiko angenommen
Wurmmittel		
Pyrviniumembolat (Melovac)	1	
Mebendazol (Vermox)	2–3	starker MÜ, Stillpause
Yomesan	2?	
Helmex	2?	

Bewertung: 1 = erlaubt, 2 = Vorsicht, mit Einschränkung erlaubt, nur nach Aufklärung der Mutter über passageres Abpumpen, 3 = verboten, ? = wenig oder keine Daten, % = aufgenommener Prozentsatz der kindlichen therapeutischen Tagesdosis
Abkürzungen: ED = Einzeldosis, TD = kindliche Tagesdosis, MÜ = Milchübertritt (+) bis +++, () = Handelsname, AAP = American Academy of Pediatrics

Tab. 14.21. Beurteilung der Wirkungen von Genussmitteln und Drogen auf das Kind in der Stillperiode

Substanz		Bewertung	
Alkohol	gelegentlich, moderater Konsum	1	Konzentration in Blut und MM parallel, hohe Spiegel, nach dem Stillen trinken
	hoher Konsum (1–2 g/Tag/kg Körpergewicht)	3	Entwicklungsverzögerung, Gerinnungshemmung möglich
Nikotin	mehr als 5 Zigaretten/Tag	3	MÜ +++, Unruhe und Erbrechen beobachtet, kein Beweis für langfristige Schäden, Nikotin und Cadmium: toxisch, kanzerogen. Pssivrauchen begünstigt Hyperreagibilität des Bronchialsystems, Hemmung der Milchbildung
	weniger als 5 Zigaretten/Tag	1–2	nur unmittelbar nach dem Stillen rauchen
Coffein	mehr als 400 mg/d (mehr als 4 Tassen)	2–3	Hyperexitabilität möglich
	weniger als 400 mg/d	1	keine Symptome
Saccharin (Süßstoff)		1	
Heroin		3	
Methadon		1–2?	2–38% MÜ der mütterlichen Dosis
Kokain		3	
Haschisch		3	Stillpause 18 h

Bewertung: 1= erlaubt, 2=Vorsicht, mit Einschränkung erlaubt, nur nach Aufklärung der Mutter über passageres Abpumpen, 3= verboten, ?= wenig oder keine Daten, %= aufgenommener Prozentsatz der kindlichen therapeutischen Tagesdosis
MÜ= Milchübertritt (+) bis +++

Umwelteinflüsse

Durch Anreicherung über die Nahrungskette gelangen fast alle chlororganischen Pestizide (Pflanzenschutz- und Desinfektionsmittel) und polychlorierten Biphenyle (Weichmacher der Kunststoffindustrie) in das Fettgewebe. Durch Mobilisierung von Speicherfett während der Laktation werden sie vermehrt ausgeschieden bzw. gehen in die Muttermilch über. Ihre Anwendung ist seit knapp 20 Jahren in den westlichen Ländern verboten.

> Die vor dieser Zeit durch die Nahrung aufgenommenen Chlorkohlenwasserstoffe lagern heute noch im Fettgewebe und gelangen daher beim Stillen in die Milch.

Inzwischen konnte jedoch eine deutliche Abnahme der Chlorkohlenwasserstoffe in der Frauenmilch nachgewiesen werden.

Schwermetalle wie Blei, Kadmium und Quecksilber werden nicht bevorzugt über die Muttermilch ausgeschieden (Tab. 14.22).

Tab. 14.22. Beurteilung der Wirkungen von Umwelteinflüssen auf das Kind in der Stillperiode

Substanz	
Quecksilber	Wenn keine einseitige Ernährung mit kontaminiertem Fisch oder Getreide, treten keine toxischen Konzentrationen auf
Blei	Grenzwert WHO: 50 µg/l Milch. Belastung in der BRD: 9–13 µg/l MM. Abstillen ab mütterlicher Serumkonzentration über 40 µg/l, Gefahr der ZNS-Toxizität
Chlorierte Kohlenwasserstoffe Dichlordiphenyltrichlorethan (DDT), GammaHCH (Lindan), Hexachlorzyklohexan mit allen Isomeren, Aldrin, Dieldrin	Aus der Pestizidanwendung. DDT und weitere Verbindungen sind durch toxischere, aber weniger persistierende Chemikalien ersetzt. MM-Konzentration bei durchschnittlicher Umweltbelastung niedrig
Chlorierte Phenocarbonsäuren polychlorierte Biphenyle (aus Weichmachern, seit 1989 in der BRD verboten), Dioxine (ca. 75 Verbindungen, aus Müllverbrennung, Recycling, Benzinverbrennung), Furane (ca. 135 Verbindungen)	U.a. aus der Herbizidanwendung, seit ca. 40 Jahren ubiquitär, Belastung stagnierend, mittlere Belastung der MM 3–4 µg TCDD/kg Milchfett, mittlere Aufnahme des gestillten Säuglings 15–20 pg TCCD=100–150 pg Teq/kgKG. Grenzwert für Säugling: 1 pg/kg/Tag (Ernährungskommission Dt. Gesellschaft für Kinderheilkund) MM-Belastung mit TCCD liegt im Risikobereich, geringere Verfügbarkeit der Dioxine aus der MM? Nach Abstillen: Gewichtszunahme des Kindes und verstärkte Verdünnung? Angleichen an nichtgestillte Kinder nach 20–30 Jahren. Mehrbelastung durch Stillen: ca. 5% der Lebenszeitdosis. Bei Stillen länger als drei Monate reichert sich PCB um den Faktor 2–3 im Säuglingsblut gegenüber dem mittleren Blut an. Unklar: Bedeutung vorgeburtlicher PCB-Belastung. Mittlere Aufnahme eines Erwachsenen: 2pg TCCD/kgKG ADI: ca 10 pg/kgKG

Teq = Toxizitäts-Äquivalenz-Faktor (Seveso-Dioxin hat Faktor 1)
NOEL= no effect level (für Ratte 1 ng TCCD/kgKG
NOEL + Sicherheitsfaktor = ADI (acceptable daily intake) (für Ratte 10pg TCCD/kgKG

In Kürze

Laktation

In Schwangerschaft Wachstum der Brustdrüse, nach Geburt Prolaktinanstieg, Milcheinschuss 3./4. Tag (konzentrierte Vormilch = Kolostrum), reife Muttermiilch 10. Tag, Steuerung der Produktion über Saugreiz, mütterlicher Mehrbedarf an Energieträgern, Nährstoffen und Flüssigkeit.

Muttermilch verbessert Infektionsschutz und Allergieprophylaxe: Laktoferrin (bakteriostatisch, bakterizid), Lysozym, Immunglobuline, Antikörper, Leukozyten. Aber auch Übertritt von Medikamenten, Genussmitteln, Drogen.

Anlegen bereits im Kreißsaal, fördert enge Mutter-Kind-Beziehung, Seiten abwechselnd, etwa 4–6 Monate.
Milchstau: Keine vollständige Entleerung, schmerzhaft.
Mastitis puerperalis: sehr schmerzhaft, Temperaturanstieg, Rötung, Verhärtung. Abstillen erforderlich (Prolaktinihibitor), Hochbinden, Kühlung.
Stillhindernisse: Flach-/Hohlwarzen, Hypogalaktie, Vernarbungen, Infektionen, konsumierende Erkrankungen. Kindliche Spaltbildungen (Lippen-Kiefer-Gaumen), zu schwacher Saugreiz bei Früh- und Mangelgeburten.

Pränatale Diagnostik und genetische Beratung

W. Holzgreve, S. Tercanli, P. Miny

 Einführung

Im Rahmen der Schwangerschaftsvorsorge gewinnt die Diagnostik genetischer Erkrankungen des Feten, aber auch die Beratung der Eltern zunehmend an Bedeutung. Die Verbesserung nichtinvasiver Verfahren in der pränatalen Diagnostik dient der Vermeidung risikobehafteter invasiver Eingriffe.

Im Bereich der Gynäkologie wird die genetische Testung zukünftig vor allem bei Tumorerkrankungen mehr Raum einnehmen.

15.1 Genetische Beratung

Definition

Bei der genetischen Beratung werden Patienten oder Angehörige mit Risiko für eine Erkrankung, die genetisch bedingt sein kann,
- über die Konsequenzen dieser Erkrankung,
- die Wahrscheinlichkeit für ihre Manifestation oder Weitervererbung,
- über Möglichkeiten der Prävention, Vermeidung oder Behandlung

informiert.

Eine Einflussnahme des Beraters auf Entscheidungen sollte vermieden werden. Eine angemessene genetische Beratung erfordert gleichermaßen Fachkompetenz und Einfühlungsvermögen.

15.1.1 Allgemeine Grundlagen

Genetische Erkrankungen

Genetische Erkrankungen sind keineswegs immer erblich. Bei den meisten Chromosomenstörungen liegen Neumutationen vor. Die meisten Erkrankungen mit genetischer Komponente haben multifaktorielle Ursachen.

 Etwa 5% aller erkennbaren Schwangerschaften haben eine Chromosomenanomalie.

Die häufigsten Chromosomenstörungen sind Anomalien der **Chromosomenzahl** (numerische Aberration). Meist verlaufen diese letal. Konventionelle Chromosomenuntersuchungen können numerische Anomalien zuverlässig aufdecken.

Chromosomenstrukturveränderungen (strukturelle Aberrationen) führen zu klinischen Symptomen, wenn ein Verlust (Deletion) oder eine Duplikation eines Chromosomenstückes vorliegt. Der Stückaustausch zwischen Chromosomen (Translokation) hat nur Auswirkungen, wenn die Funktion eines oder mehrerer Gene beeinträchtigt wird. Chromosomenstrukturanomalien sind größenabhängig bestimmbar (Bänderungsverfahren). Kleinere Strukturveränderungen können mit speziellen Techniken (FISH= Fluoreszenz-in-situ-Hybridisierung) abgeklärt werden.

Einzelgenerkrankungen werden durch Mutationen verursacht, die das Genprodukt beeinflussen.

Multifaktorielle Erbleiden sind Erkrankungen, die mehrfach in einer Familie auftreten und durch eine Kombination genetischer Faktoren und äußerer Einflüsse verursacht werden (unscharf als Veranlagung bezeichnet). Dazu gehören Hypertonie, Krebs, Herz- und Gefäßkrankheiten und Psychosen.

Fehldiagnosen nach genetischen Untersuchungen können unterschiedliche Ursachen haben:
- Mütterliche Zellkontamination
- In-vitro-Mutationen (Kulturartefakte)
- Chromosomale Mosaikbefunde
- Unerkannte Zwillingsschwangerschaften (vanishing twin)
- Unzulängliche Chromosomenpräparation
- Probenverwechslung

Methodische Unzulänglichkeiten müssen mit Beratungssuchenden besprochen sein.

 **Beispiel**

Bei einer 41-jährigen Patientin soll in der 16. SSW wegen des altersbedingt erhöhten Risikos für Chromosomenstörungen eine Amniozentese durchgeführt werden. Bei Adipositas der Patientin und Vorderwandmyomen gestaltet sich die Punktion schwierig, insgesamt können nur 5 ml stark blutiges Fruchtwasser gewonnen werden.

Befund. Das Wachstum der Fruchtwasserzellkultur ist stark verzögert, insgesamt können lediglich Zellen aus 3 Kolonien eines einzigen Kulturansatzes ausgewertet werden. Diese ergeben einen weiblichen Chromosomensatz ohne Anhaltspunkte für numerische und strukturelle Chromosomenanomalien.

Verlauf. Zwei Wochen vor dem errechneten Termin kommt es zur Geburt eines Knaben mit Down-Syndrom. Offensichtlich sind in der Zellkultur nur mütterliche Zellen

gewachsen. Die Ursache liegt vermutlich darin, dass bei der schwierigen Punktion vorrangig mütterliche Zellen gewonnen wurden. Die betroffene Mutter fordert Schadensersatz von ihrem Gynäkologen und dem zytogenetischen Labor.

Stammbaum

Wichtigster Schritt einer genetischen Beratung ist die Erstellung eines Familienstammbaums, möglichst über 3 Generationen. Erfragt werden: Aborte, Totgeburten, Todesfälle im Kindesalter, Konsanguinität, Auftreten genetischer Erkrankungen. Seltene Erkrankungen werden häufig fälschlich mit dem Laien bekannten Diagnosen in Verbindung gebracht

Beispiel

Eine 25-jährige Patientin kommt in der 14. SSW vor einer geplanten Fruchtwasseruntersuchung zur genetischen Beratung, weil ihre ältere geistig behinderte Schwester »mongoloid« sein soll. Auf Nachfrage stellt sich heraus, dass die Chromosomen der Schwester bislang nicht untersucht wurden.

Die Chromosomenuntersuchung ergibt einen normalen weiblichen Chromosomensatz. Bei der nachfolgenden klinischen Untersuchung der Schwester findet sich eine Kraniosynostose mit auffälliger Kopfform und Fingerveränderungen. Bei der Schwangeren kann eine Manifestation ausgeschlossen werden.

Auf die Fruchtwasseruntersuchung wird daraufhin verzichtet.

Risikoeinschätzung

Fragen können meist nur mit Angaben zu Wahrscheinlichkeiten beantwortet werden.

Die Risikoabschätzung beruht auf:

- **Empirische Risiken**: Die Angaben beruhen auf empirischen Untersuchungen. Sie werden bei häufigeren chromosomalen Erkrankungen (Wiederholungsrisiko nach einem Kind mit Trisomie 21) angewendet.
- **Errechnete Risiken**: Bei gesicherter oder wahrscheinlicher Diagnose einer Einzelgenerkrankung (Chorea Huntington, Neurofibromatose) lassen sich Risiken nach formalgenetischen Gesichtspunkten errechnen.
- **Modifizierte Risiken**: Zusätzliche Informationen können errechntete Risiken (a-priori-Risiko) stark beeinflussen. Ein Mann, dessen Mutter und andere Angehörige mit rund 50 Jahren an einer Chorea Huntington erkrankt sind, hat im Alter von 60 Jahren ein Erkrankungsrisiko, was erheblich unter dem a-priori-Risiko von 50% liegt.

15.1.2 Genetische Beratung in der frauenärztlichen Praxis

Betreuung von Patientinnen mit genetisch bedingten Erkrankungen

Die genetische Beratung bietet, insbesondere bei seltenen genetischen Erkrankungen, betroffenen Patientinnen oder ihren Eltern die Möglichkeit, Einzelheiten zu Ätiologie, Pathogenese, Prognose und Wiederholungsrisiko zu erfahren.

Rezidivierende Aborte

Rezidivierende Aborte sind ein häufiger Anlass zur genetischen Beratung. Chromosomenanomalien sind wohl die häufigste Ursache früher Spontanaborte. Meist handelt es sich um autosomale Trisomien, Monosomie X oder Polyploidien.

Indikation zur Chromosomenanalyse von Spontanabortgewebe

Gründe dafür können sein:

- Wunsch nach einer Erklärung für den Verlust der Schwangerschaft.
- In Ausnahmefällen gelingt die Diagnose einer familiären unbalancierten Strukturanomalie mit Konsequenzen für zukünftige Schwangerschaften.

Gründe dagegen können sein:

- Die Diagnose einer Aneuploidie in Spontanabortgewebe hat keine gesicherte prognostische Bedeutung für das Risiko bei zukünftigen Kindern, führt aber meist zu großer Verunsicherung bei den Eltern.
- Bei weiteren Schwangerschaften wird die Aneuploidie bei einem Spontanabort möglicherweise als Indikation zur invasiven Pränataldiagnostik angesehen (Chorionbiopsie, Amniozentese). Dies kann zur unnötigen Gefährdung der Schwangerschaft führen.
- Seltene familiäre Strukturanomalien lassen sich zuverlässiger durch eine Blutuntersuchung bei beiden Eltern diagnostizieren.

Eine Chromosomenanalyse aus Spontanabortgewebe kann in Einzelfällen indiziert sein, wenn fetale Anomalien beobachtet wurden.

> Bei rezidivierenden Aborten empfiehlt sich eine Chromosomenuntersuchung aus Blutlymphozyten beider Eltern, um familiäre Chromosomenstrukturanomalien auszuschließen, die bei rund 5% der Untersuchungen gefunden werden.

Assistierte Reproduktion

> Das Risiko für genetische Erkrankungen nach In-vitro-Fertilisierung (IVF) scheint nach nunmehr jahrelanger Erfahrung nicht erhöht zu sein.

Bei infertilen Männern ist die Rate balancierter Chromosomenstrukturanomalien und Aneuploidien erhöht. Eine Chromosomenuntersuchung ist in bestimmten Situationen indiziert. Erste Analysen von pränatalen Chromosomenbefunden aus Schwangerschaften nach intrazytoplasmatischer Spermieninjektion (ICSI) bei männlicher Infertilität, deuten auf ein möglicherweise leicht erhöhtes Risiko für gonosomale Aneuploidien hin.

Onkologie

Mammakarzinom

Mutationen in den Brustkrebsgenen (BRCA1 und 2) führen zu einem hohem Risiko für die Entwicklung eines Mammakarzinoms (oder Ovarialkarzinoms). Sie finden sich allerdings nur bei einem kleinen Anteil aller Frauen, die im Laufe ihres Lebens an einem Mammakarzinom erkranken.

Eine genetische Beratung will den möglichen Nutzen, Grenzen aber auch Konsequenzen einer prädiktiven (eine Vorhersage betreffenden) molekulargenetischen Untersuchung vermitteln.

Der Nachweis einer Mutation mit hohem Morbiditäts- und Mortalitätsrisiko bietet die Chance eine gezielte Frühdiagnostik, möglicherweise einschließlich prophylaktischer chirurgischer Maßnahmen. Der Ausschluss einer familiären Mutation kann von einer schweren Belastung befreien, auch wenn das Risiko bei belasteter Familienanamnese hoch bleibt. Die Häufigkeit von Neumutationen ist gegenwärtig nicht bekannt.

Der Wert einer prophylaktischen chirurgischen Intervention bei den primär-genetischen Formen des Mammakarzinoms ist aber bisher nur unzulänglich untersucht. Klare Empfehlungen zum therapeutischen Vorgehen sind derzeit nicht möglich.

Der Nachweis einer Mutation mit hohem Erkrankungsrisiko kann Konsequenzen für den Abschluss von Kranken- und Lebensversicherungen, Kreditangelegenheiten sowie die beruflichen Chancen haben.

15.2 Screeninguntersuchungen

Definition

Screening ist die systematische Untersuchung einer definierten Population, hier aller Neugeborenen, im Hinblick auf bestimmte Erkrankungen oder Merkmale.

Erfolgreiche Heterozygotenscreeningprogramme existieren für die Tay-Sachs-Krankheit in der Aschkenasim-Bevölkerung oder für β-Thalassämie in Sardinien.

Multiple of the Median (MoM)

Die Konzentrationen von Alpha-Fetoprotein (AFP) und anderen Parametern hängen neben dem Schwangerschaftsalter auch von den Messmethoden ab. Um die Vergleichbarkeit von Untersuchungsbefunden zu erleichtern, hat sich international die Angabe von MoM-Werten eingebürgert. Die Mediane müssen durch Untersuchung einer größeren Zahl von Schwangerschaften für jede Schwangerschaftswoche ermittelt und regelmäßig überprüft werden. Sie sind labor- und methodenspezifisch.

15.2.1 Alpha-Fetoprotein

Definition

Alpha-Fetoprotein (AFP) ist ein Glykoprotein unklarer Funktion, das im Dottersack, dem Gastrointestinaltrakt und in der Leber des Feten gebildet wird.

Es ist im fetalen und mütterlichen Serum sowie im Fruchtwasser in unterschiedlicher Konzentration abhängig vom Alter der Schwangerschaft nachweisbar. Offene Neuralrohrdefekte (NRDs) korrelieren mit erhöhten AFP-Werten im Fruchtwasser und im mütterlichen Serum (Abb. 15.1).

Neuralrohrdefekte

> Zu den Neuralrohrdefekten (NRD) zählen **Anenzephalie** sowie **Spina bifida** (Meningozelen, Myelozelen und Kombinationen davon).

Bemerkenswert sind geographische Inzidenzunterschiede sowie eine Abnahme der Häufigkeit in den letzten Jahrzehnten unabhängig von Screeningprogrammen.

Isolierte NRDs sind Fehlbildungen mit multifaktorieller Ätiologie. Sie kommen bei einer Reihe von Chromoso-

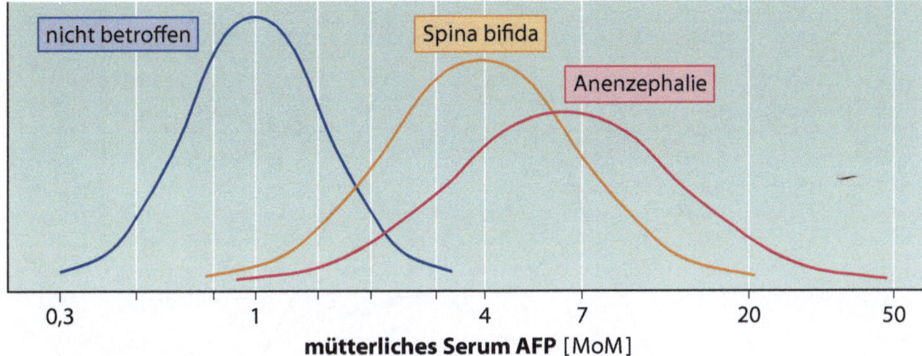

Abb. 15.1. Erhöhte AFP-Werte im mütterlichen Serum bei offenen Neuralrohrdefekten. Logarithmische Normalverteilung der relativen Häufigkeiten der AFP-Werte in MoM (Multiple of Median, schematisch) bei Betroffenen und Nichtbetroffenen. Zu beachten ist die Überlappung der Kurve

menanomalien und monogen-erblichen Erkrankungen vor. Eine Vielzahl von Umwelteinflüssen sind als Ursache diskutiert worden.

Die Häufigkeit von NRDs (▶ Kap. 15.5.3) bei Neugeborenen in der Bundesrepublik dürfte heute bei 0,1–0,2% liegen. Das Wiederholungsrisiko liegt bei rund 3%. Es lässt sich durch bereits präkonzeptionelle Therapie mit Folsäure reduzieren.

> Die prophylaktische **Folsäureeinnahme** zur Reduktion des NRD-Risikos wird von verschiedenen Berufsverbänden und wissenschaftlichen Fachgesellschaften im deutschsprachigen Raum für alle Schwangerschaften empfohlen.

Alpha-Fetoprotein-Screening im mütterlichen Serum (MSAFP)

Während ein MSAFP-Screening in einigen Ländern seit Jahren fest etabliert ist, existieren im deutschsprachigen Raum keine entsprechenden Programme. Die MSAFP-Untersuchung wird jedoch toleriert und vielfach von den Krankenkassen vergütet.

Die AFP-Bestimmung aus dem Fruchtwasser (AFAFP) ist wegen der Eingriffsrisiken Risikoschwangerschaften (vorangegangenes Kind mit NRD) vorbehalten. Mit der einfachen und kostengünstigen MSAFP-Bestimmung hingegen bietet sich die Möglichkeit, alle Schwangeren zu untersuchen, die dies nach einer angemessenen Aufklärung wünschen.

Entdeckungs- und Falsch-positiv-Rate hängen von der Normobergrenze ab. Eine hohe Entdeckungsrate durch Wahl einer niedrigen Obergrenze geht mit einer hohen Falsch-positiv-Rate einher.

> Je nach Grenzwert ist in großen Studien eine Sensitivität von 70–90% für Spina bifida und von 95–100% für Anenzephalie bei einer Falsch-positiv-Rate von 2–5% gefunden worden.

Heute wird häufig gleichzeitig ein Risikoscreening für Chromosomenanomalien durchgeführt.

> Erhöhte MSAFP-Werte bedürfen der weiteren Abklärung durch Ultraschall bzw. eine AFAFP-Bestimmung.

NRD-Sreening: Praktisches Vorgehen

- Durchführung so früh wie möglich (Absprache mit Labor)
- Beratung, Einverständniserklärung
- Ultraschall (exaktes Schwangerschaftsalter, Zahl der Feten)
- Notwendige Angaben für das Labor
- Zahl der Feten
- Schwangerschaftsalter
- Mütterliches Gewicht
- Ethnische Herkunft
- Insulinabhängiger Diabetes
- Wenn AFP erhöht, weitere Abklärung durch Amniozentese, Ultraschall

> ! Häufigste Gründe für ein erhöhtes MSAFP ohne offenen NRD beim Feten sind Fehler bei der Bestimmung des Gestationsalters sowie Mehrlingsschwangerschaften.

Bei Übergewicht finden sich niedrigere AFP-Werte, vermutlich aufgrund eines Verdünnungseffektes (größeres Blutvolumen). Auch bei mütterlichem Diabetes sind die

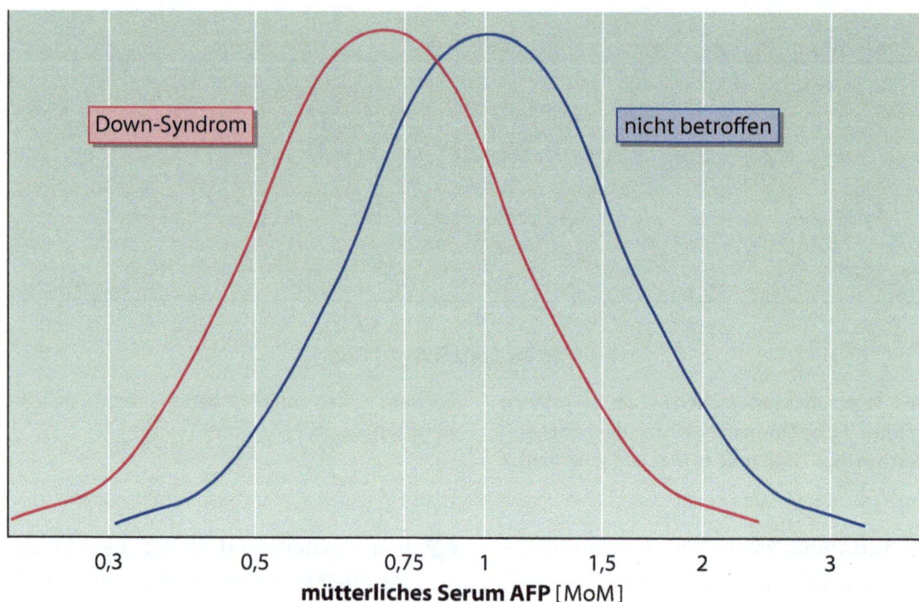

Abb. 15.2. Erniedrigte AFP-Werte im mütterlichen Serum bei Down-Syndrom. Logarithmische Normalverteilung der relativen Häufigkeiten der AFP-Werte in MoM (Multiple of Median, schematisch) bei Betroffenen und Nichtbetroffenen

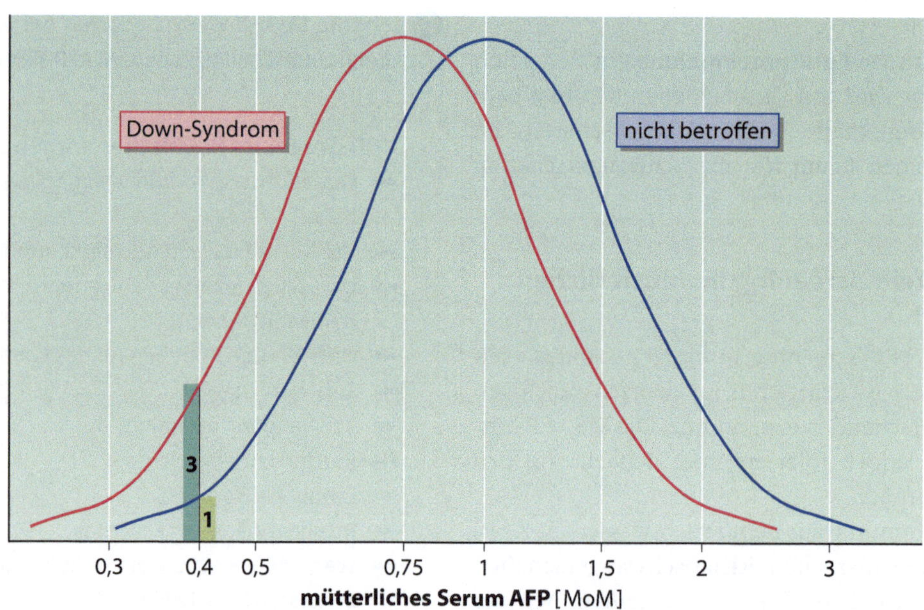

Abb. 15.3. Grundlagen der Risikoberechnung beim Serummarker-Screening am Beispiel der AFP-Befunde. Die Abbildung zeigt schematisch die logarithmische Normalverteilung der relativen Häufigkeiten der AFP-Werte in MoM (Multiple of Median) bei Betroffenen und Nichtbetroffenen wie in Abb. 15.2. Bei der Risikoberechnung wird zunächst vom Altersrisiko ausgegangen (z. B. 1:900 bei einer 30-jährigen Schwangeren). Bei einem gegebenen AFP-Befund (z. B. 0,4 MoM) kann die Wahrscheinlichkeit für ein betroffenes Kind als »likelihood ratio« (Wahrscheinlichkeitsverhältnis) angegeben werden. Dieses lässt sich aus der Höhe der Kurven über dem gemessenen Wert ermitteln und beträgt im Beispiel 3/1=3. Das Risiko für Down-Syndrom bei einer 30-jährigen Schwangeren mit einem Ergebnis der AFP-Bestimmung von 0,4 MoM ergibt sich durch Multiplikation: Altersrisiko: 1:900; AFP-Bestimmung (»likelihood ratio«): 3; Kombiniertes Risiko: 3×1:900=3:900=1:300. Weitere Parameter können, wenn sie voneinander unabhängig sind, durch einfache Multiplikation berücksichtigt werden. Werden Tests verwendet, deren Ergebnisse korrelieren, kann dies bei der Risikoberechnung durch Korrekturen berücksichtigt werden

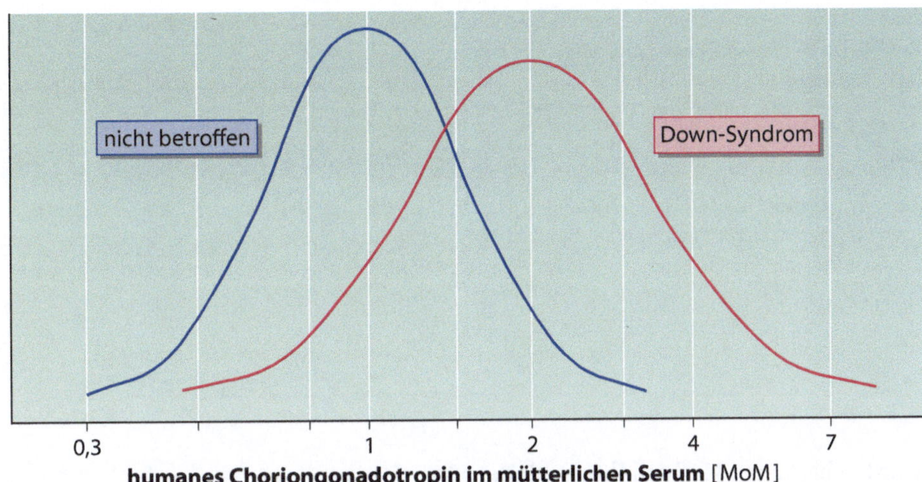

Abb. 15.4. Erhöhte HCG-Werte im mütterlichen Serum bei Down-Syndrom. Logarithmische Normalverteilung der relativen Häufigkeiten der HCG-Werte in MoM (Multiple of Median, schematisch) bei Betroffenen und Nichtbetroffenen

AFP-Werte erniedrigt. Frauen afrikanischer Herkunft haben höhere, Asiatinnen niedrigere AFP-Werte.

Erhöhtes MSAFP ohne fetalen NRD
kann einhergehen mit:
- Omphalozele/Gastroschisis
- Kongenitale Nephrose
- Aplasia cutis congenita
- Abortus imminens
- Fruchttod
- Plazentakomplikationen (Lösung, Hämatom, Infarkt)
- Triploidie
- Mole
- Vorangegangener Eingriff (CVS)
- »Ungünstiger Schwangerschaftsverlauf« u. a.

15.2.2 Triple-Test

Serummarker

Beim **Down-Syndrom** finden sich niedrigere AFP-Werte im mütterlichen Serum (Abb. 15.2).

Beim herkömmlichen Altersscreening wurde Schwangeren (meist den über 34-Jährigen) mit einem erhöhten Risiko für Down-Syndrom eine Amniozentese angeboten. Bei den 80–85% jüngeren Schwangeren, die die überwiegende Mehrzahl aller Kinder mit Down-Syndrom zur Welt bringen, fehlte jedes diagnostische Angebot.

> Das Serumscreening ist eine entscheidende Verbesserung der Entdeckungsrate für Down-Syndrom ohne Steigerung der Gesamtamniozentesezahlen.

Zu Grundlagen der Risikoberechnung, in die auch das Altersrisiko eingeht, Abb. 15.3.

Ebenso wie das **AFP** ist auch das unkonjugierte **Östriol** (uE_3) bei Schwangerschaften mit **Down-Syndrom** im Durchschnitt etwa um ein Viertel reduziert. Demgegenüber liegen die Werte für das humane Choriongonadotropin (**HCG**) bei betroffenen Schwangerschaften etwa doppelt so hoch (Abb. 15.4).

> Beim **Triple-Test** werden um die 16. SSW AFP, unkonjugiertes Östriol und HCG bestimmt.

Die Entdeckungsrate für Down-Syndrom liegt um 60%, die Falsch-positiv-Rate um 5% (Tab. 15.1)

Die Aussagekraft wird von verschiedenen Faktoren beeinflusst. Dazu zählen nicht nur die verwendeten Marker, sondern auch die Methode zur Bestimmung des Schwangerschaftsalters (letzte Regel, Ultraschall). Wird es sonografisch ermittelt, steigt die Aussagekraft des Triple-Tests.

> Eine bessere Entdeckungsrate geht immer mit einer höheren Falsch-positiv-Rate einher (Zahl der Schwangeren, denen fälschlich eine mit Risiko behaftete invasive Diagnostik angeboten wird.

Weitere mütterliche Serummarker wurden untersucht. Die meisten Erfahrungen liegen mit dem freien β-HCG vor. Entdeckungsraten von über 80% vor und über 70% nach

Tab. 15.1. Risikoscreening für Down-Syndrom (Triple-Test).
Beispiele für individuelle Risiken ohne (1. Reihe) sowie mit unterschiedlichen Befunden des Serumscreenings (2. und 3. Reihe). Zu beachten ist die deutliche Modifikation des Altersrisikos durch den Screeningbefund

Marker (MoM)			Mütterliches Alter bei Geburt		
AFP	Östriol	HCG	20	30	40
			1:1.530	1:910	1:110
0,5	0,5	2,0	1:160	1:95	1:12
2,0	2,0	0,5	1:50.000	1:43.000	1:5.300

der 17. SSW wurden berichtet. Nachteil dieses Markers ist die nötige ununterbrochene Kühlung der Serumprobe. Die Bestimmung der vom Serumscreening bekannten Marker im mütterlichen Urin ist grundsätzlich möglich.

Untersuchungszeitpunkt

Ein Nachteil des Triple-Tests ist der späte Untersuchungszeitpunkt. Zwar kann das Risikoscreening für Chromosomenanomalien bereits in der 14. SSW stattfinden, allerdings verliert die AFP-Bestimmung dann an Aussagekraft im Hinblick auf Neuralrohrdefekte. Mit der Verfügbarkeit einer invasiven Ersttrimesterdiagnostik (Chorionbiopsie) sowie einer Vorverlegung des Amniozentesezeitpunktes bis in die 13. SSW wird das klassische Zweittrimesterserumscreening für Schwangere zunehmend unattraktiv. Eine Vorverlegung des Zeitpunktes von Screeninguntersuchungen in das 1. Schwangerschaftstrimenon ist das Ziel zahlreicher Arbeitsgruppen.

Für das **freie β-HCG** sowie das **PAPP-A** (**pregnancy associated plasma protein A**) konnte die Eignung für ein Ersttrimesterscreening (11.–14. SSW) bereits gezeigt werden,

Management

Risikoscreening für Down-Syndrom: Praktisches Vorgehen

- Beratung, Einverständniserklärung
- Termin so früh wie möglich (Absprache mit Labor)
- Ultraschall (exaktes Schwangerschaftsalter, Zahl der Feten)
- Notwendige Angaben für das Labor
- Zahl der Feten
- Schwangerschaftsalter
- Gewicht
- Ethnische Herkunft
- Insulinabhängiger Diabetes mellitus
- Wenn Risiko kleiner Grenzrisiko: Normale weitere Vorsorge
- Wenn Risiko größer Grenzrisiko: Beratung, Ultraschall, Amniozentese oder CVS/Plazentapunktion je nach Zeitpunkt

Andere Chromosomenanomalien

Deutlich erniedrige HCG-Werte wurden bei einigen Schwangerschaften mit **Triploidien** gefunden, bei denen der überzählige haploide Chromosomensatz von der Mutter stammt. Die Triploidien mit väterlicher Herkunft des überzähligen Satzes weisen demgegenüber stark erhöhte HCG-Werte auf.

Auch bei der **Trisomie 18** wurden niedrige AFP- und HCG-Werte beobachtet.

Es ist ratsam, zusätzlich zu den von Computerprogrammen berechneten Down-Syndrom-Risiken die Einzelbefunde der Serummarkerbestimmungen zu überprüfen, um bei ungewöhnlichen Konstellationen eine Chromosomendiagnostik bzw. sonographische Kontrolle zu veranlassen.

15.3 Teratologie

Definition

Ein Teratogen ist ein äußerer Einfluss während der Schwangerschaft, der die Entwicklung des Feten beinträchtigt. (L.B. Holmes).

Tab. 15.2. Mütterliche Erkrankungen, Genussgifte und Drogen

Teratogen	Zeit	Klinik
Insulinabhängiger Diabetes mellitus	Gesamte Schwangerschaft	Sowohl Hyper- auch auch Hypoglykämie gelten als teratogen. Später in der Schwangerschaft Makrosomie und Viszeromegalie. Postpartale Hypoglykämie. Schwerere Fehlbildungen bei 6–9% der Kinder aller betroffenen Mütter: Herzfehler, ZNS-Fehlbildungen, Nieren- und Skelettanomalien, kaudale Regression u.v.a. Risiko klar abhängig von der Blutzuckereinstellung (Indikator: HbA_{1c}) Strikte Stoffwechselkontrolle. Ultraschallkontrollen.
Mütterliche Phenylketonurie	Unklar	Erhöhte Spontanabortrate. Prä- und postnatale Wachstumsretardierung, Mikrozephalie, mentale Retardierung, Herzfehler u. a. Korrelation zum mütterlichen Phenylalaninspiegel. Hohe Risiken für Spiegel über 20 mg/dl. Wiederaufnahme der Diät vor Beginn der Schwangerschaft.
Systemischer Lupus erythematodes	Unklar	Erhöhtes Risiko für angeborene Reizleitungsstörungen des Herzens (kompletter Block) bei mütterlichen Autoantikörpern anti-RO (SSA) und anti-LA (SSB). Auch Hautaffektionen und hämatologische Auffälligkeiten. Keine pränatale Präventionsmöglichkeit.
Uterusanomalien	Gesamte Schwangerschaft	Erhöhtes Risiko für Deformationen des Feten.
Alkohol	Unklar	Prä- und postnatale Wachstumsverzögerung, faziale Dysmorphien, mentale Retardierung, Hyperaktivität, Neuralrohrdefekte u. v. a. Dosis-Wirkungsbeziehung wohl gesichert. Frage einer Schwellendosis offen. Hohes Risiko für fetales Alkohol-Syndrom bei alkoholkranken Müttern. Frage subklinischer Effekte niedriger Dosen offen. Keine messbaren Effekte bei Alkoholmengen unter 30 g/Tag. Einfluss einzelner Exzesse offen. Möglicher Einfluss der mütterlichen ADH bzw. $ALDH_2$-Aktivität..
Rauchen	Gesamte Schwangerschaft	Wohl keine erhöhte Fehlbildungsrate, aber erhöhtes Abortrisiko, intrauterine Wachstumsverzögerung, erhöhtes Risiko für plötzlichen Kindstod.
Kokain	Unklar	Kein typisches Fehlbildungsmuster. Gelegentlich schwere Fehlbildungen (ZNS-Läsionen u. a.) vermutlich im Zusammenhang mit der Gefäßwirkung der Substanz. Keine konkreten Risikozahlen.
Heroin/Methadon	Unklar	Teratogenes Risiko schwer zu ermitteln wegen häufig zusätzlicher ungünstiger Begleitumstände (z. B. Verunreinigungen, Mangelernährung, Polytoxikomanie). Erhöhtes Risiko für Schwangerschaftskomplikationen, Entzugssymptome beim Neugeborenen, kein eindeutig erhöhtes Fehlbildungsrisiko.

Von allen Fehlbildungen, die im Säuglingsalter diagnostiziert werden, bleibt die Ursache bei rund 70% unbekannt, etwa 20% werden auf genetische Faktoren zurückgeführt, rund 10% sollen durch exogene Faktoren verursacht werden.

Exogene Faktoren sind:

- Mütterliche Erkrankungen und Genussgifte (etwa 4%)
- Infektionen während der Schwangerschaft (rund 3%)
- Mechanische Einflüsse (1–2%)
- Chemikalien, Medikamente, Strahlen (weniger als 1%)

Zeitpunkt der Exposition

> Teratogene Einflüsse führen in den ersten beiden Entwicklungswochen oder in den ersten 4 Wochen nach der letzten Regel entweder zum Frühabort oder bleiben ohne Konsequenzen.

Auch wenn die Gültigkeit dieser »Alles-oder-Nichts-Regel« und ihr zeitlicher Rahmen nicht unumstritten sind, ist ihre Anwendung in der klinischen Praxis vertretbar und hilfreich.

Tab. 15.3. Pränatale Infektionen

Infektion	Zeit	Klinik
Röteln	1. Trimenon	Ca. 80% embryonale Infektion, ca. 60% klinische Symptome.
	2. Trimenon	Ca. 70% fetale Infektion, 10–20% klinische Symptome, keine Symptome nach der 18. SSW.
	3. Trimenon	Zu Beginn niedrige und gegen Ende sehr hohe Infektionsrate, keine Symptome. Bei Beginn der mütterlichen Infektion bis 10 Tage nach der letzten Regel keine Symptome beim Kind. Rötelnimpfung in der Schwangerschaft wohl ohne Risiko. Rötelnembryo- bzw. Fetopathie: Katarakt, Taubheit, Herzfehler, geistige Behinderung u. a. Pränatale Diagnostik möglich. Prävention: Impfung.
Zytomegalie	Unklar, wohl gesamte Schwangerschaft	Bei mütterlicher Primärinfektion ca. 30% fetale Infektion. In Deutschland ca. 1% aller Neugeborenen. Weniger als 10% dieser Kinder sind bei der Geburt symptomatisch: Mikrozephalie, periventrikuläre Verkalkungen, Chorioretinitis, Petechien, Hepatosplenomegalie u. a. Ca. 10% Spätmanifestationen: Psychomotorische Retardierung, Taubheit, und leichte neurologische Defizite. Eine Infektion unter der Geburt führt nicht zur CMV-Fetopathie. Pränatale Diagnostik möglich.
Parvovirus B19 Ringelröteln	Unklar	Rund 10% der Feten entwickeln Anämie und Hydrops fetalis, keine Organfehlbildungen. Pränatale Diagnostik möglich. Intrauterine Transfusion indiziert.
Herpes simplex	Vor 20. SSW	Erhöhte Spontanabortrate
	Nach 20. SSW	Frühgeburtlichkeit, Mikrozephalie, Chorioretinitis, Mikrophthalmie u. a. Nur bei systemischer Infektion der Mutter, selbst dann vermutlich selten.
Syphilis	Bis etwa 20. SSW	Vermutlich keine Infektion des Feten, durch Schutz des Zytotrophoblasten. Bei unbehandelter mütterlicher Erkrankung im Primär- und Sekundärstadium werden 50% der Kinder tot geboren oder sterben in den ersten 4 Wochen. Geringere Risiken im Tertiärstadium. Kongenitale Syphilis: Makulopapulöser Ausschlag, Hepatosplenomegalie, Nageldeformationen, Gelenkveränderungen, Neurosyphilis u. v. a. Medikamentöse Behandlung indiziert.
Toxoplasmose	1. Trimenon	Ca. 10–20% embryonale Infektion, klinische Symptome eher schwerer.
	3. Trimenon	Ca. 50% fetale Infektion, klinische Symptome eher leichter. Gesamtinfektionsrate des Embryos/Feten ca. 50%, ca. 15% der Betroffenen haben Symptome: Hydrozephalus, intrazerebrale Verkalkungen, Chorioretinitis, Krampfanfälle, mentale Retardierung u. a. Pränatale Diagnostik möglich, medikamentöse Therapie in der Schwangerschaft indiziert.
Varizellen	1. Trimenon	Erhöhtes Abortrisiko? Bei mütterlicher Infektion lediglich 1% der Kinder symptomatisch.
	2. Trimenon	2% der Kinder symptomatisch, offenbar kein Risiko nach der 20 SSW. Symptome des seltenen kongenitalen Varizellensyndroms: Extremitätenfehlbildungen, Hautdefekte, Mikrozephalie, Mikrophthalmie.

15

Tab. 15.4. Medikamente mit sicherer oder sehr wahrscheinlicher teratogener Wirkung

Medikament	Zeit	Klinik
ACE-Hemmer	2. und 3. Trimenon	Postuliert wurden renale tubuläre Dysplasie, Anurie, Oligohydramnion, verzögerte Ossifikation des Schädels, intrauterine Wachstumsverzögerung. Vermutlich sicher im 1. Trimenon. Wahrscheinlicher Wirkungsmechanismus: Fetale Hypotension, eingeschränkte Nierendurchblutung.
Androgene Hormone	Ab 8. SSW	z. B. Danazol: Keine Konsequenzen bei männlichen Feten, intersexuelles Genitale bei weiblichen Feten, keine Virilisierung bei Therapie vor der 8. Schwangerschaftswoche oder bei Dosen unter 200 mg/die, vermutlich keine Langzeitfolgen, kein sicher erhöhtes Risiko bei präkonzeptioneller Therapie.
Busulfan	1. Trimenon	Erhöhtes Risiko für unspezifische angeborene Fehlbildungen, intrauterine Wachstumsverzögerung. Vermutlich nur geringes Risiko bei Anwendung nach dem 1. Trimenon.
Carbamazepin	Unklar	Wie bei anderen Antikonvulsiva schwierig zu beurteilen wegen häufiger Kombinationstherapien und erhöhtem unspezifischem Fehlbildungsrisiko bei mütterlicher Epilepsie. Erhöhtes Risiko für Spina bifida und Hypoplasie der Endphalangen?
Cumarinderivate	1. bis 3. Trimenon	Bei Exposition im 1. Trimenon erhöhtes Risiko für Warfarinembryopathie mit Hypoplasie der Nase, Wachstumsverzögerung, Hypoplasie der Extremitäten, geistiger Behinderung u. a. Einnahme vor der 6. Schwangerschaftswoche offenbar ohne gravierende Risiken. Bei Exposition im 2. und 3. Trimenon erhöhtes Risiko für ZNS-Anomalien, möglicherweise im Zusammenhang mit Blutungen.
Cyclophosphamid	1. Trimenon	Einzelne Berichte über Kinder mit unspezifischen Fehlbildungen nach Therapie im 1. Trimenon. Auch unauffällige Kinder. Vermutlich kein erhöhtes Fehlbildungsrisiko bei Therapie im 2. und 3. Trimenon. Präkonzeptionelle Therapie vermutlich ohne gravierende Risiken.
Diäthylstilböstrol	Insbesondere 1.	Bei Mädchen Anomalien des inneren Genitale, vaginale Adenose, Adenokarzinome der Vagina und Zervix (Malignomrisiko um 0,1% bei Frauen unter 25). Möglicherweise auch anatomische und funktionelle genitale Anomalien beim männlichen Geschlecht.
Etretinat	Unklar	Synthetisches Retinoid und Vitamin-A-Abkömmling, Speicherung im subkutanen Fett. Einzelne Fälle mit multiplen angeborenen Fehlbildungen berichtet, kausaler Zusammenhang unklar, Verzicht auf Schwangerschaft für zwei Jahre nach Therapie empfohlen. Vitamin A (Retinol) unter 25.000 IU/die offenbar ohne gravierende Risiken, β-Carotin unproblematisch.
Isotretinoin	2.–5. SSW nach Konzeption?	Vitamin A-Analogon, hohes Risiko für charakteristisches Fehlbildungsmuster mit schweren ZNS, kraniofazialen und kardiovaskulären Anomalien. Präkonzeptionelle Einnahme offenbar ohne gravierende Risiken.
Jodid	Nach 10. SSW	Fetale Hypothyreose durch Jodisotope und hochdosierte Jodtherapie
Lithium	1. Trimenon und erste Hälfte des 2. Trimenons	Erhöhtes Risiko für kardiovaskuläre Fehlbildungen (Ebstein Anomalie?) und möglicherweise andere angeborene Anomalien. Höhe des Risikos strittig, jedoch vermutlich niedrig. Ultraschall zum Herzfehlerausschluss bei Therapie in der Schwangerschaft indiziert. Toxizität für Neugeborene bei präpartaler Therapie.
Methotrexat	1. Trimenon	Folsäureantagonist, vereinzelt schwere ZNS- bzw. kraniofaziale Anomalien. Auch unauffällige Kinder nach Therapie in der Schwangerschaft. Präkonzeptionelle Therapie offenbar ohne gravierende Risiken.

Tab. 15.4 (Fortsetzung)

Medikament	Zeit	Klinik
Phenobarbital	Unklar	Wie bei anderen Antikonvulsiva schwierig zu beurteilen wegen häufiger Kombinationstherapien und erhöhtem unspezifischem Fehlbildungsrisiko bei mütterlicher Epilepsie, Blutungsrisiko und Barbituratentzugssymptome bei Neugeborenen
Diphenylhydantoin	Unklar	Wie bei anderen Antikonvulsiva schwierig zu beurteilen wegen häufiger Kombinationstherapien und erhöhtem unspezifischem Fehlbildungsrisiko bei mütterlicher Epilepsie, möglicherweise sind genetisch determinierte Unterschiede im Metabolismus von Bedeutung. »Fetales Hydantoinsyndrom« mit multiplen angeborenen Anomalien, möglicherweise erhöhtes Malignomrisiko, Blutungsrisiko beim Neugeborenen, Folsäuremangel bei der Schwangeren
Propylthiouracil	Ab 10. SSW	Fetale Hypothyreose und Schilddrüsenvergrößerung, einzelne Fälle mit diversen Fehlbildungen berichtet, kausaler Zusammenhang fraglich.
Prostaglandine	Unklar	Misoprostol zur Abortinduktion in Brasilien: Transversale Gliedmaßendefekte, Hirnnervenlähmungen (wie bei Möbiussequenz). Möglicher pathogenetischer Mechanismus: Gefäßwirkung und Nekrose
Tetrazykline	2. und 3. Trimenon	Verfärbung der kindlichen Zähne und Knochen bei Anwendung nach der 15. SSW. Bei Anwendung im 1. Trimenon **kein** erhöhtes Risiko für gravierende Fehlbildungen, möglicherweise jedoch für kleinere Anomalien. Möglicherweise Hepatotoxizität bei der Mutter.
Thalidomid	20.–37. Tag nach Konzeption	Prototyp eines teratogenen Medikaments, mehrere Tausend Betroffene, erhöhte Abortrate, nach Lenz immer Symptome bei Einnahme während der »sensiblen Phase«, Reduktions- und Duplikationsfehlbildungen der Extremitäten, meist bilateral, Ohrfehlbildungen, Hirnnervenläsionen, Augenfehlbildungen, conotrunkale Anomalien etc. Heute u. a. als Lepramedikament wieder in Gebrauch.
Trimethadion	Unklar	Erhöhtes Risiko für multiple angeborenen Fehlbildungen einschließlich Wachstumsverzögerung und geistiger Behinderung (»fetales Trimethadionsyndrom«).
Valproinsäure	17.–30. Tag nach Konzeption (Spina bifida)	Wie bei anderen Antikonvulsiva schwierig zu beurteilen wegen häufiger Kombinationstherapien und erhöhtem unspezifischem Fehlbildungsrisikos bei mütterlicher Epilepsie, ein Risiko von 1–2% für Spina bifida gilt als gesichert (Fruchtwasser-AFP, Ultraschall!), darüberhinaus vermutlich erhöhtes Risiko für multiple angeborene Anomalien (»fetales Valproatsyndrom«, Eigenständigkeit nicht gesichert)

> Die Phase der Blastogenese vom 14.–28. Tag p.c. gilt als die sensibelste für teratogene Einflüsse, gefolgt von der Organogenese zwischen dem 28. und 56. Tag p.c.

Schwere Fehlbildungen entstehen praktisch nicht mehr nach dem 56. Tag pc.

> Spätere teratogene Einflüsse betreffen eher das Wachstum und können zu durchaus gravierenden funktionellen Störungen und leichteren Fehlbildungen führen.

Befunde bei der Alkoholembryopathie oder bei mütterlichem insulinabhängigen Diabetes mellitus lassen eine Dosis-Wirkungsbeziehung vermuten. Vor allem bei der Alkoholembryopathie ist noch unklar, ob eine Schwellendosis existiert.

Mögliche Konsequenzen einer Teratogenexposition
- Spontanabort
- Wachstumsretardierung
- Mikrozephalie
- Fehlbildungen unterschiedlicher Schwere
- Stoffwechselstörungen
- Mentale oder kognitive Retardierung
- Verhaltensauffälligkeiten
- Maligne Erkrankungen

Tab. 15.5. Andere Teratogene

Teratogen	Zeit	Klinik
Strahlen Mikrowellen, Kurzwellen, Radiowellen. Magnetische Felder	1. und 2. Trimenon Unklar Unklar	Alles-oder-Nichts-Regel anwendbar, Dosis-Wirkungsbeziehung bei höheren Dosen, Frage der Schwellendosis umstritten. Keine sicher messbaren Effekte bei Strahlendosen unter 5 rad (die meisten diagnostischen Maßnahmen einschließlich Isotopenuntersuchungen sowie berufliche Exposition unter Beachtung der einschlägigen Schutzvorschriften fallen in diesen Bereich). Hohe Dosen führen zu Wachstumsstörungen (>25 rad in der Embryonalperiode, >50 rad in der Fetalperiode). Weitere Anomalien (mentale Retardierung, Mikrozephalie, Augenfehlbildungen u. a.) bei Dosen über 50–100 rad. Erhöhtes Malignomrisiko nach pränataler Strahlenexposition strittig. Geringfügige Risikoerhöhungen für Chromosomenanomalien und andere Fehlbildungen nach beruflicher Low-Dose-Exposition diskutiert, jedoch nicht belegt. Grundsätzliche Möglichkeit der Gewebeerwärmung (s. Hyperthermie), daneben keine Anhaltspunkte für teratogene Einflüsse. (Videoschirme, MRI) keine Anhaltspunkte für teratogene Wirkung, erhöhte Abortrate diskutiert.
Quecksilber	Unklar	Minamata-Krankheit: Schwere Hirnanomalien und neurologische Störungen. Endemie in Japan nachdem Methylquecksilber aus einer chemischen Fabrik ins Meerwasser gelangte, sich in Schalentieren anreicherte und von Schwangeren verzehrt wurde. Weitere Endemie in Irak nach Verzehr von kontaminiertem Getreide (Methylquecksilber als Fungizid).
Polychlorierte Biphenyle (PCB)		Bei beruflicher Exposition unter Beachtung der MAK keine Risiken bekannt. Bei mütterlicher PCB-Vergiftung infolge kontaminierter Speiseöle (Japan, Taiwan) sog. »Cola-Babies«.
Hyperthermie	1. Trimenon	Sauna, heiße Bäder (»hot tub«), hohes Fieber, Heizdecken u. a. Teratogen im Tierversuch. Erhöhtes Risiko für Neuralrohrdefekte (NRD) in retrospektiven Studien. NRD-Risiko in Finnland allerdings sehr niedrig (bei ca. 60 000 exponierten Schwangeren pro Jahr). Teratogenität plausibel, jedoch nicht bewiesen, Saunaaufenthalt bis 20 min gilt als sicher.

Neben der ursprünglich aufgenommenen Substanz können auch Stoffwechselprodukte für die Teratogenese von Bedeutung sein.

Alkoholembryopathie

Menge und Anwesenheitsdauer der Metabolite sind abhängig vom mütterlichen Stoffwechsel, der u. a. auch von genetischen Faktoren determiniert wird. Bei der Pathogenese der fetalen Alkoholembryopathie wird eine Mitbeteiligung des Acetaldehyds vermutet. Dieser entsteht mit Hilfe des Enzyms Alkoholdehydrogenase (ADH). Polymorphismen dieses Enzyms mit unterschiedlicher Aktivität bzw. ADH-Mangel, der in bestimmten Bevölkerungen verbreitet ist, könnten eine unterschiedliche Suszeptibilität für eine Alkoholembryopathie aufgrund der genetischen Konstitution der Mutter bedingen.

Für die allermeisten Teratogene sind die genauen pathogenetischen Zusammenhänge beim Menschen ungeklärt.

Zur Übersicht gesicherter oder sehr wahrscheinlicher Teratogene, Tab. 15.2, Tab. 15.3, Tab. 15.4, Tab. 15.5)

In Kürze

Genetische Beratung beim Frauenarzt

5% aller Schwangerschaften haben Chromosomenanomalie, meist numerische Aberation (meist letaler Ausgang), häufiger Spontanaborte.

Betreuung von Patientinnen mit genetischen Erkrankungen, Beratung bei rezidivierenden Aborten, Onkologie.

Screeninguntersuchungen: Vorteil nichtinvasiv, Nachteil später Untersuchungszeitpunkt

- **Alpha-Fetoprotein:** Korreliert mit Neuralrohrdefekten. 1.) Wenn MSAFP erhöht (Alpha-Fetoprotein im mütterlichen Serum), dann 2.) Ultraschall und Bestimmung von AFAFP (Alpha-Fetoprotein im Fruchtwasser) und Ultraschall. AFAFP wegen höherem Risiko nur primär, wenn bereits Kind mit NRD geboren wurde.
- **Triple-Test:** Korreliert mit Down-Syndrom. AFP, unkonjugiertes Östriol erniedrigt, HCG erhöht in

▼

16.SSW. Risikoberechnung unter Einbeziehung des Altersrisikos.

Teratologie: 10% der Fehlbildungen auf exogene Einflüsse zurückzuführen. 1.–14. Tag p.c. entweder Abort oder keine Konsequenz (Alles-oder-Nichts-Regel), 14.–28. Tag p.c. am sensibelsten für Fehlbildungen, gefolgt von 28.–56. Tag (Organogenese), danach eher Wachstums- und funktionelle Störungen zu erwarten.

15.4 Ultraschallscreening-Untersuchungen

Etwa 2–3% der lebendgeborenen Kinder weisen schwere angeborene Fehlbildungen auf.

Nach den Mutterschaftsrichtlinien sind in Deutschland 3 Ultraschallscreening-Untersuchungen in der Schwangerschaft vorgesehen. Der betreuende Frauenarzt mit entsprechender Anerkennung der Grundausbildung (z. B. DEGUM-Stufe I, DEGUM = Deutsche Gesellschaft für Ultraschall in der Medizin) führt die Basisuntersuchung durch. Bei pathologischen Befunden oder anamnestischen Risiken ist die Zuweisung an Untersucher mit spezieller Anerkennung (DEGUM-Stufe II oder III) und entsprechender apparativer Ausstattung indiziert. In Stufe III ist die Abklärung schwieriger bzw. sehr seltener Problemstellungen vorgesehen.

Daneben können bei Anomalien invasive und nichtinvasive Behandlungen intrauterin (z. B. intrauterine Transfusion, vesikoamniale und thorakoamniale Shunteinlage, Digitalisierung bei fetaler Tachykardie, Kortikoidtherapie über die Mutter beim adrenogenitalen Syndrom) durchgeführt werden.

Ziele der pränatalen Medizin

- Genaue Festlegung des Schwangerschaftsalters zur Vermeidung von späteren Terminunsicherheiten sowie unnötigen Geburtseinleitungen bei vermeintlicher Terminüberschreitung
- Vermeidung von unnötigen Schwangerschaftskontrollen und Hospitalisationen
- Senkung der Komplikationsrate bei Mehrlingsschwangerschaften
- Rechtzeitige Erfassung von fetalen Fehlbildungen und Wachstumsstörungen
- Rechtzeitige Ermöglichung einer intrauterinen Therapie
- Frühzeitige Planung der postnatalen Therapie mit Festlegung des adäquaten Entbindungszeitpunkts, Ortes und Art der Entbindung in einem hierfür entsprechend ausgestattetem Zentrum mit einem interdisziplinären Team aus Geburtshelfern und Pädiatern
- Reduktion der mütterlichen und kindlichen Mortalität und Morbidität
- Reduktion von Unsicherheit und Ängsten bei den Eltern
- Reduktion von Kosten

Potentielle Risiken der pränatalen Diagnostik

- Induktion von Ängsten und Verunsicherung der Schwangeren bei Feststellung von kindlichen Anomalien und inadäquater Beratung
- Induktion von Ängsten und Verunsicherung der Schwangeren bei irrtümlich angenommenen Fehlbildungen
- Bei übersehenen Befunden, Vermittlung von falscher Sicherheit und Erzeugung von falschen Erwartungen

15.4.1 Ultraschallscreening in der 11.–14. SSW

Die Demonstration des Feten bei den Ultraschalluntersuchungen kann die Mutter-Kind-Beziehung positiv beeinflussen.

1. Screening: Zu klärende Fragen

- Implantationsort
- Darstellbarkeit des Embryos
- Vitalität
- Vorliegen einer Mehrlingsschwangerschaft

▼

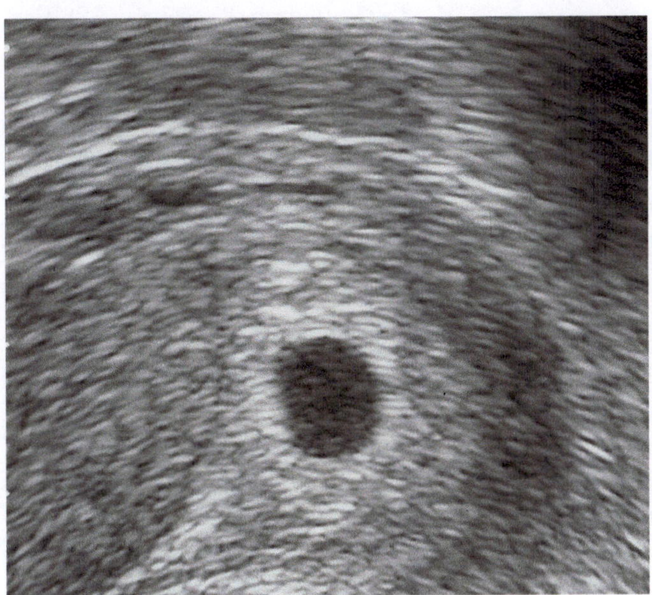

Abb. 15.5. Chorionhöhle in der rechnerisch 5. SSW mit echogenem Randsaum, welcher dem Trophoblasten entspricht

- Vorliegen eines dorsonuchalen Ödems, Auffälligkeiten, Notwendigkeit weitergehender Untersuchungen
- Zeitgerechte Entwicklung, Biometrie

Für die Frühschwangerschaft stehen die Abdominal- und die Transvaginalsonographie zur Verfügung:

- Die transabdominale Methode bietet bei leicht vorgefüllter mütterlicher Harnblase eine bessere Übersicht. Im späten 1. Trimenon ist der Embryo in seiner größten Längsachse einfacher darzustellen, Mehrlinge werden seltener übersehen.
- Bei ungünstigen anatomischen Verhältnissen (Adipositas, Uterus myomatosus, retrovertierter Uterus) ist die Transvaginalsonographie zu bevorzugen, da die Sonde direkt an die zu untersuchenden Organe herangeführt werden kann. Das Auflösungsvermögen ist höher, die Bildqualität besser. Allerdings ist die Reichweite begrenzt, höher gelegene Strukturen sind nicht ausreichend einsehbar.

> Mit der transvaginalen Sonographie ist die Beurteilung der Embryonalstrukturen im frühen 1. Trimenon und die Erfassung von embryonalen Anomalien im Durchschnitt eine Woche eher möglich, als mit der transabdominalen Ultraschalluntersuchung.

Implantationsort

Ausgeschlossen werden soll eine extrauterine Schwangerschaft.

In der Regel treten beim Vorliegen einer extrauterinen Gravidität bereits vor dem 1. Screening, meist zwischen 5.–8. SSW Leitsymptome (Unterbauchschmerzen, Blutungen) auf. Die Häufigkeit der Extrauteringravidität beträgt etwa 1% aller Schwangerschaften. Die gleichzeitige intrauterine und extrauterine Implantation ist ein extrem seltenes Ereignis (Inzidenz: 1:20.000–30.000). Mit zunehmenden Erfolgen in der Sterilitätstherapie ist von einer steigenden Inzidenz extrauteriner Schwangerschaften auszugehen.

Als erstes sonographisch darstellbares Zeichen einer intrauterinen Frühschwangerschaft gilt der **Gestationssack**, der die Chorionhöhle repräsentiert (Abb. 15.5).

Definition

Die **Chorionhöhle** ist als exzentrisch, im hochaufgebauten Endometrium gelegene Ringstruktur zu erkennen, umgeben von einem echogenen Randsaum, dem Trophoblasten.

> Mit der Transvaginalsonographie lässt sich der Gestationssack ab einer Größe von etwa 2–3 mm bereits ab dem 14. Tag post conceptionem, d. h. mit Ausbleiben der Menstruationsblutung nachweisen.

Verlässlich nachweisbar ist die Chorionhöhle ab der 5. SSW bei gesichertem Gestationsalter mit einem Durchmesser von 5–6 mm.

Als erste Embryonalstruktur erscheint der **Dottersack** in der Chorionhöhle ab der 5. SSW (Größe 5.–10. SSW ca. 3,5–7 mm). Eine abnorme Entwicklung (<3 mm und >7 mm) geht mit einem erhöhten Abortrisiko einher.

Der sonographische Nachweis eines Dottersacks schließt ein **Windei** (*blighted ovum*, s.u.) aus, in dem nur Trophoblaststrukturen angelegt sind (Abb. 15.6).

Die Darstellung eines Dottersacks beweist auch, dass es sich bei der Ringstruktur nicht um einen Pseudogestationssack einer extrauterinen Gravidität handelt.

Definition

Bei dem **Pseudogestationssack** der Extrauteringravidität liegt eine intrauterine Ringstruktur als Folge der dezidualen Umwandlung des Endometriums mit Blut- oder Sekretstau vor.

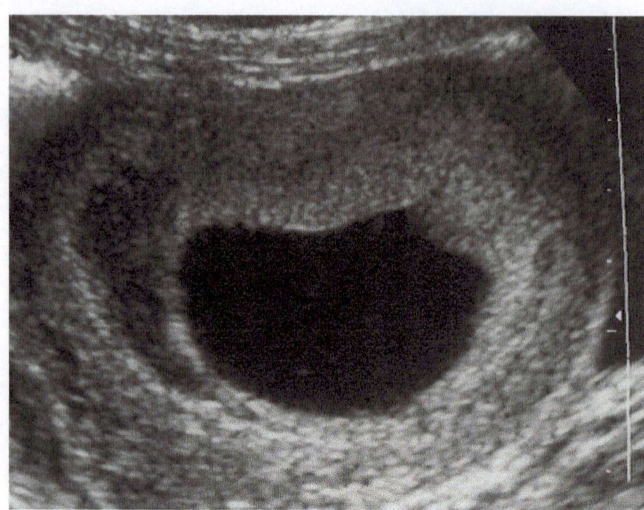

Abb. 15.6. Windei in der rechnerisch 9. SSW. Sonographisch Chorionhöhle ohne Embryonalstrukturen, links am Bildrand bereits ein Hämatom

Der Pseudogestationssack weist keinen echogenen Randsaum (Trophoblast) auf und liegt eher zentrisch im Cavum uteri. Diese Pseudofruchthöhle kommt in ca 20% der Extrauteringraviditäten vor (Tab. 15.6).

Bei der Beurteilung des Implantationsortes sind folgende sonographischen Hinweiszeichen hilfreich, mit denen 80–95% der Extrauteringraviditäten lokalisiert werden können:

- Vergrößerter Uterus ohne nachweisbare Chorionhöhle, hochaufgebautes Endometrium
- Nachweis eines Pseudogestationssacks (Folge dezidualer Umwandlung
- Nachweis extrauteriner Flüssigkeitsansammlung (Blutung in Abdominalhöhle)
- Nachweis eines Adnextumors
- Nachweis einer vitalen Schwangerschaft außerhalb des Cavum uteri

> Die Ultraschalluntersuchung ist bei der differentialdiagnostischen Abklärung zwischen extrauteriner Implantation, Termindiskrepanz und Abort den klinischen und biochemischen Parametern weit überlegen und erlaubt eine sichere Abklärung innerhalb einer Woche.

Darstellbarkeit des Embryos

> Der Embryo kann bei normaler Schwangerschaftsentwicklung in der 6. SSW ab einer Scheitel-Steiß-Länge von 2–3 mm gesehen werden.

Tab. 15.6. Differentialdiagnose Gestationssack und Pseudogestationssack

	Gestationssack	Pseudogestationssack
Lage im Uterus	Exzentrisch	Zentrisch
Randsaum	Echodicht	Nein

Ab der 7. SSW sollte der Embryo bei einer Scheitel-Steiß-Länge von 5 mm sicher nachweisbar sein. Er liegt dem Dottersack eng an und ist von der ebenfalls eng anliegenden Amnionmembran umgeben. Zum Zeitpunkt des 1. Screenings ist der Embryo bei normalem Schwangerschaftsverlauf in der Amnionhöhle leicht zu beurteilen.

Bei fehlenden Embryonalstrukturen muss eine **Termindiskrepanz** oder ein **Windei** (*blighted ovum*) in Betracht gezogen werden. Typischerweise ist beim Windei die Chorionhöhle für das Gestationsalter zu klein.

Vitalität

Als Vitalitätszeichen einer intakten Schwangerschaft gelten:

- Sonographische Darstellung der Herzaktion,
- embryonale Bewegungen.

Die embryonale Herzaktion wird durch das Auftreten von rhythmischen Pulsationen im Herzschlauch aufgezeigt. Die farbcodierte Dopplersonographie ist allenfalls zur Dokumentation oder Feststellung der exakten Herzfrequenz sinnvoll, sollte jedoch nicht vor der 10. SSW durchgeführt werden.

> Mit Transvaginalsonographie kann die fetale Herzaktion bereits mit dem Nachweis der Embryonalanlage ab der 5. SSW visualisiert werden.

In der 7. SSW sollte die Herzaktion immer feststellbar sein. Bei Feststellung der Herzaktion später als 30 Tage nach Konzeption ist die Wahrscheinlichkeit für einen Spontanabort deutlich erhöht.

Die embryonale Herzfrequenz liegt anfangs bei ca. 70 Schlägen/min und erreicht innerhalb eines Tages die Normalfrequenz von durchschnittlich 123 Schlägen/min.

> Die Basalfrequenz des kindlichen Herzens liegt ab der 7. SSW bei 120–160 Schlägen/min.

Ein später Anstieg der embryonalen Herzfrequenz oder eine persistierende Bradykardie können als Hinweis auf eine gestörte Entwicklung gewertet werden.

> Embryonale Bewegungen sind ab der 8. SSW feststellbar, ab der 10. SSW finden sich regelmäßig aktive Bewegungen.

Bei fehlender Spontanmotorik kann diese in der Regel durch leichten Druck von außen erzeugt werden.

Mehrlingsschwangerschaft

Nur mit der Sonographie kann Vorliegen und Art von Mehrlingsanlagen bereits in der Frühschwangerschaft festgestellt werden. Risiken wie drohende Frühgeburtlichkeit, Wachstumsretardierung, Präeklampsie, vorzeitige Plazentalösung und mehrlingsspezifische Anomalien können rechtzeitig erfasst und ggf. präventiv behandelt werden.

Die Häufigkeit von spontanen Mehrlingsschwangerschaften korreliert mit nicht genau bekannten Erbfaktoren. Nach vorausgegangener spontaner Mehrlingsschwangerschaft ist die Wahrscheinlichkeit für einen Wiederholungsfall doppelt so hoch. Es besteht eine Korrelation zum mütterlichen Alter und zur Parität. Die Inzidenz von Mehrlingen steigt aber auch weltweit im Zuge der Sterilitätstherapie stetig an.

Die Häufigkeit von Zwillingsschwangerschaften wird in unserer Bevölkerung, bezogen auf den Anteil von Lebendgeborenen, mit etwa 1:80 angenommen.

Etwa 40% der im 1. Schwangerschaftsdrittel sonographisch nachweisbaren Zwillingsanlagen führen zu lebendgeborenen Zwillingen, in mehr als der Hälfte der Fälle geht eine Embryonalanlage ein. Die exakte Inzidenz von **Vanishing-twins** (Abb. 15.7) ist nicht ausreichend untersucht.

Neben der Erfassung der Anzahl von Embryonen ist die Festlegung der Amniozidität und der Choriozidität von Bedeutung für den Schwangerschaftsverlauf. Wenn zwei getrennte Amnionhöhlen nachweisbar sind, liegen diamniote Zwillinge vor (Abb. 15.8). Ist keine Trennwand sichtbar, liegen monoamniote Verhältnisse vor. Bei in die Chorionhöhle hineinragendem Chorion mit gabelförmigem Ansatz (Lambda-Zeichen, Twin-peak-Zeichen, Abb. 15.9) ist von dichorialen Verhältnissen auszugehen. Eine monochoriale Anlage liegt vor, wenn das Chorion nicht in die Fruchthöhle ragt.

Monozygote Mehrlingsschwangerschaften können 2 Chorien und 2 Amnien aufweisen (25%), die Mehrheit ist jedoch monochorial-diamnial. Nur etwa 1% der monozygoten Zwillinge sind monoamnial. In ca. 80% der Zwillingsanlagen liegen dichoriale Plazentaverhältnisse vor, etwa 80% sind dizygot.

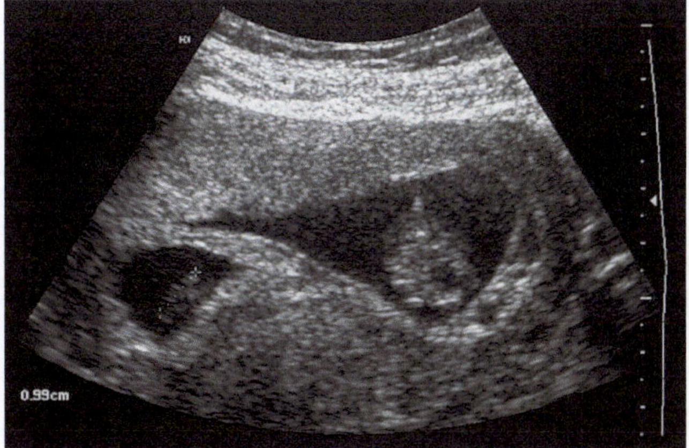

Abb. 15.7. Vanishing twin in der rechnerisch 10. SSW. Dichorial-diamniale Gemini-Gravidität mit negativer Herzaktion beim Zwilling links im Bild

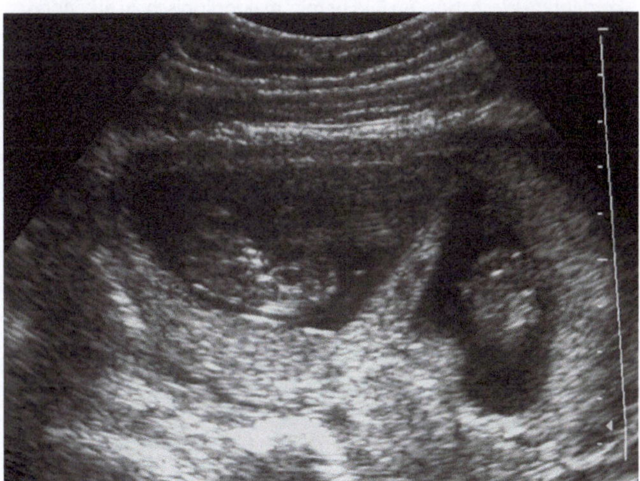

Abb. 15.8. Diamnial-dichoriale Gemini-Gravidität mit 2 getrennten Plazenten (links unten und rechts seitlich im Bild)

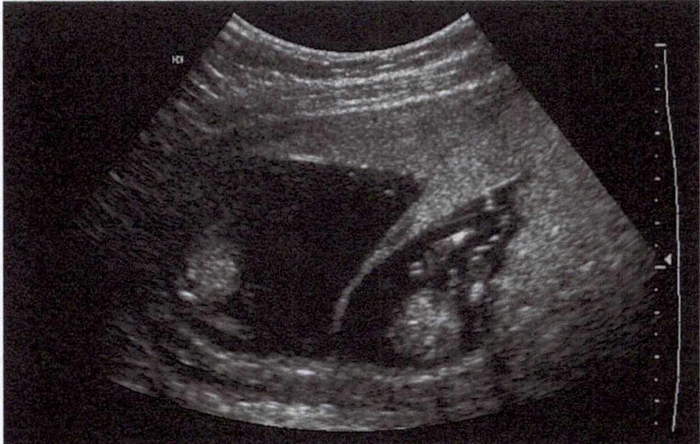

Abb. 15.9. Lambda-Zeichen bei dichorial-diamnialer Gemini-Gravidität

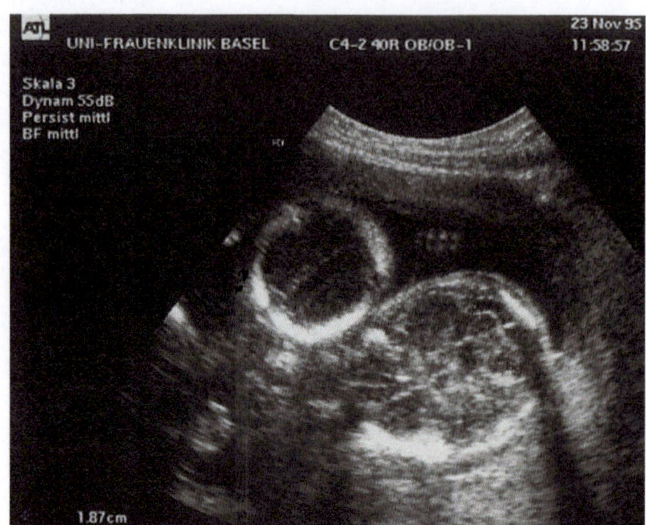

Abb. 15.10. Fetofetales Transfusionssyndrom in der 30. SSW mit diskordantem Wachstum; im Bild bereits makroskopisch zu erkennen deutlich kleineres Kaput beim oberen Zwilling

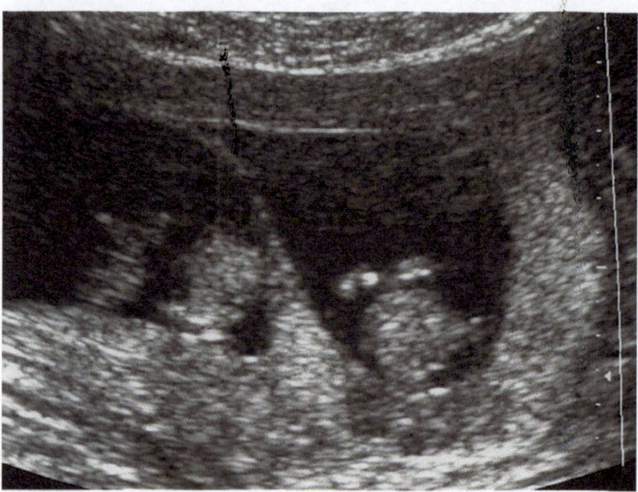

Abb. 15.11. Rechnerisch 10. SSW Drillingsgravidität mit monochorial-diamnialen Zwillingen links und 3. Embryo mit eigener Plazenta und Chorionhöhle

! Bei **monochorialen** Mehrlingen ist die Gefahr für ein diskordantes Wachstum und den intrauterinen Fruchttod signifikant höher (fetofetales Transfusionssyndrom, FFTS).

Bei **monoamnialen** Verhältnissen besteht ein Risiko für spezifische Fehlbildungen (Pagusbildung, »siamesische Zwillinge«).

Das **FFTS** (Abb. 15.10) ist an das Ausmaß der plazentaren Anastomosen zwischen den Mehrlingen gebunden. Frühzeichen ist eine Diskrepanz in der Fruchtwassermenge. Danach zeigt sich diskordantes Wachstum mit Wachstumsretardierung beim Donor und der Gefahr eines Hydrops fetalis beim Empfänger infolge der Hypervolämie. Beim Empfänger imponiert eine große Harnblase, wohingegen der Donor eine zu kleine oder keine Harnblase aufweist. Im Spätstadium kann es zu einer Anhydramnie beim Donor kommen (*stuck twin*).

Serielle Amniozentesen mit Entlastung des Polyhydramnions beim Empfänger oder Lasertherapie mit Durchtrennung des entscheidenden Teils der Anastomosen in der Plazenta können die Gefahren reduzieren.

> Das Erkennen von Mehrlingen gelingt am einfachsten beim 1. Ultraschall-Screening, da alle Embryonen gleichzeitig im Bild dargestellt werden können und die Chorion- und Amnionverhältnisse nahezu sicher beurteilt werden können.

Beispiel

34-jährige Patientin, GII, PI, sekundäre Sterilität, Z. n. Sterilitätstherapie (Clomiphen). Erstvorstellung in der 10. SSW wegen Drillingsgravidität.

Sonographischer Befund: Intakte intrauterine Drillingsschwangerschaft mit 3 vitalen Embryonen, wovon 2 monochorial-diamniot sind (Abb. 15.11).

Schwangerschaftsbetreuung und Verlauf: Ausführliche Beratung der Schwangeren über die Risiken und Möglichkeiten der Überwachung. In der Folge wöchentliche Schwangerschaftsvorsorge mit Ultraschallkontrollen ab der 15. SSW im Wechsel mit dem behandelnden Gynäkologen ohne Hinweis für fetale Fehlbildungen im Ultraschallmonitoring. In der 15. SSW Durchführung einer Cerclage mit Hospitalisation über 3 Tage und Einweisung der Schwangeren in entsprechende Verhaltensmaßnahmen (körperlicher Schonung etc.). Ab der 30. SSW diskrepantes Wachstum mit Wachstumsretardierung bei Drilling 1 und 2. Ambulante Betreuung während der gesamten Folgezeit bei unauffälligen Doppler-und CTG-Parametern von allen 3 Feten bis zum Eintritt regelmäßiger Wehentätigkeit in der 37. SSW. Spontangeburt aller 3 Kinder aus Schädellage in Periduralanästhesie unter Intensivüberwachung und in Sectiobereitschaft auf Wunsch der Schwangeren innerhalb von insgesamt 20 min mit guten Apgar- und pH-Werten bei allen 3 lebensfrischen Kindern (Geburtsgwichte 1.600, 1.800 und 2.900 g).

Nackentransparenz (dorsonuchales Ödem), Auffälligkeiten, weitergehende Untersuchungen

Ausführliche Darstellung und weitere Fehlbildungen, die bereits im späten 1. Trimenon diagnostiziert werden, ▶ Kap. 15.5.

Zeitgerechte Entwicklung, Biometrie

Die sonographische Festlegung des Gestationsalters gilt als verlässlichster Parameter.

> Die Bedeutung der genauen Festlegung des Schwangerschaftsalters bereits im 1. Trimenon kann nicht genug betont werden, da die Beurteilung und Interpretation der Biometrie in der Folgezeit, die Fragen nach einer fetalen Wachstumsretardierung und Terminüberschreitung von der genauen Kenntnis des Gestationsalters abhängen.

Im 1. Screening eignen sich zur sonographischen Bestimmung des Gestationsalters

- Fruchtsackdurchmesser (FS),
- Scheitel-Steiß-Länge (SSL),
- biparietaler Durchmesser (BPD).

Als sicherstes und einfachstes Maß zur Datierung des Schwangerschaftsalters ist die Scheitel-Steiß-Länge anzusehen.

Definition

Die SSL wird vom äußersten Kopfende bis zum äußersten Steißende in Streckhaltung des Embryos gemessen (Abb. 15.12).

Mit der SSL kann das Gestationsalter auf ± 5 Tage genau festgelegt werden. Bei Abweichungen von mehr als 5 Tagen ist eine Terminkorrektur vorzunehmen.

> Das Schwangerschaftsalter darf in den Folgebiometrien nicht mehr geändert werden.

15.4.2 2. und 3. Ultraschallscreening (19.–22. SSW und 30.–32. SSW)

Die Ultraschalluntersuchung im 2. und 3. Trimenon wird in der Regel von transabdominal durchgeführt. Nur bei speziellen Fragestellungen (Verdacht auf Placenta praevia, Zervixmessung) ist die Transvaginalsonographie indiziert.

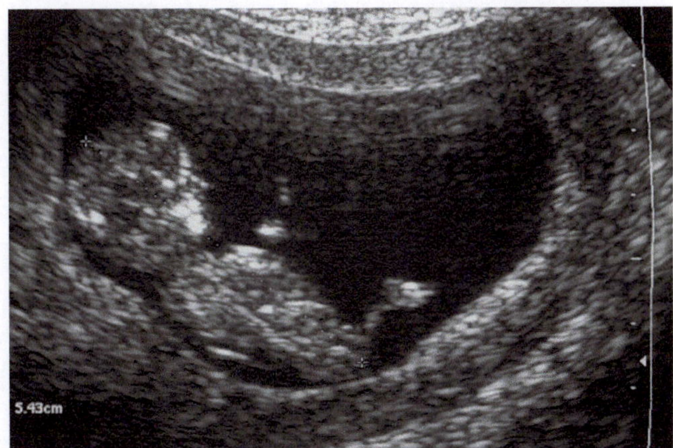

Abb. 15.12. Korrekte Messung der Scheitel-Steiß-Länge in der Längsachse

2. und 3. Screening: Zu klärende Fragen

- Vitalität
- Plazentalokalisation und -struktur
- Hinweiszeichen auf abnorme Fruchtwassermenge
- Hinweiszeichen auf körperliche Entwicklungsstörungen
- Hinweiszeichen auf Körperumrissanomalien
- Hinweiszeichen auf fetale Strukturdefekte
- Hinweiszeichen auf fetale Bewegungsanomalien
- Biometrie

Vitalität

Beurteilt wird die Frequenz der fetalen Herzaktion und das fetale Bewegungsmuster. In seltenen Fällen können fetale Arrhythmien (Inzidenz: 0,2–2%) nachweisbar sein.

Unterschieden werden

- normofrequente Rhythmusstörungen (Extrasystolen),
- Tachykardien,
- Bradykardien.

Definition

Eine Bradykardie ist anzunehmen, wenn die Herzfrequenz <100 Schläge/min und eine Tachykardie, wenn die Frequenz >180 Schläge/min beträgt.

Fetale Arrhythmien

Die häufigsten **Rhythmusstörungen** sind mit 70–80% die Extrasystolen. Meist handelt es sich um supraventrikuläre Extrasystolen, nur sehr

▼

selten um ventrikuläre Extrasystolen. Ätiologisch wird eine Unreife des Reizbildungs- und Reizleitungssystems verantwortlich gemacht. In der Regel handelt es sich um einen harmlosen Befund, nur in 1–2% der Fälle finden sich morphologische Herzfehler als Ursache.

Tachykardien treten bei insgesamt 10% aller fetalen Arrhythmien auf. In bis zu 5% der Fälle ist mit einem Vitium cordis zu rechnen. Prognostisch ist diese Gruppe extrem gefährdet, da es u. U. zu einer Persistenz der Tachykardie bzw. zu einem Vorhofflattern mit der Folge einer schweren Herzinsuffizienz und Dekompensation ((nichtimmunologischer Hydrops fetalis) kommen kann.

Bei den Bradykardien ist der kongenitale AV-Block III. Grades hervorzuheben. Man findet normale Vorhoffrequenzen mit 120–160 Schlägen/min, während die Ventrikel eine eigene, bradykarde Frequenz aufweisen. Diese Gruppe hat unter den Arrhythmien mit bis zu 40% die höchste Rate an Herzfehlern. In erster Linie ist hierbei an einen AV-Kanal zu denken. Auch mütterliche Kollagenosen (Lupus erythematodes) können ursächlich sein. Die Prognose der Bradykardien ist variabel.

Die Erfolgsaussichten einer Therapie tachykarder Rhythmusstörungen sind gut. Die umgehende Überweisung an ein Pränatalzentrum zur weiteren Behandlung (Digitalisierung über die Mutter, medikamentöse Behandlung über eine Kordozentese direkt zum Feten) ist notwendig.

Plazenta

Lage

Die Lage der Plazenta wird nach ihrer Lokalisation an der Vorderwand, Hinterwand, Fundus oder tiefem Sitz bzw. Placenta praevia beschrieben.

Von einer **Placenta praevia totalis** ist auszugehen, wenn die Plazenta über den inneren Muttermund hinausgeht (▶ Kap. 16.6). Im 2. Trimenon zieht die Plazenta in etwa 5% der Fälle noch über den Muttermund hinweg, im 3. Trimenon nur bei 0,5% der Schwangerschaften.

> Bedeckt die Plazenta im 2. Screening noch den inneren Muttermund, muss die Plazentalage auch bei fehlender vaginalen Blutung kontrolliert werden, um eine Gefahrensituation auszuschließen.

Dicke und Morphologie

Die normale **Plazentadicke** liegt zwischen 2–4 cm und weist ein homogenes Echomuster auf. Eine sehr dicke Plazenta und ein zystisches Echomuster können für eine partielle Blasenmole sprechenn. Eine verdickte Plazenta findet sich als Folge eines Morbus haemolyticus neonatorum oder einer Parvovirus-B19-Infektion.

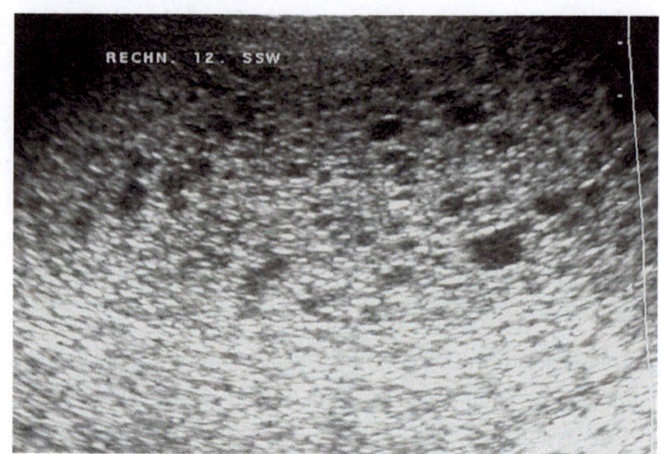

Abb. 15.13. Komplette Blasenmole in der rechnerisch 12. SSW; klinisch Fundusstand in Nabelhöhe

Die Beurteilung der **Plazentamorphologie** erlaubt Aussagen über Reife- und Alterungsgrad der Plazenta in Korrelation zum Gestationsalter. Kriterien sind Fibrinablagerung, Kalzifizierung mit gradueller Ausdehnung, subchoriale Blutansammlung u. a.

Tumoren

Plazentatumoren treten sehr selten auf.

Meist handelt es sich um **Chorionangiome** (echoarme, gut abgrenzbare Areale mit wabiger Binnenstruktur). Große Chorionangiome können Komplikationen (Hydramnion, vorzeitige Wehentätigkeit, Plazentainsuffizienz mit intrauteriner Wachstumsretardierung, Fruchttod) nach sich ziehen.

Bei den Trophoblasttumoren werden die **komplette Blasenmole** (Inzidenz: 1:1.800, keine Embryonalstrukturen, in 15% invasives Wachstum, Metastasierung, Abb. 15.13) und die **partielle Blasenmole** (▶ Kap. 11) unterschieden.

Gelegentlich kann die Unterscheidung von **Hämatomen** zur moligen Degeneration der Plazenta beim Abortivei schwierig sein.

Beim **Chorionkarzinom** fehlt meistens die für die Throphoblasterkrankung charakteristische Bläschenbildung, wie sie für die partielle oder komplette Blasenmole kennzeichnend ist. Im Uteruskavum findet sich eine mehr oder weniger inhomogene, echogene Masse.

Fruchtwassermenge

Als Faustregel gilt, dass die Fruchtwassermenge als normal bezeichnet wird, wenn das Fruchtwasser in etwa eine gleich große Fläche wie das Kind einnimmt.

15

Definition

Bei einer **Oligohydramnie** ist die Fruchtwassermenge wesentlich geringer, bei einer **Polyhydramnie** größer. Bei einer **Anhydramnie** findet sich kein sonographisch nachweisbares Fruchtwasser zwischen dem Feten und der Uteruswand, bzw. der Plazenta.

Nabelschnurschlingen können gelegentlich Fruchtwasserdepots vortäuschen, sind jedoch bei stärkerer Vergrößerung oder mit der farbcodierten Dopplersonographie abzugrenzen.

Zur Beurteilung der Fruchtwassermenge werden auch semiquantitative Methoden eingesetzt.

Praxisbox Fruchtwassermengenmessung

Vier-Quadranten-Index-Methode nach Rutherford (amniotic fluid index = AFI): Der Uterus wird in 4 Quadranten eingeteilt, in denen das größte Fruchtwasserdepot gemessen wird. Die Summe aller 4 Quadranten wird gebildet:
- Oligohydramnie <5 cm
- Normale Fruchtwassermenge 5–25 cm
- Polyhydramnie > 25 cm

Messung eines vertikalen Fruchtwasserdepots: Das größte Fruchtwasserdepot wird vertikal gemessen, wobei der horizontale Durchmesser mindestens 1 cm betragen sollte:
- Liegt der gemessene Wert unter 1 cm, ist die Fruchtwassermenge reduziert.
- Zwischen 1–2 cm ist von einer grenzwertigen Fruchtwassermenge auszugehen.
- Zwischen 2–8 cm handelt es sich um eine normale Fruchtwassermenge.

Die Fruchtwassermenge kann indirektes Zeichen für kindliche oder mütterliche Erkrankungen sein (Tab. 15.7).

Beim Polyhydramnion kann auch ein Vitium cordis vorliegen. Fetale Chromosomenstörungen können sowohl mit einer Vermehrung als auch mit einer Verminderung der Fruchtwassermenge einhergehen.

! Eine abweichende Fruchtwassermenge (Polyhydramnion, Oligohydramnion) tritt als indirektes Hinweiszeichen bei zahlreichen fetalen Fehlbildungen und chromosomalen Störungen auf. Eine weitere Abklärung muss veranlasst werden.

Tab. 15.7. Fruchtwassermenge als Hinweis auf kindliche oder mütterliche Erkankungen

Polyhydramnion	Oligohydramnion
Maternaler Diabetes	Vorzeitiger Blasensprung
Gastrointestinale Stenosen oder Atresien	Plazentainsuffizienz
Anenzephalie	Fetale Nierenanomalie
Nichtimmunologischer Hydrops fetalis	

Körperliche Entwicklung, Biometrie

Mit der Biometrie wird die körperliche Entwicklung beurteilt (normales Wachstum, Wachstumsretardierung oder Makrosomie).

Gemessen werden mindestens 4 Parameter:
- Biparietaler Durchmesser (BPD),
- Fronto-okzipitaler Durchmesser (FOD),
- Kopfumfang (KU),
- Abdomenquerdurchmesser (ATD),
- Anterior-posteriore Durchmesser des Abdomens (APD),
- Abdomenumfang (AU),
- Femurlänge (FL),
- Humeruslänge (HL).

Für die Beurteilung der fetalen **Kopfgröße** ist die Bestimmung des BPD allein nicht ausreichend, da je nach Kopfform auch bei normalem biparietalen Durchmesser eine Mangelentwicklung (Mikrozephalie) vorliegen kann.

Liegt die Kopfgröße oberhalb der 95 er-Perzentile, so ist zu denken an:
- falsch bestimmtes Gestationsalter,
- intrazerebrale Anomalien (Hydrozephalie),
- Gestationsdiabetes,
- weitere seltene Ursachen.

Wenn die Kopfgröße unterhalb der 5er-Perzentile liegt, so ist zu denken an:
- Terminabweichung,
- Mikrozephalie,
- sonstige Ursachen (Chromosomenstörungen).

Praxisbox Abdomenmessung

Die Abdomenmessungen werden an einem Horizontalschnitt durchgeführt.

Vom Herz ausgehend wird die Schallebene kaudalwärts verschoben bis auf die Höhe der Magenblase und intrahepatischen Nabelvene. Die richtige Ebene ist erreicht, wenn die Einmündung der V. umbilicalis in den Sinus vena portae auf einem möglichst kurzen und dorsal gelegenen Stück im Bild erscheint.

Wie bei den Kopfmaßen wird der quere und der a. p.-Durchmesser des Abdomens außen/außen bestimmt. Die Messung beider Durchmesser und die Verwendung des Abdomenumfangs zur Größenbestimmung ist zu empfehlen, da je nach fetaler Lage und Fruchtwassereinteilung nicht immer das Abdomen als rund dargestellt werden und damit die Streubreite gering gehalten werden kann. Schrägschnitte oder Kompression des fetalen Abdomens durch zu großen Druck mit dem Schallkopf von außen, können zu weiteren Fehleinschätzungen führen.

Außerhalb der Norm liegende Werten lassen im 3. Trimenon an eine intrauterine Wachstumsretardierung bei Plazentainsuffizienz denken, im 2. Trimenon finden sich gehäuft fetale Anomalien oder Chromosomenstörungen.

Symmetrische und unsymmetrische Wachstumsretardierungen

Die **symmetrische** (proportionierte) Wachstumsverzögerung beginnt häufig frühzeitig im 2. Trimenon und betrifft die Kopfdurchmesser ebenso wie Rumpf- und Extremitätenmaße. Sie gilt für 20–30 % aller Retardierungen. Entweder handelt es sich um genetisch determinierte kleine und gesunde Kinder oder um eine Folge von chromosomalen Störungen oder andere Fehlbildungen bzw. Anomalien aufgrund von viralen Infektionen und exogenen Noxen wie Alkoholabusus oder Drogenabusus.

Die **asymmetrische** (dysproportionierte) Wachstumsretardierung beginnt nach initial normalem Wachstumsverhalten meist im späten 2.–3. Trimenon (üblicherweise nach der 30.–32. SSW). Mit 70–80% bildet diese Gruppe den größten Anteil an Wachstumsretardierungen. Die Hauptursache liegt in einer nutritiven Plazentainsuffizienz, wie bei maternalen hypertensiven Erkrankungen und Diabetes mellitus.

Die Typisierung beider Formen der Wachstumsretardierung ist nur mit Vorbehalt zu empfehlen, da auch Mischtypen auftreten können.

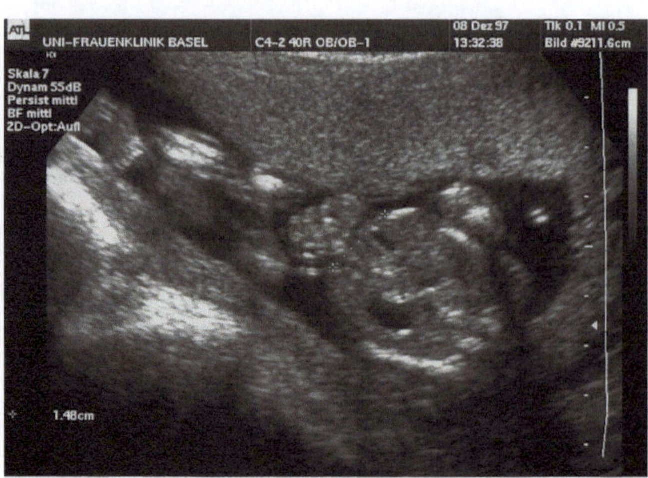

Abb. 15.14. Gastroschisis 16. SSW mit vor dem Bauch liegendem Darmkonvolut

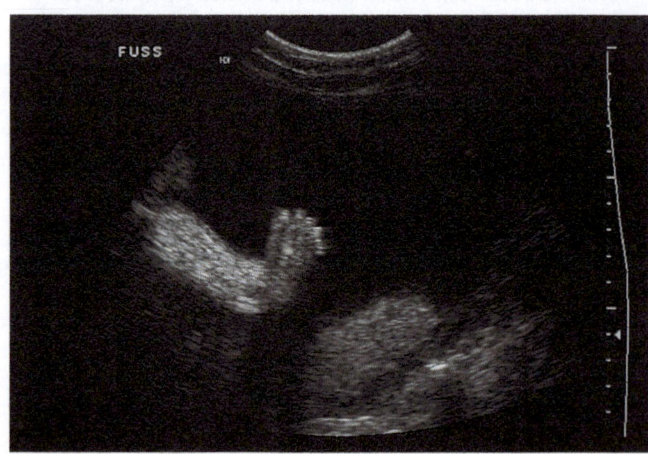

Abb. 15.15. Pes equinovarus (»Klumpfuß«) bei Arthrogryposis congenita multiplex

Körperumriss

Neben **Kopfumfang** und **Kopfform** (normal symmetrisch oval), sind Verformungen der Schädelkalotte (*strawberry sign* bei Trisomie 18) zu beachten.

Eine Anenzephalie kann bei fehlenden Schädelkonturen bereits gegen Ende des 1. Trimenons erfasst werden. Eine noch prominente Area cerebrovasculosa kann die Differentialdiagnostik erschweren. Sonographisch ist noch reichlich nachweisbares Hirngewebe vorhanden, während im 2. Trimenon häufig oberhalb der Orbita keine Hirnstrukturen mehr darzustellen sind. Zu Enzephalozelen ▶ Kap. 15.5.

Im Bereich des **Gesichtes** können eine Mikrognathie, eine Lippen-Kiefer-Gaumenspalte oder eine Makroglossie (vergrößerte Zunge bei Beckwith-Widemann-Syndrom) erkannt werden. Im Bereich der Augen sind eine Mikrophthalmie, ein Hypertelorismus oder ein Hypotelorismus (vergrößter oder verringerter interorbitaler Abstand), eine Zyklopie oder Anophthalmie hinweisend auf schwere Entwicklungsstörungen.

Am **Rumpf** finden sich Bauchwanddefekte (Omphalozele, Gastroschisis ◘ Abb. 15.14).

Als schwerste Form der Verschlussstörung kann eine komplette Eventeration festgestellt werden (Amnionstrangsyndrom, Mittelliniendefekt anderer Syndrome). Auch Sakralteratome sind zu erkennen.

Die Extremitäten können am Ende des 2. Trimenons mit je 3 Segmenten visualisiert werden. Im 2. und 3. Trimenon kann mit etwas Geduld die Anzahl und Stellung der Finger sowie die Fußhaltung beurteilt werden. Kommt auf derselben Schnittebene sowohl der Unterschenkel längs als auch die Fußsohle zur Darstellung, liegt ein Pes equinovarus (»Klumpfuß«, ◘ Abb. 15.15) vor.

> Bei Auffälligkeiten in Form und Lage sowie Anzahl der Extremitäten ist eine detaillierte Abklärung indiziert.

Tumoren oder Defekte der Körperoberfläche können Hinweis für weitere Störungen sein (Meningomyelozele bei Neuralrohrdefekten, Omphalozele bei Bauchwanddefekten, Enzephalozele bei zerebralen Anomalien, Sakralteratome bei kaudal gelegenen Anomalien).

In Kürze

Ultraschallscreening-Untersuchung

1. Screening, 11.–14. SSW: Transvaginal bessere Auflösung, transabdominal bessere Übersicht auch höherer Strukturen.

- **Implantationsort**: DD Extrauteringravidität. **Gestationssack** (Chorionhöhle), transvaginal ab 14. Tag p.c. **Dottersack** (Embryonalstruktur) ab 5. SSW, wenn darstellbar Ausschluss von **Windei** (nur Trophoblast, zu kleiner Gestationssack für SSW), Ausschluss **Pseudogestationssack** der EU (endometrialer Blut-/Sekretstau).
- **Embryo**: Ab 6. SSW, Scheitel-Steiß-Länge 2–3 mm. DD Windei, Termindiskrepanz.
- **Vitalität:** Herzaktion ab 5. SSW, fetale Bewegungen ab 8. SSW.
- **Mehrlingsschwangerschaften:** Festlegung der Embryonenzahl, Festlegung der Amniozidität und der Choriozidität. Erhöhtes Risiko (Frühgeburtlichkeit, Präeklampsie, Plazentalösung, Frühgeburtlichkeit. Fetofetales Transfusionssyndrom (diskordantes Wachstum, Entlastung bei Polyhydramnion, Lasertherapie der plazentaren Anastomosen). Mehrlingsspezifische Fehlbildungen (siamesische Zwillinge).
- **Biometrie**: Bestimmung des **Gestationsalters** (Fruchtsackdurchmesser, Scheitel-Steiß-Länge, biparientaler Durchmesser).
- Messung der Nackentransparenz (falls von Schwangeren gewünscht)

2. und 3. Screening, 19.–22. SSW / 30.–32. SSW:

- **Vitalität:** Herzfrequenz, Bewegungsmuster, selten Arrhythmien, bei Tachykardien in Perinatalzentrum (Digitalisierung über Mutter, Medikamente über Kordozentese.
- **Plazenta:** Lage (Placenta praevia), Dicke (verdickt bei Blasenmole, M. haemolyticus neonatorum, Parvovirus-B19-Infektion. Morphologie (Alter, Reife). Tumoren sehr selten.
- **Fruchtwasser:** Polyhydramnion, Oligohydramnion Hinweis auf Fehlbildung, chromosomale Schäden, mütterliche Erkrankung.
- **Biometrie:** Mehrere Messparameter, Wachstumsretardierung bei fetalen Anomalien (2. Trimenon, symmetrische Retardierung) oder Plazentainsuffizienz (3. Trimenon, asymmetrische Retardierung).
- **Körperumriss:** Kopf (Form, Umfang, Inhalt, Kalottendefekte), Gesicht (Fehlbildungen). Rumpf (Bauchwanddefekte), Extremitäten (Vollständigkeit, Stellung), Tumoren.

15.5 Gezielte Ultraschalldiagnostik

Indikation für gezielte, detaillierte Ultraschalldiagnostik

(In Deutschland entsprechend DEGUM-Stufen II oder III)

- Hinweiszeichen für eine Entwicklungsstörung bei einer vorausgehenden Sonographie
- Anamnestisch erhöhtes Risiko für Fehlbildungen in der Familie (erhöhtes Wiederholungsrisiko)

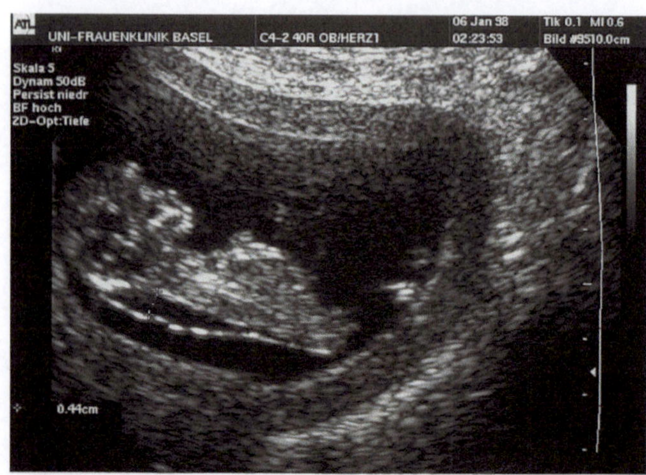

■ **Abb. 15.16.** Fetales Nackenödem von 4,4 mm bei einer 32-jährigen Patientin, fetaler Karyotyp nach CVS: 47, XX + 21 = Trisomie 21

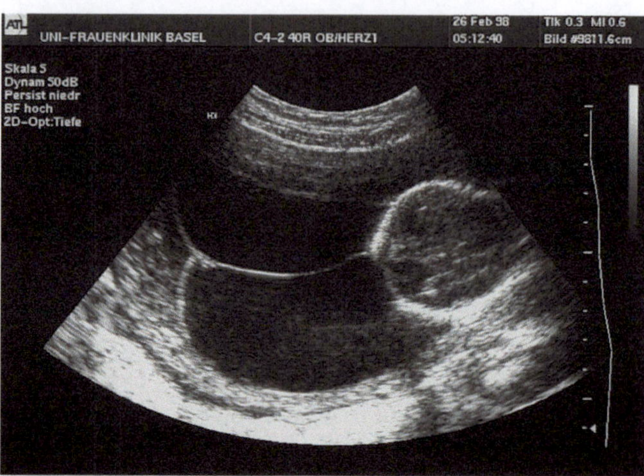

■ **Abb. 15.17.** Großes septiertes Hygroma colli beim Turner-Syndrom in der 20. SSW

- Zustand nach Medikamentenexposition in der Frühschwangerschaft mit teratogenem Risiko (Antiepileptika, Zytostatika, Cumarinpräparate)
- Infektion in der Frühschwangerschaft mit teratogenem Risiko (Röteln-, Zytomegalie-, oder Toxoplasmose-Infektionen)
- Mütterliche Erkrankungen, die mit einem erhöhten Fehlbildungsrisiko einhergehen (Diabetes mellitus Typ I)
- Erhöhte AFP-Konzentration im Serum oder Fruchtwasser bzw. pathologischer Triple-Test

15.5.1 Marker für Chromosomenstörungen

> Die im Ultraschall erfassbaren sonographischen Leitsymptomen sind nicht beweisend für das tatsächliche Vorliegen einer Chromosomenstörung.

Sie können ein wichtiges Zeichen für eine Risikoerhöhung sein, die durch weitere Abklärungen (Sonographie, invasive Untersuchungen) bewiesen oder ausgeschlossen werden muss.

Hinweiszeichen Nackenödem

Als bedeutendster Marker für Chromosomenstörungen ist im 1. Trimenon die Nackentransparenz (nuchal translucency, dorsonuchales Ödem, Nackenödem) zu nennen, die vor allem bei Trisomie 21, Trisomie 18, Trisomie 13 oder in bestimmter Ausprägung (Hygroma colli) beim Turner-Syndrom vorkommen kann.

Definition

Die Nackentransparenz ist ein echofreier (flüssigkeitsgefüllter) Raum im Nackenbereich des Embryos.

Der Nachweis gelingt mittels Abdominal- oder Vaginalsonographie zwischen der 11. und 14. SSW (■ Abb. 15.16).

> 60% der Kinder mit Chromosomenstörungen können mittels dieses einfachen Parameters erfasst werden.

In Abhängigkeit vom Ausmaß des Nackenödems kann unter Hinzuziehung des mütterlichen Alters eine individuelle Risikoberechnung der Wahrscheinlichkeit für das Vorliegen einer Chromosomenstörung vorgenommen werden. Während die Wahrscheinlichkeit für das Vorliegen einer Chromosomenstörung bei einer 20-jährigen Frau mit einem fetalen Nackenödem von 4 mm noch deutlich <1% liegt, steigt sie für die 40-jährige Frau auf >10% an.

Eine Variante des Nackenödems stellt das **Hygroma colli** (Hinweis auf Turner-Syndrom) dar, bei dem es sich um einen deutlich größeren Befund mit zystischen und septierten Arealen handelt (■ Abb. 15.17).

Eine Rückbildung des Nackenödems ist kein Indiz dafür ist, dass der Fetus euploid ist. Ein enganliegendes Amnion kann ein Nackenödem vortäuschen.

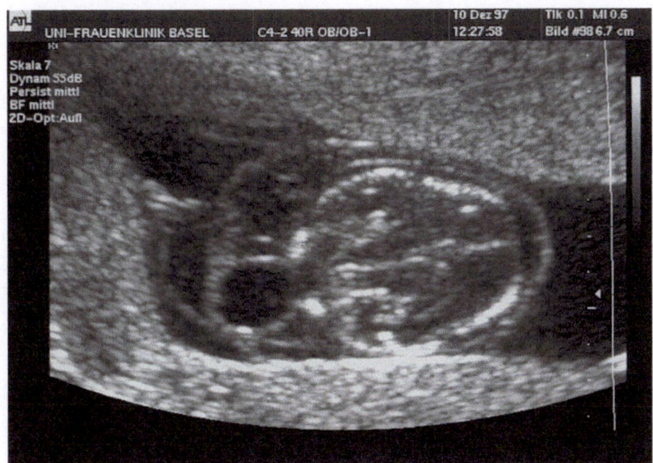

Abb. 15.18. Enzephalozele in der rechnerisch 14. SSW mit Hygroma colli bei Trisomie 13

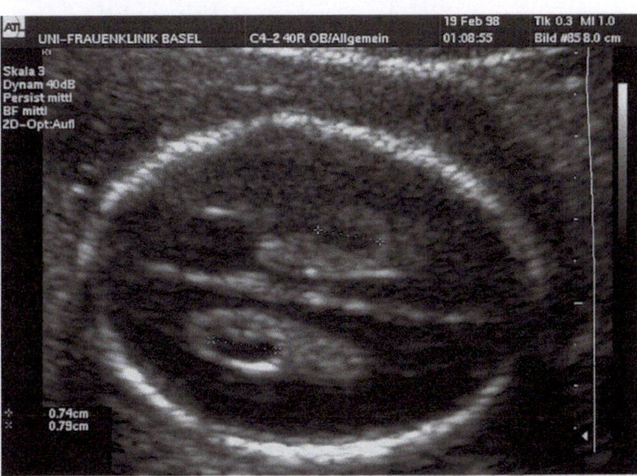

Abb. 15.19. Beidseitige Plexus-choroideus-Zysten in der 20. SSW

> Bei Verifizierung eines embryonalen Nackenödems ist nach Ausschluss einer Chromosomenstörung eine weitere gezielte Organdiagnostik (hauptsächlich fetale Echokardiographie) unbedingt erforderlich.

Hinweiszeichen Wachstumsretardierung

Eine frühe Wachstumsretardierung im 2. Trimenon geht gehäuft mit Fehlbildungen oder Chromosomenstörungen (meist Trisomie 18 oder 13, Triploidie) einher.

> Die Wahrscheinlichkeit für Chromosomenstörungen sinkt auf unter 5%, wenn es sich um eine isolierte Wachstumsstörung handelt und steigt auf über 40%, wenn sich charakteristische zusätzliche Organfehlbildungen im Ultraschall zeigen.

Hinweiszeichen Kopfform und Größe

Die Form des Kopfes kann über den **Kopfindex** (KI = BIP/FOD) definiert werden.

Die **Brachyzephalie** (Verkürzung des fronto-okzipitalen Durchmessers, Verschiebung des KI nach oben) findet sich mit einer Inzidenz von insgesamt 15-30% gehäuft bei den Trisomien 21 und 13 und den Triploidien.

> ! Wegen der physiologischen Variabilität der normalen Kopfform ist dieser Parameter allein jedoch nur mit Vorsicht zu verwenden.

Bei der **Mikrozephalie** mit einem Kopfumfang unter der 5er-Perzentile beträgt die Wahrscheinlichkeit für Chromosomenstörungen 15–25% (Trisomie 13). In über 90% der Fälle sind assoziierte Anomalien zu erwarten, wie eine **Enzephalozele** (Abb. 15.18).

Differentialdiagnostisch muss das autosomal-rezessiv vererbte Meckel-Gruber-Syndrom (Enzephalozele, Zystenniere, Polydaktylie) erwogen werden.

Intrakraniale Anomalien

Die isolierte **Ventrikulomegalie** mit einer Inzidenz von 5–25/10.000 kann in bis zu 10% der Fälle mit Chomosomenstörungen einhergehen (Trisomie 21, 13, 18). Aber auch andere Ursachen (Neuralrohrdefekt, Aquäduktstenose, Dandy-Walker-Zyste, virale Infektionen wie Toxoplasmose, Zytomegalie) können pränatal diagnostiziert werden.

Bei der **Holoprosenzephalie** mit Verschmelzung des I–III. Ventrikels und Fehlen von intrazerebralen Strukturen als Folge einer zerebralen Teilungsstörung finden sich stets zusätzliche, extrakraniale Anomalien und fasziale Dysmorphien. Neben der Trisomie 13 und selteneren strukturellen Chromosomenanomalien muss an exogene Noxen (Infektionen, Alkoholabusus) gedacht werden.

Beidseitige **Plexus-choroideus-Zysten** finden sich bei ca. 1% aller Schwangerschaften (Abb. 15.19). Während das Risiko für eine Trisomie 18 bei beidseitigen Plexuszysten ohne zusätzliche Anomalien etwa bei 1% liegt, steigt es auf über 45% bei Nachweis von weiteren Anomalien.

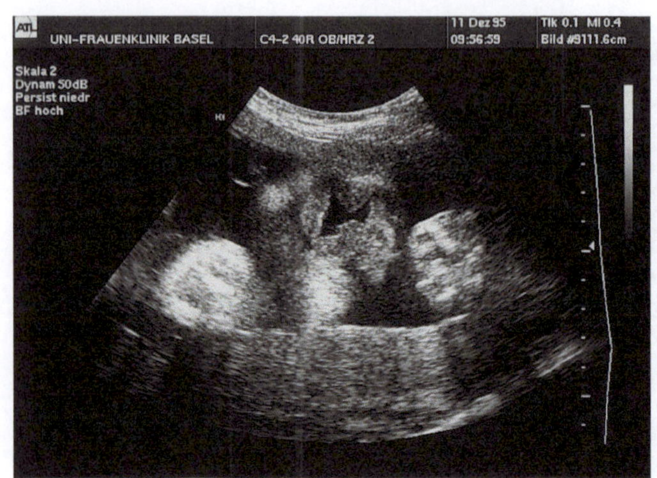

■ **Abb. 15.20.** Einseitige Lippen-Kiefer-Gaumenspalte in der 31. SSW

■ **Abb. 15.21.** Generalisierter Hydrops fetalis mit Aszites und Hautödem bei Turner-Syndrom, 22. SSW

Fasziale Anomalien

> Die **Lippen-Kiefer-Gaumenspalte** (■ Abb. 15.20) gehört mit einer Inzidenz von ca. 1/700 Lebendgeborenen zu den häufigen kindlichen Anomalien bei der Geburt.

In bis zu 40% der Fälle finden sich diese Spaltbildungen in Verbindung mit Syndromen (zu 60% bei Trisomie 13, gehäuft Trisomie 18, aber auch viele andere Syndrome).

Hinweiszeichen Hydrops fetalis

Beim Hydrops fetalis handelt es sich um eine unspezifische Anomalie, die infolge eines immunologischen Geschehens (Morbus haemolyticus neonatorum) und einer Reihe von anderen Grunderkrankungen (kardiovaskulären, metabolischen, pulmonalen, gastrointestinalen, infektiösen) auftreten kann. Die Inzidenz für Chromosomenanomalien (■ Abb. 15.21) wird in der Literatur beim nichtimmunologischen Hydrops fetalis mit bis zu 40% angegeben. Am häufigsten gefunden werden Trisomie 21 und das Turner-Syndrom.

Hinweiszeichen Herzfehler

> Kongenitale Herzfehler stellen mit einer Inzidenz von 8/1.000 Lebendgeborenen und 2–10% der Totgeburten die häufigsten kongenitalen Anomalien dar.

Während einige Herzfehler wie ein kleiner **Ventrikelseptumdefekt** (mit 30% der häufigste konnatale Herzfehler) sich postnatal spontan zurückbilden können (■ Abb. 15.22), ist bei den zyanotischen Herzfehlern (**Fallot-Tetralogie, Transposition der großen Gefäße**) die pränatale Kenntnis

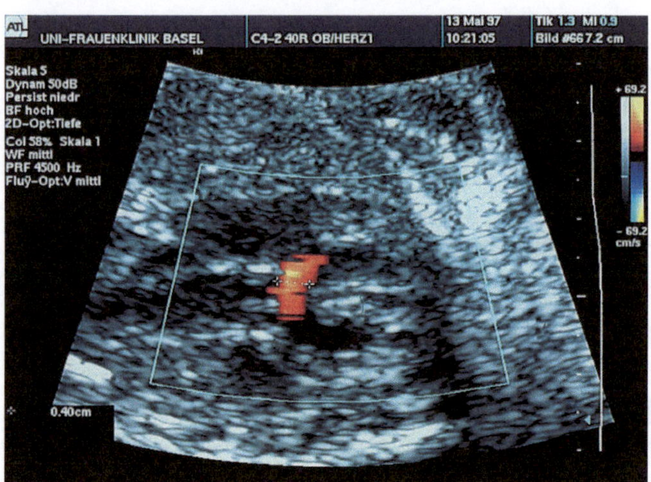

■ **Abb. 15.22.** Ventrikelseptumdefekt von 4 mm in der 32. SSW, Zufallsbefund im Screening III

von großer prognostischer Bedeutung. In beiden Fällen gilt die Prognose heute als relativ gut, da der postnatale Verlauf durch Maßnahmen (medikamentöses Offenhalten des Ductus Botalli) deutlich verbessert werden kann.

Beispiel

32-jährige Patientin. GII, PI mit unauffälligem Schwangerschaftsverlauf und unauffälliger Familienanamnese. In der 20. SSW wird bei der sonographischen Screening-Diagnostik eine Transposition der großen Gefäße festgestellt. Vorbereitung und Beratung der Patientin gemeinsam mit der Kinderkardiologie und Empfehlung zur Geburt in einer Klinik mit angeschlossener Kinderkardiochirurgie.

▼

Schwangerschaftsverlauf unauffällig, da eine intrauterine Dekompensation bei diesem Vitium unwahrscheinlich ist, ebenso wie Chromosomenanomalien, die in diesem Fall durch eine Amniozentese ausgeschlossen wurden. Nach der Geburt sofortige Vorbereitung zur kinderchirurgischen Versorgung.

Die Prognose eines **hypoplastischen Linksherzsyndroms** ist weiterhin zweifelhaft, da auch palliative Operationen die Langzeitprognose bislang nicht befriedigend verbessern konnten.

> Die Inzidenz von Chromosomenstörungen bei Herzfehlern beträgt insgesamt 15–25% und variiert in Abhängigkeit vom Defekt.

Bei der Trisomie 18 findet sich in 99% der Fälle ein Vitium cordis, meist ein Ventrikelseptumdefekt. Bei der Trisomie 13 findet sich in 90% der Fälle ein kardialer Defekt und bei der Trisomie 21 in 40-50%. Als häufigstes Vitium cordis der Trisomie 21 ist der **AV-Kanal** zu nennen, gefolgt von dem Ventrikelseptumdefekt.

> Die Erfahrung zeigt aber, dass nur 20–30% der Herzfehler im Screening entdeckt werden.

Ursache ist die Anatomie des fetalen Herzens und Kreislaufs, bei der es sehr selten zu einer intrauterinen Dekompensation kommt. Eine apparative Ausstattung mit farbcodierter Dopplersonographie ist in der fetalen Echokardiographie unabdingbar. Durch die routinemäßige Einstellung des **Vierkammerblicks** (Abb. 15.23) wird eine Vielzahl von kongenitalen Herzfehlern in Zukunft im Screening erkannt werden können.

Es zeigt sich, dass in erfahrenen Zentren Herzfehler vaginalsonographisch sogar bereits im 1. Trimenon bis zur 14. SSW diagnostiziert werden können.

Hinweiszeichen im Gastrointestinaltrakt

Die Inzidenz von kongenitalen **Zwerchfellhernien** beträgt etwa 1/3.000 Lebendgeburten, häufig assoziiert mit kardiovaskulärn Fehlbildungen und Neuralrohrdefekten. Chromosomenstörungen (vor allem die Trisomie 18) liegen bei bis zu 40% der Fälle vor. Oftmals fällt die Zwerchfellhernie durch eine Vermehrung der Fruchtwassermenge auf.

> Die **Polyhydramnie** kann auf Gastrointestinalobstruktionen hinweisen.

Bei der seltenen **Ösophagusatresie** (Inzidenz ca. 2/10.000) sind Chromosomenanomalien mit 3-4% rar. Bei der **Duodenalatresie** dagegen, die sonographisch neben der Polyhydramnie durch das *double bubble*-Phänomen charakterisiert ist, finden sich Chromosomenstörungen (Trisomie 21) mit einer Häufigkeit von 30–60%.

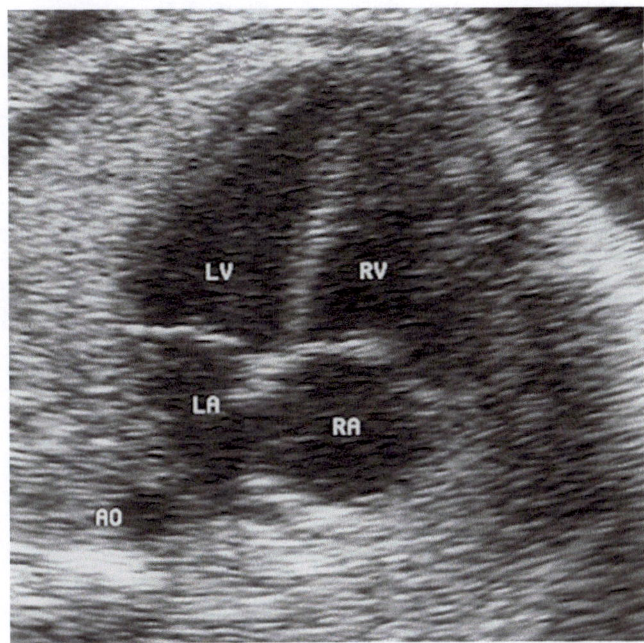

Abb. 15.23. Vierkammerblick mit rechtem und linkem Ventrikel oben und den Vorhöfen sowie Foramen ovale unten im Bild

Die **Omphalozele** (Nabelschnurbruch) kommt ebenfalls bei ca. 1 von 3.000 Schwangerschaften vor. Das isolierte Auftreten einer Omphalozele hat mit einer Überlebensrate über 90% eine gute Prognose. In etwa 35% liegen aber Chromosomenstörungen wie Trisomie 18 und 13 vor. Liegen nur Darmschlingen im Bruchsack, beträgt die Wahrscheinlichkeit für Chromosomenstörungen über 65%, ist im Bruchsack auch die Leber nur ca. 15%.

Hinweiszeichen im Urogenitaltrakt

Anomalien im Bereich des Urogenitaltrakts gehören zu den häufigsten nachgewiesenen Fehlbildungen, da sie sonographisch bereits ab Ende des 1. Trimenons darstellbar sind.

> Die Inzidenz von Chromosomenstörungen beträgt für alle Anomalien der Harnwege ca. 10–15%.

Als Leitsymptom kann eine Oligohydramnie wegweisend sein.

Während sich die milde Hydronephrose gehäuft bei der Trisomie 21 findet, treten bei der Trisomie 18 und 13 eher multizystische Nieren oder eine Megablase auf.

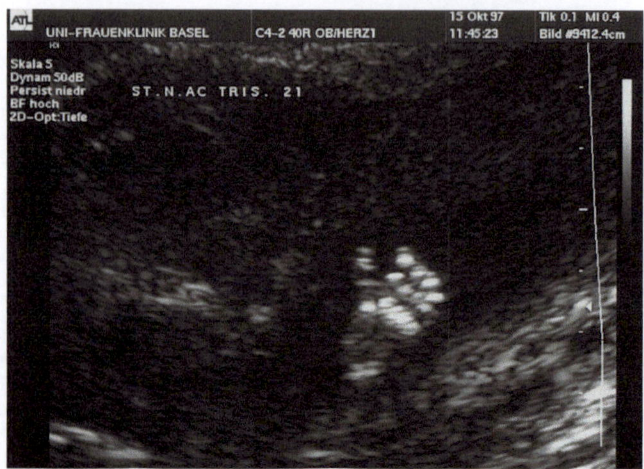

Abb. 15.24. Sandalenfurche bei Trisomie 21 in der 20. SSW

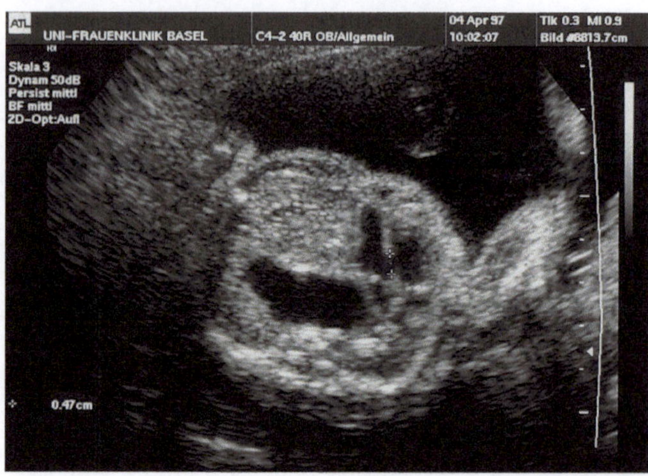

Abb. 15.25. Zwerchfellhernie mit Magenblase neben dem Herzen, welches einen Ventrikelseptumdefekt aufweist bei Trisomie 18

Hinweiszeichen der Extremitäten

Pedes equinovari (»Klumpfüße«) sind mit einer Prävalenz von 1–2 auf 1.000 Schwangerschaften häufige Anomalien. In den meisten Fällen sind die Ursachen unklar, in einigen Familien kann ein autosomal-rezessiver Erbgang vorliegen. Pedes equinovari finden sich auch gehäuft bei der Trisomie 18. Jedoch ist wie bei der **Sandalenfurche** (Abb. 15.24), die sich bei Trisomie 21 vermehrt nachweisen lässt, ein isolierter Befund viel seltener mit Chromosomenstörungen verbunden, als wenn zusätzliche Anomalien vorliegen. Eine relative Verkürzung des Femurs wird in bis zu einem Drittel der Fälle bei Trisomie 21 beschrieben.

Sonographische Hinweiszeichen bei spezifischen Chromosomenanomalien.

Trisomie 21 (Down-Syndrom): Häufige Anomalien

- Brachyzephalie,
- milde Ventrikulomegalie,
- Nackenödem,
- Herzfehler (insbesondere AV-Kanal, Ventrikelseptumdefekt, Fallot-Tetralogie),
- Duodenalatresien,
- milde Hydronephrose,
- Verkürzung des Femurs,
- Sandalenfurche,
- Klinodaktylie (seitliche Fingerabknickung),
- Hypoplasie der Mittelphalanx des Mittelfingers,
- Hydrops fetalis.

Beispiel

30-jährige GIII, PII in der rechnerisch 30. SSW, Vorstellung wegen sonographischem V. a. Hydrothorax im 3. Screening beim behandelnden Frauenarzt. Bei der gezielten Ultraschalluntersuchung findet sich neben dem ausgeprägten Hydrothorax ein kompletter AV-Kanal, ein flaches Gesichtsprofil und eine Verkürzung des Femurs. Die rasche Karyotypisierung nach Plazentapunktion ergibt eine Trisomie 21.

Wegen der insgesamt schlechten Prognose infolge des Hydrothorax und sekundärer Lungenhypoplasie, wurde nach eingehender Beratung gemeinsam mit der Neonatologie auf eine thorakoamniale Shunteinlage verzichtet. Bis zur 38. SSW unveränderter Befund ohne signifikante Progredienz bei unauffälligen Dopplerparametern und gutem CTG, schließlich Spontangeburt. Postpartal, trotz Reanimation und Entlastungspunktion des Hydrothorax, Kind infolge der Lungenhypoplasie verstorben.

Trisomie 18 (Edwards-Syndrom): Häufige Anomalien

- Wachstumsretardierung,
- intrakranielle Anomalien,
- Plexus choroideus-Zysten,
- Balkenagenesien,
- Erweiterung der Cisterna magna,
- Mikrognathie,

▼

- Nackenödem,
- Fehlbildungen des Urogenitaltraktes,
- Herzvitien,
- Omphalozelen,
- Pedes equinovari (»Klumpfüße«)
- Radiusanomalien,
- überlappende Finger,
- Zwerchfellhernie (▣ Abb. 15.25),
- Nabelschnurzysten und singuläre Nabelschnurarterien.

Beispiel

30-jährige GII, PI in der rechnerisch 24. SSW. Sonographisch frühe fetale Wachstumsretardierung, Ventrikelseptumdefekt, beidseits Nierendysplasie, überlappende Finger mit fixierter Fehlstellung des Daumens und Zwerchfellhernie. Plazentapunktion zur raschen Karyotypisierung ergibt eine Bestätigung der Verdachtsdiagnose einer Trisomie 18.

Trisomie 13 (Patau-Syndrom): Häufige Anomalien
- Nierenfehlbildungen,
- Holoprosenzephalie mit fazialer Dysmorphie,
- Mikrozephalie,
- Nieren- und Herzfehlbildungen,
- Omphalozele,
- Zyklopie,
- Lippen-Kiefer-Gaumenspalte,
- Hypotelorismus,
- Polydaktylie.

Beispiel

34-jährige GI, P0 in der rechnerisch 20. SSW. Sonographisch Holoprosenzephalie mit fazialer Dysmorphie, Ventrikelseptumdefekt, Omphalozele, und hyperechogener Nierendysplasie beidseits. Die rasche Karyotypisierung bestätigt die Verdachtsdiagnose einer Trisomie 13.

Triploidie

Unterschieden werden nach Ursprung des überzähligen Chromosomensatzes zwei Formen:
- Stammt der überzählige Chromosomensatz vom Vater, findet sich meist eine partielle Blasenmole, die mit einer Risikoerhöhung für eine Triploidie von ca 50% einhergeht.
- Ist der überzählige Chromosomensatz maternaler Herkunft, findet sich eine normale Plazentastruktur bei meist schwerer Wachstumsretardierung (Verwechslungsgefahr mit nutritiver Plazentainsuffizienz).

Als weitere sonographische Marker sind die Syndaktylie, die faziale Dysmorphie mit kurzem Philtrum und die Ventrikulomegalie zu nennen.

15.5.2 Marker für nichtchromosomale Syndrome

Hinweiszeichen Harnwegsfehlbildungen

> Die Harnwegsfehlbildungen bei Geburt zählen mit einer Inzidenz von 0,3% zu den häufigsten Anomalien.

Mögliche Anomalien sind:
- **Nierenagenesie, schwere Hypoplasie:** Die Häufigkeit beträgt 1:3.000–1:10.000 unter Lebendgeborenen mit einem Wiederholungsrisiko von 2–5%.
  Als Potter-Sequenz wird die beidseitige Nierenagenesie kombiniert mit Lungenhypoplasie, Extremitätenanomalien und Potter-Fazies bezeichnet. Sonographisch imponiert eine Oligo- bis Anhydramnie nach der 14. SSW.
- **Urethralobstruktion:** Eine infravesikale Stenose oder Atresie als Folge von Urethralklappen, Urethralagenesie und Kloakenpersistenz kann neben Chromosomenanomalien zum Prune-Belly-Syndroms (Megazystis, Rektusdiastase, Kryptorchismus) gehören. Differentialdiagnostisch ist an eine Kombination mit gastroenteralen Anomalien (Megazystis-Mikrokolon-Hypoperistaltik-Syndrom) zu denken. Ein guter Marker für die Prognose ist der Oligohydramniegrad.
  Eine intrauterine Therapie mit vesikoamnialer Shunteinlage ist in ausgewählten Fällen erfolgversprechend, um der Gefahr einer konsekutiven Lungenhypoplasie und fortschreitenden Nierenfunktionsstörung vorzubeugen.
- **Zystische Nierenfehlbildungen:** Bei den zystischen Nierenerkrankungen (Potter I–IV) handelt es sich um autosomal-rezessiv oder autosomal-dominant vererbte bzw nicht erbliche Erkrankungen. Die Nierenzysten sind mit unterschiedlichen Fehlbildungen kombiniert.

Bei Feststellung einer zystischen Nierendysplasie ist eine gezielte Abklärung im Hinblick auf assoziierte Fehlbildungen zu empfehlen.

Beispiel

30-jährige GII, PI, Zuweisung in der rechnerisch 17. SSW wegen sonographisch auffälligem zystischen Befund im Abdomen und Oligohydramnie.

Familienanamnese: Unauffällig.

Patientinnenanamnese: Z. n. Mammareduktionsplastik 1996, anamnestisch Asthma bronchiale.

Geburtshilfliche Anamnese: 1991 Z. n. sekundärer Sectio caesarea bei *fetal distress*.

Schwangerschaftsverlauf: Bis dato problemlos.

Ultraschall-Befund: Anhydramnie bei fetaler Megablase und sekundärer Hydronephrose, Nierenparenchym beidseits echogen und zystisch. Ausgeprägte fixierte Haltung mit nicht darstellbarer Mobilität in der HWS und den Extremitäten. Keine weiteren assoziierten Anomalien bei eingeschränkter Beurteilbarkeit wegen Anhydramnie. Sonographische Diagnose: Beidseits Nierendysplasie bei Megablase, V. a. Potter-Sequenz Typ IV.

Verlauf: Nach ausführlicher Beratung: Entschluss zur Nalador-Einleitung in der rechnerisch 19. SSW bei infauster Prognose.

Obduktionsbericht: Leicht untergewichtiger männlicher Fetus (Entwicklungsstand ca. der 17. SSW entsprechend). Atresie der proximalen Urethra und Ausbildung einer Potter-Sequenz (faziale Dysmorphie und Extremitätendeformation). Dilatation der Harnblase, Hydroureter, Hydronephrose und polyzystische Nieren beidseits (Typ IV nach Potter). Hypoplasie der Lungen, Hodenatrophie li., Karyotyp: 46, XY aus Plazentazotten p. p.

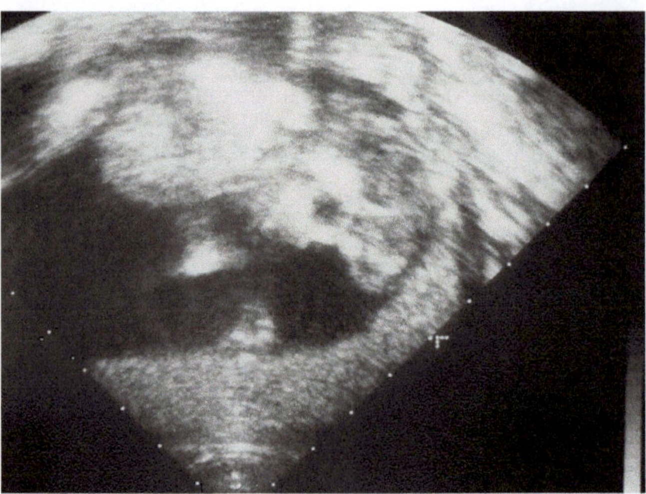

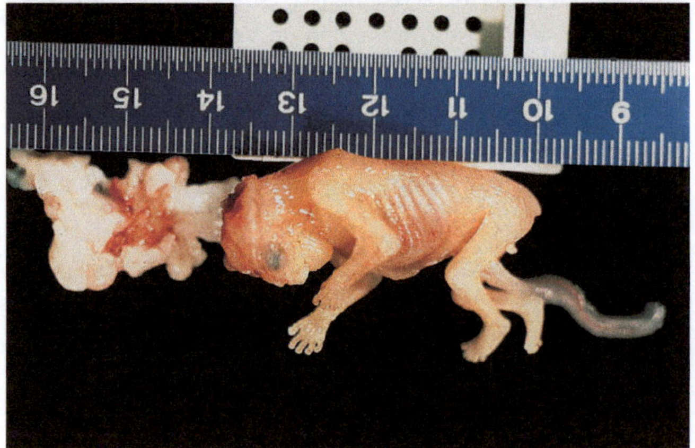

Abb. 15.26. Anenzephalie im 1. Trimenon. Zu beachten ist, dass die Area cerebrovasculosa noch sehr prominent ist und die Diagnose aufgrund der fehlenden knöchernen Schädelstrukturen im Vergleich zur Orbita etc. gestellt werden muss

15.5.3 Sonstige Anomalien

Hinweiszeichen Neuralrohr

Bei den Verschlussstörungen des Neurahlrohrs (▶ Kap. 15.2.1, Abb. 15.26) sind zu unterscheiden:

- die Anenzephalie,
- die Spina bifida aperta,
- die Spina bifida occulta

Der **Anenzephalie** liegt eine kraniale Verschlussstörung des Neuralrohrs zugrunde. Die Prognose ist infaust. Die Diagnose kann im 1. Trimenon gestellt werden, in jedem Fall sollte eine Anenzephalie in der 2. Screeninguntersuchung ausgeschlossen werden.

Bei den Verschlussstörungen der Wirbelsäule befindet sich der Defekt am häufigsten in dem kaudalen Abschnitt.

! Ein großer Teil der Fälle mit Spina bifida aperta wird gegenwärtig im Screening nicht erkannt.

Eine rechtzeitige Diagnosestellung kann die Prognose verbessern, da eine primäre Sectio caesarea im Hinblick auf die neurologischen und klinischen Konsequenzen prognostisch günstiger ist.

Hinweiszeichen fetale Tumoren

Fetale Tumoren sind selten. Neben den Ovarialzysten sind die fetalen Teratome und die Lymphhämangiome zu unterscheiden. Die überwiegende Mehrheit der fetalen Tumoren sind primär benigne. Bei den Teratomen steigt postnatal das Entartungsrisiko mit dem kindlichen Alter an. Primär maligne Tumoren dagegen stellen pränatal eine Rarität dar.

Beispiel

31-jährige Patientin in der rechnerisch 31. SSW, zugewiesen wegen vorzeitiger Wehentätigkeit.

Sonographischer Befund. Polyhydramnie und solider Tumor im Bereich der fetalen Schulter von 8 cm, im Verlauf Nachweis eines zweiten ca. 8 cm großen Tumors im Steißbereich, im Fruchtwasser nach Entlastungspunktion des Polyhydramnions zytologischer Nachweis von malignen Zellen, zwischenzeitlich in der 32. SSW primäre Sectio wegen pathologischem CTG und vorzeitigem Wehentätigkeit. Das Kind verstarb postnatal bei multipler Metastasierung. Der histologische Befund zeigte einen extrarenalen rhabdoiden Tumor.

In Kürze

Gezielte Ultraschalldiagnostik

Marker für Chromosomenstörungen: Keine spezifischen, beweisenden Anomalien, sondern mit Chromosomenstörungen (in der Regel Trisomie 21, 18, 13, Triploidie) assoziierte, häufig erst in Kombination als deutlicher Hinweis zu werten.

- **Nackenödem:** 11.–14. SSW, Trisomie 21, 18, 13, efasst 60% der Chromosomenstörungen. **Hygroma colli** (größer, zystisch-septiert) bei Turner-Syndrom.
- **Wachstumsretardierung:** 2. Trimenon.
- **Kopfform, -größe:** Brachyzephalie, Mikrozephalie, Ventrikulomegalie, Enzephalozele, Holoprosenzephalie, Plexus-choroideus-Zyste. Lippen-Kiefer-Gaumenspalte.

Hydrops fetalis: Meist immunologisch, aber auch bei Turner-Syndrom, Trisomie 21.

Herzfehler: Bisher nur 20–30% im Screening entdeckt. Frühzeitige Diagnose (Fallot-Tetralogie, Transposition der großen Gefäße) oft prognostisch entscheidend.

Gastrointestinaltrakt: Zwerchfellhernie (Hinweis Polyhydramnion), Duodenalatresie.

Urogenitaltrakt: Hydronephrose, multizystische Nieren, Megablase.

Extremitäten: Sandalenfurche, Klumpfüße.

Marker für nichtchromosomale Syndrome: Harnwegsfehlbildungen (Nierenagenesie, -hypoplasie, zystische Nieren, Urethralobstruktion).

Sonstige Anomalien: Neuralrohrdefekte: Anenzephalie im 1. Trimenon zu erkennen, Spina bifida aperta oft nicht im Screening erkannt, Sectio verbessert Prognose. **Fetale Tumoren:** Selten, Ovarialzysten, Lymphhämangiome, postnatale Malignisierung möglich.

15.6 Amniozentese

15.6.1 Späte Amniozentese

Definition

Die späte (klassische) Amniozentese wird zwischen der 15. und 18. SSW durchgeführt. Die Ergebnisse der konventionellen Zellkultur liegen nach etwa 2 Wochen vor.

Die häufigste Indikation für eine Amniozentese ist der pränatale Ausschluss von Chromosomenstörungen. Aus dem Fruchtwasser können auch Alpha-Fetoprotein und Acetylcholinesterase zum Ausschluss von Neuralrohrdefekten bestimmt werden

Zwischen der 15. und 18. SSW ist mit ca. 200 ml eine ausreichende Fruchtwassermenge vorhanden, der Uterus kann transabdominal ohne größeres Risiko von Darm- und Blasenverletzungen erreicht werden, die Zelldichte im Fruchtwasser ist für eine erfolgreiche Zellkultur ausreichend und die Untersuchungsergebnisse können vor der 24. SSW vorliegen.

Praxisbox Technik der späten Amniozentese

Bei der Freihandpunktionstechnik (Free-hand-needle-Technik) wird zunächst das Schwangerschaftsalter fetometrisch bestimmt sowie Plazentalokalisation, Fruchtwassermenge, fetale Vitalität und Anzahl der Feten beurteilt. Bei auffälligem sonographischem Befund werden detailliertere, spezielle sonographische Untersuchungen angeschlossen. Sofort nach Befunderhebung wird die optimale Punktionsstelle im Ultraschall-Längs- und Querschnitt auf der mütterlichen Bauchdecke markiert, das Abdomen sorgfältig desinfiziert und das Punktionsgebiet mit sterilen Tüchern abgedeckt.

Meist wird für die Amniozentese eine 0,7–0,9 mm dicke Spinalnadel mit oder ohne Mandrin verwendet. Die ersten 1–2 ml des Fruchtwasseraspirates müssen zur Verminderung des Risikos einer mütterlichen Zellkontamination verworfen werden. Bei Mehrlingsschwangerschaften ist es üblich, zur Absicherung einer getrennten Fruchtwasserentnahme aus den verschiedenen Amnionhöhlen vor Aspiration aus dem zweiten 2–3 ml einer in Wasser verdünnten blauen Indigokarminlösung in den ersten Sack zu injizieren.

Risiken

Das eingriffsbedingte Risiko dürfte unter 1% liegen, wobei Infektionen bzw. Blasensprung im Vordergrund stehen.

Eine Fruchtwasserpunktion kann misslingen, z. B. bei ausgeprägten Uteruskontraktionen oder beim Vorschieben der Amnionmembran mit der Nadel. Die wenigen beschriebenen ernsthaften Komplikationen beruhen wahrscheinlich auf extrem seltenen, plötzlich ruckartigen Bewegungen des Feten zur Nadel hin. Die Spontanabortrate ist gering. Da die Möglichkeit der Sensibilisierung durch Fruchtwasserpunktion besteht, ist es üblich, im Anschluss an die Amniozentese bei einer rh-negativen Frau eine Anti-D-Prophylaxe (Gabe von 300 μg Anti-D) durchzuführen.

> Die Amniozentese hat sich als zuverlässige Routinemethode seit langem etabliert.

15.6.2 Frühamniozentese

Definition
Die Frühamniozentese kann zwischen der 12. und 14. SSW durchgeführt werden.

Das Risiko für ein Vorschieben (Tenting) der Amnionmembran ist wegen der noch sehr weichen Verhältnisse im 1. Trimenon deutlich erhöht. Fruchtwasservolumina und Zellzahl im Kulturansatz sind zu diesem frühen Schwangerschaftszeitpunkt sehr klein. Risiken und diagnostische Sicherheit der Frühamniozentese sind bisher nur wenig untersucht.

Wenn das Ergebnis einer pränatalen Diagnostik vor der 12. SSW vorliegen soll, erscheint z. Zt. nur die Chorionzottenentnahme als geeignete Methode.

> Die Bemühungen um die Entwicklung einer Alternative zur Chorionzottenentnahme haben gezeigt, daß Amniozentesen auch zwischen der 12. und 14. SSW erfolgreich durchführbar sind.

15.7 Chorionbiopsie

> Die Chorionzottendiagnostik (CVS = chorionic villus sampling) ermöglicht eine rasche Karyotypisierung bereits im 1. Schwangerschaftsdrittel. Im 2. und 3. Schwangerschaftstrimenon ist die Plazentapunktion (late CVS) die rascheste Methode zur zytogenetischen Untersuchung.

15.7.1 Chorionbiopsie im 1. Trimenon

Ein aufgrund pränataler Diagnostik nach Amniozentese durchgeführter Schwangerschaftsabbruch hat bei Frauen, die zumeist schon Kindsbewegungen verspürten, oft langandauernde Depressionszustände zu Folge. Der spätere Schwangerschaftsabbruch hat auch ein höheres Risiko (in der 21. SSW etwa 20-mal so hoch wie in der 8. SSW).

Praxisbox Technik der Chorionzottenentnahme
International wurden bis zu Beginn des Jahres 1986 etwa 96% aller bis dahin durchgeführten Chorionzotten-Entnahmen auf transzervikalem Wege mit Kathetern (Abb. 15.27) durchgeführt. Die transabdominale Technik ist in letzter Zeit in vielen Programmen weltweit übernommen worden (Abb. 15.28).

Indikationen sind:
- Erhöhtes Risiko für Chromosomenstörung nach Screening-Untersuchung (z. B. 1. Trimester-Screening mit Nackentransparenz-Messung, PAPP-A- und free-βHCG-Bestimmung; Triple-Test),
- mütterliches Alter,
- elterliche balancierte Chromosomenstörung,
- vorangegangenes Kind mit Chromosomenstörung
- Risiko für monogen erbliche Erkrankung,
- sonographischer Fehlbildungsnachweis,
- andere (Infektionsdiagnostik, »psychische« Indikation)

Risiken

Vermutlich lassen sich die Risiken minimieren, wenn die Wahl des Vorgehens (transzervikal versus transabdominal) im Einzelfall an den anatomischen Voraussetzungen ausgerichtet wird. Das Fehlgeburtsrisiko entspricht Amniozentesekollektiven. Ein erhöhtes Risiko für Extremitätendefekte fand keine Bestätigung.

> Chorionbiopsien sollten vor der 10. SSW nur mit triftigem Grund durchgeführt werden.

15.7.2 Plazentapunktion im 2. und 3. Trimenon (Late CVS)

Zytogenetische und molekulargenetische Untersuchungen können nach Plazentapunktion im 2. und 3. Trimenon

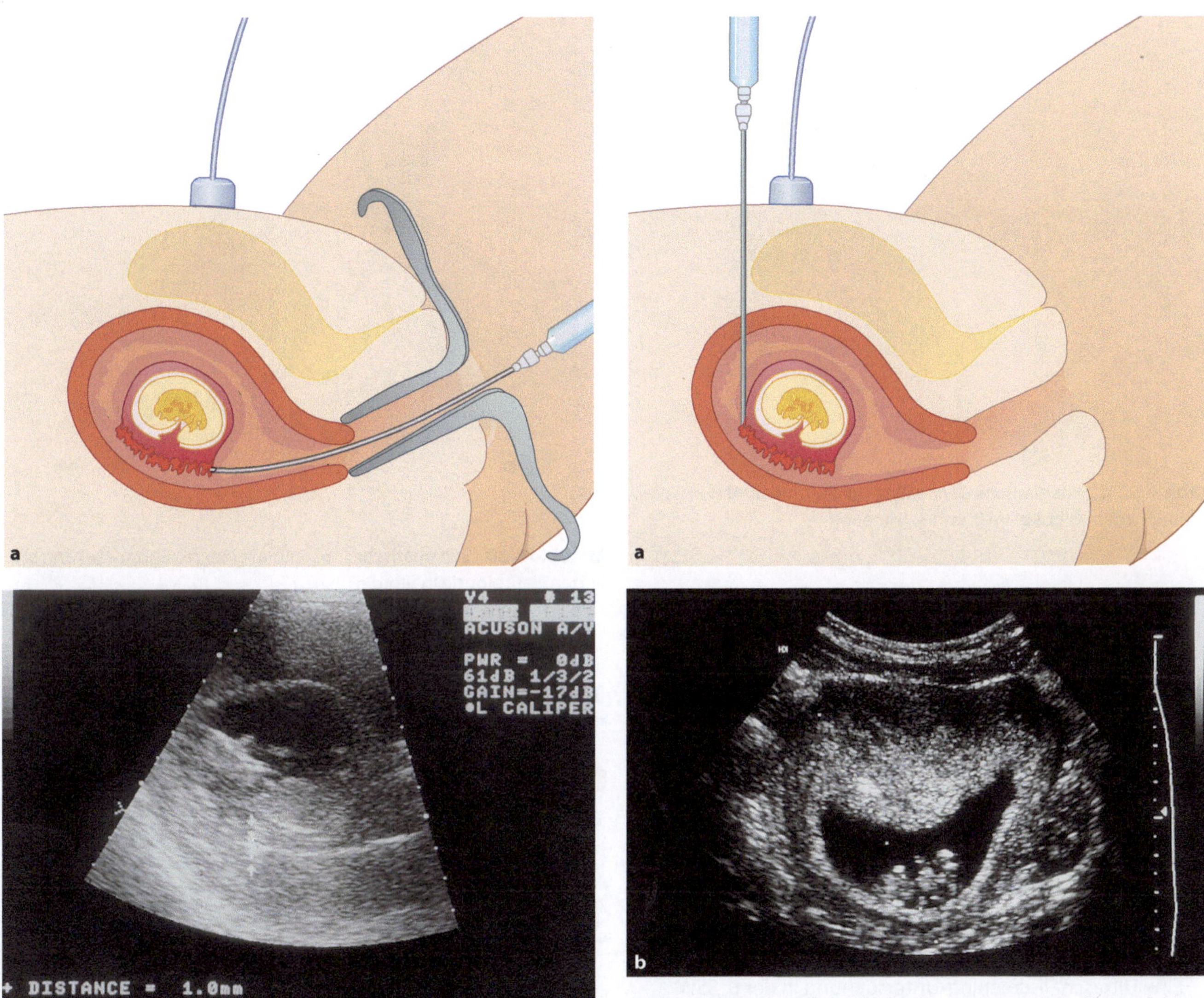

■ **Abb. 15.27.** Transzervikale Chorionzotten-Entnahme. **a** Schematische Darstellung. **b** Ultraschallaufnahme während eines Eingriffes

■ **Abb. 15.28.** Transabdominale Chorionzotten-Entnahme. **a** Schematische Darstellung. **b** Ultraschallaufnahme während eines Eingriffes

(■ Abb. 15.29) schnell und zuverlässig durchgeführt werden. Die Plazentapunktion bietet vor allem bei Oligo- bzw. Anhydramnie oder auch Polyhydramnie technische Vorteile.

Auch spät im 3. Trimenon ist eine Chromosomendirektpräparation aus Zytotrophoblastzellen möglich. Üblicherweise werden wie im 1. Schwangerschaftstrimenon neben einer direkten Chromosomenpräparation Chorion- bzw. Amnionzellkulturen untersucht. Nur in Gegenwart typischer sonographischer Fehlbildungen kann man sich allein auf das Ergebnis der direkten Chromosomenpräparation stützen.

> In dringenden Fällen ist durch die direkte Chromosomenpräparation eine zytogenetische Bestätigung von numerischen Chromosomenanomalien und groben Strukturdefekten am Tage des Eingriffs möglich (schnelle Karyotypisierung).

Eine derart schnelle zytogenetische Diagnostik ist auch später in der Schwangerschaft indiziert, wenn bei kompliziertem Schwangerschaftsverlauf das perinatale Management diskutiert wird. Ein Nachweis der in dieser Gruppe von Schwangerschaften häufig schweren Aneuploidien, erleichtert den Verzicht auf schwangerschaftserhaltende Maßnah-

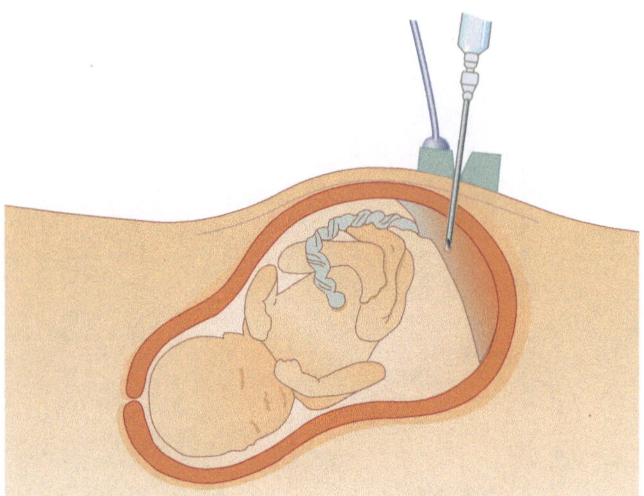

Abb. 15.29. Schematische Darstellung der Plazentapunktion (späte Chorionzottenbiopsie) im 2. und 3. Trimenon

men (Wehenhemmung) oder eine Geburt durch Kaiserschnitt.

Im Zusammenhang mit der zunehmenden Popularität der Screeninguntersuchungen (1. und 2. Trimenon) wächst auch die Zahl der Frauen, bei denen diese Untersuchung zu einer späten Überweisung zur zytogenetischen Abklärung erfolgt.

Beispiel

21-jährige Patientin, zum 1. Mal schwanger. In der Familienanamnese finden sich keine Auffälligkeiten, die Patientin hatte einen unauffälligen Schwangerschaftsverlauf. Eine Ultraschallscreening-Untersuchung in der 8. SSW hatte keine Besonderheiten ergeben.

Befund: Bei dem etwas wachstumsretardierten Kind fand sich bei der Ultraschallscreening-Untersuchung in der 19. SSW eine Omphalozele sowie ein Vertrikelseptumdefekt. Die Patientin wurde über die hohe Wahrscheinlichkeit eines Edwards-Syndroms (Trisomie 18) als Ursache des Befundes aufgeklärt. Sie wünschte daraufhin eine rasche Karyotypisierung.

Diagnose: Nach Plazentapunktion fand sich in der Direktpräparation eine Trisomie 18.

Prognose und Therapie: Da eine Therapie von Chromosomenstörungen nicht möglich ist und die Patientin in der Beratung von der extrem schlechten Prognose des Kindes erfuhr, entschloss sie sich zum Schwangerschaftsabbruch. Sie brauchte auch nach dem stationären Aufenthalt noch professionelle psychologische Unterstützung, um die Ereignisse zu verarbeiten.

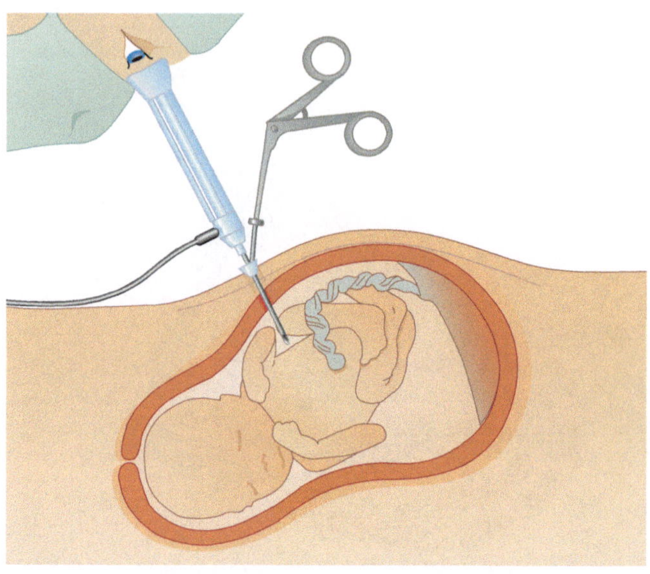

Abb. 15.30. Schematische Darstellung einer fetoskopisch-kontrollierten Hautbiopsie in utero

15.8 Endoskopie

! Die Methoden der intrauterinen Endoskopie sind auch heute noch experimentell.

15.8.1 Fetoskopie

Definition

Die Fetoskopie (Abb. 15.30) ist eine endoskopische Methode, die es erlaubt Fetus und Plazenta im 2. Trimenon der Schwangerschaft direkt zu betrachten und unter kontinuierlicher Sicht fetale Proben (Blut, Leber, Haut) zur pränatalen Diagnostik zu entnehmen.

Bester Untersuchungszeitpunkt ist zwischen der 17. und 20. SSW, da dann mehr als 150 ml Fruchtwassermenge vorhanden ist, der Fetus aber noch nicht zu groß ist.

Fetoskopien zur Visualisierung des Feten sind heute wegen der erheblichen Fortschritte bei der sonographischen Bildgebung kaum mehr indiziert.

Die Fetoskopie kommt bei Verdacht auf bestimmte schwere Hauterkrankungen noch zum Einsatz.

15

15.8.2 Embryoskopie

Noch eher als experimentell anzusehen ist die Methode der Embryoskopie bei der bereits im 1. Schwangerschaftstrimenon der Embryo mit einem dünnen Endoskop transzervikal bzw. transabdominal inspiziert wird (◘ Abb. 15.31).

Es liegen keine ausreichenden Informationen über die Komplikationsrate vor.

Trotz hervorragender Möglichkeiten der transvaginalen Ultraschalldiagnostik, sind Detailerfassungen (Nachweis eines 6. embryonalen Fingers bei Trisomie 13, Meckel-Syndrom) schwierig. Man erhofft sich Verbesserungen durch die Embryoskopie. Der Zugang scheint auch für gewisse zukünftig vielleicht mögliche therapeutische Interventionen attraktiv (Applikation von Stammzellen direkt in die kindliche Zirkulation oder über den Dottersack).

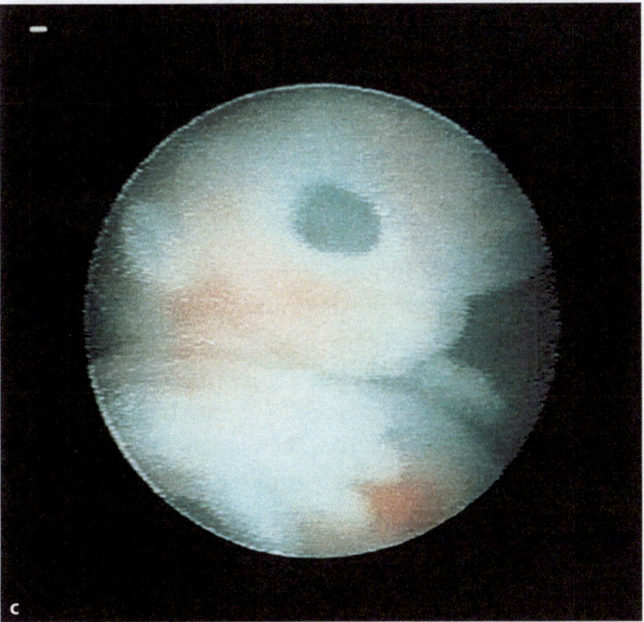

◘ Abb. 15.31. Embryoskopie im 1. Schwangerschaftstrimenon. **a** Embryoskop, welches durch eine Nadel mit 1 mm Durchmesser geführt werden kann. **b** Aufnahme während einer Embryoskopie zeigt auf dem Video-Monitor die fetale Hand und ein Nabelschnurgefäß. **c** Endoskopische Aufnahme eines Embryos im 1. Trimenon zeigt Anteil von Gesicht, Händen und fetalem Rumpf mit Leber

15.9 Kordozentese

Definition

Die Kordozentese (Nabelschnurpunktion, ◘ Abb. 15.32) ermöglicht die direkte, ultraschallgeführte fetale Blutentnahme.

Mit dieser Methode können genetisch bedingte Krankheiten, aber auch solche, die im Verlauf der intrauterinen Entwicklung erworben wurden (Infektionskrankheiten) diagnostiziert werden.

Praxisbox Kordozentese

Bei der Kordozentese wird mit Hilfe von »Real-time«-Sektor-Ultraschall die Insertionsstelle der Nabelschnur in der Plazenta so eingestellt, dass die 20 G-Nadel durch die mütterliche Bauchwand unter kontinuierlicher sonographischer Kontrolle an die Nabelschnur herangebracht werden kann.

Eine Kordozentese ist ambulant durchführbar, erfordert keine Prämedikation oder Lokalanästhesie und kann im Verlauf der Schwangerschaft mehrmals wiederholt werden.

Die Kordozentese kann jederzeit während der zwei letzten Schwangerschaftsdrittel und unabhängig von der Plazentalage und der Fruchtwasserfarbe durchgeführt werden.

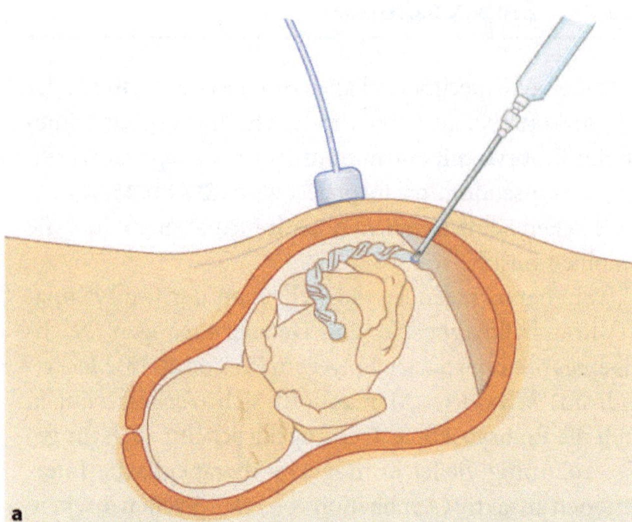

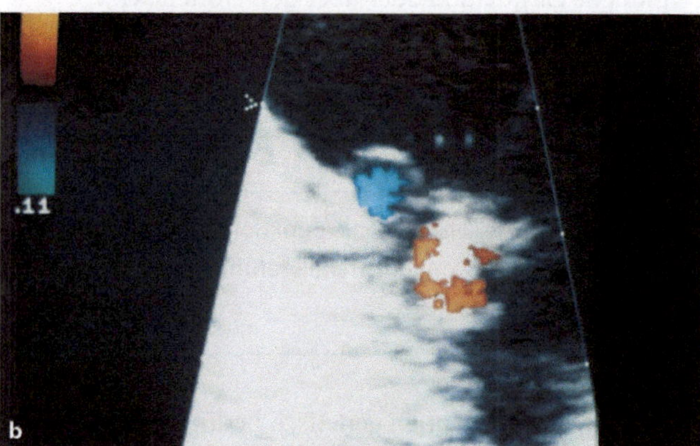

Abb. 15.32. Kordozentese unter kontinuierlicher Ultraschallsicht. **a** Schematische Darstellung. **b** Ultraschallaufnahme während einer Kordozentese zeigt Nadelspitze in der Umbilikalvene

> Auch die Umbilikalvene kann intrahepatisch beim Feten punktiert werden.

Vorteil ist die Vermeidung der bei der Nabelschnurpunktion gefürchtete Verletzung der Arterien.

Qualitätskontrollen der entnommenen fetalen Blutproben müssen durchgeführt werden, bevor eine pränatale Diagnostik erfolgen kann. Zum Beispiel könnte die geringste Kontamination mit mütterlichem Blut, das spezifische IgM-Antikörper gegen Toxoplasmose oder Röteln enthält, zu der Annahme führen, dass es beim Fetus ebenfalls zu einer Synthese von IgM gekommen sei.

Risiken

Die Komplikationsrate hängt natürlich stark von der Indikation ab und ist z. B. bei unauffälligen Schwangerschaften zur Abklärung von Infektionen in der Größenordnung von unter 1%, aber bei Schwangerschaften mit z. B. nichtimmunologischen Hydrops fetalis signifikant höher.

> Die Verletzungshäufigkeit liegt unter 1%, die Abortrate um 1–5 %.

Indikationen

Bei Infektionen können mittels Kordozentese spezifische IgM-Antikörper im fetalen Blut nachgewiesen werden, charakteristische Veränderungen einiger Labormesswerte im fetalen Serum festgestellt werden und Erregerkulturen aus fetalem Serum sowie Fruchtwasser gewonnen werden.

> Die Kordozentese ermöglicht im 2. und 3. Trimenon eine rasche pränatale Diagnostik und bietet auch wachsende Möglichkeiten zur pränatalen Therapie.

Einen etablierten Stellenwert hat die Kordozentese auch zur weiteren Abklärung prognostisch unklarer zytogenetischer Befunde nach Amniozentese, z. B. bei Mosaikbefunden. Auch bei suspekten Ultraschallbefunden (nichtimmunologischem Hydrops fetalis) ist die Kordozentese die Methode der Wahl zur Karyotypisierung, weil gleichzeitig die infektionsserologischen Untersuchungen durchgeführt werden können. Eine Chromosomenuntersuchung nach Kordozentese dauert ca. 2–3 Tage (Dauer der Lymphozytenkultur).

> Eine fetale Anästhesie bei der Kordozentese ist nicht erforderlich, weil die Nabelschnur keine Schmerzrezeptoren hat.

Die Zahl der in den Zentren durchgeführten Nabelschnurpunktionen ist nicht weiter steigend:
- Die molekulargenetischen Techniken erlauben immer häufiger eine Diagnose an undifferenzierten Gewebe (Erfassung fetaler Virusinfektionen, Toxoplasmose, Bestimmung der Rhesus- und Blutplättchen-Antigenen)
- Die Fluoreszenz-in-situ-Hybridisierung (FISH) erlaubt eine schnelle Karyotypisierung, ebenso wie die Plazentapunktion (späte Chorionzottenbiopsie).
- Die nichtinvasiven Serummarkeruntersuchungen und der Ultraschall erleichtern immer häufiger den Verzicht auf invasive Untersuchungen.

In Kürze

Amniozentese

Späte Amniozentese: 15.–18. SSW., Zellkultur in 2 Wochen, Chromosomenstörungen, Bestimmung von Alpha-Fetoprotein, Acetylcholinesterase. Risiken etwas unter 1%, Blasensprung, Infektionen.

Frühe Amniozentese: 12.–14. SSW., Risiko erhöht, Fruchtwasser und Zellzahl niedriger.

Chorionbiopsie

Chorionzottenbiopsie: 1. Trimenon, transabdominal (früher transzervikal) nicht vor 10. SSW.

Plazentapunktion: 2./3. Trimenon, schnelle Karyotypisierung bei Fragen nach perinatalem Management.

Endoskopie: Experimentell. Fetoskopie: 17.–20. SSW, ggf für Hautbiopsieentnahme. Embryoskopie: 1. Trimenon, transabdominal/zervikal, spezielle Fragestellungen.

Kordozentese: Nabelschnurpunktion zur fetalen Blutentnahme, ultraschallkontrolliert, auch Umbilikalvenenpunktion, Infektionen (Erreger, IgM), Abklärung von Mosaikbefunden. Verletzungsgefahr unter 1%, Abortrate 1–5%.

Pathologie von Schwangerschaft, Geburt und Wochenbett

W. Holzgreve, A. Geipel, I. Hösli, M. Löning, K. T. M. Schneider, P. V. Surbek, S. Tercanli

 Einführung

Schwangerschaft und Geburt sind heute sehr sicher geworden, die perinatale Mortalität liegt bei 5:1.000 und darunter. Trotzdem verlaufen bis zu 15% aller Geburten kompliziert. Wichtige Aufgabe ist hier die Risikoselektion, d. h. die Erkennung mütterlicher Vorerkrankungen. 7% aller Geburten sind Frühgeburten. Perinatale Morbidität und Mortalität, einschließlich Spät- und Folgeschäden können nur weiter gesenkt werden, wenn die Zahl der Frühgeburten vermindert und die perinatale Versorgung optimiert wird.

16.1 Maternale Risiken und Erkrankungen in der Schwangerschaft

16.1.1 Alter

Alter über 35

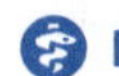 Beispiel

42-jährige I-G, bekannter Nikotinabusus von 25 Zigaretten/d, Chorionzottenbiopsie aus Altersindikation, Karyotyp, 46, XX unauffällig, Schwangerschaftsverlauf kompliziert mit einmaligem Harnwegsinfekt, antibiotische Behandlung mit Ampicillin. Hospitalisation in der 42. SSW mit Wachstumsretardierung, Oligohydramnie.

Diagnose: 42-jährige I-G, 42. SSW, Plazentainsuffizienz.

Verlauf: Überwachung durch sonographische Fetometrie, gepulste Doppleruntersuchungen und CTG. Oxytozin-Belastung zum Ausschluss einer dekompensierten Plazentainsuffizienz, anschließend 2-mal Priming (Einlage eines Prostaglandingels zur Zervixauflockerung) und Oxytozin-Einleitung unter PDA und Oxytozin maximale Erweiterung des Muttermundes auf 3–4 cm, Portio derb und wulstig. Bei Zervixdystokie und drohender intrauteriner Asphyxie sekundäre Sectio caesarea. Mädchen, 2620 g, APGAR, pH gut, postpartaler Verlauf unauffällig.

In den letzten Jahren hat der Anteil der Frauen, die nach dem 35. Lebensjahr ihr erstes Kind gebären, deutlich zugenommen. Das durchschnittliche Alter der Mutter bei der Geburt beträgt derzeit knapp 30 Jahre. Die Fertilität nimmt mit zunehmendem Alter ab, der Wunsch nach einer Sterilitätstherapie steigt an.

Zahlreiche Komplikationen der Schwangerschaft und Geburt sind altersabhängig. Obgleich kein genaues Alter definiert ist, ab dem erhöhte Risiken bestehen, wird meist das Alter von 35 Jahren angegeben.

Tab. 16.1. Erwartete altersspezifische Rate an Chromosomenstörungen zum Zeitpunkt der Amniozentese

Mütterliches Alter (Jahre)	Rate pro 1.000 Schwangerschaften	Quotient	2 SD des Quotienten (SD= standard deviation)
35	7,3	1:137	101–213
36	8,6	1:116	88–172
37	10,5	1:95	78–123
38	13,0	1:77	63–98
39	16,4	1:61	52–75
40	20,7	1:48	41–58
41	26,5	1:38	32–45
42	34,1	1:29	25–36
43	41,6	1:24	20–30
44	48,0	1:21	18–25
45	59,3	1:17	14–21
46	73,6	1:14	11–17

Erhöhtes **mütterliches Alter** ist ein **Risikofaktor** für

- Sterilität
- Chromosomenstörungen beim Kind (Tab. 16.1)
- Aborte
- Mehrlinge
- Myome
- Hypertonie und Präeklampsie
- Gestationsdiabetes mit Makrosomie
- prolongierten Geburtsverlauf
- zephalopelvines Missverhältnis
- Frühgeburtlichkeit
- Wachstumsretardierung
- vaginal-operative Geburt, Sectio
- intra- und postpartale Blutungen
- erhöhte perinatale und mütterliche Morbidität und Mortalität
- andere Erkrankungen
  - kardiovaskuläre
  - neurologische

  - Bindegewebe bedingt
  - renale oder pulmonale Erkrankungen
- Alkohol- und Drogenabusus
- Neoplasien

Schwangerschaft bei Teenagern

Mit früherem Beginn der sexuellen Aktivität, steigt auch das Risiko schwanger zu werden. Verhütungsmethoden werden in dieser Altersgruppe häufig nicht konsequent angewandt. 2002 gab es in Deutschland ca. 5.200 Geburten und 7.500 Schwangerschaftsabbrüche bei unter 18-Jährigen.

Die geburtshilflichen Risiken bei den 16–18-Jährigen entstehen weniger aufgrund des Alters, als infolge schlechter sozialer Verhältnisse (ethnische Minderheiten). Zu beobachten sind Armut, schlechter Gesundheitszustand, manchmal sogar Mangelernährung. Häufig stammen die jungen Mütter aus Familien mit ebenfalls jungen Eltern. Drogen- und Alkoholkonsum und sexuell übertragbare Infektionen treten häufiger auf und bedrohen den Fetus. Weitere Komplikationen sind intrauterine Mangelentwicklung, Präeklampsie, Anämie bzw. Infekte, und der plötzliche Kindstod (sudden infant death syndrome, SIDS).

Die Schwangerenvorsorgeuntersuchungen werden von den jungen, schwangeren Frauen nur sehr schlecht genutzt. Eine soziale Unterstützung und psychologische Begleitung sollte unbedingt angeboten werden. Aufklärung über Verhaltensänderungen wie Absetzen oder Einschränken des Drogenkonsums ist wichtig, um spätere Komplikationen zu verhindern.

16.1.2 Hyperemesis gravidarum

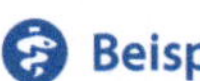 **Beispiel**

20-jährige G I, Türkin, vor 7 Monaten eingereist. Positiver Schwangerschaftstest, Übelkeit und Appetitlosigkeit seit der 7. SSW. Zunächst ambulante Kontrolle mit Diätanweisung und Gabe von Antiemetika. Im Ultraschall intakte intrauterine Einlingsgravidität. Erneute Konsultation 10 Tage später mit rezidivierendem Erbrechen bis zu 10-mal am Tag.

Befunde: Im Urin Keton 3-fach positiv, Blutdruck 100/80. Hypokaliämie, übrige Laborwerte unauffällig.

Diagnose: 20-jährige I-G, Hyperemesis gravidarum, 10. SSW.

Therapie: Hospitalisation und Infusionsbehandlung sowie Antiemetika i. v. und als Suppositorien. Besprechung möglicher Schwierigkeiten durch die nicht geplante Schwangerschaft kurz nach Einreise in eine völlig neue Umgebung und Aufklärung über die zur Verfügung stehenden Hilfen. Entlassung in der 12. SSW mit deutlicher Besserung des Allgemeinzustandes, nur leichte Übelkeit.

Definition

Morning sickness bezeichnet die morgendliche, wellenförmig auftretende, nüchterne Übelkeit (Nausea) mit 2–3-maligem Erbrechen (Emesis, Vomitus vmatutinus) am Tag.

Morning sickness gilt als unspezifisches Schwangerschaftszeichen und tritt bei bis zu 80% aller Schwangeren auf. Typischerweise beginnen Übelkeit und Erbrechen in der 4.–8. SSW und enden mit der 16. SSW. Nur selten halten sie länger oder bis zum Ende der Schwangerschaft an. Das Allgemeinbefinden kann reduziert sein, eine eigentliche Erkrankung liegt nicht vor. Es entsteht kein Gewichtsverlust und keine Elektrolytstörung. Der Übergang zur Hyperemesis ist fließend.

Definition

Als **Ptyalismus gravidarum** wird ein vermehrter Speichelfluss bezeichnet, der sowohl bei Hyperemesis als auch isoliert in den ersten 16 SSW auftreten kann.

Definition

Bei der Hyperemesis gravidarum bestehen Übelkeit und Erbrechen ununterbrochen.

Symptomatik. Es kommt zu Gewichtsverlust, Exsikkose, Ketonämie, Aceton im Urin, Elektrolytstörungen, Oligurie mit erniedrigtem spezifischen Gewicht, Hypovolämie mit Hämokonzentration, Dehydrierung, Leber- und Nierenstörungen, neurologischen Störungen bis hin zu Benommenheit und Delirium. Eine gestörte Ausscheidung der Gallenfarbstoffe kann zum Ikterus führen.

Epidemiologie. Diese extrem schweren Stoffwechselstörungen kommen aber heute bei Kenntnis des Krankheitsbildes nicht mehr vor. In den letzten Jahren hat die Anzahl schwerer Fälle von Hyperemesis gravidarum abgenommen, die leichten Fälle haben eher zugenommen.

Differentialdiagnose. Differentialdiagnostisch muss das HELLP-Syndrom (▶ Kap. 16.1.6) besonders bei Übelkeit im 3. Trimenon ausgeschlossen werden, aber auch Infektionen wie Hepatitis, Cholezystitis, Pankreatitis und Pyelonephritis.

Ätiopathogenese. Zur Ätiologie ist bis heute wenig bewiesen. Wahrscheinlich besteht ein Zusammenspiel zwischen biologischen, psychologischen und soziologischen Variablen. Die Muskelrelaxierung der Magenwandmuskulatur wirkt wahrscheinlich nur begünstigend.

Es gibt Hinweise auf einen Zusammenhang zwischen erhöhten HCG-Werten, erhöhten Steroidwerten und Vomitus. Auffallend ist der zeitliche Zusammenhang zwischen der Emesis und der höchsten HCG-Werte, es gibt aber keine direkte Korrelation zwischen dem Ausmaß der Emesis und der Höhe der HCG-Werte. Die Nausea sistiert häufig mit Abfall des HCG-Titers oder beim Vorliegen einer Nidationsstörung (*missed abortion*, Windei). Bei Mehrlingsschwangerschaften und Blasenmolen mit sehr hohen HCG-Werten kann die Emesis stärker auftreten. Erhöhte HCG-Werte bedingen wegen einer Strukturähnlichkeit mit TSH, erhöhte freie T4-Werte und einer konsekutive TSH-Suppression, was zur hyperthyreotischen Stoffwechsellage führt.

Psychische Faktoren spielen eine sehr große Rolle. Diskutiert wird eine fehlende mütterliche Reife oder eine unbewusste Ablehnung des Partners bzw. des Kindes. Die Hyperemesis gravidarum wird auch dem Formkreis der psychosomatischen Erkrankungen zugeordnet. Bei Frauen aus anderen ethnischen Gebieten mit Assimilationsproblemen scheint sie gehäuft aufzutreten.

Therapie. Im Vordergrund steht die psychologische Betreuung. Das Herauslösen aus einer belastenden Umgebung reicht oft aus, um das Erbrechen zu einzudämmen. Eine Umstellung der Nahrung auf mehrere kleinere Mahlzeiten mit leichter Kost und Restriktion der Flüssigkeit am Morgen wird empfohlen. Antiemetika können zusätzlich verabreicht werden (Meclozin, Promethazin, Metoclopramid, transdermales Scopolamin).

Die Therapie beginnt in leichten Fällen ambulant, in schweren Fällen wird die Patientin hospitalisiert. Die Flüssigkeitszufuhr erfolgt in schweren Fällen parenteral, evtl. unter Zusatz von Elektrolyten bis die Emesis persistiert und keine Ketonurie mehr besteht.

> Bei ambulanter Betreuung müssen das Gewicht, die ikterische Verfärbung der Augen sowie Aceton im Urin (Streifentest) kontrolliert werden.

Bei stationärem Vorgehen müssen Elektrolyte, Leberparameter (GOT; GPT; Bilirubin.), Hämatokrit und Hb, Urin auf Eiweiß, spezifisches Gewicht, Aceton und Zylinder überwacht werden.

16.1.3 Endokrinologische Erkrankungen

 **Beispiel**

32-jährige I-P/I-G, sekundäre Amenorrhö seit 6 Monaten. Gewichtsverlust von 2 kg. Fingertremor, heißes und feuchtes Integument, Puls 140/min, Blutdruck 128/64, Struma I, keine Zeichen einer endokrinen Orbitopathie.
Labor: TSH erniedrigt, T3 erhöht, fT4 normal. Nachweis von Antithyreoglobulin-AK, antimikrosomale AK und hohe TRAK-AK.
Diagnose: Erstmanifestation eines Morbus Basedow mit stark positiven TRAK-AK. Sonographiebefund mit der Diagnose kompatibel. Keine endokrine Orbitopathie.
Therapie: Beginn einer Propylthiouracil-Therapie (PTU).
Verlauf. Spontanes Eintreten der regulären Menstruation, positiver Schwangerschaftstest, normaler Schwangerschaftsverlauf und Geburt unter PTU.

Hyperthyreose

Epidemiologie. Die Hyperthyreose tritt von allen endokrinen Erkrankungen am häufigsten auf.

Ätiologie. Der Morbus Basedow ist die häufigste Ursache einer Hyperthyreose. Seltener sind Thyrotoxicosis factitia oder toxische Struma nodosa. Auch bei Trophoblasterkrankungen finden sich hyperthyreote Werte, sowohl beim Chorionkarzinom als auch bei der Blasenmole. Auch hier ist die erhöhte HCG-Produktion Stimulation für die Schilddrüse. Erhöhte fT4-Werte finden sich auch bei ca. 50% der Patientinnen mit Hyperemesis, ohne dass klinische Anzeichen für eine Hyperthyreose bestehen.

Symptomatik. Die klinische Diagnose kann wegen der Überlappung normaler Schwangerschaftssymptome mit denen der Hyperthyreose schwierig sein.

Die Schwangerschaft ist an sich ein hypermetabolischer Zustand mit Hitzeunverträglichkeit, Nervosität und leichter Tachykardie. Allerdings sollten persistierende Tachykardie >100 bpm und Gewichtsverlust bei normaler Ernährung den Arzt an eine Hyperthyreose denken lassen. Ophthalmologische Zeichen wie Exophthalmus oder Lidptose können auftreten (■ Abb. 16.1). Lebhafte Refle-

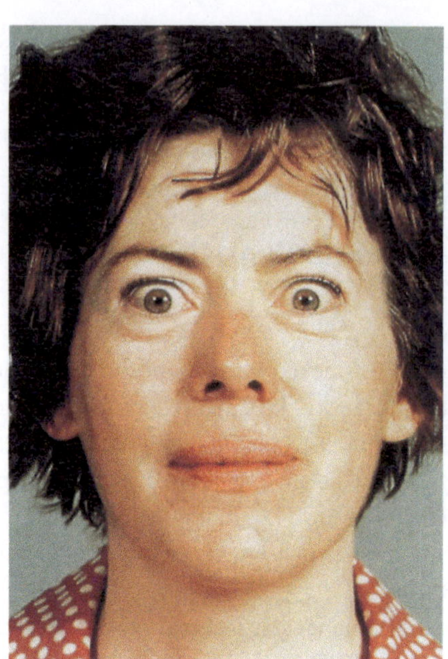

Abb. 16.1. Patientin mit Morbus Basedow

xe, Tremor, ophthalmologische Zeichen sowie sichtbare Struma korrelieren normalerweise mit entsprechenden Laborwerten.

> Die Kontrolle der Hyperthyreose ist essentiell für das Wohlbefinden von Mutter und Kind, unbehandelt kann bei der Mutter eine thyreotoxische Krise ausbrechen, fetale Komplikationen wie Aborte, Frühgeburtlichkeit und niedriges Geburtsgewicht sind möglich.

Diagnostik. Die fT4-Werte sind erhöht bei niedrigem TSH, nur selten sind die fT3-Werte erhöht bei normalem fT4.

Therapie. Zu empfehlen ist die thyreostatische Therapie oder chirurgische Intervention. Die aktive Radiojodtherapie ist in der Schwangerschaft kontraindiziert, da der Fetus Jod speichert und eine Hypothyreose entwickeln kann.

PTU (Propylthiouracil) und Thiamazol sind in der Schwangerschaft erlaubt und blockieren die Schilddrüsenhormonsynthese. Es sollte die niedrigste Dosis gewählt werden, unter der die Schwangere euthyreot wird. Engmaschige Kontrollen alle 2–4 Wochen überpüfen den fT4-Wert, Gewicht und Puls. Nach der Geburt müssen die Werte unbedingt kontrolliert werden, da es zu einer Veränderung der Schilddrüsenlage kommen kann.

! Gefürchtete Komplikation bei der Einnahme thyreostatischer Medikamente ist die **Agranulozytose**.

Die Medikamente passieren die Plazentaschranke, fetale Struma oder Hypothyreoidismus treten allerdings nur sehr selten auf. Allerdings kann eine milde Hypothyreose in den ersten Tagen post partum gelegentlich beobachtet werden. Beim Neugeborenen werden deshalb TSH- und fT4-Bestimmungen empfohlen.

> Beim Neugeborenen muss eine Hyperthyreose abgeklärt werden, da bei l% aller Schwangeren mit M. Basedow eine neonatale Hyperthyreose durch transplazentaren Übertritt der maternalen Antikörper auftritt.

Erhöhte fT4-Werte bei **Hyperemesis** normalisieren sich spontan innerhalb von 4 Wochen nach Ende der Hyperemesis.

Die erhöhten T3-, T4-Werte und evtl. Anzeichen der Hyperthyreose bei Trophoblastenerkrankungen normalisieren sich spontan, sobald die Blasenmole kurettiert oder das Chorionkarzinom austherapiert worden ist.

Hypothyreose

Epidemiologie. Die Hypothyreose ist in der Schwangerschaft seltener, da sie oft mit Infertilität einhergeht.

Ätiopathogenese. Häufig ist die Hypothyreose Folge der Hashimoto-Erkrankung, einer operativen Schilddrüsenresektion, einer Jod-131-Therapie oder einer Überdosierung mit Thyreostatika. Jodmangel ist in unseren Breiten durch nutritive Jodzusätze selten geworden, ebenso wie die sekundäre Hypothyreose bei hypothalamischen Störungen.

Symptomatik. Die fetalen Folgen einer mütterlichen Hypothyreose können geistige Retardierung und sogar Fehlbildungen sein.

Die klinischen Symptome sind nicht so spezifisch wie bei der Hyperthyreose:
- Allgemeine Müdigkeit
- Schwäche
- Gewichtszunahme
- Kältegefühl
- Haarausfall
- trockene Haut

Diagnostik. Im Labor finden sich niedrige fT4-Werte und erhöhte TSH-Werte.

Therapie. Das Ziel der medikamentösen Therapie ist der euthyreote Zustand mit TSH-Werten im unteren Normbereich. Meist muss die Hormonsubstitution in der Schwangerschaft um 50 µg gesteigert werden.

Schwangerschaftsverlauf und Ausgang sind gut, sofern die Patientin substituiert wird.

Postpartale Schilddrüsenfunktion

Postpartal kann eine subklinische Schilddrüsenerkrankung exazerbieren.

Da während der Schwangerschaft die Immunitätslage supprimiert ist, kann sich eine **Hashimoto-Thyreoiditis** zunächst verbessern, aber nach der Geburt verschlechtern.

Die **Postpartum-Thyreoiditis** kommt bei ca. 5% der Frauen vor. Sie ist eine Variante der Hashimoto-Thyreoiditis und verläuft meist symptomlos.

Der **postpartale Hypothyreoidismus** auf Grund einer hypophysären Nekrose (Sheehan-Syndrom) kommt extrem selten vor.

Solitäre Schilddrüsenknoten

! Neu aufgetretene Schilddrüsenknoten sollten auch in der Schwangerschaft abgeklärt werden, da sie potentiell maligne sein können.

Da eine Szintigraphie in der Schwangerschaft kontraindiziert ist, wird zur Abklärung die Ultraschalluntersuchung und Feinnadelbiopsie neben der Labordiagnostik herangezogen.

Adenome werden mit Thyroxin supprimiert, meist kommt es zu einer Verkleinerung des Knotens. Falls der Knoten weiter wächst, muss er chirurgisch entfernt werden, da es sich auch um ein papilläres Adenokarzinom der Schilddrüse handeln könnte.

Diabetes mellitus

Epidemiologie. Diabetes gehört zu den häufigsten Stoffwechselerkrankungen.

Ätiopathogenese. Die Glukosehomöostase wird in der normalen Schwangerschaft durch vermehrte Produktion und Ausschüttung von Insulin bei gleichzeitig entstehender Insulinresistenz aufrechterhalten. Freies Kortisol, Östrogen und Progesteron arbeiten ebenso.

Frauen mit Diabetes brauchen ab dem 2. Trimenon vermehrt Insulin. Der Bedarf ist um ungefähr 30% erhöht, was dem endogenen Anstieg in der normalen Schwangerschaft entspricht. Bei grenzwertiger Insulinproduktion kann auch erst im 3. Trimenon der Insulinmangel auftreten und sich erst dann der Diabetes manifestieren.

Die fetale Glukose bewegt sich normalerweise in engen Schranken, da die mütterliche Glukosehomöostase gut reguliert ist. Insulin, HPL, Wachstumshormon und Glukagon passieren nicht die Plazentaschranke. Während der Schwangerschaft kommt es bei der insulinpflichtigen Schwangeren zu Hyperglykämien, die auch zu fetalen Hyperglykämien führen, da Glukose die Plazenta passiert. Dadurch werden die B-Zellen des fetalen Pankreas stimuliert, die Hyperplasie führt zur **fetalen Hyperinsulinämie.** Diese ist hauptverantwortlich für das makrosome fetale Wachstum, aber auch für das erhöhte Risiko des intrauterinen Absterbens, das *respiratory distress syndrome* und andere Erkrankungen. Ebenso wie der Fetus können auch die Plazenta und die Nabelschnur verdickt sein. Bei Diabetikerinnen mit Vaskulopathie hingegen findet man eine kleine Plazenta mit verengten Deziduagefäßen und Fibrinnekrosen. Dies findet sich typischerweise bei der intrauterinen Wachstumsretardierung.

Klassifikation. Ein Zusammenhang zwischen dem Auftreten des Diabetes, Dauer und Vaskulopathie und dem perinatalen Verlauf (Tab. 16.2) wurde beobachtet.

Diagnostik.

> 90% aller Diabetesfälle in der Schwangerschaft sind **Gestationsdiabetes.**

Diese Schwangeren haben ein erhöhtes Risiko, später im Leben einen pathologischen Glukosetoleranztest (GTT) und ein metabolisches Syndrom zu entwickeln. 50% dieser Patientinnen entwickeln 15 Jahre später einen Diabetes Typ 2.

> Da die Nüchternglukosewerte normal sind, kann der Gestationsdiabetes nur mit einem **Glukosebelastungstest** nachgewiesen werden.

Es gibt eine Reihe von Risikofaktoren, die mit Gestationsdiabetes assoziiert sind:

- Familiäre Belastung,
- unklarer intrauteriner Fruchttod,
- makrosomes Kind,
- Fehlbildungen,
- Übergewicht,
- Glukosurie,
- Hypertonie,
- Alter >35.

Interessanterweise fehlen bei 50% aller Schwangeren mit pathologischem GTT diese Risikofaktoren, sodass allge-

Tab. 16.2. Klassifizierung des Diabetes mellitus (nach White, 1978)

Klasse	
Klasse A	Blutzuckerkontrolle mit alleinigen Ernährungsmaßnahmen (unabhängig von Diabetesdauer und Diabetesmanifestation)
Klasse B	Klinisch manifester Diabetes Beginn nach dem 20. Lebensjahr, Dauer <10 Jahre Eine vaskuläre Erkrankung besteht nicht
Klasse C	Beginn zwischen dem 10. und 20. Lebensjahr oder Krankheitsdauer von 10–20 Jahren Eine vaskuläre Erkrankung besteht nicht
Klasse D	Beginn <10. Lebensjahr oder Dauer <20 Jahre Schließt Patienten mit vaskulären Erkrankungen ein (Hypertonie, benigne Retinopathie, Arteriosklerose)
Klasse E	Kalzifikation der Beckenarterien
Klasse F	Nephropathie mit Makroproteinurie (<0,5 g/24 h)
Klasse H	Koronarsklerose
Klasse R	Proliferative Retinopathie oder Glaskörperblutung

mein empfohlen wird, je nach Inzidenz in der Bevölkerung, alle Schwangeren durch ein Screening zu untersuchen.

Praxisbox Oraler Glukosebelastungstest, oraler GTT 100

Für das Screening wird der orale Glukosebelastungstest mit 50 g Glukose eingesetzt, bei dem die Patientin nicht nüchtern sein muss. Eine Stunde nach Glukoseaufnahme wird der Blutzucker im Serum bestimmt. Normalerweise wird die Screening-Untersuchung um die 24. SSW durchgeführt.
Bei pathologischen Werten wird der orale GTT 100 durchgeführt mit Nüchternwert, 1 h- und 2 h-Werten. Bei normalem oGTT und signifikanten Risikofaktoren sollte der Test zwischen der 32. und 34. SSW wiederholt werden.

6–8 Wochen nach der Geburt kann bei Gestationsdiabetikerinnen ein oraler GTT durchgeführt werden, um zu bestimmen, ob eine gestörte Glukosetoleranz vorliegt.

Therapie. Da die fetalen Glukosewerte diejenigen der Mutter reflektieren, muss eine sorgfältige Einstellung und engmaschige Überwachung der insulinpflichtigen Diabetikerin erfolgen.

Selbstzuckertagesprofile unter Benutzung eines Reflometers mit einer kombinierten aggressiven Insulintherapie verbessern bei Normalisierung der Glukosewerte die Resultate beim Neugeborenen. Häufig treten Hypoglykämien mit der Folge einer Reduktion des Insulinbedarfs im 1. Schwangerschaftsdrittel auf. Die Schwangere protokolliert neben den Glukosewerten und der Insulindosis noch insbesondere Stresssituationen.

Insulintherapie

Die Schwangere protokolliert neben den Glukosewerten und der Insulindosis noch insbesondere Stresssituationen. In engmaschigen 14-tägigen Kontrollen wird die Schwangere in einer Spezialsprechstunde gesehen, Diabetologen und Geburtshelfer arbeiten hier eng zusammen. Die Insulindosis wird den Glukosewerten angepasst. Ergänzend können auch HBA_{1C}-Werte (glykolisiertes Hämoglobin) herangezogen werden, die eine retrospektive Beurteilung der Stoffwechselsituation der letzten drei Monate erlauben.

Die Insulintherapie besteht aus einer Kombination von Intermediate-acting-Insulin und regulärem Insulin, wobei 2/3 der totalen Insulindosis meist morgens gegeben werden und der Rest zur Abendmahlzeit. Bei der funktionellen Insulintherapie werden 40–50% des Grundbedarfs in 2 Injektionen am Morgen und am Abend verabreicht, der Rest des Insulins wird dem Zeitpunkt und Menge der Mahlzeiten angepasst.

Eine mütterliche Vaskulopathie sollte abgeklärt, ophthalmologische Kontrollen durchgeführt und die Kreatininclearance bzw. eine Proteinurie erfasst werden. Auf vaginale oder Infektionen der Harnwege muss geachtet werden.

Die Diabetesdiät berechnet sich aus dem Ausgangsgewicht vor der Schwangerschaft und der Gewichtszunahme während der Schwangerschaft. Eine Gewichtsabnahme sollte nicht erfolgen.

Die fetale Überwachung beinhaltet Ultraschalluntersuchungen alle 4–6 Wochen zur Kontrolle des fetalen Wachstums.

Speziell im 3. Trimenon kann eine Hypertonie hinzukommen (in ca. 25% aller diabetischen Schwangerschaften). Regelmäßige ophthalmologische Kontrollen werden ebenfalls empfohlen. Eine Ketonurie ist in der Schwangerschaft normal, sie kann aber auch Zeichen für die diabetische Ketoazidose sein, die wiederum ein erhöhtes Risiko für den intrauterinen Fruchttod darstellt.

> Dank guter Glukoseeinstellung und besserer fetaler Überwachung können heute viele Diabetikerinnen am Termin gebären.

Eine evtl. Einleitung wird ab der 38. SSW versucht, zumal wenn belastende Faktoren wie Hypertonie, Nephropathie, schlechter ophthalmologischer Status, schwer einstellbarer Diabetes oder vorausgegangener intrauteriner Fruchttod vorliegen. Übertragungen sind selten und erhöhen die perinatale Morbidität und Mortalität. Während der Eröffnungs- und Austreibungsphase erhält die Patientin meist eine kontinuierliche Insulin- und Glukoselösung. Nach der Geburt fällt der Insulinbedarf auf Werte vor der Schwangerschaft zurück, sodass die diabetischen Wöchnerinnen oft ganz auf eine Insulintherapie verzichten können. Diabetikerinnen werden zum Stillen angehalten.

Frauen mit **Gestationsdiabetes** können fast ausschließlich ambulant behandelt werden. Diätetische Beratung und Einstellung auf 2000–2500 kcal/d sind die wichtigsten ersten Maßnahmen. Besonders auf exakte BZ-Kontrollen im 3. Trimenon sollte geachtet werden, um die Makrosomie und damit die perinatale Morbidität zu reduzieren.

Beratung der diabetischen Schwangeren. Perinatale Morbidität und Mortalität wie intrauteriner Fruchttod, Trauma oder postpartale Atmungsstörungen sind auf Grund besserer Überwachungsmethoden gesunken.

Nur leicht gesunken ist die Häufigkeit angeborener Fehlbildungen, die bei Frauen mit insulinpflichtigem Diabetes (6–8%), im Vergleich zum Normalkollektiv (2%), höher ist. Ausgenommen sind Frauen mit Gestationsdiabetes.

Da die meisten Malformationen vor der 10. SSW entstehen und in Korrelation mit erhöhten Glukosewerten stehen, wird bei Typ 1-Diabetikerinnen eine **präkonzeptionelle Beratung** und exakte Glukoseeinstellung empfohlen. Bei gut eingestellten Glukosewerten vor Konzeption ist die Fehlbildungsrate im Vergleich zum Normalkollektiv kaum erhöht.

Kongenitale Fehlbildungen bei Kindern diabetischer Mütter:
- **kardial:** Transposition der großen Gefäße, Ventrikelseptumdefekt (VSD), hypoplastisches Linksherz
- **zentral:** Anenzephalie
- **Skelett:** Kaudales Regressionssyndrom, Spina bifida
- **urogenital:** Polyzystische Nieren, fehlende Niere
- **gastrointestinal:** Tracheoösophageale Fistel, Darmatresie

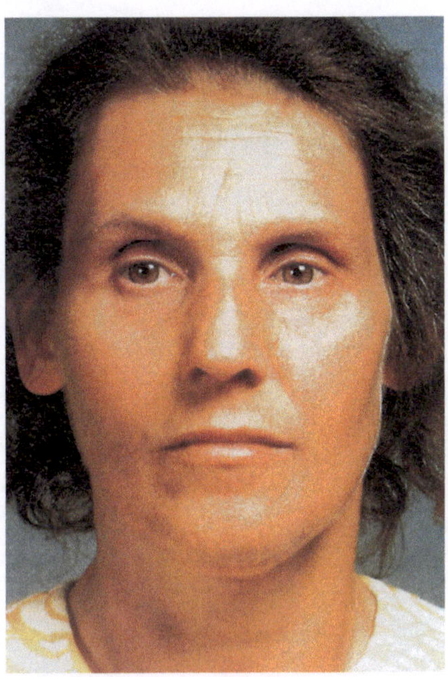

Abb. 16.2. Patientin mit Morbus Addison

Die Mortalität diabetischer Mütter ist nicht erhöht. Die Verschlechterung des Grundleidens konnte durch engmaschige Überwachung auf 1–3% reduziert werden. Entscheidend ist bei allen Formen des Diabetes die Kooperationsbereitschaft (Compliance) der Schwangeren.

Morbus Addison

Ätiopathogenese. Die Nebennierenrindeninsuffizienz kann primär als Morbus Addison oder sekundär bei Hypophyseninsuffizienz oder Suppression durch Kortikoide entstehen.

Symtomatik. Müdigkeit, Schwäche, Erbrechen bis Hyperemesis, Blutdruckabfall, Hypoglykämie und vermehrte Pigmentierung sind die typischen Symptome (Abb. 16.2). Mineralkortikoidmangel führt zu renalem NaCI-Verlust mit Hypovolämie.

> Die Addison-Krise, eine lebensbedrohliche Erkrankung, kann unter Stress wie unter der Geburt oder postpartal, erstmals auftreten.

Diagnostik. Im Labor finden sich erniedrigte Plasmakortisolspiegel, aber auch niedrige und normale Werte, da das kortisolbindende Globulin vermehrt ist. Der ACTH-Test bestätigt die Diagnose.

Therapie. Therapeutisch werden Kortikoide eingesetzt (Kortisonacetat oder Prednison) zur Substitution und zur

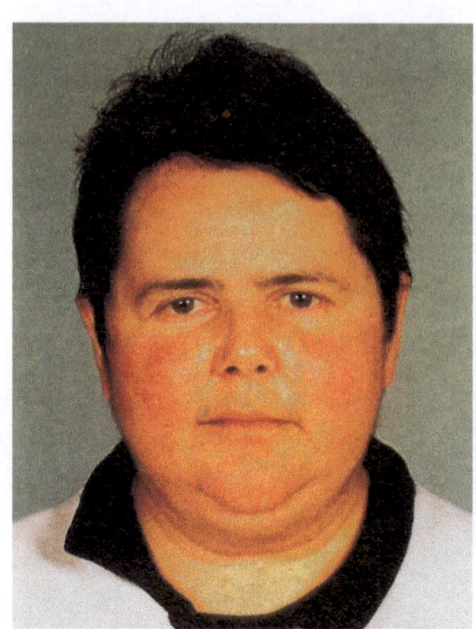

Abb. 16.3. Patientin mit Morbus Cushing

Verhinderung der Addison-Krise. Für die fetale Entwicklung bestehen durch die Therapie mit Kortikosteroiden keine Gefahren. Es besteht keine Indikation zum Schwangerschaftsabbruch.

Morbus Cushing

Ätiopathogenese. Das Cushing-Syndrom, eine durch adrenale Hyperplasie verursachte Glukokortikoidüberproduktion, entsteht meist sekundär. In 70% liegt ein ACTH-produzierendes Mikro- oder Makroadenom der Hypophyse vor. Ein primärer Nebennierenrindentumor (20–30%) ist selten. Exogene Kortikoidzufuhr oder ektope neoplastische ACTH-Produktion sind weitere Ursachen.

Symtomatik. In ca. 85% sind diese Frauen infertil. Schwäche, Gewichtszunahme, Ödeme, Striae, pathologischer Glukosetoleranztest, Hypertension sind in der Schwangerschaft unspezifische Symptome (Abb. 16.3).

> ! Der Schwangerschaftsverlauf beim unbehandelten M. Cushing wird durch vorzeitige Wehen und intrauterinen Fruchttod gekennzeichnet, wahrscheinlich im Zusammenhang mit Hyperglykämien.

Diagnostik. Im Labor zeigen sich erhöhte Kortisolspiegel und ein pathologischer Dexamethasonhemmtest.

Therapie. Beim Nachweis eines M. Cushing muss nach der Quelle der ACTH-Produktion gesucht werden, bei Tumoren der Hypophyse wird eine neurochirurgische operative Entfernung empfohlen. Da die Inzidenz für NN-Adenome in der Schwangerschaft erhöht ist, muss eine sorgfältige abdominelle Untersuchung mit Ultraschall bzw. MRI erfolgen. Auch hier wird eine Adrenalektomie empfohlen, da die NN-Tumoren auch maligne sein können.

Schwangerschaften nach operiertem M. Cushing verlaufen bei adäquater Kortikoidsubstitution unauffällig.

> Die NNR-Funktion des Neugeborenen sollte jedoch überprüft werden.

Prolaktinome

Ätiopathogenese. Patientinnen mit prolaktinproduzierenden Adenomen sind zunehmend häufiger fertil, da die Erkrankung im Rahmen der Sterilitätsabklärung diagnostiziert und erfolgreich behandelt wird. Normalerweise wächst die Hypophyse in der Schwangerschaft. Mikroadenome unter 1 cm führen selten zu Komplikationen in der Schwangerschaft.

Symtomatik. Patientinnen mit sekundärer Amenorrhö, Galaktorrhö oder anovulatorischen Zyklen können erhöhte Prolaktinwerte aufweisen. Makroadenome über 1 cm, die vor der Schwangerschaft nicht entfernt worden sind oder in der Schwangerschaft deutlich gewachsen sind, können zu Verdrängungserscheinungen wie Kopfschmerzen und Sehstörungen führen. Falls das Chiasma opticum durch Kompression des N. opticus komprimiert wird, kommt es zur temporalen Hemianopsie bis zum Erblinden.

Diagnostik. Prolaktinspiegel sind in der Schwangerschaft physiologisch erhöht und können nicht als Kontrolle verwendet werden. In jedem Trimester sollten augenärztliche Kontrollen mit Perimetrie durchgeführt werden. Auch postpartal sind die Prolaktinwerte physiologisch erhöht.

Therapie. Die Therapie besteht in der Suppression der Prolaktinsynthese durch dopaminerge Substanzen (Bromocriptin). Wurde die Behandlung mit Bromocriptin vor der Schwangerschaft begonnen, sollte sie im Allgemeinen auch während der Schwangerschaft weitergeführt werden. Kongenitale Malformationen sind nicht bekannt. Transsphenoidale chirurgische Interventionen kommen bei schnell wachsenden Adenomen in Betracht. Stillen ist möglich.

Hyperparathyreoidismus

Epidemiologie. Diese Erkrankung ist in der Schwangerschaft selten.

Ätiopathogenese. Ursache ist meist ein parathyreoidales Adenom oder in ca. 10–20% eine Hyperplasie der Parathyroidea. Physiologischerweise besteht während der Schwangerschaft ein sekundärer Hyperparathyreoidismus, da der Kalziumbedarf für den Fetus erhöht ist.

Symptomatik. Zeichen des Hyperparathyreoidismus sind unspezifisch: Müdigkeit, Schwäche, Obstipation, Abdominal- oder Rückenbeschwerden. Die Hyperkalzämie kann zu Störungen der tubulären Reabsorption führen mit konsekutiver Polyurie und Polydipsie. Selten treten Nephrolithiasis, Pankreatitis oder peptische Ulzera bei schweren Formen auf.

Die Fertilität ist nicht beeinflusst.

> ! Der Hyperparathyreoidismus hat eine erhöhte perinatale Morbidität und Mortalität mit vermehrten Spontanaborten und intrauterinen Fruchttoden zur Folge.

Die **neonatale hypokalzämische Tetanie** ist für die neonatale Mortalität verantwortlich, führt aber auch in manchen Fällen zur Diagnose des Hyperparathyreoidismus bei der Mutter. Die neonatale Hypokalzämie ist Folge der kontinuierlichen Suppression der fetalen Nebenschilddrüse während der Schwangerschaft, bedingt durch die mütterliche fetale Hyperkalzämie.

Diagnostik. Im Labor zeigt sich neben der Erhöhung des Kalziums eine Erniedrigung des Phosphats.

Therapie. Die chirurgische Adenomentfernung wird bei schweren Störungen wie Knochenerkrankungen und Nephrokalzinose (Kalziumwerte >12 mg/dl) empfohlen. Bei milden Fällen mit normaler Nierenfunktion wird Phosphat oral gegeben.

Hypoparathyreoidismus

Ätiopathogenese. Der Hypoparathyreoidismus kann auf unbeabsichtigter chirurgischer Entfernung der Nebenschilddrüse während Schilddrüseneingriffen beruhen. Auch im Rahmen von Autoimmunerkrankungen wie M. Addison tritt er auf. Meist kann die Diagnose im Anschluss an chirurgische Eingriffe im Halsbereich gestellt werden.

Symtomatik. Müdigkeit, Lethargie, Knochenschmerzen aber auch Tetanie mit Karpopedalspasmen (Trousseau-Zeichen) können auftreten. Beim Feten wird mit der ungenügenden Zufuhr von Kalzium ein sekundärer Hyperparathyreoidismus ausgelöst mit Knochendemineralisationsstörungen bis zur Ostitis fibrosa cystica.

Diagnostik. Im Labor zeigt sich eine Hypokalzämie und Hyperphosphatämie.

Therapie. Die Therapie besteht in der Gabe von Vitamin D.

16.1.4 Immunologische Erkrankungen

Autoimmunthrombozytopenische Purpura (AITP, ITP)

Epidemiologie. Neben der akuten selbstlimitierenden, häufig viral verursachten Form bei Kindern, gilt die autoimmunthrombozytopenische Purpura mit eine Inzidenz von 7–8% als die häufigste hämatologische Störung in der Schwangerschaft.

Ätiopathogenese. Die AITP beruht auf der Bildung von Autoantikörpern der Klasse IgG, die gegen Thrombozyten gerichtet sind. Die IgG-Antikörper gegen die Thrombozytenoberfläche können wegen ihrer molekularen Größe die Plazentaschranke überschreiten und zu fetalen Thrombopenien führen.

Diagnostik. Als Nachweis dienen
- erniedrigte Thrombozyten (<150.000/μl),
- das Fehlen anderer autoimmunologischer Erkrankungen wie SLE oder Lupus anticoagulans,
- der Nachweis von Thrombozytenantikörpern,
- das Fehlen einer Splenomegalie,
- normale oder erhöhte Megakaryozyten im Knochenmark,
- normaler Gerinnungsstatus,
- hämorrhagische Episoden mit Hämaturie, Petechien, Epistaxis und Menorrhagien.

Therapie. Asymptomatische Frauen mit Thrombozyten über 50.000 und normaler Blutungszeit benötigen keine Therapie. Allerdings sollten die Werte in der Schwangerschaft verfolgt werden, da physiologisch bereits ein Abfall der Thrombozyten, vorwiegend im 3. Trimenon zu erwarten ist.

> Das Risiko antepartaler Blutungen ist nicht erhöht, wohl aber die Wahrscheinlichkeit postpartaler Blutungen (Episiotomien, Verletzung der Geburtswege).

Interventionen wie Plättchentransfusionen, Immunglobulingaben i.v. oder im Notfall eine Splenektomie sind bei klinischen Manifestationen wie Petechien und ausgedehnten Hämatomen notwendig. Falls die Thrombozyten unter 50.000 fallen, können Kortikosteroide kurzfristig (5–10 Tage) eingesetzt werden, vorwiegend am Termin, um gegebenenfalls auch eine Regionalanästhesie nach Anstieg der Thrombozyten unter der Geburt zu ermöglichen. Bei Nichtansprechen auf Steroide werden Immunglobuline (IgG) verabreicht.

Die Splenektomie ist Therapie der Wahl außerhalb der Schwangerschaft; in der Schwangerschaft nur bei Nichtansprechen auf oben beschriebene Therapie oder bei starken Blutungen. Die Remissionsrate liegt dann bei 60–80%, da die Antikörperbildung vorwiegend in der Milz stattfindet.

! Das größte Risiko für das Kind unter der Geburt besteht in der Gefahr intrakranieller Blutungen bei fetaler Thrombopenie (<50.000).

Um eine mögliche Thrombopenie zu sichern, kann in der 36./37. SSW eine Nabelschnurpunktion unter Ultraschallsicht durchgeführt werden. Diese invasive Methode sollte jedoch nur dann angewendet werden, wenn bereits ein Kind mit Thrombopenie in der Familie geboren wurde, da das Eingriffsrisiko bei dieser Indikation erhöht ist.

Eine Thrombozytopenie mit allen Symptomen einer ITP findet sich ebenfalls bei HIV-Infektionen.

Alloimmunthrombozytopenie

Epidemiologie. Die Inzidenz liegt bei 1:5.000 Schwangerschaften, evtl. aber höher, da auch asymptomatische Verläufe vorkommen.

Ätiopathogenese. Analog zur Rhesusimmunisierung gegen fetale Erythrozyten werden von der Mutter Antikörper gegen fetale Thrombozyten gebildet, die die Plazentaschranke überschreiten und zur Zerstörung der fetalen Thrombozyten führen. Im Gegensatz zur Rhesusimmunisierung wird in 60% bereits das 1. Kind betroffen sein.

Symptomatik. Diese Erkrankung ist für den Feten wesentlich gefährlicher, da bereits zu einem frühen Zeitpunkt in der Schwangerschaft fetale Thrombopenien auftreten können, die zu schweren intrakraniellen Blutungen führen. Das Risiko für eine Hirnblutung liegt bei 10–30%. Spätfolgen, die sich im weiteren Verlauf der Schwangerschaft entwickeln können und im Ultraschall diagnostiziert werden, sind Hydrozephalus oder Porenzephalie. Schwere geistige und körperliche Beeinträchtigung sind die Folgen für das geborene Kind.

Diagnostik. Der Nachweis wird mit Anti-Thrombozytenantikörpern im mütterlichen Blut erbracht. Auch der väterliche Thrombozytenantikörperstatus wird erhoben.

Therapie. Die positive geburtshilfliche Anamnese, d. h. die Kenntnis über eine vorausgegangene Schwangerschaft mit Nachweis einer Alloimmunthrombopenie, bestimmt erst das Management in der folgenden Schwangerschaft.

Die Behandlung besteht in der Gabe von Kortikosteroiden und Immunglobulinen i. v. an die Mutter. Je nach Verlauf der letzten Schwangerschaft werden durch eine Nabelschnurpunktion in der 22.–26. SSW die Thrombozyten bestimmt. Abhängig von der Thrombopenie werden wiederholte Kontrollen empfohlen oder Thrombozyten, aber auch Immunglobuline transfundiert.

> Bei jeder Kordozentese in utero müssen Thrombozyten für therapeutische Transfusionen zur Verfügung stehen.

AIDS (acquired immunodeficiency syndrome)

Ätiopathogenese. Das HIV-Virus ist ein kleines RNA-Retrovirus, das AIDS verursacht. In den USA und Europa ist das HIV-1 häufiger, in Afrika überwiegt HIV-2. Die bekannten Infektionswege und damit auch die Risikofaktoren sind Kontakt mit Blut und Körperflüssigkeiten, aber auch infiziertes Material (Spritzen bei i.v.-Drogenabusus) oder minimale Schleimhautläsionen bei sexuellen Kontakten. Befallen werden T-Helfer-Lymphozyten, Makrophagen und die Plazenta.

Symptomatik. Die ersten Symptome sind unspezifisch und ähneln der Mononukleose. Nach einer Latenz bis zu mehreren Jahren treten Allgemeinbeschwerden wie Kachexie, generelle Lymphknotenschwellung und Fieber auf. Die Störung der humoralen Abwehr führt schließlich zu vermehrten Infekten und opportunistischen Infektionen, wie der Pneumocystis-carinii-Pneumonie, dem Kaposi-Syndrom oder dem primären Lymphom im Gehirn, die letztendlich tödlich sind. Bei früh einsetzender antiretroviraler Therapie sind diese Verläufe selten geworden.

Die transplazentare Passage des Virus erfolgt in ca. 30% der Fälle. Neonatale Komplikationen wie Wachstumsretardierungen, vorzeitige Wehentätigkeit oder Frühgeburtlichkeit hängen mit den sozialen Begleitumständen oder begleitenden Infektionen zusammen.

Diagnostik. Da HIV heutzutage eine Infektion der Allgemeinbevölkerung ist, sollte jede Schwangere, mit deren Einwilligung, getestet werden. Der ELISA-Screening-Test ist ca. 6 Wochen nach Ansteckung positiv und hat eine sehr hohe Spezifität. Bei positivem HIV-Test sollten andere sexuell übertragbare Erkrankung abgeklärt werden (Herpes, Lues), Hepatitis B und Hepatitis C bei Drogenkonsum, sowie Zytomegalie und Toxoplasmose als häufig begleitende Allgemeininfektionen.

> Die Schwangerschaft hat meist einen ungünstigen Einfluss auf die Erkrankung.

Regelmäßige CD4-Zellzahlkontrollen müssen durchgeführt werden.

Therapie. Aktuell wird eine prophylaktische antivirale Therapie ab der 32. SSW mit Zidovudin empfohlen, um sowohl die mütterliche Gefahr der Verschlechterung, aber vor allem die fetale Ansteckungsgefahr zu reduzieren. In zunehmendem Maße steht die Patientin bereits unter einer Dreierkombination mit Nukleosidanaloga, Reverse Transkriptase Hemmern (NRTI), Nicht-NRTI und Proteasenhemmern.

Neben der transplazentaren Übertragung des HIV-Virus, insbesondere durch eine erleichterte Plazentapassage bei langer Wehentätigkeit spielt die direkte Ansteckung unter der Geburt durch Verletzung der Geburtswege auch eine Rolle. Eine primäre Sectio in der 37. SSW wird empfohlen.

> Unter dieser Kombination (antiretrovirale Therapie und primäre Sectio) liegt die perinatale Infektionsrate bei 1–2%.

Nach der Geburt wird das Neugeborene ebenfalls antiviral behandelt. Stillen ist kontraindiziert, da die Übertragungsrate hoch ist. Eine antikonzeptionelle Beratung im Wochenbett ist dringend angeraten.

HIV-Prophylaxe
- Orale Ziduvudingabe ab der 32. SSW
- Ziduvudin i.v. unter der Geburt
- Elektive Sectio am wehenfreien Uterus
- Orale Ziduvudingabe an das Kind
- Stillverzicht

Tab. 16.3. Thrombosehäufigkeit während Schwangerschaft und Wochenbett in verschiedenen Risikogruppen

Risikogruppe	Thromboseinzidenz
Normale Schwangerschaft	0,1%
Schwangerschaft nach thrombembolischer Erkrankung	5–15%
Kongenitaler Antithrombin-III-Mangel	50–70%
Kongenitaler Protein-C-Mangel	20–30%
Kongenitaler Protein-S-Mangel	10–15%
APC (aktiviertes Protein C)-Resistenz (hetero- oder homozygoter Faktor-V-Leiden-Mangel)	30%

16.1.5 Kardiovaskuläre Erkrankungen

Venenerkrankungen

Thrombosen

Ätiopathogenese. Schwangerschaft, Geburt und Postpartalperiode sind Risikofaktoren für thromboembolische Erkrankungen. Mehrere pathophysiologische Faktoren sind beteiligt:
- Der gravide Uterus komprimiert die Vv. iliacae und führt zur venösen Stase der Beinvenen.
- Mehrere Gerinnungsfaktoren steigen unter hormonellem Einfluss in der Schwangerschaft an und führen zu einer Hyperkoagulabilität.
- Antithrombin III und Protein S, die beide das Gerinnungssystem hemmen, sind leicht vermindert.
- Kommt noch zusätzlich eine positive Familienanamnese, wahrscheinlich aufgrund vererbter Proteinsynthesestörungen (Protein-C-, Protein-S-Mangel, Faktor-V-Leiden) hinzu, steigt das Thromboserisiko deutlich (Tab. 16.3).

1. **Tiefe Beinvenenthrombose:** Die Inzidenz einer tiefen Venenthrombose in der Schwangerschaft liegt bei 0,07% und ist auf den ganzen Zeitraum der Schwangerschaft verteilt. Die in über 70% linksseitige Venenthrombose äußert sich klinisch mit Schmerzen in der Leiste, im Adduktorenkanal, Kniegelenk und Wade, sowie bei Dorsalflexion des Fußes. Häufig bestehen subfebrile bis febrile Temperaturen. Zur Diagnose der tiefen Beinvenenthrombose gehört eine Duplexsonographie.

Die unbehandelte Venenthrombose führt in ca. 25% zur Lungenembolie. Das Risiko einer chronischen venösen Insuffizienz wird unterschiedlich beurteilt, die Zahlen schwanken zwischen 25 und 70%.

2. **Ovarial- oder Beckenvenenthrombose**: Diese Thrombosen werden meist mit dem CT diagnostiziert und sind wesentlich seltener, hat aber ein höheres Risiko für eine Lungenembolie oder eine Septikämie.
3. **Lungenembolie:** Die Lungenembolie ist die schwerste Komplikation einer tiefen Beinvenenthrombose. Sie hat eine Mortalität in der Schwangerschaft von 0,01–0,05 und steigt im Wochenbett auf das 5–10-Fache an. Klinische Zeichen sind Tachypnoe, Dyspnoe, atemabhängige Schmerzen, Husten und Hämoptoe. Zur Bestätigung einer Lungenembolie wird neben einer Blutgasanalyse, einem EKG und Thorax-Röntgen in zweifelhaften Fällen eine Lungengefäßdarstellung durchgeführt.
   Bei Drei-Etagen-Thrombosen muss in bis zu 40% mit einer häufig auch asymptomatisch verlaufenden Lungenembolie gerechnet werden.
4. **Thrombophlebitis:** Die oberflächliche Thrombophlebitis tritt gleich häufig wie die tiefe Venenthrombose auf. Klinisch zeigen sich schmerzhafte Venen mit einer lokalen Rötung. Die meisten oberflächlichen Thrombophlebitiden bilden sich innerhalb 48 h nach der Geburt.

Therapie. Die oberflächliche Thrombophlebitis wird mit Stützstrümpfen und lokal applizierten, heparinhaltigen Salben behandelt.

Bei der Ein- oder Mehr-Etagen tiefen Thrombose muss eine Heparinbehandlung durchgeführt werden, um Lungenembolien und Rezidivthrombosen bzw. das Weiterwachsen des Thrombus zu verhindern. Weder das unfraktionierte noch das niedermolekulare Heparin tritt in den fetalen Kreislauf über, sodass keine Blutungskomplikationen zu befürchten sind. Mütterliche Komplikationen sind bei langer Anwendung in der Schwangerschaft die heparininduzierte Osteoporose und die heparininduzierte Thrombozytopenie. Ein Wechsel auf Kumarinderivate kann nur im Wochenbett erfolgen, da Embryopathien mit Veränderungen von Knochen und Knorpel entstehen können, sowie retroplazentare Hämatome oder Hirnblutungen beim Feten während des gesamten Schwangerschaftsverlaufes.

> Thromoboembolische Erkrankungen sind die häufigsten Ursachen der mütterlichen Mortalität.

16

16.1.6 Hypertensive Erkrankungen

Hypertensive Erkrankungen komplizieren ca. 7% aller Schwangerschaften. Die Inzidenz hängt von geographischen und ethnischen Faktoren ab.

Häufigste hypertensive Erkrankungen der Schwangerschaft
- Präeklampsie (60%),
- chronische Hypertonie (25%)
- transiente Hypertonie (5%)

Je nach Ausmaß der hypertensiven Erkrankung sind die Folgen für Mutter und Kind leicht- bis lebensbedrohlich. Während das Auftreten einer Hypertonie gegen Ende der Schwangerschaft nur ein leicht erhöhtes Wiederholungsrisiko bei der folgenden Schwangerschaft bedingt, bedeutet das Auftreten einer Präeklampsie vor der 28. SSW ein hohes Wiederholungsrisiko mit schweren Komplikationen in der nächsten Schwangerschaft.

Chronische Hypertonien (vorbestehende Hypertonie)

Definition

Die chronische (vorbestehende) Hypertonie ist eine schon vor der Schwangerschaft bestehende bzw. vor der 20. SSW auftretende Hypertonie.

Als Grenzwert gelten 140/90 mmHg.

Ursachen für eine Hypertonie sind:
- Primäre essentielle Hypertonie
- Sekundäre Hypertonie (renal)
- Diabetische Nephropathie
- Akute Glomerulonephritis
- Chronische Nephritis
- Endokrinologisch (Thyreotoxikose)
- Phäochromozytom
- Cushing-Syndrom
- Kardiovaskuläre Erkrankungen

> Patientinnen mit chronischer Hypertonie haben eine erhöhte perinatale Morbidität und Mortalität und können eine Pfropfgestose oder vorzeitige Plazentalösung erleben.

Beide Komplikationen sind verantwortlich für die erhöhte Rate perinataler Todesfälle, intrauteriner Wachstumsretardierung und Frühgeburtlichkeit.

Die vorzeitige **Lösung der Plazenta** kommt in 0,4–10% der Fälle vor, je nach Schwere und Dauer der Erkrankung. Alter, Parität, aber auch die Lage und Ausrüstung des behandelnden Krankenhauses spielen eine Rolle. Bei schweren Hypertonien steigt die perinatale Mortalität, besonders wenn Nierenschädigung, Präeklampsie oder vorzeitige Lösung hinzukommen.

Auch das mütterliche Risiko ist erhöht. Die Mortalität beträgt bei Frauen mit schwerer Hypertonie 3–6%. Zerebrovaskuläre Erkrankungen oder Herzinsuffizienz sind die unmittelbaren Todesursachen. Die Schwangerschaft kann weitere Verschlechterungen bringen, auch Schädigungen im kardiovaskulären System oder Nierenerkrankungen, je nach Alter der Patientin, Dauer und Schwere der Erkrankung.

Die **Pfropfgestose** tritt in ca. 10–50% auf.

! Das Auftreten einer signifikanten Proteinurie, einer Pyelonephritis, die Exazerbation der Hypertonie, oder der Anstieg der Harnsäure (mehr als 6 mg/dl) sind Anzeichen für eine Pfropfpräeklampsie und benötigen die Hospitalisation.

Antihypertensive Therapie

Es besteht keine übereinstimmende Meinung, ab welchem diastolischen Wert welches Medikament eingesetzt werden sollte. Auch gibt es in Europa, USA und Australien unterschiedliche Therapiekonzepte.

Methyldopa. α-Methyldopa, ein α_2-Agonist, ist das Mittel der Wahl bei leichten und mittelschweren chronischen Hypertonien. Mögliche Nebenwirkungen bei der Mutter sind Mundtrockenheit, Lethargie, Schwindel, bei langer Anwendung hämolytische Anämie, ein positiver Coombs-Test und Hepatitis. Fetale Nebenwirkungen sind nicht bekannt.

Falls mit α-Metyl-Blockern keine Blutdrucksenkung erreicht wird, können diese mit Hydralazin, Kalziumantagonisten oder β-Blockern kombiniert werden.

β-Blocker. β-Blocker sollten in der Langzeittherapie nur bei zwingender Indikation eingesetzt werden, da eine Einschränkung des fetalen Wachstums, respiratorische Probleme und Hypoglykämien beobachtet wurden.

Vasodilatoren. Hydralazin ist das potenteste antihypertensive Mittel und wird bei schwerer Hypertonie und bei der Präeklampsie i.v. kontinuierlich oder in Bolusform eingesetzt (Bolusdosis 5–10 mg). Wegen der starken Blutdrucksenkung muss vorsichtig dosiert werden. Die Wirkung setzt nach 15–30 min ein. Nebenwirkungen sind Flüssigkeitsretention, Tachykardie und Kopfschmerzen. Oral eingenommen wirkt es wesentlich schwächer, die Dosierung beträgt 40–300 mg/die. Lupusähnliche Symptome bei der Mutter und neonatale Thrombozytopenien sind bekannte Nebenwirkungen.

> Eine Patientin mit einer chronischen Hypertonie sollte ausführlich über Medikamente während der Schwangerschaft und Komplikationen durch die Hypertonie beraten werden.

Hochrisikopatientinnen bei chronischer Hypertonie
- Alter über 40 Jahre
- Dauer der Hypertonie >15 Jahre
- Blutdruckwerte in der Frühschwangerschaft 160/110 mmHg
- Diabetes
- Kardiomyopathie
- Renale Erkrankungen
- Bindegewebserkrankungen
- Vorausgegangene Thromboembolien
- Präeklampsie in vorausgegangener Schwangerschaft
- Vorzeitige Plazentalösung in vorausgegangener Schwangerschaft

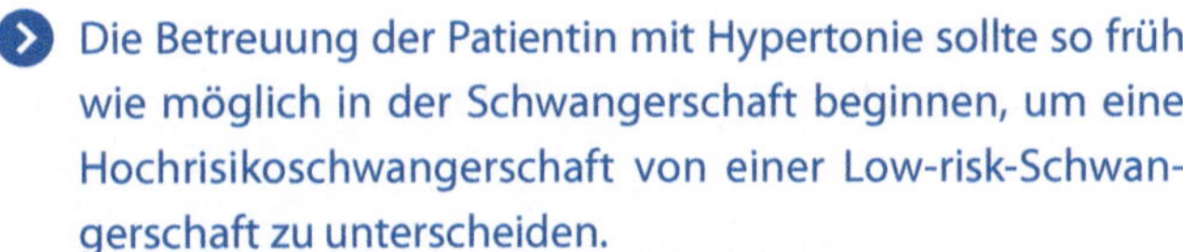

> Die Betreuung der Patientin mit Hypertonie sollte so früh wie möglich in der Schwangerschaft beginnen, um eine Hochrisikoschwangerschaft von einer Low-risk-Schwangerschaft zu unterscheiden.

Eine diätetische Beratung bei übermäßigem Natrium-, Alkohol-, Kaffee- und Zigarettenkonsum sowie Gewichtskontrollen sollten erfolgen. Die Patientinnen werden engmaschig je nach Schweregrad in 2–4 wöchigem Abstand gesehen. Meist sind die Patientinnen in internistischer Behandlung, bei der sowohl hämatologische Kontrollen als auch solche der Nierenfunktion erfolgen. Eine Proteinurie in der Frühschwangerschaft kann auf eine Kollagenose hinweisen und sollte mit der Bestimmung antinukleärer Antikörper abgeklärt werden. Zur fetalen Überwachung gehören engmaschige Ultraschallkontrollen mit Bestimmung des Wachstums und eine antepartale Überwachung mit CTG.

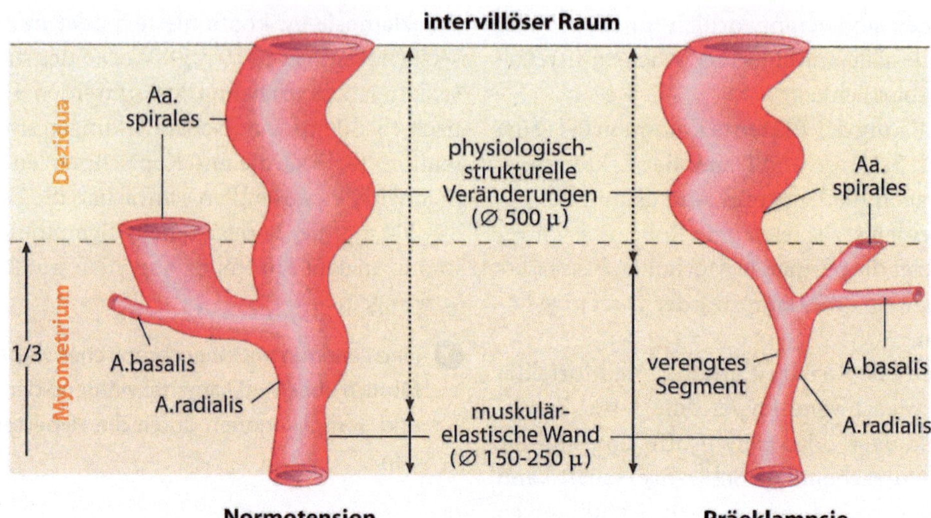

Abb. 16.4. Plazentabett bei normaler Schwangerschaft und bei Präeklampsie

Bei unauffälligem fetalen Wachstum wird bei einer Patientin mit leichter Hypertonie der spontane Wehenbeginn abgewartet und auch eine Terminüberschreitung zugelassen. In Fällen der schweren Hypertonie, meist kompliziert durch Wachstumsstörungen, wird die Geburt nicht über die 40. SSW hinaus verzögert. Oft macht eine akute Verschlechterung des Zustandes der Mutter oder des Feten sogar eine vorzeitige Einleitung oder Entbindung notwendig. Im Fall der Frühgeburtlichkeit sollten zur Lungenreifung Steroide verabreicht werden.

Präeklampsie

! Der Klassiker in der Geburtshilfe ist die Präeklampsie, eine schillernde, sehr unberechenbare Erkrankung, die bei zu spätem Handeln zu lebensbedrohlichen Situationen für Mutter und Kind führt.

Die Terminologie ist verwirrend: Spätgestose, Schwangerschaftsvergiftung, Toxämie oder EPH-Gestose sind veraltete Begriffe, die auf der Annahme eines zirkulierenden Toxins als Ursache beruhten.

Ätiopathogenese

Die Pathogenese ist bis heute nicht ganz geklärt. Obwohl die Hypertonie ein Kennzeichen für die Präeklampsie ist, ist sie weder Auslöser noch ein Frühzeichen dieser Erkrankung.

> Die Präeklampsie ist ein komplexes klinisches Syndrom, das alle Organe miteinbezieht.

Es wird vermutet, dass die Plazenta der Ursprung dieser generalisierten wohl entzündlichen Endotheldysfunktion ist. Ein genereller Vasospasmus und erhöhte Sensibilität für vasoaktive Substanzen wie Angiotensin II führen zu vielen pathologischen Veränderungen in Gefäßen, Leber, Nieren oder Gehirn. Das früheste histologische Anzeichen für diese pathologische Entwicklung ist die mangelnde Trophoblastinvasion in die Spiralarterien vor der 20. SSW. Dadurch behalten die Spiralarterien ihre Muskularis und die erwünschte Gefäßdilatation bleibt aus, die trotz erhöhtem Blutvolumen zu einer Widerstandserniedrigung in der Plazenta führen würde (Abb. 16.4). Die verminderte Plazentaperfusion löst wahrscheinlich eine Permeabilitätsstörung des Endothels aus, die zu einer Dysbalance zwischen dem vasoaktiven Thromboxan und dem vasodilatierenden Prostazyklin zu Gunsten des Thromboxans führt (Abb. 16.5). Insgesamt ist von einem multifaktoriellen Geschehen auszugehen.

Symptomatik

Nach dem American College of Obstetrics and Gynecology umfasst die Präeklampsie folgende **Kardinalsymptome:**

Definition

Zur Präeklampsie gehören:

Hypertonie: 140/90 mmHg nach der 20. SSW oder Anstieg um mehr als 30 mmHg systolisch, bzw. mehr als 15 mmHg diastolisch.

Proteinurie: >0.3 g im 24-h-Urin.

16

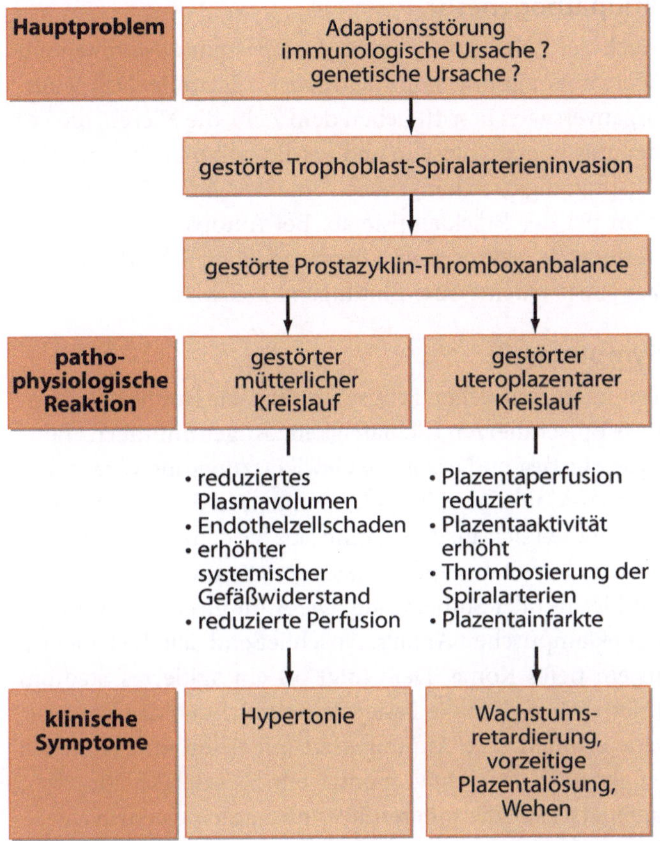

Abb. 16.5. Pathophysiologie der Präeklampsie

Nach neueren Klassifikationen gehören die **Ödeme** nicht mehr zur Definition.

Schwere Eklampsie

- Blutdruck >160 mmHg systolisch oder >110 mmHg diastolisch (zweimal im Abstand von 6 h, in Ruhe)
- Proteinurie >5 g/24 h (qualitativ +++ oder ++++)
- Oligurie <400 ml/24 h
- Zerebrale oder visuelle Störungen
- Epigastrische Schmerzen
- Lungenödem oder Zyanose
- Leberfunktionsstörung unklarer Ätiologie
- Thrombozytopenie

Renale Funktion. Bei Präeklampsie kommt es zu einem Vasospasmus und einer Endothelschwellung der glomerulären Kapillaren (glomeruläre Endotheliose). Die glomeruläre Filtrationsrate kann in schweren Fällen zwischen 25 und 50% reduziert sein. Dabei bleibt das Serumkreatinin meist normal, hingegen steigt die Harnsäure an. Ein Anstieg der Harnsäure auf >5–6 mg/dl ist ein Prädiktor für die Verschlechterung der Präeklampsie und ein höherer Risikofaktor für die kindlichen Parameter.

Leberfunktion. Die Leber ist in nur ca. 10% involviert. Die Lebervergrößerung zieht epigastrische Beschwerden nach sich. Es kommt zu einer Fibrinogenablagerung entlang der hepatischen Sinus. Zusätzlich steigen die Transaminasen leicht an, dagegen das Bilirubin nur selten. Erhöhte Leberenzyme gehören zum HELLP-Syndrom, bei dem neben einer Hämolyse auch erniedrigte Thrombozyten gefunden werden. Die Leberruptur ist eine dramatische, sehr seltene Komplikation, die durch Nekrose, intrahepatische und subkapsuläre Blutungen entsteht.

Hämatologische Veränderungen. Fibrinogenwerte bleiben konstant im Normbereich, die Thrombinzeit ist verlängert. Eine Thrombopenie tritt bei Vasospasmus und vaskulärem Endothelschaden auf.

Disseminierte intravasale Gerinnungsstörung. Thrombopenie, erniedrigte Fibrinogenwerte und vermehrte Fibrinspaltprodukte sind Indikatoren einer lebensbedrohlichen Komplikation, die zu vorzeitiger Plazentalösung bei schwerer Präeklampsie führen kann.

! Mütterliche Komplikationen sind Thrombopenie, HELLP, DIC und das Lungenödem.

Fetale Komplikationen sind Wachstumsretardierungen, intrauteriner Fruchttod bei vorzeitiger Plazentalösung und neonatale Todesfälle.

Das größte Risiko für eine vorzeitige Plazentalösung besteht bei Frauen mit Pfropfpräeklampsie oder Eklampsie.

Therapie

> Die einzig kausale Therapie der Präeklampsie ist die Entbindung.

Patientinnen am Termin erhalten eine Zervixreifung und Weheninduktion mit Prostaglandinen.

Beim Auftreten der Symptome im 2. Trimenon erfolgt zunächst die Hospitalisation und Blutdruckeinstellung. Persistiert die Hypertonie oder kommt es zu anderen maternalen oder fetalen Verschlechterungen, muss die Geburt eingeleitet werden, unabhängig vom Gestationsalter meist mit einer elektiven Sektio.

Die Gabe von Glukokortikoiden hat die perinatale Morbidität und Mortalität nicht erhöht und sollte bei Kindern vor der 32. SSW bzw. unter 1.500 g durchgeführt werden.

Magnesiumsulphat wird als Krampfprophylaxe intravenös bei allen Patieninnen mit schwerer Präeklampsie verabreicht. Der Wirkungsmechanismus der Magnesiumionen ist umstritten (primäre Wirkung über die periphere Blockade an den neuromuskulären Bindungen oder zentrale Wirkung).

! Bei der i.v.-Therapie muss der Magnesiumspiegel engmaschig kontrolliert werden, da es sonst zu Atemstillstand kommen kann.

Der Magnesiumspiegel sollte bei 2 mmol/l liegen. Wichtiger zur Kontrolle der Einstellung sind klinische Zeichen wie Patellasehnenreflexe, Bewusstseinszustand, Atemfrequenz. Wichtig ist auch die exakte Flüssigkeitsbilanz, da bei bereits bestehender Flüssigkeitsansammlung die Gefahr des Lungenödems besteht.

Unter der Geburt wird die Indikation zur PDA großzügig gestellt, da damit neben der Schmerzausschaltung auch der Blutdruck stabilisiert werden kann. Auf die Gefahr der Hypotension unter PDA, aber auch des Blutverlustes unter der Geburt bei bekannter Hämokonzentration muss geachtet werden. Oft wird eine Volumengabe in Form von Plasmaexpander oder Bluttransfusionen notwendig.

Beratung

Es besteht eine familiäre Prädisposition für die Präeklampsie, wenn bereits erstgradige Verwandte (Mutter oder Schwester) betroffen waren. Ebenso besteht ein erhöhtes Wiederholungsrisiko nach Auftreten einer schweren Präeklampsie zwischen der 17. und 27. SSW in der ersten Schwangerschaft. In einer zweiten Schwangerschaft kann die Präeklampsie dann wesentlich früher, bereits im ersten Trimenon, manifest werden. Diese Patientinnen müssen deshalb engmaschig betreut werden.

Eklampsie oder eklamptischer Anfall

Definition

Das Auftreten von Krampfanfällen oder Koma bei Schwangerschaften mit Präeklampsie bezeichnet man als Eklampsie.

Epidemiologie

Die Inzidenz liegt bei 0,2–0,5% aller Schwangerschaften.

Ätiopathogenese

Auch der Eklampsie liegt ein Vasospasmus zusammen mit Mikroinfarzierungen und Ödemem zugrunde. Das Multiorganversagen betrifft neben dem ZNS, die Nieren, die Leber, das hämatologische und kardiovaskuläre System. Der Ausprägungsgrad hängt auch vom verzögerten Therapiebeginn bei der Präeklampsie ab. Bei Autopsien finden sich periportale Nekrosen und hepatozelluläre Schäden der Leber sowie Ödeme oder Blutungen im Gehirn.

Symptomatik

Der Eklampsie gehen Frühsymptome wie frontale klopfende Kopfschmerzen, Schläfrigkeit, Augenflimmern, Blutdruckanstieg und exzessive Gewichtszunahme voraus. Die tonisch-klonischen Krämpfe beginnen an den Extremitäten und breiten sich auf den Stamm aus. Sie dauern 60–70 s und ähneln dem Status epilepticus mit Schaum vor dem Mund und Urin- oder Stuhlabgang. Die Atmung sistiert während des eklamptischen Anfalls. Anschließend fällt die Patientin in ein tiefes Koma. Dem folgt oft ein agitiertes Stadium (Nesteln), in dem die Patientin sich nicht an das Vorgefallene erinnert. Die Atmung setzt mit tiefen und schnellen Zügen nach dem Anfall spontan ein. 50% der Anfälle treten antepartal auf, die anderen 50% intra- und postpartal, meistens zwischen der 37.–41. SSW. Es wird aber auch über Eklampsien vor der 27. SSW, bis 48 h post partum und sogar nach 48 h post partum berichtet.

Diagnostik

Die Labordiagnostik schließt die Hämatologie (Hämatokrit, Hämoglobin, Thrombozyten), Gerinnungsparameter (Thrombinzeit, Fibrinogen, Fibrinspaltprodukte, INR), Leberenzyme (Transaminasen), Nierenwerte (Elektrolyte, Kreatinin) und evtl. eine arterielle Blutgasanalyse ein.

Meist zeigt sich eine Eindickung des Volumens mit Anstieg des Hämatokrits über 40, Anstieg des Hämoglobin über 14 g/de, Thrombopenie, LDH-Erhöhung, Transaminasen- und Kreatininerhöhung.

Therapie

> Patientinnen mit Eklampsie müssen intensivmedizinisch betreut werden.

Ein zentraler Zugang zur Gabe von Magnesium und eine Urinableitung zur Kontrolle der Ausscheidung ist nötig. Der eklamptische Anfall wird mit Magnesium behandelt, zusätzlich können Tranquilizer eingesetzt werden. Sobald die Patientin das Bewusstsein wieder erlangt und sich stabilisiert hat, muss die Geburt angestrebt werden.

> Die Entbindung ist die einzig kausale Therapie der Eklampsie.

Falls die Zervix reif ist, können Wehen induziert werden. Meist wird aber die elektive Sectio durchgeführt, da die intrapartale Komplikationsrate (vorzeitige Plazentalösungen, kindliche Asphyxien) hoch ist. Eine intensive Überwachung zur Beurteilung des fetalen Zustandes ist unumgänglich. Während des Anfalls kommt es zur transienten fetalen Asphyxie mit Herztonabfall (Bradykardie und CTG-Veränderungen mit späten Dezelerationen), allerdings normalerweise mit Erholung, sobald der Anfall vorbei ist.

! Persistiert der Herztonabfall, muss an die gefürchtete Komplikation der vorzeitigen Lösung gedacht werden.

Eklamptische Anfälle sind lebensbedrohlich und erfordern sofortige Maßnahmen, um Morbidität und Mortalität zu senken.

Zu beachten ist:

- Behandlung des Anfalls mit Diazepam.
- Mütterliche Verletzungen verhindern (Zungenbiss, Frakturgefahr durch Sturz der Patientin, Sekret absaugen um Aspiration zu verhindern).
- Ausreichende Magnesiumgabe (i.v.-Zugang 6 g als Startdosis über 10–15 min), Serumspiegel nicht abfallen lassen.
- Korrektur der mütterlichen Azidose (meist respiratorisch).
- Möglichst kein pharmakologischer Polypragmatismus.

Prognose

Die Hauptrisiken sind die vorzeitige Lösung der Plazenta und hypoxische Störungen während des Anfalls. Die vorzeitige Lösung kann zum intrauterinen Absterben führen. Die Frühgeburtlichkeit ist bedingt durch Eintreten von vorzeitiger Wehentätigkeit und Wachstumsretardierung. Peripartale Asphyxien sind weitere Komplikationen.

Die Häufigkeit der Eklampsie hat allgemein abgenommen, da sie vorhersehbar ist. Tritt sie dennoch auf, so ist die Frühdiagnose der Präeklampsie verpasst worden, es erfolgte keine pränatale Kontrolle, die Therapie war unzureichend oder die Überwachung insuffizient.

> Patientinnen mit Präeklampsie sollten engmaschig ambulant kontrolliert werden, falls Verschlechterungen eintreten großzügig hospitalisiert werden, sowie mit Magnesium-Infusion bis 24 h post partum behandelt werden.

Bei adäquat therapierter Eklampsie bleiben keine Residuen zurück. Schwestern und Töchter haben ein erhöhtes Risiko, an einer Präeklampsie zu erkranken und sollten dementsprechend informiert werden. Die Rezidivquote für Präeklampsie und Eklampsie ist etwas erhöht, abhängig vom Gestationsalter bei Manifestation. Vor der 35. SSW aufgetretene Präeklampsien führen zu höherer Rezidivrate als später aufgetretene mit einer höheren Inzidenz für Wachstumsretardierungen.

> Je früher eine Präeklampsie in der Schwangerschaft auftritt, desto schwerwiegender sind die Komplikationen in den weiteren Schwangerschaften.

HELLP-Syndrom

Beispiel

25-jährige I-G/0-P, Einweisung in der 29. SSW mit Oberbauchschmerzen, Hyperreflexie, Hypertonie 180/110 mmHg.
Labor: Proteinurie +++, Erhöhung der Leberwerte ASAT und ALAT auf das 8–10-Fache, LDH-Erhöhung auf das 4-Fache, Harnsäure leicht erhöht, Thrombozyten leicht erniedrigt 104.000, Fibrinspaltprodukte stark erhöht, Haptoglobin stark erniedrigt.
Diagnose: HELLP-Syndrom.
Therapie: Magnesiuminfusion i.v., Beginn einer fetalen Lungenreifungsbehandlung über 24 h, antihypertensive Therapie mit Nepresol i.v. 48 h, bei weiter sinkenden Thrombozyten auf 60.000 Indikation zur primären Sectio caesarea. Knabe, 960 g, 37 cm, primäre Verlegung auf die neonatale Intensivstation. Intubation und Beatmung. Postpartaler Verlauf insgesamt erfreulich. Bei der Mutter langsame Erholung der Leberparameter und Normalisierung des Blutdruckes 2 Wochen post partum.

Definition

Das HELLP-Syndrom (**H**emolysis **E**levated **l**iver enzymes **l**ow **p**latelets) ist eine eigene Variante der Präeklampsie.

Epidemiologie. Die Inzidenz liegt bei 2–12%. Das Krankheitsbild tritt häufiger bei Frauen mit Präeklampsie auf.

Symptomatik. Die Erkrankung wird häufig falsch diagnostiziert, da das HELLP-Syndrom mit unspezifischen Symptomen einhergeht. Oberbauchbeschwerden, Übelkeit, Erbrechen können auf eine gastrointestinale Viruserkrankung deuten und die Thrombopenie auf hämatologische Erkrankungen wie ITP oder TTP. Akutes Nierenversagen, Lungenödem, Aszites, Pleuraergüsse oder Leberrupturen sind Zeichen des Multiorganversagens mit Flüssigkeitsverlust in den dritten Raum.

> Eine vorzeitige Plazentalösung und DIC gefährden den Fetus.

Diagnostik. Beim HELLP-Syndrom findet sich häufig eine Thrombopenie unter 100.000 Thrombozyten. Die Transaminasen ALAT und ASAT, seltener auch das Bilirubin sind erhöht. Zeichen der Hämolyse im Blutbild sind die Erhöhung der LDH und im Urin der Nachweis von Fragmentozyten.

Therapie. Patientin und Fetus haben eine eindeutig schlechtere Prognose, was die mütterliche und perinatale Morbidität und Mortalität anbelangt. Meistens brauchen diese Patientinnen Bluttransfusionen oder eine Substitution von Thrombozyten und anderen Gerinnungsfaktoren. Die Patientinnen sollten im Allgemeinen nach Stabilisierung entbunden werden, wenn auch einige konservative Versuche besonders bei frühem Gestationsalter beschrieben worden sind. Die Gabe von Glukokortikoiden sollte erwogen werden.

16.1.7 Harnwegserkrankungen

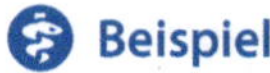

Beispiel

21-jährige II-G/I-P, vorbestehende chronische Niereninsuffizienz bei chronischer Pyelonephritis und sekundärer fokaler und segmentaler Glomerulosklerose. Nephrolithiasis, Proteinurie von 3–5 g/24 h und Hypertonie.

In der 19. SSW Beginn einer Pfropfpräeklampsie, in der 21. SSW mit Proteinurie bis max. 28 g/24 h, Hypertonie und Kopfschmerzen. Unter Antihypertensiva Senkung der Hypertonie, im Labor tiefe Kreatininclearance, Anstieg der Harnsäure bei starkem Abfall des Gesamtproteins. In der 27. SSW intrauteriner Fruchttod bei schwerer Mangelentwicklung.

Der Patientin wurde von einer weiteren Schwangerschaft dringend abgeraten, 1 Jahr später erneute spontane Schwangerschaft.

Diagnose: 21-jährige II-G/I-P, Z.n. intrauterinem Fruchttod in der 27. SSW infolge vorzeitiger Plazentalösung bei schwerer Pfropfpräeklampsie bei vorbestehender Nephropathie.

Therapie: Hospitalisation ab der 23. SSW wegen arterieller Hypertonie, Ödemen und Kopfschmerzen. Unter α-Methyldopa trotzdem langsamer Anstieg der Blutdruckwerte auf 150/95 mmHg. Aspirinprophylaxe ab der Frühschwangerschaft. Prophylaktische Lungenreifung mit einem Kortikoid in der 26. und 27. SSW. Wegen zusätzlich vorzeitiger Wehentätigkeit i.v.-Tokolyse, Magnesium i.v. wegen Auftreten zentraler Symptome (Kopfschmerzen, gesteigerte Reflexe), akutem Anstieg der Blutdruckwerte diastolisch über 110 und gleichzeitigem Auftreten eines suspekt bis präpathologischen CTGs. Trotz i.v.-Gabe von Nepresol kann die hypertensive Krise nicht beherrscht werden. Primäre Sectio caesarea in der 28. SSW. Knabe 885 g, APGAR, pH o. B. Postpartaler Verlauf der Mutter o. B. Das Kind wurde auf die neonatologische Intensivstation verlegt. Der weitere Verlauf war unauffällig, bis auf eine Hörminderung um 60%.

In der Schwangerschaft entstehen mechanisch und hormonell bedingt eine Hydronephrose sowie ein Hydroureter. Die Kompression des Ureters am Beckeneingang erfolgt durch das Wachstum des Uterus ab der 12. SSW und kann bis 12 Wochen post partum dauern. Nierenkelche, Nierenbecken und Ureter werden bis zu einer Weite von 2 cm dilatiert, was im Ultraschall sehr leicht festgestellt werden kann. Radiologische Untersuchungen sind nur für extrem seltene Situationen angezeigt. Häufiger dilatiert die rechte als die linke Seite. Die Abnahme des Uretermuskeltonus und der Ureterperistaltik sind für die Dilatation mitverantwortlich. Die Blasenkapazität nimmt in der Schwangerschaft progesteronbedingt zu, und durch die Verlagerung der Blase ins Abdomen elongiert sich die Urethra. Das inkomplette Leeren der Blase prädisponiert zu vesikourethralem Reflux sowie Urinstasis und begünstigt damit aufsteigende bakterielle Infektionen. Gleichzeitig verändert sich die Urinzusammensetzung. Alkalose, Glukosurie, Proteinurie und erhöhte Östrogenwerte begünstigen ebenfalls eine bakterielle Infektion, besonders mit E. coli.

> Infektionen der ableitenden Harnwege sind die zweithäufigsten Erkrankungen in der Schwangerschaft nach den Anämien.

Harnwegserkrankungen in der Schwangerschaft

- Asymptomatische Bakteriurie
- Zystitis
- Pyelonephritis
- Akutes Urethralsyndrom

Asymptomatische Bakteriurie

Die asymptomatische Bakteriurie ist die häufigste dieser 4 Formen und hat eine Prävalenz von 6%. Unbehandelt führt sie in 30–50% zu einer Pyelonephritis. Der Zusammenhang zwischen asymptomatischer Bakteriurie und Frühgeburtlichkeit bzw. Wachstumsretardierung wird kontrovers diskutiert.

Zystitis

Die akute Zystitis zeigt sich bei ca. 2% der Schwangeren und äußert sich in Dysurie, Pollakisurie und suprapubischen Schmerzen, aber ohne Fieber oder Rückenschmerzen.

Akutes Urethralsyndrom

Besteht bei dieser Symptomatik keine Bakteriurie, so muss an das akute Urethralsyndrom gedacht werden, bei dem Chlamydieninfekte die Auslöser sind. Eine Korrelation mit der Pyelonephritis besteht nicht.

Pyelonephritis

Eine akute Pyelonephritis stört ca. 1–3% aller Schwangerschaften und ist begleitet von Fieber, Kältegefühl, Erbrechen oder Übelkeit und Klopfschmerz in den Nierenlogen. Die Wiederholungsrate in der Schwangerschaft liegt bei 10–18%.

! Frauen mit akuter Pyelonephritis haben ein erhöhtes Frühgeburtsrisiko, und es besteht die Gefahr einer fetalen Wachstumsretardierung.

Die üblichen Erreger der Infektionen im ableitenden Harntrakt sind in 80–90% E. coli und stammen aus der Flora der Fäzes. Bei Diabetikerinnen werden besonders Proteuskeime gefunden. Andere Erreger sind Keime wie Gardnerella vaginalis, Klebsiellen, Enterobakter, Pseudomonas, Gruppe-B-Streptokokken, Enterokokken und Staphylococcus saprophyticus.

Diagnostik. In der Urinkultur finden sich >100.000 Keime. Eine Mischflora mit dreierlei Keimen deutet auf einen nicht korrekt abgenommenen Mittelstrahlurin hin und sollte nicht gewertet werden. Eine Leukozyturie ist verdächtig, aber nicht beweisend.

Bei der ersten Konsultation wird Mittelstrahlurin für ein Urinsediment abgenommen. Eine Urinkultur muss erst bei gleichzeitigem Nachweis von Leukozyten, Bakterien und positivem Nitrit angesetzt werden.

› Nitrit allein oder in Kombination mit Leukozyten oder Bakterien kann mit 75%iger Sicherheit eine positive Bakterienkultur voraussagen. Leukozyten allein oder Bakterien haben nur einen sehr geringen Voraussagewert.

Therapie. Die Behandlung der **asymptomatischen Bakteriurie** reduziert die Gefahr einer Pyelonephritis von 30% auf 3%. Meist wird eine Single-dose-Therapie oder auch eine Fünftagestherapie mit Ampicillin eingesetzt. Auch β-Lactamantibiotika oder Cephalosporine (bei Penicillinresistenz) sind ohne Risiko für den Feten.

Bei einer **akuten Zystitis** sollte länger, d. h. 7–14 Tage behandelt werden. Es werden die gleichen Antibiotika eingesetzt wie bei der asymptomatischen Bakteriurie. Nach Abschluss der Behandlung muss eine Kontrolluntersuchung des Urins durchgeführt werden.

Bei akuter **Pyelonephritis** werden die Patientinnen hospitalisiert und mit i.v.-Antibiotika und Flüssigkeit zusatzbehandelt.

! Schwere mütterliche Komplikationen schließen septischen Schock und vorübergehende renale Dysfunktion ein.

Ampicillin oder Cephalosporine werden eingesetzt, ebenso wie Aminoglykoside (vor allem bei Sepsis, aber nur unter engmaschiger Spiegelkontrolle). Zeigt sich keine deutliche Verbesserung nach 24–48 h wird ein 2. Antibiotikum gegeben; eine Nephrolithiasis mit Abflussbehinderung sollte zu diesem Zeitpunkt ebenfalls ausgeschlossen sein. Die Antibiotikagabe erstreckt sich über 10–14 Tage.

Auch die Einmalkatheterisierung unter der Geburt oder post partum wird häufig bei regionaler Anästhesie notwendig. Bei Harnstau und Nierendilatation ohne Nachweis eines Infektes oder Steines wird bis zum Ende der Schwangerschaft auch ein Katheter transvesikal eingelegt.

16.1.8 Gastrointestinale Erkrankungen

Refluxösophagitis

Sodbrennen ist ein häufiges Problem in der Spätschwangerschaft. Ursache ist eine Ösophagitis, bedingt durch Relaxierung des unteren Ösophagussphinkters und daraus resultierendem gastrointestinalem Reflux. Meistens bedarf es keiner größeren Diagnostik.

Therapie. Oberkörperhochlagerung, kleine häufige Mahlzeiten und Antazida lindern in der Regel die Beschwerden. Erst beim Persisitieren der Symptome ist eine endoskopische Abklärung indiziert. Bei schwerer Ösophagitis dürfen auch H2-Blocker eingesetzt werden. Die Sicherheit von Protonenpumpenhemmer ist noch nicht evaluiert.

16.1.9 Erkrankungen der Leber und des Pankreas

Virushepatitis

Die Häufigkeit von Hepatitiden in der Schwangerschaft wird mit 0,1% angegeben.

Hepatitis A

Die Hepatitis A wird meist als Schmierinfektion übertragen.

In der Schwangerschaft können die Antikörper die Plazenta passieren, es gibt keine fetale Gefährdung, die Embryopathierate ist nicht erhöht. Eine vertikale Virusübertragung ist bei akuter Erkrankung der Mutter unter der Geburt unwahrscheinlich und bei Hepatitis A besteht auch kein Trägerstatus der Mutter.

Hepatitis B

Im Gegensatz dazu ist bei der Hepatitis B der unbekannte HB_S-Antigenträgerstatus das Hauptproblem in den industrialisierten Ländern. Das Kind kann sich intrauterin oder unter der Geburt anstecken. Mann muss davon ausgehen, dass ca. 1% aller Schwangeren ein potentielles Risiko für ihr Neugeborenes aufweisen. 60–80% der Erkrankungen verlaufen inapparent und ähneln grippeähnlichen Symptomen mit Fieber, Oberbauchschmerzen, Übelkeit und Diarrhö. Ein Iktertus tritt nur in der Hälfte der Fälle auf. 80% der akuten Infektionen lösen sich innerhalb von 6 Monaten auf, in 10% persistiert das HB_S-Antigen. In den meisten Fällen resultiert daraus eine chronische aktive Hepatitis, eine chronisch persistierende Hepatitis oder selten ein akutes Leberversagen.

Wird bei chronischen HB_S-Antigenträgerinnen das Kind vertikal infiziert, erleidet es ebenfalls eine chronische Hepatitis mit den Folgen einer postinfektiösen Leberzirrhose oder eines primären hepatozellulären Karzinoms.

Diagnostik. Die Hepatitis A kann im Labor in der akuten Phase mit IgM-Anti-HAV bewiesen werden, ein Hinweis für eine durchgemachte Infektion sind IgG-Anti-HAV.

Zur Diagnostik einer akuten Hepatitis B gehören die serologischen Marker HB_S-Antigen, anti-HB_C, anti-HB_S, HB_C-Antigen, anti-Hb_e, Hepatitis-A-IgM und -IgG, evtl. Hepatitis C.

Andere virale Infektionen wie Epstein-Barr-Virus und natürlich schwangerschaftsassozierte Erkrankungen wie die Präeklampsie oder das HELLP-Syndrom müssen differenzialdiagnostisch ausgeschlossen werden.

Therapie. Patientinnen mit einer schweren akuten Hepatitis haben ein erhöhtes Risiko für vorzeitige Wehentätigkeit und sollten hospitalisiert werden. Infusionen, Diät und Enzymüberwachung gehören dazu, wie auch bei der Hepatitis B die Beratung und die Personen der Umgebung zu testen. Es besteht kein erhöhtes teratogenes oder kongenitales Risiko für Fehlbildungen.

> Alle Schwangeren sollten in einem Screening-Programm auf HB_S-Antigen untersucht werden, da der HB_S-Antigen-Carrier-Status nicht immer identifizierbar ist.

Im Falle eines Carrier-Status wird das Kind passiv und aktiv geimpft. Die Protektion beträgt mehr als 90%.

Schwangerschaftscholestase

Epidemiologie. Die Prävalenz beträgt 1–2 auf 1.000 Schwangerschaften in einer Niedrigrisikopopulation und ist geographischen Unterschieden unterworfen. So ist die Inzidenz in Skandinavien, Chile oder Polen 10–20-mal höher.

Symptomatik. Die intrahepatische Schwangerschaftscholestase äußert sich typischerweise in Pruritus zwischen der 28. und 34. SSW ohne Hautveränderungen. Ein Ikterus ist nicht zwingend, kann aber in schweren Fällen begleitend auftreten. Häufig bemerken die Patientinnen zusätzlich eine Dunkelfärbung des Urins und Hellfärbung des Stuhls. Der Pruritus ist häufig an den Handinnenflächen und geht mit Hyperhydrose einher.

Für die Mutter besteht kein erhöhtes Risiko, aber der Juckreiz ist sehr lästig und beeinträchtigt die Patientin. Bedingt durch die Hypoprothrombinämie (durch Vitamin-K-Malabsorption) können Blutung und daraus wiederum vorzeitige Wehen entstehen.

> Bei vorausgegangenen Schwangerschaften mit Schwangerschaftscholestase kann die Patientin präkonzeptionell auf eine mögliche Wiederholung von 40–60% aufmerksam gemacht werden.

Diagnostik. Das Bilirubin ist um das 10–100fache erhöht, ebenso die alkalische Phosphatase und die Transaminasen. Falls noch keine Diagnostik in der vorangegangenen Schwangerschaft erfolgt war, sollte eine Ultraschalluntersuchung der Leber und der Gallenblase, auch zum Ausschluss eines Gallensteins, durchgeführt werden.

Differentialdiagnose. Differentialdiagnostisch müssen eine Hepatitis B und eine primäre biliäre Zirrhose ausgeschlossen werden.

Therapie. Pränatal gilt die Kontrolle vorwiegend dem Fetus.

Eine Vitamin-K-Substitution verhindert den Abfall des Prothrombins. Der Pruritus wird mit kühlendem Hautpuder behandelt, Antihistaminika helfen nur kurzfristig und Cholestyramin, ein Gallensäurebinder, wirkt nicht immer. Nach der 36.–37. SSW kann die Geburt eingeleitet werden. Vorher wird die Schwangerschaft solange wie möglich hinausgezögert.

Meistens verschwindet der Pruritus 4–6 Tage bzw. bis zu 14 Tage nach der Geburt. Die Laborparameter erholen sich langsam.

Schwangerschaftsfettleber

Epidemiologie. Die akute Schwangerschaftsfettleber ist selten und tritt bei 1 von 10.000 Schwangerschaften auf.

Symptomatik. Klassisch tritt die Schwangerschaftsfettleber im 3. Trimenon auf, induziert durch die Schwangerschaft.

Klinische Symptome sind Übelkeit im 3. Trimenon und ein deutlich reduzierter Allgemeinzustand mit Müdigkeit, Abgeschlagenheit und Oberbauchschmerzen, gefolgt von Gelbsucht und Verwirrtheit. Meist wird die Diagnose vor der mentalen Verwirrung gestellt.

> Das Leberversagen ist für Mutter und Kind von einer hohen Mortalität (mütterliche und kindliche Mortalität liegt zwischen 15–65%) begleitet.

Mütterliche Todesfälle basieren auf der hepatischen Enzephalopathie, gastrointestinaler oder urogenitaler Blutung mit anschließender DIC, Pankreatitis und Sepsis. Die Ursache der Todesfälle ist nicht gänzlich geklärt.

Diagnostik. Die Fettinfiltration kann im Ultraschall oder CT gesehen werden. Die Leberenzyme sind meist nur wenig erhöht. Hypertension und Proteinurie treten in 50% auf und führen damit auch zur Differentialdiagnose des HELLP-Syndroms und der Präeklampsie. Auch die Harnsäure ist ebenso wie bei der Präeklampsie stark erhöht. Eine Leberbiopsie zur Diagnosesicherung kann meist wegen der schweren Gerinnungsstörung nicht durchgeführt werden.

Therapie. Auch hier gilt, je eher die Diagnose gestellt wird, desto besser können Mutter und Kind überwacht und behandelt werden.

> Die einzige kausale Behandlung ist die Geburt und sollte in Zusammenarbeit mit Internisten, Anästhesisten und Geburtshelfern erfolgen.

Die Gabe von Vitamin K, Bluttransfusionen und Thrombozyten sowie die Substitution von Gerinnungsfaktoren muss mit dem Hämatologen abgesprochen werden. Eine regionale Anästhesie ist wegen der Gerinnungssituation häufig nicht möglich, und Narkotika verschlechtern die hepatische Enzephalopathie. Parenterale Glukose wird meist benötigt, um die bestehende Hypoglykämie zu beheben. Eine prophylaktische Ulkustherapie mit Antazida und H2-Blockern sowie antibiotische Abschirmung werden oft eingesetzt.

> Eine Vaginalgeburt ist mütterlicherseits einer Sectio vorzuziehen.

Die Rekonvaleszenz kann nach dieser Erkrankung verlängert sein, jedoch ist kein erhöhtes Wiederholungsrisiko bekannt, und auch die Leberfunktion kommt zur restitutio ad integrum.

16.1.10 Hämatologische Erkrankungen

Beispiel

26-jährige P-I/G-II, bekannte Thalassaemia minor, 8-wöchiger Ferienaufenthalt in Südamerika ab der 22. SSW. Während des Aufenthalts Status febrilis bis 39°C, Gliederschmerzen, makulöses Exanthem, Verdacht auf Hepatitis A. Nach der Rückkehr Diagnose der Hepatitis A, sowie Verdacht auf Dengue-Fieber bei rezidivierenden Fieberschüben bis 40°C. In der 30. SSW Beginn von portiowirksamen Kontraktionen.

Labor: Anti-HAV-IgM positiv, HB_S-Antigen negativ, Anti-Hb_C-IgM negativ, HCV-AK negativ. Transaminasen auf das 20-Fache erhöht, Bilirubin auf das 20-Fache erhöht. Alle Laborwerte im Verlauf der Hospitalisation regredient. Hämoglobin 7,6 g/dl bei normalem Ferritinwert.

Diagnose: 26-jährige P-I/G-II, vorzeitige Wehentätigkeit in der 30. SSW bei florider Hepatitis A, Dengue-Fieber, Thalassaemia minor.

Verlauf: Trotz i.v.-Tokolyse unter Induktion der Lungenreifung mit Kortikosteroiden, Geburtsbeginn und Spontangeburt eines prämaturen Knaben, 1420 g, APGAR und

▼

pH o. B., postpartal Verlegung auf die neonatologische Intensivstation, keine Intubation, Verlauf o. B.

Epidemiologie. Die pathologische Anämie in der Schwangerschaft beruht in 75–90% auf Eisenmangel. Die Folsäureanämie, immer assoziiert mit einer Eisenmangelanämie, ist nur eine seltene Ursache. Eine perniziöse Anämie findet man kaum in der Schwangerschaft, da der Altersgipfel später liegt und auch mit Infertilität verbunden ist; eine Ausnahme bilden Vegetarier. Jede angeborene oder erworbene Störung des Hämoglobins wird sich in der Schwangerschaft verstärken.

Eisenmangelanämie

Ätiopathogenese. Die Eisenabsorption steigt in der Schwangerschaft physiologischerweise an. Dieser Bedarf wird zum einen durch vermehrte Eisenabsorption im Duodenum und zum anderen durch Mobilisation der Eisenspeicher gedeckt. Der Eisenbedarf liegt bei 4 mg/d (außerhalb der Schwangerschaft bei 1–2 mg/d). Während der Schwangerschaft nimmt das totale Blutvolumen zu. Das Plasmavolumen vergrößert sich um 50% und die Zahl der roten Blutzellen um 18–25%. Damit ergibt sich eine Abnahme in der Hämoglobinkonzentration (**physiologische Schwangerschaftsanämie**). Der Höhepunkt liegt in der 32. SSW.

> Als unterer Normwert bezeichnet die WHO einen Hb von 11 g/dl während der ganzen Schwangerschaft.

Ca. 50% aller Schwangeren haben einen Hämatokritwert von <32%, in 75% liegt ein Eisenmangel vor.

> Ob alle Schwangeren eine prophylaktische Eisensubstitution haben sollten, ist umstritten.

Symptomatik. Da auch eisenabhängige Enzyme betroffen sind, treten deutliche Körperstörungen auf. Die Muskeln, Neurotransmitter und die allgemeine Belastbarkeit sind betroffen.

Die Veränderungen auf zellulärer Ebene sind verantwortlich für ein erhöhtes Risiko der Frühgeburtlichkeit. Der Fetus deckt seinen Eisenbedarf über aktiven Transport durch die Plazenta. Bei Eisenmangel der Mutter liegt auch der Ferritinspiegel des Kindes unter der Norm. Diese anämischen Kinder können Entwicklungsstörungen zeigen, wenn sie nach der Geburt nicht mit Eisen substituiert werden. Ebenso besteht eine Assoziation zwischen mütterlicher Eisenmangelanämie und Wachstumsretardierung bei kompensatorisch vergrößerter Plazenta.

Diagnostik. Bei der Eisenmangelanämie sinkt zuerst der Ferritinspiegel; der Hb-Abfall ist ein Spätzeichen.

Therapie. Bei bereits präkonzeptionell bestehendem Eisenmangel sollte unbedingt eine Eisensubstitution erfolgen.

Die Nebenwirkungen der Eisengabe sind dunkle Verfärbung der Fäzes, Obstipation und Blähungen. In der Schwangerschaft empfiehlt die WHO eine Substitution von 30–60 mg/d Eisen, bei Eisenmangel von 120–240 mg/dl Eisen.

> Die mütterlichen und fetalen Risiken sprechen für eine großzügige Eisensubstitution in der Schwangerschaft.

Folsäuremangel

Epidemiologie. Die Inzidenz der megaloblastären Anämien in der Schwangerschaft beträgt 0,2–5%.

Ätiopathogenese. Ursache der **megaloblastären Anämie** ist ein Folsäuremangel. Die WHO hat als tägliche Aufnahme in der Pränatalperiode 800 µg und 600 µg in der Laktationsphase angegeben.

Eine wesentlich wichtigere Rolle spielt der Folsäuremangel insbesondere bei positiver Familienanamnese im Zusammenhang mit der bewiesenen Verminderung der Häufigkeit von NTD (**Neuralrohrdefekten**).

Therapie. Eine prophylaktische Gabe, wenn möglich schon präkonzeptionell (4–6 Wochen vor Konzeption 0,5 mg Folsäure) zusammen mit einem Eisenkombinationspräparat wird allgemein empfohlen. Insbesondere bei Einnahme von Antieptileptika sollte eine prophylaktische Folsäuresubstitution durchgeführt werden.

Vitamin-B_{12}-Mangel

Eine **perniziöse Anämie** in den reproduktiven Jahren ist sehr ungewöhnlich, da ein Vitamin-B_{12}-Mangel meist mit Infertilität verbunden ist. Normalerweise wird der tägliche Bedarf von 3,0 µg/d in der Schwangerschaft mit tierischer Nahrung gedeckt.

> Reinen Vegetariern wird eine Substitution empfohlen.

Im Labor findet sich neben erniedrigten Vitamin-B_{12}-Werten eine megaloblastäre, makrozytäre Anämie.

Hämoglobinopathien

Ätiopathogenese. Diese vererbten Hämoglobindefekte beruhen entweder auf einer gestörten Hämoglobinsynthese

(Thalassämiesyndrom) oder auf einer abnormen Strukturvariante des Globins (Sichelzellanämie). Vor allem in den östlichen Mittelmeerländern, im Mittleren Osten, Indien, Südostasien und Afrika sind diese vererbten Hämoglobindefekte für eine große mütterliche Morbidität und Mortalität verantwortlich. Unter normalen Bedingungen sind die Träger dieser Erkrankung symptomlos ohne Beeinträchtigung der Lebensqualität oder -erwartung. Durch physiologisch gesteigerten Bedarf der Hämatopoese in der Schwangerschaft zeigen auch bisher asymptomatische Frauen Symptome.

Beta-Thalassämie

Die homozygote Thalassämia major ist selten und tritt auf, wenn beide aus dem Mittelmeerraum oder auch Mittleren Osten stammenden Partner Carrier dieser Beta-Thalassämie sind. Das Risiko für ein homozygotes Kind beträgt dann 25%. Diese Kinder benötigen regelmäßige Bluttransfusionen. Es kommt häufig zur Eisenüberladung mit Myokardschädigungen, endokrinen und hepatischen Störungen.

! Eine Eisensubstitution ist absolut kontraindiziert.

Folsäure sollte substituiert werden. Die Anämie kann nur mit Bluttransfusionen in der Pränatalperiode behandelt werden. Zur Reduktion der Hämosiderose werden Chelatbildner verwendet, die eine Eisenbindung bewirken sollen.

Thalassämia minor

Die heterozygote Form, die Thalassämia minor, ist häufiger und äußert sich im Labor in einer mikrozytären hypochromen Anämie (MCV vermindert, MCH vermindert). Bestätigt wird die Thalassämie minor in der Hb-Elektrophorese durch eine erhöhte Konzentration von HbA_2 ($\alpha 2\delta 2$), welche normalerweise nur 1,5–3,5% ausmacht, und ein erhöhtes HbF (normalerweise <1%).

Eisen darf oral zusammen mit Folsäure für befristete Zeit verabreicht werden. Bei Nichtansprechen auf die Eisentherapie müssen ebenfalls Bluttransfusionen appliziert werden.

Alpha-Thalassämie

Auch die Alpha-Thalassämie beruht auf einem Gendefekt und führt beim homozygoten Kind ohne intaktes Gen zum Hydrops und intrauterinen Fruchttod oder Stunden nach der Geburt zum Exitus.

Die heterzygote Form wird mit Folsäuresubstitution und falls notwendig Bluttransfusionen behandelt. Eine Screeninguntersuchung des Partners zum Ausschluss eines ebenfalls vorhandenen heterozygoten Zustandes und eine pränatale Beratung werden empfohlen.

Sichelzellanämie

Vornehmlich sind Dunkelhäutige aus Afrika, Saudi-Arabien und Indien von dieser Erkrankung betroffen. Von den über 250 verschiedenen Varianten der Hämoglobinkettenanomalie ist klinisch und zahlenmäßig die Sichelzellenanämie am wichtigsten. Hierbei ist bei der β-Kette an der Position 6 die Aminosäure Glutamin durch Valin ausgewechselt. Die Sichelzellform der Erythrozyten kann unter in-vitro-Bedingungen bei Sauerstoffabschluss sichtbar gemacht werden. Die rigide Struktur führt zur Blockierung kleiner Gefäße und tritt bei O_2-Mangelversorgung, Azidose, Dehydrierung oder Auskühlung auf.

> Bedingt durch die Infarzierungen auch in der Plazenta, und die verminderte Oxygenierung ist bei allen Frauen mit Sichelzellanämien die Abortrate erhöht, ebenso die Rate an Frühgeburten.

Um Komplikationen der Schwangerschaft weitgehend auszuschließen, sind regelmäßige Bluttransfusionen in ca. 6-wöchigen Intervallen notwendig. Damit kann die HbA-Konzentration bei 60–70 % konstant gehalten werden.

Thrombozytopenien

Definition

Liegen die Thrombozyten unter 150.000/l spricht man von einer Thrombozytopenie.

Diese Störungen können zufällig, ohne klinische Relevanz bei einer Laborkontrolle entdeckt werden, sind aber auch wichtige Symptome bei folgenden Erkrankungen:
- Präeklampsie
- HELLP-Syndrom
- Schwerer Folsäuremangel
- DIC (disseminierte intravasale Gerinnungsstörung)
- Vorzeitige Plazentalösung
- Fruchtwasserembolie
- Intrauteriner Fruchttod

Bei den Ursachen für Thrombozytopenien muss zwischen einem erhöhten Bedarf oder Verbrauch und einer verminderten Produktion unterschieden werden.

Erhöhter Bedarf bzw. Verbauch besteht bei
- Immunologischer-autoimmunthrombozytopenischer Purpura,

- Aktivierung des Gerinnungssystems (DIC),
- Thrombozytenthromben (thrombotisch-thrombozytopenischer Purpura),
- hämolytisch-urämischem Syndrom,
- mechanischer Destruktion (Hypersplenismus).

Eine **verminderte Produktion** besteht bei der
- Knochenmarksaplasie
- malignen Infiltrationen.

Idiopathische Thrombozytopenie

Als Zufallsbefund findet sich eine Thrombozytopenie bei ca. 8% aller Schwangeren am Termin. In ca. 4% werden auch beim Neugeborenen Thrombozytopenien vorübergehend beobachtet. Ca. 7 Tage postpartal steigen die Thrombozyten auf Normalwerte an.

Da es sich meist um einen Zufallsbefund unter der Geburt handelt, kann präpartal keine Abklärungen erfolgen. Wichtig ist, eine Pathologie als Grund für die Thrombozytopenie auszuschließen.

> Vaginalgeburten sind möglich.

Dies widerlegt den Trend zu aggressiven Interventionen (fetale Blutentnahmen, geplante Sectiones), da keine mütterlichen oder fetalen Risiken bestehen. Differentialdiagnostisch kommen die Autoimmun- und Alloimmun-Thrombozytopenien in Frage.

Thrombozytopenien durch Medikamente

Medikamentös bedingte Thrombopenien können bei 1:100 bis 1:10.000 Personen auftreten, je nach eingenommenem Medikament. Kurz nach der Einnahme kann es zu Blutungen oder Petechien kommen. Nach Absetzen des Medikaments steigen die Thrombozyten nach 2–3 Tagen wieder an. Zu den häufigsten Medikamenten gehören nichtsteroidale Antirheumatika, Heparine, Sulfonamidderivate und Antibiotika.

Gerinnungsstörung

Die häufigste angeborene Gerinnungsstörung ist das von Willebrand-Jürgens-Syndrom, gefolgt von der Hämophilie A (Faktor-VIII-Mangel) und der Hämophilie B (Faktor-IX-Mangel). Selten nur tritt der Faktor-XI-Mangel auf.

Von-Willebrand-Jürgens-Syndrom

Das von-Willebrand-Jürgens-Syndrom ist eine autosomal-dominante Erkrankung mit einem Mangel an Faktor-VIII-assoziiertem Antigen (von-Willebrand-Faktor, vWF). Im Labor zeigt sich eine verlängerte Blutungszeit und ein verminderter vWF. Da das klinische Bild sehr variieren kann und in der Schwangerschaft normalerweise die Faktor-VIII-Aktivität zunimmt, kann sich diese Erkrankung zum Teil erst postpartal in einer vermehrten Blutung zeigen. Bei bekanntem vWF-Mangel sollte die Faktor-VIII-Aktivität regelmäßig kontrolliert werden. Cypropräzipitate können verabreicht werden, um Werte von 40% vom Normwert am Termin zu erreichen.

Hämophilie A

Der Faktor VIII besteht neben einem größeren Glykoprotein noch aus einem zweiten kleineren, dem Faktor VIII C, der genetisch auf dem X-Chromosom lokalisiert ist. Fehlt dieses kleinere Glykoprotein, so liegt die Hämophilie A vor.

Auch bei der Hämophilie A steigt der Plasmaspiegel von Faktor VIII in der Schwangerschaft an und fällt 2–3 Tage nach der Geburt ab. Eine Substitution mit Faktor-VIII-Konzentrat oder Cypropräzipitat ist nur bei Werten <25% des Normwertes notwendig.

Hämophilie B

Die Hämophilie B (Faktor-IX-Mangel) kommt 7-mal seltener vor und wird ebenfalls X-chromosomal vererbt. Hier werden bei Bedarf Faktor-IX-Konzentrate verabreicht.

Akute Hämostasestörungen

Verlustkoagulopathie

Bei dieser häufigen Ursache von Gerinnungsstörungen wird ein vermehrter Blutverlust unter der Geburt (>1500 ml) mit Einsatz physiologischer Infusionen ausgeglichen. Dabei kommt es zu einer Verdünnung mit Abfall der Thrombozyten <50.000 und Fibrinogen <1 g/l. Therapeutisch stehen Fresh frozen plasma (FFP) und Erythrozytenkonzentrate im Vordergrund.

Verbrauchskoagulopathie

> Die disseminierte intravasale Gerinnungsstörung (disseminated intravascular coagulation = DIC) ist einer der gefürchtetsten Komplikationen der Geburtshilfe.

Epidemiologie. Schwere DIC mit unkontrollierbaren Blutungen treten bei 0,1% aller Schwangeren auf.

Ätiopathogenese. Auslöser einer generalisierten Gerinnungsaktivierung können verschiedene Mechanismen sein:
- Verletzung des Gefäßendothels (Präeklampsie, hypovolämischem oder septischem Schock),

- Freisetzung von thromboplastischem Material (vorzeitiger Plazentalösung, Fruchtwasserembolie, intrauterinem Fruchttod, Chorionamnionitis),
- Bildung prokoagulierender Phospholipide (fetomaternale Blutungen, intravaskuläre Hämolyse)

Sobald die DIC begonnen hat, beginnt ein Circulus vitiosus mit weiterem Verbrauch von Gerinnungsfaktoren und Thrombozyten.

Die **vorzeitige Plazentalösung** ist die häufigste Ursache einer DIC. Bei ausgedehnter vorzeitiger Lösung mit abgestorbenem Fetus kann das Risiko bis auf 35–38% steigen. Initial löst die Freisetzung von thromboplastischem Material die DIC aus, in schweren Fällen treten auch ein hypovolämischer Schock und eine vermehrte Anzahl Fibrinspaltprodukte auf, sodass massive Volumentransfusionen erforderlich werden.

Ein **intrauterines Absterben** führt zur Reduktion von Gerinnungsfaktoren nach ca. 3–4 Wochen. Ca. 30% der Patientinnen, die nach dieser Zeit nicht geboren haben, entwickeln eine meist milde Form der DIC. Die Freisetzung thromboplastischen Materials des Feten in den mütterlichen Kreislauf wird als »Trigger«-Mechanismus angenommen. Heute ist diese Problematik seltener, da im Ultraschall der intrauterine Fruchttod sicher diagnostiziert werden kann und sofort anschließend eine Einleitung der Geburt erfolgt.

Symptomatik. Die klinische Manifestation reicht von einer reinen Laborveränderung bis zu massiver Hämorrhagie. **Werden die Anfangsstadien einer DIC verpasst, drohen schwerste Blutungskomplikationen.**

> Trotz verbesserter perinataler Überwachung, verfeinerter hämatologischer Diagnostik und der Möglichkeit der Substitution von Gerinnungsfaktoren bleibt die DIC eine der häufigsten Ursachen mütterlicher Mortalität.

Fruchtwasserembolie

> Die Fruchtwasserembolie ist unter den 5 häufigsten mütterlichen Todesursachen, meistens unvorhersehbar und unvermeidbar.

Der Nachweis einer Einschwemmung fetaler Zellen und Fruchtwasser in Lungengewebe bestätigt post mortem die Diagnose. Man nimmt an, dass Fruchtwasser durch Verletzung der Plazenta oder des unteren Uterinsegments, z. B. bei einer Sectio, eingeschwemmt wird und Thromben in den Pulmonalgefäßen eine kardiorespiratorische Dekompensation verursachen.

16.1.11 Maligne Erkrankungen

 **Beispiel**

31-jährige I-G/0-P. Im 1. Trimenon tastet die Patientin eine schmerzlose Lymphknotenschwellung zunächst supraklavikulär, später auch submandibulär.

Diagnostik: Feinnadelpunktion negativ, Lymphknotenbiopsie: Lymphoma malignum Hodgkin, nodulär-sklerosierende Form. MRI des Abdomens zeigt keine Lymphadenopathie. MRI von Hals und Thorax zeigt ein Lymphknotenkonglomerat zervikal links mit Ausdehnung in das linksseitige vordere Mediastinum.

Diagnose: Schwangerschaftsassoziierter Morbus Hodgkin Stadium IA.

Therapie: Chemotherapie während der Schwangerschaft nach ABDV-Schema mit Adriamycin, Bleomycin, Velbe und DTIC, engmaschige Schwangerschaftskontrollen und Ultraschall zum Ausschluss einer kardialen Dekompensation unter Adriamycin. Primäre Sectio caesarea wegen schlechtem Allgemein- und Erschöpfungszustand der Patientin. 8 Wochen postpartal Beginn der Radiatio.

Maligne Erkrankungen (▶ Kap. 11) sind für 1/3 aller mütterlichen Todesfälle verantwortlich.

Leukämien

Epidemiologie. In der Allgemeinbevölkerung liegt die Inzidenz bei 5–10:100.000, in der Schwangerschaft bei 1:75.000.

Symptomatik. Da die charakterischen Symptome wie Müdigkeit, Kurzatmigkeit und Anämie auch typische Schwangerschaftssymptome sind, wird die Diagnose häufig verzögert gestellt.

Die Transmission maligner Zellen auf den Fetus ist selten, wurde aber in einzelnen Fällen beschrieben. Ca. 20% der Kinder sind wachstumsretardiert.

Die **chronische Leukämie** verläuft oft lange Zeit ohne Beschwerden und benötigt dann auch keine Therapie. Wenn in der Schwangerschaft die chronisch-myeloische Leukämie (CML) auftritt, ist sie durch Splenomegalie, Leukozytose und das zytogenetisch nachweisbare Philadelphia-Chromosom charakterisiert. Nach einem durchschnittlichen Zeitraum von 3 Jahren führt sie in der Regel in eine akute Blastenkrise.

Diagnostik. Eine Knochenmarkbiopsie muss zur Bestätigung der Diagnose durchgeführt werden.

> Die mütterlichen und fetalen Risiken hängen vom Typ der Leukämie, dem Gestationsalter und dem Management ab.

Therapie. Die **akute Leukämie** führt ohne Therapie nach 2–3 Monaten zum Exitus.

Frauen im reproduktionsfähigen Alter, bei denen eine Leukämie festgestellt wird, sollten solange Antikonzeptiva einnehmen, bis die Chemotherapie abgeschlossen und eine Remission erfolgt ist.

Wird bei einer Schwangeren eine Leukämie festgestellt, sollte sie sobald wie möglich wie eine Nichtschwangere behandelt werden, da die unbehandelte Leukämie eine aussichtslose Prognose hat. Neben der Chemotherapie werden Blut und Thrombozyten substituiert und eine Antibiotikagabe zur Infektabschirmung eingesetzt. Idealerweise sollte die Geburt erfolgen, wenn die Mutter in Remission ist und der Fetus optimale Überlebenschancen hat. Glukokortikoide können zur Lungenreifungsinduktion eingesetzt werden.

In der akuten Blastenphase der **chronischen Leukämie** gilt die gleiche Behandlung wie bei der akuten Leukämie. In der chronischen Phase wird nach dem 1. Trimenon mit Chemotherapie (alkylierende Agenzien) behandelt

Unter Chemotherapie gibt es im 1. Trimenon eine erhöhte Abortrate; nach der 20. SSW eingesetzte Chemotherapien führen zu Kurzzeitveränderungen beim Neugeborenen mit den Zeichen der Knochenmarktoxizität mit Anämie, Neutropenie und Thrombopenie. Über Langzeitverläufe liegen keine kontrollierten Studien vor. Beobachtungen zeigen jedoch keine Komplikationen.

Lymphome, Morbus Hodgkin

Epidemiologie. 40% aller Lymphome sind Morbus-Hodgkin-Erkrankungen. Die Erkrankung hat zwei Altersgipfel mit 25 und 70 Jahren. Der Morbus Hodgkin ist das häufigste Lymphom in der Schwangerschaft (1:1.000 bis 1:6.000 Schwangerschaften).

Im Gegensatz zu den Hodgkin-Lymphomen kommen die Non-Hodgkin-Lymphome nur selten bei schwangeren Frauen vor, da der Altersgipfel im 5. und 6. Lebensjahrzehnt liegt.

16

Symptomatik. Klinisch manifestieren sich Lymphome im Auftreten vergrößerter zervikaler oder axillärer Lymphknoten. Allgemeine Symptome wie Nachtschweiß, Fieber oder Gewichtsabnahme sind verschieden stark ausgeprägt.

Diagnostik. Die Diagnose wird durch Biopsie und Histologie gesichert. Problematisch ist ein ausführliches Staging in der Schwangerschaft und damit auch die Möglichkeit, eine exakte Stadieneinteilung durchzuführen.

Therapie. Dank der aggressiven Behandlung (wie bei der akuten Leukämie in der Schwangerschaft) sind die Überlebensraten für Mutter und Kind wesentlich besser geworden.

Die Fertilität kann nach einer Therapie stark reduziert sein.

Das fetale Risiko hängt ab von
- der Erkrankung,
- den diagnostischen Techniken mit evtl. Komplikationen (Bestrahlung, Laparatomie),
- der therapeutischen Bestrahlung,
- der Chemotherapie.

Die **Beckenbestrahlung** (>200 rem) kann zu folgenden Problemen führen:
- Erhöhte Abortrate bei Behandlung im 1. Trimenon
- Erhöhte Teratogenese bei Behandlung im 1. Trimenon
- Mikrozephalie, Wachstumsretardierung vor der 20. SSW
- Frühgeburtlichkeit
- Non-Hodgkin-Lymphome.

Auch beim Non-Hodgkin-Lymphom wird eine aggressive Chemotherapie und Substitution von Blutbestandteilen mit Abwägen einer Schwangerschaftsbeendigung im 1. Trimester oder vorzeitiger Geburtseinleitung nach abgeschlossener Lungenreifung empfohlen.

Melanom

Epidemiologie. Mit 2,8 auf 1.000 Schwangerschaften liegt die Inzidenz relativ hoch.

Symptomatik. Das Melanom hat unter den malignen Tumoren eine Sonderstellung, da der Verlauf sich unter einer Schwangerschaft verschlechtert.

> ! In ca. 50% werden plazentare Metastasen gefunden, von denen 90% zum Feten übergehen

Therapie. Generell gilt, dass ein verdächtiger Nävus sofort entfernt werden sollte. Bei einem Melanom in der Vorgeschichte sollten etwa 3 Jahre abgewartet werden, ehe eine Schwangerschaft empfohlen werden kann, da die meisten Rückfälle in dieser Zeit auftreten. Die Behandlung nach Biopsie oder Exzision unterscheidet sich nicht von der bei Nichtschwangeren.

16.1.12 Hauterkrankungen

Spezifische Dermatosen

Effloreszenzen in der Schwangerschaft weisen entweder auf eine vorbestehende Hauterkrankung oder eine sich entwickelnde spezifische Schwangerschaftsdermatose hin.

Pruginöse urtikarielle Papeln und Plaques

Zu den häufigsten spezifischen Dermatosen gehören die **pruriginösen urtikariellen Papeln und Plaques** (PUPP).

Epidemiolgie. Die Inzidenz liegt zwischen 0,25 und 1%. Häufiger sind Erstgebärende betroffen.

Ätiopathogenese. Die Ätiologie ist unklar.

Symptomatik. Das stark juckende Krankheitsbild tritt vorwiegend im 3. Trimenon, betont am Abdomen, besonders im Bereich von Striae und Oberschenkel mit urtikariellen Plaques und rötlichen Papeln auf. Gesicht und Hände werden ausgespart. Im Labor findet sich keine Veränderung.

Therapie. Orale Antihistaminika zusammen mit hautfettenden Emulsionen, teilweise mit lokal wirkenden Antipruriginosa kombiniert, helfen manchmal. Bei extremen Fällen werden topische oder perorale Kortikosteroide eingesetzt.

Pemphigoid (Herpes) gestationis

Epidemiologie. Im Gegensatz zu den PUPP ist der Pemphigoid mit 1:50.000 eine seltene Erkrankung in der Schwangerschaft.

Ätiopathogenese. Die Erkrankung ist nicht viral bedingt, Man nimmt an, dass es sich um eine Autoimmunerkrankung handelt. Der antigenetische Trigger ist väterlichen Ursprungs.

Symptomatik. Neben Juckreiz treten Papeln, Plaques und vor allem Blasen auf, die in Gruppierungen angeordnet der Herpeseffloreszenz ähneln (daher der Name).

Der Beginn ist meist das 2. Trimenon. Vom Nabel ausgehend breiten sich die Bullae auf den Rumpf, das Gesäß und die Extremitäten aus. Dabei werden auch die Hand- und Fußflächen, im Gegensatz zur PUPP, befallen. Gegen Ende der Schwangerschaft verbessert sich meist die Erkrankung, flackert jedoch im Wochenbett in 50–75% wieder auf. Bei 20% manifestiert sich die Erkrankung erst post partum. Das Wiederholungsrisiko ist hoch, verbunden mit einem aggravierten Verlauf in der nächsten Schwangerschaft.

Nur in 5% findet man vorübergehend vesikulär-bullöse Erkrankungen bei den Neugeborenen. Die Effloreszenzen heilen bei Mutter und Kind ohne Narben ab.

> Schwere ausgedehnte Fälle sollten zur Geburt an ein Zentrum kommen, da neben den Hautaffektionen auch Plazentainsuffizienz mit Wachstumsretardierung beschrieben sind.

Therapie. Antihistaminika und topische Steroide werden lokal angewendet. Erst bei Misserfolgen werden Steroide oral eingesetzt (Prednisolon). Meist kommt man nach anfänglichen 40 mg/d, mit 10 mg/d als Erhaltungsdosis aus.

16.1.13 Psychiatrische und neurologische Erkrankungen

Die Epilepsie ist die häufigste neurologische Erkrankung in der Schwangerschaft (Tab. 16.4) und muss von der Eklampsie abgegrenzt werden. Der »Baby Blues«, eine physiologische kurzfristige depressive Verstimmung im Wochenbett muss von der echten Wochenbettdepression (▶ Kap. 16.8.7) unterschieden werden.

Bipolare affektive Störungen

Epidemiologie. Die Inzidenz liegt bei 0,5–1,5%.

Symptomatik. Es wechseln sich manische und depressive Phasen ab. Die Störung verstärkt sich im Wochenbett und kann auch in eine Wochenbettdepression übergehen.

Therapie. Bei präkonzeptionell bestehender bipolarer Störung ist eine Beratung unbedingt notwendig, da trizyklische Antidepressiva und Lithium im 1. Trimenon nicht eingenommen werden dürfen. Psychiater und Geburtshelfer werden bei diesen Schwangerschaften eng miteinander zusammenarbeiten. Es ist unklar, ob sich durch eine Schwangerschaft die bipolare Störung verschlechtert. Es

Tab. 16.4. Häufigkeit neurologischer Erkrankungen in einer Population im gebärfähigen Alter

Erkrankung	Häufigkeit
Migräne	1:5
Epilepsie	1:150
Multiple Sklerose	1:1.000
Venös-zerebraler Infarkt	1:2.500–10.000 Geburten
Rupturiertes Zerebral-aneurysma	1:10.000 Schwangerschaften
Blutung aus zerbral-arterio-venöser Malformation	1:10.000 Schwangerschaften
Myasthenia gravis	1:25.000
Maligner Hirntumor	1:50.000
Guillain-Barré-Syndrom	1,5:100.000

besteht ein erhöhtes Risiko für eine postpartale Depression oder Manie 7–14 Tage post partum.

Lithium im 1. Trimenon verabreicht, kann zu fetalen kardialen Anomalien führen (Ebstein-Anomalie). Trizyklische Antidepressiva können Darmobstruktionen oder eine Harnretention beim Feten bewirken. Schwere Fälle müssen unter stationären Bedingungen auch mit Psychotherapie behandelt werden. Wichtig ist, auf die Einheit Mutter-Kind zu achten und sie nicht einer logistisch bedingten Trennung zu unterziehen.

Schizophrenie

Gedankenstörungen und Wahrnehmungsstörungen kennzeichnen die Schizophrenie. In der Schwangerschaft kann eine präexistierende Schizophrenie wiederauftreten. Die Komplikationsrate in der Schwangerschaft ist erhöht. Bei den Schwangeren kann sich Agitiertheit mit Tendenz zur Selbstverletzung manifestieren. Die Rate wachstumsretardierter Kinder ist erhöht.

> Tritt in der Schwangerschaft der erste schizophrene Schub auf, so müssen andere organische Ursachen ausgeschlossen werden.

Therapie. Antipsychotika sollten nicht im 1. Trimenon eingesetzt werden, ebenso nicht im Wochenbett, ansonsten muss die Patientin abstillen.

Epilepsie

Epidemiologie. Die Epilepsie ist die häufigste neurologische Erkrankung und betrifft 0,15–1,0% aller Frauen im gebärfähigen Alter.

Risiken in der Schwangerschaft. In den meisten Serienuntersuchungen wurde festgestellt, dass die Anfallshäufigkeit in der Schwangerschaft gleich oder sogar etwas reduziert ist. Große Schwierigkeiten entstehen, wenn die Patientin mit Epilepsie schlecht kontrolliert wird und ihre antikonvulsiven Medikamente aus Angst vor Teratogenität nicht einnimmt. In diesem Fall besteht ein erhöhtes Risiko für antepartale und postpartale Blutungen, Präeklampsie, vorzeitige Wehentätigkeit und niedriges Geburtsgewicht.

Tatsächlich besteht auch ein erhöhtes Risiko für fetale Anomalien, wahrscheinlich kombiniert genetisch bedingt, aufgrund der Epilepsie, aber auch wegen der Einnahme von Antikonvulsiva. Das Risiko einer fetalen Anomalie steigt bei Kombination verschiedener Antikonvulsiva an und liegt mit ca. 8–9% 2–3-mal höher als in der Normalbevölkerung.

> Inzwischen wurde für alle wichtigen antikonvulsiven Medikamente (Hydantoin, Valproatsäure und Trimethadon) in der Schwangerschaft eine Assoziation mit syndromalen Fehlbildungen festgestellt.

Unkontrollierte Krampfanfälle sind für den Feten hinsichtlich Hypoxie sicher wesentlich gefährlicher als die Assoziation mit Antikonvulsiva.

Differentialdiagnose. Differentialdiagnostisch muss ein eklamptischer Anfall von einem epileptischen Anfall unterschieden werden. Hierzu werden die Symptome Hypertonie und Proteinurie einen Wegweiser geben. Allerdings darf nicht der absolute Wert betrachtet werden, sondern allein die Blutdruckerhöhung um >15 mmHg ist wichtig.

Epileptische Anfälle im Wochenbett resultieren aus Schlafentzug oder diskontinuierlicher Medikamenteneinnahme.

Ursachen für Krampfanfälle
- Eklampsie,
- Epilepsie,
- Meningitis,
- Zerebraltumoren,
- Medikamentenentzug,
- metabolische Störungen,
- Kopfschmerzen

Therapie. Eine präkonzeptionelle Beratung ist außerordentlich wichtig.

Frauen, die Valproatsäure einnehmen, sollten auf ein anderes Antikonvulsivum eingestellt werden.

Bei Folsäureantagonisten wie Phenytoin und Phenobarbital muss Folsäure substituiert werden. Gleichzeitig wird hiermit auch eine Reduzierung fetaler Neuralrohrdefekte mit der präkonzeptionellen Einnahme ermöglicht.

In der Schwangerschaft sinkt der Medikamentenspiegel in 60–85% der Fälle. Eine Anpassung sollte aber nur dann erfolgen, wenn unregelmäßig oder häufige Anfälle bereits aufgetreten oder zu erwarten sind. Ansonsten muss die minimale Erhaltungsdosis gewählt werden, um die fetale Schädigung möglichst gering zu halten. Ein erhöhtes Krampfrisiko sollte allerdings nicht in Kauf genommen werden.

Alle Schwangeren unter Antikonvulsiva erhalten eine ausführliche Ultraschalluntersuchung in der 20. SSW.

Die Antieptileptika mit Ausnahme der Valproinsäure sind kompetitive Inhibitoren der Prothrombinvorläufer und führen zu einem Mangel an Vitamin-K-abhängigen Faktoren. Deshalb wird 4 Wochen vor der Geburt Vitamin K substituiert.

Stillen ist nicht kontraindiziert, auch Neugeborene erhalten eine prophylaktische Vitamin-K-Gabe.

Kopfschmerzen

Kopfschmerzen sind die häufigsten neurologischen Störungen in der Schwangerschaft. Sie treten auf bei:

- Migräne,
- Präeklampsie,
- benigner intrakranieller Hypertonie,
- Subarachnoidalblutung,
- kortikaler Venentrombose,
- rascher Ausdehnung eines Hirntumors,
- Meningitis.

Am häufigsten beginnt in der Schwangerschaft mit Kopfschmerzen eine Migräne. Migräne findet man vorwiegend bei jungen Frauen. Sie tritt bei ca. 20% aller Schwangerschaften auf. Eine vorbestehende Migräne kann sich während der Schwangerschaft aber auch verbessern

Bei den intrakraniellen Erkrankungen müssen MRT/CT und EEG durchgeführt werden.

Therapie. In der akuten Phase helfen Antiemetika wie Metoclopramid oder Domperidone sowie Analgetika wie Acetylsalicylsäure oder Paracetamol. Auf die extrapyramidalen Nebenwirkungen der Antiemetika muss aufmerksam gemacht werden. Wegen der Plättchenaffinität und der daraus resultierenden erhöhten Blutungsneigung sollte im 1. und 3. Trimenon Paracetamol der Vorzug gegeben bzw. das Medikament 7 Tage vor Geburt abgesetzt werden.

16.1.14 Chirurgische Eingriffe in graviditate

Allgemeine Anmerkungen

Bei den Indikationen muss zwischen schwangerschaftsbedingten Erkrankungen (Extrauteringravidität, EUG) und nicht schwangerschaftsbedingten Erkrankungen (Appendizitis) unterschieden werden. Wichtig ist immer die Zusammenarbeit zwischen Geburtshelfer und Chirurg, da die Veränderungen durch die Schwangerschaft und die Differentialdiagnosen dem Geburtshelfer vertrauter sind. Die möglichen postoperativen Komplikationen sollten interdisziplinär diskutiert werden.

Bestimmte Voraussetzungen sollten bei einem operativen Eingriff eingehalten werden. Die schwangere Patientin sollte wegen des Vena-cava-Syndroms nicht in Rückenlage operiert werden.

! Das Risiko einer Thromboembolie ist ca. 6-mal höher als bei einer Nichtschwangeren.

Dies ist bedingt durch den Anstieg aller Gerinnungsfaktoren außer Faktor XI und XIII und der verminderten fibrinolytischen Aktivität. Perioperativ sollte Heparin eingesetzt werden.

Verlängerte Hypertonien und Hypoxien sollten vermieden werden. Komplikationen bei Operationen in der Frühschwangerschaft sind eine erhöhte Abortrate und vorzeitige Wehentätigkeit im 3. Trimenon. Der optimale Zeitpunkt für geplante Eingriffe ist das 2. Trimenon. Abnorme CTGs oder perioperative Infektionen, die ebenfalls vorzeitige Wehen auslösen können, müssen überwacht und behandelt werden.

Die Wahl der Anästhesie hängt von der zugrunde liegenden Erkrankung ab. Sowohl regionale als auch allgemeine Anästhesien stehen zur Verfügung.

Da diagnostische Prozeduren in der Schwangerschaft erschwert sind und ein Krankheitsbild auch verschleiert sein kann, führt eine Verzögerung in Diagnosestellung und Therapie zu einer erhöhten mütterlichen Morbidität.

Akute Appendizitis

Epidemiologie. Die akute Appendizitis tritt bei 1:2.000 Schwangerschaften auf. Sie ist der häufigste Anlass für chirurgisches Eingreifen in der Schwangerschaft.

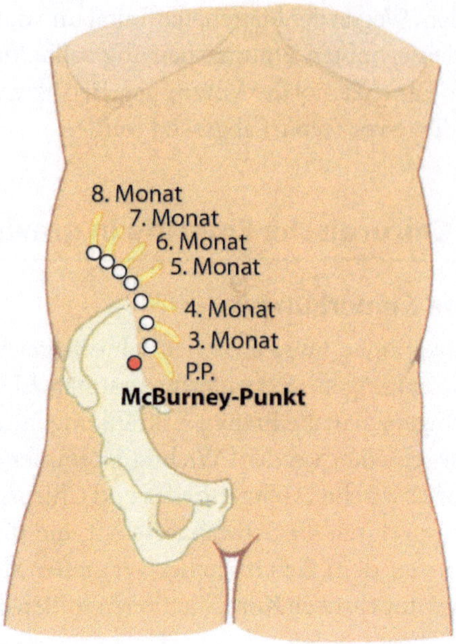

Abb. 16.6. McBurney-Punkte

> Eine Appendizitis mit Peritonitis und Perforation löst vorzeitige Wehen aus und erhöht die mütterliche und fetale Mortalität auf 17 bzw. 43%.

Diagnostik. Die anatomischen Veränderungen der Schwangerschaft erschweren die Diagnosestellung und verzögern damit auch den Behandlungsbeginn.

Die Schmerzlokalisation kann im Bereich des McBurney-Punktes, aber auch in der rechten Nierenloge sein (Abb. 16.6). Übelkeit, Temperaturdifferenz axillar und rektal, Erbrechen, Obstipation, Diarrhö sowie Laborveränderungen wie Leukozytosen und CRP-Erhöhungen können weniger ausgeprägt sein. Zusätzlich helfen möglicherweise sonographische Hinweiszeichen bei der Diagnosestellung.

Therapie. Bei der Laparotomie wird rechts paramedian ab dem 2. Trimester eingegangen. Eine Laparoskopie ist vorwiegend auf das 1. Trimenon beschränkt. Eine prophylaktische Tokolyse peri- und postoperativ wird empfohlen.

Cholezystitis

Gallensteine wachsen in der Schwangerschaft schneller. Die erste akute Cholezystitis manifestiert sich häufig in der Schwangerschaft. Die Inzidenz liegt bei 1:1.000.

Differentialdiagnose. Als Differentialdiagnose sind Präeklampsie oder das HELLP-Syndrom zu nennen. Beide Erkrankungen zeigen dieselben Symptome. Entsprechende Zusatzuntersuchungen führen weiter.

Therapie. Bei präkonzeptionell symptomatischen Gallensteinen sollte eine laparaskopische Cholezystektomie angestrebt werden, da mit einer Verschlechterung in der Schwangerschaft zu rechnen ist.

Beim Nachweis einer akuten Cholezystitis in der Schwangerschaft wird zunächst konservativ mit Analgetika i.v., Flüssigkeitsgabe, evtl. Antibiotika und Magensonde behandelt. Wiederholte Attacken, Gelbsucht und Leberfunktionsstörungen als Zeichen der Obstruktion der Gallenwege können Indikationen für eine Cholezystektomie sein. Soweit möglich sollten das 2. Trimenon oder das Wochenbett bevorzugt werden.

Adnextorsion

Die Adnextorsion wird meist durch eine Ovarialzyste oder einen Tumor verursacht. Im 1. Trimenon muss eine Extrauterinschwangerschaft ausgeschlossen werden, bei rechtsseitig auftretenden Schmerzen eine Appendizitis. Im 3. Trimenon ist eine Torquierung eher unwahrscheinlich, da der vergrößerte Uterus die Abdominalhöhle ausfüllt.

Epidemiologie. Obwohl die Lutealzysten in der Schwangerschaft relativ häufig zu finden sind, bleibt die Adnextorsion eher ein seltenes Ereignis.

Symptomatik. Meist äußert sich die Adnextorsion in akuten Unterbauchschmerzen begleitet von Übelkeit, Erbrechen, einer Infektion mit leichter Temperaturerhöhung und Leukozytose.

Therapie. Die einzig effektive Therapie besteht in der Laparotomie mit Detorquierung und Zystektomie bzw. Adnexektomie, falls die Adnexe bereits nekrotisch ist und die Gefäße thrombosiert sind. Auch hier wird peri- und postoperativ eine tokolytische Abschirmung zur Verhinderung vorzeitiger Wehentätigkeit empfohlen. Wird vor der 8. SSW eine Corpus-luteum-Zyste entfernt, sollte die Patientin bis zur 10. Woche mit Progesteron substituiert werden.

In Kürze

Maternale Risiken und Erkrankungen in der Schwangerschaft

Alter über 35 Jahre, schlechte soziale Verhältnisse.

Hyperemesis gravidarum: Permanente Übelkeit, Erbrechen, Gewichtsverlust, Exsikkose, Elektrolytstörungen, Hämkonzentration, Leber-/Nierenschädigung, neurologische Symptome. Ursache unklar, erhöhte HCG-Spiegel, psychogene Faktoren.

Therapie: Psychologische Betreuung, kleine Mahlzeiten, Antiemetika, evtl. stationäre Aufnahme, parenterale Ernährung.

Enokrinologische Erkrankungen

- **Hyperthyreose:** Gefahr der hyperthyreotoxischen Krise, Abort-/Frühgeburtrate erhöht. Thyreostatische Therapie, ggf. Chirurgie.
- **Hypothyreose:** Gefahr der geistigen Retardierung, Fehlbildungen. Hormonsubstitution.
- **Diabets mellitus:** Insulinbedarf in Schwangerschaft erhöht, maternale Hyperglykämie verursacht fetalen Hyperinsulinämie und makrosome Kinder. Mütterliche Vaskulopathie (kleine Plazenta) kann zur fetalen Wachstumsretardierung führen. Hypertonie gegen Schwangerschaftsende möglich. Wegen Gefahr der fetalen Fehlbildung präkonzeptionelle Beratung der Typ-I-Diabetikerin. Bei 90% jedoch Gestationsdiabetes (Glukosebelastungstest). **Therapie:** Normalisierung der Glukosewerte durch engmaschige Überwachung, Ernährungsumstellung, ggf. Insulintherapie
- **M. Addison:** Nebennierenrindeninsuffizienz unter der Geburt oder postpartal. Kortisonsubstitution. **M. Cushing:** Glukokortikoidüberproduktion (Hypophsenadenom), Gefahr vorzeitiger Wehen, Fruchttod. Operation. **Prolaktinom:** Bei Wachstum ggf. Verdrängung am Chiasma optikum. Dopaminerge Substanzen, ggf. Operation.

Immunologische Erkrankungen

- **Autoimmunthrombozytopenische Purpura (AITP, ITP):** Autoantikörperproduktion in der Milz gegen Thrombozyten. Gefahr der mütterlichen Blutung (vor allem postpartal) und der fetalen Thrombopenie (intrakranielle Blutung). **Therapie:** Bei Thrombozyten bis 50.000 Abwarten, bei Blutungen/Hämatomen Plättchentransfusion, Immunglobuline, ggf. notfallmäßige Splenektomie, Kortikoide.
- **Alloimmunthrombozytopenie:** Mütterliche Antikörper gegen fetale Thrombozyten, infolge schwere intrakranielle Blutungen, Hydrozephalus, Porenzephalie. **Therapie:** Kortikoide. Immunglobuline.
- **AIDS:** Transplazentare Passage in 30%, fetale Wachstumsretardierung, vorzeitige Wehen, Frühgeburt. Antivirale Therapie ab 32. SSW, Sectio ab 37. SSW.

Kardiovaskuläre Erkrankungen

- **Thrombosen:** Kompression durch Uterus, hormoneller Einfluss auf Gerinnungssytem. Thrombophlebitis, Ovarial-/Beckenvenenthrombose, tiefe Beinvenenthrombose, Lungenembolie. **Therapie:** Stützstrümpfe, lokal und sytemisch Heparin. Häufigster Grund mütterlicher Mortalität.

Hypertensive Erkrankungen

- **Chronische Hypertonie:** RR über 140/90 mmHg, Gefahr der Propfgestose und Plazentalösung erhöht. **Therapie**: Methyldopa, β-Blocker, Hydralazin.
- **Präeklampsie:** Hypertonie, Proteinurie (Ödeme gehören nicht mehr zur Definition). Gefahr der Thrombozytopenie, Gerinnungsstörungen, Lungenödem für Mutter. Gefahr der Wachstumsretardierung, Fruchtod bei Plazentalösung für Fetus. **Therapie:** Entbindung so schnell wie möglich, Kortikoide, Magnesium (krampflösend).
- **Eklampsie:** Präeklampsie mit Krampfanfällen, Koma. Intensivmedizinische Betreuung bei Multiorganversagen nötig. Fetale Gefährdung durch Hypoxie, Plazentalösung. **Therapie:** Entbindung.
- **HELLP-Syndrom (Hemolysis Elevated liver enzymes low platelets):** Hämolyse bei Präeklampsie, Symptome häufig nur Oberbauchschmerzen, Übelkeit, Erbrechen. Gerinnungsstörung, Plazentalösung und Multiorganversagen möglich. **Therapie:** Entbindung, intensivmedizinische Stabilisierung, oft Bluttransfusionen, Substitution von Gerinnungsfaktoren nötig.

Harnwegserkrankungen: Mechanische und hormonelle Faktoren in Schwangerschaft bedingen Hydronephrose, Hydroureter, mit erhöhter Infektionsgefahr. Therapie: Antibiotika, bei Pyelonephritis stationäre Aufnahme.

Erkrankungen von Leber und Pankreas

- **Virushepatitis:** Bei Hepatitis A keine fetale Gefährdung. Hepatitis B Infektion des Kindes intrauterin/ sub partal möglich, Mutter unwissend HB_S-Antigenträgerin. Fehlbildungen, vorzeitige Wehen möglich. Screening-Untersuchung, ggf. Impfung des Kindes.

▼

- **Schwangerschaftsfettleber**: Selten, zunehmend reduzierter Allgemeinzustand, Abgeschlagenheit, Oberbauchschmerzen, Todesfälle bei hepatischer Enzephalopathie, Gerinnungsstörungen möglich. Rasche Entbindung anstreben, kein Wiederholungsrisiko, keine Spätschäden.

Hämatologische Erkrankungen

- **DIC (disseminierte intravasale Gerinnung, Verbrauchskoagulopathe):** Verbrauch von Gerinnungsfaktoren und Thrombozyten nach Endothelverletzungen, Freisetzung thromboplastischen Materials, prokoagulierenden Phospholipiden bei z. B. Präeklampsie, Plazentalösung, intrauterinem Fruchttod. Bei ausgedehnten Hämorrhagien, eine der häufigsten mütterlichen Todesursachen.
- **Fruchtwasserembolie:** Einschwemmung fetaler Zellen und Fruchtwasser in die Lunge, keine Frühwarnzeichen, häufige mütterliche Todesursache bei kardiorespiratorischer Dekompensation.

Maligne Erkrankungen: Verursachen 1/4 der mütterlichen Todesfälle, meist Leukämien, Lymphome (M. Hogkin), auch Melanome (► Kap. 11)

Hauterkrankungen: PUPP (pruriginöse urtikarielle Papeln und Plaques) Ätiologie unklar, starker Juckreiz, nur während Schwangerschaft auftretend.

Neurologische Erkrankungen

- **Epilepsie:** Krampfanfälle erhöhen Gefahr der Blutung, Präeklampsie, vorzeitiger Wehen, fetaler Hypoxie. Wegen Fehlbildungen infolge Antiepileptikaeinnahme präkonzeptionelle Beratung empfohlen.
- **Kopfschmerzen:** Migräne bei 20% aller Schwangeren. Antiemetika, Analgetika.

Chirurgische Eingriffe: Thromboembolierisiko allgemein erhöht. Häufigster Anlass akute Appendizitis (erschwerte Diagnosestellung), Cholezystitis, Adnextorsion.

16.2 Infektionen in der Schwangerschaft

16

Nach den deutschen Richtlinien des Bundesausschusses der Ärzte und Krankenkassen über die ärztliche Betreuung während der Schwangerschaft und nach der Entbindung **(Mutterschaftsrichtlinien)** ist bereits bei der Erstvorstellung der Schwangeren ein Chlamydienabstrich vorgesehen. Ferner sind regelmäßige Untersuchungen des Mittelstrahlurins und ggf. bakteriologische Untersuchungen festgelegt.

Bereits bei der Erstuntersuchung geht es darum Risikoschwangerschaften anhand der Anamnese der Schwangeren zu erfassen. Hierzu zählen insbesondere die Erfassung von Schwangeren mit Frühgeburten in der Anamnese, drohenden Frühgeburten aber auch Schwangere mit Erkrankungen, die häufiger mit Infektionen zu rechnen haben, wie z. B. Diabetikerinnen.

An serologischen Untersuchungen sollten möglichst frühzeitig bei jeder Schwangeren Blutuntersuchungen zur **Lues-Suchreaktion** (LSR), der **Röteln-Hämagglutinationshemmungstest** (Röteln-HAH) und ggf. ein **HIV-Test** durchgeführt werden.

16.2.1 Vaginale Infektionen in der Schwangerschaft

Beispiel

Die 28-jährige I Gravida stellt sich in der 7+5. SSW bei ihrem Frauenarzt vor. Sie hatte selbst bei ausgebliebener Regelblutung einen Schwangerschaftstest durchgeführt, der positiv war.

Im transvaginalen Ultraschall findet sich intrauterin eine Fruchthöhle mit einem kleinen Embryo. Bei der Spekulumeinstellung zeigt sich eine polypöse Transformationszone der Ektozervix und ein diskreter gelblicher Fluor. Der zervikal entnommene Chlamydienabstrich ist positiv. Es wird eine umgehende Behandlung mit Erythromycin über 10 Tage eingeleitet und zusätzlich die Behandlung des Partners mit Doxycyclin.

Definition

Vaginale Infektionen sind erregerbedingte Infektionen der Scheide und werden häufig durch Bakterien und Pilze, seltener durch Viren hervorgerufen.

Bakteriell bedingte Vaginosen sind die häufigste Ursache für eine vaginale Fluorsymptomatik.

! Bei schwangeren Frauen können Infektionen der Scheide eine vorzeitige Wehentätigkeit auslösen. In den Uterus aufsteigende Infektionen können eine intraamniale Beteiligung auslösen, die auch den Fetus in das infektiöse Geschehen mit einbezieht und gefährdet.

Klinik der Kolpitis

Bei der Spekulumuntersuchung fällt weißlicher oder gelblicher Fluor auf. Pilzinfektionen verursachen nicht selten Rötungen der Vagina. Sichtbar ist ein weißlich, flockiger Fluor, der fest anhaftend sein kann.

In der mikroskopischen Direktuntersuchung des angefertigten Nativpräparates sind Infektionen bedingt durch Bakterien oder Pilze zu erkennen. Die Bestimmung des pH-Wertes mittels eines einfachen und kostengünstigen Teststreifens gibt Auskunft, ob das vaginale Milieu gestört ist. Ist der pH-Wert in den alkalischen Bereich verschoben, muss von einer gestörten Vaginalflora ausgegangen werden. Dies erfordert gezielte diagnostisch-therapeutische Maßnahmen, ggf. auch durch die Entnahme von mikrobiologischen Abstrichen.

Chlamydien

> Die Infektion mit Chlamydien ist heutzutage die häufigste genitale Infektion.

Epidemiologie. Untersuchungen haben gezeigt, dass Chlamydieninfektionen bei 10% der jungen Frauen in Großstädten nachweisbar sind. Sie gehören somit zu den häufigsten sexuell übertragenen Erkrankungen.

Ätiopathogenese. Erreger ist Chlamydia trachomatis, ein kleines Bakterium, welches sich intrazellulär vermehrt.

Symptomatik. Klinisch findet sich ein diskreter gelblicher Fluor (Abb. 16.7), der den betroffenen Frauen wenig Beschwerden bereitet, ferner können Kontaktblutungen aufgrund des entzündlichen Geschehens auftreten.

> Meistens verläuft die Erkrankung allerdings asymptomatisch.

Die chronische Infektion kann aszendieren, die Tuben befallen und zur chronischen Salpingitis und Tubenverschluss führen.

> Die chronische Chlamydieninfektion ist häufige Ursache der tubaren Sterilität.

Bei Frauen mit bestehender Chlamydieninfektion kann es unter der Geburt zu Übertragungen auf das Neugeborene kommen. Die Kinder können schwere Konjunktivitiden und Pneumonien ausbilden.

Diagnostik. In den Mutterschaftsrichtlinien ist das Screening auf Chlamydien vorgeschrieben. Bei der ersten Vorstellung der Schwangeren wird der Chlamydienabstrich vom Zervikalkanal abgenommen. Es ist wichtig einen zellreichen Abstrich zu gewinnen, wegen der intrazellulären Lokalisation des Bakteriums. Die mikrobiologische Untersuchung erfolgt durch einen geeigneten Antigennachweis oder durch einen Nukleinsäurenachweis ohne Amplifikation (Gensonden-Test).

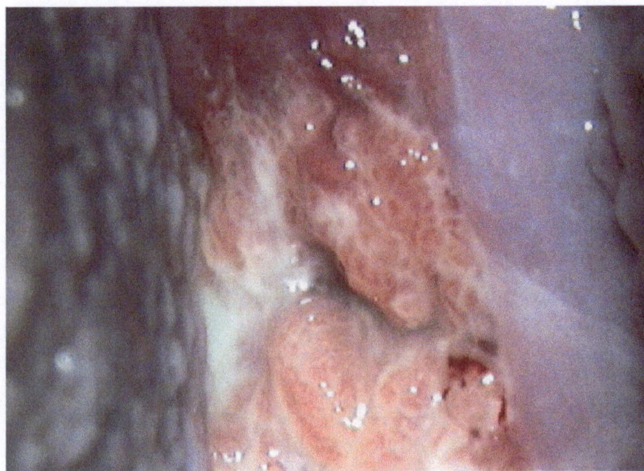

Abb. 16.7. Chlamydienzervizitis in der 8. SSW

Therapie. Die Therapie in der Schwangerschaft wird mit Erythromycin durchgeführt. In der Frühschwangerschaft kann auch das Antibiotikum der 1. Wahl Doxycyclin eingesetzt werden. Die Behandlungsdauer beträgt mindestens 10 Tage. Eine Mitbehandlung des Partners ist notwendig um Ping-Pong-Effekte auszuschließen.

Streptokokken der Gruppe B

> ! Streptokokken der Gruppe B können schwere Infektionen bei Neugeboren auslösen.

Üblicherweise infiziert sich das Kind im Geburtskanal. Diese Infektionen sind selten, aber wegen der hohen Mortaltät gefürchtet. B- Streptokokken gehören bei vielen Menschen zur normalen Darmflora. Vaginale Keimbesiedelungen mit B-Streptokokken kommen bei bis zu 30% der Frauen vor und sind in der Regel asymptomatisch. Eine Behandlung betroffener Frauen hat sich nicht bewährt, da nach Beendigung der Therapie eine rasche Neubesiedelung der Vagina beobachtet wird.

Risikofaktoren für eine B-Streptokokken-Infektion bei Neugeborenen sind

- ausgeprägte Keimbesiedelung der Schwangeren,
- vorzeitiger Blasensprung,
- Frühgeburtlichkeit,
- protrahierte Geburt.

B-Streptokokken sind gegenüber Penicillin empfindlich, sodass eine Antibiotikabehandlung bei vorzeitigem Blasensprung zu empfehlen ist.

Gonokokken

Ätiopathogenese. Die Übertragung erfolgt durch sexuelle Kontakte. Der Erreger ist Neisseria gonorhoeae, von dem mehrere Subtypen bekannt sind. Die Erkrankung ist heute in Deutschland selten.

Symptomatik. Am häufigsten betroffen ist die Zervix. Die Frauen haben einen gelblichen Fluor, die Zervix kann gerötet sein. Risiken in der Schwangerschaft sind aufsteigende Infektionen mit vorzeitiger Wehentätigkeit, Zervixverkürzung und vorzeitigem Blasensprung.

Diagnostik. Bei eitrigem Fluor erfolgt ein Zervixabstrich zum Anlegen einer Kultur. Zum Nachweis von Gonokokken sind aber wegen der Keimlabilität spezielle Transportmedien erforderlich.

Therapie. Die Behandlung wird mit Penicillin oder Cephalosporinen durchgeführt. Eine Partnerbehandlung ist erforderlich.

Gardnerella

Ätiopathogenese. Gardnerella vaginalis gehören zu den anaeroben Bakterien, die verantwortlich sind für die Aminkolpitis.

Symptomatik. Typischerweise haben die betroffenen Frauen einen übel riechenden Fluor. Meist sind bei der gestörten vaginalen Flora noch andere Anaerobier nachweisbar.

Therapie. Die Behandlung wird mit lokal appliziertem Metronidazol durchgeführt, ggf in Kombination mit Clindamycin.

Trichomonaden

Epidemiologie. Weltweit gehört die Trichomoniasis zu den häufigsten sexuell übertragenen Erkrankungen. In Deutschland und insbesondere in der Schwangerschaft ist die Trichomonadenkolpitis aber selten.

Ätiopathogenese. Erreger ist das Protozoon Trichomonas vaginalis.

Symptomatik. Die betroffenen Frauen zeigen einen schaumig-gelblichen Fluor, der unangenehm riecht. Diagnostisch findet sich die typischen Erreger im Nativpräparat.

Therapie. Die Therapie erfolgt nach Abschluss der 14. SSW mit Metronidazol. Eine Partnerbehandlung ist obligat.

Lokale Pilzinfektionen in der Schwangerschaft

Kolpitiden durch Pilzerkrankungen in der Schwangerschaft sind nicht selten. Auch hier kann die Diagnostik klinisch und anhand des Nativabstriches erfolgen.

> In etwa 90% sind Candida albicans als Erreger zu finden.

Die Behandlung erfolgt mit Metronidazol als lokale Therapie über einige Tage.

16.2.2 Nieren- und Harnwegserkrankungen in der Schwangerschaft

Beispiel

Die 35-jährige II Gravida I Para in der 32+4. SSW stellt sich mit ziehenden Unterbauchschmerzen und linksseitigen Flankenschmerzen in der Klinik vor. Im CTG sind regelmäßige Kontraktionen alle 5 min aufgezeichnet. Die Patientin berichtet über eine Dysurie.

Es besteht ein deutlich klopfdolentes Nierenlager linksseitig. Die Zervix ist dorsal, derb, nicht verkürzt. Im Ultraschall ist der Fetus zeitgerecht entwickelt und lebhaft. Die linke maternale Niere weist einen drittgradigen Harnstau auf, die rechte Niere ist erstgradig gestaut. Im Urinsediment sind Bakterien nachweisbar, daneben besteht eine Leukozyturie.

Es wird ein Dauerkatheter zur Harnableitung gelegt und eine antibiotische Behandlung mit Ampicillin begonnen. Bei bestehendem Harnstau und klinischer Verschlechterung ist die Einlage einer linksseitigen Ureterschiene nach urologisch-konsiliarischer Vorstellung zu diskutieren.

Bei schwangeren Frauen sind Blasenentzündungen und aufsteigende Infektionen durch die physiologisch vorkommende kurze Urethra und eine schwangerschaftsbedingte Weitstellung nicht selten.

Die Diagnostik erfolgt regelmäßig im Rahmen der Mutterschaftsvorsorge. Erreger sind meistens Darmkeime wie E. coli.

> Jeder Harnwegsinfekt in der Schwangerschaft sollte antibiotisch behandelt werden.

Seltener ist die schwangerschaftsbedingte **Hydronephrose**, die aus anatomischen Gründen vorwiegend linksseitig auftritt. Bei größer werdender Gebärmutter kommt es zur Urinabflussbehinderung durch Einengung des Ureters. Bei aufsteigenden Infektionen kann es zur Pyelonephritis kommen. Therapeutisch erfolgt die Behandlung mit Ampicillin oder Cephalosporinen.

Bei ausgeprägtem Harnstau ist manchmal die Anlage einer Ureterschiene notwendig, in seltenen Fällen auch die Anlage einer perkutanen Nierenfistel um den Urinabfluss sicher zu stellen.

16.2.3 Virusassoziierte Erkrankungen während der Schwangerschaft

Herpes genitalis

Der Erreger der genitalen Herpesinfektion ist das Herpesvirus Typ II und seltener Typ I (▶ Kap. 10).

> Erkrankungen während der Schwangerschaft führen nicht zu intrauterinen Infektionen.

Das Transmissionsrisiko auf den Feten ist sehr gering. Lediglich bei Frauen mit klinischer Symptomatik zum Geburtstermin sollte die Kaiserschnittentbindung diskutiert werden. Eine Therapie mit Aciclovir lokal oder systemisch ist möglich. Die neonatale Infektion intrapartal mit disseminierter Erkrankung des Neugeborenen ist sehr selten.

Condylomata acuminata

Condylomata acuminata (▶ Kap. 10) werden durch humane Papillomaviren der Typen 6 und 11 hervorgerufen.

In der Schwangerschaft findet sich nicht selten ein sehr ausgedehnter Befall. Therapeutisch kann eine Abtragung mittels Laservaporisation durchgeführt werden.

> Die Rezidivgefahr während der Schwangerschaft ist hoch.

Sehr selten kann es zur Infektion des Kindes unter der Geburt kommen mit Entwicklung von Larynxpapillomen. Bei ausgeprägtem Befall muss die primäre Schnittentbindung diskutiert werden.

16.2.4 Schwangerschaftserkrankungen mit fetaler Beteiligung

Beispiel

Die 21-jährige I Gravida stellt sich in der 23+6. SSW bei ihrem Frauenarzt wegen verminderter Kindsbewegungen vor. In der Sonographie wird der Verdacht auf einen Hydrops fetalis gestellt und die werdende Mutter in ein Pränatalzentrum geschickt. Die Verdachtsdiagnose bestätigt sich. Anamnestisch hatte die Mutter drei Wochen zuvor ein diskretes Hautexanthem bemerkt, welches nach einigen Tagen verschwand.

Bei der werdenden Mutter findet sich in der serologischen Untersuchung der Nachweis von IgM Antikörpern gegenüber Parvovirus B19 bei negativem IgG-Nachweis. In der durchgeführten Nabelschnurarterienpunktion weist der Fetus eine schwere Anämie mit einem Hb von 5 g/l auf. In der PCR erhärtet sich der Verdacht auf eine akute fetale Infektion mit Parvovirus B 19.

Es erfolgt die 6-malige wöchentliche intrauterine fetale Bluttransfusion. Darunter kommt es im Verlauf zum Rückgang des Hydrops. In der 40+5. SSW wird die Patientin von einem gesunden Knaben entbunden.

Listeriose

Epidemiologie. Die Erkrankung ist selten. Man geht von 100–200 Fällen pro Jahr aus. Die Erkrankung wird in Deutschland 30–40-mal pro Jahr registriert bei vermuteter deutlich höherer Dunkelziffer.

Ätiopathogenese. Listerien sind grampositive Stäbchenbakterien. Infektionen beim Menschen werden vorwiegend durch Listeria monocytogenes hervorgerufen. Diese grampositiven Stäbchenbakterien kommen in der Erde vor und können über Lebensmittel auf den Menschen übertragen werden. Bestimmte Nahrungsmittel wie Fleischprodukte (rohes Fleisch), Rohmilchprodukte und Meeresfrüchte sind risikobehaftet.

> Bei hoher Keimzahl kann die Magen-Darmpassage überwunden werden und in der Schwangerschaft über die Plazenta zur intrauterinen fetalen Infektion führen.

Symptomatik. Je nach Alter der Schwangerschaft kommt es wegen der fehlenden Abwehrmechanismen zu schweren Infektionen mit Beteiligung der fetalen Lunge, der Leber, des Gehirns und der Haut.

> Die intrauterine Mortalität ist hoch. Die konnatale Listeriose ist meldepflichtig

Tab. 16.5. Mögliche Komplikationen bei Rötelinfektion in der Schwangerschaft

Komplikationen	Risiko
Schädigung des Embryos im 1. Trimenon	90% der Schwangerschaften
Schädigung des Fetus	10–50% zwischen der 10. und der 16. SSW.

Therapie. Therapeutisch ist wegen der hohen Mortalität die antibiotische Behandlung mit Ampicillin in Kombination mit Gentamicin erforderlich.

Röteln

Epidemiologie. Mütterliche Rötelninfektionen sind in Deutschland sehr selten, da Impfprogramme zu einem Schutz von über 90% der Frauen führen.

Ätiopathogenese. Das Rötelnvirus ist hoch kontagiös. Die Erkrankung wird durch Tröpfcheninfektion übertragen. Die Inkubationszeit beträgt 2–3 Wochen.

Symptomatik. Die Rötelninfektion verursacht bei Kindern zunächst ein makulo-papulöses, nicht konfluierendes schmetterlingsförmiges Exanthem im Gesicht, welches sich rasch über den Rumpf und die Extremitäten ausbreitet und nach drei Tagen wieder verschwindet. Mit dem Exanthem kommt es auch zu Lymphknotenvergrößerungen im Halsbereich, Arthralgien und grippeähnliche Beschwerden können auftreten. Die Infektiosität besteht 2 Tage vor und 5 Tage nach Exanthembeginn.

Rötelnfektionen in der Schwangerschaft sind selten. Bei Erstinfektionen nicht immunisierter Schwangerer kommt es insbesondere im 1. Trimenon zu Infektionen des Embryos mit Auftreten von Innenohrschwerhörigkeit, Augenschäden, Herzfehlern und psychosomatischer Retardierung in einem sehr hohen Prozentsatz (Tab. 16.5).

> Wegen des hohen Embryopathierisikos bei Infektionen im 1. Schwangerschaftsdrittel ist ein Schwangerschaftsabbruch mit den Eltern zu diskutieren.

Diagnostik. Eine fetale Infektion kann durch eine gezielte pränatale Diagnostik mittels PCR aus Chorionzotten, Fruchtwasser und Fetalblut sowie durch direkten Virusnachweis erfolgen. Eine Bestimmung von rötelnspezifischen IgM-Antikörpern im Nabelschnurblut ist erst nach der 22. SSW möglich, da der Fetus vorher nicht in der Lage ist, eine signifikante Zahl an IgM-Antikörpern zu bilden.

Therapie. Wird bei einer Schwangeren ohne Immunschutz oder mit ungeklärtem Immunstatus ein Rötelnkontakt nachgewiesen oder vermutet, so sollte der Schwangeren zur Vermeidung einer Rötelnembryopathie unverzüglich Röteln-Immunglobulin injiziert werden. Die Behandlung mit Röteln-Immunglobulin ist aber nur sinnvoll bis zu sieben Tagen nach der Exposition.

Zytomegalie (CMV)

Epidemiologie. Das Zytomegalievirus ist der häufigste Erreger kongenitaler Infektionen in der Schwangerschaft mit Erkrankungen des Kindes bei Geburt und dem Auftreten von Spätschäden.

Ätiopathogenese. Das Zytomegalievirus gehört zur Gruppe der Herpesviren. Maternale Erstinfektionen mit Auftreten einer Virämie im 1. bis zu Beginn des 3. Trimenons lösen die fetale Infektion aus. Die Ansteckung erfolgt über Sexualkontakte, über die Atemwege oder durch Kontakt mit infiziertem Urin oder Speichel. Weiterhin sind auch maternal rekurrierende Infektionen möglich, die aber das kindliche Ansteckungsrisiko minimieren.

Symptomatik. Von den pränatal infizierten Neugeborenen sind etwa 10% bei Geburt symptomatisch mit Hepatosplenomegalie, Thrombopenie, Hepatitis und Pneumonie. Die Mortalität der Kinder liegt bei bis zu 30%. Von den überlebenden Kindern mit symptomatischer Erkrankung weisen mehr als 90% Spätfolgen auf, von den asymptomatisch erkrankten Neugeborenen immerhin bis zu 15% mit Erkrankungen des ZNS und gesitiger Retardierung, Seh- und Hörstörungen.

Diagnostik. Der Virusnachweis erfolgt mittels PCR aus Chorionzotten und Fruchtwasser in der frühen Schwangerschaft, ab der 22. SSW aus fetalem EDTA-Blut und Amnionflüssigkeit.

Therapie. Therapieoptionen sind die Gabe von antiviral wirksamem Gancyclovir und die Behandlung mit CMV-Hyperimmunglobulin.

Varizellen

Epidemiologie. Ersterkrankungen in der Schwangerschaft sind selten. Ca. 5% der gebärfähigen Frauen haben keine Immunität gegen Varizellen.

Ätiopathogenese. Das Varizellen-Zoster-Virus gehört zur Familie der Herpesviren. Das Kontagiositätsrisiko ist sehr hoch. Die Übertragung erfolgt durch Tröpfchen- oder Schmierinfektion. Die Inkubationszeit beträgt 12–21 Tage.

Symptomatik. Der Varizellen-Zoster-Virus verursacht ein vesikuläres Exanthem der Haut und Schleimhäute.

Es ist mit höheren Komplikationen (Pneumonie) bei den betroffenen Schwangeren zu rechnen. Bei Erstinfektionen zum Ende des dritten Trimenons muss mit schweren perinatalen Infektionen gerechnet werden, die in bis zu 50% bei den Neugeborenen auftreten. Windpockeninfektionen des Neugeborenen sind durch eine interstitielle Pneumonie, eine Hepatitis und schwere Gerinnungsstörungen gekennzeichnet.

> Die Mortalitätsrate des Neugeborenen ist hoch.

Therapie. Eine Impfung ist prinzipiell bei Frauen mit Kinderwunsch möglich.

Bei Erkrankungen der Mutter 5 Tage vor und bis zu 3 Tage nach der Geburt ist eine kinderärztliche Überwachung des Neugeborenen erforderlich. Behandlungsziel ist es bei erkrankten Müttern am Termin in jedem Fall den Geburtstermin über den kritischen Zeitpunkt heraus zu schieben, Stillen ist möglich, ggf. sollte Milch abgepumpt werden. Die Neugeborenen sollten 10 bis 12 Tage stationär überwacht werden. Bei Kontakt zu Varizellenerkrankten um den Entbindungszeitpunkt (mit entsprechender Einberechnung einer Inkubationszeit von 2–3 Wochen) wird ebenfalls Varizella-Zoster-Immunglobulin verabreicht. Bei bestehender Infektion wird zusätzlich Aciclovir gegeben.

Ringelröteln (Erythema infectiosum)

Ätiopathogenese. Ringelröteln werden durch das Parvovirus B19 ausgelöst, welches der Gruppe der Parvoviridae zuzuordnen ist. Die Übertragung erfolgt durch Tröpfcheninfektion. Etwa 50% der Frauen im gebärfähigen Alter sind noch nicht immun. In der Schwangerschaft finden sich positive IgM-Befunde bei ungefähr 1% der Frauen, wobei speziell Lehrerinnen, Kindergärtnerinnen und Frauen in ähnlichen Berufen während Epidemiezeiten ein Infektionsrisiko von etwa 20% haben. Ungefähr 25% der Infektionen der Erwachsenen sind asymptomatisch.

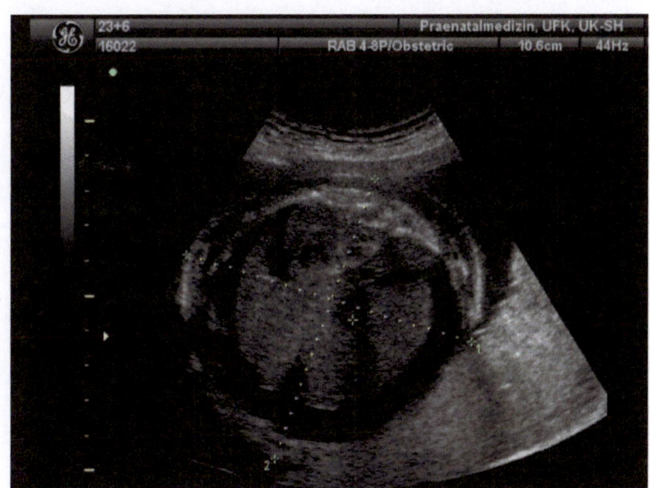

Abb. 16.8. Fetaler Hydrops 23+6. SSW bei Parvovirus-B19-Infektion

Die Virämie entwickelt sich ungefähr ca. 7–8 Tage nach der Primärinfektion und verschwindet normalerweise zu dem Zeitpunkt, an dem die charakteristischen Hauterscheinungen sichtbar werden. Eine fetale Infektion kann während der virämischen Phase auftreten, wobei die transplazentare Transmissionsrate etwa 33% beträgt.

Symptomatik. Klinisch zeigt sich ein zunächst diskretes Exanthem, welches als diffuse oder figurierte Effloreszenz im Gesichtsbereich unter Aussparung der Mundpartie auftritt. Manchmal treten begleitend subfebrile Temperaturen auf. Im weiteren Verlauf kommt es zur Ausbreitung des Exanthems mit großen, scharf begrenzten, intensiv roten und zum Teil quaddelförmigen Makulae. Das Exanthem verschwindet nach einer Woche.

Bei schwangeren Frauen kann es zur intrauterinen Infektion des Feten (Abb. 16.8) kommen. Die Infektion führt zur Hemmung der Erythropoese durch Befall des Knochenmarks und zur Hämolyse. Das größte Risiko besteht hier zwischen der 14. und 24. SSW. Eine nicht erkannte fetale Infektion kann zum intrauterinen Fruchttod führen.

> In ungefähr 10% der Fälle kommt es zum intrauterinen Fruchttod als Folge einer virusbedingten Knochenmarksschädigung mit aplastischer Krise und nachfolgender intrauterinen Anämie.

Diagnostik. Bei unklarem Exanthem in der Schwangerschaft sollten IgG und IgM-Antikörperbestimmungen bei der Schwangeren durchgeführt werden. Bei Verdacht auf das Vorliegen einer frischen Infektion sind engmaschige

Ultraschalluntersuchungen notwendig. Der Nachweis bei symptomatischen Feten mit Zeichen des Hydrops fetalis erfolgt durch einen Virus-DNA Nachweis mittels PCR aus Fruchtwasser, Nabelschnurblut oder Serum.

Therapie. Bei Bestätigung einer schweren fetalen Anämie sind therapeutisch intrauterine Bluttransfusionen notwendig.

Virushepatitis

Zur Virushepatitis, ▶ Kap. 16.1.

Humanes Immundefizienzvirus (HIV)

Zu AIDS, ▶ Kap. 16.1.

Toxoplasmose

Epidemiologie. Eine primäre mütterliche Infektion während der Schwangerschaft ist selten. Schätzungen weisen auf 0,2–0,5% Erstinfektionen bei Schwangeren hin. Durchschnittlich kommt es bei diesen Frauen in etwa 50% auch zu einer fetalen Infektion.

Ätiopathogenese. Toxoplasma gondii ist ein kommaförmiges Protozoon. Etwa die Hälfte aller Erwachsenen besitzen Antikörper. Hauptwirt ist die Katze. Sie scheidet nach der Infektion Oozyten über längere Zeit aus, die oral vom Menschen aufgenommen werden. Die Erstinfektion verläuft in der Regel asymptomatisch, manchmal können Lymphknotenschwellungen auftreten. Eine Erstinfektion in der Schwangerschaft kann zu Infektionen des Feten führen.

Symptomatik. Bei fetaler Infektion kommt es zunächst zur Absiedelung der Erreger in den Eihäuten und der Plazenta, später zum Eindringen der Erreger in den fetalen Kreislauf. Schwere fetale Infektionen mit Ausbildung eines **Hydrocephalus**, neurologischen Schäden und Sehschäden können auftreten. Auch intrauterine Fruchttode kommen vor.

Diagnostik. Ein Screening im Rahmen der Mutterschaftsvorsorge ist nicht vorgesehen. Lediglich ein begründeter Verdacht indiziert die serologische Untersuchung auf bestehende Antikörper.

Zunächst erfolgt die Bestimmung spezifischer IgG-Antikörper. Werden keine toxoplasmosespezifischen Antikörper vor oder zu Beginn einer Schwangerschaft nachgewiesen, sollte die Schwangere regelmäßig alle acht (bis zwölf) Wochen serologisch auf toxoplasmosespezifische Antikörper untersucht werden. Erbringt der Suchtest ein positives Ergebnis, so liegt eine Infektion vor und es müssen in einer zweiten Untersuchung IgM-Antikörper bestimmt werden. Eine PCR zum direkten Erregernachweis ist unzuverlässig.

Im Gegensatz zur Diagnostik während der Schwangerschaft beruht die invasive Pränataldiagnostik der Toxoplasmose vor allem auf dem Erregernachweis. Sie ist indiziert, wenn entweder ein sonographischer Verdacht auf eine kindliche Schädigung bei einer akuten Toxoplasmoseinfektion der Schwangeren besteht oder wenn bei wahrscheinlicher oder gesicherter akuter Infektion der Mutter geklärt werden soll, ob die Infektion diaplazentar auf das sonographisch unauffällige Kind übergegangen ist. Im Vergleich zum serologischen Antikörpernachweis bei der Mutter scheint der direkte Erregernachweis aus Fruchtwasser für die pränatale Toxoplasmosediagnostik besser geeignet zu sein. Hierfür ist die Voraussetzung, dass mindestens die 16. SSW erreicht ist und bis dato keine Therapie begonnen wurde.

Therapie. Bei unauffälligem sonographischem Befund sollte das infizierte Kind intrauterin bis zur Geburt über eine Therapie der Mutter und anschließend mindestens während der ersten sechs bis zwölf Lebensmonate behandelt und regelmäßig vor allem ophthalmologisch untersucht werden. Bei fetaler Infektion muss die Schwangerschaft nicht abgebrochen werden, wenn wiederholte sonographische Untersuchungen unauffällig bleiben und die Therapie rechtzeitig begonnen wird. Nur wenn sonographische Anzeichen für eine Schädigung des Kindes bestehen, sollte die Möglichkeit eines Schwangerschaftsabbruchs mit den Eltern diskutiert werden.

Wenn die Befundkonstellation einen begründeten Verdacht für eine akute Infektion während der Schwangerschaft liefert, sollte unverzüglich eine vorbeugende Antibiotikabehandlung eingeleitet werden, bis das Gegenteil bewiesen ist. Bis zum Ende der 15. SSW wird Spiramycin gegeben. Ab der 16. SSW empfielt sich eine Kombinationstherapie mit Pyrimethamin und Sulfadiazin. Diese Behandlung sollte in Zyklen von vier Wochen Dauer mit behandlungsfreien Intervallen von vier Wochen durchgeführt werden. Um eine Hemmung der Hämatopoese und besonders eine Thrombopenie unter der Behandlung zu vermeiden, empfiehlt sich die zusätzliche wöchentliche Gabe von 10–15 mg Folsäure. Die Kombinationstherapie mit Pyrimethamin und Sulfadiazin senkt die Rate von fetalen Toxoplasmose induzierten Fehlbildungen um bis zu 90%.

In Kürze

Infektionen in der Schwangerschaft
Vaginale Infektionen: Chlamydien: Meist symptomarm, aszendierende Infektion (Tubenverschluss, Sterilität), Erythromycin. **Streptokokken der Gruppe B:** Hohe Mortalität bei Neugeboreneninfektion im Geburtskanal. Daneben Gonokokken (Penizillin), Gardnerella, Trichonomaden, Candida.
Virale Infektionen: Herpes genitalis: Übertragungsgefahr auf Fetus gering. **Condylomata acuminata:** Häufig ausgedehnter Befall in Schwangerschaft, Rezidivgefahr nach lokaler Entfernung.
Infektionen mit fetaler Beteiligung
Listeriose: selten, Übertragung mit Lebensmitteln, bei hoher Keimzahl plazentare Passage, intrauterine Mortalität erhöht. Ampicillin, Gentamicin.
Röteln: Wegen Impfprogramm selten. Hohes Embryopathierisiko (Innenohr, Augenschäden, Herzfehler, psychosomatische Retardierung), bei unklarem Immunstatus der Mutter Rötel-Immunglobulin.
Zytomegalie: Fetale Infektion zeigt sich bei ca. 10% der Neugeborenen in Hepatomegalie, Thrombopenie, Pneumonie, Mortalität erhöht.
Varizellen: 5% der Schwangeren besitzen keine Immunität, Kontagiosität sehr hoch. Bei fetaler Infektion Pneumonie, Hepatitis, schwere Gerinnungsstörung möglich, Mortalität sehr hoch. Immunglobuline, ggf. Aciclovir.
Ringelröteln (Erythema infectiosa): Parvovirus B19, fetale Infektion kann zu Anämie, Hämolyse, Hydrops und Fruchttod führen. Immunglobuline, ggf. Bluttransfusionen.
Toxoplasmose: Katze ist Erregerreservoir, fetale Infektion bedingt Hydrozephalus, neurologische Schäden. Antibiotische Therapie der Mutter, Folsäure, unter fetaler Ultraschallkontrolle.

16.3 Pathologie der Frühschwangerschaft

16.3.1 Abort, Fehlgeburt

Definition

Eine Schwangerschaft, welche vor Erreichen der Lebensfähigkeit des Kindes zum Ende kommt, wird als **Fehlgeburt** bezeichnet, wenn keine Lebenszeichen vorhanden sind.

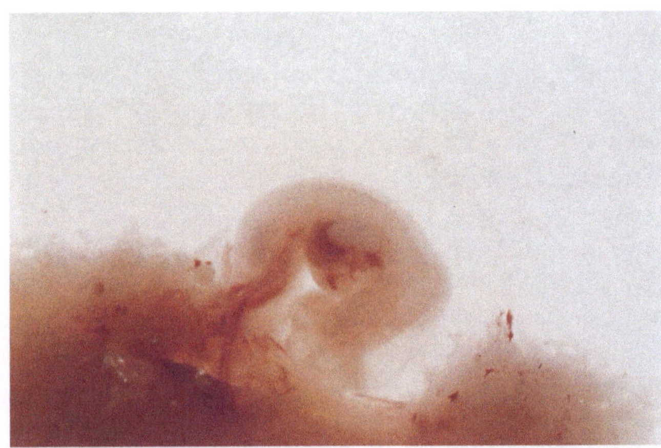

Abb. 16.9. Menschliches Embryo

Die Grenze der Lebensfähigkeit (Abb. 16.9) wurde früher bei 28 SSW oder 1.000 g Geburtsgewicht gezogen. Aufgrund großer Fortschritte im Bereich der neonatologischen Intensivbehandlung von Frühgeburten sollte die Grenze heute bereits bei 22–24 SSW bzw. 500 g Geburtsgewicht gezogen werden.

Definition

Jenseits der Grenze von 24 SSW bzw. 500 g Geburtsgewicht, spricht man von einer **Frühgeburt**, falls das Kind lebend ist. Andernfalls handelt es sich um eine **Totgeburt** (intrauteriner Fruchttod).

Häufigkeit

Bei ca. 10–20% aller Frauen kommt es nach klinischer Feststellung einer Schwangerschaft zu einem Abort. Tritt eine Störung früher auf, verlaufen die Schwangerschaften vielfach unbemerkt, da sich der Abort lediglich in einer etwas verstärkten und verspäteten Menstruation äußert.

Abortursachen

Die häufigste Abortursache liegt in der genetischen Anlage der Frucht. Bis zu 60% der Spontanaborte sind mit **Chromosomenanomalien** wie Trisomien, Triploidien, Tetraploidien oder Translokationen vergesellschaftet. Auch andere Fehlanlagen der Frucht neben den Chromosomenanomalien lösen Aborte aus.

Die **Corpus-luteum-Insuffizienz** ist auch als Abortursache bekannt. Bei ungenügender Ausbildung des Gelbkörpers nach dem Eisprung kommt es zur mangelhaften Bil-

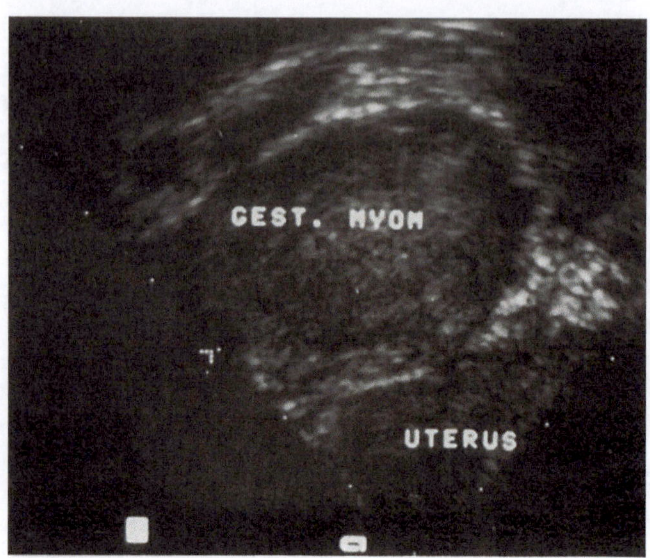

Abb. 16.10. Uterus myomatosus als Abortursache

dung und Sekretion von Gestagenen. Sowohl in der periimplantatorischen wie auch in der postimplantatorischen Phase kann dies zur Fehlgeburt führen. Bei Corpus-luteum-Insuffizienz ist eine adjuvante Therapie mit Gestagenen in den ersten 10–12 SSWs sinnvoll und zeigt gewisse Erfolge.

Eine weitere wichtige Ursache für Spontanaborte sind **Infektionen**. Bakterielle Infektionen können aus der Vagina in die Zervix und weiter in das Corpus uteri aszendieren. Eine chronische Zervizitis oder Endometritis, welche teilweise klinisch inapparent verläuft, kann zum Abort führen. Bei dieser Konstellation kommt es typischerweise gelegentlich zum klinischen Bild des septischen Abortes. Daneben sind systemische virale (Röteln, Masern, Zytomegalie) und bakterielle (Listeriose, Lues) oder durch Protozoen hervorgerufene (Toxoplasmose) Infektionen mögliche Abortursachen. Diese Infektionen können ebenfalls klinisch inapparent verlaufen.

Bedeutsam als Abortursache gelten auch anatomische **uterine Faktoren**. Zu diesen gehören in erster Linie kongenitale Uterusfehlbildungen wie Uterus bicornis, subseptus, unicollis und andere. Ein Uterus myomatosus kann dann zu Frühaborten führen, wenn sich Myome im submukösen Bereich finden und diese die Trophoblastinvasion in die Dezidua behindern (Abb. 16.10). Es können aber auch Synechien im Cavum uteri eine Ursache sein, d. h. Verwachsungen im Cavum uteri, welche zu gestörter Implantation führen. Die Verwachsungen entstehen oft iatrogen nach mehrfachen Gebärmutterausschabungen, insbesondere wenn diese beim schwangeren Uterus (Schwangerschaftsabbruch!) oder postpartal durchgeführt werden (Ashermann-Syndrom).

Eine sehr spezifische Abortursache ist der **immunologisch bedingte Abort**. Wahrscheinlich kommt es durch genetisch bedingte Konstellationen des mütterlichen und väterlichen Gewebetyps (HLA-System) zu einer fehlerhaften Ausbildung der immunologischen Barriere zwischen dem HLA-haploiden Trophoblasten und der mütterlichen Dezidua (habitueller Abort).

Verschiedene **mütterliche Erkrankungen** können Aborte auslösen. Hierzu zählen endokrinologische Erkrankungen wie Diabetes mellitus oder Schilddrüsenstoffwechselstörungen sowie psychosoziale Ursachen. Als **iatrogene Abortursachen** gelten ionisierende Strahlen, Medikamente oder Impfungen.

Symptomatik

> Das Kardinalsymptom des Spontanabortes ist die **vaginale Blutung**.

Die Blutung kann unterschiedlich stark ausgeprägt und insbesondere bei fortgeschrittener Schwangerschaft sehr massiv und sogar lebensbedrohlich sein. Andererseits ist auch möglich, dass lediglich ein kleines Spotting stattfindet oder überhaupt keine Blutung eintritt.

Ein weiteres Symptom sind die **Unterbauchschmerzen**. Sie sind oft medial im Unterbauch gelegen und krampfartig und werden oft ähnlich wie stärkere Menstruationsbeschwerden empfunden.

Grundsätzlich sind bei dieser nicht abortspezifischen Symptomatik andere Krankheitsbilder differentialdiagnostisch abzuklären.

Bei vaginaler Blutung in der Frühschwangerschaft und Unterbauchschmerzen kann eine **Eileiterschwangerschaft** vorliegen. Es kann auch sein, dass eine Blutung in der Frühschwangerschaft durch eine große **Ektopie** an der Portio ausgelöst wird (nach Geschlechtsverkehr). Bei Unterbauchschmerzen in der Frühschwangerschaft sind auch **Ovarialzysten** mit oder ohne Einblutung, Ruptur oder Torsion möglich. Auch extragenitale Ursachen wie die **akute Appendizitis** müssen mitberücksichtigt und ausgeschlossen werden.

Klassifikation

Abhängig vom pathophysiologischen Verlauf und der klinischen Symptomatik wird der Abort unterschiedlich bezeichnet.

Abortformen
- Abortus imminens (drohender Abort)
- Missed abortion (verhaltener Abort)
- Windei (Windmole, Abortiv-Ei)
- Abortus incipiens, incompletus, completus
- Septischer Abort
- Habitueller Abort
- Schwangerschaftsabbruch

Abortus imminens

Definition
Der Abortus imminens entspricht einer drohenden Fehlgeburt.

Die Schwangerschaft ist noch intakt, es bestehen jedoch bereits erste Zeichen eines Abortes. Es ist ein relativ häufiges Ereignis in der Schwangerschaft und führt oft zu großer Beunruhigung bei der Patientin. Grundsätzlich jedoch ist die Prognose für die Schwangerschaft in der Mehrzahl der Fälle gut, weniger häufig kommt es zum Absterben der Frucht.

Symptomatik. Die vaginale Blutung kann unterschiedlich stark sein kann. Leichte ziehende Unterbauchschmerzen entsprechen reaktiven Kontraktionen des Myometriums.

Beim Abortus imminens tritt die vaginale Blutung bei geschlossenem inneren Muttermund auf.

Diagnostik. Differentialdiagnostisch müssen bei dieser Symptomatik im 1. Schwangerschaftstrimester natürlich andere Ursachen ausgeschlossen werden, insbesondere eine extrauterine Gravidität oder Blutungen aus einer Ektopie.

Die vaginale Untersuchung zeigt in der Regel einen geschlossenen Zervikalkanal mit erhaltener Portio. Der Uterus kann leicht druckdolent sein. Die wichtigste diagnostische Maßnahme ist die Ultraschalluntersuchung, welche transabdominal oder besser transvaginal durchgeführt wird. Wesentlich ist der Nachweis einer intrauterinen Schwangerschaft und deren Vitalität, welche durch die sonographische Darstellung der fetalen Herzaktion bestätigt wird. Bei ca. 1/4 der Patientinnen kann ein retrochoriales Hämatom als pathologischer Befund dargestellt werden, welches oft der Blutungsquelle entspricht. Dieses Hämatom kann entweder sukzessive vaginal abfließen oder im Verlauf organisiert werden. Wenn eine intrauterine Schwangerschaft sonographisch nicht sicher nachzuweisen ist, wird als zusätzliche diagnostische Möglichkeit der β-HCG-Wert im Serum hinzugezogen. Ein einzelner Wert ist oft nicht sehr aussagekräftig. In aller Regel muss man in dieser Situation eine Verlaufskontrolle mit Ultraschalluntersuchungen und seriellen Bestimmungen der β-HCG-Werte durchführen.

Therapie. Mit Ausnahme von genitalen Infektionen, welche möglicherweise mit einem Abortus imminens im Zusammenhang stehen und behandelt werden können, existiert keine spezifische Therapie des Abortus imminens. Der Nutzen von Maßnahmen wie körperlicher Schonung, der peroralen Magnesiumtherapie und Gestagenen ist nicht bewiesen.

Prognose

Generell erhöht sich das Risiko, dass eine Schwangerschaft in einer Fehlgeburt endet, bei Abortus imminens um das 2–3-Fache verglichen mit der asymptomatischen Schwangerschaft.

Dies ist auch abhängig vom Gestationsalter, in welchem die Blutung auftritt. Sehr frühe Blutungen führen in der Regel häufiger zu einem Abort als Blutungen jenseits der 10. SSW.

Der Verlauf bei Abortus imminens ist sehr unterschiedlich. Es gibt Fälle, bei denen es zu rezidivierenden leichten vaginalen Blutungen kommt, welche bis weit in das 2. Trimester hinein persistieren können. Andererseits kann es sich um eine einmalige vaginale Blutung handeln, der ein absolut komplikationsloser Schwangerschaftsverlauf folgt. Generell hat sich allerdings gezeigt, dass nach einem Abortus imminens das Risiko für Schwangerschaftskomplikationen wie Frühgeburt oder Wachstumsretardierung in der laufenden Schwangerschaft leicht erhöht ist.

»Missed abortion«

Definition
Beim Missed abortion (verhaltenen Abort) handelt es sich um ein Absterben der Frucht in unterschiedlichen Entwicklungsstadien, das zunächst oligo- oder asymptomatisch verläuft.

Unter Umständen manifestiert sich der Abort, d. h. das Ausstoßen der Frucht, erst einige Wochen nach dem Absterben.

Diagnostik. Die Diagnose wird oft zufällig bei einer Ultraschalluntersuchung gestellt, welche aus anderen Gründen durchgeführt wird. Es kann jedoch auch zu der klassischen Symptomatik von vaginaler Blutung und Unterbauchschmerzen kommen.

Von Missed abortion spricht man dann, wenn das sonographisch festgestellte Gestationsalter deutlich kleiner ist als das, welches mittels der letzten Menstruation berechnet und möglicherweise in einer vorausgegangenen Ultraschalluntersuchung bereits bestätigt wurde. Man geht davon aus, dass die Frucht bereits seit einiger Zeit abgestorben ist und sich nicht weiter entwickelt hat.

> In jedem Falle ist jedoch der sonographische Nachweis fehlender Vitalität unerlässlich.

Wird bei einer embryonalen Länge von mindestens 3–4 mm sonographisch keine Herzaktion gesehen, ist die Ultraschalluntersuchung beweisend für fehlende Vitalität.

Therapie. In der Regel ist eine instrumentelle Ausräumung (Nachtastung, Kürettage) des Uterus die Therapie der Wahl.

Praxisbox Kürettage

Die Kürettage (Gebärmutterauskratzung) erfolgt in Narkose oder Regionalanästhesie, seltener in Parazervikalblockade.

Es wird dabei zunächst der Zervikalkanal sondiert und sukzessive, mit größer werdenden Hegarstiften, auf einen Durchmesser von ca. 10 mm dilatiert. Anschließend wird mit einer stumpfen Kürette in die Gebärmutter eingegangen und das Abortmaterial aus dem Cavum uteri entfernt.

Wichtig bei diesem Eingriff ist, dass möglichst sämtliches Schwangerschaftsgewebe aus dem Uterus entfernt wird. Die Auskratzung darf aber nicht zu tief bis in das Stratum basale der Dezidua greifen, damit später keine intrauterinen Verwachsungen entstehen. Hauptgefahr des Eingriffes sind Uterusperforationen, welche generell beim graviden Uterus, insbesondere bei der Verwendung von Instrumenten mit kleinem Durchmesser, bei der unter diesen Umständen weichen und dünnen Uteruswand, gehäuft vorkommen. Weitere Komplikationen sind starke intraoperative Blutungen und postoperative Infektionen.

▼

Als Prophylaxe der Zervixverletzungen sollte einige Stunden vor der Kürettage ein Prostaglandin lokal (intrazervikal oder intravaginal) verabreicht werden. Damit wird ein Reifungsprozess im Bindegewebe der Zervix eingeleitet, sodass das Gewebe aufgelockert wird und bei der Dilatation weniger Schädigungen der Kollagenstruktur vorkommen. Diese Zervixreifung kann beispielsweise durch lokale Applikation von Prostaglandin E2 oder von Misoprostol, einem syntetischen Prostaglandin-E1-Abkömmling, durchgeführt werden.

Generell wird die instrumentelle Ausräumung als Therapie der Wahl bis zur 12. SSW oder einem biparietalen Durchmesser der Frucht von 20 mm empfohlen.

> Nach der 13. SSW (biparietale Durchmesser des Fetus über 20 mm) wird eine zunächst medikamentöse Einleitung zur Ausstoßung und danach eine instrumentelle Nachtastung empfohlen, weil die primäre Operation zu hohe Risiken birgt (Blutung, Uterusverletzung).

Bei Rhesus-negativen Frauen muss in jedem Fall eine Rhesus-Prophylaxe verabreicht werden.

> ! Rhesus-Sensibilisierungen kommen heute noch nach Frühgeburten oder Schwangerschaftsabbrüchen vor, bei welchen die Rhesus-Prophylaxe vergessen wurde.

Windei

Definition

Beim Windei (Windmole, Abortiv-Ei) liegt einer Fehlanlage des Keimes vor, bei der sich der Embryoblast nicht ausbildet. Es entsteht eine Chorionhöhle ohne Embryo oder Dottersack.

Klinisch zeigt sich ein gravider Uterus, welcher in der Regel kleiner ist, als er der Amenorrhöwoche nach sein müsste. Sonographisch wird eine intrauterine Chorionhöhle ohne embryonale Strukturen dargestellt.

> Bei einer kleinen Chorionhöhle darf ein noch kleiner Embryo, der in einer Ecke der Chorionhöhle sitzt, nicht übersehen werden.

Das therapeutische Vorgehen bei Windei ist dasselbe wie beim Missed abortion.

Abortus incipiens, incompletus, completus

Definition

Der **Abortus incipiens** ist der beginnende Abort. Unter Wehen kommt es zur Eröffnung und Verkürzung der Zervix.

Beim **Abortus incompletus** hat ein Abgang von Teilen des Trophoblastengewebes oder des embryonalen Gewebes bereits stattgefunden.

Beim **Abortus completus** ist die Ausstoßung der Frucht abgeschlossen.

Diagnostik. Beim **Abortus incipiens** besteht eine vaginale Blutung, teilweise begleitet von Unterbauchschmerzen. Sonographisch zeigt sich eine, der Amenorrhödauer entsprechend große intrauterine Schwangerschaft ohne Vitalitätszeichen, evtl. mit retrochorialer Hämatombildung.

Der **Abortus incompletus** geht in der Regel mit einer starken vaginalen Blutung und kräftigen Unterbauchschmerzen einher. Klinisch findet sich bei der Spekulumuntersuchung ein bereits leicht geöffneter Muttermund. Der Uterus zeigt einen erhöhten Kontraktionstonus. Bei der Ultraschalluntersuchung findet sich meistens keine Fruchthöhle mehr, oft wird auch kein Embryo mehr dargestellt. Stattdessen zeigt sich eine inhomogene, teils hypodense Struktur im Cavum, die teilweise aus Abortgewebe mit oder ohne Blutkoageln oder flüssigem Blut besteht.

Beim **Abortus completus** hat die vaginale Blutung deutlich abgenommen oder sistiert bereits ganz. Die klinische Untersuchung zeigt einen eher kleinen, indurierten Uterus. Sonographisch kann kein sicheres Restmaterial mehr dargestellt werden, lediglich noch etwas Flüssigkeit mit Deziduaresten im Cavum uteri.

Therapie. Die Wahrscheinlichkeit, dass ein Abort vollständig abläuft, wird mit zunehmendem Schwangerschaftsalter jenseits der 6. Woche geringer. Ab der 6.–7. SSW ist deshalb ein aktives Vorgehen sinnvoll.

Als therapeutische Maßnahme muss beim Abortus incipiens und incompletus demzufolge eine instrumentelle Gebärmutterentleerung in Betracht gezogen werden. Alternative Therapiemöglichkeiten sind vorhanden. Einerseits kann beobachtend der natürliche Ablauf des Abortes abgewartet werden. Andererseits kann der Abortvorgang medikamentös mit uterotonischen Medikamenten (Prostaglandinen) unterstützt werden.

Septischer Abort

! Beim septischen Abort (febriler Abort) handelt es sich um eine potentiell lebensbedrohliche Komplikation des Abortgeschehens.

Im Rahmen einer aszendierenden Infektion besteht die Gefahr der Infektionsstreuung in den gesamten Körper. Über die Adnexen kann es zur pelvinen und zur diffusen Peritonitis kommen mit lebensbedrohlichem septischen Schock und allen dazugehörigen Komplikationen wie Nierenversagen, Ateminsuffizienz und disseminierte intravaskuläre Gerinnung.

> Der **septische Abort** ist die klassische Komplikation des illegalen Schwangerschaftsabbruchs, der früher zuweilen durch Laien mittels lokaler Applikation von laugenähnlicher Flüssigkeit (Seifenabort) oder mechanischer Manipulation mit unsterilen Instrumenten durchgeführt wurde.

Diagnostik. Klassische Zeichen des septischen Abortes sind zunächst der eitrige Ausfluss bzw. die übelriechende Blutung, der deutlich druckschmerzhafte Uterus und die systemischen Infektzeichen. Der Allgemeinzustand der Patientin ist meist beeinträchtigt. Bei perakutem Verlauf des septischen Geschehens, kann es unter Umständen zur Leukopenie und Thrombopenie kommen. Hohes Fieber und Schüttelfrost sprechen für die Freisetzung bakterieller Endotoxine, welche rasch zum Endotoxinschock mit Hypotonie und Tachykardie führen können.

Therapie. Bei Zeichen für ein infektiöses Geschehen bei einem Abort ist umgehend eine Antibiotikatherapie einzuleiten. Bei akuten Infektionszeichen ist initial, nach Keimisolierung zervikal (evtl. intrauterin) und in Blutkulturen, eine intravenöse Therapie mit einem Breitband-Antibiotikum indiziert. Je nach nachgewiesener Keimart, Resistenzprüfung und klinischem Ansprechen ist auf eine spezifischere Antibiotikatherapie umzustellen.

> Das infizierte Abortmaterial muss entfernt werden.

Habitueller Abort

Definition

Bei drei oder mehr Spontanaborten spricht man von habituellen Aborten.

Epidemiologie. Die Häufigkeit habitueller Aborte beträgt 0,5–1 auf 100 Schwangerschaften.

Ätiopathogenese. Auch wenn es sich im Prinzip um eine rein zufällige Aneinanderreihung von Aborten unterschiedlichster Ursachen handeln kann, ist dennoch oft ein gemeinsamer pathophysiologischer Faktor wirksam.

1. **Genetische Ursachen:** Bei bis zu 12% der Paare mit habituellen Aborten wird bei der Patientin oder ihrem Partner eine numerische oder strukturelle **Chromosomenaberration** gefunden. Häufig handelt es sich um balancierte Translokationen.
2. **Endokrinologische Ursachen:** Beim PCO-Syndrom (Syndrom der polyzystischen Ovarien) kommen gehäuft habituelle Aborte vor. Die Follikelreifung ist gestört. Auch die chronische Corpus-luteum-Insuffizienz kann zu rezidivierenden Aborten führen. Störungen extragenitaler endokriner Organe wie bei Schilddrüsenfunktionsstörungen und Diabetes mellitus, können ebenfalls ursächlich sein.
3. **Anatomisch-funktionelle Ursachen:** Hier sind kongenitale uterine Fehlbildungen als häufige Ursache habitueller Aborte zu nennen. Aber auch Myome, insbesondere submukös oder intramural gelegene, führen zu Nidationsstörungen und wiederholten Aborten. Intrauterine Synechien (Asherman-Syndrom) und Infektionen wurden bereits bei allgemeinen Abortursachen erwähnt
4. **Immunologische Ursachen:** Man weiß heute, dass immunologische Gründe zu den Hauptursachen habitueller Aborte gehören. Es handelt sich dabei um eine Störung der hochkomplexen immunologischen Mechanismen, welche den Embryo als HLA-haploidentisches Allotransplantat vor einer Abstoßung schützt.

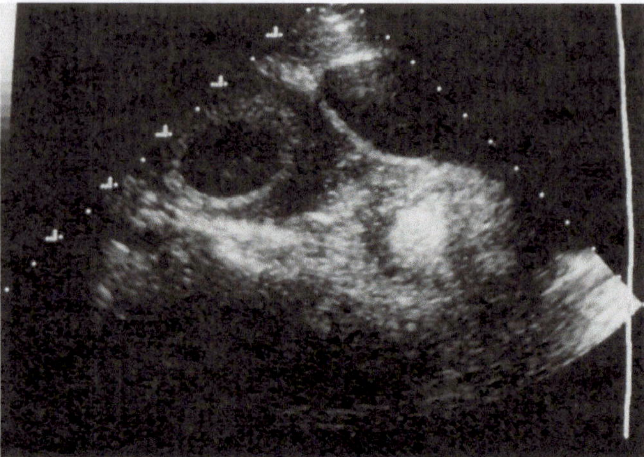

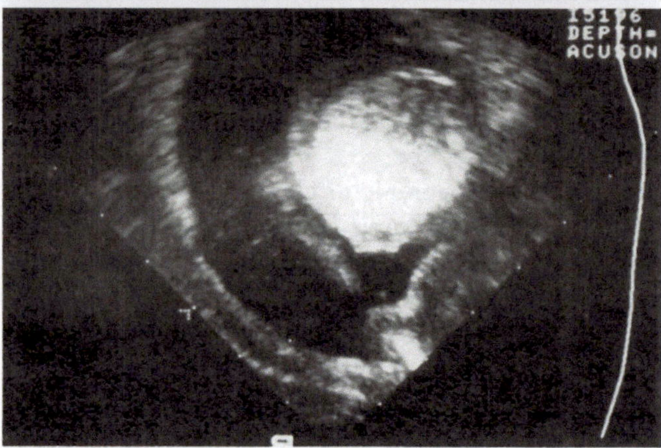

Abb. 16.11. Zervikales Myom in der Frühgravidität

Immunologische Abortursachen

Über die immunologische Interaktion zwischen Mutter und Embryo bzw. Trophoblast ist heute vieles bekannt, man ist jedoch noch weit davon entfernt, die exakten pathogenetischen Mechanismen bei immunologisch bedingten, habituellen Aborten erklären oder gar erfolgreich behandeln zu können. Der physiologische Ablauf der Interaktion in der Frühschwangerschaft besteht einerseits in einer Maskierung der embryonalen Antigenität und andererseits in einer lokalen Beeinflussung des mütterlichen Immunsystems durch Trophoblastzellen selbst. Diese exprimieren keine der klassischen HLA-Antigene, sondern das HLA-G, welches das mütterliche Immunsystem als »eigen« erkennt, bzw. durch welche die mütterlichen »Natural killer cells« (NK-Zellen) unterdrückt werden. Wichtig ist die Ausbildung blockierender Faktoren, die das mütterliche Immunsystem daran hindern, embryonales Throphoblastgewebe anzugreifen. Es ist bekannt, dass die Ausbildung dieser blockierender Faktoren möglicherweise geringer oder ganz abwesend ist, wenn eine große Ähnlichkeit zwischen der mütterlichen und der väterlichen HLA-Antigenität besteht.

Des Weiteren sind **Antiphospholipid-Antikörper,** ein autoimmunologisches Phänomen, als Ursache habitueller Aborte bekannt. Sie kommen in Assoziation mit systemischem Lupus erythematodes vor, können aber auch isoliert als Antiphospholipid-Antikörpersyndrom in Erscheinung treten. Dieses Syndrom ist charakterisiert durch thromboembolische Ereignisse und wiederholte Aborte oder intrauterinen Fruchttod, typischerweise im 2. Trimenon.

Diagnostik. Ist eine Schwangerschaft erwünscht, so sollte nach dem 3. Abort eine ausgedehntere Abklärung stattfinden. Folgende Untersuchungen sind sinnvoll: Eine **Chromosonanalyse** des Paares, welche in der Regel mittels Karyogramm aus Lymphozytenkulturen von peripherem Blut erfolgt. Neben der genauen **Zyklusuntersuchung** ist eine ausführliche **Ultraschalluntersuchung** des inneren Genitale (auch Vaginal-Ultraschall) wichtig. Damit können, zusammen mit der klinischen Untersuchung, uterine Fehlbildungen nachgewiesen oder ausgeschlossen und auch Myome optimal dargestellt werden (◘ Abb. 16.11). Für den genauen Nachweis uteriner Fehlbildungen werden dann weitere Untersuchungen wie **Hysterosalpingographie**, **Hysterokontrastsonographie** oder **Hysteroskopie** notwendig. Die Hysteroskopie ist dabei auch Gold-Standard zur Diagnose eines Asherman-Syndroms. Der Vorteil der Hysteroskopie liegt in der gleichzeitigen diagnostischen und therapeutischen Anwendungsmöglichkeit. Es können dabei ein Uterus subseptus oder intrauterine Verwachsungen, aber auch Myome reseziert werden. Zum Ausschluss einer infektiösen Ursache sollte nebst der lokalen Infektabklärung (Zervixabstrich zur Bakteriologie, Mykologie, Chlamydien- und Mykoplasmennachweis) eine **serologische Untersuchung** erfolgen. Die immunologisch bedingten, habituellen Aborte sind oft Ausschlussdiagnosen. Es können aber auch blockierende antipaternale Antikörper mittels MLC (mixed lymphocyte culture) und mittels Nachweis von Antiphospholipid-Antikörpern bzw. Lupus-Antikoagulans nachgewiesen werden. Zur generellen Diagnostik bei habituellen Aborten gehört natürlich auch die ausführliche allgemeine, gynäkologische sowie eine umfassende **psychosoziale Anamnese**.

Therapie. Kann eine Ursache von habituellen Aborten nachgewiesen werden, ist unter Umständen eine spezifische Therapie möglich. So bei der operativ-hysteroskopischen Korrektur von Uterusanomalien im Kavumbereich oder der spezifischen Behandlung von endokrinologischen Störungen und Infektionen.

Schwangerschaftsabbruch

Der Schwangerschaftsabbruch ist in Deutschland gesetzlich durch § 218 und 219 im Strafgesetzbuch geregelt.

> Die gesetzliche Regelung besagt, dass ein Schwangerschaftsabbruch dann nicht strafbar ist, wenn er durch einen Arzt innerhalb von **12 Wochen nach der Empfängnis** (Cave: Es ist sonst üblich post menstruationem zu rechnen) und mindestens drei Tage nach einer Beratung durchgeführt wird.

Nach dieser Frist darf eine Schwangerschaft nur bei medizinischer Indikation abgebrochen werden, wenn eine schwere gesundheitliche Gefährdung der Schwangeren vorliegt oder ihr aus anderen Gründen, z. B. bei pränatal erkannten Fehlbildungen die Fortsetzung der Schwangerschaft nicht zugemutet werden kann. Es soll im Folgenden nicht auf ethische, moralische oder juristische Aspekte eingegangen werden, sondern nur die Methoden des Abbruchs und die gesundheitlichen Konsequenzen beschrieben werden.

Durchführung des Schwangerschaftsabbruches

Praxisbox Operativer Abbruch bis zur 12. SSW

Bis zur 12. SSW bzw. bis zu einem biparietalen Durchmesser von 20 mm wird in der Regel ein primär operatives Vorgehen gewählt. Hierbei wird präoperativ, insbesondere bei Nulliparität eine Zervixreifung mit lokaler Prostaglandin-Applikation durchgeführt. Anschließend wird eine Kürettage mittels einem Saugrohr vorgenommen. Es hat sich erwiesen, dass die Absaug-Kürettage weniger Risiken mit sich bringt als die Entfernung von Abortmaterial mit Zange und Kürette.

Medikamentöser Abbruch

Der medikamentöse Abbruch in der Frühschwangerschaft kann mit Mifepriston (Mifegyne oder RU 486), einem Gestagen-Antagonisten durchgeführt werden. Er ist seit Mitte 1999 in Deutschland zugelassen, bei einer intakten intrauterinen Schwangerschaft bis zum 49. Tag post menstruationem. Meist ist die Anwendung von Mifepriston daher nur in dem engen Zeitfenster vom 42.–49. Tag möglich, da erst ab dem 42. Tag transvaginalsonographisch eine intakte intrauterine Schwangerschaft sicher nachweisbar ist.

Zwei bis drei Tage nach peroraler Applikation von Mifepriston wird ein stark wirksames Prostaglandin, beispielsweise Misoprostol verabreicht, welches zu einer Ausstoßung der Schwangerschaft führt. Bei richtiger Indikationsstellung und Auswahl der Patientinnen ist die Versagerquote dieser Methode sehr gering.

Abbruch nach der 13. SSW

Ab der 13. SSW wird generell ein primär medikamentöses Vorgehen gewählt, d. h. die Ausstoßung wird mittels Gabe von hochdosierten Uterotonika erwirkt, anschließend werden Plazentareste mittels einer Kürettage aus dem Uterus entfernt.

In der Regel wird mittels oraler oder lokaler Applikation hochdosierter Prostaglandine erreicht, dass es zu kräftigen Uteruskontraktionen kommt. Diese führen einerseits zu einem hypoxiebedingten Absterben des Fetus, andererseits zur Ausstoßung desselben. Da Plazenta und Eihäute in der Regel nicht vollständig ausgestoßen werden, muss meistens im Anschluss eine Küret-

▼

tage durchgeführt werden. Diese Methode ist zwar etwas aufwendiger als eine einmalige instrumentelle Ausräumung, sie birgt jedoch weniger Risiken und Komplikationen.

16.3.2 Extrauteringravidität

Definition

Von einer **extrauterinen Gravidität** (**ektope Gravidität**) spricht man, wenn sich die Blastozyste nicht in der Dezidua des Corpus uteri einnistet.

Mit Abstand am häufigsten erfolgt die Einnistung in der **Tube** (**Tubargravidität, Eileiterschwangerschaft**). Unterschieden wird, ob die Schwangerschaft im Bereich des Fimbrientrichters, im ampullären Bereich, im isthmischen Bereich oder im intramuralen Bereich der Tube liegt. Ist die Schwangerschaft intramural lokalisiert, spricht man von der **interstitiellen extrauterinen Gravidität** (**kornualen Gravidität,** ◘ Abb. 16.12).

Die Eileiterschwangerschaften werden gemäß ihrem Verlauf eingeteilt:

- Bei der **Tubarruptur** kommt es als Folge der Einnistung und des Wachstums der Frucht in der Tubenwand zu einer lokalen Ischämie und Nekrose, infolge derer die Tube rupturieren kann. Anschließend kann es zu einer ausgeprägten intraabdominalen Blutung kommen.
- Beim **Tubarabort** kommt es zu einer lokalen Ablösung der Frucht von der Tubenwand und zu einer durch die Tubenmotilität geförderten Ausstoßung des Gewebes retrograd durch den Fimbrientrichter in die Bauchhöhle.

Zu einer Ruptur kommt es häufig, wenn sich die Tubargravidität im Bereich des isthmischen Teils der Tube befindet. Umgekehrt kommt es häufiger zu einem Tubarabort bei ampullärer Lokalisation.

Weitere Lokalisationen für ektope Graviditäten sind das Ovar (**Ovarialgravidität**) oder die Bauchhöhle (**Abdominalgravidität**). Innerhalb des Abdomen kann sich die Schwangerschaft theoretisch überall einnisten; beschrieben sind dabei Einnistungen im Douglas, im Omentum, in Darm, Leber oder sogar Milz.

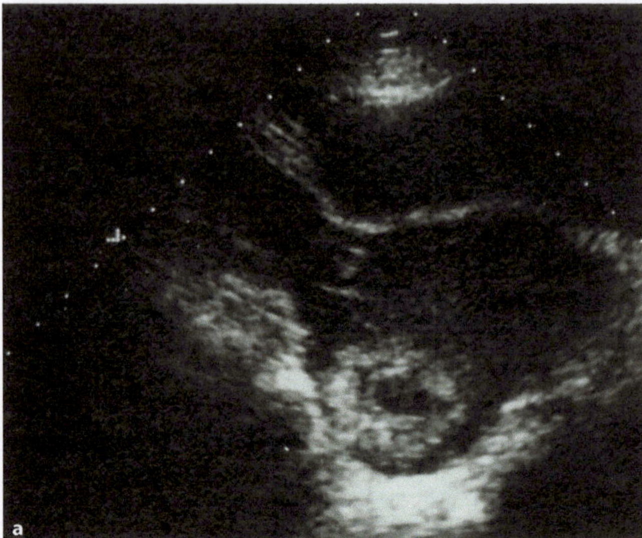

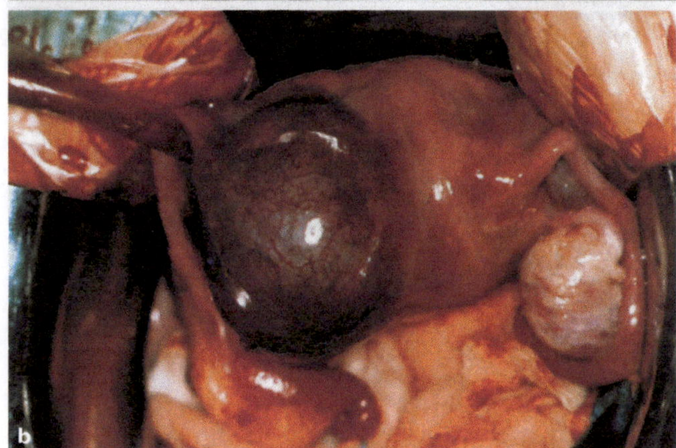

◘ **Abb. 16.12.** Kornuale Schwangerschaft. **a** Sonographisches Bild. **b** Intraoperativer Situs

Nistet sich die Schwangerschaft nicht im Corpus uteri sondern in der Zervix ein, spricht man von einer **Zervikalgravidität** (◘ Abb. 16.13). Bei Einnistung in der Tiefe des Myometriums handelt es sich um eine **intramurale Gravidität**. Als **heterotope Schwangerschaft** bezeichnet man eine Zwillingsschwangerschaft, bei der es zu einer gleichzeitigen (synchronen) intrauterinen und extrauterinen Schwangerschaft kommt.

Häufigkeitsverteilung der Lokalisationen der Extrauteringraviditäten

- Tube, ampullärer Teil (75–80%)
- Tube, isthmischer Teil (10–15%)

▼

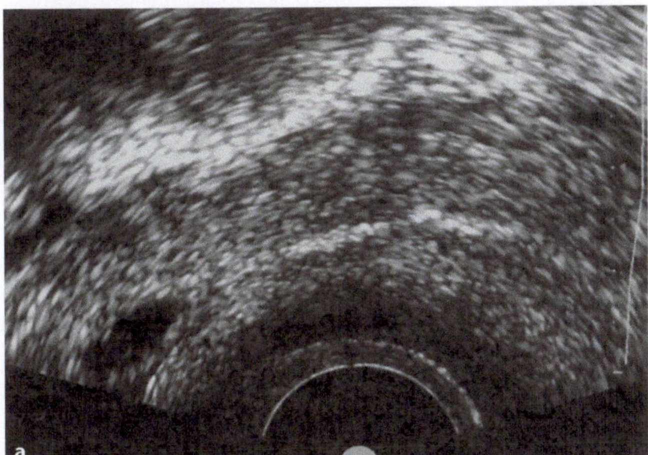

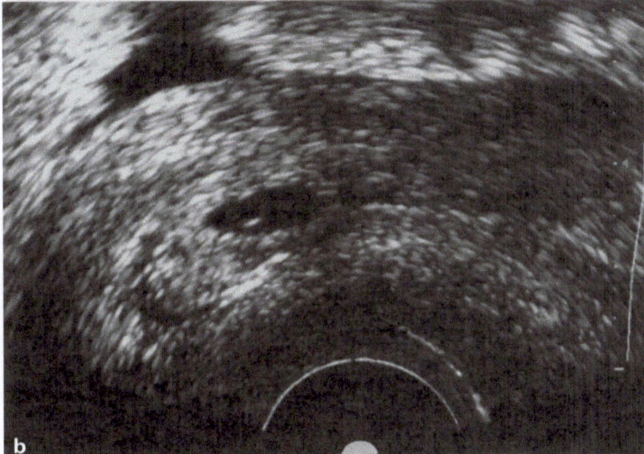

Abb. 16.13. Zervikale Schwangerschaft. **a** Befund im Zervixbereich bei leerem Cavum uteri. **b** Fruchtblase mit Dottersack in der Zervix darstellbar

- Tube, Fimbrienende (5%)
- kornual und interstitiell (2–4%)
- abdominal (1–2%)
- Ovarien (<1%)
- Zervix (<1%)

Epidemiologie

Die Häufigkeit der extrauterinen Graviditäten nimmt in den letzten Jahren zu. Die Inzidenz bewegt sich aktuell zwischen 0,5 und 2%. Die Mortalität der extrauterinen Gravidität war früher sehr hoch. In den letzten Jahrzehnten sank sie jedoch dank der Fortschritte in der Therapie auf 3,8 pro 10.000 Schwangerschaften.

Ätiopathogenese

Grundsätzlich liegt der extrauterinen Gravidität eine Störung des physiologischen Ablaufes von Eiauffangmechanismus, Tubenpassage und Implantation der Frucht in der Dezidua des Cavum uteri zugrunde. Es werden morphologische, anatomische und funktionelle Störungen des Eileiters unterschieden, wobei diese in der Regel kombiniert beteiligt sind. Mit morphologischen Veränderungen sind insbesondere Adhäsionen peritubär, im Fimbrienbereich und im Tubenlumen gemeint, mit funktionellen Störungen die Motilität der Tube insgesamt und die Funktion der zilientragenden Mukosa.

Eine Schädigung der anatomischen Strukturen kann entstehen bei:

- Aszendierender Infektion des inneren Genitale,
- Infektion im Abdomen (Appendizitis perforata),
- chirurgischem Eingriff an den inneren Genitalien und allgemein an intraabdominalen Organen,
- Abort,
- Kürettage,
- vorausgegangener extrauteriner Gravidität,
- Endometriose,
- Sterilisation,
- seltener Komplikation eines intrauterinen Pessars

Diagnostik

Die extrauterine Gravidität kann sich in sehr unterschiedlichen klinischen Bildern äußern und ist oft schwierig zu diagnostizieren.

> Als Hauptsymptome gelten der **Unterbauchschmerz** und die **vaginale Blutung**.

Die Unterbauchschmerzen sind typischerweise einseitig lokalisiert und können initial relativ gering sein. In der akuten Situation jedoch, z. B. bei Tubarruptur mit nachfolgender massiver intraabdominaler Blutung, kommt es zu einer akuten Schmerzsymptomatik und Peritonismus bis zum Vollbild des akuten Abdomens.

Bei den vaginalen Blutungen handelt es sich entweder um orthograde Blutungen aus der Tube durch den Uterus in die Vagina oder um eine Blutung im Bereich des Endometriums im Sinne einer Abbruchblutung bei sinkenden Hormonspiegeln. Oft besteht allerdings auch keine vaginale Blutung bei sekundärer Amenorrhö.

Die klinische Untersuchung zeigt in der Regel einen geschlossenen Muttermund, einen einseitig ausstrahlenden Portioschiebeschmerz und eine druckdolente und angeschwollene Adnexe auf der betroffenen Seite.

Labor

Bei der Frau ist der Trophoblast wahrscheinlich der einzige physiologische Bildungsort des HCG. Das Hormon gilt als relativ spezifisch zum Nachweis von Trophoblastgewebe einer intrauterinen oder einer extrauterinen Schwangerschaft (oder eines gestationsbedingten Trophoblasttumors). Die Bestimmung wird mittels eines einfachen Tests im Morgensammelurin durchgeführt. Dieser Test ist jedoch lediglich semiquantitativ und hat eine eingeschränkte Sensitivität. Optimalerweise muss deshalb, wenn es um den Ausschluss einer Eileiterschwangerschaft geht, HCG und Progesteron im Serum gemessen werden.

Physiologischerweise steigen die HCG-Werte in den ersten Wochen der Schwangerschaft stark an, um ein Maximum von 50–100.000 mE/ml in der 9.–10. SSW zu erreichen. Dieser Anstieg findet initial durch eine Verdoppelung alle 1,5 Tage statt; anschließend verlängert sich diese Verdoppelungszeit auf ca. 3–4 Tage. Bei der extrauterinen Gravidität ist der Anstieg in der Regel geringer, erreicht irgendwann ein Plateau und kann dann sogar abfallen.

> Ein normaler HCG-Anstieg ist ein Hinweis auf eine intrauterine Gravidität, jedoch kein Beweis gegen eine extrauterine Gravidität.

Liegt der Progesteronspiegel unter einem bestimmten Wert (in der Regel unter 20–25 ng/ml) unterstützt dies den Verdacht einer nicht intakten, intra- oder extrauterinen Gravidität.

Ultraschall

Für die nichtinvasive Diagnose der extrauterinen Gravidität ist die Ultraschalluntersuchung unerlässlich. Sie wird in der Regel in Form einer transvaginalen Sonographie durchgeführt. Die Ultraschalluntersuchung alleine ist jedoch nicht ausreichend. In Kombination mit dem HCG-Wert führt sie aber oft zur Diagnose.

Wird bei der Ultraschalluntersuchung eine intrauterine Fruchtblase mit möglicherweise embryonalen Anteilen dargestellt, kann eine extrauterine Gravidität mit großer Sicherheit ausgeschlossen werden. Zeigt sich im Ultraschallbild hingegen lediglich hoch aufgebautes Endometrium ohne Hinweis auf eine Fruchtblase, und bewegt sich der HCG-Wert über 1.000–1 500 mE/ml, kann eine intakte intrauterine Gravidität mit ziemlicher Sicherheit ausgeschlossen werden. Entweder handelt es sich um eine extrauterine Gravidität oder um einen Abort. Vorsicht geboten ist bei kleinen, teilweise rundlichen echoleeren Zonen im Endometrium, welche die Struktur einer Fruchtblase imitieren können, jedoch in Wirklichkeit einer Flüssigkeitsansammlung im Endometrium bei vorhandener extrauteriner Gravidität entsprechen (**Pseudogestationssack**). Im Gegensatz zur eher dezentral im Cavum uteri gelegenen Fruchtblase bei intakter intrauteriner Schwangerschaft findet sich der Pseudogestationssack bei Extrauteringravidität typischerweise in der Mitte der Uterushöhle. Für eine extrauterine Gravidität typisch ist eine Raumforderung im Bereich einer Adnexe, welche teilweise als Fruchtblase mit oder ohne embryonale Struktur und möglicherweise sogar Herzaktion dargestellt werden kann. Hier besteht wiederum die Verwechslungsgefahr mit einem Corpus luteum bzw. einer Corpus-luteum-Zyste, welche sich jedoch im und nicht neben dem Ovar befindet.

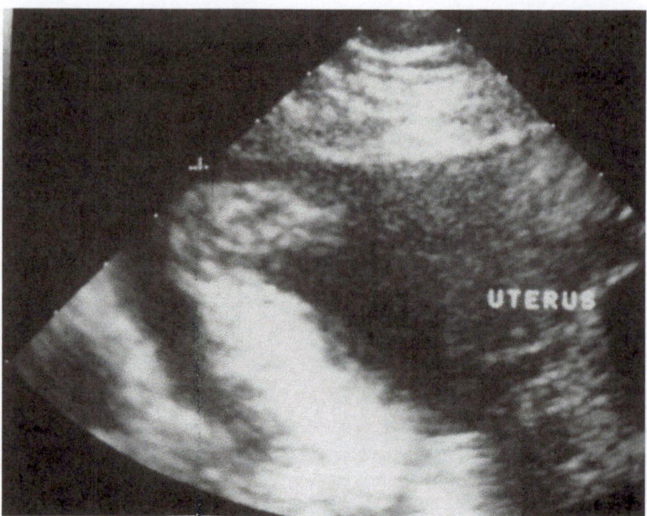

Abb. 16.14. Freie Flüssigkeit im Abdomen mit dilatierter Tube bei Tubargravidität

Im Douglasraum kann sich eine extrauterine Gravidität als Blutansammlung äußern, die sich im Ultraschall als freie Flüssigkeit oder als Blutkoagel (Abb. 16.14) darstellt. Auch hier jedoch ist Vorsicht geboten, da sich freie Flüssigkeit im Douglasraum auch bei intrauteriner Schwangerschaft ansammeln kann. Freie Flüssigkeit findet sich bei einer Extrauteringravidität in 70% der Fälle, bei intakter intrauteriner Gravidität nur in 30%.

> Der einzige eine extrauterine Gravidität beweisende Ultraschallbefund ist die Darstellung einer Fruchthöhle mit Embryo und Herzaktion außerhalb des Cavum uteri.

Invasive Diagnostik

Die Douglaspunktion zum Nachweis eines Hämoperitoneums wurde früher durchgeführt, ist jedoch heute obsolet, weil sie durch den sensitiveren Ultraschall ersetzt wurde. Eine Kürettage mit dem Nachweis von Dezidua, jedoch ohne Trophoblastgewebe oder Embryo, kann einen Hinweis zur Diagnose geben.

Bei nichtinvasiv nicht auszuräumendem Verdacht ist die diagnostische **Laparoskopie** die wichtigste invasive Maßnahme. In der Regel kann gleichzeitig eine Therapie durchgeführt werden.

Differentialdiagnose

Bei positivem HCG-Test kommen in Betracht:
- Intakte Gravidität,
- drohender oder bereits in Ablauf befindlicher Abort,
- eingeblutete, stielgedrehte oder rupturierte Corpus-luteum-Zyste.

Besteht keine Schwangerschaft, kann vorliegen:
- Adnexitis acuta,
- Tuboovarialabszess,
- Appendizitis,
- Gastroenteritis,
- Endometriose,
- eingeblutete, stielgedrehte oder rupturierte Ovarialzyste,
- Urolithiasis.

Therapie

Aufgrund der verbesserten diagnostischen Mittel wird die extrauterine Gravidität heute früher diagnostiziert. Dies ist unter anderem der Grund dafür, dass zunehmend differenziertere Therapiealternativen angewendet werden und Faktoren wie Fertilitätserhaltung und subjektive Wünsche der Patientin bei der individualisierten Therapieplanung mitberücksichtigt werden können.

Exspektatives Vorgehen

Spontanregressionen der extrauterinen Graviditäten sind bekannt. Insbesondere bei Tubaraborten ist eine vollständige Resorption des Trophoblastgewebes im Verlauf möglich. Die Wahrscheinlichkeit ist hauptsächlich vom Alter der extrauterinen Gravidität abhängig.

Das exspektative (abwartende) Verhalten ist dann eine Therapieoption, wenn die Patientin beschwerdefrei ist, die HCG-Spiegel unter 1.000 mE/ml liegen und im Verlauf abfallen. Zudem muss sonographisch eine intraabdominale Blutung ausgeschlossen werden. Es darf sich im Bereich der Adnexe nur ein Befund von höchstens 2 cm zeigen. Zu berücksichtigen ist:
- Erstens muss der Wunsch der Patientin zum exspektativen Verhalten vorhanden sein. Darüberhinaus muss die Bereitschaft bestehen, möglicherweise sekundär eine operative Therapie und tägliche Vorstellung beim Arzt in Kauf zu nehmen.
- Zweitens ist die adäquate Selektion der Patientin sehr wichtig, zumal die fortgeschrittene extrauterine Gravidität nach wie vor lebensbedrohlich sein kann.

Operatives Vorgehen

Heute wird primär eine Laparoskopie durchgeführt. Eine Laparotomie ist zuweilen noch notwendig bei:
- Patientin im hämorrhagischen Schock
- Unübersichtliche Verhältnisse bei starker Blutung
- Verwachsungssitus
- Technische Schwierigkeiten

Das chirurgische Vorgehen wird davon bestimmt, ob ein aktueller oder zukünftiger Kinderwunsch (Fertilitätserhaltung) besteht, aber auch vom operativen Situs (Ausdehnung der Veränderungen des Eileiters, Zustand des gegenseitigen Eileiters). Im Vordergrund steht das Ziel, die Eileiterschwangerschaft vollständig zu entfernen. Das Risiko einer späteren erneuten extrauterinen Gravidität, das sehr groß ist, sollte möglichst reduziert werden.

Prinzipiell wird ein **tubenerhaltendes Verfahren** angestrebt, sofern die Familienplanung der Patientin noch nicht abgeschlossen ist. Befindet sich die Eileiterschwangerschaft im ampullären Teil der Tube, ist dies in der Regel möglich. Es kann laparoskopisch eine **Salpingotomie** in Längsrichtung der Tuben erfolgen, um anschließend die Schwangerschaft mittels Löffelzange zu extrahieren oder mittels **Aquadissektion** (Spülung mit Wasserstrahl) aus der Tube zu entfernen (◘ Abb. 16.15). Die Wundränder der Salpingotomie können offen gelassen werden. Ein Vorteil der Tubennaht im Hinblick auf eine spätere Schwangerschaft ist nicht nachgewiesen.

Alternativ kann die Tube »ausgemolken« werden, d. h. das Schwangerschaftsprodukt kann retrograd durch den Fimbrientrichter exprimiert werden. Dieses Vorgehen ist, wenn sorgfältig durchgeführt, sicher das schonendste für die Tube.

> Bei den tubenerhaltenden laparoskopische Maßnahmen muss sämtliches Trophoblastgewebe aus der Bauchhöhle entfernt werden.

Restmaterial im Douglas kann zu einem Peritonealrezidiv mit wiederansteigenden HCG-Werten führen und sollte vermieden werden.

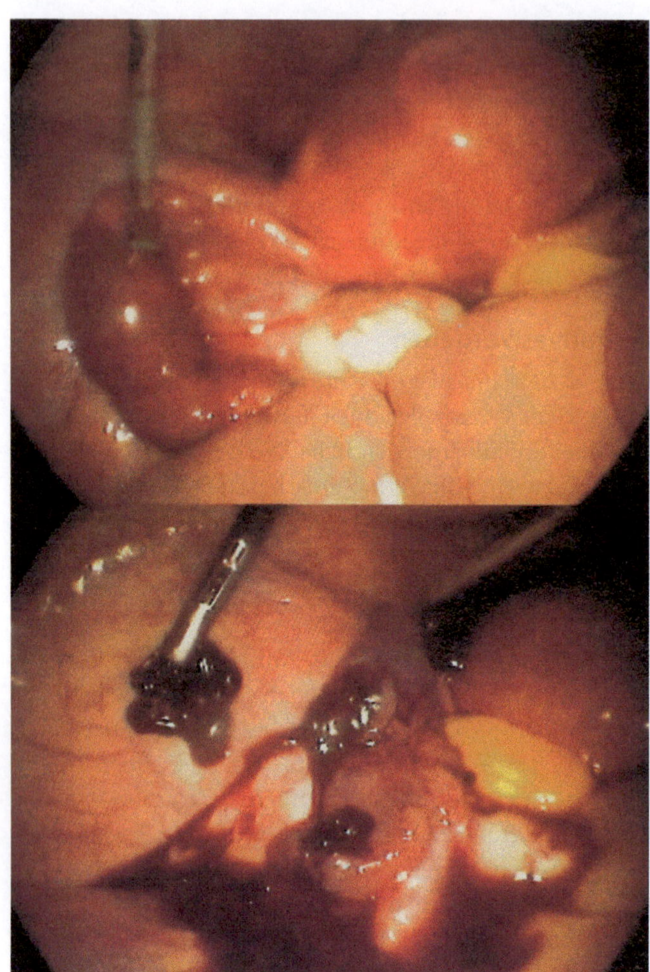

Abb. 16.15. Ampulläre Tubargravidität im laparoskopischen Bild vor und nach Salpingotomie und Entfernung

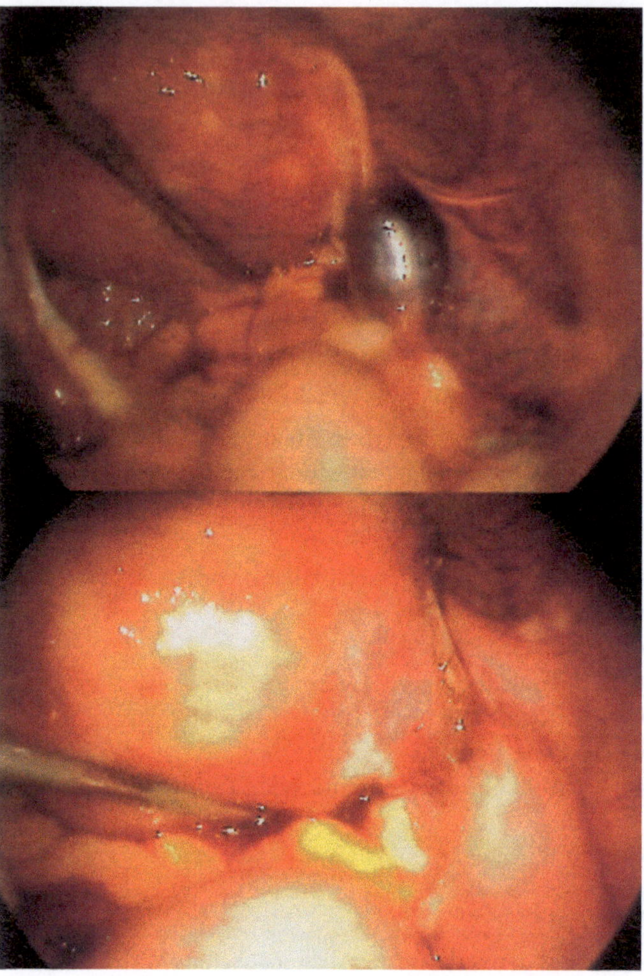

Abb. 16.16. Laparoskopische Salpingektomie bei Tubargravidität

Befindet sich die Schwangerschaft im isthmischen Teil der Tube, ist ein tubenerhaltendes Vorgehen oft nicht möglich. Häufig ist die Tube bereits rupturiert, teilweise sogar zerfetzt. In dieser Situation, außerdem auch bei nicht stillbarer Blutung bei extrauteriner Gravidität im ampullären Bereich, ist oft eine partielle Salpingektomie notwendig, die funktionell einer Tubenresektion gleichkommt (Abb. 16.16).

Medikamentöse Therapie

16

In den letzten Jahren haben sich zunehmend auch medikamentöse Verfahren zur Behandlung der extrauterinen Gravidität etabliert. Ziel ist das Schwangerschaftsgewebe medikamentös soweit zu devitalisieren, dass es vom Organismus resorbiert werden kann. Es wird heute überwiegend die systemisch-medikamentöse Therapie angewandt.

Hierbei werden 50 mg des Folsäureantagonisten **Methotrexat** intramuskulär verabreicht. Nach einer Woche kann, abhängig vom Abfall des HCG-Wertes, die Applikation derselben Dosis wiederholt werden. Der Vorteil dieser Therapie besteht in der Vermeidung jeglicher operativer Maßnahmen. Sie ist jedoch nur möglich, wenn die Patientin beschwerdefrei ist, keine Tubarruptur und intraabdominale Blutung besteht, und das HCG im Serum eine gewisse Grenze (in der Regel 5.000, maximal 10.000 mE/ml) nicht übersteigt. Auch bei einem sonographischen Befund über 3 cm oder bei sichtbarer embryonaler Herzaktion ist ein solches Vorgehen nicht indiziert. Nachteile sind einerseits die nicht selektiven zytotoxischen Eigenschaften von Methotrexat, welche zu Nebenwirkungen wie Leukopenie, Übelkeit, Diarrhö und Stomatitis führen können. Andererseits besteht eine gewisse Versagerquote (unter 20%), welche allerdings bei Einhalten der richtigen Indikationsstellung und sorgfältiger Verlaufskontrolle bzw. wiederholter Applikation bei ungenügendem HCG-Abfall, deutlich reduziert werden kann. Zu beachten ist, dass initial nach Verabreichung des Medikamentes in den ersten Tagen passagere Abdominalschmerzen auftreten können, die als Nebenwirkung der Therapie angesehen werden müssen. Die HCG-Werte steigen ebenfalls initial an und sollten daher erst nach 3–5 Tagen gemessen werden.

Die Behandlung ist bei entsprechender Aufklärung und Compliance der Patientin auch ambulant möglich. Die Patientin muss aber wissen, dass unter Umständen bei Therapieversagen doch eine operative Maßnahme notwendig werden kann. Hinsichtlich späterer Fertilität kann dieses Verfahren, falls erfolgreich, sicher als günstig beurteilt werden.

Prognose

Die Prognose bezüglich Fertilität ist auf jeden Fall eingeschränkt. Die Tubendurchgängigkeit nach erfolgter organerhaltender operativer Therapie beträgt 70–80%, nach medikamentöser Therapie 80–90%. Die Prognose betreffend des Eintretens späterer Schwangerschaften und bezüglich des erneuten Eintretens einer extrauterinen Gravidität ist einerseits abhängig vom fortbestehenden Tubenschaden, andererseits vom Verlauf der extrauterinen Gravidität und von der Art der Therapie. Das generelle Risiko für eine erneute extrauterine Gravidität liegt zwischen 10–20%.

In Kürze

Pathologie der Frühschwangerschaft

Abort: Häufigste Ursache Chromosomenanomalien, Infektionen, anatomische uterine Faktoren, Corpus-luteum-Insuffizienz, als immunologischer Abort, auch bei Diabetes mellitus, Medikamenten, Impfungen. Kardinalsymptom: Vaginale Blutung. Unterbauchschmerzen möglich.

- **Abortus imminens:** Drohende Fehlgeburt. Keine Therapie, Prognose gut, ggf. Therapie bestehender Infektion.
- **Missed abortion:** Verhaltener Abort. Fruchttod ohne Ausstoßung, evtl. erst Wochen später. Fetale Vitalität im Ultraschall nicht mehr nachweisbar. Kürettage.
- **Windei:** Fehlanlage. Chorionhöhle ohne embryonale Strukturen. Kürettage.
- **Abortus incipiens** (beginnender Abort, Wehen, Zervixverkürzung), **Abortus incompletus** (Abstoßung teilweise erfolgt), **Abortus completus** (Abstoßung abgeschlossen). Ggf. Prostaglandine, Kürettage.
- **Septischer Abort:** Potentiell lebensbedrohend, klassische Komplikation des illegalen Schwangerschaftsabbruchs. Antibiose, operative Entfernung infizierten Abortmaterials.
- **Habituelle Abort:** Mehr als 3 Spontanaborte, Ursachensuche.

Schwangerschaftsabbruch: Bis 12. SSW Absaugkürettage oder Gestagenantagonist (Mifepriston). Nach 13. SSW Auslösung von Uteruskontraktionen durch Prostaglandine, Nachkürettage.

- **Extrauteringravidität:** Einnistung erfolgt nicht im Corpus uteri, sondern meist in Tube, möglicherweise auch im Ovar, Bauchhöhle, Zervix. Bei Wachstum **Tubenruptur** mit intraabdominaler Blutung oder **Tubenabort** mit Ausstoßung in Bauchhöhle möglich.
- **Symptomatik:** Unterbauchschmerz, vaginale Blutung, je nach Verlauf akutes Abdomen.
- **Diagnostik:** Geringer HCG-Anstieg, Ultraschall, ggf. diagnostische Laparoskopie.
- **Therapie:** Im Frühstadium volle Resorption möglich, unter engmaschigen Kontrollen bei Komplikationslosigkeit Abwarten deshalb möglich. Ansonsten Laparoskopie, ggf. Laparotomie bei möglichst tubenerhaltendem Vorgehen. Medikamentöse Devitalisierung mit Methotrexat möglich.
- **Prognose:** Fertilität meist beeinträchtigt, Wiederholungsrisiko.

16.4 Fetale Therapie

16.4.1 Fetale Anämien

Blutgruppeninkompatibilität

Bei der intrauterinen Behandlung der Blutgruppenunverträglichkeit geht es darum, durch rechtzeitige Gabe von Blut an das anämische Kind zu verhindern, dass dieses an den Folgen eines Hydrops universalis bereits intrauterin verstirbt, bevor eine Überlebensfähigkeit außerhalb des Mutterleibs gegeben ist (Abb. 16.17).

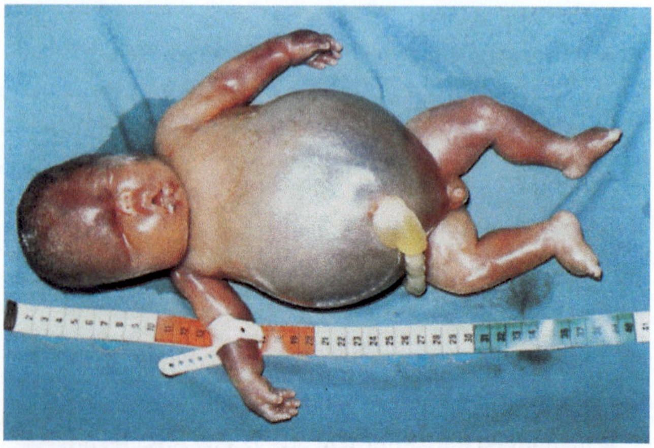

Abb. 16.17. Schwerer Hydrops fetalis bei einem Kind, das als Folge einer Rhesus-Inkompatibilität mit nachfolgender fetaler Anämie in utero verstorben ist

Obwohl Inkompatibilitäten durch Antikörper gegen das D-Antigen die häufigste Form der Blutgruppenunverträglichkeiten darstellen, sind andere Rhesus-Antigene auf den Erythrozyten ebenfalls in der Lage eine schwere hämolytische Erkrankung beim Kind zu erzeugen.

Weitere erythrozytäre Rhesus-Antigene

Nach der Rh-Inkompatibilität sind die nächsthäufigen Unverträglichkeiten assoziiert mit den Antigenen C, E, c, e und Kell und weniger häufig mit den Faktoren Kidd, Duffy, Kp^a oder Kp^b, k und S. Noch seltenere Ursachen sind Antigene wie Hutch, M, N, s, U und andere.

Ätiopathogenese

Das Rh-Blutgruppensystem wurde bei Rhesusaffen entdeckt. Enthalten Erythrozyten das D-Antigen, wird das Blut als Rh-positiv bezeichnet. Fehlt das Antigen, ist das Blut rh-negativ. Die Übertragung Rh-positiven Blutes auf einen rh-negativen Empfänger löst die Antikörperbildung beim Empfänger aus.

Die Alloimmunisierung der rh-negativen Mutter erfolgt durch den Kontakt mit fetalem Rh-positivem Blut, am häufigsten durch fetomaternale Transfusion bei der Geburt. Auch bei Fehlgeburten kommt es in weniger als 1% der Fälle zu entsprechenden Übertragungen, bei induzierten Aborten immerhin schon bei einem Viertel der Fälle.

Ca. 6 Wochen bis 12 Monate nach dem Kontakt mit dem D-Antigen kommt es normalerweise zu einer mütterlichen immunologischen Antwort mit IgM-Produktion. Deswegen ist die erste Schwangerschaft normalerweise nicht gefährdet, während bei einem nachfolgenden Kontakt mit dem Antigen eine schnelle Antwort mit IgG-Bildung erfolgt. Im Gegensatz zum ABO-System, welches auf den fetalen Erythrozyten nur schwach ausgebildet ist, sind die Rh-Antigene schon ab dem 30. Schwangerschaftstag vorhanden. Kindliche Erythrozyten, die mit Rh-Antigen beladen sind, werden schnell im retikuloendothelialen System zerstört. Parallel zur Entwicklung einer kindlichen Anämie steigt die fetale Erythropoese in der fetalen Leber und Milz und damit die Zahl der Erythroblasten im peripheren Blut des Kindes an. Es entwickelt sich neben einer metabolischen Azidämie mit Laktatanstieg eine Hepatomegalie des Kindes und ein Hydrops, der im Wesentlichen durch Herzinsuffizienz bedingt ist.

Neugeborene, die im Rahmen einer Blutgruppeninkompatibilität mit Hyperbiliruinämie geboren werden, sind nach der Geburt gefährdet im Hinblick auf die Entwicklung eines Kernikterus, der sich in Lethargie, Hypertonie und neurologischen Symptomen äußert.

Therapie

Bei rh-negativen Frauen sollte der indirekte Coombs-Test (Nachweis inkompletter Antikörper im Serum) bei der Erstuntersuchung in der Schwangerschaft durchgeführt werden. Der indirekte Coombs-Test sollte dann bei nicht sensibilisierter rh-negativer Mutter und Rh-positivem Kindsvater im monatlichen Abstand ab der 18.–20. SSW kontrolliert werden. Wenn der Rh-positive Vater hetrozygot ist, hat das Kind nur eine 50%ige Wahrscheinlichkeit Rh-positiv zu sein.

> Schwangere mit einer vaginalen Blutung unklarer Ursache sollten prophylaktisch Anti-D-Immunglobulin erhalten.

Die Gabe von Anti-D-Immunglobulin (Anti-D-Prophylaxe) verhindert die mütterliche Antikörperbildung. Auch eine routinenmäßige Gabe von Anti-D-Immunglobulin in der 28. SSW hat sich bei nicht sensibilisierten rh-negativen Schwangeren als effektiv erwiesen. Nach der Geburt werden der Mutter 250–300 µg Immunoglobulin verabreicht, um eine Sensibilisierung zu verhindern. Auch nach einer Amniozentese im zweiten Trimenon muss eine Anti-D-Prophylaxe erfolgen.

> Bei der ersten Schwangerschaftsuntersuchung muss die Bestimmung der Blutgruppe und eine Antikörperbestimmung erfolgen.

Bei bereits sensibilisierten rh-negativen Frauen müssen regelmäßige Kontrollen des indirekten Coombs-Antikörperspiegels durchgeführt werden. Spiegel von 1:8 bis 1:16 können als ungefährlich angesehen werden. Bereits im Ultra-

16

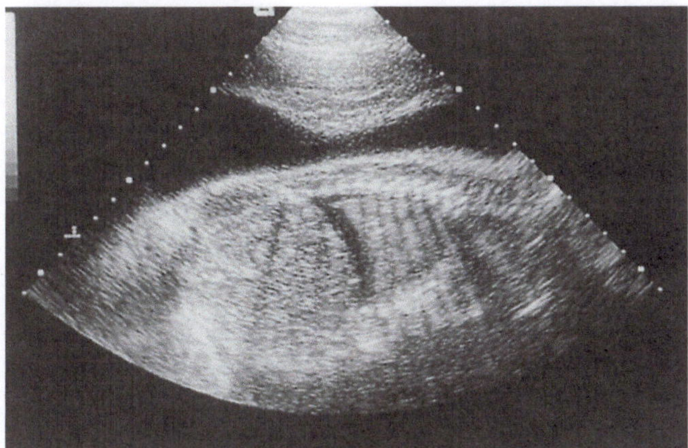

Abb. 16.18. Aszitessichel über der fetalen Leber bei Schwangerschaft mit kindlicher Anämie

schall können vor der Entwicklung eines ausgeprägten generalisierten Hydrops fetalis Hinweiszeichen wie eine leichte Aszites (Abb. 16.18) fetale Hepatomegalie, Plazentomagalie, Zunahme der Darmechogenität und des biventrikulären Herzdurchmessers festgestellt werden. Dennoch können nur invasive Methoden eine ausreichend genaue Auskunft über den Anämiegrad des Kindes geben. Die Kordozentese hat in letzter Zeit die seriellen Amniozentesen bei der Blutgruppeninkompatibilität ersetzt. Eine intrauterine Nabelschnurpunktion hat in erfahrenen Händen gegenüber der Amniozentese kaum noch ein höheres Risiko, und es besteht bereits bei der ersten Kordozentese die Möglichkeit, die Blutgruppe des Kindes zu bestimmen und therapeutisch Blut zu übertragen. In den meisten Zentren erfolgt bei schwerer Blutgruppeninkompatibilität die Entbindung in der 37.–38. SSW.

> Bei sensibilisierten Frauen müssen serielle Antikörperbestimmungen und Ultraschalluntersuchungen durchgeführt werden. Der Anämiegrad des Kindes wird durch Kordozentesen erfasst ung ggf. Blut transfundiert.

Wegen der Möglichkeit der pränatalen Therapie brauchen Frauen mit vorausgegangener Blutgruppeninkompatibilität nicht notwendigerweise auf weitere Schwangerschaften zu verzichten. Sie sollten sich bei ihren reproduktiven Entscheidungen des Aufwandes der intrauteriner Therapie jedoch bewusst sein.

Fetofetale Transfusion

Die fast ausschließlich in den Plazentae von monozygotmonochorialen Zwillingsschwangerschaften vorhandenen

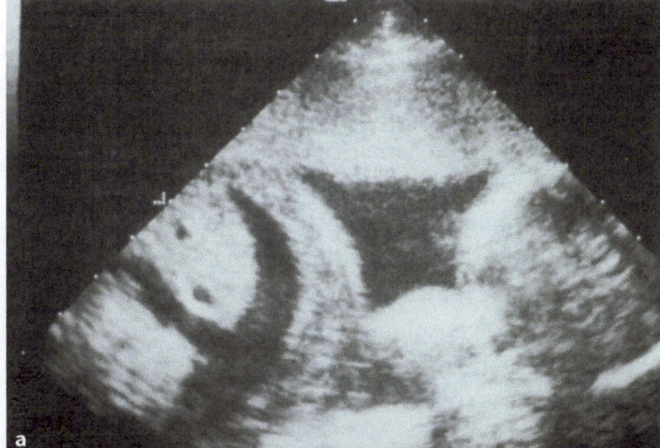

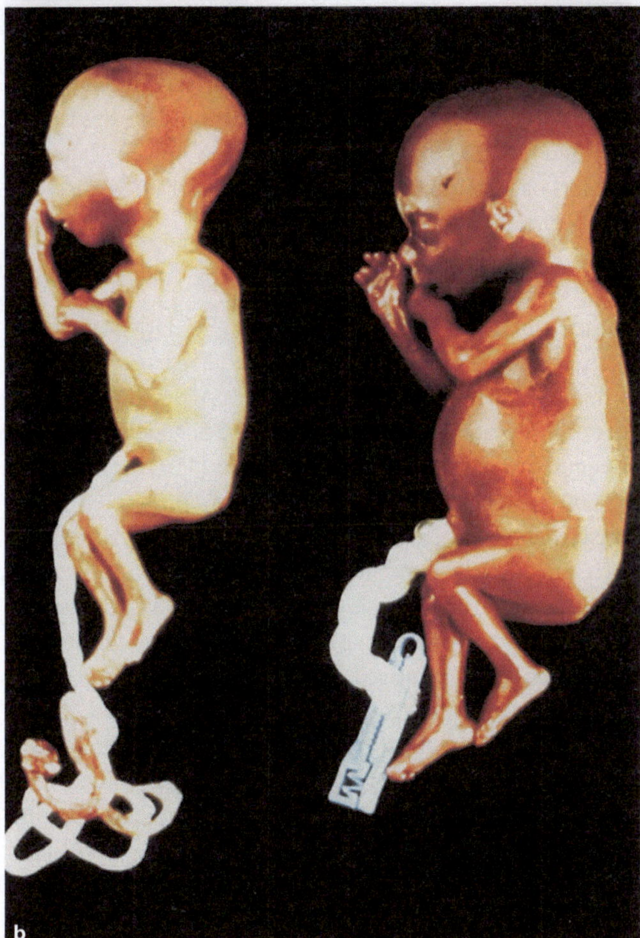

Abb. 16.19. Zwillings-Zwillings-Transfusionssyndrom. **a** Sonographisches Bild zeigt Hydrops bei dem größeren der beiden Zwillinge (links im Bild). **b** Zwillinge nach intrauterinem Fruchttod zeigen Zeichen der Anämie (Blässe) beim kleineren Spender (links) und der Polyzytämie (Plethora) bei dem größeren Empfänger (rechts)

arteriovenösen Anastomosen können die Ursache für ein fetofetales Transfusionssyndrom (Zwillings-Zwillings-Transfusionssyndrom) sein (◘ Abb. 16.19).

Die Inzidenz insgesamt liegt zwischen 5 und 15% aller Zwillingsschwangerschaften, wobei ein akutes, schweres fetofetales Transfusionssyndrom bei etwa 1% der monochorialen Zwillingsschwangerschaften beobachtet wird. In diesen Fällen ist der spendende Zwilling anämisch, hypovolämisch, wachstumsretardiert und befindet sich in einer Amnionhöhle mit verminderter Fruchtwassermenge (Oligohydramnie). Der empfangende Zwilling dagegen ist polyzytämisch, hypervolämisch, polyurisch, bei ihm liegt eine Polyhdramnie vor.

Therapeutisch sind serielle Amniozentesen zur Behandlung der Polyhydramnie durchgeführt worden, wobei der Erfolg dieser Maßnahme umstritten ist. Zur Zeit wird evaluiert, in wieweit durch die Obliteration der anastomosierenden Gefäße durch intrauterine fetoskopisch gesteuerte Laserkoagulation eine Verbesserung der Prognose erreicht werden kann.

Akardius-Akranius

Besonders problematisch ist die Situation bei der »umgekehrten arteriellen Perfusion« (TRAP, twin reversed arterial perfusion), die sich bei Schwangerschaften mit Akardius-Akranius (Akardius = ohne Herz, Akranius = ohne Schädel) bzw. Craniopagus parasiticus entwickeln kann (Vorkommen bei 1:35.000 Lebendgeburten und 1% aller monozygoten Zwillingsschwangerschaften). Diese Variante ist charakterisiert durch eine Gefäßverbindung zwischen den Feten. Der morphologisch meist unauffällige »Pump-Zwilling« versorgt einen parasitären »Partner«, der meist keine oder nur eine rudimentär ausgebildete Herzanlage hat. Die Flussrichtung in den Nabelgefäßen ist umgekehrt, die Perfusion also retrograd.

Durch Ultraschall ist es heute aufgrund der grotesken Anomalien beim Akardius-Akranius zusammen mit der fehlenden Schädel- und Herzanlage leicht möglich, selbst im 1. Trimenon diese Diagnose zu stellen (◘ Abb. 16.20). Der Donor gerät meistens im 2. Trimenon ins Herzversagen, das an der Entwicklung eines nichtimmunologischen Hydrops und/oder einer Polyhydramnie sonographisch erkennbar wird. Weit mehr als die Hälfte aller Donoren sterben in utero als Folge des Herzversagens bzw. nach der Geburt an der Frühgeburtlichkeit. Auch wenn Maßnahmen wie serielle Amniozentesen oder Indometacin-Behandlung versucht worden sind, haben bisher nur invasive Eingriffe mit Blockierung der Nabelschnur (◘ Abb. 16.21) vermocht, den pathophysiologischen Prozess soweit zu beeinflussen, dass später eine normale Entbindung möglich war. Ein invasives Vorgehen ist in solchen Fällen auch deswegen sinnvoll, weil ohne Behandlung die Größe des Rezipienten auf ein Mehrfaches des Donors ansteigen kann, und rein mechanisch eine vaginale Entbindung oft unmöglich wird. Eine Gerinnungsstörung nach Absterben eines Zwillings scheint generell sehr selten zu sein und kann durch die Gabe von 5.000–12.000 Einheiten Heparin subkutan gut beherrscht werden.

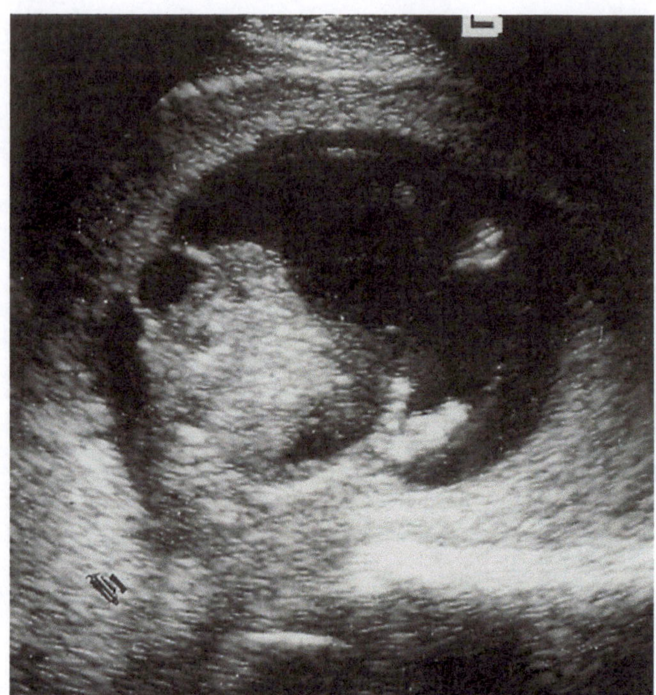

◘ **Abb. 16.20.** Sonographisch bereits im 1. Schwangerschaftstrimenon erkennbare embryonale Akraniusanomalie

> Durch Blockierung von Nabelschnur- bzw. Plazentagefäßen können heute die hämodynamisch ungünstigen Verhältnisse beim Akardius-Akranius behandelt werden.

Parvovirus-B19-Infektion

Zur Parvovirus-B19-Infektion ▶ Kap. 16.2.

16.4.2 Medikamentöse Therapie

Obwohl die invasiven Therapien in utero gewöhnlich in der Öffentlichkeit größere Aufmerksamkeit erzielen, hat es einige der inzwischen etabliertesten Fortschritte bei der pharmakologischen Therapie über den Kreislauf der Schwangeren gegeben.

Abb. 16.21. Ultraschallaufnahme in der 21. SSW zeigt einen Akardius mit Azephalie (links) und den normal entwickelten Fetus (rechts). Bei dem pumpenden Zwilling hatte sich ein Perikarderguss entwickelt. Die Nabelschnur zum Akardius-Akranius wurde durch eine Kordozentese und das Einbringen thrombogenen Materials blockiert, sodass sich danach die Schwangerschaft ungestört weiterentwickeln konnte

Angeborene Nebennierenhyperplasie

Bei der 21-Hydroxylasedefizienz ist der Umbau von Cholesterin zu Kortisol behindert. So wird vermehrt 17-OH-Progesteron gebildet, das zu Androstendion und Androgenen metabolisiert wird. Bei weiblichen Feten kommt es bereits in utero zur Vermännlichung der äußeren Genitalien (Adrenogenitales Syndrom, AGS).

> Inzwischen ist bekannt, dass durch die Gabe von **Dexamethason** an die Mutter diese, nach der Geburt chirurgisch nur schwer zu korrigierende, Vermännlichung der äußeren Genitalien von Mädchen verhindert werden kann.

Für die autosomal-rezessive Erbkrankheit besteht außerdem inzwischen die Möglichkeit der DNA-Diagnostik bereits im 1. Trimenon. Die pränatale Behandlung ist durchzuführen bis die Chorionbiopsie bei einem weiblichen Embryo den homozygoten Zustand oder die Geschlechtsbestimmung den weiblichen Karyotyp ausgeschlossen hat.

Pränatale Behandlung fetaler Herzrhythmusstörungen

Die fetale Herzfrequenz liegt normalerweise zwischen 120 und 160 Schlägen pro Minute. Die gelegentlich in der Frühschwangerschaft vorkommenden Sinusbradykardien sind meistens ohne negative Folgen für die Entwicklung der Kinder und manchmal die Folge von Nabelschnurkompressionen bzw. Rückenlage der Mutter bei der Ultraschalluntersuchung. Wenn jedoch eine Sinusbradykardie persistiert, kann es sich um ein ernsthaftes Problem handeln.

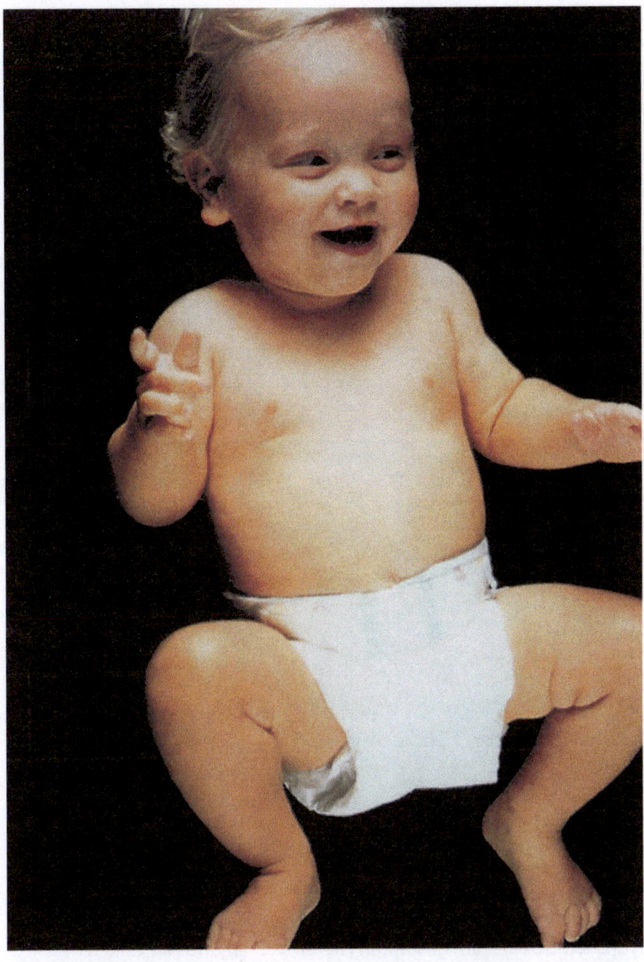

Abb. 16.22. Kind, bei dem wegen eines sonographisch erkannten Hydrothorax in der 19. SSW ein thorakoamnialer Shunt angelegt worden war. Unter der rechten Brustwarze kann als Narbe die Stelle erkannt werden, an welcher der Shunt plaziert in utero gelegen hat

> Bei Bradykardien im 2. Trimenon muss vor allen Dingen an das Vorliegen eines systemischen Lupus erythematodes oder anderer Kollagenosen gedacht werden.

Vorhofektopien sind viel häufiger als ventrikuläre und treten häufig im letzten Schwangerschaftsdrittel auf.

> ! Fetale Rhythmusstörungen können zum Hydrops fetalis führen.

Ungefähr die Hälfte aller Fälle mit nichtimmunologischem Hydrops gehen auf fetale kardiovaskuläre Ursachen zurück, davon etwa 50% auf Herzrhythmusstörungen.

Bei Vorhof- und Ventrikeltachykardien haben sich inzwischen Behandlungen mit **Antiarrhythmika** über die Mutter und in therapierefraktären Fällen über die Nabel-

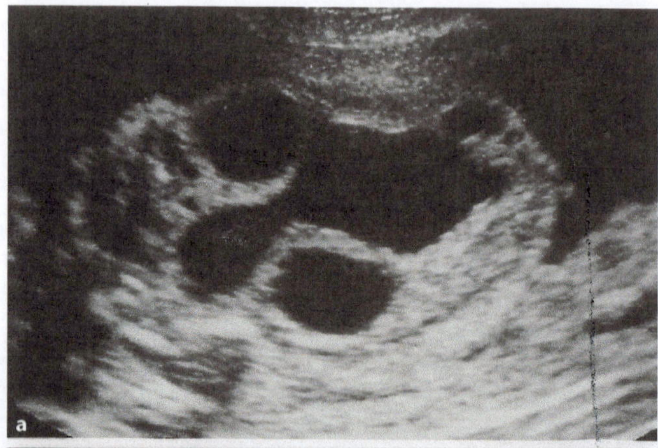

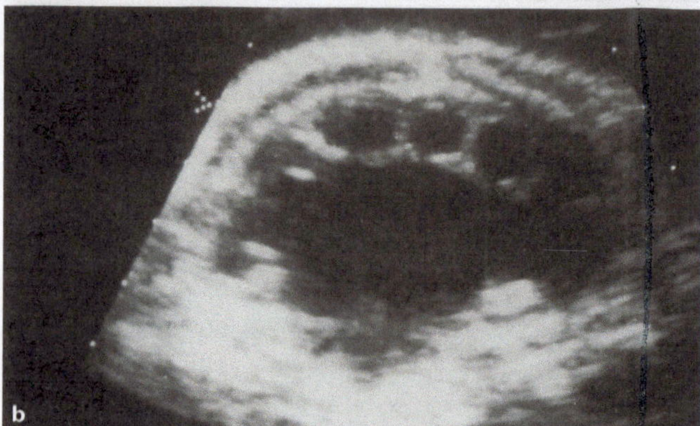

Abb. 16.23. Sonographische Bilder bei fetalem Urethralklappensyndrom. **a** Durch den Stau in der proximalen Urethra und der Blase (mit verdickter Wandung) entsteht der »Schlüssellochaspekt«. **b** Die Hydronephrose ist am gestauten Nierenbecken und Nierenkelchsystem bei durch Druck verdichtetem Parenchym erkennbar

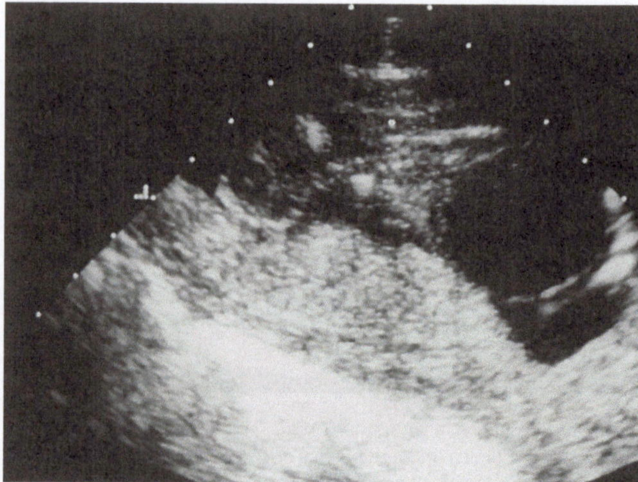

Abb. 16.24. Ultraschallbild eines Feten mit obstruktiver Uropathie, bei dem in der 13. SSW durch Plazentapunktion eine Trisomie 18 festgestellt wurde. Es liegt eine schwere Oligohydramnie vor

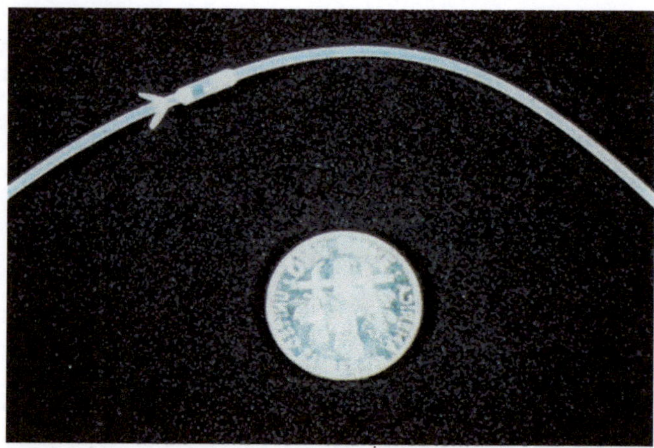

Abb. 16.25. Versikoamnialer Shunt zur intrauterinen Drainage bei obstruktivem Hydrozephalus. Das Ventil soll das Eindringen von Fruchtwasser in die Hirnventrikel verhindern

schnur durch Kordozentese unter Ultraschallsicht etabliert. Bei der invasiven Therapie werden länger wirkende Medikamente gegeben, die mögliche Toxizität bestimmter Medikamente muss besonders beachtet werden.

16.4.3 Therapie anatomischer Anomalien

Hydrothorax

Die Mortilität beim fetalen Hydrothorax ist höher als 50%. Der intrathorakale Druck verursacht eine Lungenhypoplasie und gelegentlich einen generalisierten, nichtimmunologischen Hydrops. Wenn bei noch nicht vorhandener extrauteriner Lebensfähigkeit des Kindes ein progredienter Hydrothorax mit beginnendem Hydrops vorliegt, sind die Erfolgsaussichten einer intrauterinen vesikoamnialen Shunt-Anlage sehr gut (Abb. 16.22). Wenn eine Dekompression der Lunge in utero erreicht werden kann, bestehen nach der Geburt in der Regel keine Atmungsstörungen. In den meisten Fällen bestätigt sich postnatal (nach Nahrungsaufnahme) die Diagnose eines Chylothorax, wobei die Prognose dann insgesamt gut ist.

Obstruktive Uropathie

Das fetale Urethralklappensyndrom wird beim sonographischen Nachweis einer »Schlüssellochblase« mit beidseitiger Hydronephrose und Oligohydramnie in utero diagnostizierbar (Abb. 16.23). Begleitfehlbildungen und

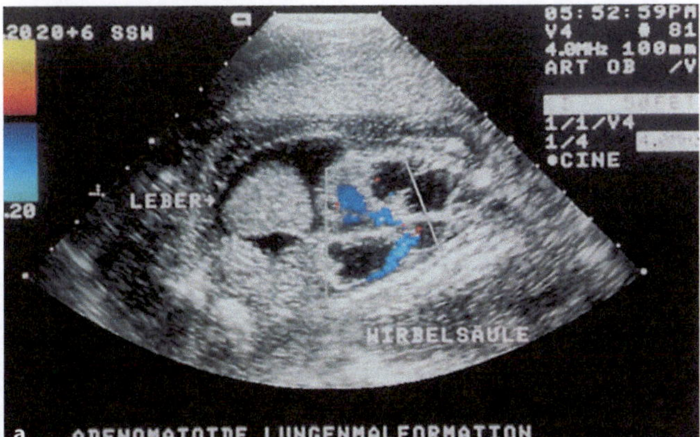

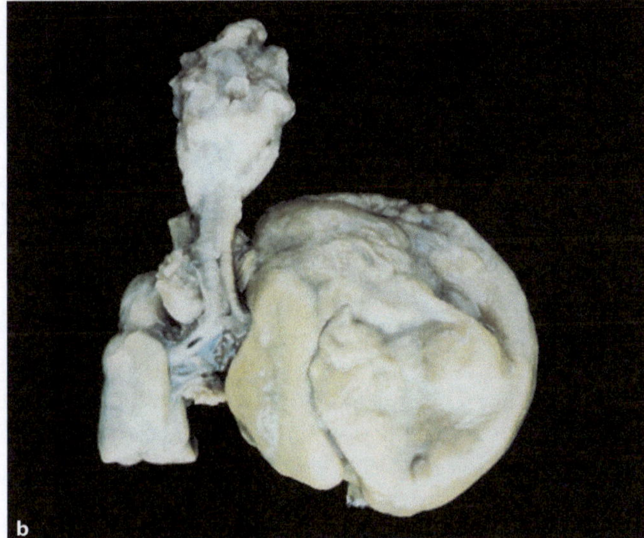

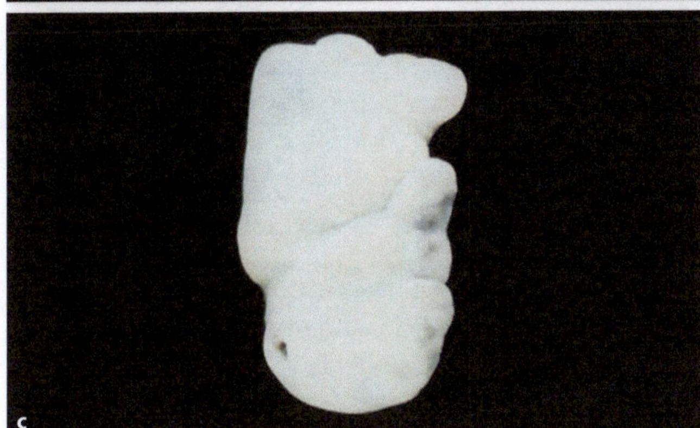

■ **Abb. 16.26.** Kongenitale zystische adenomatoide Malformation (CCAM) der Lunge. **a** Ultraschallbild eines Feten mit adenomatoider Lungenmalformation und konsekutivem Aszites unter- und oberhalb des Zwerchfelles. Die Prognose quoad vitam ist sehr schlecht. **b** Pathologisches Präparat der Lunge bei einem Kind mit adenomatoider Lungenmalformation und konsekutiver Lungenhypoplasie. Wegen der infausten Prognose hatten sich die Eltern zu einem Schwangerschaftsabbruch entschieden. **c** Pathologisches Präparat eines Kindes, welches wegen eines zystisch degenerierten Lungenanteils postnatal erfolgreich operiert worden war

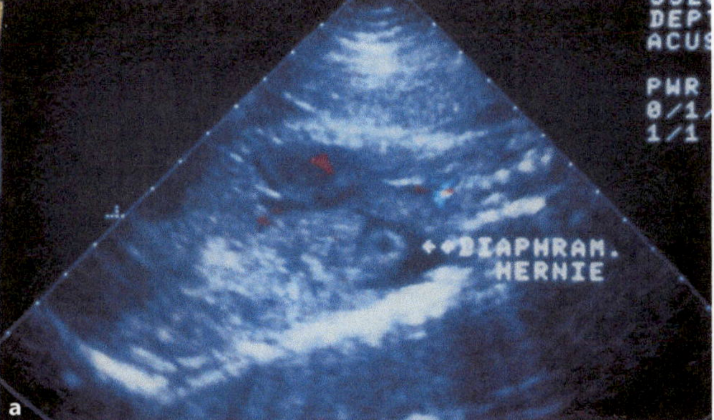

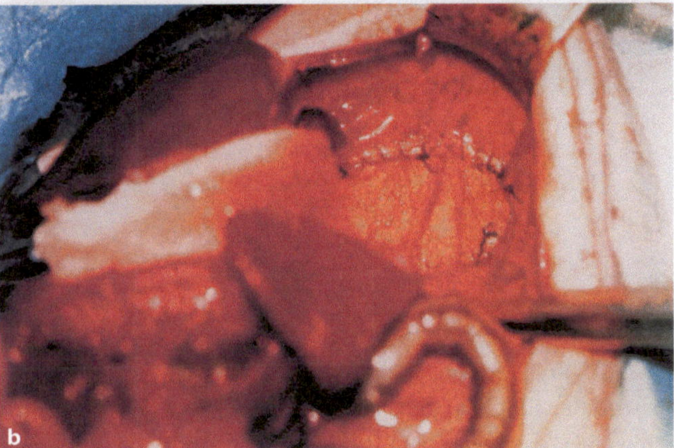

■ **Abb. 16.27.** Zwerchfellhernie. **a** Typischer Befund mit Darstellung von Teilen des Gastrointestinaltraktes neben dem fetalen Herzen im Ultraschallbild im zweiten Schwangerschaftstrimenon. **b** Intraoperativer Blick vom kindlichen Abdomen auf den durch Einnähen von Dura mater gedeckten Defekt im kindlichen Zwerchfell nach der unmittelbar postnatal erfolgten Operation

Chromosomenstörungen müssen ausgeschlossen werden (■ Abb. 16.24). Bei obstruktiven Uropathien kann der fetale Chromosomensatz auch aus dem zur Nierenfunktionsdiagnostik ohnehin zu entnehmenden fetalen Urin bestimmt werden.

Wenn bei einer Schwangerschaft vor der 32. Woche keine zytogenetischen Anomalien bzw. Begleitfehlbildungen vorliegen, entscheidet die sonographisch bestimmte Fruchtwassermenge über das weitere Vorgehen. Bei fortschreitender schwerer Oligohydramnie nach der 32. Woche sollte die vorzeitige Entbindung mit Korrektur der Harnwegsobstruktion nach der Geburt erwogen werden. Hat sich die Oligohydramnie aber vor der 32. Woche manifestiert, kann ein temporärer Blasenkatheter gelegt werden.

In den nicht sehr häufigen Fällen, in denen eine progrediente obstruktive Uropathie beim Feten vor Eintritt einer irrversiblen Nierenschädigung in utero sonographisch er-

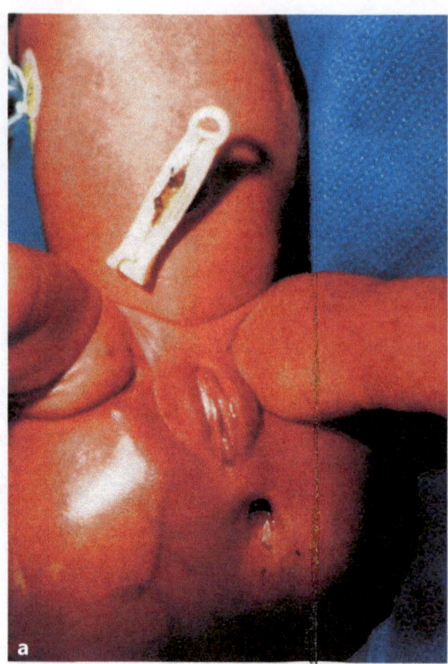

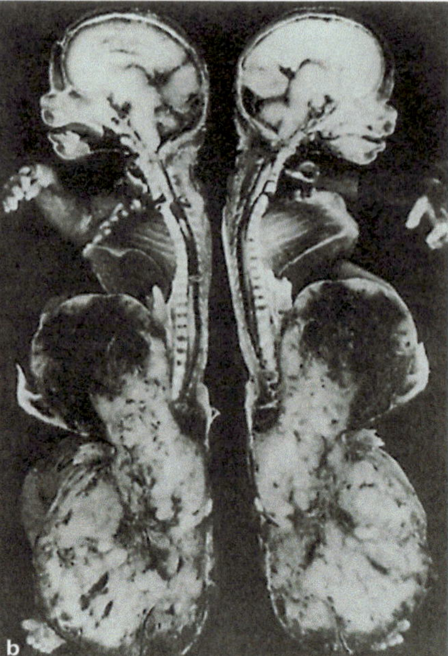

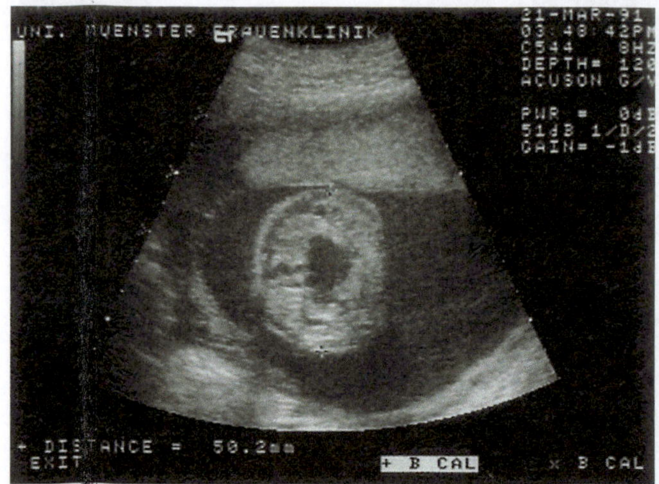

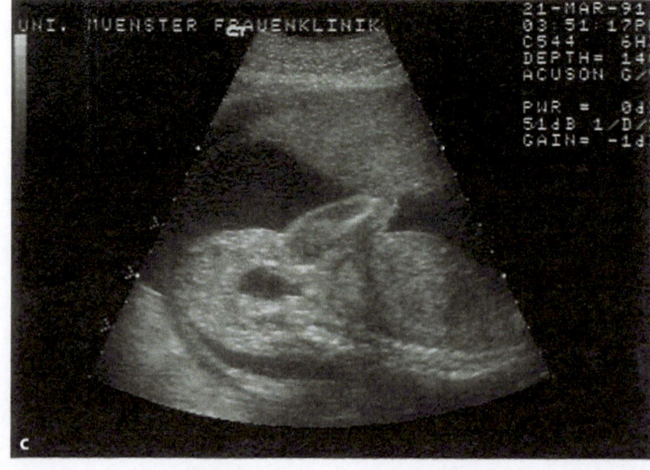

Abb. 16.28. Sakralteratome. **a** Typ I (vorwiegend extrakorporal). **b** Präparat (Prof. D. B. von Bassewitz, Münster) nach Schwangerschaftsabbruch bei einem Feten mit pränatal diagnostiziertem Sakralteratom Typ II (etwa gleich große intra- und extrakorporale Anteile des Teratoms). **c** Ultraschallbilder eines Sakralteratoms Typ I mit solidem und zystischem Anteil im Quer- (oben) und Längsschnitt (unten).

fasst wird, aber der Fetus noch nicht seine extrauterine Lebensfähigkeit erreicht hat, kann ein pränatal gelegter vesikoamnialer Shunt angelegt werden. Der Shunt kann möglicherweise helfen die Oligohydramnie sowie die daraus folgende Lungenhypoplasie und dauerhafte Nierenfunktionsstörung zu verhindern.

Obstruktiver Hydrozephalus

Die moderne Ultraschalltechnologie hat die sichere Diagnose und Beobachtung des Fortschreitens eines obstruktiven Hydrozephalus ermöglicht. Seit den ersten Berichten über wiederholte intrauterine Entlastungspunktionen und insbesondere die pränatale Anlage eines ventrikuloamnialen Shunts (Abb. 16.25) zeigte sich nach Auswertung der Überlebensraten und der neurologischen Ergebnisse, dass diese nach Behandlung in utero nicht besser waren als bei der sonst üblichen Shunt-Anlage nach der Geburt.

Adenomatoide Lungenmalformation

Definition

Bei der kongenitalen zystischen adenomatoiden Malformation (CCAM) handelt es sich um eine seltene fetale Lungenfehlbildung, die vorgeburtlich häufig mit Polyhydramnie, fetalem Hydrops (Abb. 16.26a) und der Entwicklung einer Lungenhypoplasie (Abb. 16.26b) assoziiert ist.

Kleinere CCAM-Läsionen können in der Regel mit sehr guten Ergebnis chirurgisch entfernt werden (◘ Abb. 16.26c). Histologisch können makrozystische und mikrozystische, gelegentlich solide Veränderungen unterschieden werden. Sonographisch imponieren die mikrozystischen Läsionen als solide Masse, während die makrozystischen flüssigkeitsgefüllt erscheinen.

> Bei mikrozystischen Läsionen entwickelt sich in der Regel ein nicht immunologischer Hydrops fetalis und durch die fortschreitende Kompression des Lungengewebes eine Lungenhypoplasie.

Der Hydrops fetalis entwickelt sich als Folge der Mediastinalverschiebung bei Vena-cava-Obstruktion bzw. Herzkompression. Er bestimmt wesentlich die Überlebenswahrscheinlichkeit. Auch ein Proteinverlust von der Läsion in den Fruchtwasserraum kann bei der Hydropsentwicklung ursächlich sein.

In der Regel werden Kinder mit CCAM nach der Geburt behandelt. Bei großen zystischen Läsionen und der Gefahr einer Lungenhypoplasie sind pränatale Dekompressionsbehandlungen (Einzelpunktionen, Anlagen von pleuroamnialen Shunts) erfolgreich durchgeführt worden. Bei schweren Fällen drohender Lungenkompression, vor Erreichen der Lebensfähigkeit des Kindes ist sogar die Möglichkeit der offenen Chirurgie nach Uterotomie erprobt worden.

Zwerchfellhernien

Trotz optimaler pränataler Diagnostik und perinataler Betreuung versterben mehr als die Hälfte der mit Enterothorax (◘ Abb. 16.27) geborenen Kinder an den Komplikationen der Lungenhypoplasie. Eine intrauterine Korrektur ist mit hohen Risiken verbunden und derzeit noch im experimentellen Stadium.

Sakralteratom

Angeborene Sakralteratome (SCT) werden bei 1 von 35.000–40.000 Lebendgeborenen beobachtet. Unterschieden werden:

- **Typ I**: Hauptsächlich **extrakorporale** Lokalisation (◘ Abb. 16.28a).
- **Typ II**: Neben extrakorporalem auch signifikanter **intrakorporaler** Anteil (◘ Abb. 16.28b).
- **Typ III**: Größter **intrakorporaler** Anteil.
- **Typ IV**:Ausschließlich **intrakorporale** Lokalisation.

Sakralteratome vom Typ IV werden meistens erst nach der Geburt bemerkt, während die Typen I–III mit extrakorporalem Anteil vor der Geburt sonographisch gut erkannt werden können (◘ Abb. 16.28c).

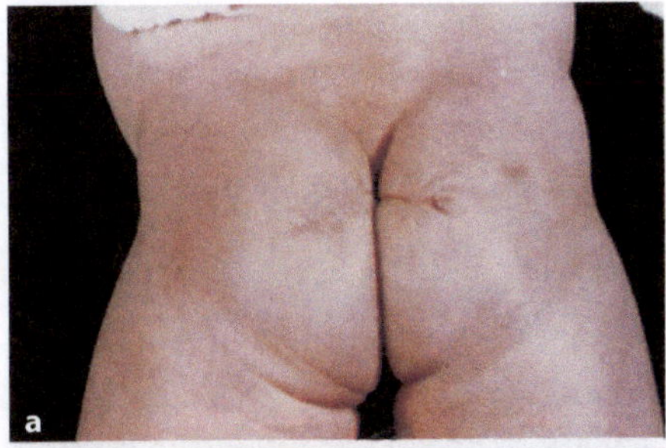
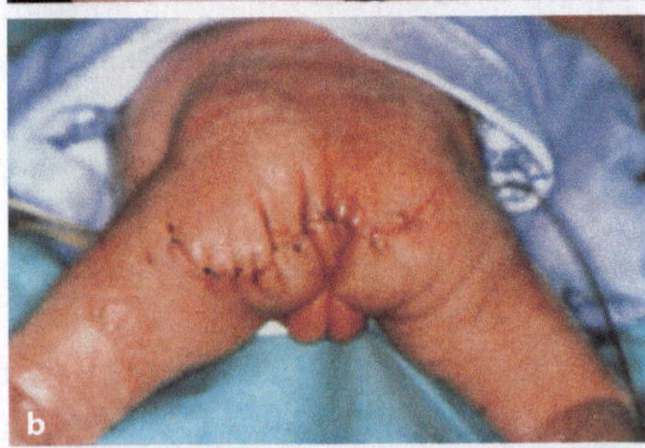
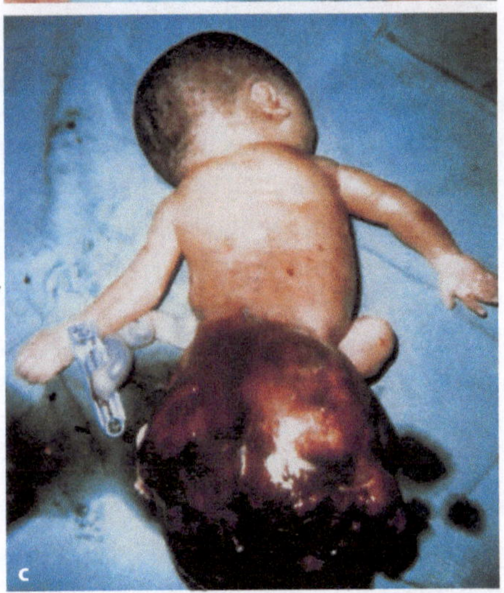

◘ **Abb. 16.29.** Sakralteratome. **a** Nach chirurgischer Korrektur eines kleinen Typ-I-Tumors. **b** Nach chirurgischer Korrektur eines großen Typ-I-Tumors. **c** Fetus mit Typ-I-Sakralteratom, der intrauterin in seinen Tumor hinein verblutet ist. Die anämiebedingte Blässe des Kindes und der mit Blut gefüllte Tumor können erkannt werden

Speziell die SCT vom Typ I haben nach chirurgischer Korrektur eine exzellente Prognose (◘ Abb. 16.29a), selbst bei großer Ausdehnung (◘ Abb. 16.29b). Bei der definitiven chirurgischen Korrektur muss unbedingt das Steißbein mitentfernt werden, weil sich sonst ein Rezidiv bzw. eine maligne Degeneration entwickeln kann. Eine gefürchtete Komplikation bei SCT ist eine pränatale Hämorrhagie in den Tumor. Ist die extrauterine Lebensfähigkeit erreicht, kann nur eine schnelle Entbindung die Kinder davor bewahren, in utero an Herzversagen zu sterben. Regelmäßige sonographische Überwachung einschließlich Doppleruntersuchungen sind unabdingbar (▫ Abb. 16.29c).

In Kürze

Fetale Therapie

Blutgruppeninkompatibilität: In 2. Schwangerschaft (auch nach Abort) bewirken mütterliche Antikörper gegen fetales Erythrozyten-D-Antigen (aber auch gegen andere Antigene) deren Zerstörung.

- **Symptomatik:** Anämie, Hepatomegalie, Hydrops bei Herzinsuffizienz.
- **Therapie:** Anti-D-Immunglobulin-Gabe an rh-negative Frauen (Anti-D-Prophylaxe), auch bei unklarer vaginaler Blutung. Bei bereits sensibilisierten Frauen Kontrolle der Antikörperspiegel, Kordozentesen (Bestimmung des fetalen Anämiegrades), ggf. Bluttransfusionen.

Fetofetales Transfusionssyndrom: Plazentare arteriovenöse Anastomosen bei Zwillingsschwangerschaften. Spendende Zwilling wird anämisch, wachstumsretardiert, der empfangende Zwilling polyzytämisch, hypervolämisch, ggf Polyhydramnie. **Therapie:** Wiederholte Amniozentesen sind umstritten, z.Zt. Versuch mit Laserkoagulation die Anastomosen zu obliterieren.

Medikamentöse Therapie: Bei angeborener Nebennierenhyperplasie (Adrenogenitales Syndrom, AGS) verhindert Dexamethason pränatale Vermännlichung des Genitale. Pränatale Behandlung von Rhythmusstörungen mit Antiarrhythmika über Mutter oder Nabelschnur möglich.

Therapie anatomischer Anomalien: Präpartale Anlage von vesikoamnialen Shunts bei Hydrothorax oder obstruktiver Uropathie können gefährliche Lungenhypoplasie verhindern.

16.5 Pathologie der Spätschwangerschaft

16.5.1 Frühgeburt

Definition

Die Frühgeburtlichkeit ist über die Tragzeit von unter 37 abgeschlossenen SSW (unter 259 Tagen) definiert.

Eine weitere Unterteilung in eine Untergruppe mit sehr kurzer Tragzeit unter 32 abgeschlossenen SSW (unter 224 Tagen) und extrem kurzer Tragzeit unter 28 abgeschlossenen SSW (unter 196 Tagen) ist sinnvoll. Hiermit korrespondieren Geburtsgewichte von <1.500 g bzw. <1.000 g. Eine potentielle Überlebensfähigkeit von Frühgeburten wird ab der vollendeten 22. SSW beobachtet.

In den meisten Zentren gilt die abgeschlossene 24. SSW, bzw. ein ultrasonographisches Schätzgewicht >500 g als Voraussetzung für den sinnvollen Einsatz intensivmedizinischer Bemühungen.

Klinik der Schwangeren

In aller Regel kündigt sich die Frühgeburt durch Wehentätigkeit, evtl. verbunden mit Zeichnen (Abgang des zervikalen Schleimpfropfes mit Blutbeimengungen) an. Selten wird ein verstrichener (stark verkürzter und aufgelockerter, mehr oder weniger geöffneter) Muttermund bei einer Schwangeren vorgefunden, die über Ziehen in den unteren Rückenpartien oder den Oberschenkeln klagt.

Entscheidungsfaktoren

Bei einer Muttermundseröffnung von 3 cm und mehr muss mit der bevorstehenden Geburt gerechnet werden.

Prognostisch, vor allem bei den ganz unreifen Frühgeborenen, wird derzeit dem **Schwangerschaftsalter** eine größere Bedeutung beigemessen als dem **Geburtsgewicht**. Entscheidend sind auch die Möglichkeiten der **neonatologischen Versorgung** vor Ort. Die »intrauterine« Verlegung an ein Zentrum der Maximalversorgung zeigt gegenüber der postpartalen Verlegung bezüglich neonatale Mortalität und Morbidität günstigere Ergebnisse. Im Allgemeinen wird mit der vollendeten 34. SSW von **Lungenreife** ausgegangen und keine respiratorischen Probleme erwartet. Dies kann sich ganz anders darstellen, wenn bei der Mutter während der Schwangerschaft eine Glukosestoffwechselstörung bestand. Kinder diabetischer Mütter fallen durch ihr relativ hohes Körpergewicht und die dazu im Gegensatz stehende allgemeine, insbesondere respiratorische Unreife auf. In solchen Fällen muss unbedingt die Möglichkeit zur sofortigen suffizienten Bekämpfung eines Atemnotsyndroms gegeben sein.

Entbindungsmodus

Bei drohender Frühgeburtlichkeit muss zwischen vaginaler Entbindung und abdominaler Schnittentbindung entschieden werden. Die Sectio wird häufig als der für das Kind weniger traumatische Entbindungsmodus angesehen.

> Nach gegenwärtiger internationaler Datenlage wird die neonatale Mortalität und Morbidität bei Schädellage des Kindes durch eine Schnittentbindung jedoch nicht verbessert.

In Abwesenheit sonstiger intrauteriner Gefährdung des Feten kann daher bei Schädellage in allen Schwangerschaftsaltern die vaginale Geburt angestrebt werden. Bei regelwidrigen Lagen erfolgt die Entbindung per Sectio.

Die Entscheidung über den Entbindungsmodus ist jedoch immer vom Einzelfall abhängig und muss vom Geburtshelfer und Neonatologen gemeinsam mit den Eltern getroffen werden.

Klinik des Frühgeborenen

Das Frühgeborene weist gegenüber dem reifen, termingerechten Neugeborenen eine Reihe von charakteristischen Kennzeichen auf:

- Unterdurchschnittliche Körpermaße,
- je nach Reife angestrengte oder beschleunigte Atmung,
- schwache Stimme (Wimmern),
- zarte, gerötete und ödematöse Haut,
- ausgeprägte Lanugobehaarung,
- fehlender Ohrknorpel,
- Nägel erreichen nicht die Finger- und Zehenkuppen,
- Hodenhochstand bei Knaben,
- klaffende Vulva bei Mädchen,
- reduzierte Reflexantwort beim Absaugen,
- reduzierter Muskeltonus.

Atemnotsyndrom

Das Atemnotsyndrom (respiratory distress syndrome, RDS), infant respiratory distress syndrome, IRDS, Syndrom der hyalinen Membranenkrankheit) steht als Todesursache sehr unreifer, frühgeborener Kinder an erster Stelle.

Definition

Dem Atemnotsyndrom liegt ein Surfactantmangel zugrunde, der zu einem alveolären Kollaps bei der Exspiration führt.

Neben der pulmonalen Minderbelüftung bei Ausbildung von Atelektasen, entstehen als Folge hyline Membrane in den Alveolen.

Ätiopathogenese. Das Atemnotsyndrom geht auf die mangelnde Lungenreife des Frühgeborenen zurück. Ab etwa der 24.–26. SSW werden zunehmend Alveolen ausgebildet und vaskularisiert. Ab der 26.–28. SSW erfolgt eine Differenzierung der Pneumozyten in Typ I und Typ II. Die Typ II-Pneumozyten produzieren **Surfactant** (**surf**ace **act**ive **agent**). Diese in allen reifen Lungen nachzuweisende, oberflächenaktive Substanz besteht vorwiegend aus Phospholipiden und Lipoprotein. Surfactant liegt der Alveolarinnenwand auf und vermindert die Oberflächenspannung. Die Schlüsselenzyme für die Surfactantsynthese sind erst ab der 34. Woche ausreichend aktiv. Ab dieser Zeit gelingt die Umstellung auf die Lungenatmung bei der Geburt im Allgemeinen reibungslos.

Epidemiologie. Betroffen vom Atemnotsyndrom sind bis zu 1% der reifen Neugeborenen, bis zu 10% aller Frühgeborenen unter der 37. abgeschlossenen SSW, jedoch bis zu 50% der Frühgeborenen vor der 30. SSW.

Die enge Verknüpfung mit intrauteriner Asphyxie und Azidose macht verständlich, dass sich das Atemnotsyndrom auch bei reifen Risikokindern und bei sub partu geschädigten Neugeborenen ausbilden kann. Das Atemnotsyndrom wird auch vermehrt beobachtet

- beim 2. Zwilling,
- bei Kindern diabetischer Mütter (Inaktivierung des Surfactant durch Insulin),
- bei Kindern mit schweren amniogenen Infektionen
- bei Aspiration von Fruchtwasser, Mekonium oder Blut.

Symptomatik. Symptome des Atemnotsyndroms und Zeichen der akuten Bedrohung durch die gestörte Umstellung der Atmungs- und Kreislauffunktion sind:

- Tachypnoe mit einer Atemfrequenz über 60/min,
- Dyspnoe mit exspiratorischem Stöhnen, Nasenflügelatmung, inspiratorischen Einziehungen der Interkostalräume, des Jugularraumes und des Epigastriums,
- Apnoen,
- Hautblässe oder Zyanose,
- herabgesetzter Muskeltonus.

Objektive Kriterien für die Schwere des Zustandes liefern neben der klinischen Beobachtung Mikroblutuntersuchungen.

> Das Krankheitsbild des unbehandelten idiopathischen RDS entwickelt sich innerhalb von 1–5 Tagen und führt bei bis zu 1/3 der Kinder zum Tode.

Überlebende zeigen häufig Defektheilungen mit Ausbildung einer bronchopulmonalen Dysplasie bzw. Folgen durchgemachter hypoxischer Hirnschädigung oder Folgen einer Hirnblutung.

> Die lebensbedrohlichen Folgen der Alveolarinstabilität sind Hypoxie, Hyperkapnie und Azidose.

Therapie. Die fetale Lungenreife kann medikamentös beschleunigt werden.

> Durch die Gabe von **Glukokortikoiden** an frühgeburtsgefährdete Mütter kann die Häufigkeit eines schweren Atemnotsyndroms gesenkt werden.

Bei drohender Frühgeburt zwischen 24 und 34 abgeschlossenen SSW wird an zwei aufeinanderfolgenden Tagen im Abstand von 24 h die Gabe von je 12 mg Betametasonphosphat (Celestan) i.m. empfohlen. Der Nutzen einer repetitiven Gabe von Glukokortikoiden zur Lungenreifeinduktion ist nicht gesichert.

> Das Frühgeborene mit Anzeichen eines Atemnotsyndroms muss unverzüglich und intensiv therapiert werden.

Dies gelingt durch Anreicherung der Atemluft mit Sauerstoff, Atemhilfe bzw. Beatmung und in einer Infusionsbehandlung. Kausal kann das Atemnotsyndrom mit Gabe von **exogenem Surfactant** intratracheal behandelt werden.

ZNS-Unreife und intrakranielle Blutungen

Infolge einer **Unreife des ZNS** (unvollständige axodentritische Verbindung der Neurone im Hirnstammbereich) kann es bei unreifen Frühgeborenen, insbesondere im Schlaf zu periodisch abgeflachter Atmung oder zu Apnoen unterschiedlicher Dauer kommen. Bei Apnoen über 20 s sind ein Abfall der Sauerstoffsättigung, begleitende Bradykardie und Muskeltonusverlust beobachtbar. Als Zeichen einer zentralen Regulationsstörung sind auch rezidivierende Bradykardien zu sehen. Apnoen und Bradykardien können ferner durch Hypoxie, Azidose, Hirnblutungen, Anämie oder Meteorismus hervorgerufen werden. Ab einem Reifegrad von etwa 34–36 SSW sind unreifebedingte Apnoen und Bradykardien nur noch selten nachzuweisen.

Hirnblutungen treten bei niedrigem Gestationsalter häufiger auf. Begünstigende Faktoren sind:

- Hyperkapnie,
- Hypoxie,
- Blutdruckschwankungen,
- Hypoglykämie,
- Hypothermie,
- Azidose,
- Stress
- Injektion hyperosmolarer Lösungen.

Nahezu 90% der Blutungen bei Frühgeborenen beginnen periventrikulär subependymal (▶ Kap. 16.7).

Der **periventrikulären Leukomalazie** (**PVL**) liegt eine hypoxisch-ischämische Schädigung zugrunde. Deren Ursache kann eine lokale Minderdurchblutung mit fokalem Ödem infolge niedrigem oder schwankendem Blutdruck, Hypoxie, Hypokapnie, Kälte oder Azidose sein. Die Lokalisation dieser typischerweise millimetergroßen Nekrosen ist vorwiegend periventrikulär. Die Prognose hängt von ihrem Ausmaß ab. Schwerer geistig-körperlicher Entwicklungsrückstand und spastische Bewegungsstörungen sind möglich.

Hypoglykämie

> Frühgeborene neigen mehr als reife Neugeborene zu Hypoglykämien, da sie weniger Glykogenreserven in der Leber besitzen.

Für die Glykolyse stehen ab der Embryonalperiode Enzyme bereit, dagegen noch nicht für die Glukoneogenese. Ein Defizit an Glykogenreserven im fetalen Herzmuskel erschwert das Überstehen von hypoxischen Phasen. Es ist insbesondere beim Frühgeborenen auf Versorgung und Pflege in thermoneutraler Umgebung zu achten, da bei Kälte ein erhöhter Energieverbrauch stattfindet.

Außer bei Frühgeburten finden sich gehäuft Hypoglykämien bei Reifgeborenen mit niedrigem Geburtsgewicht, intrapartalen hypoxischen Phasen und insbesondere bei Kindern diabetischer Mütter.

Als Hypoglykämie wird eine Blutzuckerkonzentration unter 45 mg/dl bezeichnet, die sich klinisch häufig durch Zittrigkeit oder Apathie, Lethargie oder Krampfanfälle äußert. Bei protrahierten Hypoglykämien sind Entwicklungsverzögerungen beschrieben.

Therapeutisch wird je nach Reifegrad des Kindes Glukose über eine Dauertropfinfusion oder oral zugeführt.

Weitere Risiken

Bei Frühgeburten sind je nach SSW wesentliche Körperfunktionen noch nicht für die extrauterine Existenz ausreichend vorbereitet oder nur mangelhaft anpassungsfähig. Für das Frühgeborene potentiell lebensbedrohliche Folgen sind:

- **Herz-Kreislauf:** Arterielle Hypotonie, persistierender Ductus arteriosus.

16

- **Leber:** Hyperbilirubinämie.
- **Haut:** Ödemneigung, Hypothermie.
- **Infektabwehr:** Infektionsgefahr.
- **Niere:** Überwässerung, Elektrolytstörungen.
- **Auge:** Retinopathia praematurorum.
- **Darm:** Verzögerter Nahrungsaufbau, nekrotisierende Enterokolitis.

16.5.2 Intrauterine Mangelentwicklung

In Anlehnung an den Sprachgebrauch im Angelsächsischen wird inzwischen auch im deutschen Sprachraum der Begriff **intrauterine Wachstumsrestriktion** statt interauterine Wachstumsretardierung verwendet. Eine Assoziation dieses Begriffes mit geistiger Retardierung durch Laien soll so vermieden werden.

Feten unterhalb der 10er-Perzentile werden mit dem Begriff *small for gestational age* (SGA) belegt. Es wird davon ausgegangen, dass 80–85% dieser SGA-Feten genetisch klein (entsprechend ihrem genetischen Potential gewachsen) sind, wohingegen 10–15% aufgrund von äußeren Faktoren und weitere 5–10% aufgrund von inneren Faktoren tatsächlich wachstumsverzögert sind.

Ätiologie

Genetische Erkrankungen und Syndrome ohne Chromosomenveränderungen, Infektionen (Röteln, Zytomegalie), übermäßiger Konsum von Tabak, Alkohol und sonstiger Drogen (Heroin) können zu fetalen Wachstumsstörungen führen. Dabei kann das fetale Wachstum direkt aufgrund von Veränderungen im materno-plazento-fetalen Transport von Nährstoffen, Energieträgern und Sauerstoff gehemmt sein. Mütterliche Fehl- oder Mangelernährung wie auch mütterliche Erkrankungen (kardiovaskuläre Erkrankungen, Anämie) können fetalen Wachstumsstörungen zugrunde liegen. Selten einmal beeinflussen fetale Anomalien, wie eine Pankreasagenesie, Anomalien der Schilddrüse oder eine beidseitige Nierenagenesie die humorale Regulation des Wachstums.

> **Numerische Chromosomenfehlverteilungen** werden bei etwa 20% der Wachstumsverzögerungen beobachtet. Die Wahrscheinlichkeit ist bei Wachstumsverzögerungen in der frühen Schwangerschaft höher ist als in der Spätschwangerschaft.

Die Wachstumsverzögerung bei Feten mit einer Triploidie wird häufiger bereits in der 1. Schwangerschaftshälfte, bei Feten mit einer Trisomie 18 eher in der 2. Schwangerschaftshälfte entdeckt.

> Hauptursache der fetalen Wachstumsrestriktion ist die klassische **uteroplazentare Dysfunktion.**

Eine **plazentare Mangelernährung** kann unterschiedliche Auswirkungen haben. Bestimmend ist

- mit welchem Schwangerschaftsalter eine Mangelernährung auftritt und wie lange sie anhält,
- welche Nährstoffe mangelhaft angeboten werden und in welchem Ausmaß dies geschieht,
- ob und in welchem Ausmaß eine hypoxämieinduzierte, arterielle Umverteilung die physiologische Versorgung einzelner Organe beeinträchtigt,
- wann und in welchem Ausmaß die Mangelernährung korrigiert werden kann.

Die fetalen Organe zeigen eine ganz unterschiedliche Sensitivität gegenüber einer intrauterinen Mangelversorgung. Dies Sensitivität wird durch den Zeitplan des Organwachstums bestimmt. Von der Fertilisation bis zur Entbindung am Termin trten 42 Zellteilungszyklen auf, im Vergleich zu 5 Zyklen während des gleichen postnatalen Zeitraums. Die Entwicklung der Nephrone und Neurone ist am Termin abgeschlossen, während die Betazellen des Pankreas gegen Ende des 1. Lebensjahres vollständig ausgebildet sind. Postnatales Wachstum beruht nahezu vollständig auf der Entwicklung und der Vergrößerung bereits bestehender Zellen, denn auf dem Hinzufügen neuer Zellen.

Diagnostik

> Die **sonographische Fetometrie** in etwa 2-wöchigen Abständen ist das wichtigste diagnostische Mittel zur Ermittlung der fetalen Wachstumsgeschwindigkeit.

Eine einmalige Messung lässt zwar die Diagnose eines SGA-Feten zu, sagt aber nichts über die Wachstumsdynamik aus. Bei plazentar bedingter Wachstumsrestriktion kommt es zu einer Umverteilung des fetalen Kreislaufs mit zunächst noch aufrecht erhaltener Hirndurchblutung bei reduzierter Durchblutung der parenchymatösen abdominalen Organe. Während die Wachstumsgeschwindigkeit des Gehirns aufrecht erhalten bleibt, vermindert sich das Wachstum der parenchymatösen abdominalen Organe, insbesondere der Leber. Als Folge zeigt sich eine abflachende Zunahme der Messstrecken für den Rumpf bei zeitgerecht wachsenden Schädelmaßen, eine Diskordanz der bis dahin parallel verlaufenden Schädel- und Rumpfmaße wird sichtbar. Die verminderte Nierenperfusion kann sich sonographisch als verminderte Fruchtwassermenge darstellen.

Eine gestörte Plazentation geht mit erhöhtem Widerstand im plazentaren Gefäßbett einher. Daraus ergeben sich Veränderungen, die sich in der 18.–20. SSW mittels **Doppler-Sonographie** am Blutflussverhalten in den A. uterinae sichtbar machen lassen. Je nach Ausmaß der pathologischen Plazentation kommt es früher oder später auch im fetalen Kreislauf, zunächst im Bereich der A. umbilicalis, dann im Bereich der A. cerebri media zu typischen Veränderungen des Blutflussverhaltens..

Brain sparing effect

Während der in A. uterina und A. umbilicalis normalerweise in der Diastole einen reichlichen Blutfluss anzeigende Kurvenabschnitt deutlich über der relativen Nullinie liegt, nähert er sich bei zunehmendem Gefäßwiderstand immer mehr der relativen Nullinie, bis er bei deren Erreichen den Stillstand des Blutflusses und beim Ausschlag unter die Nullinie einen retrograden Blutfluss während der mütterlichen bzw. fetalen Diastole signalisiert. Das typische Blutflussmuster in der A. cerebri ist genau umgekehrt: Niedriger Fluss während der Diastole bei normalem Gefäßwiderstand in der Plazenta, hoher Fluss bei erhöhtem Gefäßwiderstand. Dieses Phänomen wird als **brain sparing effect** bezeichnet.

 Nullfluss und retrograder Fluss in der A. umbilicalis sowie brain sparing effect in der A. cerebri media können auf die äußerste Gefährdung des Feten hinweisen.

Therapie

Ziel des Vorgehens bei fetaler Wachstumsrestriktion ist die Entbindung in einem möglichst fortgeschrittenen Schwangerschaftsalter mit möglichst geringer frühgeburtsbedingter neonataler Morbidität. Die serielle Fetometrie mit Beurteilung der Fruchtwassermenge sowie das biophysikalische Profil geben Auskunft über die Wachstumsdynamik und die allgemeine Befindlichkeit des Feten.

Definition

Biophysikalisches Profil bezeichnet die synoptische Betrachtung der fetalen Atem- und Körperbewegungen, des Muskeltonus, der Fruchtwassermenge sowie der fetalen Reaktivität im Ruhe-CTG.

Die Doppler-Sonographie gibt Aufschluss über das Verhalten des Flusswiderstandes im fetoplazentaren Stromgebiet sowie über das Blutverteilungsverhalten. Komplettiert werden die Möglichkeiten der Überwachung durch die Kardiotokographie am unstimulierten Uterus.

16.5.3 Intrauteriner Fruchttod

Definition

Beim intrauterinen Fruchttod (IUFT) werden Lebensäußerungen des Feten nicht mehr wahrgenommen.

Die Schwangere berichtet in der Regel, sie habe seit längerer Zeit keine Kindsbewegungen mehr gespürt. Fehlender Herztonnachweis durch einen akustischen, elektronischen Schallaufnehmer und/oder fehlende Herzaktionen im Ultraschall und/oder fehlende Herzschlagregistrierung im Kardiotokogramm bestätigen die Diagnose.

Epidemiologie

Die Häufigkeit des intrauterinen Fruchttodes liegt derzeit um 4‰, bei Mehrlingsschwangerschaften höher.

Ätiopathogenese

Nach wie vor bleibt die Ursache in den meisten Fällen unklar; es scheint jedoch eine Beziehung zur Morphologie der Nabelschnur zu bestehen. Beobachtet wurden bei intrauterinem Fruchttod:
- Besonders lange/kurze Nabelschnur, mehrfache Nabelschnurumschlingungen (Hals),
- höhere oder niedrigere Frequenz der Windungen der Arterien um die Vene,
- echte Nabelschnurknoten.

Diese Veränderungen sind mit Hilfe der farbkodierten Doppler-Sonographie zwar besser zu diagnostizieren, der intrauterine Fruchttod ist aber deshalb nicht immer zu vermeiden.

Die beste Prognose haben Feten, bei denen eine intrauterine Wachstumsverzögerung bei Plazentainsuffizienz entdeckt wird. Der Anteil dieser Feten an der Zahl der intrauterinen Fruchttode ist immer noch zu hoch. Des Weiteren kommt ein IUFT gehäuft bei Diabetikerinnen mit unbefriedigend eingestellter Stoffwechsellage vor.

Entbindungsmodus

Es gibt Hinweise, dass die psychophysiologischen Veränderungen, die mit der Geburtsarbeit einer vaginalen Entbindung verbunden sind, insgesamt die psychische Genesung der Mutter fördern, unabhängig davon, ob es sich um einen

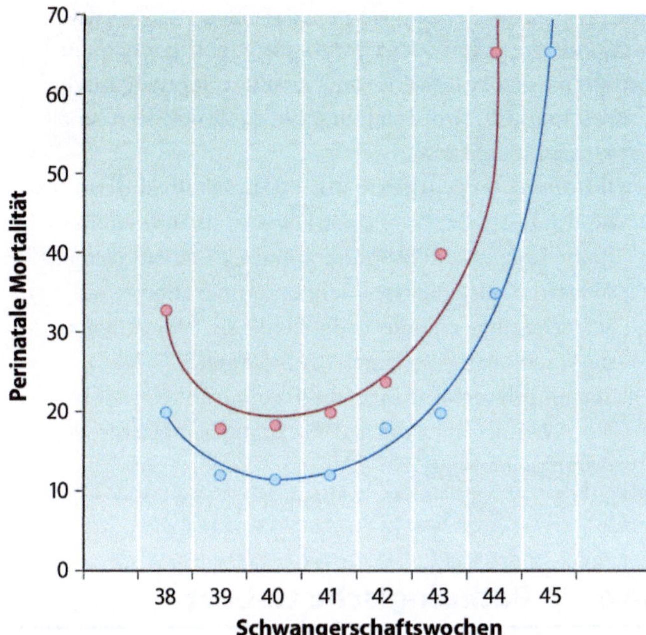

Abb. 16.30. Schematischer Verlauf der perinatalen Mortalität bei Übertragung. Dargestellt ist der Verlauf bei sonst komplikationsloser Schwangerschaft und bei Präeklampsie, die mit einer noch einmal deutlich erhöhten, perinatalen Mortalität einhergeht

lebenden oder toten Fetus handelt. Bei intrauterinem Fruchttod sollte die Mutter darüber informiert werden.

Trauerbewältigung

Im Umgang mit der Schwangeren, die einen intrauterinen Fruchttod erlebt, ist davon auszugehen, dass sie dieses Ereignis wie den Tod eines geborenen Kindes erfährt. Die Reaktion darauf kann sehr unterschiedlich sein und den Unerfahrenen überraschen. Sinnvoll ist es Personen hinzuziehen, die im Umgang mit dem intrauterinen Verlust eines Kindes Erfahrung haben, ohne ausgebildete Psychologen sein zu müssen.

Im Allgemeinen bewältigen Frauen, die ein Kind verloren haben, die Trauerarbeit besser, wenn sie sich beim Prozess des Abschiednehmens an etwas Konkretes halten können. Die Mutter sollte immer alle Informationen haben, die es ihr ermöglichen, selbst die Entscheidung zu treffen, ob und wann sie das Kind sehen will. Wenn die Mutter oder die Eltern das Kind nach der Entbindung zunächst nicht sehen wollen, sollte Sorge getragen werden, dass dies in einem vertretbaren Intervall noch möglich ist. Soweit die Umstände dies erlauben, sollte eine ansprechende Fotodokumentation in die Unterlagen aufgenommen werden, die den Eltern gegebenenfalls überlassen werden kann. Die Trauerarbeit kann sich über einen Zeitraum von Monaten bis Jahren erstrecken. Frauen, denen bei der Bewältigung der Trauerarbeit adäquat geholfen wird, nehmen in dieser Zeit deutlich seltener ärztliche Hilfe wegen somatisierter seelischer Belastung in Anspruch.

16.5.4 Terminüberschreitung

Die menschliche Tragzeit beträgt vom 1. Tag der letzten Periode an 10 Lunarmonate (= 280 Tage). Ein Kind, das zwischen der vollendeten 37. und vollendeten 42. SSW geboren wird, gilt als reifes Neugeborenes.

Nur etwa 5% der Neugeborenen werden exakt nach 280 Tagen geboren.

Definition

Geht die Schwangerschaftsdauer über 294 Tage (10 Lunarmonate + 2 Wochen) hinaus, liegt eine **Übertragung** vor.

Die Häufigkeit der Übertragung liegt zwischen 7 und 12%. Ohne Intervention würden etwa 4% der Schwangerschaften über 43 Wochen hinausgehen.

Ätiologie

Die Ätiologie der Übertragung ist unklar, wie auch der Signalgeber für das Einsetzen physiologischer, geburtswirksamer Wehen bislang nicht eindeutig geortet wurde. Die hypophyseo-adrenale Achse des Feten scheint von Bedeutung zu sein: Anenzephale Feten mit fehlender Hypophyse tendieren zur Terminüberschreitung; bei einer großen Anzahl Neugeborener mit Agenesie der Hypophyse als Teil komplexer Fehlbildungen, an denen diese Kinder verstorben waren, fand sich eine ausgeprägte Hypoplasie der Nebennierenrinde.

Die perinatale Mortalität steigt nach der 42. SSW dramatisch an (Abb. 16.30), umso mehr, wenn weitere Risikofaktoren wie eine Präeklampsie vorliegen.

> Die überwiegende Anzahl der perinatalen Todesfälle ereignet sich vor und unter der Geburt.

Die Aufgabe des Geburtshelfers ist es gefährdete Feten zu identifizieren, fatale Situationen zu vermeiden und eine akzeptable Schnittentbindungsrate zu erreichen. Diese ist bei übertragenen Schwangerschaften deutlich erhöht.

Diagnostik

Die Diagnose ist einfach, wenn Schwangerschaftsalter und errechneter Termin frühzeitig exakt bestimmt worden sind. Angesichts notorisch unsicherer klinischer Parameter wie der letzten Regel, dem Auftreten von Kindsbewegungen und Hörbarwerden von Herztönen mit Schallaufnehmern, oder dem Fundusstand bieten serielle Ultraschalluntersuchungen im 1. Trimenon den höchsten Grad an Genauigkeit.

> Zur Beurteilung des Zustandes des Feten sollten unverzichtbar das **Ruhe-CTG,** das **biophysikalische Profil** sowie die sonographische Bestimmung **der Fruchtwassermenge** herangezogen werden.

Es liegt nahe, eine Basisbeurteilung am errechneten Termin vorzunehmen und bei der Frequenz der weiteren Untersuchungen dem individuellen Sicherheitsbedürfnis der Schwangeren Rechnung zu tragen. Lassen sich keinerlei Auffälligkeiten erkennen, wird die Schwangere alle 2 Tage zur Kontrolle einbestellt. Bis zur Übertragung, also 2 Wochen nach dem errechneten Termin, kann abgewartet werden. Dann wird vielerorts die Geburt eingeleitet.

In Kürze

Pathologie der Spätschwangerschaft
Frühgeburt: Geburt vor Abschluss der 37. SSW. Gefährdung durch ZNS-Unreife (Apnoe, Bradykardien, Hinblutungen), Hypoglykämien (mangelnde Glykogenreserven der Leber).
Atemnotsyndrom (respiratory distress syndrome, RDS): Haupttodesursache unreifer Kinder, da erst ab 34. SSW vollständige Lungenreife, aber auch bei 2. Zwilling, Kindern diabetischer Mütter, schwerer Amnioninfektion, Aspiration (Fruchtwasser, Mekonium, Blut). Surfactantmangel führt zu Atelektasen, Minderbelüftung, Bildung hyaliner alveolärer Membranen, fetale Gefährdung durch Hypoxie, Hyperkapnie, Azidose.
- **Symptomatik:** Tachypnoe, Dyspnoe, Apnoe.
- **Diagnostik:** Mikroblutanalyse.
- **Therapie:** Beschleunigung der Lungenreifung durch Glukokortikoide, postpartal Beatmung, intensivmedizinische Behandlung, endotracheale exogene Surfactantapplikation.

Intrauterine Wachstumsrestriktion: Verursacht durch uteroplazentare Dysfunktion (eingeschränkter Transport von Nährstoffen, Energieträgern, Sauerstoff) als Folge von Chromosomenveränderungen, Infektionen, Tabak-, Alkohol- oder Drogenkonsum. Sonographische Fetometrie, Dopplersonographie der SGA- Feten (small for gestational age).
Intrauteriner Fruchttod (IUFT): Subjektiv werden Kindsbewegungen vermisst, keine fetale Herzaktion mehr nachweisbar in Sonographie/CTG, Ätiologie meist unklar, möglich bei Nabelschnurkomplikationen, schlecht eingestellten Diabetikerinnen. Unterstützung bei Trauerarbeit, ggf durch Psychologen.
Terminüberschreitung: Übertragung ab vollendete 42. SSW, Ätiologie unklar, CTG-/Sonographiekontrolle, Geburtseinleitung.

16.6 Pathologische Geburt

In bis zu 15% aller Fälle verläuft die Geburt kompliziert.

16.6.1 Verkürzte, verlängerte, protrahierte Geburt

Die normale Geburtsdauer bei einer Ertstgebärenden beträgt 12 h. Ist der Muttermund 3 cm weit eröffnet und besteht regelmäßige Wehentätigkeit, muss mit der Entbindung gerechnet werden. Bis 2 h nach Vollständigwerden des Muttermundes haben 95% der Kreißenden entbunden.

Definition
Die Gesamtdauer der Geburt setzt sich aus der **Eröffnungsperiode** (etwa 12 h bei Erstgebärenden, etwa 7 h bei Mehrgebärenden) und der **Austreibungsperiode** (ca. 1 h bei Erstgebärenden, etwa 20 min bei Mehrgebärenden) zusammen.

Die Schwangere wird als unter der Geburt stehend betrachtet, wenn die Eröffnungswehen begonnen haben oder wenn in Abwesenheit von Wehentätigkeit der Blasensprung eingetreten ist.

Verlängerte Geburtsdauer

Komplikationen ergeben sich am häufigsten aus einer verlängerten Geburtsdauer. Eine verlängerte Gesamtgeburtsdauer kann aus einer verlängerten (protrahierten) Eröffnungsperiode, einer protrahierten Austreibungsperiode oder aus beidem resultieren. In beiden Phasen kann es schließlich zum Geburtsstillstand kommen: Eine Spontangeburt ist nicht möglich, die Geburt muss vaginaloperativ oder durch abdominale Schnittentbindung beendet werden.

Ätiologie

Ursache eines protrahierten Geburtsverlaufs kann sein:
- Primäre oder sekundäre Wehenschwäche (Wehendystokie; Dystokie, griech.: erschwerte Geburt), die sich auch durch Gabe von Wehenmitteln (Oxytozin) nicht überwinden lässt.
- Störung in der Geburtsmechanik in Frage (Missverhältnis zwischen Größe des Kindes und mütterlicher Beckengröße, Einstellungs- oder Haltungsanomalie des Kindes wie bei hohem Geradstand).
- Beckenanomalie oder Scheidenanomalie (Scheidenseptum).

Der Vollständigkeit halber seien kindliche Fehlbildungen erwähnt (Hydrozephalus, Steißbeinteratom), die zu einer Störung der Geburtsmechanik führen.

> **Praxisbox Partugramm**
> Ein schneller und zuverlässiger Überblick über den zeitlichen Verlauf der Geburt lässt sich gewinnen, wenn in einem Partugramm die Muttermundsweite gegen die Zeit aufgetragen wird, wobei es wichtig ist, dass die Zeitachse nicht aus Gründen der Platzersparnis geändert wird. Die Einschätzung des Geburtsverlaufs wird vervollständigt, wenn die Veränderung des Höhenstandes des Kopfes als Element der Geburtsmechanik in dieses Partugramm mit eingezeichnet wird (Abb. 16.31).

Geburtsbeendigung

Lange Zeit bestand ein Konsens unter Geburtshelfern, dass bei vollständiger Eröffnung des Muttermundes über 2 h die Indikation zur operativen Geburtsbeendigung gegeben war. Dieser Konsens gründete auf der Erfahrung, dass jenseits dieses Zeitraums die perinatale Morbidität sowie Mortalität und vor allem die mütterliche Morbidität zunahm.

Heute werden jedoch in Abhängigkeit von der Gesamtsituation längere Zeiten toleriert. Nach langdauerndem Druck des kindlichen vorangehenden Teils auf Gefäße und

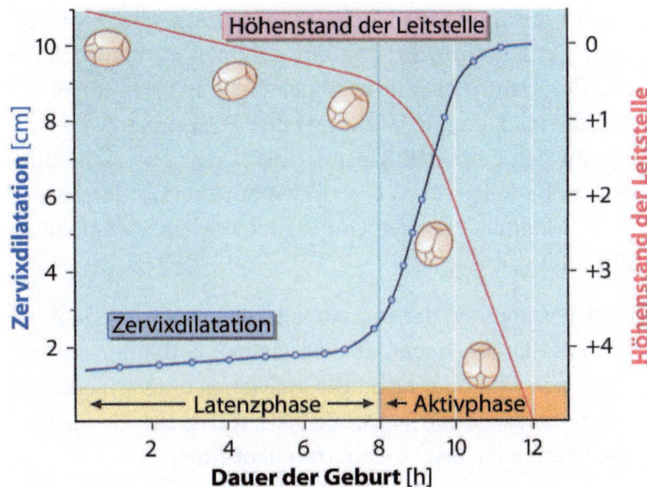

Abb. 16.31. Partugramm

Nerven können auch heute noch in der Regel reversible Sensibilitätsstörungen sowie Blasenentleerungsstörungen beobachtet werden. Drucknekrosen oder vesikozervikale, vesikovaginale sowie rektovaginale Fisteln sind zu Raritäten geworden. Neuere Arbeiten deuten darauf hin, dass diese Schädigungen auch schon früher im Geburtsverlauf auftreten können.

> Methoden der Geburtsüberwachung wie die Kardiotokographie (CTG) ergänzt durch die Mikroblutuntersuchung zur Ermittlung des fetalen Säure-Basen-Status (MBU) haben zeitliche Vorgaben bei der Indikationsstellung zur operativen Geburtsbeendigung in den Hintergrund treten lassen.

16.6.2 Mütterliche Ursachen

Beckenanomalie, Beckendystokie

> **Definition**
> **Beckendystokie** bezeichnet einen erschwerten Geburtsverlauf infolge einer Beckenanomalie.

In der Regel handelt es sich dabei um Verengungen des Geburtsweges (Physiologie der Beckenmaße und Beckenformen ▶ Kap. 14.4).

Neben Verengungen auf der Beckeneingangs- und Beckenausgangsebene kann auch eine Verengung auf der Ebene der Beckenmitte vorliegen. Die Verengungen können jeweils für sich bestehen oder kombiniert auftreten.

Der schwangerschaftsbedingt hohe Progesteronspiegel führt zu einer Auflockerung des pelvinen Bandapparates unter der Geburt. Diese wird gegebenenfalls unterstützt durch die relaxierende Wirkung einer Periduralanästhesie. Es ergibt sich eine offenbar individuell sehr unterschiedliche Dehnbarkeit, sodass erst der Geburtsverlauf Hinweise auf die Möglichkeit oder Unmöglichkeit einer vaginalen Entbindung gibt.

> Die Bestimmung der Beckenmaße allein kann keinen Aufschluss darüber geben, ob eine vaginale Entbindung möglich sein wird oder nicht. Die individuell unterschiedliche Dehnbarkeit spielt eine große Rolle, sodass sich eine sichere Beurteilung erst im Geburtsverlauf ergibt.

Hüftoperationen oder vorausgegangene Beckenfrakturen stellen per se keine Kontraindikation zur vaginalen Entbindung dar. Allerdings sollten bei der Entbindungsplanung alle Anstrengungen unternommen werden, Operationsberichte und häufig vorhandene Röntgenaufnahmen einzusehen und ggf. ein orthopädisches Konsil einzuholen.

! Unabhängig von allen anderen Faktoren kann kein reifes Kind von normaler Größe vaginal entbunden werden, wenn der anteroposteriore Durchmesser des Beckens 8,5 cm oder weniger beträgt.

Verengung des Beckeneingangs

Probleme beim Tiefertreten

> Verengungen des Beckens werden mit Lage- und Einstellungsanomalien in Zusammenhang gebracht.

Während normalerweise der vorangehende Teil in den letzten Wochen der Schwangerschaft tiefer tritt, bleibt das Tiefertreten bei verengtem Beckeneingang entweder vollständig aus oder es kommt dazu erst unter dem Einfluss der Wehen. Wenn Schädellagen vorliegen, ballotiert der Kopf häufig über dem Beckeneingang oder legt sich in eine Fossa iliaca, sodass geringste Einwirkungen den Feten bewegen können, eine andere Lage einzunehmen. Aus großen geburtshilflichen Zentren wird berichtet, dass bei Schwangeren mit verengtem Becken z. B. Gesichts- und Schultereinstellungen 2–3-mal häufiger und der Vorfall von Nabelschnur oder Extremitäten 4–6-mal häufiger beobachtet werden.

16

Eine nicht ganz achsengerechte Einstellung des kindlichen Kopfes (**Asynklitismus**) dürfte bei jeder normalen Geburt vorkommen. Der sukzessive posteriore und anteriore Asynklitismus gestattet das Tiefertreten des kindlichen Kopfes möglicherweise überhaupt erst, da auf diese Weise der kindliche Kopf sich dem jeweils geräumigsten Durchmesser des Beckens anpassen kann. Es ist gut denkbar, dass der Asynklitismus bei einem verengten Becken sehr viel ausgeprägter ist. Da der Zeitbedarf, den kindlichen Kopf so zu konfigurieren, dass er die verengten Geburtswege passieren kann, größer ist als bei normalen Beckenverhältnissen, ist insbesondere die Austreibungsperiode verlängert.

Zervixdilatation

Die Dilatation der Zervix wird bei intakten Eihäuten normalerweise durch den Druck der fruchtwassergefüllten Blase bewirkt bzw. durch direkte Einwirkung des vorangehenden Teils, nachdem die Fruchtblase gesprungen ist.

> Voraussetzung für eine progressive Zervixeröffnung bis zur Vollständigkeit des Muttermundes ist der Druck des kindlichen Kopfes auf das untere Uterinsegment und die Zervix.

Wenn beim verengten Becken jedoch das Tiefertreten des Kopfes auf der Beckeneingangsebene behindert ist, werden Zervix und Muttermund nur zögerlich eröffnet.

Dehnung des unteren Uterinsegmentes

Wenn das Missverhältnis zwischen kindlichem Kopf und dem Becken so ausgeprägt ist, dass der Kopf weder eine Beziehung zum Becken aufnehmen noch tiefertreten kann, wird das untere Uterinsegment zunehmend gedehnt.

! Zeichen der Überdehnung und drohenden Ruptur ist eine quer oder schräg zwischen Symphyse und Nabel über den Uterus verlaufende **Schnürfurche**. Die umgehende Geburtsbeendigung durch Schnittentbindung ist indiziert.

Geburtsleitung

Falls bei verengtem Beckeneingang eine sichere, vaginale Entbindung nicht erwartet werden kann, sollte die Entbindung durch Sectio caesarea erfolgen.

Nur in ganz seltenen Fällen lässt sich vor Geburtsbeginn entscheiden, ob eine elektive Sektio die Therapie der Wahl ist. In den meisten Fällen wird zunächst die vaginale Entbindung unter sorgfältiger Überwachung anzustreben sein. Schwangere mit verengtem Beckeneingang weisen tendenziell schwache Wehentätigkeit auf, die durch eine Leitungsanästhesie noch aggraviert werden kann. Obwohl bei kräftiger Wehentätigkeit immer auch auf eine Uterusruptur geachtet werden sollte, ist diese Gefahr bei Erstgebärenden eher gering.

Bei jeder Form der Beckenverengung sollte Oxytozin mit äußerster Umsicht angewendet werden, da katastrophale Folgen für Mutter und Kind drohen, solange der kindliche Kopf das Hindernis nicht passiert hat.

Eine instrumentelle Verkleinerung des kindlichen Kopfes (Kraniotomie) beim intrauterinen Fruchttod kommt heute nicht mehr in Frage.

Verengung der Beckenmitte

Der Verdacht auf eine Verengung der Beckenmitte kann geäußert werden, wenn der interspinale Durchmesser unter 10,0 cm fällt. Ist er kleiner als 9,0 cm ist die Beckenmitte definitiv verengt.

Dies impliziert nicht, dass es zwingend zu einer erschwerten Entbindung kommen wird. Eine erschwerte Entbindung ist möglich, und zwar in Abhängigkeit von Größe und Form des Vorbeckens, dem Ausmaß der Beckenmittenverengung und der Größe des Feten.

Die Beckenmittenverengung kommt wahrscheinlich häufiger vor als die Verengung des Beckeneingangs und ist häufig Ursache eines Geburtsstillstands mit querstehender Pfeilnaht.

Der Verdacht auf Beckenmittenverengung kann bei der vaginalen Untersuchung geäußert werden, wenn die Spinae ischiadicae sehr prominent sind oder die Seitenwände des Beckens stark konvergieren. Häufig wird die Beckenmittenverengung nicht erkannt.

Geburtsleitung

Oberstes Gebot der Geburtsleitung bei verengter Beckenmitte ist, die natürlichen Kräfte den weitesten Durchmesser des kindlichen Kopfes über die Enge zwischen den Spinae ischiadicae hinausbefördern zu lassen, bevor eine operative vaginale Geburtsbeendigung mittels Forzeps (Geburtszange) erwogen wird. Hat nämlich der Kopf die Enge noch nicht mit seinem weitesten Durchmesser passiert, ergeben sich bei der Forzepsentwicklung folgende Schwierigkeiten:

- Der Zug mit der Zange am Kopf hebt die Deflexion des kindlichen Kopfes auf.
- Die Blätter der Zange nehmen zusätzlichen Raum ein, wodurch die ohnehin bestehende Enge zunimmt.

Die Vakuumextraktion bietet bei Verengung der Beckenmitte den Vorteil, dass sie die Deflexion des kindlichen Kopfes zulässt und keinen zusätzlichen Raum beansprucht. Voraussetzung ist aber auch hier, dass der Muttermund vollständig eröffnet ist. Oxytozin ist auch bei verengter Beckenmitte mit Umsicht einzusetzen.

Bei verengter Beckenmitte ist an operative vaginale Geburtsbeendigung erst zu denken, wenn die natürlichen Kräfte den weitesten Durchmesser des kindlichen Kopfes über die Enge zwischen den Spinae ischiadicae hinaus befördert haben.

Verengung des Beckenausgangs

Eine Beckenausgangsverengung ist bei etwa 3 bis 5% aller Schwangeren zu finden.

Definition

Eine Beckenausgangsverengung ist definiert als eine Verkürzung der Distanz zwischen den Tubera ischiadica auf 8,0 cm oder weniger.

Geburtsleitung

Ob eine vaginale Entbindung möglich wird, hängt von der Distanz zwischen den Tubera ischiadica und dem posterosagittalen Durchmesser ab. Eine Verengung des Beckenausgangs ist selten allein die Ursache für eine Dystokie, sie findet sich meistens in Begleitung einer Verengung der Beckenmitte.

Ihre eigentliche Bedeutung liegt vielmehr in der Auslösung schwerwiegender perinealer Lazerationen. Bei sehr spitzem Schambogen kann der Kopf nicht unmittelbar unterhalb der Symphyse »steigen«, sondern wird zunehmend weiter nach dorsal auf die Rr. ischiopubici zu gedrängt. Im Extremfall der Verengung muss der Kopf um eine Linie zwischen den Tubera ischiadica herum rotieren, wodurch das Perineum extrem belastet und die Gefahr perinealer Zerreißungen außerordentlich gesteigert wird. Aus diesem Grunde sollte man sich immer ein Bild von der Form des Schambogens machen.

Bei einem sehr spitzen Schambogen besteht eine extrem hohe Gefahr für perineale Zerreißungen.

Beckenendlagen und Gesichtseinstellungen beim verengten Becken

Beckenendlage

Beckenendlagen beim auch nur mäßig verengten Becken weisen gegenüber den Schädellagen zusätzliche Besonderheiten auf.

Im frühen Wehenstadium kann es zum Nabelschnurvorfall kommen.

In der Austreibungsperiode kann sich die Entwicklung des nachfolgenden Kopfes außerordentlich schwierig gestalten, wobei es zu schweren kindlichen Verletzungen und gar zum Tod kommen kann. Da der Kopf nie in Kontakt mit dem Becken ist, kann der Grad des Missverhältnisses nie zuverlässig abgeschätzt werden. Auch bei einer Mehrgebärenden sollten geringste Abweichungen vom Geburtsverlauf, wie eine sich nicht zügig gestaltende Eröffnungsperiode, zum Anlass genommen werden, die vaginale Beckenendlagenentwicklung zu überdenken und die Schnittentbindung vorzunehmen.

Gesichts- und Stirnlage

Gesichts- und Stirnlage zeigen häufig ein erhebliches Missverhältnis an, außer bei sehr kleinem oder bereits verstorbenem Fetus.

Gibt es Anhaltspunkte für ein verengtes Becken, stellen diese Einstellungen eine Indikation zur abdominalen Schnittentbindung dar.

Pathophysiologie der Wehen, Wehendystokie

Wehenphysiologie

Die uterine Kontraktion startet in Muskelzellen des einen Uterushorns, Millisekunden später gefolgt von einer Kontraktion in Muskelzellen des anderen Uterushorns. Diese beiden Wellen vereinigen sich und nehmen ihren Weg kaudalwärts über das mittlere zum unteren Uterinsegment, wobei sie an Intensität abnehmen.

Typisch für uterine Kontraktionen ist, dass sie weder peristaltischen Charakter haben, noch dass es sich um simultane Kontraktionen in den verschiedenen Uterusabschnitten handelt.

Damit diese Kraftwelle zu einer Dilatation der Zervix führt, muss bei intakter Fruchtblase ein intrauteriner Druck von wenigstens 15 mmHg erreicht werden. In der Regel liegen diese Drücke weitaus höher bei bis zu 60 mmHg.

Hypotone Dysfunktion

Definition

Bei der uterinen hypotonen Dysfunktion (Wehenschwäche) weisen die uterinen Kontraktionen ein regelrechtes Muster des Druckgradienten auf, jedoch liegt der bei äußerer Druckableitung gemessene maximale Druck während einer Kontraktion deutlich unter 30 mm Hg.

16

Ursachen der **primären Wehenschwäche** können ein hypoplastischer oder fehlgebildeter Uterus sein, aber auch Überdehnungen des Myometriums aufgrund von Mehrlingen, fetaler Makrosomie oder eines Polyhydramnions. Die Diagnose lässt sich häufig erst im Rückblick stellen, da das Wehenbild nicht eindeutig von den muttermundswirksamen Eröffnungswehen unterschieden werden kann. Hierin liegt auch die Schwierigkeit der Behandlung: Eine primäre Wehenschwäche in der Eröffnungsperiode wird in den meisten Fällen auf die intravenöse Gabe von Oxytozin mit dem Übergang in eine regelrechte Wehentätigkeit reagieren, wohingegen die unkoordinierte Wehentätigkeit der Prodromalphase nicht beeinflussbar ist.

Die **sekundäre Wehenschwäche** kann sich als Folge eines protrahierten Geburtsverlaufs einstellen und die Wehenunterstützung durch Oxytozin erfordern.

Die Gefahr der uterinen Hypotonie liegt in dem protrahierten Geburtsverlauf und dem dadurch erhöhten Infektionsrisiko für das Neugeborene.

Hypertone Dysfunktion

Die uterine hypertone Dysfunktion ist seltener und häufig durch Oxytozininfusion unter der Geburt iatrogen herbeigeführt.

Sie ist gekennzeichnet durch eine Verzerrung des Druckgradienten, dessen Maximum im mittleren Uterinsegment liegen kann, oder durch eine vollständige Asynchronie der von den beiden uterinen Hörnern ausgehenden elektromechanischen Impulse. Dies führt zu Symptomen wie diskoordinierter Wehentätigkeit, Steigerung des basalen Tonus der Uterusmuskulatur wie auch des maximalen Wehendrucks. Häufig ist die Wehenfrequenz auf >5/min erhöht.

Die Kontraktionen sind überaus schmerzhaft, bringen aber nicht unbedingt einen Geburtsfortschritt.

Die Gefahr der uterinen Hypertonie liegt in der kontraktionsabhängigen Reduktion der uterinen Durchblutung mit der Ausbildung einer azidotischen fetalen Stoffwechsellage. Hier ist die Adjustierung der infundierten Oxytozinmenge gefordert, bzw. die intravenöse Gabe von β-Sympathomimetika mit dem Ziel der Normalisierung und Koordination der Wehentätigkeit, wenn die Hypersystolie nach Absetzen des Oxytozin persistiert.

Zervikale Dystokie

Die isolierte Zervixdystokie auf dem Boden einer rigiden Zervix oder einer Conglutinatio orificii uteri externi (Verklebung des äußeren Muttermundes des Uterus durch straffe Fasern) als Ursache eines fehlenden Geburtsfortschrittes ist selten. Anatomische Veränderungen wie Zervixnarben nach Konisatio, Cerclage oder Einrissen nach forcierter Dilatation anläßlich von Kürettagen wie auch die Conglutinatio orificii uteri externi mögen zwar Anlass zu einer zögerlichen Muttermundseröffnung sein, durch digitale Dilatation des Zervikalkanals während der Wehe lässt sich dieses Hindernis jedoch in aller Regel ausräumen. Zudem lässt sich durch diese Manipulation der **Fergusonreflex** auslösen, der zu einer Intensivierung der uterinen Kontraktionen führt. Als weitere anatomische Ursachen einer gestörten Zervixretraktion sind das Zervixkarzinom, genitale Doppelbildungen sowie eine vorausgegangene abdominale Schnittentbindung zu nennen.

> Um den Geburtsfortschritt bei dem Verdacht einer Dystokie des Uterus und/oder der Zervix zu beurteilen, muss die Zervix durch eine Wehe hindurch, beginnend vor der Wehe, palpiert werden.

16.6.3 Fetale Ursachen

Lageanomalien

In Bezug auf die Geburtsmechanik kann der Fetus Regelwidrigkeiten der Lage, der Poleinstellung, der Haltung und der Einstellung aufweisen.

Durchtrittsplanum

Definition

Das Durchtrittsplanum bezeichnet die größte Ebene des fetalen Körpers, die die engste Stelle des Beckens passieren muss.

Die Indikation zur vaginaloperativen Entbindung mittels Vakuum, bei dem das Durchtrittsplanum anders als bei der Forzepsentwicklung nicht beeinflusst wird, setzt z. B. voraus, dass der Kopf des Feten mit seinem weitesten Durchmesser (dem biparietalen Durchmesser) die Linie zwischen den Spinae ischiadicae passiert haben soll, damit eine problemlose Entwicklung des Feten möglich ist.

Während zu allen Entwicklungsstufen des Feten der Kopf an der Stelle des biparietalen Durchmessers zwar das weiteste Durchtrittsplanum aufweist, kann aber das Verhältnis dieses Durchtrittsplanums zum weitesten Planum des Rumpfes entsprechend den Körperproportionen in verschiedenen SSW ganz unterschiedlich sein. Erst ab der 34. SSW ist dieses Verhältnis so wie am Termin. Dies hat Konsequenzen für die geplante Geburtsleitung bei Beckenendlage.

> Bis etwa zur 36. Woche hat der Fetus seine endgültige Lage eingenommen (meistens Schädellage, Beckenendlage in ca. 6% der Fälle).

Vor diesem Zeitpunkt kann der Anteil an Lageanomalien noch bis zu 15% betragen.

Beckenendlage

Bei Beckenendlagenentwicklungen können sich aufgrund der besonderen Geburtsmechanik Komplikationen ergeben. Diese sind Ursache dafür, dass viele Geburtshelfer nur dann in die Leitung einer vaginalen Geburt bei Beckenendlage einwilligen, wenn eine Geburt eines mindestens etwa gleich kräftigen Kindes vorausgegangen ist.

Bei der Beckenendlagenentwicklung muss der Kopf mit dem weiteren Durchtrittsplanum dem schmaleren Durchtrittsplanum folgen. Diese Entwicklung kann schwierig und zeitraubend sein. Der Abstand vom Nabelschnuransatz am Kind zu den kaudalen Körpergrenzen ist kürzer als zu den kranialen. Dies hat zur Folge, dass die Nabelschnur bei der Beckenendlagenentwicklung über eine längere Distanz und damit in der Regel über eine längere Zeit komprimiert wird mit der Folge der Unterbrechung der maternofetalen Zirkulation. Der Kind ist damit einer Hypoxie ausgesetzt, ablesbar an einer Bradykardie mit häufigeren postpartalen respiratorisch-azidotischen Blutgasparametern im Nabelarterienblut.

Die Größe des Durchtrittsplanums bei Beckenendlage variiert mit dem Typ der Beckenendlage: Bei der Fußlage (ca. 25 cm) ist es kleiner als bei der einfachen Steißlage (28 cm) mit den *extended legs* (die untere Extremität liegt klappmesserartig dem Rumpf an), bei der es wiederum kleiner ist als bei der Steißfußlage (33 cm). Hier »sitzt« der Fetus in Hockstellung, die Fußsohlen befinden sich auf gleicher Höhe mit den Sitzbeinknochen. Problematisch ist diese Situation, weil stets mit dem Vorfall eines oder beider Füße gerechnet werden muss und sich dann weitaus ungünstigere geburtsmechanische Situationen darstellen.

> Die Größe des Durchtrittsplanums bei Beckenendlage variiert deutlich, je nach Typ der Beckenendlage.

Die Leitung der vaginalen Beckenendlagenentbindung sollte in den Händen eines Geburtshelfers liegen, der mit den geburtshilflichen Entbindungstechniken bei Beckenendlage vertraut ist (◘ Abb. 16.32).

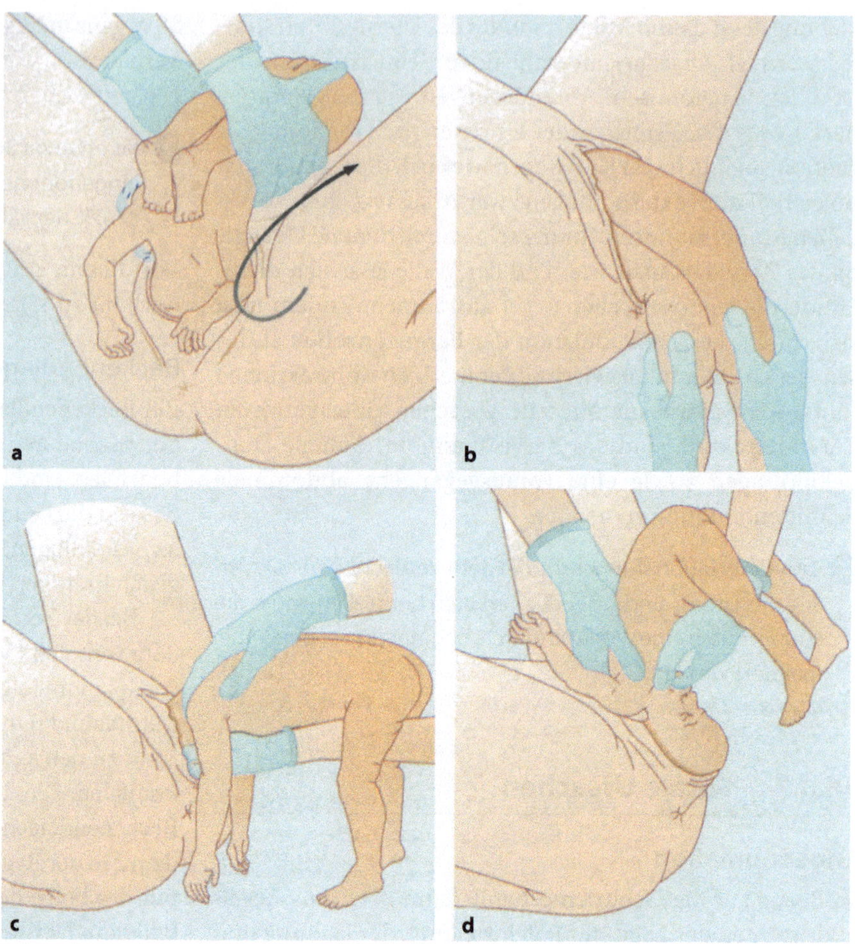

Abb. 16.32. Entbindungstechniken bei Beckenendlage. **a** Unterstützung der Spontangeburt aus Beckenendlage nach Bracht. **b** Armlösung nach Mueller. **c** Kopflösung nach Veit-Smellie 1. Phase. **d** 2. Phase

! Grundsätzlich gilt bei Beckenendlage, möglichst nicht zu versuchen, durch Zug am vorangehenden Teil die Entwicklung zu beschleunigen.

Hierbei besteht die Gefahr, dass die Arme hochschlagen und es wird genau das Gegenteil erreicht, da die Techniken der Armlösung weitere Zeit in Anspruch nehmen.

> Es sollte nach Möglichkeit eine Periduralanästhesie gelegt sein, damit der Beckenboden entspannt ist und die Frau nicht durch Wehenschmerzen von der Mitarbeit abgehalten wird.

Der Anästhesist sollte anwesend sein, ebenso ein in der Reanimation Neugeborener versierter Arzt, im Idealfall ein Neonatologe.

Im Rahmen einer Neueinschätzung der geburtshilflichen Risiken bei einer vaginalen Beckenendlagenentwicklung hat auch die **äußere Wendung** des Feten eine Neueinschätzung erfahren.

> Bei sorgfältiger Auswahl der Schwangeren liegt die Erfolgsrate der äußeren Wendung bei Beckenendlage bei etwa 50%.

Die äußere Wendung wird im Sektio-OP in Anwesenheit des OP-Teams unter Ultraschallkontrolle der kindlichen Herzaktionen (Bradykardien) und der Plazenta (Lösung) vorgenommen.

Querlage

Die Querlage ist eine seltene Lageanomalie. In den polfreien kaudalen Raum kann die Nabelschnur oder der kindliche Arm vorfallen, insbesondere wenn es zum vorzeitigen Blasensprung kommt, was bei Querlage gehäuft beobachtet wird (Abb. 16.33).

! Ist die Nabelschnur oder der Arm vorgefallen, liegt eine geburtshilfliche Notfallsituationen vor, die bei Tatenlosigkeit zum Tod des Kindes und der Mutter führen kann.

16

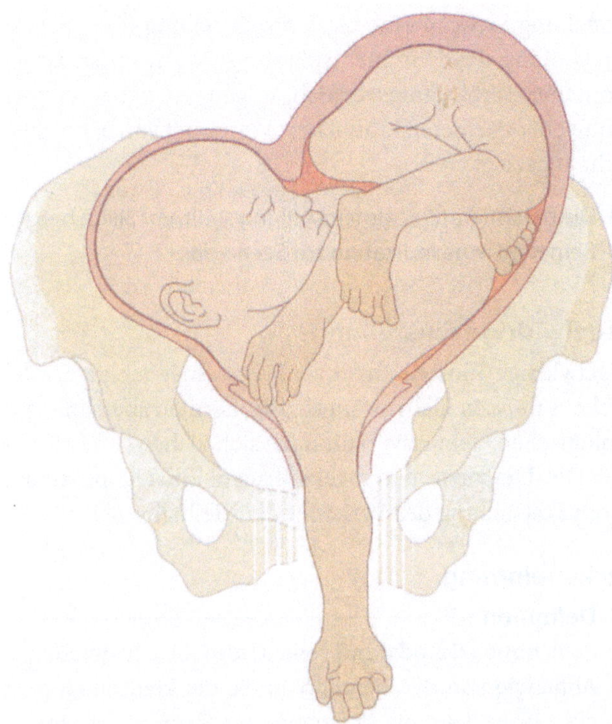

Abb. 16.33. Verschleppte Querlage mit Armvorfall und drohender Uterusruptur

Insbesondere bei vermehrter Fruchtwassermenge (Polyhydramnion) und nachgiebiger Uterusmuskulatur (besonders bei Vielgebärenden) wird die Querlage angetroffen, aus der heraus eine Geburt nicht möglich ist. Es scheint aber gerechtfertigt, bei der Möglichkeit der kurzfristig durchführbaren Schnittentbindung das Einsetzen von Wehentätigkeit und die Einstellung in eine Schädellage abzuwarten. Eine Placenta praevia muss ausgeschlossen sein, wie überhaupt in allen Situationen, in denen der Kopf in Terminnähe noch »hoch steht« und keinen Bezug zum Becken aufgenommen hat.

Möglicherweise aufgrund der nachlassenden Pluriparität wird die Querlage seltener angetroffen; sie liegt derzeit weiter unter 1%.

> Eine persistierende Querlage ist eine Indikation für eine Sectio

Definition

Haltungsanomalie: Regelwidrige Beziehung zwischen kindlichem Kopf und kindlichem Rumpf. **Einstellungsanomalie:** Regelwidrige mechanische Beziehung des vorangehenden Teils zum Geburtskanal.

Regelwidrige Haltung

Physiologischerweise ist die Haltung im Beckeneingang indifferent, große und kleine Fontanelle sind auf gleicher Höhe zu tasten, der tiefstehende Kopf ist gebeugt.

Die nach dem Geburtshelfer Roederer benannte **Roederer-Kopfhaltung** ist eine Regelwidrigkeit im Beckeneingang.

Definition

Der Kopf ist bei der **Roederer-Kopfhaltung** bereits im Beckeneingang gebeugt, d. h. die kleine Fontanelle wird führend getastet. Die kleine Fontanelle führt im Beckeneingang.

Dies kann Ausdruck einer Formanpassung an ein, geburtshilflich unbeeinflussbares, verengtes Becken oder aber an ein spastisches unteres Uterinsegment sein, das einer Kombination von Spasmolytika, Analgetika und/oder Betamimetika zugänglich sein kann. Gibt sich trotz dieser Maßnahmen die regelwidrige Haltung unter angemessenem Zuwarten unter CTG-Kontrolle nicht, oder tastet sich bei hochstehendem Kopf die kleine Fontanelle führend bei gerader verlaufender Pfeilnaht im Sinne eines hohen Geradstandes, wird die Geburtsbeendigung durch Schnittentbindung unumgänglich.

> Scheitellage, Vorderhauptslage, Stirnlage und Gesichtslage sind Regelwidrigkeiten des tiefstehenden Kopfes im Beckenausgang.

Sie sind dadurch charakterisiert, dass der tiefstehende Kopf beim Tiefertreten die Beugung nicht vollzogen hat, sich demzufolge, von der Scheiteleinstellung über die Vorderhauptseinstellung und Stirneinstellung bis hin zur Gesichtseinstellung betrachtet, in einer Streckhaltung zunehmenden Ausmaßes befindet (Abb. 16.34). In aller Regel erfolgt der Austritt dorsoposterior.

Die Identifizierung der Regelwidrigkeit gelingt mit der vaginalen Tastuntersuchung:

- Bei der Scheiteleinstellung tasten sich kleine und große Fontanelle auf gleicher Höhe,
- bei der Vorderhauptseinstellung führt die große Fontanelle,
- bei der Stirneinstellung die Stirn,
- bei der Gesichtseinstellung markante Punkte des Gesichts (Margines supraorbitales, Nasenwurzel).

Von der physiologischen Langschädelform (**Dolichozephalus**) abweichende Schädelformen wie Kurzkopf, Rundkopf und Turmschädel prädisponieren zur Scheiteleinstellung

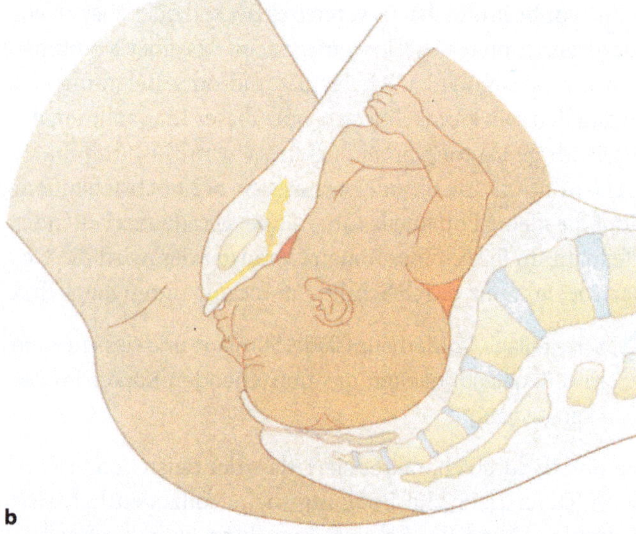

a

b

Abb. 16.34. Haltungsanomalien im Beckenausgang. **a** Stirnlage. Es führt die Stirn bei schräg verlaufender Stirnnaht. **b** Mentoanteriore Gesichtslage

und zur Vorderhauptseinstellung, wohingegen der Hyperdolichozephalus häufig die Ursache von Stirn- und Gesichtseinstellungn ist. Die während der Fetalperiode aufgrund der Zunahme des Gehirnvolumens sich vom Kurz- zum Langkopf ändernde Schädelform erklärt, dass bei Frühgeburten häufiger als bei Reifgeborenen Vorderhauptseinstellungn aufgrund einer Brachyzephalie beobachtet werden.

> Die geburtsmechanisch ungünstigste, gleichzeitig aber auch seltenste Haltungsanomalie ist die **Stirneinstellung**.

Das Durchtrittsplanum hat mit der Circumferentia maxilloparietalis bzw. Circumferentia cygomaticoparietalis mit bis zu 38 cm den größtmöglichen Umfang. Geht die Stirneinstellung nicht in eine Gesichtseinstellung über, bei der der Umfang des Durchtrittsplanums 34 cm misst, ist ein spontaner Entbindungsversuch, wegen der in der Vergangenheit beobachteten kindlichen Mortalität von bis zu 40%, nicht angezeigt.

> Die persistierende Stirneinstellung stellt, vor allem bei großem Kind, eine Indikation zur Sectio dar.

Regelwidrige Einstellung

Regelwidrige Einstellungen als Folge eines fehlgeformten Beckens müssen nicht zwangsläufig, können aber einen pathologischen Geburtsverlauf nach sich ziehen.

Die Diagnose der regelwidrigen Einstellung erfolgt durch Feststellung des Verlaufes der Pfeilnaht.

Beckeneingang

Definition

Beim **hohen Geradstand** verläuft die Pfeilnaht gerade. Abhängig von der Richtung, in die der kindliche Rücken weist, liegt ein dorsoanteriorer bzw. ein dorsoposteriorer hoher Geradstand vor.
Bei der **Scheitelbeineinstellung** verläuft die Pfeilnaht regelrecht quer, ist jedoch aus der Führungslinie abgewichen. Je nachdem, ob bei der Scheitelbeineinstellung die Abweichung nach dorsal oder nach ventral erfolgt ist, handelt es sich um eine anteriore bzw. eine posteriore Scheitelbeineinstellung.

Die Tatsache, dass es bei Scheitelbeineinstellung zum protrahierten Verlauf bzw. zum Geburtsstillstand kommt, unterscheidet diese als regelwidrige Einstellung vom vorderen bzw. hinteren physiologischen **Asynklitismus** (Synklitismus, »Zusammenliegen« von Pfeilnahtverlauf und Führungslinie), eine Abweichung des Pfeilnahtverlauf von der Führungslinie, die zu Geburtsbeginn beobachtet werden kann (Abb. 16.35).

Während früher die Leopold-Handgriffe halfen, Klarheit über die Einstellung des Feten zu gewinnen, wird dies heute mit dem Ultraschall erreicht.

Beckenausgang

Definition

In der Beckenausgangsebene stellt der **tiefe Querstand** (quer verlaufende Pfeilnaht, auf gleicher Höhe zu tastende Fontanellen) eine regelwidrige Einstellung dar.

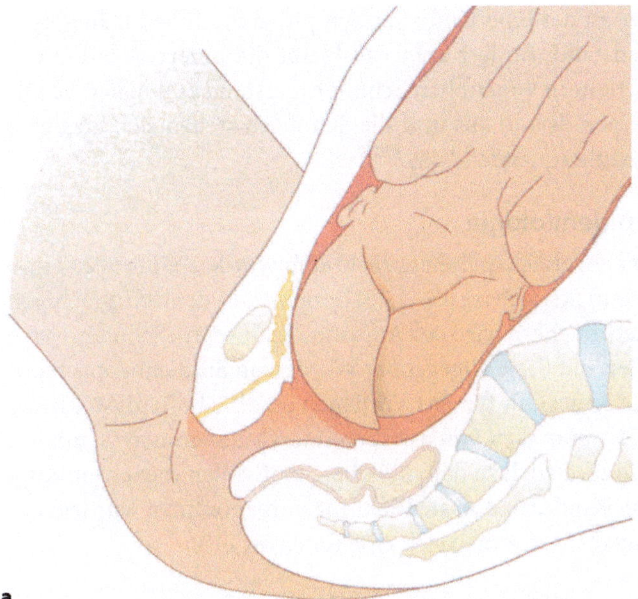

a

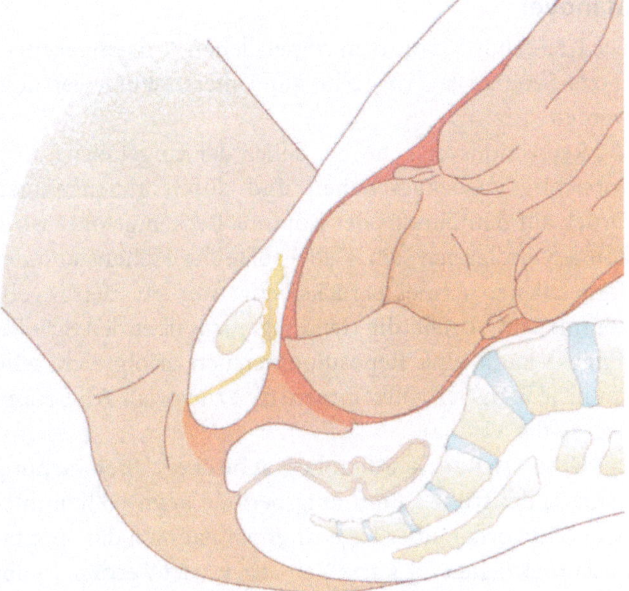

b

Abb. 16.35. Asynklitismus. **a** Vordere Scheitelbeineinstellung = verstärkte Naegele-Obliquität. Die Pfeilnaht ist dem Promontorium genähert. **b** Hintere Scheitelbeineinstellung = verstärkte Litzmann-Obliquität. Die Pfeilnaht ist der Symphyse genähert

Der tiefe Querstand ist nicht nur Einstellungs- sondern auch Haltungsanomalie, da der hierbei häufig zu beobachtende Langkopf des Kindes sich nicht in den längsovalen Beckenausgang gedreht und sich nicht gebeugt hat.

Weitere regelwidrige Einstellungen sind die **hintere Hinterhauptseinstellung** sowie die **innere** und **äußere Überdrehung**.

Die hintere Hinterhauptseinstellung nimmt bei protrahierter Austreibungsperiode aufgrund ihrer Häufigkeit von 2–5% einen der vorderen Plätze bei der Differentialdiagnose ein. Die Verzögerung ist darauf zurückzuführen, dass der Abbiegungsübereinstimmung nicht entsprochen wurde. Der vorangehende Teil nimmt nicht das Biegungsfazillium wahr, sondern das Biegungsdiffizillium, indem das Hinterhaupt des kindlichen Kopfes sich nicht nach ventral sondern nach dorsal gedreht hat. Geburtsmechanisch bedeutet dies, dass beim Austritt der Drehpunkt gegen die Symphyse nicht der kindliche Nacken, sondern die große Fontanelle ist.

Vorliegen des Armes bzw. Armvorfall bei Schädellage

In 1:1.000 bis 1:2.000 Fällen kann es unter der Geburt passieren, dass Hand mit Arm neben oder vor dem kindlichen Kopf positioniert getastet werden.

Definition

Als **Vorliegen** wird diese Regelwidrigkeit bei intakter Fruchtblase bezeichnet, als **Vorfall** bei rupturiertem Amnion.

Zu den Risikofaktoren zählen alle Situationen, die mit einer unmittelbar antepartal unangemessenen Mobilität des Kindes vergesellschaftet sind:
- Frühgeburtlichkeit,
- Polyhydramnion,
- Multiparität und
- Mehrlingsgravidität.

Andererseits kann eine beeinträchtigte Formanpassung des kindlichen Schädels an das mütterliche knöcherne Becken, Raum für das Vorliegen oder Vorfallen des Armes lassen.

Geburtsmechanik

Geburtsmechanisch wird durch das Vorliegen/Vorfallen des Armes ein erheblich größerer Umfang des Durchtrittsplanums wirksam. Dies kann zum Geburtsstillstand führen, nicht selten zieht sich der Arm aber auch spontan zurück.

Manöver

Die Kreißende auf die dem vorgefallenen Arm entgegengesetzte Seite zu lagern, sollte zur Unterstützung versucht werden.

Repositionsversuche, bei denen der vorgefallene Arm vorsichtig zurückgeschoben und durch gleichzeitigen Druck auf den Fundus der Kopf ins Becken geleitet wird, können erfolgreich sein. Dabei sollte der Höhenstand des vorgefallenen Armes berücksichtigt werden. Bei unvollkommenem Vorfall (die Hand ragt nicht über den Scheitel hinaus) kann eine Repositionsversuch erfolgreich sein, kaum jedoch bei vollkommenem Armvorfall (die Hand liegt in der Vagina).

Unter strikter kardiotokographischer Überwachung kann in der frühen Eröffnungsperiode beim vollkommenem Armvorfall unter Lagerungsmaßnahmen das spontane Zurückziehen für kurze Zeit abgewartet werden. In der Regel wird die Geburt aber nur durch Sektio erfolgreich beendet werden können.

> ! Eine besondere Gefahr, die mit dem Armvorfall einhergeht und die vor allen Dingen bei Repositionsversuchen bedacht werden muss, ist die des Vorfalls der Nabelschnur.

Schulterdystokie

> ! Die Schulterdystokie ist eine geburtshilfliche Notfallsituation.

In den allermeisten Fällen ist sie nicht vorhersehbar. Bei vaginaloperativen Geburtsbeendigungen aus Beckenmitte wird sie häufiger beobachtet.

> Gefürchtet ist die Schulterdystokie wegen der mit ihr einhergehenden kindlichen Morbidität (Humerus-, Klavikulafrakturen, Halsplexuslähmungen unterschiedlichen Ausmaßes).

In der jüngeren Vergangenheit war die Schulterdystokie vermehrt Anlass gerichtlich angeordneter Begutachtung, in den 90er-Jahren Anlass intensiver wissenschaftlicher Auseinandersetzung. Auch Todesfälle wurden verzeichnet.

Geburtsmechanik

> In vorderer Hinterhauptseinstellung unterbleibt bei der Schulterdystokie bei bzw. nach Austritt des Kopfes die Formanpassung der Schultern an den querovalen Beckeneingang bzw. an den längsovalen Beckenausgang.

Im ersteren Fall stellen sich die Schultern nicht im hohen Schulterquerstand ein, statt dessen haftet die vordere Schulter an der Oberkante der Symphyse im hohen Schultergeradstand. Im letzteren Fall bleibt die innere Rotation der Schultern vom hohen Schulterquerstand zum tiefen Schultergeradstand aus und die Schultern stellen sich im tiefen Schulterquerstand ein.

Epidemiologie

Im angelsächsischen Sprachraum wurden Mitte 90er-Jahre Häufigkeiten von 0,6–1,4% berichtet. In deutschsprachigen Lehrbüchern wird das Auftreten »schwerer« Schulterdystokien mit 0,2% angegeben. Wurde von Studienbeobachtern als Kriterium für das Vorliegen einer Schulterdystokie die Notwendigkeit von assistierenden Maßnahmen (s. unten), die zusätzlich zu dem üblichen, maßvollen Ziehen am Kopf des Kindes in dorsale Richtung vorgenommen wurden, herangezogen, ergab sich eine Rate von 11%.

Risikofaktoren

Mütterliche Faktoren wie Adipositas, Diabetes mellitus oder Multiparität stellen weniger ein Risiko an sich dar, als vielmehr die mit ihnen assoziierte fetale Makrosomie. In der Tat steigt die Zahl der beobachteten Schulterdystokien insbesondere ab einem Geburtsgewicht von 4000 g deutlich an.

Moderne Anästhesieverfahren wie die Periduralanästhesie oder Spinalanästhesie im Verein mit sonographischen Gewichtsschätzungen erleichtern angesichts einer fetalen Makrosomie den Entschluss von Geburtshelfern und Eltern zur Schnittentbindung. Es wird oft außer acht gelassen, dass

- sonographische Schätzgewichte häufig extrapoliert werden, weil Referenzwerte für die Parameter, aus denen das fetale Gewicht errechnet wird, für Gewichte über 4000 g nicht vorhanden sind,
- der Schätzfehler in diesem Gewichtsbereich bei 10% liegt und mit zunehmendem Kindsgewicht zunimmt.

Manöver

Manöver zur Beherrschung der Schulterdystokie (hoher Schultergeradstand)

Versuch, die Wehentätigkeit durch Einstellen einer evtl. Oxytozinunterstützung bzw. Gabe von β-Sympathomimetika zu kontrollieren.

Raum schaffen durch Anlegen bzw. Erweiterung einer Episiotomie.

Durch Stellungsänderung der Symphyse (Absenken der gestreckten Beine und damit Absenken der Symphyse) wird erreicht, dass der Beckeneingang gemessen an der Conjugata vera seine Weite wie bei Geburtsbeginn wieder einnimmt, d. h. um ca. 1 cm (von 12 auf 13 cm) erweitert wird.

Äußere Überdrehung des Kopfes (bei 1. Lage Hinterhaupt in Richtung rechte mütterliche Seite drehen) versetzt die Schultern in die Lage, in den hohen Schulterquerstand zu drehen, dabei evtl. Druck mit einer Faust von abdominal unmittelbar hinter die Symphyse auf die Schulter ausüben.

Durch anschließendes starkes Beugen der Beine in den Hüftgelenken wird nunmehr versucht, die durch das Höhertreten der Symphyse während des Geburtsverlaufs physiologische Erweiterung des Längsdurchmessers des Beckenausgangs um 1 cm (von 11,5 auf 12,5 cm) noch zu überbieten, um die vordere Schulter, die nunmehr Gelegenheit hatte, die innere Drehung in den tiefen Schultergeradstand zu vollziehen, sicher unter die Symphyse zu bringen. Der Kristeller-Handgriff sollte zur Beschleunigung der Geburtsbeendigung bei der Schulterdystokie aufgrund eines hohen Schultergeradstands nur dann zur Unterstützung herangezogen werden, wenn die Schulter sich befreit und in den tiefen Schultergeradstand gedreht hat. Bei der Schulterdystokie aufgrund eines tiefen Schulterquerstands hingegen kann der Kristeller-Handgriff die innere Rotation der Schulter unter äußerer Rückdrehung des Kopfes nachhaltig unterstützen.

Definition

Das **McRoberts-Manöver** bezeichnet die Streckung der Beine mit anschließender Beugung, ggf. mit suprasymphysärem Druck.

Es sollte gegebenenfalls mehrfach wiederholt werden.

Fetale Fehlbildungen

Pränatal nicht entdeckte fetale Fehlbildungen führen dann zur regelwidrigen Geburt, wenn Kopf oder Rumpf zu groß für die Geburtswege sind, oder Konturunregelmäßigkeiten der äußeren Körperhülle die Geburtswege verlegen.

Ursache für einen zu großen Kopf kann der **Hydrozephalus** sein. Ein übermäßiger Rumpf kann bei **Prune-belly-Syndrom** (Obstruktion der fetalen Urethra, infolge monströse Megazystis, die den fetalen Bauch pflaumenförmig, *belly-prune*, erscheinen lässt), Leber- und Nierenvergrößerungen aufgrund zystischer bzw. hydrotischer Veränderungen sowie Aszites bei Mekoniumperitonitis entstehen. Konturunregelmäßigkeiten können durch Teratome des Steißes oder des Halses, sowie Zelen im Kopf-, Wirbelsäulen- und Nabelbereich verursacht sein.

Unter Konturunregelmäßigkeiten können auch fetale Doppelbildungen eingeordnet werden. Sie können wie der Dizephalus (Doppelbildung mit zwei Köpfen) oder der Kraniophagus (an den Köpfen unvollständig getrennte eineiige Zwillinge) als symmetrische oder wie der Epignathus (der parasitäre Zwilling sitzt am Gaumen des Geschwisters) als asymmetrische Doppelbildungen vorkommen.

16.6.4 Amniale Ursachen

Hydramnion (Polyhydramnie)

Epidemiologie. Die Zahlen für die Häufigkeit des Hydramnions schwanken je nach Kollektiv zwischen 1–3,3% über alle SSWs, bzw. zwischen 0,7 und 1,5% im 3. Trimenon.

Diagnostik. Objektivieren lässt sich das Hydramnion durch die Ultraschalluntersuchung und die transabdominale Messung der »tiefsten vertikalen Tasche« in den vier Quadranten des Uterus. Dabei wird die längste, lotrechte Wegstrecke freien, durch kindliche Teile nicht verlegten Raumes von der Amnionvorderwand zur Amnionhinterwand in cm, in jedem von vier Quadranten gemessen. Addiert man die Messwerte in den vier Quadranten, so sollte die Summe die 95er-Perzentile für die betreffende SSW nicht überschreiten.

Definition

In Terminnähe würde ein Fruchtwasserindex >25 cm und <40 cm ein mäßiges Hydramnion anzeigen, ein Fruchtwasserindex ≥40 cm ein schweres Polyhydramnion.

Ätiopathogenese. Bei etwa 2/3 der Schwangeren mit Hydramnion sind keine weiteren mütterlichen oder fetalen Auffälligkeiten zu entdecken. Die Inzidenz von Aneuplodien scheint unter diesen Schwangeren mit idiopathischem Hydramnion jedoch erhöht zu sein.

Das restliche Drittel beinhaltet in der Reihenfolge ihrer Häufigkeit

- Schwangere mit fetalen Anomalien,
- Schwangere mit einer Glukosestoffwechselstörung,
- Mehrlingsschwangerschaften.

Polyhydramnion als Symptom fetaler Erkrankungen

Störung des fetalen Schluckaktes und/oder der gastrointestinalen Resorption

- Ösophagusatresie
- Zwerchfellhernie (starke Abknickung des gastroösophagealen Winkels)

▼

- Tumoren in Hals und Mediastinum
- Darmobstruktionen
- Neuromuskuläre Schluckstörungen (z. B. bei Arthrogryposis multiplex)
- Darmobstruktionen (zusätzliches Erbrechen des Feten)

Renale Fehlbildungen
- Subpelvine Stenose
- Refluxuropathien
- Bartter-Syndrom

Vermehrte Transsudation membranöser Läsionen
- Neuralrohrdefekte
  - Anenzephalie
  - Enzephalozele
  - Spina bifida aperta (seltener)
- Bauchwanddefekte
  - Omphalozele
  - Gastroschisis (selten)

Erhöhte kardiale Vorlast mit kompensatorisch erhöhter Urinproduktion
- Fetale Anämie
  - Blutgruppeninkompatibilität
  - Fetomaternale Transfusion
  - Parvovirus-B19-Infektion
- Kardiale Insuffizienz
  - Herzfehler
  - Tachyarrhythmie
  - High-cardiac-output-Failure (fetale und plazentare Tumoren, arteriovenöse Fisteln, parasitärer Zwilling)
- Fetofetales Transfusionssyndrom
- Obstruktion des venösen Blutflusses
  - Zwergwuchs mit Thoraxdysplasie
  - Kongenitale zystisch-adenomatöse Lungenfehlbildung
  - Primärer Hydrothorax

Die Bedeutung der Blutgruppenunverträglichkeit als Ursache eines immunologischen Hydrops fetalis ist seit der Einführung des mütterlichen Screenings auf irreguläre Antikörper in der Frühschwangerschaft in den 70er-Jahren und die Rhesusprophylaxe am Ende des 2. Trimenons in den 90er-Jahren in den Hintergrund getreten.

Eine von starker Fruchtwasservermehrung begleitete Druckerhöhung scheint nicht ohne Auswirkung auf die uteroplazentare Zirkulation zu bleiben: pO_2 und pH fallen mit zunehmendem Druck ab.

Die wenigen Studien zum Grad der Ausprägung des Polyhydramnions und Frühgeburtlichkeit haben bei idiopathischem Polyhydramnion keinen Zusammenhang zeigen können. Eine erhöhte Frühgeburtlichkeit wurde nur dann gefunden, wenn das Hydramnion mit schlecht eingestelltem maternem Diabetes mellitus oder fetalen Fehlbildungen assoziiert war. Allerdings ist in diesen Fällen auch ohne ein begleitendes Hydramnion die Frühgeburtenrate erhöht.

Wenn ein Polyhydramnion im Zusammenhang mit Fehlbildungen beobachtet wird, lässt es sich in der Regel zurückführen auf:
- Eine Störung des fetalen Schluckaktes und/oder der gastrointestinalen Resorption,
- renale Erkrankungen,
- vermehrte Transsudation membranöser Läsionen,
- vermehrte Urinproduktion als Kompensationsmechanismus bei Zuständen mit erhöhter kardialer Vorlast und demzufolge Druckerhöhung im venösen Kreislauf.

Unklar ist, weshalb auch bei solchen Feten mit Trisomie 18 und Trisomie 13 ein Polyhydramnion auftreten kann, die keine Fehlbildung aufweisen, die zu einer Störung der Fruchtwasserzirkulation führt (z. B. Ösophagusatresie). Dies gilt gleichermaßen für das Hydramnion, das sich bei diabetischen Schwangeren mit unzureichend eingestellter Glukosestoffwechsellage vorzugsweise im 3. Trimenon entwickelt.

Therapie. Durch Entlastungspunktionen und intraamniale Drucksenkung bei Polyhydramnion lässt sich die uteroplazentare Durchblutung, ablesbar an höherem fetalen pO_2 und pH, verbessern. Die Menge entnommenen Fruchtwassers korreliert nicht streng mit dem Druckabfall. Ist eine Entlastungspunktion wegen mütterlicher Dyspnoe indiziert, muss man sich demzufolge darüber im klaren sein, dass damit die mütterliche Situation verbessert wird, nicht unbedingt die fetale.

Die Behandlung der Kreißenden mit Polyhydramnion sollte auf die häufigsten mütterlichen Komplikationen, die mit Polyhydramnie assoziiert sind, ausgerichtet sein:
- Vorzeitige Plazentalösung
- Uterine Dysfunktion
- Atonische Nachblutungen

Beim spontanen wie artifiziellen Blasensprung ist mit dem Vorfallen der Nabelschnur zu rechnen.

Ist, aus welchen Gründen auch immer, eine qualifizierte pränatalmedizinische Abklärung des Polyhydramnions nicht erfolgt, bzw. eine perinatologische Behandlungsstruktur nicht formuliert, sollte das Neugeborene mit unauffälligem Äußeren trotzdem aufmerksam beobachtet und alsbald in perinatologische Obhut gegeben werden, damit hyperinsulinämischen Hypoglykämien frühzeitig entgegengesteuert wird und alle die diagnostischen Maßnahmen veranlasst werden, die die äußerlich nicht erkennbaren Fehlbildungen auszuschließen in der Lage sind.

Oligohydramnion

Definition

Unter Bezug auf den Amnionflüssigkeitsindex (Amniotic Fluid Index, AFI) liegt ein Oligohydramnion dann vor, wenn der Amnionflüssigkeitsindex die 5er-Perzentile für das betreffende Schwangerschaftsalter unterschreitet (am Termin in der Regel <5 cm).

! Das Oligohydramnion ist in allen Schwangerschaftsabschnitten mit einer erhöhten perinatalen Mortalität assoziiert, insbesondere aber im 2. Trimenon.

Zu diesem Zeitpunkt, wenn die fetale Urinproduktion als Quelle des Fruchtwassers voll zur Geltung kommt, macht sich eine fetale Nierenagenesie oder eine anderweitige Harnwegsobstruktion deletär bemerkbar. Eine normale Fruchtwassermenge in diesem Schwangerschaftsabschnitt ist unumgänglich für die Ausbildung der fetalen Lungen. Neugeborene aus solchen Schwangerschaften versterben aufgrund der Nierenagenesie und/oder der Lungenhypoplasie.

Ätiopathogenese. Das Fruchtwasser kann als Erweiterung des fetalen Gefäßbettes aufgefasst werden. Wenn der Fetus gut hydriert ist und ein normales Plasmavolumen aufweist, sind Urinproduktion und Fruchtwassermenge normal. Ist das fetale vaskuläre Volumen hingegen vermindert, wird die Urinproduktion reduziert und ein Oligohydramnion resultiert.

Die intrauterine Wachstumsrestriktion, insbesondere in Gegenwart einer Präeklampsie, ist oft mit einem Oligohydramnion vergesellschaftet. Der Pathomechanismus beinhaltet ein Defizit im fetalen Gefäßvolumen, welches zu einer Verminderung der glomerulären Filtrationsrate und zu vermindertem Harnfluss führt. Zusätzlich führt die von der Präeklampsie herrührende chronische Hypoxie zu einem *shunting* fetalen Blutes weg von den Nieren.

Bei **Übertragung** der Schwangerschaft kommt es zur Fruchtwasserverminderung. Der Grund hierfür ist unklar. Harte Daten für die Vermutung, dass die rapide Alterung der Plazenta einen effizienten Transfer von Wasser von der Mutter zum Feten nicht mehr gestattet, gibt es nicht.

> Die Beobachtung eines Oligohydramnions bei der Übertragung ist von klinischer Bedeutung, da die Inzidenz der Mekoniumaspiration wie auch der perinatalen Asphyxie deutlich erhöht ist.

Frühzeitiger und vorzeitiger Blasensprung

Definition

Unter einem **frühzeitigen Blasensprung** wird in der Geburtshilfe der Abgang von Fruchtwasser vor dem Einsetzen von Wehentätigkeit beim geburtsreifen Kind verstanden. **Vorzeitiger Blasensprung** ist Fruchtwasserabgang vor der Geburtsreife.

Ätiopathogenese. Die genauen Ursachen sind unklar; es lassen sich jedoch Zusammenhänge mit einer Keimbesiedelung von Scheide und Zervix nachweisen. Keime können auch die intakte Eihaut penetrieren und bereits im Fruchtwasser anwesend sein, wenn die Fruchtblase springt.

Diagnostik. Fruchtwasserabgang lässt sich mehr oder weniger zuverlässig durch verschiedene Methoden nachweisen:
- Rosafarbenes Lackmuspapier färbt sich blau, wenn es mit dem Fruchtwasser in Berührung kommt (Lackmusprobe).
- Ein mit orangefarbenem Bromthymolblau getränkter Tupfer färbt sich blau, wenn er mit Fruchtwasser in Berührung kommt (Bromthymolblau-Test).

Die Aussagekraft der Lackmusprobe wird durch Urin eingeschränkt, die des Bromthymolblau-Tests durch Blut.

> Der derzeit verlässlichste Test ist der Nachweis von insulinlike growth factor binding protein 1 (IGFBP-1), das im Fruchtwasser deutlich hoch konzentriert ist, über einen kommerziell verfügbaren Streifentest.

Amnioninfektionssyndrom, Chorioamnionitis

Ätiopathogenese. Die bakterielle Besiedelung des Chorioamnions kann dem Blasensprung vorausgehen, häufiger ist sie Folge eines stattgehabten Blasensprunges. Die Eintrittspforten können vielfältig sein. Am häufigsten dürfte es durch Aszension von Keimen aus der Vagina zur Chorioamnionitis kommen, es ist aber auch die hämatogene Keimeinschwemmung von entfernten Infektionsherden im mütterlichen Organismus (Urogenitaltrakt), denkbar. Hämatogen in den Feten gelangte Keime können mit Mekonium ins Fruchtwasser abgesetzt werden, das Amnion besiedeln und es penetrierend zur Deziduitis und Plazentitis führen.

Symptomatik. Das Vollbild des Amnioninfektionssyndroms mit mütterlichem Fieber, schmerzhafter Palpation des Uterus, übelriechendem vaginalen Fluor, Infektionszeichen beim Neonaten und gar einer septischen Koagulopathie wird glücklicherweise selten angetroffen. Die Schwangerenvorsorge hat dazu geführt, dass Schwangere auch bei kleineren Auffälligkeiten wie vermeintlichem Fruchtwasserabgang in der Regel frühzeitig um geburtshilfliche Betreuung nachsuchen. Deshalb sind deutliche Zeichen einer Infektion häufig noch nicht auszumachen, wenn sich eine Schwangere mit Abgang von Fruchtwasser vorstellt.

Diagnostik. Mit den Tests zur Sicherung des Blasensprungs und Nativtests zur Beurteilung der Vaginalflora (Mikroskopie, Fischgeruchprobe mit KOH) sind auch bakteriologische Abstriche auf An-/Aerobier und Chlamydien zu entnehmen. Der Stellenwert von Mykoplasmen in der Perinatologie ist unklar, nicht zuletzt deswegen, weil T-Mykoplasmen (Mycoplasma hominis) bzw. Ureaplasma urealyticum bei bis zu 30% untersuchter, symptomfreier Frauen nachgewiesen werden konnten. Bei der Abstrichentnahme ist zu überprüfen, ob evtl. besondere Transportmedien, wie z. B. zum kulturellen Nachweis von Gonokokken, notwendig sind. Eine Ergebnismitteilung wird in der Regel frühestens nach Ablauf von 24 h zu erwarten sein. Schneller lässt sich gelegentlich eine Aussage nach einer Amniozentese mit Mikroskopie des Fruchtwassers und Gram-Färbung eines Fruchtwasserausstriches nach Zentrifugation machen, wie sie an manchen Zentren durchgeführt werden. Darüberhinaus deutet eine niedrige Glukose-Konzentration im Fruchtwasser auf das Vorhandensein von Bakterien hin. Ausserdem lassen sich bakteriologische Kulturen dieser Fruchtwasserprobe ansetzen.

> Die Identifizierung von Keimen bleibt bei Unvermeidbarkeit der Frühgeburtlichkeit für die neonatologische Behandlungsstruktur von Bedeutung.

Zur Basisdiagnostik des beginnenden Amnioninfektionssyndroms ist weiterhin neben der Erhebung der Vitalparameter (Temperatur, Puls, Blutdruck) die Bestimmung der Leukozytenzahl bzw. die Anfertigung eines Differentialblutbildes sowie die Bestimmung des C-reaktiven Proteins (CRP) im mütterlichen Blut zu zählen. Diese Maßnahmen sind in definierten Zeitabständen zu wiederholen. Im Rahmen der kardiotokographischen Überwachung des Feten ist insbesondere auf einen schleichenden Anstieg der Baseline mit Oszillationsverlust zu achten, der u. U. nur bei der Betrachtung längerer Zeitabschnitte deutlich wird.

Post partum sollten bakteriologische Abstriche von der Plazenta und bei Geburtsbeendigung durch Sectio auch aus dem Uteruskavum entnommen werden, um ungewöhnliche Keime zu entdecken, die möglicherweise einer speziellen antibiotischen Behandlung bedürfen. Es sollte nicht versäumt werden, alle mitgeteilten Befunde an die Pädiater weiterzugeben.

> Nach der Geburt ist das Neugeborene sorgfältig zu beobachten.

Es sollten bakteriologische Abstriche von verschiedenen Körperöffnungen entnommen werden (Rachen, Ohr, Anus). Zunächst fehlende Symptome sprechen nicht gegen eine stattgehabte Infektion, Schlaffheit, Zyanose, Tachykardie und Atemdepression können darauf hindeuten.

Therapie. Bei Vorliegen oder Entwicklung eines Amnioninfektionssyndroms ist die zügige Entbindung anzustreben. Soll bereits mit einer Antibiose begonnen werden, ist ein Keimspektrum zu berücksichtigen, welches sehr umfassend sein kann. Häufig sind mehrere Keime anzutreffen.

Keimspektrum bei Amnioninfektionssyndrom

- Sprosspilze
- Gardnerella vaginalis
- Pyogene Kokken
  - Gruppe-B-Streptokokken
  - Gruppe-D-Streptokokken (syn. Enterokokken, Streptococcus faecalis)
  - Staphylokokken (St. aureus)
  - Gonokokken
- Enterobakterien
  - Escherichia coli
  - Klebsiella
  - Enterobacter
  - Proteus

▼

- Pseudomonas
- Nichtsporenbildende Anaerobier
  - Bacteroides fragilis
  - Fusobakterium
- Listerien
- Clostridien
- Chlamydien
- Mykoplasmen
- Protozoen
  - Trichomonas vaginalis
  - Toxoplasma

Im deutschsprachigen Raum treten besonders häufig Gruppe-B-Streptokokken, Gruppe-D-Streptokokken (Enterokokken, Streptococcus faecalis) und Enterobakterien auf.

! Streptokokken der Gruppe B sind in der Perinatologie gefürchtet, weil sie beim Neugeborenen eine schleichend einsetzende, tödlich verlaufende Sepsis verursachen können.

Besteht der Verdacht auf eine B-Streptokokkeninfektion, sollte der Mutter sub partu Ampicillin verabreicht werden Das Neugeborene ist post partal auf Infektionszeichen hin zu überwachen.

16.6.5 Umbilikale Ursachen

Vorliegen, Vorfall der Nabelschnur

Definition

Befinden sich Nabelschnurteile neben oder kaudal vom vorangehenden Teil, wird dies bei intakter Fruchtblase als **Vorliegen**, bei gesprungener Fruchtblase als **Vorfall** der Nabelschnur bezeichnet (Abb. 16.36).

Tritt die Nabelschnur vor den äußeren Muttermund, handelt es sich um einen **manifesten** Nabelschnurvorfall.

Verbleibt die Nabelschnur in utero, wird dies als **okkulter** Nabelschnurvorfall bezeichnet.

Wenn die Häufigkeit des Nabelschnurvorfalles allgemein auch überschätzt wird, so hat der liegende Transport, vorzugsweise mit hochgelagertem Becken in der realen Situation doch seinen Sinn.

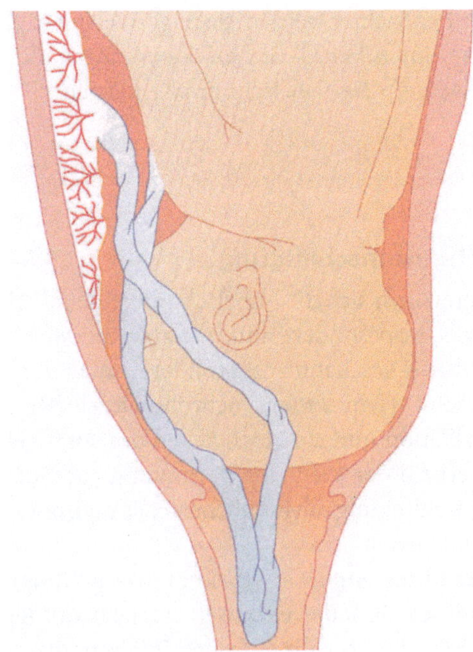

Abb. 16.36. Nabelschnurvorfall

! Beim Nabelschnurvorfall besteht die Gefahr der Nabelschnurkompression.

Ätiopathogenese. Nabelschnurvorliegen bzw. -vorfall werden am häufigsten bei Schräg- und Querlagen beobachtet, gefolgt von Fußlagen und Beckenendlagen. Andere prädisponierende Faktoren sind das Hydramnion sowie ein relatives oder absolutes Missverhältnis zwischen Kind und Beckeneingangsraum, wie dies bei einem kleinen Kind und weitem Becken, jedoch auch bei großem Kind und engem Becken der Fall sein kann. Auch bei Vielgebärenden wird der Nabelschnurvorfall häufiger beobachtet.

Diagnostik. Ist die Nabelschnur nicht sichtbar vor die Vulva prolabiert, gibt die Tastuntersuchung Aufschluss über die Beziehung der prolabierten Nabelschnur zum vorangehenden Teil. Bei der Entscheidung, ob eine unverzügliche vaginale Entbindung möglich ist oder ob vaginaloperativ vorgegangen werden muss, werden Muttermundsweite und Höhenstand des vorangehenden Teils berücksichtigt. Zu tasten sind Pulsationen und deren Frequenz (>100/min).

Therapie. In der Klinik ist beim Verdacht auf einen Nabelschnurvorfall neben Lagerungsmaßnahmen die sofortige i.v.-Tokolyse durch Fenoterol einzuleiten. Gelegentlich kann unter diesen Maßnahmen ein Zurückgleiten der Nabelschnur beobachtet werden. Solange Wehentätigkeit besteht, kann durch Hochschieben des vorangehenden Teils versucht werden, die Nabelschnur zu entlasten.

! Der Nabelschnurvorfall ist ein geburtshilflicher Notfall, der normalerweise eine sofortige Sectio erfordert.

Nabelschnurumschlingung

Visualisieren lässt sich die Nabelschnur heute mit Hilfe des Ultraschalls, insbesondere mit der farbkodierten Doppler-Sonographie. Dies kann insbesondere unter der Geburt hilfreich sein, wenn wehensynchrone Dezelerationen bei guter Oszillation und ein Hochgleiten des vorangehenden Teils außerhalb der Wehe die Vermutung auf eine Nabelschnurumschlingung um kindlichen Hals und/oder Körper vermuten lassen.

Während die einfache Nabelschnurumschlingung um den Hals in ca. 20% der Geburten erwartet werden kann, liegt die Frequenz für die 3-fache Nabelschnurumschlingung bei 0,2%.

> Bei Nabelschnurumschlingung muss die Geburt nicht zwingend durch Sectio beendet werden, da ihre Elastizität der Nabelschnur eine Ausdehnung um 20–30% gestattet.

Wiederholte Mikroblutuntersuchungen lassen den Verlauf der fetalen Hypoxämie abschätzen und leiten in der Zusammenschau mit dem Fortschritt des geburtshilflichen Befundes bei der Entscheidung über eine vaginale oder abdominale Entbindung.

Nabelschnurlänge

Die Länge der Nabelschnur kann beträchtlich variieren. Im Mittel beträgt sie 55 cm, es wurden aber auch Längen bis 300 cm berichtet. Aus Tierversuchen und zufälligen Beobachtungen an Schwangerschaften beim Menschen wurde der Eindruck gewonnen, dass die Länge der Nabelschnur von der Fruchtwassermenge und den Bewegungsmöglichkeiten des Feten determiniert wird. So wurde beobachtet, dass bei fetalen Bewegungseinschränkungen aufgrund von lange bestehender Oligohydramnie oder fetalen Extremitätenfehlbildungen die Nabelschnur eher kurz war.

Selten einmal kann eine zu kurze Nabelschnur ursächlich für eine Abruptio placentae oder eine Inversio uteri sein.

Nabelschnurknoten

Thrombotische Gefäßverschlüsse und echte Knoten kommen häufiger bei der überlangen Nabelschnur vor, wie diese auch häufiger beim Nabelschnurvorfall angetroffen wird. Echte Knoten werden als durch aktive Bewegungen des Kindes herbeigeführt betrachtet. Sie werden von falschen Knoten unterschieden, die als eine Abknickung der Nabelschnurgefäße im Sinne einer die Länge der Nabelschnur betreffende Anpassungsreaktion während der Entwicklung gedeutet werden.

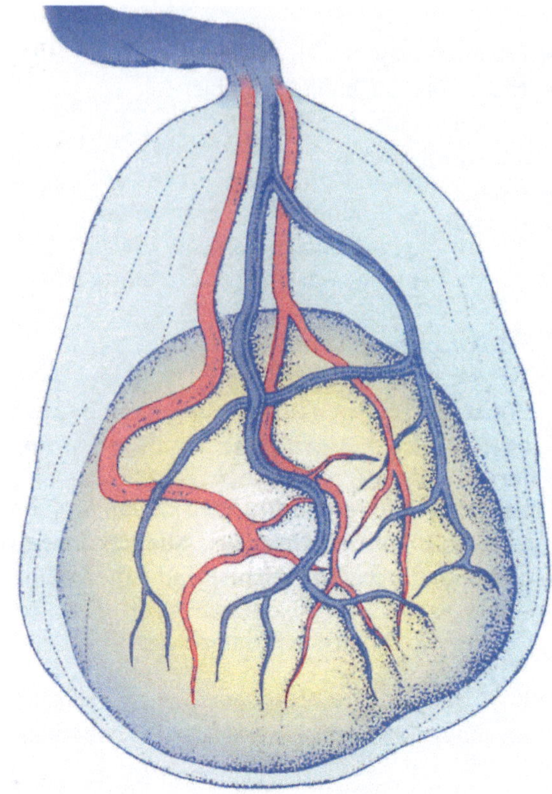

Abb. 16.37. Insertio velamentosa der Nabelschnur

Die Häufigkeit echter Nabelschnurknoten liegt um 1%. Sie ist deutlich höher bei monoamnionischen Zwillingen und wird mit einer deutlich erhöhten perinatalen Mortalität von 6% in Verbindung gebracht.

Insertio velamentosa

Definition
Insertio velamentosa bezeichnet den Nabelschnuransatz an den Eihäuten (Abb. 16.37).

Während der marginale Nabelschnuransatz kaum praktische Bedeutung hat, liegt die des velamentösen Ansatzes in deren Assoziation mit Vasa praevia und der potentiellen Rupturgefahr unter Wehentätigkeit.

Eine Insertio velamentosa wird bei ca. 1% der Einlingsschwangerschaften angetroffen, deutlich häufiger bei Zwillingen und nahezu regelmäßig bei höhergradigen Mehrlingen. Gelegentlich werden ein velamentöser Nabelschnuransatz, Vasa praevia oder auch andere Gefäßanomalien wie bogenförmig entlang des Plazentarandes auf der Oberfläche der Eihaut verlaufende Gefäße (Vasa aberrantia) oder Brückengefäße, die mehrteilige Plazenten verbinden, mittels der farbkodierten Doppler-Sonographie präpartal entdeckt.

! Bei antepartalen und intrapartalen Blutungen, insbesondere im Zusammenhang mit dem Blasensprung, ist auch an die Ruptur eines Nabelschnurgefäßes zu denken.

Angesichts des relativ geringen Blutvolumens, über welches der Fetus verfügt, ist die Verblutungsgefahr außerordentlich groß, sodass nur die sofortige Entbindung den Feten rettet.

16.6.6 Plazentare Ursachen

Plazentainsuffizienz

Die Mangelversorgung des Feten mit Sauerstoff und Nährstoffen ist durch den Begriff Plazentainsuffizienz nur unzureichend charakterisiert; stattdessen sollte von **uteroplazentarer Insuffizienz** gesprochen werden.

Die Plazentainsuffizienz ist der Endzustand einer Reihe pathologischer Veränderungen wie ausgedehnter Infarzierungen, Avaskularität der Chorionzotten oder exzessiver Ablagerung von Fibrin im intervillösen Raum, die zu einer Reduktion der für den Gasaustausch zur Verfügung stehenden Oberfläche geführt haben. Es ist jedoch schwierig, diese Effekte von denen eines reduzierten mütterlichen Blutflusses zur Plazenta hin zu unterscheiden.

Uteriner Blutfluss

Das Wohlergehen des Feten ist in erster Linie von der adäquaten Perfusion der effektiven Austauschflächen in der Plazenta mit mütterlichem Blut abhängig. Faktoren, die den uterinen Blutfluss limitieren sind von außerordentlicher Bedeutung.

> Chronische Reduktion der uteroplazentaren Zirkulation hat eine intrauterine Wachstumsrestriktion zur Folge, akute Einschränkungen führen zur fetalen Hypoxie oder gar zum fetalen Tod.

Bekannt ist, dass der Uterus einer Mehrgebärenden besser durchblutet ist, als der einer Erstgebärenden. Möglicherweise ist deshalb bei Übertragungen, wenn die Versorgung des Feten mit Nährstoffen der Wachstumsrate nicht mehr angemessen ist, unter Erstgebärenden eine höhere perinatale Mortalitätsrate zu beklagen als unter Mehrgebärenden.

Der normale uterine Blutfluss hängt von einem normalen Perfusionsdruck ab, sodass bei ausgeprägter maternaler Hypotension wie sie nach funktionellem Volumenmangel (Weitstellung des venösen Gefäßsystems, z. B. durch Spinalanästhesie) oder nach Blutverlust auftreten kann, gefährlich beeinträchtigt sein kann.

> Akute Reduktionen des uterinen Blutflusses treten während uteriner Kontraktionen auf.

Die Reduktion ist proportional der Intensität der Kontraktion und ist auf einen erhöhten Gefäßwiderstand aufgrund myometraner Kompression uteriner Arteriolen zurückzuführen. Glücklicherweise sind normale Geburtswehen durch intermittierende Kontraktionen von 70–100 s Dauer gekennzeichnet, sodass die hypoxischen Episoden sowohl mild als auch nur von kurzer Dauer sind. Tetanische Kontraktionen, wie sie bei Oxytozin-Überdosierung oder eher noch unter Prostaglandin-Applikation beobachtet werden können, reduzieren den Blutfluss für längere Zeiträume und können eine ernsthafte Hypoxie des Feten nach sich ziehen.

Placenta praevia

Die Verlegung der Geburtswege durch den Sitz der Plazenta kann eine vaginale Geburt vollständig verhindern (■ Abb. 16.38).

Definition

Je nachdem, ob die Verlegung vollständig, teilweise oder grenzwertig ist, handelt es sich um eine
- Placenta praevia totalis (Plazenta bedeckt das Os internum cervicis vollständig),
- Placenta praevia partialis (Plazenta bedeckt das Os internum cervicis teilweise),
- Placenta praevia marginalis (Plazenta reicht an den Rand des Os internum cervicis heran).

Seit Einführung des Ultraschalls in der Geburtshilfe wird noch die tiefsitzende Plazenta unterschieden, die zwar im Bereich des unteren Uterinsegmentes implantiert ist, jedoch nicht das Os internum cervicis erreicht. Obwohl hier die Geburtswege nicht verlegt werden, mag die aus dem

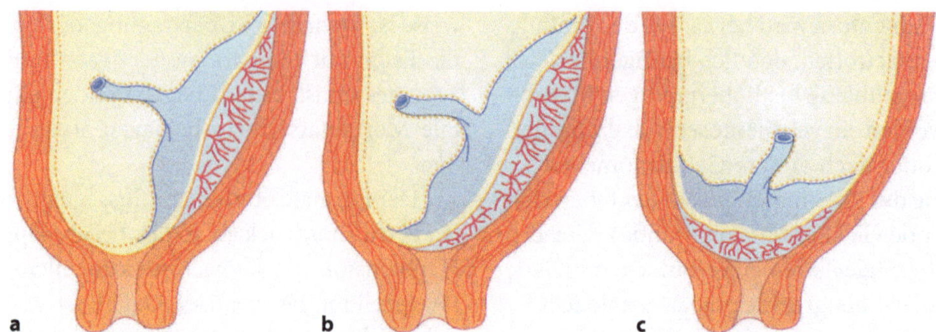

Abb. 16.38. Placenta praevia in ihren verschiedenen Graden des tiefen Sitzes. **a** Tiefer Sitz, Placenta praevia marginalis. **b** Placenta praevia partialis. **c** Placenta praevia totalis

mobileren unteren Uterinsegment herrührende Blutungsgefahr die besondere Aufmerksamkeit rechtfertigen.

Ätiopathogenese. Während die Pathogenese der Placenta praevia umstritten ist, lassen sich doch Faktoren benennen, die gehäuft mit ihr assoziiert sind:

- Mütterliches Alter,
- Multiparität,
- vorausgegangene Schnittentbindungen,
- vorausgegangene Kürettagen,
- Zigarettenrauchen (>20/die),
- Erythroblastose,
- Mehrlingsschwangerschaften.

Symptomatik. Charakteristischerweise macht die Placenta praevia durch eine schmerzlose, vaginale Blutung unterschiedlicher Intensität, von der Schmierblutung bis zur Überperiodenstärke, meist nicht vor Ende des 2. Trimenons, nach einem bis dahin häufig unauffälligen Schwangerschaftsverlauf, auf sich aufmerksam. Zur Blutung kommt es, wenn sich das untere Uterinsegment zu formieren und der innere Muttermund zu dilatieren beginnt; dabei löst sich die Plazenta partiell ab.

> Einsetzen der Blutung nach dem Fruchtwasserabgang spricht für eine Insertio velamentosa und gegen eine Placenta praevia totalis.

Die Vermutung über das Vorliegen einer Placenta praevia wird durch einen für das betreffende Schwangerschaftsalter hochstehenden vorangehenden Teil gestützt. Handelt es sich um den Kopf, dann ist dieser typischerweise zur Seite hin abgewichen. Häufig ist die Placenta praevia ursächlich für eine Lageanomalie wie die Schräg-, Quer- oder Beckenendlage.

Diagnostik. Bevor anlässlich einer Ultraschalluntersuchung die Verlegung der Geburtswege konstatiert wird, muss bedacht werden, dass der Plazentasitz sich erst ab der etwa 28.–30. SSW nicht mehr nachhaltig verändert. Zu beachten ist bei der Ultraschalldiagnose, dass eine volle Harnblase eine Verlegung des inneren Muttermundes vortäuschen kann, deshalb sollte stets bei entleerter Blase untersucht werden. Darüberhinaus gibt die transvaginale Sonographie noch genaueren Aufschluss über den Plazentasitz. Vorliegende Gefäße lassen sich mit der Farbdoppler-Sonographie ausschließen.

> **!** Keine vaginale Tastuntersuchung bei Plazenta praevia!

Geburtshilfliche Behandlungsstruktur. Das geburtshilfliche Vorgehen orientiert sich an der Reife des Kindes, dem Grad der Blutung, der uterinen Aktivität und evtl. Lageanomalien. Die stationäre Aufnahme ist bei einer Blutung zunächst in jedem Fall unumgänglich.

Jenseits der vollendeten 37. SSW gibt es keinen Grund, die Schnittentbindung aufzuschieben.

Unter initialer Bettruhe und i.v.-Tokolyse, auch in Abwesenheit von Wehen zur Reduktion des Uterustonus, sistiert die Blutung häufig. Ist die Schwangerschaft noch nicht so weit fortgeschritten und sind keine zusätzlichen Risiken zu erkennen, hat eine weitere stationäre Verlaufsbeobachtung keine Vorteile gegenüber einer engmaschigen ambulanten Beobachtung: Mütterliche und neonatale Morbidität weisen keine signifikanten Unterschiede auf. Allerdings sollten die Eltern eingehend über die Situation unterrichtet sein, und es sollten die logistischen Voraussetzungen für einen raschen Transport ins Krankenhaus vorliegen. In mehr als der Hälfte der Fälle muss mit einem Blutungsrezidiv gerechnet werden, das sehr oft die unverzügliche Schnittentbindung mit sich bringt.

Ist die Verlegung der Geburtswege durch die Plazenta bekannt, wird man das Eintreten von Wehentätigkeit und einer Blutung nicht abwarten, sondern einen Termin für den Kaiserschnitt nach der vollendeten 37. SSW festlegen.

Vorzeitige Lösung

Definition

Die vorzeitige Lösung (Abruptio placentae, Ablatio placentae) bezeichnet die plötzliche Lösung der regelrecht implantierten Plazenta. Sie kann teilweise oder vollständig vonstatten gehen (Abruptio (Ablatio) placentae partialis bzw. totalis).

! Zum Notfallereignis wird die vorzeitige Lösung, weil der Fetus durch den plötzlichen Verlust seines respiratorischen Organs vital gefährdet ist und die Mutter einem drohenden, massiven Blutverlust ausgesetzt ist.

In der Regel geht die vorzeitige Plazentalösung außerhalb des Geburtsvorganges vonstatten. Aber auch unter der Geburt, bevor das Kind abgenabelt worden ist, ist der Fetus bedroht. In glücklichen Fällen folgt die Plazenta dem Kind unmittelbar.

Epidemiologie. Die Häufigkeit der vorzeitigen Lösung beträgt ca 1%.

Bei der Mortalität wird eine Abnahme beobachtet, die mit einem rascheren Transport der Schwangeren in eine Klinik und verbesserter präpartualer Diagnose- und Überwachungsmöglichkeiten (Ultraschall, Kardiotokographie) erklärt wird.

Es besteht ein erhebliches Wiederholungsrisiko in der Größenordnung von 5–15%, das mit jedem erneuten Ereignis zunimmt. Prädilektionszeitpunkte scheint es nicht zu geben, Prodromi fehlen, das Ereignis kann perakut eintreten.

Ätiopathogenese. Die Ätiologie der vorzeitigen Lösung ist unklar. Es wird vermutet, dass in den meisten Fällen degenerative Veränderungen in den kleinen Arterien, die den intervillösen Raum versorgen, zu Thrombosen, Degeneration der Dezidua und Ruptur der Gefäße führen, wodurch ein retroplazentares Hämatom entsteht. Der kontinuierliche Druck der arteriellen Blutpumpe zieht eine weitere Trennung der Plazenta von ihrer dezidualen Haftfläche nach sich, sodass in den schwereren Fällen eine vollständige Lösung erfolgen kann. Wenn die Blutungsstelle rundum versiegelt ist, kann aus dem Lösungskoagel ein Exsudat von roten Blutzellen und Serum durch das Myometrium hindurch gepresst werden und sich unter der Serosa des Uterus ausbreiten. Dies verleiht dem Uterus eine purpurrote Missfärbung, die als **Couvelaire-Uterus** bezeichnet wird.

Symptomatik. Während bei der Placenta praevia Schmerzen völlig fehlen können, ist bei der vorzeitigen Lösung in aller Regel zumindest ein berührungsempfindlicher Uterus anzutreffen, insbesondere an der Stelle des Plazentasitzes. Dieses Symptom kann mit dem sich ausdehnenden Hämatom erklärt werden. Schmerzen, die im Rücken verspürt werden, sprechen nicht gegen eine vorzeitige Lösung, wenn eine Hinterwandplazenta vorliegt.

> Die Schmerzintensität kann die eines Vernichtungsschmerzes erreichen.

Es können hochfrequente, wehenhafte Kontraktionen niedriger Amplitude im Tokogramm aufgezeichnet werden, es kann aber auch eine Erhöhung des basalen Uterustonus bis zur tetanischen Kontraktion vorliegen. Hierauf macht gelegentlich weniger das Tokogramm aufmerksam, in dem die Dauerkontraktion nicht sofort sicher erkannt wird, als vielmehr eine fetale Bradykardie, die bei der Herztonaufzeichnung oder bei der Ultraschalluntersuchung als Folge der Reduktion der plazentaren Durchblutung und des Sauerstofftransfers auftritt.

Die vaginale Blutung, mit der die Lösung einhergeht, kann in ca. 10–25% der Fälle auch okkult verlaufen. Das Blut ist dunkelrot, gelegentlich serosanguinös und gerinnt nicht.

! Okkult verlaufende Blutungen sind besonders tückisch, weil einerseits der Blutverlust und sein Ausmaß zunächst nicht erkannt werden, zum anderen weil der Weg für eine konsumierende Koagulopathie bereitet wird.

Ein der Schmerzsymptomatik nicht adäquater Blutdruck oder gar eine Blutdruckerniedrigung werden eher als eine beschleunigte Pulsfrequenz den Verdacht auf einen Volumenmangel lenken.

Retentio placentae (Plazentaverhalt, Plazentaretention)

> In der normalen Nachgeburtsperiode wird die Plazenta innerhalb von 30 min geboren. Die Lösungsblutung überschreitet einen Blutverlust von ca. 300 ml nicht.

Im Allgemeinen wird die Gefahr eines übermäßigen Blutverlustes umso größer, je länger die Regelzeit von 30 min überschritten wird. Bevor der Entschluss zu aktivem Vorgehen gefasst wird, kann unter sorgfältiger Überwachung der Mutter weitere 30 min abgewartet werden. Danach ist eine spontane Geburt der Plazenta unwahrscheinlich.

Ätiopathogenese. Funktionelle Ursache des Plazentaverhaltes kann eine Einengung des unteren Uterinsegmentes durch eine Striktur des Uterus, verursacht etwa durch eine zu hohe Dosierung von Uterotonika oder durch eine übervolle Harnblase sein. In dem einen Falle kann die Placenta incarcerata (eingeklemmte Plazenta) durch Gabe eines Spasmolytikums befreit werden, in dem anderen durch Leeren der Harnblase.

Nach einem protrahierten Geburtsverlauf reicht die kontraktile Kraft des Uterus gelegentlich nicht aus, um die Verbindung der Plazenta mit ihrer Haftstelle aufzuheben. Diese Placenta adhaerens findet sich auch dann, wenn die Haftstelle an kontraktionsschwachen Regionen im Uterus sitzt, wie den Tubenwinkeln, oder wenn die Plazenta, wie es bei der Placenta membranacea der Fall ist, nicht genügend Angriffsfläche für die uterinen Kontraktionen bietet.

Weitere seltene anatomische Ursachen sind die Placenta accreta (Plazentazotten sind an das Myometrium herangewachsen), Plazenta increta (Plazentazotten mit dem Myometrium verwachsen) und die Plazenta percreta (Plazentazotten erreichen die Serosa). Diese sind häufig die Folge einer Nidationsstörung bei vorgeschädigtem Endometrium nach entzündlichen oder operativen Eingriffen mit Einbeziehung des Uteruskavums.

Diagnostik. Ob die Plazenta sich gelöst hat, lässt sich feststellen, indem man mit einer Handkante knapp hinter der Symphyse Druck auf das untere Uterinsegment nach dorsal hin ausübt. Schnurrt die Nabelschnur in das Cavum uteri zurück, ist die Plazenta noch nicht gelöst.

Therapie. Mit Hilfe des **Crede-Handgriffes** kann die Lösung der Plazenta unterstützt werden.

Praxisbox Crede-Handgriff

Dabei umfasst eine Hand den Fundus uteri. Ist der Uterus nicht ohnehin kontrahiert, wird vorsichtig eine Wehe eingerieben, um Quetschverletzungen des weichen uterinen Gewebes zu vermeiden. Anschließend wird der Fundus uteri in kaudaler Richtung exprimiert, ▼ wobei der so auf die Plazenta ausgeübte Druck durch dosierten Zug an der Nabelschnur unterstützt werden kann.

Lässt sich auf diese Weise die Plazenta nicht gewinnen, oder setzt eine stärkere Blutung ein, muss die Plazenta manuell und instrumentell gewonnen werden.

Atonische Nachblutung

Definition

Bei der atonischen Nachblutung überschreitet der Blutverlust der verstärkten Lösungsblutung 300 ml.

Zur Schätzung des nach außen hin sichtbaren und messbaren peripartalen Blutverlustes ist es wichtig zu wissen, dass diese regelmäßig niedriger ausfällt, als der tatsächlich gemessene Blutverlust.

! Das postpartale Volumen des nicht kontrahierten Uterus und die Masse der Plazenta stellen einen Blutungsherd und ein Reservoir dar, in dem sich in kürzester Zeit große Mengen an Blut (2–3 l) leicht und unbemerkt verlieren können.

Ätiopathogenese. Ursache einer mangelhaften Kontraktion des Uterus und Wegbereiter einer atonischen Nachblutung ist die Überdehnung der Uteruswand (Makrosomie des Kindes, Polyhydramnion, nach Mehrlingsschwangerschaften). Typischerweise zeigt der Uterus bei der atonischen Nachblutung nach Phasen der Kontraktion immer wieder Erschlaffungstendenzen, wobei es zu einem schleichenden, insgesamt jedoch massiven Blutverlust kommen kann.

Therapie.

! Wenn keine medikamentösen Kontraktionsmittel zur Verfügung stehen, muss der Uterus manuell komprimiert werden.

Dies kann u. U. nicht anders zu erreichen sein, als dass der Geburtshelfer den Uterus mit der einen den Fundus uteri umschließenden Hand gegen das Widerlager der zur Faust geballten, in die Scheide eingeführten anderen Hand presst. Medikamentöse Maßnahmen sind die hochdosierte Oxytozin-Infusion, an deren Stelle jedoch frühzeitig die Gabe von Prostaglandin E2 treten sollte. Von Nutzen kann auch die

Einlage einer mit Prostaglandin F2α getränkten Tamponade in das Cavum uteri sein. Selbstverständlich müssen zuvor durch eine Spekulumeinstellung blutende Verletzungen wie Scheidenrisse oder Zervixrisse ausgeschlossen wurden und das Uteruskavum von Koageln leergeräumt worden sein.

In Kürze

Pathologische Geburt

Mütterliche Ursachen

- **Verengung des Geburtskanals:** Missverhältnis zwischen Kind und Beckengröße, wegen enormer Dehnbarkeit sind Beckenmaße zweitrangig. Zuwarten unter CTG-/Mikroblutkontrolle möglich, Cave: Uterusruptur (Schnurfurche), Oxytozingabe (wenn Passage nicht möglich), perineale Zerreißung bei Verengung des Beckenausgangs. Zervixdystokie bei Verklebungen, Vernarbungen, oft bei vaginaler Untersuchung lösbar.
- **Wehenschwäche: Hypotone** Dyfunktion bei Uterusfehlbildungen, Überdehnung (fetale Makrosomie, Mehrlinge, Polyhydramnion), protrahierte Geburt. **Hypertone** Dysfunktion häufig iatrogen (Oxytozingabe).

Fetale Ursachen:

- **Beckenendlage:** Versuch der äußeren Wendung. Vaginale Geburt unter Periduralanästhesieund Anästhesiebereitschaft, bei längerer Entwicklung Gefahr der Nabelschnurkompression.
- **Querlage:** Gefahr des Arm- oder Nabelschnurvorfalls, keine vaginale Geburt möglich.
- Erschwerte Geburt bei **regelwidriger Haltung** (Scheitellage, Vorderhauptslage, Gesichtslage, bei Stirnlage Sectio!), **regelwidriger Einstellung** (Scheitelbeineinstellung, hoher Geradstand, tiefer Querstand)
- **Vorliegen des Armes in Schädellage**: Repositionsversuch, Cave: Nabelschnurvorfall.
- **Schulterdystokie:** Meist bei fetaler Makrosomie, geburtshilflicher Notfall, Sectio.
- **Fehlbildungen:** Hydrozephalus, andere Konturunregelmäßigkeiten.

Amniale Ursachen:

- **Polyhydramnion:** Diagnose sonographisch. Bei 2/3 der Schwangeren keine Auffälligkeiten, bei 1/3 fetale Anomalie, Glukosestoffwechselstörung, Mehrlingsschwangerschaft. Uteroplazentare Zirkulation durch Druck vermindert. Entlastungspunktionen, Gefahr der vorzeitigen Plazentalösung, der uterinen Dysfunktion, der atonischen Nachblutungen erhöht.
- **Oligohydramnion:** Nierenagenesie, Harnwegsobstruktion. Fruchtwassermenge wichtig für Lungenreifung. Oft bei intrauteriner Wachstumsrestriktion, Präeklampsie, Übertragung.
- **Blasensprung: Vorzeitig** (vor Geburtsreife), **frühzeitig** (vor Wehentätigkeit). diagnose mit Lackmuspapier, Bromthymolblau-Test, Nachweis von IGFBP-1. Infektionsgefahr.
- Amnioninfektionssyndrom: Vor oder nach Blasensprung, bakterielle Besiedlung, vaginale Aszension, hämatogen. Heute selten, da Schwangere sich bei Blasensprung früh vorstellen. Mütterliches Fieber, Uterusschmerz, übelriechender Fluor, fetale Infektionszeichen bis zur septischen Koagulopathie. Abstrichentnahme (Cave: Streptokokken der Gruppe B, Neugeborenensepsis), Entbindung, Antibiose.

Umbilikale Ursachen:

- **Nabelschnurdislokation: Vorliegen** (intakte Fruchtblase), **Vorfall** (gesprungener Fruchblase). Liegender Transport in Klinik sinnvoll. Tastuntersuchung: **manifest** (vor dem äußeren Muttermund), **okkult** (in utero). Gefahr der Nabelschnurkompression, Notfall. Unter i.v.-Tokolyse Zurückgleiten möglich, Repositionsversuch, Sectio.
- **Nabelschnurumschlingung:** Elastizität groß. Mikroblutuntersuchung, ggf. Sectio.
- **Nabelschnurknoten: Echte** durch fetale Bewegungen, **falsche** reine Abknickungen. Perinatale Mortalität erhöht.
- **Insertio velamentosa**: Nabelschnuransatz auf Eihäuten. Bei Blutung (antepartal, intrapartal), sofortige Entbindung.

Plazentare Ursachen:

Plazentainsuffizienz (uteroplazentare Insuffizienz): Chronische bedingt Wachstumsrestriktion, akute fetale Hypoxie bis Tod.

Plazenta praevia: Bei vollständiger Verlegung vaginale Geburt nicht möglich. Schmerzlose Blutung vor Fruchtwasserabgang. Diagnose sonographisch, keine Tastuntersuchung. Bei reifem Kind, Sectio.

▼

Plazentalösung: Notfall, für Fetus und Mutter lebensbedrohend. Schmerzhafte (bis zum Vernichtungsschmerz) Blutung (auch okkult). Sofortige Entbindung.
Plazentaretention: Normal Nachgeburt nach 30 min. Ursächlich Verengung des unteren Uterinsegmentes (Uterotonika zu hoch dosiert), Kontraktionsschwäche des Uterus, plazentare Verwachsungen. Crede-Handgriff, manuelle oder instrumentelle Ausräumung.
Atonische Nachblutung: Über 300 ml, tatsächliche Blutmenge wird oft unterschätzt. Ursächlich Überdehnung. Medikamentöse Kontraktion, manuelle Kompression.

16.7 Geburtsverletzungen der Mutter

Nach der Geburt der Plazenta sollten Verletzungen des inneren und äußeren Genitale mit einer Spekulumeinstellung ausgeschlossen werden. Untersucht werden müssen:
- Zervix
- Scheide
- Labien
- Damm

Die digital-rektale Untersuchung sollte eine Rektumverletzung ausschließen.

16.7.1 Zervix- und Scheidenrisse

Zervixrisse

Zervixrisse entstehen gehäuft
- nach vaginaloperativen Eingriffen,
- nach Pressen vor der vollständigen Muttermundseröffnung,
- bei vorbestehenden Narben im Bereich der Zervix,
- gelegentlich bei sehr schneller Eröffnungs- und Austreibungsphase (überstürzte Geburt).

Bei jeder unerwarteten Blutung nach der Entbindung sollte ein Zervixriss durch Spekulumeinstellung ausgeschlossen werden.

Praxisbox Versorgung des Zervixrisses
Hierzu wird die vordere Muttermundslippe mittels Fensterklemmen gefasst und anschließend schrittweise die ganze Zirkumferenz inspiziert. Nach Darstellung des oberen Wundwinkels wird die erste Naht kranial davon gesetzt, da Gefäße möglicherweise retrahiert sein können. Die restliche Wunde wird mit Einzelknopfnähten versorgt.

Gelingt eine ausreichende Blutstillung von vaginal nicht, ist die Laparotomie erforderlich, da der R. descendens der A. uterina betroffen sein oder der Riss bis in das Parametrium reichen kann.

Scheidenriss

Verletzungen der Scheide treten infolge einer Überdehnung der Vaginalwand auf oder können artefiziell durch vaginaloperative Eingriffe gesetzt werden. Handelt es sich um mehr als um oberflächliche Abschürfungen, so ist die chirurgische Wundversorgung indiziert. Hohe Scheidenrisse werden per Spekulumeinstellung diagnostiziert und anschließend mit einer Naht versorgt. Eine ausreichende Blutstillung ist zur Verhinderung einer paravaginalen Hämatombildung erforderlich. Die Heilungstendenz ist gut.

16.7.2 Damm-, Labien- und Klitorisrisse

Dammriss

Verletzungen des Dammes treten bei
- unkontrolliertem Durchtreten des vorangehenden Teils,
- unzureichendem Dammschutz bei Verzicht auf eine Episiotomie
- Weiterreißen eines zu klein angelegten Dammschnittes auf.

Je nach Ausdehnung unterteilt man die Dammrisse in 4 Grade:
- Dammriss I. Grades: Einriss von Kutis und Subkutis
- Dammriss II. Grades: Beteiligung der Dammuskulatur
- Dammriss III. Grades: Verletzung des M. Sphincter ani
- Dammriss IV. Grades: Mitbeteiligung der Rektumschleimhaut

Praxisbox Versorgung des Dammrisses

- Spekulumeinstellung, Einlegen eines großen Tupfers zur besseren Übersicht, Darstellung des oberen Wundwinkels.
- Adaptation der Scheidenhaut, senkrechtes Einstechen zu den Wundrändern, Vermeidung einer Taschenbildung.
- Bei Dammriss III. Grades: Anklemmen der Enden des M. sphincter ani und Versorgung mit einer Muskelnaht.
- Bei Dammriss IV. Grades: Naht der eingerissenen Rektumwand ohne Miterfassen der Mukosa.
- Abschließend möglichst spannungsfreie Adaptation der Haut

Ein fachgerecht versorgter Dammriss III. oder IV. Grades hinterlässt im Allgemeinen keine funktionelle Beeinträchtigung des M. sphincter ani, Sekundärheilungen sind selten. Eine Stuhlregulation durch leichte Kost und milde Laxanzien ist in den ersten Tagen empfehlenswert.

Labien- und Klitorisrisse

Durch Überdehnung kann es zu Einrissen im Bereich der kleinen Schamlippen und der Klitoris kommen, meist handelt es sich nur um oberflächliche Abschürfungen, die keiner Behandlung bedürfen. Gelegentlich treten aber starke Blutungen auf, die dann eine chirurgische Versorgung, möglichst mit atraumatischen Nähten, erforderlich machen. Die Nähe zur Urethra ist zu beachten.

16.7.3 Hämatome

Hämatome entstehen entweder durch spontane Gewebszerreißungen bei intakter Schleimhautoberfläche oder durch unzureichend versorgte oder übersehene Geburtsverletzungen.

! Bei postpartal auftretenden Schmerzen oder Druckgefühl im Unterbauch ohne erkennbare Ursache sollte differentialdiagnostisch immer an ein Hämatom gedacht werden.

Die Diagnose erfolgt durch Spekulumeinstellung, Tastuntersuchung oder ggf. auch sonographisch. Bei arteriellen Blutungen kann ein Hämatom schnell erhebliche Ausmaße annehmen und zur Anämie mit Schocksymptomatik führen. Hier ist die Eröffnung des Hämatoms mit Ausräumung der Koagel sowie Aufsuchen und Umstechen der blutenden Gefäße erforderlich, ggf. kann die Einlage einer Drainage erfolgen. Diffuse Sickerblutungen sistieren meist von selbst und werden allmählich resorbiert. Obligat sind die Blutbildkontrolle und die Kreislaufüberwachung der Patientin.

16.7.4 Uterusruptur

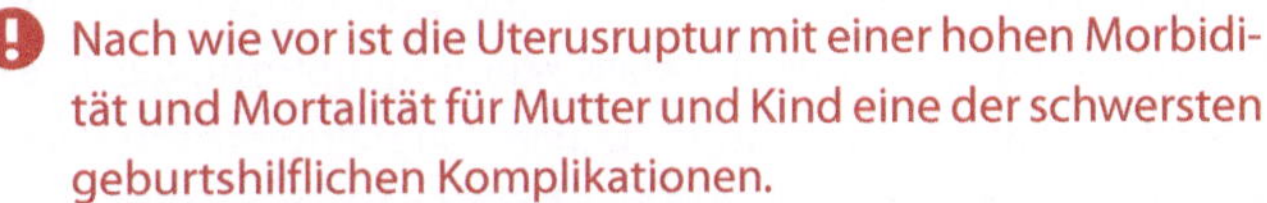

! Nach wie vor ist die Uterusruptur mit einer hohen Morbidität und Mortalität für Mutter und Kind eine der schwersten geburtshilflichen Komplikationen.

Unterschieden werden die offene und die gedeckte (stille) Perforation. Während bei der selteneren offenen Ruptur eine direkte Verbindung zur Bauchhöhle besteht, ist die gedeckte Perforation durch das viszerale Peritoneum überzogen.

Insbesondere traumatische und spontane Uterusrupturen sind mit einer hohen mütterlichen und kindlichen Mortalität belastet.

> Kommt es zu einer Ruptur mit Austritt des Kindes in die freie Bauchhöhle, sinken die fetalen Überlebenschancen aufgrund der Hypoxie und Hypovolämie auf 25–50%.

Ätiopathogenese. Unterschieden werden:

- Narbenruptur nach vorausgegangener Operation am Uterus
  - Status nach Sectio caesarea oder Hysterotomie
  - Zustand nach Myomenukleation
  - Metroplastik
  - Tubenimplantation
- Traumatischer Ruptur durch
  - Instrumentelle Perforation
  - Unfallgeschehen
- Spontaner bzw. Überdehnungsruptur bei
  - Rudimentärem Uterushorn
  - Multiparität
  - Überdosierung von Wehenmitteln

Verschoben hat sich in den letzten Jahrzehnten das Ursachenspektrum. Durch großzügig gestellte Sectioindikationen sind Überdehnungsrupturen selten geworden, dafür haben die erhöhte Sectiofrequenz sowie die Vielzahl gynäkologischer Eingriffe am Uterus zu einer Zunahme der Narbenruptur geführt. Mehr als 90% aller Fälle ist eine Sectio vorausgegangen.

Bei Zustand nach Operation am Uterus sind folgende Maßnahmen angezeigt:

- Einstufung als Risikoschwangerschaft,
- Einsicht des Operationsberichtes (operativer Verlauf, Kavumeröffnung bei Myomenukleation

Epidemiologie. Die Häufigkeit einer Uterusruptur unter der Geburt wird mit etwa 1:3.000 angegeben und ist in den letzten Jahrzehnten nahezu konstant geblieben.

Symptomatik. Während eine Narbenruptur meist als stille Ruptur abläuft, können die klassischen Symptome der Uterusruptur ganz oder teilweise fehlen. Charakteristisch sind:

- Druckschmerzhaftigkeit des Uterus, besonders im unteren Uterinsegment,
- allgemeine Kreislaufverschlechterung bis hin zum Schock,
- Sistieren der Wehentätigkeit nach Ruptur, Abweichen des Kopfes aus der Führungslinie.

Therapie. Bei Verdacht auf eine Uterusruptur ist die sofortige Laparotomie angezeigt. In Abhängigkeit vom Ausmaß der Verletzung, der Wundverhältnisse und der Kreislaufsituation der Patientin genügt meist die Versorgung durch eine Naht, bei nicht beherrschbaren Blutungen kann die Hysterektomie erforderlich sein.

16.7.5 Inversio uteri puerperalis

Eine sehr seltene geburtshilfliche Komplikation bildet die Inversio uteri puerperalis mit einer Frequenz von 1:10.000.

> **Definition**
> Der Schweregrad der Inversio uteri puerperalis kann von einer einfachen Umstülpung des Fundus bis hin zum völligen Prolabieren in die Scheide oder vor den Introitus reichen.

Folgende Faktoren wirken prädisponierend:

- Starke Überdehnung der Gebärmutter, Atonie
- Forcierter Zug an der Nabelschnur
- Starke abdominelle Druckausübung
- Fundusplazenta, Placenta adhaerens

Die Symptome einer akuten Inversio uteri puerperalis sind Schmerzen, Blutungen und Schockerscheinungen.

Die Diagnose wird durch bimanuelle Tastuntersuchung und Spekulumeinstellung erhoben, der Fundus ist oberhalb der Symphyse nicht mehr zu tasten.

Folgende Behandlungsmöglichkeiten sind gegeben:

- Versuch der vaginalen Reposition unter ausreichender Analgesie, Tokolyse und Schockprophylaxe.
- Bei nicht gelöster Plazenta wird die Lösung vor Reposition empfohlen.
- Nach erfolgreicher Reposition, Gabe von Kontraktionsmitteln.
- Bei gescheiterter vaginaler Reposition, Versuch der operativen Durchtrennung des zervikalen Schnürrings.
- Bei verschleppter Diagnose kann eine Hysterektomie erforderlich werden.

16.7.6 Symphysenläsionen

Belastungsabhängige Schmerzen im Bereich der Symphysenfuge können Hinweis auf eine Symphysenläsion sein, gelegentlich lässt sich eine Dislokation der Schambeinäste tasten, diese kann sonographisch oder radiologisch objektiviert werden. Bei der seltenen Symphysenruptur besteht außerdem ein ausgeprägter Druckschmerz im Bereich des Symphysenspaltes, reflektorische Spasmen der Gesäßmuskulatur führen zum Watschelgang.

Empfohlen wird die körperliche Schonung, bei Beschwerdepersistenz ggf. das Tragen eines Beckengurtes und die orthopädische Nachbehandlung.

> **In Kürze**
>
> **Geburtsverletzungen der Mutter**
> **Zervix-/Scheidenrisse, Labien-/Klitorisrisse**: Spekulumeinstellung, Naht.
> **Dammriss**: Grad I–IV (IV mit Rektumbeteiligung), Spekulumeinstellung, Naht.
> **Hämatome**: Postpartaler Schmerz, bei arteriellen Blutungen große Blutverluste möglich. Ausräumung, Nahr.
> **Uterusruptur**: Notfall, hohe fetale und mütterliche Mortalität. Narbenruptur, traumatische Ruptur (instrumentelles Trauma, Unfall), Überdehnungsruptur. Schmerz, Kreislaufdekompensation, Sistieren der Wehen. Laparatomie, ggf. Hysterektomie.
> Selten **Inversio uteri puerperalis** oder **Symphysenlösungen**.

16

16.8 Pathologie des Neugeborenen

16.8.1 Fetale Hypoxie, Azidose, intrauterine Asphyxie

Die fetale Hypoxie ensteht auf dem Boden eines eingeschränkten transplazentaren Sauerstofftransports, einer Verminderung des oxygenierten intervillösen Blutvolumens, oder einer Reduktion des fetalen Hämoglobins als Sauerstoffträger.

Der Sauerstoffgehalt im Fetalblut ist wesentlich niedriger als beim Erwachsenen. Am Ende der Austreibungsperiode erreicht er beim reifen Termingeborenen Werte um 16 mmHg. Bei Unterschreiten dieser Werte und Auftreten einer Hypoxie gewinnt der Fetus seine Energie durch anaerobe Glykolyse. Es kommt zu einem Laktatanstieg und einem Abfall des pH-Wertes.

Definition

pH-Werte unter 7,20 gelten als leicht azidotisch, unter 7,10 spricht man von einer fortgeschrittenen, unter 7,0 von einer schweren Azidose.

Die gleichzeitige Beurteilung des Ausmaßes der Hyperkapnie (pCO_2) und des Basenüberschusses (BE) erlauben Aussagen über die mutmaßliche Dauer einer Azidose. Bei einer zunehmenden Notwendigkeit der metabolischen Kompensation, feststellbar über eine Zunahme des Basendefizites, kann auf eine längerdauernde (Stunden) Azidose geschlossen werden.

Definition

Der Begriff der Asphyxie beschreibt Folgen des Sauerstoffmangels im kindlichen Organismus mit Hypoxämie, Hyperkapnie und Azidose, die sich postnatal in einer entsprechenden Depression der Organfunktionen des Neugeborenen äußern.

Ätiopathogenese. Häufigste Ursachen unter der Geburt sind Wehenfunktionsstörungen wie Dauerkontraktionen bzw. Polysystolien. Ab einem gewissen Wehendruck werden die Spiralvenen und Spiralarterien komprimiert, sodass unter Umständen kein Gasaustausch mehr stattfinden kann. Eine Verminderung des intervillösen Blutvolumens (fetales Oxygenierungsreservoir) ist die pathophysiologische Folge einer Verminderung der tertiären Stammzotten, d. h. auch eine Verminderung der Austauschfläche. Letztere findet sich als pathologisches Korrelat bei der schwangerschaftsinduzierten Hypertonie mit der Folge einer intrauterinen Mangelentwicklung. Auch eine Verminderung an Sauerstoffträgern wie z. B. beim fetofetalen Transfusionssyndrom, der Anämie bei Rh-Inkompatibilität oder bei einer Parvo-B19-Virusinfektion kann eine intrauterine Hypoxie, Azidose bzw. Asphyxie begünstigen.

Diagnostik. Unter der Geburt werden bei ausreichender Muttermundseröffnung und eröffneter Fruchtblase die Blutgase aus der Kopfschwarte nach der **Saling-Technik** bei pathologischem Kardiotokogramm bestimmt. So kann der fetale Zustand objektiviert werden.

Unmittelbar postpartal hat sich die Bestimmung der Blutgase des Neugeborenen aus der Nabelschnurarterie bewährt und wird mittlerweile als qualitätssichernde Maßnahme gefordert.

Intrauterine Reanimation

Definition

Unter intrauterine Reanimation wird die Ausschaltung der Noxe Wehe mit ihrem negativen Einfluss auf die uteroplazentare Perfusion und damit auf die Oxygenierung des Feten verstanden.

Mit einem intravenös verabfolgten Bolus an β-Sympathikomimetika gelingt es in der Regel Dauerkontraktionen zu durchbrechen bzw. die Wehenpausen bei zu häufiger Wehenfolge zu verlängern. Die Folge ist meist eine messbare Verbesserung der fetalen Oxygenierung und eine entsprechende Normalisierung der pathologischen fetalen Herzfrequenzmuster. Es muss jedoch erwähnt werden, dass diese Maßnahme stets unter Berücksichtigung des klinischen Gesamtbildes getroffen werden muss. So sollte selbstverständlich eine bestehende medikamentöse Wehenaugmentation abgesetzt, eine evtl. eingenommene mütterliche Rückenlage aufgehoben bzw. bei terminaler Bradykardie in der Pressperiode die sofortige vaginaloperative Entbindung erwogen werden.

16.8.2 Sofortmaßnahmen beim asphyktischen Neugeborenen

Die Verantwortung für die Primärversorgung des schwer anpassungsgestörten und asphyktischen unreifen oder reifen Neugeborenen liegt zunächst beim Geburtshelfer, sollte aber frühzeitig an ein geschultes Reanimationsteam übergehen.

Bei jeder Geburt müssen alle Vorkehrungen für die Akutversorgung getroffen sein, da jeder Zeitverlust deletäre Folgen haben kann.

Der Begriff der Asphyxie wird, unscharf definiert, zur Beschreibung unterschiedlicher Schweregrade von kardiorespiratorischer Depression eingesetzt.

Definition

Asphyxie im engeren Sinne beschreibt eine schwerste Adaptationsstörung, die mit weniger als 3-Apgar-Punkten in der 1. Lebensminute gewertet wird.

Maßnahmen bei leichter Asphyxie

Beim leicht oder mäßig beeinträchtigten Neugeborenen ist

- die Atmung insuffizient oder fehlend,
- die Herzfrequenz um 100/min,
- die Haut ist blaß oder zyanotisch,
- der Muskeltonus und die Reflexantwort beim Absaugen reduziert.

Diese Kinder sollten unmittelbar nach Geburt und Abnabelung zum vorgewärmten und gut ausgeleuchteten Versorgungsplatz gebracht werden und sofort abgesaugt werden. Es ist zu beachten, dass stets der Mund vor der Nase abgesaugt werden muss.

Es wird dem Kind freier Sauerstoff angeboten und taktile Reize zur Anregung der Atmung gesetzt, indem Rücken oder Fußsohlen bestrichen werden. Setzt innerhalb der nächsten 20–30 s keine ausreichende Atmung ein, sollte das Kind mit einer passenden, gut abdichtenden Maske, an die ein Neugeborenen-Beatmungsbeutel angeschlossen ist, beatmet werden.

Die eingesetzten Maßnahmen sind effektiv, wenn
- sich der Thorax des Kindes hebt,
- die Eigenatmung einsetzt,
- das Kind rosig wird,
- die Herzfrequenz über 100/min ansteigt und
- der Muskeltonus des Kindes zunimmt.

Bei Besserung des klinischen Zustandes sollte das Kind in den nächsten Stunden intensiv überwacht werden und nach den Ursachen des Depressionszustandes geforscht werden.

Maßnahmen bei schwerer Asphyxie

Definition

Das schwer und schwerst beeinträchtigte Neugeborene zeigt das klinische Bild
- eines blassen und schlaffen Kindes
- mit einer Herzfrequenz unter 100/min und
- fehlender Atmung.

Nach kurzem, gründlichen Absaugen von Mund und Rachen wird sofort eine Maskenbeatmung mit erhöhter Sauerstoffkonzentration in einer Frequenz von 40–60/min begonnen und kurzfristig die Effektivität überprüft. Steigt die Herzfrequenz rasch über 100 an, kann die Maskenbeatmung, stets an die einsetzende Eigenatmung des Kindes angepasst, unterstützend bis zur ausreichenden Stabilisierung der Atmung, fortgeführt werden.

! Tritt jedoch innerhalb von 30 s keine Verbesserung des kindlichen Zustandes ein,
- bleibt die Herzfrequenz unter 60,
- ist die Atmung nicht ausreichend,
- die Haut weiterhin zyanotisch oder blaß,
- der Muskeltonus schlaff,

sollten die Maßnahmen erweitert werden.

Herzdruckmassage

Die Herzdruckmassage wird durchgeführt, indem die Hände eines Helfers, den Brustkorb des Kindes umgreifen, die Daumen knapp unterhalb der Kreuzung Intermamillarlinie/Sternum, und mit einer Frequenz von 100–120/min und einer Eindrücktiefe von 1–2 cm das Herz zwischen Wirbelsäule und Sternum massieren. Die Maskenbeatmung wird dabei ohne Synchronisierung weitergeführt.

! Steigt unter diesen Maßnahmen
- die Herzfrequenz des Kindes nicht an,
- setzt die Eigenatmung nicht ein,
- wird die Hautfarbe nicht rosig und
- sind die Pulse nicht palpabel,

muss das Kind (orotracheal oder nasotracheal) intubiert werden.

Intubation

Zur endotrachealen Intubation wird das Kind ohne Überstreckung des Kopfes gerade gelegt und ein in der Größe passender Tubus durch ein Nasenloch geschoben. Der Spatel wird in den Mund eingeführt, die Zunge zurückgedrängt und die Epiglottis eingestellt, mit der Magillzange die Spitze des Tubus vorsichtig durch die Stimmritze vorgeschoben. Nach sofortiger Handbeatmung und Lagekontrolle kann bei weiterbestehender Bradykardie nun Adrenalin in einer Verdünnung von 1:10.000 in einer Dosierung von 0,01–0,02 mg/kgKG endotracheal appliziert werden. Eine Wiederholung ist nach 3–4 min möglich.

Je nach Ursache gelingt es mit adäquater Beatmung in den meisten Fällen die respiratorische Azidose zu beseitigen und gleichzeitig das Basendefizit zu senken. Bei der Beatmung ist auf die Anwendung eines positiven endexspiratorischen Druckes (PEEP) mit mindestens 3 cmH_2O zu achten. Der maximale inspiratorische Druck muss kontrolliert und zunächst auf 20 cmH_2O begrenzt werden.

Venöser Zugang

Das Anlegen eines venösen Zuganges kann beim nicht neonatologisch Geschulten Probleme bereiten. Im Notfall kann unter sterilen Bedingungen ein Nabelvenenkatheter gelegt werden. Er wird soweit vorgeschoben, dass gerade Blut zurückkommt, um ein Abweichen in die Leber zu verhindern. Als erstes sollte Volumen in Form einer 5%-igen Serumproteinlösung gegeben werden, anschließend Glukose 10%.

Pufferung

Eine Puffertherapie mit Natriumbicarbonat 8,4%ig, 1:1 mit Aquadest verdünnt, sollte nur nach Durchführung einer Blutgasanalyse und nach einer rund 10 minütigen kardiopulmonalen Reanimation eingesetzt werden. Die Dosierung ohne vorherige Blutgasanalyse beträgt 1 ml Natriumbicarbonat 8,4%ig/kgKG.

> Es sollte in jedem Fall die Ursache für den schweren Schockzustand gesucht werden, weil dann eine auf die Ätiologie zielende Behandlung erfolgen kann.

Intensivstation

Nach erfolgreichem Abschluss der unmittelbar notwendigen Behandlung und Stabilisierung erfolgt die Verlegung auf eine Neugeborenen-Intensivstation, um die weitere Therapie und Überwachung sicherzustellen.

Maßnahmen bei bekannten bzw. vermuteten Asphyxieursachen

Volumenmangel

Bei Verdacht auf Blutvolumenmangel (Placenta praevia, Abruptio placentae, fetomaternale Transfusion, fetofetale Transfusion bei Mehrlingen) und bei einem Hämatokrit unter 40% mit Schocksymptomen oder 30% ohne Schocksymptome wird die Auffüllung des Gefäßsystems mit 0-rh-negativem Erythrozytenkonzentrat (Universalspenderblut) notwendig.

Sepsis

Auf eine Sepsis weist in der Regel die Anamnese mit den Risikofaktoren

- vorzeitiger Blasensprung,
- erhöhte Infektionsparameter der Mutter,
- zervikale Besiedelung mit Streptokokken der Gruppe B

hin.

> Bei einem derartigen Verdacht sollte sofort eine i.v. Antibiotikatherapie begonnen werden.

Aspiration

Definition

Ein Mekonium-Aspirationssyndrom betrifft insbesondere übertragene oder mangelgeborene Kinder und entwickelt sich, wenn grünes und zähes Fruchtwasser mit den ersten Atemzügen in die Lunge gelangt und infolge Obstruktion atelektatische und emphysematöse Lungenveränderungen bewirkt.

Unmittelbar nach der Geburt des Kopfes, noch vor dem ersten Atemzug, werden die oberen Atemwege durch Reinigung der Mund- und Rachenhöhle vom zähem Sekret befreit. Nach raschem Abnabeln wird auf dem vorgewärmten Erstversorgungstisch die Stimmritze eingestellt und möglichst vor dem ersten Atemzug eine Trachealabsaugung mit dem Jankauer (starrer Absaugkatheter) durchgeführt, wenn Material auf der Stimmritze nachzuweisen ist. Eine Maskenbeatmung ist in jedem Fall zu vermeiden, bei schlechtem Zustand ist eine endotracheale Intubation und gründliche endotracheale Absaugung notwendig. Im Anschluss wird der Magensaft abgesaugt und die Magensonde zur Druckentlastung liegengelassen.

Zwerchfellhernie

Eine pränatal nicht bekannte Zwerchfellhernie kann zu einer schweren kardiorespiratorischen Störung führen. Neben Atemnot, Zyanose und Schocksymptomen weist ein eingesunkenes Abdomen, einseitiges, in 80% der Fälle rechtsseitig nachweisbares Atemgeräusch und nach rechts verlagerte Herztöne auf den Zwerchfelldefekt hin.

! Bei Zwerchfellhernie ist eine Maskenbeatmung unbedingt zu vermeiden.

16.8.3 Intrakranielle Blutungen

Epidemiologie. Die intrakraniellen (intrazerebralen) Blutungen sind wegen ihrer Bedeutung für die Kurzzeit- und Langzeitprognose des betroffenen Kindes ein wichtiges Problem. Häufigkeit und Ort der Blutung sind vom Gestationsalter abhängig.

Bei reifgeborenen Kindern beträgt die Häufigkeit eines intrazerebralen Blutungsereignisses rund 4%. Meistens handelt es sich dabei um kleine Einblutungen ohne Relevanz für die neurologische Entwicklung.

Mit sinkendem Gestationsalter steigt die Häufigkeit eines Blutungsnachweises. Bei Frühgeborenen unter der 32. SSW und unter 1.500 g Geburtsgewicht liegt die Häufigkeit für alle Schweregrade bei rund 20%.

Ätiopathogenese. Bei den Ursachen stehen Trauma, Hypoxie, Azidose und Perfusionsstörungen des Kindes im Vordergrund.

Insbesondere die subdurale und subarachnoidale Blutung des reifen Neugeborenen sind häufig geburtstraumatisch bedingt. Bei den am häufigsten von intrakraniellen Blutungen betroffenen Frühgeborenen handelt es sich um Folgen von Hypoxie, Perfusionsstörungen, Blutdruckschwankungen, Verlust der zerebralen Autoregulation und der durch die Unreife der Strukturen bedingten leichten Verletzlichkeit der Gefäße.

Im Einzelnen sind folgende Ursachenfaktoren zu nennen:

- Intrauterine Hypoxie/Azidose,
- postnatale Hypoxie,
- Hyperkapnie (Erhöhung der zerebralen Durchblutung),
- arterielle Hypertension,
- abrupter Blutdruckanstieg,
- Infusion von hyperosmolaren Lösungen (Natriumbicarbonat),
- traumatische Geburt,
- Blutungen bei Placenta praevia oder vorzeitiger Plazentalösung.

Symptomatik. Die Ultrasonographie durch die offene Fontanelle gestatten heute eine sehr frühe und sichtbare Früherkennung intrazerebraler Blutungsereignisse. Sie werden in 4 für die Prognose maßgebliche Schweregrade unterteilt.

> **Graduierung intrazerebraler Blutungen**
> **Grad I:** Vereinzelte Einblutungen (subdural, subarachnoidal)
> **Grad II:** Subependymale Einblutung
> **Grad III:** Schwere subependymale Einblutung mit Verschiebung des Gehirns
> **Grad IV:** Einbruch der Blutung in das Ventrikelsystem

Die Blutungen ereignen sich entweder präpartal, sub partu oder in den ersten 3–7 Tagen postnatal.

Intrakranielle Hämorrhagien können mit diskreten Symptomen verlaufen, können jedoch auch mit massiver Klinik (Krampfanfällen, Blutdruck- und Hämatokritabfall, metabolische Azidose, Lethargie, Koma) einhergehen. Dabei ist die Symptomatik umso ausgeprägter, je ausgedehnter die Blutung ist.

Im Sinne der Prophylaxe gilt es, möglichst die bekannten Risikofaktoren auszuschalten, Reanimations- und Erstversorgungsmaßnahmen so vorsichtig wie möglich durchzuführen, Wärmeverlust und Kreislaufschwankungen zu vermeiden.

> Beim reifen Neugeborenen kommt es wesentlich seltener als beim unreifen Frühgeborenen zu intrazerebralen Einblutungen.

Selten kommt es zu subarachnoidalen Blutungen, die in der Regel weniger schwerwiegende Symptome machen bzw. zu subduralen Blutungen, die schwerer verlaufen. In der Mehrzahl der Fälle zeigen sich Einblutungen im Bereich des Plexus choroideus.

> Bei Frühgeborenen beginnen 80–90% der Blutungen in der subependymalen Keimschicht.

Von dort kann ein Fortschreiten der Blutung mit Einbruch in die Seitenventrikel erfolgen. Intrazerebrale Blutungen können Folge eines Einbruchs aus dem Ventrikelsystem in das Parenchym sein, es kann jedoch auch zu intrazerebralen Blutungen im Sinne eines hämorrhagischen Infarktes kommen. Eine Verminderung der zerebralen Perfusion kann zu umschriebener Gewebsnekrose mit oder ohne konsekutive Einblutung führen. Im weiteren Verlauf führt dies zur Ausbildung kleiner Narbenbezirke (periventrikuläre Leukomalazie), die bei Früh- und Neugeborenen einige Wochen nach schwerwiegenden hypoxischen und ischämischen Ereignissen gefunden werden können.

Prognose. Die Prognose der weiteren kindlichen Entwicklung ist abhängig von Schwere und Ausdehnung der Blutung und ggf. der Entwicklung eines posthämorrhagischen Hydrozephalus. Im Einzelfall ist die Entwicklung nicht voraussehbar.

> Frühgeborene, die eine Blutung Grad I oder Grad II überstanden haben, entwickeln in bis zu 30% der Fälle ein neurologisches Handicap. Frühgeborene mit überstandener Blutung Grad III und IV haben ein 40–90%iges Risiko für neurologische Folgeschädigungen unterschiedlicher Schweregrade.

Die bei unauffälligen reifen Neugeborenen diagnostizierten zerebralen Blutungen gehören praktisch immer dem Schweregrad I bis II an und heilen in der Regel folgenlos aus.

Prävention. Zerebrale Blutungen lassen sich vermeiden bzw. reduzieren durch:
- Verbesserung der pränatalen Vorsorge zur Vermeidung der Frühgeburt und der intrauterinen Mangelentwicklung,
- rechtzeitige Diagnose (CTG, pH-Metrie),
- rechtzeitige Geburtsbeendigung bei hypoxischen Gefahrenzuständen,
- Vermeidung mechanisch schwieriger Entbindungen,
- unverzügliche Unterstützung der kardialen und respiratorischen Adaptation nach Geburt,
- rechtzeitige Einschaltung eines neonatologischen Reanimationsteams und
- postnatale Gabe von Vitamin K (Konakion).

16.8.4 Geburtsverletzungen

Schädelverletzungen

Der vorangehende kindliche Kopf ist eng von den mütterlichen Weichteilen des Geburtskanals umschlossen und unterliegt dem Druck, der auch durch den oft straffen Ring der Zervix ausgeübt wird.

In diesem Bereich entsteht ein meist rundliches und nicht an die Begrenzung der Schädelnähte gebundenes Ödem mit petechialen Blutungen, die Geburtsgeschwulst **(Caput succedaneum)**. Diese ist in unterschiedlichem Ausmaß druckdolent und klingt ohne Behandlung innerhalb der ersten Lebenstage ab (Abb. 16.39).

Petechiale Blutungen und zyanotische Verfärbung im Bereich des Gesichtes oder Nackens sind meist Folgen einer

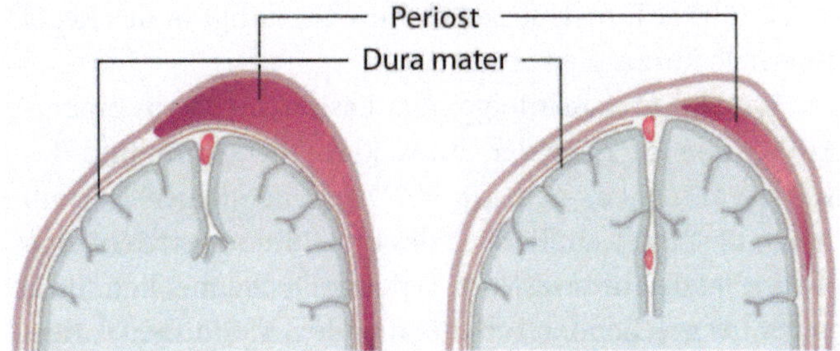

Abb. 16.39. **a** Caput succedaneum (Geburtsgeschwulst). **b** Kephalhämatom

venösen Stauung sub partu und bei ansonsten gutem Hautkolorit unbedenklich. Auch die nicht seltenen retinalen Einblutungen (17–35% bei Spontangeborenen, 41–72% bei durch Vakuumextraktion entwickelten Neugeborenen) bilden sich folgenlos zurück.

Definition

Beim **Kephalhämatom** handelt es sich dagegen um eine subperiostale Rhexisblutung.

Es wird im Gegensatz zur Geburtsgeschwulst durch die Schädelnähte begrenzt, fluktuiert und ist druckdolent. Das Kephalhämatom kann bei Spontangeburten auftreten sowie nach Vakuumextraktionen beobachtet werden. Die Rückbildung benötigt Monate und kann tast- und sichtbare Verkalkungsherde hinterlassen. Auf eine Punktion und Entleerung des Hämatoms wird wegen der Infektionsgefahr verzichtet.

Skelettverletzungen

Geburtstraumatisch treten am häufigsten Klavikulafrakturen auf, insbesondere bei makrosomen Kindern mit großem Schulterumfang (Schulterdystokie) und/oder bei fehlerhafter geburtshilflicher Entwicklung der Schulterarmpartie. Eine Behandlung erübrigt sich, da die Kallusbildung sehr schnell einsetzt. Zu achten ist auf das gleichzeitige Vorliegen einer Plexuslähmung, die eine fachärztliche Behandlung erforderlich macht.

Humerusfrakturen können in seltenen Fällen vorkommen. Um Ausheilung in Fehlstellung zu vermeiden, muss der Arm geschient werden.

Nervenverletzungen

Zu einer **Fazialisparese** kann es in seltenen Fällen bei Forzepsentbindungen kommen, wenn durch den Zangenlöffel ein zu starker Druck ausgeübt wird. Sie klingt in der Regel innerhalb kurzer Zeit ab.

Armlähmungen infolge einer Läsion des Plexus brachialis können im Zuge der Entwicklung der Arme und des Kopfes auftreten, gehäuft bei Beckenendlagegeburten. Durch die Läsion im Bereich des Erb-Punktes entsteht eine **obere Plexuslähmung** vom Typ Erb-Duchenne, kenntlich an der tieferstehenden Schulter und dem nach innen rotierten und pronierten, schlaff hängenden Arm bei erhaltener Beweglichkeit der Finger. Die Behandlung besteht in Lagerungsbehandlung und Physiotherapie.

Prognostisch ungünstiger ist eine Schädigung im Bereich des 7./8. Zervikalnerven einzuschätzen. Diese **untere Plexuslähmung** (Klumpke-Lähmung) betrifft vor allem die langen Handmuskeln und bedingt die offene Fallhand bei gebeugtem Unterarm. Therapeutisch werden ebenfalls Lagerungsbehandlung und Physiotherapie eingesetzt.

Eine isolierte **Radialparese** ist selten. Sie kann durch direkten Druck während der Schwangerschaft oder der Geburt verursacht sein, gelegentlich durch isolierte, amniotische Bänder. Die Prognose ist unter begleitender physikalischer Therapie gut.

16.8.5 Infektionen des Neugeborenen

Häufigkeit. Eine generalisierte schwere Neugeborenen-Infektion tritt mit einer durchschnittlichen Häufigkeit von 1,1–2,7% auf, eine gesicherte Sepsis wird etwa bei 3–4 von 1.000 Lebendgeborenen gefunden.

Ätiologie. Ob eine Infektion pränatal, intrapartal oder postnatal erworben wurde, kann nicht immer mit Sicherheit differenziert werden.

Pränatale Infektionen werden häufig hämatogen-diaplazentar oder vaginal-aszendierend übertragen und durch Viren (Röteln, Zytomegalie, Varizellen, Herpes simplex, Masern, Mumps, Mononukleose, Poliomyelitis u. a.), durch Bakterien (Listerien u. a) oder Parasiten (Toxoplasmen) verursacht.

Perinatale Infektionen können intrapartal oder unmittelbar postpartal erworben werden. Die Infektion erfolgt hämatogen-diaplazentar, über das infizierte Fruchtwasser, durch Aspiration oder Verschlucken von infiziertem Sekret im Geburtskanal oder post partum durch das Keimmilieu der Umgebung des Neugeborenen.

Sub partu besteht das Risiko, dass das Kind durch Keime der mütterlichen Vaginalflora und des Genitoanalbereichs kontaminiert wird. Zu den gefährlichen Keimen gehören insbesondere die β-hämolysierenden Streptokokken der Gruppe B. Zwischen 3 und 25% der Schwangeren sind symptomlose Trägerinnen. Zum Erregerspektrum gehören weiterhin Streptokokken D (Enterokokken), E. coli, Klebsiella, Proteus und Pseudomonas. Infektionen mit Chlamydia trachomatis und Ureaplasmen können Neugeborenen-Infektionen hervorrufen. Zunehmende Bedeutung gewinnt die Besiedlung mit Candida-Spezies: Die Befallsquote von Schwangeren wird auf 23–30% geschätzt.

Nach der Geburt muss sich das Neugeborene mit dem Keimmilieu seiner neuen Umwelt auseinandersetzen und macht dabei eine Phase der Besiedlung mit nosokomialen (zum Krankenhaus gehörenden) Keimen durch.

> Nosokomiale Keime werden insbesondere durch die Hände des ärztlichen und pflegerischen Personals übertragen, stammen aus der Raumluft und den Gegenständen der Station oder von Gegenständen der technischen Ausrüstung von Inkubatoren oder Beatmungsgeräten.

Zu den Risikofaktoren, die das Kind vermehrt gefährden, gehören:
- Vorzeitiger Blasensprung,
- Latenzzeit zwischen Blasensprung und Geburt über 12 h,
- protrahierte Geburt,
- invasive Überwachungs- und Untersuchungsmethoden,
- Unreife des Kindes.

> Das Infektionsrisiko und die zum Teil foudroyante Ausbreitung der Erreger beim Neugeborenen werden durch seine noch eingeschränkte Immunabwehr begünstigt.

Die zellvermittelte Immunität durch Granulozyten und Makrophagen ist bereits weitgehend funktionsfähig, die Granulozytenzahl entspricht der Erwachsenennorm, die Fähigkeit zur Chemotaxis fehlt jedoch noch. Die humorale Abwehr muss sich noch weitgehend auf die transplazentar von der Mutter übertragenen IgG-Antikörpern stützen.

> IgA ist bei Geburt nicht vorhanden, IgM etwa in der Höhe von 2% des Erwachsenenspiegels.

Symptomatik. Manifestationsorte einer lokalen Infektion sind vornehmlich die Haut (Hautfalten), der Nabel und das Nagelbett. Es kann dort zu einer Pyodermie, zu einer Omphalitis oder Paronychie kommen. Diese Infektionsherde können unbehandelt den Ausgangspunkt einer sekundären Septikämie mit den verschiedensten Absiedlungen bilden.

So kann eine Infektion mit Chlamydia trachomatis zur Einschlusskörperchenblennorrhö führen.

! Frühgeborene sind entsprechend ihrer Unreife vermehrt infektionsgefährdet.

Neugeborenensepsis

> Ein besonders hohes Risiko hinsichtlich Morbidität und Mortalität und der Langzeitprognose tragen Neugeborene, die eine Sepsis durchmachen.

Die Letalität ist infolge besserer Diagnostik und Therapie mittlerweile auf 2–3% gesunken, die Langzeitprognose ist allerdings deutlich verschlechtert, wenn eine Beteiligung des Gehirns (Meningitis) eingetreten ist.

Die **Frühsepsis** (early onset sepsis) beginnt innerhalb der ersten Lebenstage. In der Mehrzahl der Fälle weisen anamnestische Faktoren wie vorzeitiger Blasensprung, Fieber, Chorioamnionitis auf die kindliche Gefährdung hin. Häufig werden β-hämolysierende Streptokokken und E. coli gefunden, seltener Listerien, Pneumokokken und Hämophilus.

! Die Letalitätsrate der Frühsepsis beträgt bis zu 50%, die der Spätsepsis bis zu 20%.

Die **Spätsepsis** (late onset sepsis) tritt nach dem 5. Lebenstag auf. Diese verläuft meist nicht so perakut, es werden häufiger Organmanifestationen wie Meningitis gefunden. Das Keimspektrum kann perinatal von der Mutter aquiriert werden, jedoch auch erst später durch eine nosokomiale Infektion erworben sein. An Erregern findet man neben β-hämolysierenden Streptokokken und E. coli, Klebsiellen, Enterokokken, Staphylokokken und Pseudomonas.

Symptomatik. Klinische Auffälligkeiten der neonatalen Infektion können Temperaturinstabilität, auffällige Atmung mit Apnoen oder Tachypnoe, Lethargie, Somnolenz und Krampfanfälle, Blässe und Zyanose der Haut, geblähtes Abdomen und Petechien sein. Häufig sind die Symptome allerdings nur sehr diskret.

Diagnostik. Die erhöhte Früh- und Spätmorbidität und die hohe Mortalitätsrate erfordern von Geburtshelfern, Pflegepersonal und betreuenden Kinderärzten ab der Geburt die strenge Beachtung anamnestischer Risikofaktoren und spezifischer Frühzeichen.

Obwohl die frühen Warnhinweise vage sind und meist nur den Eindruck einer gestörten Befindlichkeit (dem Kind »geht es nicht gut«), vermitteln, müssen diese dennoch Veranlassung sein, den Kinderarzt umgehend zu verständigen und die Verlegung in eine neonatologische Abteilung vorzunehmen. Verschiedene Parameter können die Diagnose unterstützen:

- Leukozytenzahl unter 8.000 oder über 30.000 jenseits des 1. Lebenstages,
- Verhältnis der stabkernigen zur gesamtneutrophilen Zahl ≥0,2,
- Anämie,
- Thrombozytopenie,
- Ikterus gravis,
- Anstieg des CRP.

Der Erregernachweis gelingt in der Regel aus Abstrichen, Blut- und Liquorkulturen.

> Angesichts der akuten Lebensbedrohung eines an einer Neugeborenen-Infektion erkrankten Kindes müssen unbedingt prophylaktische Maßnahmen ergriffen und immer wieder kontrolliert werden.

Dazu gehören:

- Peinliche Hygiene des ärztlichen und pflegerischen Personals insbesondere bei invasiven Eingriffen,
- Maßnahmen zur Keimverminderung,
- Scheuer-Wischdesinfektion von Flächen und Untersuchungstischen (keine Sprühdesinfektion),
- Kenntnis der in der geburtshilflichen und neonatologischen Abteilung verbreiteten Keime sowie deren Empfindlichkeit,
- Isolierung der infizierten Neugeborenen,
- passagere Aussonderung von Keimträgern des Personals.

16.8.6 Angeborene Fehlbildungen

Ein beachtlicher Anteil kongenitaler Defekte kann bereits pränatal mit Hilfe der Ultrasonographie und biochemischer Verfahren nachgewiesen und prospektiv auf ihre Korrigierbarkeit geprüft werden.

> Die Fortschritte der kinderchirurgischen Techniken ermöglichen die erfolgreiche Korrektur von zahlreichen Fehlbildungen (Tab. 16.6).

Dem Geburtshelfer und pränatalen Diagnostiker fallen in diesem Zusammenhang eine Reihe wichtiger Aufgaben zu:

Tab. 16.6. Fetale Fehlbildungen und kinderchirurgische Versorgungsmöglichkeiten

Fehlbildung am Lebendgeborenen und Häufigkeit	Pränatale Diagnostik	Eingriffe zur Korrektur	Zeitpunkt
Hydrozephalus 1:2.000	US + (II/III)*	Ventrikeldrainage	Sofort post partum
Meningomyelozele (Spina bifida cystica) 1:2.000–1:3.000	US + (II/III)* AFP + AChE + (Indikation zum Schwangerschaftsabbruch)	Operation, wenn keine zusätzlichen Anomalien, aber je nach Ausdehnung und neurologischen Ausfällen individuelle Entscheidung unter Einbeziehung der Eltern	Innerhalb 24–48 h post partum
Isolierte Lippenspalte	US +*	Plastischer Verschluss	3.–6. Monat
Isolierte Gaumenspalte	US +*	Plastischer Verschluss	1–1,5 Jahre
Lippen-Kiefer-Gaumenspalte 1:500 (insgesamt) – einseitig – beidseitig	US +*	a) Plastischer Verschluss der Lippenspalte 1. Seite, wenn 2. Seite: b) primäre Gaumenkorrektur in Etappen c) sekundäre Korrekturoperationen	a) 3.–6. Monat b) 4.–7. Monat, 1–1,5 Jahre c) 3–10–16 Jahre
Kongenitale Herzfehler 1:100, unbehandelt bis Schuleintritt 1:1.000	US + (III)*	Je nach Anomalie Primärkorrektur oder Palliativversorgung und sekundäre Korrektur (geschlossene oder offene Herzchirurgie)	Umgehende postnatale diagnostische Abklärung: Operation 1 Tag bis 12 Monate post partum, sofort bei medikamentös nicht beherrschbarer Insuffizienz und Hypoxämie
Kongenitale Zwerchfellhernie/-defekte 1:12.000	US + (III)*	Reposition des Intestinums, Verschluss durch Readaption der Zwerchfellränder durch Ersatzplastik	Sofort post partum (Dekompression der Lunge!) Cave: Mediastinalverschiebung)
Omphalozele – rupturiert – geschlossen 1:4.000	US + (II/III)*	Möglichst Primärverschluss, sonst Bauchdeckenersatzplastik	Sofort post partum

Besonderheiten bei der Geburt	Prognose (Erfolgsaussichten)
Geburt in Terminnähe anstreben, großzügig Sectio caesarea	Abhängig von Hirnmanteldicke (<10 mm: schlecht) und Progredienz (wenn bereits pränatale Progredienz: schlecht). Letalität: ca. 26% (meist im 1. Lebensjahr, nach dem 3. Lj. selten). Langzeitüberwachung (akute Hirndruckkrisen, Dysfunktion des Ventrikelsystems) mit Notwendigkeit (wiederholter) Revision bzw. Neuimplantation, v.a. bis zur Pubertät). Infektionsgefahr. In 50% normale Intelligenz und somatische Entwicklung
Spontangeburt: Sectio caesarea verbessert die Situation für das Kind nicht	2/3 der Kinder überleben, davon die Hälfte rehabilitierbar, 1/3 sterben im 1. Lebensjahr. Bei ca. 40% der Überlebenden Intelligenz normal. Neurologischer Status durch Langzeitbetreuung mit ständigem Training nur begrenzt beeinflussbar. Reine Meningozelen oder kleine Myelozelen: meist geringe Bewegungsstörungen, Blasen- und Mastdarmtraining erlernbar. Große offene Myelozelen: Schlechte Prognose, orthopädische Korrekturen notwendig, bei hoher Querschnittslähmung Rollstuhlabhängigkeit. Geistige Entwicklung abhängig von zerebralen Fehlbildungen, Ausmaß des Hydrozephalus.
Keine	Gut
Keine (Stillschwierigkeiten)	Gut
Keine (Stillschwierigkeiten)	Gut Logopädische Behandlung ab dem 3.–4. Lebensjahr, Überwachung der Gebissentwicklung
Intensive pränatale Überwachung, evtl. pränatale medikamentöse Therapie via Mutter. Geburtshilfliches Vorgehen wie bei Hypoxämie	11% zusätzliche extrakardiale Anomalien! Gesamtüberlebensrate ca. 74%. Langzeitprognose bei Primärkorrektur günstig, auch bei den meistens palliativ versorgten Kindern Lebensqualität und Entwicklung nach endgültiger Korrektur gut.
Bereits im Kreißsaal Intubation, Beatmung (evtl. Hochfrequenzbeatmung) und Azidoseausgleich	Überlebensrate 50–80%. Langzeitprognose gut (»gesund und lebenswert«). Prognose abhängig vom Grad der Hypoplasie der Lunge (Reifungsstillstand) sowie dem Grad der komprimierenden Ventilationsbehinderung
Geplante Geburt: Sectio caesarea zur Vermeidung der Kontamination und geburtstraumatischer Läsionen im gastrointestinalen Bereich. Geburt möglichst im Zentrum mit Kinderchirurgie. Transfer in sterilem, feuchtem Verband, Magensonde, Wärmebett	Überlebensrate bei Einzelmissbildung durchschnittlich 70–90%. Hohe Sepsismortalität. Prognose eingeschränkt, wenn Mehrfachfehlbildungen (51% zusätzliche Anomalien, häufig Trisomiesyndrom 13, 18, 21)

Tab. 16.6 (Fortsetzung)

Fehlbildung am Lebendgeborenen und Häufigkeit	Pränatale Diagnostik	Eingriffe zur Korrektur	Zeitpunkt
Gastrochisis 1:6.000	US (II/III)*	Primärverschluss anstreben, sonst Bauchdeckenerweiterungsplastik	Sofort post partum
Ösophagusatresie, 93% mit Ösophagotrachealfistel 1:1.500–3.000)	US + (II/III)* (Hydramnion, leerer Magen, Fehlen der Schluckbewegungen)	Primäranastomose mit Gastrotomie, wenn notwendig Interpositionsverfahren	Sofort als Notfalloperation
Duodenal-/Dünndarmatresie 1:5.000	US + (II/III)* *double bubble*, Hydramnion!Amniozentese zur Chromosomenanalyse. Jedes 4. Kind mit Duodenalatresie Trisomie 21!	Primäre Rekonstruktion je nach Sitz	Sofort nach Diagnose
Obstruktive Harnwegsanomalien	US + (II/III)* Obstruktionen subpelvin, prävesikal, infravesikal. Hinweis: Oligo-/Hydramnion/ Lungenhypoplasie Diagnose bereits vor der 22. SSW zu stellen, sodass bei Doppelseitigkeit Abruptio möglich	Einseitig bei sonst gesunden Neugeborenen primäre mikrochirurgische Rekonstruktion, sonst Entlastungsoperation durch Punktion und Drainage	Sofort nach Geburt
Anorektale Fehlbildungen 1:3.500	US (+)* Kontrolle unmittelbar post partum	Operative Korrektur je nach Typus	Sofort nach Diagnose
Steißteratom 1:40.000	US + (II/III)* AFP +	Komplette Entfernung, immer mit partieller Resektion des Os coccygis	So bald wie möglich wegen der im Säuglingsalter zunehmenden Malignisierungsgefahr

US (+)*=Pränatal ultrasonographisch nicht sicher nachweisbar
US +=Pränatal ultrasonographisch nachweisbar
US + (II/III oder III)=Pränatal ultrasonographisch in Zentren der Stufen II und III nachweisbar
AFP=Alphafetoprotein
AChE=Azetylcholinesterase

Besonderheiten bei der Geburt	Prognose (Erfolgsaussichten)
Geplante Geburt: Sectio caesarea zur Vermeidung der Kontamination und geburtstraumatischer Läsionen im gastrointestinalen Bereich. Geburt möglichst im Zentrum mit Kinderchirurgie. Transfer in sterilem, feuchtem Verband, Magensonde, Wärmebett	Überlebensrate bei Einzelmissbildung 50–80%, Sepsisgefahr. Prognose eingeschränkt, wenn Mehrfachmissbildungen (bei 22,5% zusätzliche Anomalien)
Sondierung der Speiseröhre: Stopp ca. 10 cm hinter der Zahnleiste, Sondierung des Anus (Analatresie), umgehender Transfer in Bauchlage unter ständigem Absaugen	Bei Frühdiagnose (möglichst antepartal!) und ohne weitere Anomalien 90–95% Heilung (Cave: präoperative Aspiration über ösophagotracheale Fistel und/oder Fütterungsversuche!). Postoperativ Prognose abhängig vom Reifegrad, Länge der Atresie sowie assoziiereten Fehlbildungen
Umgehender Transfer in kinderchirurgisches Zentrum mit pädiatrischer Intensivmedizin	Prognose abhängig von Länge des betroffenen Darmes, Geburtsgewicht, Schwangerschaftsdauer, zusätzlichen Defekten (midline lesions), Mekoniumperitonitis und Zeitpunkt der Operation
Bei beidseitiger Obstruktion Entbindung notfalls ab der 32. SSW (nach Lungenreifungsförderung)	Prognose hängt davon ab, ob Obstruktion ein- oder beidseitig und wie funktionsfähig das Nierenparenchym ist. Bei guter Nierenfunktion bzw. guter Erholung der Nierenleistung nach Dekompression meist gut korrigierbar (Maximum der Nephrogenese 20.–36. SSW!). Bei frühem Eingriff nur ca. 0,5% permanente Niereninsuffizienz. Daher bei ultrasonographischem Nachweis von Oligohydramnie/Lungenhypoplasie Vorverlegung der Geburt nach Lungenreifungsförderung in die 32.–36. SSW, damit operative Korrektur vor Manifestation der Niereninsuffizienz erfolgen kann (im 1. Lebensjahr erfolgreiche Wiederherstellung der Harnableitung und Funktion nur noch bei ca. 10% der Kinder möglich, Infektionsgefahr!)
Post-partum-Diagnose durch Sondierung des Anus, umgehende Verlegung in Kinderchirurgie	Supralevatorische Form 28% kontinent, intermediäre Formen 61% kontinent, intralevatorische Formen 95% kontinent. Langzeitbehandlung: Beckenboden-und Sphinktertraining (Biofeedback-conditioning), ggf. Sphinkterrekonstruktion
Oft Geburtshindernis, Zerreißungsgefahr, daher immer Sectio caesarea erwägen	Abhängig vom Zeitpunkt der Operation, Größe und histologischem Typ des Teratoms. Letalität ca. 20%, postoperative Letalität in den ersten beiden Lebensmonaten 9%. Im gleichen Alter Malignisierung 9%, nach dem 6. Lebensmonat bereits 65%

- Die möglichst frühzeitige Erkennung fetaler Fehlbildungen im Rahmen des empfohlenen dreizeitigen Ultraschallscreenings.
- Bei Verdacht auf eine Fehlbildung weitergehende Diagnostik evtl. durch Stufe II bzw. III Zentren mit Ausschluss oder Nachweis zusätzlicher Anomalien (Fehlbildungssyndrom).
- Bei Indikation Durchführung invasiver Diagnostik (Chorionbiopsie, Amniozentese zur Karyotypisierung).
- Beratung und Betreuung der Eltern.
- Schaffung optimaler Voraussetzungen für das weitere Vorgehen durch frühzeitigen Kontakt mit Neonatologen und Kinderchirurgen. Entscheidung über die Frage der Prognose und der Korrigierbarkeit der Fehlbildung, im Einzelfall unter Hinzuziehung einer Ethikkommission. Vorsorge für die postnatale Erstversorgung und den Transport des Neugeborenen.

In Kürze

Pathologie des Neugeborenen

Fetale Hypoxie, Azidose, intrauterine Asphyxie: pH-Wert unter 7,20, Bestimmung von pCO_2, BE (Dauer der Azidose). Postpartale Depression der Organfunktion.
Intrauterine Reanimation: Bolus β-Sympathomimetika, durch Wehenstopp Verbesserung des Sauerstoffangebotes.
Sofortmaßnahmen: Je nach Ausprägung der Asphyxie Wärme, Absaugung, Sauerstoffangebot, taktile Reize, Maskenbeatmung, Herzdruckmassage, Intubation, Puffertherapie, Intensivstation. Ursachenabklärung.
Intrakranielle Blutung: Gefahr bei Frühgeburten deutlich erhöht, ebenso bei Hypoxie, Azidose, Hypertension. Bei Frühgeborenen überwiegend subependymale Blutungen, je nach Ausdehnung Spätschäden. Diagnose sonographisch.
Geburtsverletzungen: Schädelverletzung durch partalen Druck. Caput succedaneum (Ödem), Rückbildung innerhalb weniger Tage. Kephalhämatom (subperiostale Rhexisblutung) begrenzt durch Schädelnähte, Rückbildung über Monate, Verkalkungen möglich. **Klavikulafraktur** keine Therapie. Cave: Plexuslähmung. **Humerusfraktur** Schienung. **Nervenverletzungen** Fazialisparese vorübergehend. Obere/untere Plexuslähmung Lagerungsbehandlung, Physiotherapie. Selten Radialisparese.
▼

Infektion des Neugeborenen: Pränatal (vaginal-aszendierend, hämatogen-plazentar) oder perinatal (Aspiration von Fruchtwasser, infiziertem Sekret, nosokomiale Keime). Gefahr erhöht bei Blasensprung, prtrahierter Geburt, Unreife.
Neugeborenensepsis: Erhöhte Mortalität, bei Meningitis Langzeitprognose schlecht. Vage Frühzeichen. Cave: Streptokokken der Gruppe B. Intensivmedizinische Behandlung, Antibiose.
Angeborene Fehlbildungen: Frühzeitige Erkennung, Abklärung der kinderchirurgischen Versorgungsmöglichkeiten.

16.9 Pathologie des Wochenbetts

16.9.1 Postpartale Blutungen und atonische Nachblutungen

> Der tatsächliche Blutverlust nach einer unkomplizierten Geburt liegt innerhalb der ersten 24 h zwischen 500 und 1000 ml.

Geschätzt wird der Blutverlust häufig um bis zur Hälfte niedriger. Darüber hinausgehender Blutverlust ist pathologisch. Im Wesentlichen handelt es sich um drei Ursachen:
- Trauma,
- mangelhafte Kompression der Gefäße an der Implantationsstelle der Plazenta,
- Gerinnungsstörungen.

Das Trauma kann eine **große Episiotomie** sein, es können aber auch Lazerationen von Zervix, Vagina oder Perineum vorliegen. Die mangelhafte Kompression der Gefäße kann durch ein hypotones Myometrium oder durch Retention von Plazentaresten bedingt sein.

Zu plazentaren Ursachen ▶ Kap. 16.6, zu Geburtsverletzungen ▶ Kap. 16.7.

Blutungsstörungen

Abgesehen von den als pathologisch einzuordnenden Blutungen in der Postpartalperiode, sind es dysfunktionelle Blutungen im Zusammenhang mit der Wiederaufnahme des Zyklusgeschehens, die die Frau verunsichern können. In dieser Situation spricht nichts dagegen, dem Wunsch nach Zyklusregulierung wie nach Schutz vor einer Empfängnis durch Verordnung eines Ovulationshemmers zu entsprechen. Die in diesen Präparaten enthaltenen Östradiolmengen verringern die Milchproduktion, wenn überhaupt nur geringfügig. Keinen Einfluss auf die Milchbildung scheint ein reines Progesteronpräparat (Minipille) zu haben und wird daher bevorzugt in der Stillzeit empfohlen.

16.9.2 Postpartale Infektionen

Puerperalfieber

Fieber im Wochenbett wird bereits in den Schriften Hippokrates' und Galens erwähnt. Der Begriff Puerperalfieber erlangte seine Bedeutung im 18. und 19. Jahrhundert mit dem Aufkommen von Massenentbindungseinrichtungen, wo es aufgrund von Unkenntnis und Mißachtung hygienischer Grundsätze zum massenweisen Auftreten von Wundinfektionen mit Fieber als Leitsymptom kam. Die mütterliche Mortalität am Puerperalfieber lag in diesen Einrichtungen, für heutige Verhältnisse unfassbar, bei über 10–30%. Mit der Verbreitung der Erkenntnisse Semmelweis' in Wien, Listers in London oder Holmes' in Boston, USA, verschwand das epidemieartige Auftreten des Puerperalfiebers und die Bedeutung des Begriffes verlor sich.

Andere Ursachen

> Fieber im Wochenbett (Temperaturerhöhung über 38,0°C rektal) ist häufig der erste Hinweis auf einen unphysiologischen Verlauf der Postpartalperiode.

Neben Wundinfektionen sind es an erster Stelle ein **Lochialstau** oder der **Milcheinschuss**, die mit einer Temperaturerhöhung einhergehen.

Harnwege

Infektionen der benachbarten harnableitenden Wege, meistens eine **Zystitis**, seltener einmal eine Pyelonephritis, können durch Fieber Aufmerksamkeit auf sich ziehen. Die Zystitis ist in der Regel sekundäre Folge von Keimeinschleppungen durch Katheterisieren unter der Geburt oder bei Harnverhalt im Wochenbett, der aufgrund von Ödembildung, Blasenatonie und Sphinkterkrampf nach vaginaloperativen Entbindungen gar nicht so selten auftritt. Die Pyelonephritis hingegen ist als Wiederaufflammen einer präexistenten Keimbesiedelung des Nierenbeckenkelchsystems zu deuten und erfordert antibiotische Behandlung.

Thrombophlebitis

Bei Fieber im Wochenbett ist an eine Thrombophlebitis unbedingt immer zu denken.

Mastitis

Eine Mastitis ist eine weitere typische Ursache für Erhöhungen der Körpertemperatur in der Postpartalperiode.

Ovarialvenenthrombose

Die Ovarialvenenthrombose kommt selten vor, wird jedoch häufiger nicht diagnostiziert und kann einen schwerwiegenden Verlauf nehmen, indem sie eine Laparatomie und den Verlust der betroffenen Adnexe nach sich zieht.

Pneumonie

Eine Pneumonie ist zwar keine für die Postpartalperiode typische Erkrankung, sie wird aber immer als Ursache erhöhter Temperatur auszuschließen sein.

Wundinfektion

Bei den postpartalen Infektionen ist in erster Linie an Infektionen des Genitaltraktes zu denken und hier insbesondere an Wundinfektionen. Die Wahrscheinlichkeit des Auftretens einer solchen Infektion post partum hängt ab von der Dauer des Blasensprungs, der Anzahl der vaginalen Untersuchungen, dem Ausmaß intrauteriner Manipulationen (manuelle Plazentalösung, Kürettage) sowie von der Zahl und dem Ausmaß induzierter und spontaner Lazerationen und damit einhergehendem Blutverlust und Hämatombildung.

Grundsätzlich weist das perineale Gewebe eine gute Spontanheilungstendenz auf. Lazerationen im Bereich von Vulva, Damm und Scheide sowie Episiotomien bieten jedoch potentielle Eintrittspforten für die in der Perianalregion immer gegenwärtigen Enterokeime.

> Die Haftstelle der Plazenta bietet post partum einen idealen Boden für eine Keiminvasion.

Sie misst ca. 4 cm im Durchmesser, ist etwas erhaben, und es münden hier zahlreiche Venen, die der Oberfläche ein kleinknotiges Aussehen verleihen. Viele der Venen sind thrombosiert. Gleichzeitig ist die Dezidua außerordentlich empfänglich für eine Keiminvasion, da sie zu diesem Zeitpunkt nur etwa 2 mm dick, mit Blut infiltriert und von zahlreichen kleinen Öffnungen durchsetzt ist. Nachdem sich die Keimwanderung von der Haftstelle ausgehend über die gesamte Mukosa vollzogen hat, entwickelt sich das Bild der Endometritis. Vermögen die Keime den sich zur Abwehr bildenden, auf mikroskopischen Schnitten nachweisbaren Wall von Leukozyten nicht zu durchdringen, wird die infizierte, nekrotische Mukosa in der Folgezeit abgestoßen und verlässt mit den Lochien den Uterus. Gelingt es den Keimen das Myometrium zu infiltrieren, kommt es zur Endomyometritis. Das Überwiegen anaerober Keime führt zu übelriechendem, häufig vermindertem Wochenfluss. Der begleitende Lochialstau behindert die Involution des Uterus.

Bei der Palpation fällt der hochstehende Fundus auf, es lässt sich der pathognomonische Uteruskantenschmerz auslösen, die Portio findet sich inadäquat formiert und geöffnet. Gabe von Oxytozin und Spasmolytika führt häufig schon zur raschen Entfieberung; Antiphlogistika können hilfreich sein; die Gabe von Antibiotika kann von der Gesamtsituation abhängig gemacht werden. Eine mechanische Beseitigung der intrauterinen Infektionsquelle würde man jedoch stets unter intravenöser Gabe eines Antibiotikums vornehmen, um der mit der Ausräumung drohenden Keimverschleppung durch die Blutbahn zu begegnen.

16.9.3 Uterusinvolutionsstörungen

Unter normalen Bedingungen ist der Fundus uteri bei der Erstgebärenden unmittelbar post partum bereits deutlich, zwei bis drei Querfinger unterhalb des Nabels zu tasten. Bei der Mehrgebärenden oder nach Zuständen, die mit einer Überdehnung des Uterus einhergegangen sind (Mehrlingsgeburten, Hydramnion) kann er in Nabelhöhe oder etwas über Nabelhöhe stehen.

Definition

Ist post partum nicht eine Rückbildung um wenigstens einen Querfinger pro Tag zu dokumentieren, liegt eine **Subinvolutio uteri** vor.

Gezielte Nachfragen ergeben dann, dass die Frau keine Kontraktionen beim Anlegen des Kindes oder unter der heute üblichen, frühen Mobilisation (Herumlaufen) spürt. Die Subinvolutio kann mit anhaltender Dauer des Wochenflusses einhergehen.

> Anerkannte Ursachen einer Subinvolutio sind retinierte Plazentareste und Infektionen.

Lagern sich einem **Plazentarest** als Nidus schalenförmig Thromben an, kann es zur Ausbildung eines Plazentapolypen kommen, der bis in die Zervix hinein wachsen kann. Nach Abrasiones post partum kommt es ungewöhnlich häufiger als sonst zu persistierenden Schädigungen wie Amenorrhöen und Synechien mit der Folge von Blutungsstörungen und sekundärer Sterilität. Deshalb sollte das Uteruskavum manuell revidiert und im übrigen der Saugkürettage vor der stumpfen Kürettage der Vorzug gegeben werden.

Wird bei einer Subinvolutio jedoch ein Spärlicherwerden des Wochenflusses angegeben, kann eine Ultraschalluntersuchung Aufschluss über einen möglichen **Lochialstau** geben. Die digitale Tastuntersuchung der Zervix dient dann nicht nur der Beurteilung des Formationsgrades der Zervix, sondern beseitigt auch Abflusshindernisse. Spasmolytika können hierbei unterstützen wie auch eine Stärkung der vis a tergo durch Gabe von Kontraktionsmitteln. Ist die Mutter angeleitet worden, ihren Uterus zu tasten, kann sie ein zur Unterstützung der Milchbildung bereitgehaltenes Oxytozin-Nasenspray auch für diese Zwecke nach eigener Einschätzung benutzen.

16.9.4 Thromboembolische Erkrankungen, Lungenembolie

Thromboembolische Erkrankungen des Venensystems wurden in der Geburtshilfe traditionell als Komplikation des Wochenbetts angesehen. Tatsächlich jedoch treten tiefe Venenthrombosen wie Thromboembolien auch in anderen Lebensphasen der Frau auf. Das Risiko für eine pulmonale Embolie ist insbesondere bei Thrombosen der tiefen Bein-, Oberschenkel- und Beckenvenen groß.

Thrombophlebitis

Oberflächliche Thrombophlebitiden neigen kaum zu Embolien. Sie entstehen oft auf dem Boden präexistenter Varizen, die sich dann als gerötete, überwärmte, derbe, druckschmerzhafte Stränge darstellen. Allgemeinerscheinungen fehlen dabei. Lokal applizierte, heparinhaltige Salben, Analgetika sowie Antiphlogistika bilden die Therapie der Wahl. Stützstrümpfe sollten immer getragen werden.

Tiefe Beinvenenthrombose

Das klinische Erscheinungsbild der tiefen Beinvenenthrombose hängt sehr von der Ausdehnung des thrombosierenden Prozesses und von der Intensität der Entzündung ab. Es können subfebrile Temperaturen bestehen. Ein allgemeines Krankheitsgefühl stellt sich ein. Wegweisend ist dann der typische, treppenförmig ansteigende »Kletterpuls«, Schmerzen an den Druckpunkten beidseits der Achillessehne, der Fußsohle, den Waden, der Kniekehle und des Adduktorenkanals.

> Obligatorisch ist das Tragen von Stützstrümpfen.

Eine Antikoagulation kann mit gewichtsadaptiertem niedermolekularem Heparin oder mit unfraktioniertem Heparin PTT-gesteuert durchgeführt werden. Die PTT-gesteuerte Vollheparinisierung strebt eine Antikoagulation mit kontinuierlich i.v.-appliziertem Heparin in einer Größenordnung von 25.000 bis 30.000 Einheiten/24 h an, damit die partielle Thromboplastinzeit (PTT) auf das 1,5-Fache ihres oberen Normalwertes verlängert ist.

Lungenembolie

Phlebothrombosen sind wegen der mit ihnen verbundenen Gefahr der Freisetzung von Thromben und deren Verschleppung bis hin in die Lungenstrombahn gefürchtet. Häufiger als das Vollbild der fulminanten Lungenembolie mit vollständiger Verlegung der Lungenstrombahn und Kreislaufstillstand ist die partielle Verlegung, die oftmals jedoch nicht diagnostiziert wird.

! Die klassische Symptomentrias der Lungenembolie Hämoptysis, Pleuraschmerz und Dyspnoe wird nur in 20% der Fälle angetroffen und korreliert nicht mit der Schwere der Strombahnverlegung.

Zur Diagnostik gehören die Auskultation (Akzentuierung des 2. Herztones über der Pulmonalklappe), das EKG, Thoraxröntgenaufnahme sowie Szintigraphie (minderperfundierte Lungenareale). Am genauesten gibt über die Schwere der Embolie die Pulmonal-Angiographie Auskunft.

16.9.5 Hormonale Störungen

Sheehan-Syndrom

Definition

Das Sheehan-Syndrom (Sheehan und Stanfield, 1961) umfasst eine postpartale Nekrose des Hypophysenvorderlappens unterschiedlicher Ausprägung.

Die Nekrose ist Folge eines intrapartalen oder frühen postpartalen Blutverlustes mit schwerer hypovolämischer Ischämie der Hypophyse. Beim Vollbild des Sheehan-Syndroms sind alle Hypophysenvorderlappenhormone betroffen:

- Zunächst Ausbleiben der Laktation (Prolaktin, PRL),
- später Hypogonadismus (follikelstimulierendes Hormon, FSH; luteinisierendes Hormon, LH) mit
  - Amenorrhö,
  - Hypotrophie der Mammae,
  - Rarefizierung der Pubes- und Axillarbehaarung,
  - Libidoverlust,
  - Superinvolution des Uterus,
- außerdem der Hypothyreoidismus (thyreoideastimulierendes Hormon, TSH) mit
  - Hypothermie,
  - Fettansatz
- sowie die adrenokortikale Insuffizienz mit
  - Adynamie,
  - Pigmentverlust,
  - Hypotonie,
  - Hypoglykämie.

Hormonanalysen im peripheren Venenblut der Frau sowie subtile Funktionstests der Hypophyse (kombinierter LH-RH-TRH-ACTH-Test) können Partial- oder Totalinsuffizienzen der Hypophyse offenlegen. Quoad vitam ist die Substitution der Nebennierenrindenhormone vordringlich, auch die übrigen Hormone zu substituieren stellt heutzutage praktisch kein Problem dar.

Chiari-Frommel-Syndrom

Als die deutschen Gynäkologen Chiari und Frommel 1882 das Krankheitsbild einer unbeherrschbaren, durchaus Jahre nach einer Geburt anhaltenden Galaktorrhö mit gleichzeitig bestehender Amenorrhö beschrieben, konnten sie nicht wissen, dass die Ursache der Erkrankung die Inhibition des Prolaktin-inhibierenden Faktors ist. Gerade wenn die Zuordnung einer hyperprolaktinämischen Amenorrhö zu einem Geburtsereignis, wie für das Chiari-Frommel-Syndrom zu fordern, nicht gelingt, ist es notwendig, eine organische Ursache auszuschließen; denn in 30% dieser Fälle besteht ein Prolaktinom.

16.9.6 Psychische Störungen

Postpartale Depression

Unter den psychischen Störungen im Wochenbett wird der postpartalen Depression noch nicht lange die ihr gebührende Bedeutung beigemessen.

Das Geburtshelfern wie Laien bekannte allgemeine Stimmungstief, der **Post-partum-blues**, tritt bei 50–80% der Wöchnerinnen häufig noch während des stationären Aufenthaltes ein. Nach spätestens zwei Wochen ist er wieder abgeklungen.

Die **postpartale Depression** bricht hervor, wenn die Frau bereits entlassen ist, der Arztbesuch zur Nachsorgeuntersuchung zum Abschluss des Wochenbettes aber noch längst nicht ansteht. Es können aber auch bis zu drei Monate vergehen, bevor Störungen von Antrieb, Mimik und Gestik sowie des Affektes der Umwelt auffallen. Anläßlich der Nachsorgeuntersuchung sprechen Frauen über ihre seelische Verfassung häufig nur auf gezieltes Nachfragen.

> Die postpartale Depression bleibt in bis zu 85% der Fälle unbehandelt.

Dabei wurde der Anteil dieser Störung bei bis zu 19% aller Mütter ermittelt. Eine gesteigerte Inzidenz ist wohl nach komplikationsreicher Schwangerschaft, Risikogeburt, komplizierter Entbindung oder medizinischen Komplikationen beim Säugling zu erwarten. Erstgebärende erkranken häufiger als Mehrgebärende, wahrscheinlich weil persönlichkeitsstrukturelle oder psychosoziale Faktoren (Trennungen oder Störungen der Partnerschaft, Geldsorgen, beengte Wohnverhältnissen, vor allem unzureichender Beistand des Partners) das Mutterwerden eine Reifungskrise bedeutet.

Postpartale Depressionen können bis zu drei Monate anhalten.

Beiden Störungen wird ätiologisch die hormonelle Umstellung zugrunde gelegt.

Therapeutisch wird man dem allgemeinen Stimmungstief mit verständnisvoller Zuwendung begegnen können.

Die postpartal depressive Patientin wird darüber hinaus profitieren, wenn für Unterstützung in der Klinik und vor allem zu Hause Sorge getragen wird. Falls ein Antidepressivum verordnet werden soll, dann ein antriebssteigerndes (Imipramin) bei antriebslosen Depressionen, ein anxiolytisches (Amitryptilin, Opipramol) bei ängstlich-gespannter Depression. Eine Progesteronprophylaxe (100 mg i.m. für 1 Woche post partum, anschließend als Vaginal-Suppositorium für zwei Monate bzw. bis zum Wiedereinsetzen der Regel) ist bei Mehrgebärenden mit vorausgegangener postpartaler Depression indiziert.

Wochenbettpsychose

Die Wochenbettpsychose manifestiert sich zwischen der 2. und 4. Woche post partum und kann monatelang anhalten.

Sie ist vom allgemeinen Stimmungstief und der postpartalen Depression in mehrfacher Hinsicht abzugrenzen: Auch wenn sie 16-mal häufiger auftritt als die allgemeine Psychosefrequenz erwarten lässt, ist sie insgesamt mit einer Inzidenz von 0,1–0,2% deutlich seltener als das Stimmungstief und die postpartale Depression. Ätiologisch ist häufig ein hereditärer Faktor auszumachen.

Tab. 16.7. Psychoseformen im Wochenbett

Psychoseform	Relative Häufigkeit	Symptome	Ätiologie
Depressive Wochenbettpsychose	52%	Stupor, Schuld- Versündigungswahn	Psychosozial, heriditär, biographisch
Schizophrenie	25%	Halluzinationen, Katatonie, Wahn	wie oben
Manie	13%	Gehobene Stimmungslage, grundlose Heiterkeit, psychomotorische Unruhe	wie oben
Delir	10%	Desorientierung, Unruhe, Verwirrtheit	Stoffwechselstörungen

Die Wochenbettpsychose tritt in vier Verlaufsformen auf, die eine um so günstigere Prognose haben, je akuter sie verlaufen (Tab. 16.7).

! Behandlung in einer psychiatrischen Klinik mit »Rooming-in« ist unbedingt bei Frauen mit Wochenbettpsychose erforderlich, da sie suizidgefährdet sind, aber auch Tötungsimpulsen nachgeben können.

In Kürze

Pathologie des Wochenbettes

Postpartale Blutungen: ▶ Kap. 16.6, ▶ Kap. 16.7.

Postpartale Infektion: Meist Wundinfektion (Plazentahaftungsstelle), Lochialstau, Milcheinschuss (Mastitis), aber auch Zystitis, Thrombophlebitis, Thrombose (Cave: Lungenembolie).

Subinvolutio uteri: Normal Uterus täglich 1 Querfinger tiefer tastbar. Ursächlich meist Infektion, Plazentareste.

Psychische Störungen:

Post-partum-blues: Verursacht durch hormonelle Umstellung, 2–3 Tage post partum, nur kurz andauernd. Wohlwollende Zuwendung hilfreich.

▼

Postpartale Depression: Verursacht unter hormonellem Einfluss, Beginn später, kann mehrere Monate andauern. Entlastung, Antidepressivum, Progesteronprophylaxe.
Wochenbettpsychose: Hereditärer Einfluss, Beginn 2–4 Wochen postpartal, Verlauf monatelang möglich. Aufnahme in psychiatrische Klinik (Rooming-in) wegen Suizidgefahr.

16.10 Prinzipien der operativen Geburtshilfe

Im Falle einer kindlichen oder mütterlichen Gefahrensituation sub partu kann es erforderlich sein, die Geburt schnellstmöglich zu beenden. Dazu stehen die Sectio caesarea als abdominale Entbindungsform sowie die Forzepsentbindung oder Vakuumextraktion als vaginaloperative Methoden zur Verfügung.

> Mittlerweile stellt die Sectio caesarea mit einer Frequenz von etwa 20–25% den häufigsten geburtshilflichen Eingriff an vielen Kliniken dar.

Die vaginaloperative Entbindung ist bei korrekter Indikationsstellung und Ausführung gegenüber der Sectio caesarea durch eine geringere mütterliche Morbidität gekennzeichnet, ohne dabei das kindliche Risiko zusätzlich zu erhöhen. Die Wahl des Instrumentariums hängt von der geburtshilflichen Situation und der Erfahrung des Operateurs ab, wobei beide Verfahren als gleichwertig anzusehen sind.

16.10.1 Vaginaloperative Entbindungsverfahren

Zangenentbindung

Eine Zangenextraktion ist immer dann zu empfehlen, wenn eine schnelle Geburtsbeendigung erforderlich ist. Das Anlegen der Zangen ist weniger zeitaufwendig als ein Vakuum und erlaubt eine kontrollierte Kompression, was insbesondere bei Frühgeburten von Vorteil ist.

> Die Zangenentbindung (Forzepsentbindung) ist technisch anspruchsvoll und bedarf einer gewissen Erfahrung des Operateurs, um mütterliche Geburtsverletzungen zu vermeiden.

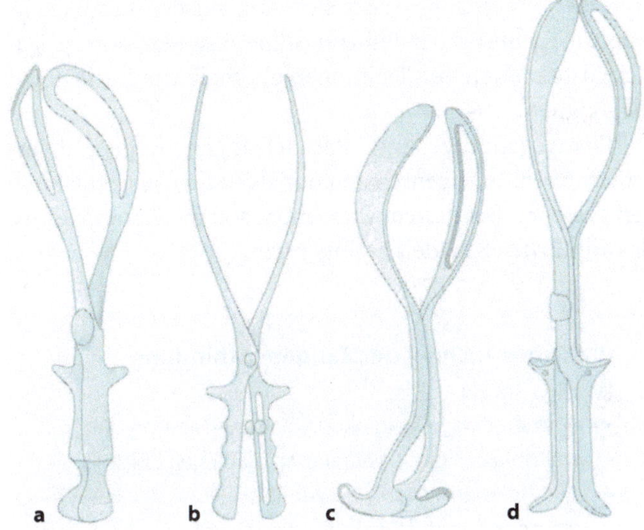

Abb. 16.40. Zangenmodelle. **a** Naegele-Zange. **b** Bamberger Divergenzzange. **c** Laufe-Divergenzzange. **d** Kjelland-Zange

Voraussetzungen für die vaginaloperative Entbindung sind:
- Vollständige Eröffnung des Muttermundes,
- Ausschluss eines Mißverhältnisses zwischen kindlichem Kopf und mütterlichem Becken,
- Aufklärung der Mutter,
- ausreichende Analgesie,
- genaue Höhenstandsbestimmung: der vorangehende kindliche Teil muß mit seinem weitesten Durchtrittsplanum mindestens in der Interspinalebene (»Beckenmitte«) stehen
- Episiotomie
- positiver Probezug.

Zangenmodelle

Insgesamt sind etwa 200 verschiedene Zangenmodelle beschrieben (Abb. 16.40). Unterschieden werden Kreuz-, Parallel- und Divergenzzangen.

Als Universalmodell hat sich die **Kjelland-Zange** bewährt, da sie in jeder Situation Zug als auch Rotation erlaubt. Außerdem gewährleistet sie die Verschiebbarkeit der Zangenblätter im Schloss und somit eine günstige Anpassung an den Kopf im Geburtskanal. Gebräuchlich ist ebenfalls die **Naegele-Zange**. Sie weist aber im Gegensatz zur Kjelland-Zange eine Beckenkrümmung auf und kann deshalb nicht am querstehenden Kopf bipartal angelegt werden. Diese beiden Typen sind Kreuzzangen, da sich ihre beiden Blätter im Schloss gekreuzt zusammenfügen. Mit

Hilfe der Kreuzzangen lässt sich Zug auf den kindlichen Kopf in Richtung der Führungslinie ausüben, sodass sie sich insbesondere für Traktionen oberhalb des Beckenbodens eignen.

Demgegenüber sind Parallelzangen wegen ihrer schlechteren Zugeigenschafen nur als Beckenausgangszangen geeignet. Bei diesem Zangentyp soll die Kompression des kindlichen Schädels geringer sein.

Praxisbox Technik der Zangenentbindung
(◻ Abb. 16.41)

- Vorbereitung: Desinfektion, Katheterisierung der Harnblase, Anlegen einer mediolateralen Episiotomie.
- Vaginale Untersuchung zur Beurteilung des Höhenstandes und der Einstellung des Kopfes.
- Zusammensetzen der Zange, Halten der geschlossenen Zange vor die Vulva entsprechend der Position des kindlichen Kopfes.
- Einführung des **linken** Zangenlöffels: Dieser wird mit der **linken** Hand am Griff senkrecht gehalten, die rechte Hand wird auf der **linken** Seite der Patientin zwischen Vaginalwand und Kopf eingeführt, der abgespreitzte Daumen dient dabei als Gleitschiene für den Löffel. Nachfolgend wird der Löffel durch Absenken des Griffes in die Horizontale geführt und gleitet in das Becken hinein.
- Einführen des **rechten** Zangenlöffels: Halten des **rechten** Löffels mit der **rechten** Hand. Die linke Hand führt jetzt analog den Löffel und wird auf der **rechten** Seite des Kopfes in die Vagina eingeführt.
- Schließen der Zange im Schloss. Ausgleich von Verwerfungen der Zange.
- Kontrolle der exakten Zangenlage.
- Probezug. Bei negativem Probezug, d. h. Nichtfolgen des kindlichen Kopfes, ist die Extraktion abzubrechen.
- Extraktion des Kopfes: Umfassen des Zangengriffes mit der linken Hand, V-förmiges Umfassen des Zangenschlosses mit der rechten Hand (alternativ beidseitiges Umfassen des Zangengriffes), Zug entlang der Führungslinie, ggf. unter Änderung der Zugrichtung bis zum Erreichen des tiefen Geradstandes, danach Zug in Richtung des Zangengriffes bis die Nackenhaargrenze unter der Symphyse sichtbar ist, Deflektion des Kopfes durch Anheben des Zangengriffes mit der rechten Hand. Dabei Dammschutz mit der linken Hand.
- Ablegen des Zangenlöffels.
- Manuelle Entwicklung des Kindes.
- Spekulumeinstellung.

Vergleichende Studien zwischen der Forzepsentbindung aus Beckenmitte und der Sectio caesarea zeigen mit Ausnahme des Kephalhämatoms, das bei der Forzepsentbindung häufiger auftrat, keine Unterschiede hinsichtlich des geburtshilflichen Outcome. Vergleicht man jedoch die geburtshilflichen Daten nach Forzepsentbindung von Beckenmitte mit denen aus Beckenboden, zeigen sich durchschnittlich niedrigere pH-Werte und eine höhere Anzahl kindlicher Verletzungen nach Zangenextraktion aus Beckenmitte.

Vakuumentbindung

> Eine Vakuumextraktion ist insbesondere zur wehensynchronen Beschleunigung der Austreibungsperiode indiziert, wenn keine akute Notfallsituation vorliegt, da das Anlegen eines Vakuums einen gewissen Zeitaufwand erfordert.

Der Vorteil des Vakuums gegenüber der Forzepsentbindung liegt in einer leichteren Plazierbarkeit und der damit verbundenen geringeren mütterlichen Traumatisierung.

! Kontraindikationen sind die Frühgeburt (Hirnblutung!) und die Gesichtslage.

Eine zu stark forcierte Vakuumextraktion kann zum Abreißen der Glocke und damit zu starken intrakranialen Druckschwankungen beim Kind führen.

Die Grundbedingungen entsprechen denen der Forzepsentbindung.

Praxisbox Technik der Vakuumextraktion
(◻ Abb. 16.42)

- Einführung der Glocke und Aufsetzen auf den kindlichen Kopf.
- Prüfung des Glockensitzes.
- Langsamer Aufbau (6–12 min) eines Unterdruckes, Steigerung des Vakuums über Schritte von 0,2 kg/cm^2 bis zum Erreichen des optimalen Unterdruckes von 0,8 kg/cm^2.

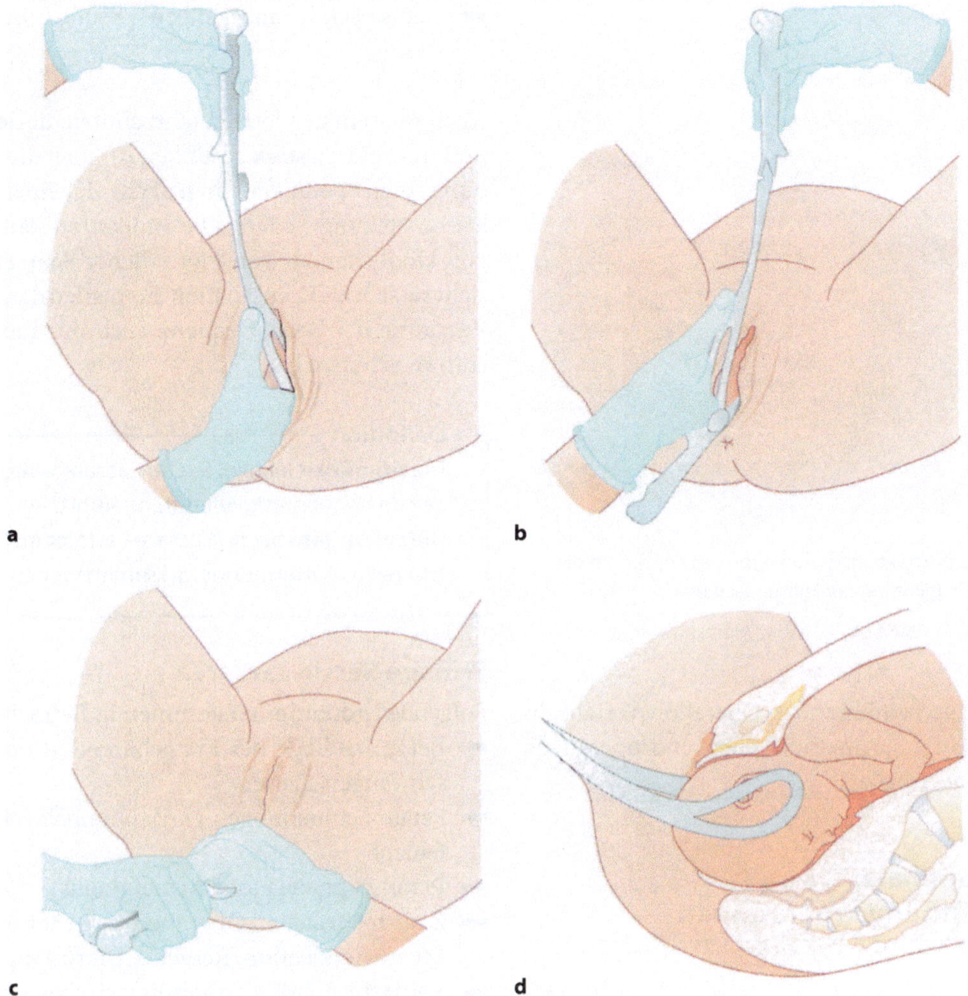

■ **Abb. 16.41.** Technik der Zangenentbindung. **a** Einführen des linken Löffels unter dem Schutz der rechten Hand. **b** Einführen des rechten Löffels unter dem Schutz der linken Hand. **c** Fassen der Zangengriffe und Zug in Richtung der Geburtsachse. **d** Anheben der Zangengriffe, sobald sich der Kopf mit der Nackenhaargrenze am unteren Symphysenrand anstemmen kann

- Probezug.
- Extraktion des Kopfes entlang der Führungslinie.
- Manuelle Entwicklung des Kindes.
- Spekulumeinstellung.

Saugglocken aus Metall stehen in den Größen von 30, 50 und 60 mm Durchmesser zur Verfügung. Der Vorteil der Einführung von Silikon-Gummivakuumapplikatoren liegt in einer guten Verformbarkeit und damit Applizierbarkeit mit einer verminderten Traumatisierung der kindlichen Kopfhaut.

Vergleich beider Methoden

Vergleichende Untersuchungen zwischen der Zangen- und Vakuumentbindung zeigen, dass

- es per Vakuum seltener zur erfolgreichen Beendigung der Geburt kommt,
- bei Forzepsentbindungen vermehrt mütterliche Verletzungen auftreten,
- es bei Vakuumentbindung häufiger zu Verletzungen der kindlichen Kopfhaut (mit Ausnahme des Kephalhämatoms) kommt.

> Prinzipiell stellen die Vakuum- und Zangenextraktion klinisch gleichwertige Entbindungsverfahren dar.

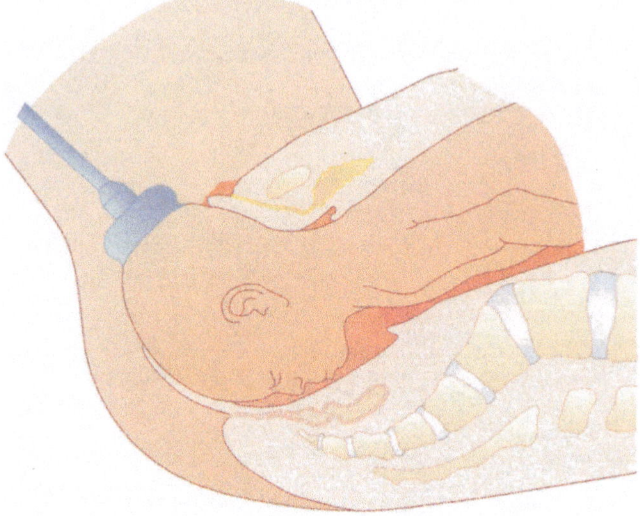

■ **Abb. 16.42.** Vakuumextraktion. Herumleiten des Kopfes um die Symphyse durch Zug in Richtung der Führungslinie

Die Auswahl des durchzuführenden Operationsverfahrens obliegt in erster Linie der methodischen und operativen Erfahrung des Geburtshelfers.

16.10.2 Abdominale Entbindungsoperationen

Häufigkeit

Die Sectiofrequenz ist in den letzten Jahrzehnten weltweit kontinuierlich angestiegen. Die Sectio caesarea wurde damit zum häufigsten operativen Entbindungsverfahren. Statistiken weisen mittlerweile Operationsraten von 25% mit steigender Tendenz auf.

Die Gründe für den starken Anstieg sind vielfältig, u. a. werden folgende Faktoren angeführt:

- Reduzierte Parität, nahezu die Hälfte aller schwangeren Frauen sind Erstgebärende.
- Höheres durchschnittliches Gebäralter, die Anzahl der Nullipara zwischen 30 und 39 Jahren hat sich nahezu verdoppelt.
- Intensivere geburtshilfliche Überwachung, frühe Erkennung fetaler intrauteriner Sauerstoffmangel-Zustände
- Zunahme der elektiven Sectiofrequenz bei Beckenendlage, Frühgeburten und Mehrlingsschwangerschaften.
- Abnahme der vaginaloperativen Entbindungsverfahren aus Beckenmitte.
- Status nach vorangegangener Sectio oder Operation am Uterus.

Auch wenn in den letzten Jahrzehnten die Sectiomortalität und -morbidität stark gesunken ist, stellt die Schnittentbindung einen operativen Eingriff dar, der einer strengen Indikationsstellung bedarf. Die Indikation kann sich sowohl von kindlicher, als von mütterlicher Seite ergeben, häufig stellt sie sich als Kombination aus beiden dar, wobei sich mit Zunahme der Sectiofrequenz auch das Indikationsspektrum verschoben hat.

Definition

Die **primäre** (elektive) Sectio caesarea wird vor Einsetzen der Wehentätigkeit durchgeführt.

Die **sekundäre** Sectio caesarea erfolgt im Geburtsverlauf nach muttermundswirksamen Wehen.

Primäre Sectio caesarea

Folgende **Indikationen** kommen in Betracht:

- Beckenendlage bei Erstgebärenden oder Mehrlingsschwangerschaften
- Fetale Fehlbildungen (z. B. Omphalozele, fetale Herzfehler)
- Placenta praevia totalis (marginalis)
- Z. n. mehrfacher Operation am Uterus (ausgedehnte Myomenukleation, Resectio, Uteruslängsschnitt)
- Verdacht auf Missverhältnis zwischen kindlichem Kopf und mütterlichem Becken
- Schwere mütterliche Erkrankung (Herzinsuffizienz, schlecht eingestellter Diabetes mellitus, schwere Präeklampsie)

Sekundäre Sectio caesarea

Folgende **Indikationen** kommen in Betracht:

- Pathologisches CTG, drohende intrauterine Asphyxie
- Vaginale Blutung, vorzeitige Plazentalösung
- Verdacht auf Amnioninfektionssyndrom (tachykardes CTG, Anstieg mütterlicher Entzündungsparameter, Fieber unter der Geburt)
- Geburtsstillstand, protrahierte Eröffnungs- oder Austreibungsperiode (relatives Missverhältnis, Einstellungsanomalien)

Die genannten Indikationen dienen als Richtlinien und dürften in verschiedenen Kliniken unterschiedlich gehandhabt werden. Sie sind im Einzelfall mit der Patientin, dem Geburtshelfer und auch dem Pädiater zu diskutieren.

Prognose für die Mutter

! Die Sectioletalität ist ca. 4–6-mal höher als nach vaginalen Entbindungen.

Als Todesursache lassen sich **thromboembolische Ereignisse**, **Schockzustände** oder **infektiöse Komplikationen** aufzählen. Häufig lässt sich nicht klar trennen, ob Vorerkrankung oder der Eingriff selber als ursächlich anzusehen sind. Das Risiko ist bei der eiligen Sectio oder Notsectio zusätzlich erhöht.

Die postoperative Morbidität ist überwiegend durch die Infektionen bedingt, diese sind etwa doppelt so häufig wie alle anderen Komplikationen. Prädisponierend sind der vorzeitige Blasensprung, der protrahierte Geburtsverlauf sowie häufige vaginale Untersuchungen.

Weitere nicht infektiöse Komplikationen sind:
- Blutungen/Hämatombildung
- Thrombembolien
- Wundheilungsstörungen
- Darmatonie
- Verletzungen benachbarter Organe
- Geburtsleitung bei Status nach Sectio

Resectio

> Geburten nach vorausgegangenem Kaiserschnitt, die vaginal begonnen wurden, sind je nach Literaturangabe in 40–60% erfolgreich.

Das Risiko einer **Uterusruptur** ist erhöht. Risikofaktoren sind:
- Geburtseinleitung mit Wehenmitteln,
- einschichtiger statt zweischichtiger Verschluss der vorausgegangenen Uterotomie,
- Abstand zwischen den Schwangerschaften von weniger als 18 Monaten.

Es empfiehlt sich, die im Zusammenhang mit einer vaginalen Geburt nach vorausgegangener Schnittentbindung sich stellenden Fragen frühzeitig im Schwangerschaftsverlauf anzusprechen. Die Indikation zur primären Resectio ist immer dann gegeben, wenn die gleiche Indikationsstellung (relatives Missverhältnis, Z. n. Längsschnittuterotomie) vorliegt. Wird eine vaginale Entbindung unternommen, sollte bei protrahiertem Geburtsverlauf oder anderen rupturbegünstigenden Komplikationen zeitig die sekundäre Sectio vorgenommen werden. Spontangeburten, auch nach mehrfacher Sectio, sind beschrieben worden.

Unter engmaschiger Überwachung ist die Gabe von Wehenmitteln vertretbar. In unserer Klinik wird Oxytozin wegen der guten Steuerbarkeit als Dauertropfinfusion eingesetzt. Die Applikation von Prostaglandinen (Gel oder Tabletten) wird nicht durchgeführt.

Zur Schmerzerleichterung unter der Geburt wird neben den herkömmlichen Analgesieformen auch die Periduralanästhesie benutzt, wobei auch hier eine sorgfältige Überwachung der Schwangeren gewährleistet sein muss.

In Kürze

Operative Geburtshilfe

Vaginaloperativ (Zangenentbindung, Vakuumextraktion), **abominal** (Sectio caesarea)

Zangenentbindung (Forzepsentbindung): Wenn schnelles Ende der Geburt gewünscht, technisch anspruchsvoll. Mütterliche Verletzungen häufiger.

Vakuumextraktion: Wenn wehensynchrone Beschleunigung der Austreibungsphase gewünscht und kein Notfall vorliegt. Zeitaufwändiger. Kontraindiziert bei Frühgeburten (Hirnblutung), Gesichtslage. Kindliche Kopfhautverletzungen häufiger.

Sectio caesarea: Häufigkeit nimmt in vielen Kliniken und Ländern kontinuierlich zu, Mortalität und Morbidität sinken. Primäre Sectio (vor Wehenbeginn), sekundäre Sectio (während der Geburt). Mütterliche Letalität ist 4–6-mal höher als bei vaginalen Entbindungen, meist wegen Thrombembolie, Schock, Infektion. Nach Sectio ist Resectio nicht zwingend. Der primär geplante Kaiserschnitt hat gegenüber der vaginalen Entbindung kaum noch ein erhöhtes Risiko.

III Gynäkologische Leitsymptome und Notfälle

Notfälle

D. Finas, Ch. Altgassen

Einführung

Notfallsituationen in Gynäkologie und Geburtshilfe tragen häufig ein vitales Risiko für die Betroffenen und erfordern rasches, aber besonnenes Handeln. Risiko- und Qualitätsmanagementsysteme sichern das Vorgehen gezielt ab. Eine detaillierte und zeitlich strukturierte Dokumentation sollte stets erfolgen, gegebenenfalls müssen Zeugen hinzugezogen werden.

17.1 Gynäkologische Notfallsituationen

17.1.1 Genitale Blutung

Die vaginale Blutung muss von der uterinen unterschieden werden.

Vaginale Blutungen treten spontan oder nach Verletzung im Vaginalbereich auf. Bei Vaginalatrophie im Senium und Vaginalinfektionen kann das Scheidenepithel sehr vulnerabel sein. Ursache der vaginalen Blutung kann auch ein Vaginalkarzinom sein.

Uterine Blutungen sind ein häufiges und normales Ereignis (Mens). Ursachen für eine zervikale Blutung können die Infektion (Zervizitis) und das Zervixkarzinom sein. Die kavitäre Blutung kann bei Blutungsstörungen während der Menstruation (Hypermenorrhö, Abb. 17.1, Abb. 17.2), bei Entzündung der Gebärmutter (Endomyometritis), Abortgeschehen und beim Korpuskarzinom bzw. Korpussarkom auftreten (Abb. 17.3).

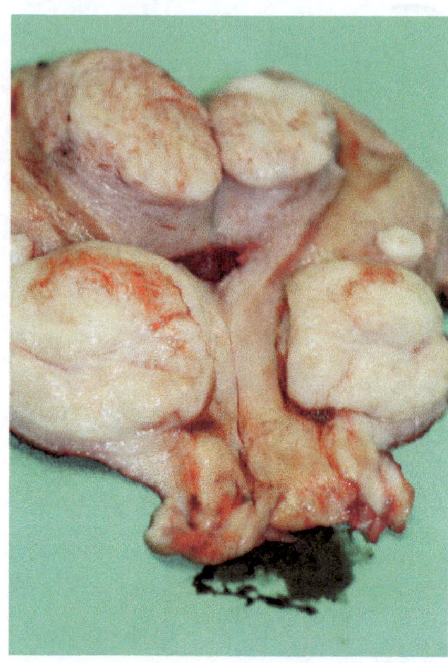

Abb. 17.2. Uterus myomatosus als Ursache für Blutungsstörungen, Hysterektomiepräparat. Die Gebärmutter wurde longitudinal aufgeschnitten und aufgeklappt. Es sind mehrere Myome zu erkennen (weißliche knollige Veränderungen). Die Hysterektomie erfolgte aufgrund einer konservativ/endokrin nicht behandelbaren Blutungsstörung

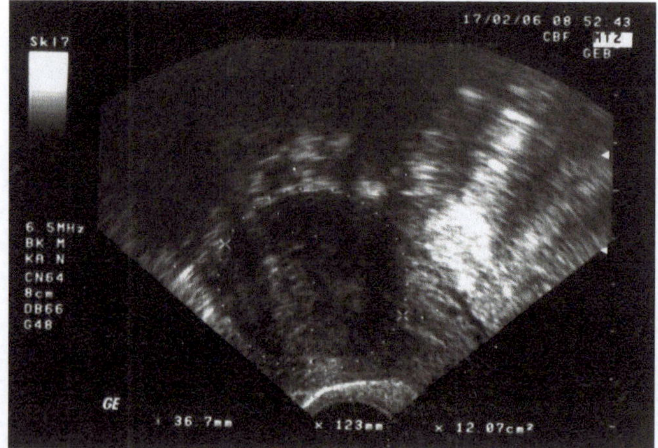

Abb. 17.1. Fundusmyom. Sonographische Darstellung eines Fundusmyoms als Ursache für eine Hypermenorrhö und Menorrhagie. Das Myom stört die Kontraktilität der glatten Muskulatur während der Menstruation. Die Blutung tritt dadurch verstärkt und verlängert auf

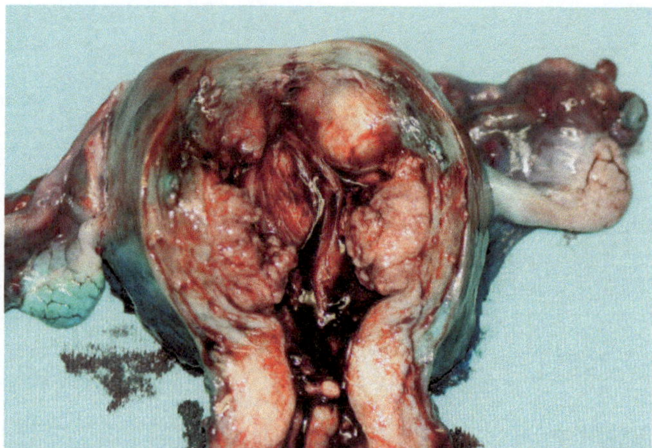

Abb. 17.3. Hysterektomiepräparat bei Korpuskarzinom. Die Gebärmutter wurde longitudinal aufgeschnitten und aufgeklappt. Ein Korpuskarzinom wölbt sich in das Cavum uteri vor (weißlich aufgelockerte, zervixnahe Struktur an beiden Schnittflächen). Im linken Tubenwinkel ist ein Myomknoten zu erkennen. Die Hysterektomie erfolgte aufgrund eines durch Abrasio histologisch gesicherten Korpuskarzinoms.

Ursachen genitaler Blutung

- Störungen der Menstruation: >500 ml in 10 Tagen, Hypermenorrhö
  - Myome
  - Polypen
  - Hormonelle Störungen
- Abortgeschehen
  - Starke Blutungen, insbesondere beim Abortus incompletus durch Schwangerschaftsresiduen
- Malignom
  - Vaginalkarzinom
  - Zervixkarzinom
  - Korpuskarzinom/-sarkom
  - Hormonbildender Tumor (Granulosazelltumor)
  - Genitale Metastase (selten)
- Vulvovaginalinfekt
- Endomyometritis
- Verletzung im Genitalbereich bei
  - Genitalatrophie, insbesondere im Senium
  - Geschlechtsverkehr
  - Unfall
  - Fremdkörper, z. B. Vaginal- oder Intrauterinpessar

Symptomatik. Die Patientin sollte bei hohem Blutverlust möglichst nicht in den Zustand des manifesten bzw. schweren Schocks kommen. Frühzeitig ergriffene Maßnahmen können die Notwendigkeit der Einleitung intensivmedizinischer Maßnahmen verhindern.

Zeichen eines hohen Blutverlustes, drohenden oder manifesten Schockzustandes

- Bewusstseinsstörung
- Übelkeit, Erbrechen
- Blässe
- Kalte Haut
- Hypotonie ($RR_{syst.}$<90 mmHg)
- Tachykardie (Puls >120 Schläge/min)
- Tachypnoe, Dyspoe
- Metabolische Azidose
- Oligo-/Anurie
- Schocklunge (adult respiratory distress syndrome, ARDS)

Diagnostik. Die Untersuchung erfolgt auf dem gynäkologischen Stuhl, da hier die Exploration des Genitale mit größter Genauigkeit erfolgen kann. Die Spekulumeinstellung dient der Lokalisierung der Blutungsquelle, dem Auffangen von Gewebe bzw. der Gewinnung einer Probe zur histologischen Untersuchung und der Entnahme mikrobiologischer Abstriche.

> Die Verifikation einer zervikalen oder uterinen Blutung ist nur nach Austupfen der Vagina möglich.

Nach Ausschluss einer vaginalen Blutung erfolgt die Vaginalsonographie zur Darstellung des inneren Genitale (Myome, Polypen, suspektes Endometrium, Schwangerschaft, Ovarialtumor).

Wichtige Laborparameter

- Blutbild: Hämoglobin, Hämatokrit, Thrombozyten
- Gerinnung: Quick/INR, PTT, TZ, AT III
- Elektrolyte: Natrium, Kalium, Kalzium

Bei Frauen im gebärfähigen Alter muss ein Schwangerschaftstest durchgeführt werden, gegebenenfalls mit Bestimmung von HCG, Progesteron und Östradiol im Serum.

Vor einer möglicherweise erforderlichen Transfusion von Blutprodukten wie Erythrozytenkonzentraten (EK) und Fresh-Frozen-Plasma (FFP) muss Blut zur Bestimmung der Blutgruppe und Blut zum Kreuzen von Blutkonserven abgenommen werden.

Eine Blutgasanalyse (BGA) zur Klärung des Oxygenierungsstatus sollte durchgeführt werden. Die Überwachung der O_2-Sättigung des Blutes kann kontinuierlich über eine transkutane Messung (Fingersonde) erfolgen. Die Vitalparameter (Blutdruck, Puls, Vigilanz, Temperatur, Atemfrequenz) und die Urinausscheidung müssen wiederholt kontrolliert werden. Ein initiales EKG dient der Erhebung des akuten kardialen Status und der Verlaufskontrolle.

Therapie. Die kreislaufinstabile Patientin muss nach Legen von mindestens einem großlumigen Zugang zur Schockbekämpfung mit Volumen substituiert werden (Abb. 17.4).

Die Blutungsquelle bestimmt das Handeln: Ein blutendes Gefäß wird komprimiert bzw. umstochen. Eine klaffende Wunde wird übernäht. Eine straffe Vaginaltamponade kann bei einer Karzinomblutung zur Blutstillung eingelegt werden. Sekundär muss über eine not-

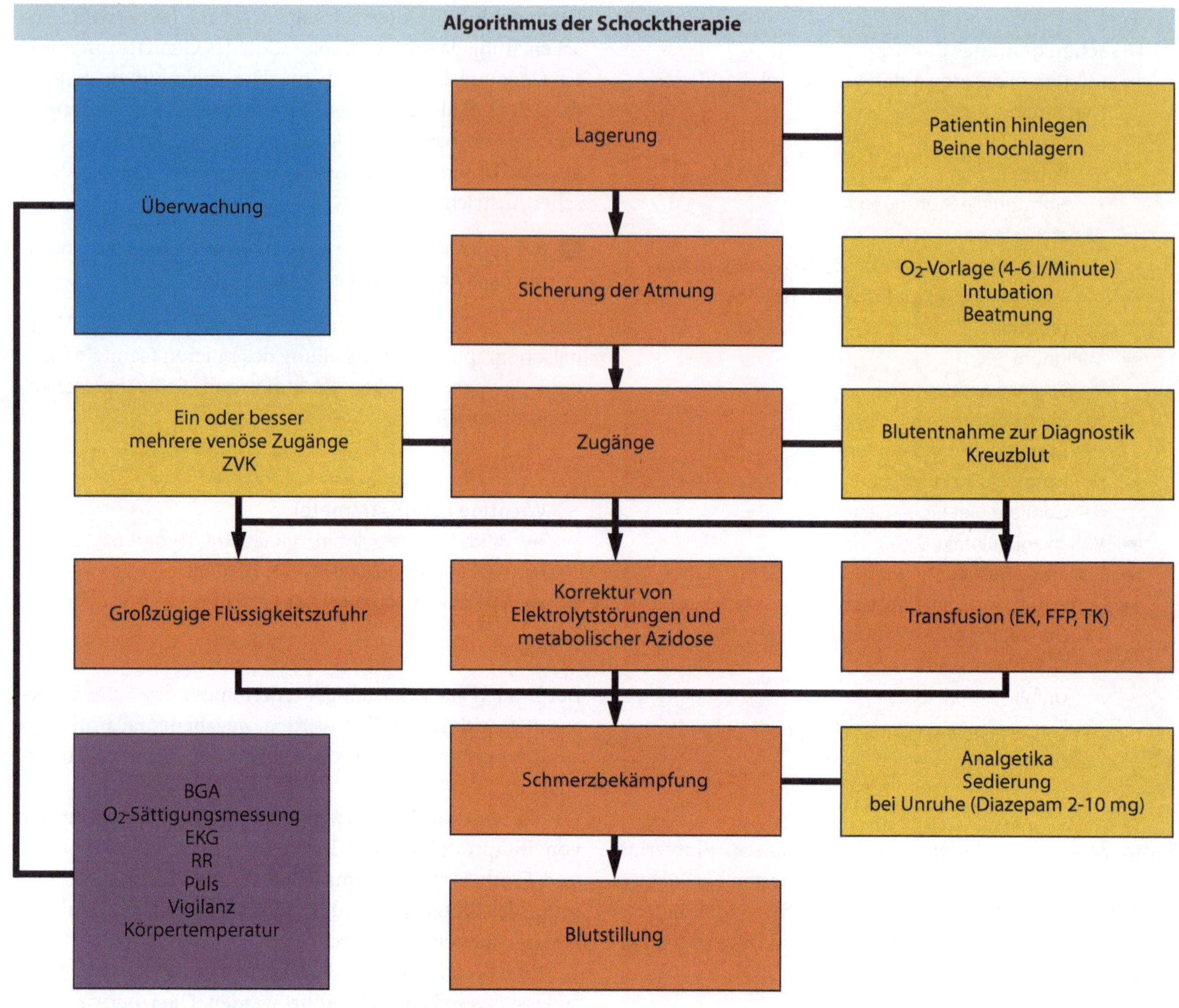

Abb. 17.4. Algorithmus zur Schocktherapie

fallmäßige Bestrahlung der Blutungsregion zur Blutstillung entschieden werden. Beim Abortgeschehen und bei der Hypermenorrhö wird die Blutung durch eine Kürettage bzw. Abrasio zum Stehen gebracht. Anschließend erhält die Patientin Kontraktionsmittel (Methylergometrin).

! Bei vaginaler Blutung müssen rh-negative Schwangere eine Rhesusprophylaxe erhalten (Gabe von Anti-D-Immunglobulin i.m.).

17.1.2 Genitaltrauma: Dammriss, Pfählungsverletzung

Ein Trauma im Genitalbereich erzeugt meist starke Schmerzen und eine genitale Blutung. Die Tetanusimmunisierung ist zu überprüfen.

Dammriss

Ein Dammriss ist meist Folge eines Aufsitztraumas (Sturz, Reitunfall, Fahrradunfall). Dabei treten hohe Komressionsdrücke und Scherbewegungen auf, die zu Zerreißungen führen. Die Wunden können groß und klaffend sein und stark bluten.

! Ein blutender Dammriss muss zunächst komprimiert werden.

Danach folgt die ausführliche Exploration der Wunde und gezielte Versorgung der Blutungsquelle. Eine gute Rekonstruktion des Dammes verhindert Folgeerscheinungen, wie die anorektale Inkontinenz.

Pfählungsverletzung

Definition

Der Begriff der Pfählung umfasst alle absichtlichen und unabsichtlichen Verletzungen mit spitzen oder stumpfen länglichen Gegenständen, die in der Dammregion oder transvaginal in die Parakolpien bzw. rektovaginal penetrieren.

Ursächlich können Stürze (Fahrradunfall) oder ungewöhnliche Sexualpraktiken (Kohabitationsverletzung) sein. Auch die unerwünschte Penetration bei Vergewaltigungsdelikten (penil oder mit Gegenständen) kann zu Pfählungen führen.

Bei genauer Exploration des Wundgebietes werden die Blutungsquellen lokalisiert und versorgt. Bei Verletzung größerer Blutgefäße kann es zu lebensbedrohlichen Zuständen kommen.

! Der penetrierende Gegenstand sollte nicht entfernt werden, bis eine sofortige intensivmedizinische und operative Versorgung der Verletzten möglich ist.

Eine Verletzung innerer Organe (Blase, Darm) und eine innere Blutung müssen ausgeschlossen werden (Sonographie). Je nach Ausmaß kann sich ein akutes Abdomen entwickeln.

Bei Pfählung durch Unfall oder Sexualdelikt müssen vorhandene Spuren gesichert werden (Fotodokumentation).

17.1.3 Vergewaltigung

Die Vergewaltigung stellt zunächst eine kriminologische und psychische Notfallsituation dar. Der Gynäkologe, oft besser die Gynäkologin, ist mit dem Einverständnis der Betroffenen anfangs Erfüllungsgehilfe der polizeilich-forensischen Spurensicherung. Zur gynäkologischen Notfallsituation wird die Vergewaltigung beim Vorliegen von Verletzungen im Genital- und Brustbereich.

> Bei den Angaben der Betroffenen muss mit Ungenauigkeiten aus Schamhaftigkeit, z. B. bei analer oder oraler Penetration, gerechnet werden.

Der Tathergang sollte vor der Untersuchung bestmöglich rekonstuiert werden. Während der Befragung und Untersuchung erfolgt eine genaue Dokumentation, das Protokoll hat möglicherweise gutachterliche Relevanz. Die Anwesenheit eines Dritten, z. B. des Kriminalbeamten, muss gewährleistet sein. Zur Systematisierung kann ein vorgefertigter Verlaufsbogen verwandt werden. Eine Fotodokumentation einzelner Befunde, insbesondere der Verletzungen ist sinnvoll.

Die Betroffene muss sich vollständig entkleiden, damit eine systematische Inspektion der gesamten Körperoberfläche erfolgen kann. Gesucht wird nach Verletzungen (Schürf-/Kratz-/Biss-Spuren), Hämatomen und anhaftenden Spuren. Dabei werden auch Verletzungen registriert, die einer weiteren Abklärung durch einen Facharzt einer anderen Disziplin bedürfen.

> Vor der Untersuchung des Anogenitalbereichs, sollte die Betroffene Gelegenheit haben, ihren Oberkörper wieder zu bekleiden.

Bei der Untersuchung auf dem gynäkologischen Stuhl in Steinschnittlage werden ebenfalls äußerliche Verletzungen wie Schürfungen, Einrisse und Kratzspuren registriert. Der Analsphinktertonus ist zu beurteilen (anale Penetration). Die vaginale Untersuchung sollte gegebenenfalls auch mit Kolposkop durchgeführt werden. Bei der Spekulumeinstellung wird auf Hämatome und Verletzungen geachtet. Die orale Untersuchung obliegt auch dem Gynäkologen.

Aus allen Regionen (Mundhöhle, Rektum, Vagina) werden Abstriche genommen, um Sekrete (Speichel und Sperma) einer späteren Untersuchung (Mikrobiologie, Mikroskopie, DNA-Analyse) zugänglich zu machen.

> Im Vaginalsekret gelingt der Nachweis von Spermien bis zu 48 h nach dem Ereignis, in der Mundhöhle bis zu 20 h und im Analabstrich bis zu 24 h danach.

Auch bei Anhaftungen werden Proben genommen. Die Schamhaare werden ausgekämmt, um fremde Haare und evtl. vorhandene Gewebereste aufzunehmen. Von der Betroffenen werden Proben von Kopf- und Schamhaar als Vergleichsmaterial genommen. Unter den Nägeln können

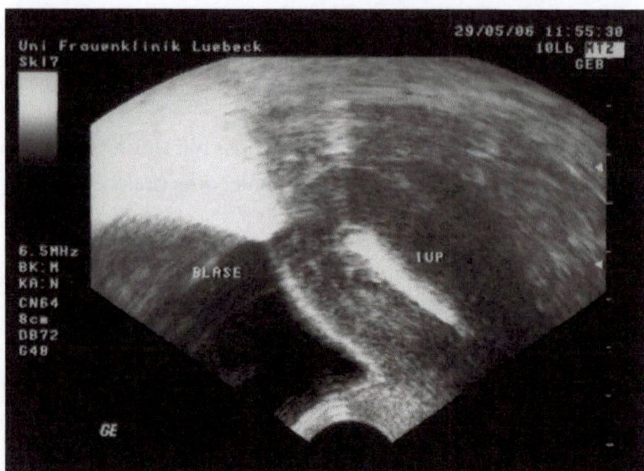

Abb. 17.5. Intrauterinpessar in loco typico (Transvaginalsonographie). Eine in der Gebärmutter liegende Spirale (Intrauterinpessar = IUP) kann die Entstehung einer Adnexitis oder eines Tuboovarialabszesses begünstigen. Der aus der Zervix herausragende IUP-Faden dient den Erregern als Eintrittspforte zum inneren Genitale. Durch Keimaszension, auch an dem IUP hinauf, gelangen die Keime bis in die Adnexe. Hier dargestellt ist ein korrekt im Cavum uteri einliegendes und mit Kupfer beschichtetes IUP

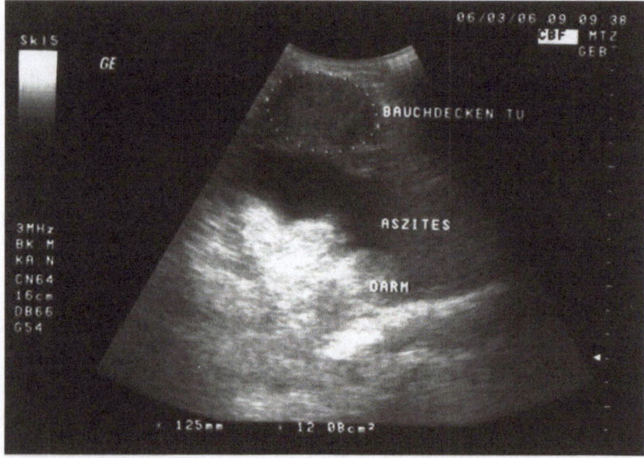

Abb. 17.6. Aszites bei Ovarialkarzinom mit Metastasierung in die Bauchdecke. Bei Patientinnen mit Unterbauchschmerz muss als Ursache immer auch ein Malignom in Betracht gezogenwerden. Auf dem hier gezeigten Bild einer transabdominellen Sonographie ist die schallkopfnahe Bauchdeckenmetastase eines Ovarialkarzinoms und ein ausgeprägter maligner Aszites zu sehen

sich bei Abwehr der Betroffenen Gewebespuren des Täters finden, sie werden deshalb asserviert.

Betroffene haben nach einer Vergewaltigung oft das Bedürfnis, sich zu reinigen und nehmen Waschungen und auch vaginale Spülungen vor. Spuren können so unwiederbringlich verloren gehen.

Blut- und Urinprobe werden auf Alkoholgehalt und Drogen- bzw. Medikamentenspuren untersucht.

Ein Schwangerschaftstest ist obligat, evtl. sollte das HCG im Serum bestimmt werden. Die Betroffene muss insbesondere nach ungeschütztem Verkehr auf die Möglichkeit einer (unerwünschten) Schwangerschaft hingewiesen und beraten werden.

> Eine Notfallantikonzeption ist mit der Pille danach (Duofem/Unofem) innerhalb von 72 h oder der Spirale bis 5 Tage nach Geschlechtsverkehr möglich.

Mit Einverständnis der Betroffenen wird ein HIV-Test, sowie die Testung auf Hepatitis, Gonorrhö, Lues durchgeführt.

Verletzungen müssen falls erforderlich chirurgisch versorgt werden. Häufig sind Einrisse und Pfählungen. Belassene Fremdkörper müssen unter Sicht entfernt und die Wunden versorgt werden.

17.1.4 Unterbauchschmerz, akutes Abdomen

Abdominelle Schmerzen können
- **vaskulär** (Bauchaortenaneurysma, Ischämie der Mesenterien),
- **mechanisch** (Ileus, Herniation, Divertikulose) oder
- **infektionsbedingt** (Appendizitis, Pelveoperitonitis) sein.

Die Stärke der Symptomatik korreliert nicht mit der Schwere der Erkrankung. Die ergriffenen Maßnahmen können im Nachhinein übertrieben erscheinen.

Differentialdiagnose Unterbauchschmerz
- Ovarialzystenruptur
- Adnexitis, Tuboovarialabszess (Abb. 17.5)
- Endometriose
- Überstimulationssyndrom (OHSS, **o**varian **h**yper**s**timulation **s**yndrome)
- Adnextorsion (Ovarialtumor, OHSS)
- Extrauteringravidität
- Dysmenorrhö
- Akute Myomnekrose (Torsion bei gestieltem Myom)

▼

- Aszites bei Malignom (Abb. 17.6)
- Appendizitis
- Harnwegsinfekt
- Ureterkolik (Harnleiterstein)

Oft ist ein interdisziplinäres differentialdiagnostisches, möglicherweise auch therapeutisches Vorgehen notwendig.

Adnexitis

Symptomatik. Unterbauchschmerzen, meist mit Seitenlokalisation. Die Symptomatik kann vom mildem Ziehen bis zu starken Schmerzen variieren.

! Fieber ist nicht obligat vorhanden.

Diagnostik. Leukozyten und CRP sind erhöht.

! Das Labor kann dem klinischen Bild folgen und initial unauffällig sein.

Die Körpertemperatur muss gemessen werden. Eine gründliche Anamneseerhebung im Hinblick auf vorangegangene Infekte im Genitalbereich und Sexualpartner mit genitalen Infektionen ist wichtig. Bei der Spekulumuntersuchung ist auf pathologischen Vaginalfluor zu achten, mikrobiologische Abstriche müssen entnommen (Varia/Chlamydien) werden. Bei der Palpation zeigt sich eine druckdolente Adnexregion und ggf. ein Portioschiebeschmerz (begleitende Endometritis). Eventuell ist transvaginalsonographisch etwas freie abdominelle Flüssigkeit und eine aufgetriebene Tube darstellbar (Abb. 17.7).

Therapie. Bei Fieber erfolgt eine antipyretische Therapie (Paracetamol, Metamizol) und Volumengabe. Die Abstrichergebnisse werden nicht abgewartet, sondern sofort eine antibiotische Therapie eingeleitet (Cefotaxim, Metronidazol, Doxycyclin). Gleichzeitig erfolgt eine antiphlogistische Behandlung, die auch analgetisch wirksam ist (Ibuprofen, Diclofenac) unter Magenschutz (Omeprazol). Eine Partnertherapie ist zu empfehlen, ggf. sollte eine Untersuchung des Partners beim Urologen erfolgen.

> Auf Chlamydien (Urin, Harnröhrenabstrich, Ejakulatuntersuchung) sollte geachtet werden, da dieser intrazelluläre Keim schwer zu behandeln ist und fertilitätseinschränkende Wirkung bei beiden Partnern hat.

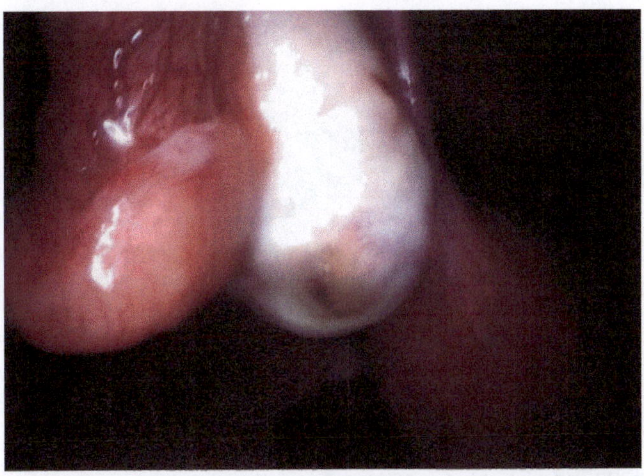

Abb. 17.7. Tube bei Adnexitis mit Gefäßinjektionen. Bei unklarem Unterbauchschmerz wurde die Patientin laparoskopiert. Es zeigte sich intraoperativ eine geschwollene Tube mit vermehrter Gefäßzeichnung als Hinweis für eine Adnexitis

Therapieschritte bei Adnexitis
- Antipyretische Therapie
- Antibiotische Therapie
- Antiphlogistische Therapie
- Analgetische Therapie
- Magenschutz
- Partnertherapie

Überstimulationssyndrom (OHSS)

! Beim OHSS (**o**varian **h**yper**s**timulation **s**yndrome) handelt es sich um ein iatrogen induziertes Krankheitsbild mit potentiell lebensbedrohlichem Verlauf.

Ätiopathogenese. Das Schwangerschaftshormon HCG triggert die Entstehung und den Erhalt des OHSS. HCG wird der Patientin nach ovarieller Stimulation im Rahmen der assistierten Reproduktion (ART) zur Induktion der Eizellreifung und des Eisprungs vor Follikelpunktion (FOPU) exogen zugeführt. Danach kann ein early-onset-OHSS auftreten. Ist die Patientin nach ovarieller Stimulation schwanger geworden, kann das endogene HCG ein late-onset-OHSS triggern oder die Symptomatik eines präexistenten early-onset-OHSS erhalten.

Durch erhöhte Kapillarpermeabilität tritt im Organismus eine Flüssigkeitsverschiebung vom Intravasalraum in den dritten Raum (präformierte Körperhöhlen wie Intraperitonealraum, Pleuraraum, Perikard) auf. Folge der

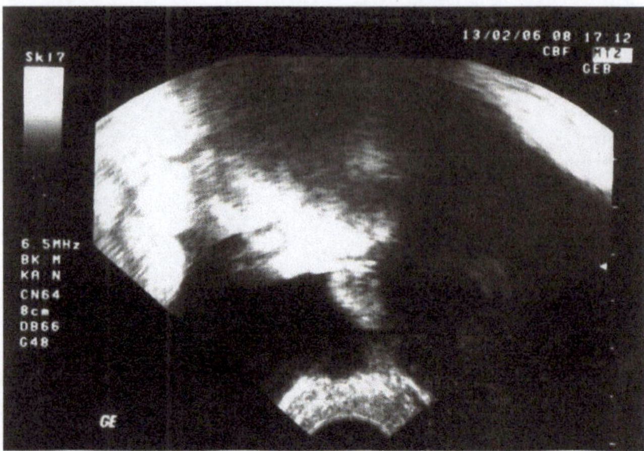

Abb. 17.8. Aszites bei OHSS III°. Ein wichtiges Symptom bei einer schweren OHSS III° ist der Abdominalschmerz. Er entsteht z. B. bei zunehmender Dehnung der Bauchdecken aufgrund eines ausgeprägten Aszites.

Flüssigkeitsverschiebung ist eine intravasale Hämokonzentration mit erhöhtem Risiko für thromboembolische Ereignisse. Eine hinzutretende Leberfunktionsstörung führt zur thrombogenen Veränderung der Produktion von Gerinnungsfaktoren. Aufgrund einer Verringerung des intravasalen onkotischen Drucks durch Proteinverlust in das Interstitium und den dritten Raum wird die Flüssigkeitsverschiebung und Hämokonzentration weiter verstärkt.

Epidemiologie. Das OHSS tritt in 0,7% der Stimulationszyklen vor IVF (**In-vitro-Fertilisation**) und ICSI (**Intracy**toplasmatische **S**permien**in**jektion) auf. Leichte bis mittelschwere Verläufe sind mit einer Frequenz von 30% zu erwarten.

Symptomatik. Erstes Symptom eines OHSS ist meist der Abdominalschmerz durch mäßigen bis ausgeprägten Aszites (Abb. 17.8).

Dyspnoe entsteht durch einen Zwerchfellhochstand bei ausgeprägtem Aszites und Pleuraergüssen.

Eine Komplikation kann die Torsion der frei flottierenden, sehr mobilen und nach Stimulation stark vergrößerten Ovarien sein. Die Flüssigkeitsverschiebungen können auch das Auftreten von Ödemen und einer Oligo-/Anurie bis hin zum prärenalen Nierenversagen bedingen. Die Entstehung eines interstitiellen Ödems der Lunge führt zu einer deutlichen Verschlechterung der respiratorischen Situation bis hin zum ARDS (**a**dult oder **a**cute **r**espiratory **d**istress **s**yndrome).

Tab. 17.1. Stadieneinteilung des OHSS

Grad	Stadium	Beschreibung
I	Leicht	Abdominales Spannungsgefühl, Übelkeit, Erbrechen, Diarrhoe
II	Mittel	Zusätzlich sonographischer Nachweis von Aszites
III	Schwer	Zusätzlich Pleuraerguss, Dyspnoe, Hämokonzentration, Gerinnungsstörung, eingeschränkte Nierenfunktion

Stationäre Behandlung ist beim OHSS III° (Tab. 17.1) zwingend.

Symptome des OHSS

- Bauchumfangzunahme, gespanntes Abdomen
- Abdominalschmerz
- Appetitlosigkeit
- Übelkeit, Erbrechen, Diarrhoe
- Dyspnoe, bis zum ARDS (Atemnotsyndrom)
- Oligo-/Anurie

Diagnostik. Anamnese und klinische Untersuchung (Auskultation, Palpation, Thrombosezeichen) ergeben die wichtigsten Hinweise. Sonographisch werden Aszitesmenge und Ovargröße bestimmt. Bei Verdacht auf Adnextrosion erfolgt die Transvaginalsonographie. In der Pleurasonographie werden Pleuraergüsse quantifiziert. Laborparameter zur Bestimmung des Gerinnungsstatus, der Nieren- und Leberfunktion und von Zeichen der Hämokonzentration werden erhoben. Das Monitoring der Atemfunktion erfolgt über die Blutgasanalyse und ggf. transkutane Messung der Sauerstoffsättigung. Zusätzliche Diagnostik sollte bei Hinweisen auf Komplikationen erfolgen (EKG, Gefäßdoppler, Echokardiographie, Szintigraphie, CT/MRT).

Die klinische Untersuchung, die Erhebung der Vitalparameter, Sonographie sowie Laboranalytik müssen wiederholt erfolgen. Die Patientin sollte bilanziert (Einfuhr/Ausfuhr) und täglich gewogen werden.

Diagnostische Hinweise bei OHSS

- Flüssigkeitsumverteilung im Organismus
  - Aszites, ggf. mit Zwerchfellhochstand
  - Pleuraerguss
  - Pericarderguss
  - Lungenödem
  - Hypovolämie
- Prärenales Nierenversagen
  - Anstieg von Kreatinin, Harnstoff
- Laborveränderungen
  - Hämatokritanstieg
  - Leukozytose
  - Hyperkaliämie
  - Hyponatriämie
  - Hypoalbuminämie
  - CRP-Anstieg
- Thromboembolische Ereignisse
  - Thrombosen der Extremitäten
  - Herzinfarkt
  - Lungenembolie
  - Hirninfarkt

Therapie. Die Behandlung des OHSS ist rein symptomatisch. Die Wirkung des exogenen HCG lässt sukzessive nach. Ist die Patientin schwanger, kann das OHSS bis zur 12. SSW persistieren. Die Patientin muss wegen der Schwere der Erkrankung einem intensivem Monitoring unterzogen werden.

! Entscheidend ist die rechtzeitige Erkennung und Behandlung auftretender Komplikationen, wie der Adnextorsion.

Die stimulierten Ovarien sind von zerfließlicher Konsistenz, hoher Blutungsbereitschaft und sehr verletzlich. Eine operative Retorquierung ist sehr schwierig und risikoreich.

Die adäquate Antikoagulation (Heparin s.c. 2-mal 5.000 IE/die, bzw. Fertigspritzen mit Dalteparin, Enoxaparin, Certoparin), Antithrombosestrümpfe und rasche Mobilisation sollen Komplikationen vorbeugen.

Ausgeprägter Dyspnoe kann mit Gabe von Sauerstoff und entlastenden Aszites- oder Pleurapunktionen begegnet werden. Die Entlastungspunktion muss mit Zurückhaltung eingesetzt werden, da dem Organismus so Eiweiße verloren gehen, was den Flüssigkeitshaushalt zusätzlich belasten kann. Die Substitution von Eiweiß (Albumin) ist nicht unumstritten und sollte eine singuläre Maßnahme sein.

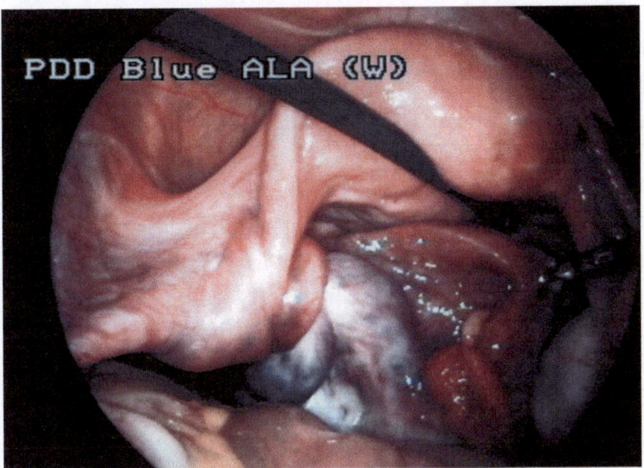

Abb. 17.9. Linke Adnexe um die eigene Achse rotiert. Die linke Adnexe ist in Längsrichtung rotiert, die rechte Adnexe und der Uterus sind unauffällig

Wichtig ist der Ausgleich des Wasser- und Elektrolythaushaltes, der der Behandlung der Hämokonzentration und der Stabilisierung der Nierenfunktion dient. Bei eingeschränkter Nierenfunktion mit drohendem Nierenversagen erfolgt die niedrig dosierte i.v.-Dopamingabe (2–4 µg/kg/ Minute). Ziel ist die Verbesserung der Nierenperfusion durch Dilatation der Nierengefäße, ohne Alteration von Herzfrequenz und Blutdruck.

Adnextorsion

Definition

Die Drehung einer Adnexe um die eigene Längsachse wird als Adnextorsion bezeichnet (Abb. 17.9).

Dazu kommt es bei asymmetrisch wachsendem Ovarialtumor, vergrößerten Ovarien nach Stimulation (OHSS) oder bei abgebremster Bewegung des Körpers in Längsachse, wie beim Tanzen.

Symptomatik. Typisch sind einseitiger, akut einsetzender Unterbauchschmerz oder sich langsam aufschaukelnde wiederkehrende abdominelle Schmerzereignisse. Durch die Strangulation des Adnexstiels kann eine Ovarnekrose mit Blutung und Schock eintreten, begleitet von einem paralytischen Ileus.

Diagnostik. Bei Palpation des Abdomens fällt ein seitenlokalisierter Schmerz, evtl. sogar ein Tumor auf. Oft ist die Palpation wegen starker Abwehrspannung nicht möglich.

Der Tumor lässt sich als inhomogene Raumforderung im Adnexbereich, ggf. mit freier Flüssigkeit transvaginalsonographisch darstellen. Zur Abklärung und Therapie ist meist eine umgehende Laparoskopie oder sogar Laparotomie erforderlich.

Therapie. Schockbekämpfung unter gleichzeitiger Operationsvorbereitung. Intraoperativ wird geprüft, ob es nach einer Retroquierung zu einer ausreichenden Reperfusion der Adnexe kommen kann. Erholt sich die Adnexe bei einer Proberetorquierung nicht rasch, erfolgt die Adnexektomie. Bei stark fortgeschrittener Nekrose der Adnexe, wird primär, auch zur raschen Blutstillung adnexektomiert.

Extrauteringravidität (EUG)

Definition

Eine Extrauterinschwangerschaft ist eine Schwangerschaft außerhalb des Cavum uteri.

Die typischste Lokalisation ist der Eileiter. Eine Extrauterinschwangerschaft kann aus der Tuba uterina in die freie Bauchhöhle abortieren (Tubarabort) oder primär dort implantiert sein.

Eine Extrauteringravidität ist meist Folge einer Störung des tubaren, zum Uterus gerichteten Transportmechanismus sowie von Infekten (Chlamydien), Endometriose, Sterilisation oder intraabdomineller Verwachsungen.

Symptomatik. Zunehmende oder plötzlich einsetzende (Tubarabort, Tubenruptur) Unterbauchschmerzen bis hin zum akuten Abdomen (brettharter Bauch) bei gleichzeitig bestehender Amenorrhö. Übelkeit und Erbrechen können in Zusammenhang mit der Kreislaufdysregulation, dem starken Schmerz und peritonealen Reiz auftreten. Bei hohem intraabdominellen Blutverlust kommt es zur Schocksymptomatik, Prodromi wie Schwindel können fehlen.

Diagnostik. Zum Schwangerschaftsnachweis wird ein HCG-Schnelltest im Urin durchgeführt. Die Vaginalsonographie dient der Lokalisation des Schwangerschaftssitzes und möglicher freier intraabdomineller Flüssigkeit. Die wiederholte quantitative HCG- und Progesteronbestimmung gestattet die Einschätzung des Schwangerschaftsverlaufes.

Therapie. Abhängig vom Blutverlust ist eine ausgedehnte Volumensubstitution unter Transfusion von Erythrozytenkonzentraten und Gabe von FFP (Fresh Frozen Plasma) erforderlich.

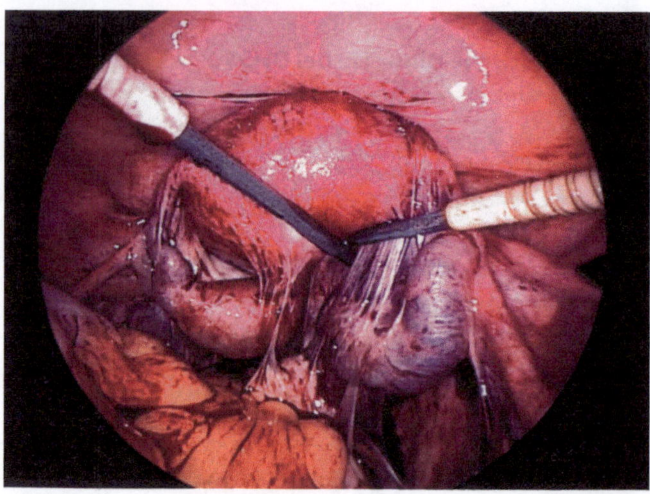

Abb. 17.10. EUG und Zustand nach Chlamydieninfekt. Der Situs zeigt eine Extrauteringravidität in der 6. SSW mit Hämatosalpinx beidseits. Außerdem sieht man faden-/schleierartige Verwachsungen als Hniweis auf eine vorausgegangene Chlamydieninfektion. Die Extrauteringravidität ist möglicherweise auf dem Boden einer Tubenpathologie nach Genitalinfekt entstanden

> Die symptomatische Extrauteringravidität sollte umgehend einer Laparoskopie zugeführt werden.

Intraoperativ muss über Tubenerhalt (Ausmelken der Tube oder Salpingotomie) oder Tubenentfernung (Salpingektomie) entschieden werden (Abb. 17.10). Blut in der Bauchhöhle (Hämaskos) wird abgesaugt. Eine ausgiebige Bauchtoilette (Spülung des Abdomens) soll verhindern, dass Blutreste zu Verklebungen des Peritoneums und Schmerzpersistenz durch peritonealen Reiz führen.

Das intraoperativ entfernte Gewebe muss histopathologisch untersucht werden. Sind keine trophoblastären Anteile oder Zotten enthalten, muss der HCG-Wert weiter kontrolliert werden.

! Schwangerschaftsresiduen sind auch bei histologisch eindeutiger Extrauteringravidität erst dann als avital zu werten, wenn der HCG-Wert unter die Nachweisgrenze gefallen ist.

17

17.2 Geburtshilfliche Notfallsituationen

17.2.1 Frühgeburt

> Die Frühgeburtlichkeit beginnt an der Grenze zur Lebensfähigkeit in der 22.–26. SSW.

Diese Kinder können nach intensiver Aufklärung in Abstimmung mit den Eltern bei ungewissem Outcome neonatologisch-intensivmedizinisch betreut werden. Mit einer hohen Morbidität und Mortalität ist zu rechnen. Eine sinnvolle Versorgung ist nur in einem Perinatalzentrum möglich.

Die Ursachen für eine zu frühe Geburt sind unterschiedlich: Häufig lösen genitale Infektionen vorzeitige Wehen aus, führen zur isthmozervikalen Insuffizienz oder einem vorzeitigen Blasensprung.

Auch intrauterine Interventionen der Pränatalmedizin können zur Frühgeburtlichkeit führen. Spezifische Schwangerschaftserkrankungen bedingen bei Aggravation die zu frühe Sectio caesarea aus mütterlicher oder kindlicher Indikation. Schließlich sind geburtshilfliche Komplikationen (Lageanomalie, vorzeitige Lösung der Plazenta) manchmal Ursache einer zu frühen Geburt.

> Das Management einer geburtshilflichen Notfallsituation mit der Folge einer zu frühen Geburt kann optimal nur in einem Perinatalzentrum erfolgen. Die intrauterine Verlegung des ungeborenen Kindes kann erforderlich sein.

Risiken für eine zu frühe Geburt

- Schwangerschaft nach vorheriger Frühgeburt (<1.500 g)
- Schwangerschaft bei maternalem insulinpflichtigem Diabetes mellitus
- Schwangerschaft bei maternalem arteriellem Hypertonus, primär oder bei Präeklampsie/Eklampsie bzw. HELLP-Syndrom (**h**emolysis, **e**levated **l**iver enzymes, **l**ow **p**latelets)
- Mehrlingsschwangerschaften (Gemini, Triplets)
- Schwangerschaften bei feto-maternaler Blutgruppenunverträglichkeit (Morbus haemolyticus fetalis)
- Fetale Fehlbildungen (Omphalozele, Gastrochisis, Zwerchfellhernie, Hydrozephalus, Herzfehler)
- Maternales Alter (<18 und >30 Jahre)

▼

Tab. 17.2. Induktion der fetalen Lungenreife

Wirkstoff	Applikation	Dosierung	Frequenz
Betamethason	i.m.	12 mg	2-mal im Abstand von 24 h
Dexamethason	i.m.	6 mg	4-mal im Abstand von 12 h

- Starker Nikotinkonsum
- Uterine Störfaktoren (Myome, Fehlbildungen)
- Schwangerschaft bei drohender Frühgeburtlichkeit durch
  - Vorzeitige Wehentätigkeit
  - Zervixinsuffizienz
  - Vorzeitigen Blasensprung (PPROM, **p**reterm **p**remature **r**upture **o**f **m**embrane)
  - Plazenta praevia

Die Überwachung von Risikoschwangerschaften erfordert ein interdisziplinäres Konzept, verbraucht große Ressourcen und kann daher von kleinen Einheiten nur selten intensiv genug verfolgt werden.

Die Verschiebung des Geburtszeitpunktes ist nicht immer von Vorteil für Mutter und Kind. So steigt bei vaginaler Infektion möglicherweise das Risiko für intra- und postpartale Komplikationen.

Lungenreifeinduktion

Ein Zeitgewinn zur Durchführung einer Lungenreifeinduktion zur Verringerung des Risikos für ein fetales Atemnotsyndrom (RDS, **r**espiratory **d**istress **s**yndrome) mit Kortikosteroiden bis zur vollendeten 34. SSW ist für die postpartale pulmonale Situation von großer Bedeutung (Tab. 17.2).

Die Induktion der Lungenreife wird üblicherweise ab der vollendeten 24. SSW durchgeführt und ist nach 48 h abgeschlossen. Die Ventilation des Neonaten kann entscheidend verbessert werden. Dennoch ist meist eine Unterstützung der Atmung bzw. eine maschinelle Beatmung erforderlich.

Perinatalzentrum

Moderne Perinatalzentren sind interdisziplinäre Einheiten in einem Krankenhaus der Maximalversorgung mit der Unterbringung von Neo-

Tab. 17.3. Antibiotische Therapie der Infektion mit Streptokokken der Gruppe B (n. Lancefield)

Wirkstoff	Applikation	Dosierung	Frequenz
Penicillin G	i.v.	5 Mio IE 2,5 Mio IE	Einmalig, dann alle 4 Stunden bis zur Entbindung
Ampicillin	i.v.	2 g 1 g	Einmalig, dann alle 4 Stunden bis zur Entbindung
Clindamycin (bei Penicillinallergie)	i.v.	900 mg	Alle 8 Stunden bis zur Entbindung

i.v. = intra venös; IE = internationale Einheiten

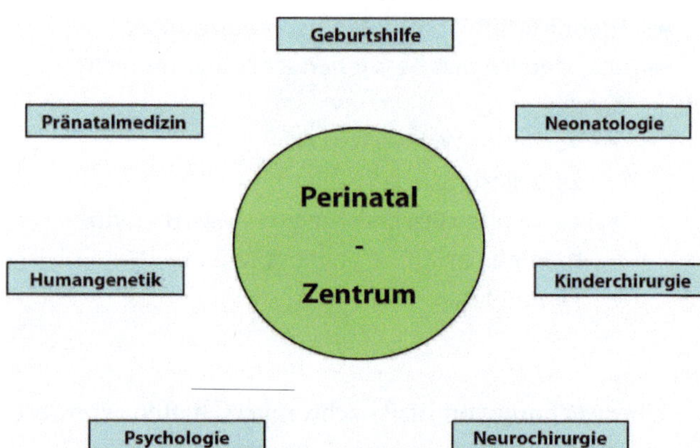

Abb. 17.11. Interdisziplinäres Konzept der Perinatalmedizin. Das Perinatalzentrum bildet eine geschlossene Einheit verschiedener interagierender Disziplinen. Hier werden die Schwangere und ihr Kind von der Pränatalphase bis über die Geburt hinaus intensiv diagnostisch, interventionell und therapeutisch betreut

natologie und Geburtshilfe in räumlicher Nähe (Abb. 17.11). Ideal ist die direkt benachbarte Anordnung von Neonatologischer Intensivstation und Kreißsaal in einer baulichen Einheit. Die Erfordernis der schnellen Intervention mittels Sektio caesarea bei Komplikationen durch pränatale diagnostische Eingriffe und intrapartalen Komplikationen bedingt die Implementierung eines Operationssaales im Kreißsaal. Eine ausreichend hohe Geburtenzahl und ein guter fachlicher Austausch, sowie eine gute apparative Ausstattung der Neonatologischen Intensiveinheit sind Voraussetzung für einen hohen Versorgungsstandard. Mindestens 50 Beatmungsfälle pro Jahr und die Vorhaltung von wenigstens sechs Intensivbetten definieren das Perinatalzentrum als solches.

Um einen hohen Versorgungsstandard bei Schwangeren, Gebärenden und Neonaten gewährleisten zu können, ist der Aufgabenbereich des Perinatalzentrums auf die Pränataldiagnostik, Humangenetik und pränatale Intervention (Nabelschnurblutuntersuchung, fetale Shunteinlagen) und die Führung einer Sprechstunde für Risikoschwangere zu erweitern. Die postpartale Versorgung der Neonaten über die Möglichkeiten der Intensivmedizin hinaus umfasst außerdem die operativen Interventionsmöglichkeiten der Kinderchirurgie und Neurochirurgie.

Streptokokken der Gruppe B

Ein durch Streptokokken der Gruppe B gestörtes Scheidenmilieu ist häufig Ursache von Frühgeburtlichkeit. Streptokokken der Gruppe B werden bei 10–30% der in der Regel symptomlosen Schwangeren vaginal nachgewiesen.

> Streptokokken der Gruppe B sind die häufigste Ursache für schwere Infektionen des Neugeborenen.

Die Kolonisation des Kindes erfolgt meist intrauterin über das besiedelte Fruchtwasser (Amnioninfekt, vorzeitiger Blasensprung).

Zur Neugeboreneninfektion mit Streptokokken der Gruppe B kommt es in 2-5‰ der Geburten. Etwa 80% der von einer durch Streptokokken der Gruppe B erzeugten Neugeborenensepsis sind reif geborene Kinder. Bei Nachweis von Streptokokken der Gruppe B im Urin während der Schwangerschaft und bei Frügeburtlichkeit vor der vollendeten 37. SSW ist das Risiko für eine Neugeborenensepsis erhöht.

Dennoch sollen Schwangere ohne Nachweis eines vorzeitigen Blasensprunges oder einer drohenden Frühgeburtlichkeit nicht antibiotisch behandelt werden, da 70% der behandelten Frauen zum Zeitpunkt der Geburt wieder eine vaginale Kolonisation mit Streptokokken der Gruppe B aufweisen.

> Schwangere in Terminnähe, bei denen Streptokokken der Gruppe B im Urin oder im Vaginalabstrich nachgewiesen werden, sollen umgehend eine antibiotische Therapie (oral, Amoxycillin 3-mal 1 g über 5–7 Tage) erhalten.

17

Die systemische antibiotische Behandlung der Schwangeren erfolgt bei drohender Frühgeburtlichkeit vor der abgeschlossenen 37. SSW (◘ Tab. 17.3).

17.2.2 Vorzeitiger Blasensprung (VBS)

Bei 2–3% der Schwangerschaften kommt es zu einem Ein- oder Zerreißen der Eihaut vor dem Geburtstermin. Dieses Ereignis kann unter Wehentätigkeit, aber auch bei wehenfreiem Uterus auftreten. Ein vorzeitiger Blasensprung tritt zu 50% ohne physischen Stress auf. 30% aller Frühgeburten sind Folge eines vorzeitigen Blasensprunges.

Ursachen für den vorzeitigen Blasensprung

- Zervikovaginaler Infekt
  - Chlamydia trachomatis
  - Streptokokken der Gruppe B
- Zervixinsuffizienz
- Tiefer Plazentasitz
- Rauchen
- Intrauterin erhöhter Druck
  - Mehrlingsschwangerschaften (◘ Abb. 17.12)
  - Polyhydramnion
  - Physischer Stress
- Texturstörung der Eihaut
- Amniozentese
- Manipulationen an der Zervix uteri
  - Cerclage
  - Portiobiopsie

Häufigste Ursache ist die zervikovaginale Infektion. Bei der Besiedlung durch Mikroorganismen setzen diese proteolytische Enzyme frei. Die Eihaut wird dadurch dünn und empfindlich. Die Eihaut hält im Verlauf den mechanischen Belastungen nicht mehr stand und reißt ein. Nach dem Blasensprung dringen Keime in die Fruchthöhle ein und besiedeln den Feten.

! Der vorzeitige Blasensprung wird zum Notfall in frühen Schwangerschaftswochen, wenn es zu einem Nabelschnurvorfall oder zum Auftreten von Fieber (Amnioninfekt-Syndrom) kommt. Auch der plötzliche Abfall der kindlichen Herzfrequenz (fetale Bradykardie) definiert den vorzeitigen Blasensprung als Notfall.

Das Risiko für eine Neugeborenensepsis durch Streptokokken der Gruppe B ist durch eine Überschreitung einer Frist von 18 Stunden zwischen Blasensprung und Geburt erhöht.

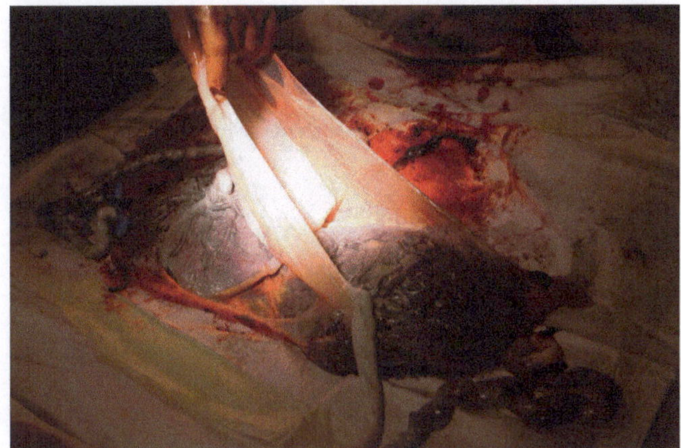

◘ **Abb. 17.12.** Mehrlingsschwangerschaft (dichoriale-diamniote Gemini). Das Risiko für einen vorzeitigen Blasensprung mit konsekutivem Frühgeburtsrisiko ist bei Mehrlingsschwangerschaften erhöht. Zu sehen ist die Nachgeburt einer dichorialen-diamnioten Geminigravidität. Die Untersucherhand hebt die Eihäute an der Kontaktstelle der beiden Fruchtblasen hoch. Beide mittig in den getrennten Plazenten inserierenden Nabelschnüre sind gut zu differenzieren

Risiken bei vorzeitigem Blasensprung

- Maternale Risiken
  - Postpartale Endomyometritis
  - Puerperalsepsis
- Fetale Risiken
  - Frühgeburtlichkeit
  - Fetale Asphyxie
  - Neugeborenensepsis

Symptomatik. Die Schwangere stellt sich wegen plötzlichem mehr oder weniger starkem vaginalem Flüssigkeitsabgang vor. Ein vorzeitiger Blasensprung kann aber auch eine Zufallsdiagnose sein. Die Patientin stellt sich dann beispielsweise wegen abnehmender Kindsbewegungen vor.

Diagnostik. Bei der Spekulumeinstellung ist Flüssigkeitsabgang aus der Zervix zu sehen. Die Muttermundsweite wird beurteilt und die Beschaffenheit des Sekrets (klar, trübe, grün). Mikrobiologische Abstriche sind erforderlich (Keimspektrum, Antibiogram). Der Lakmustest dient der Verifikation des Fruchtwasserabganges durch Farbumschlag des Indikatorpapiers. Der Nachweis von IGFBP I in der Vagi-

Tab. 17.4. Antibiotische Therapie bei vorzeitigem Blasensprung

Wirkstoff	Applikation	Dosierung	Frequenz
Ampicillin	i.v.	2 g	Alle 8 Stunden
Ampicillin	i.v.	1 g	Alle 4 Stunden
Erythromycin	i.v.	1 g	Alle 12 Stunden

i.v. = intra venös

nalflüssigkeit (Actim PROM-Test oder AMNI-Check) ist insbesondere bei Blutbeimengungen von deutlich höherer Sensitivität. Zur Verlaufsbeurteilung ist auch der Bromthymoltest (flüssiger Indikator) durchführbar.

Bei der vaginalen Tastuntersuchung mit sterilem Handschuh (strenge Indikationsstellung wegen potentieller Keimverschleppung, insbesondere in frühen Schwangerschaftswochen) wird der Zustand der Zervix und der Höhenstand des Feten beurteilt (Bishop-Score). Es ist auf kleine Kindsteile (Hände, Füße) zu achten und ein Nabelschnurvorfall (tastet sich weich und pulsierend) auszuschließen. Falls erforderlich kann mittels Transvaginalsonographie unter Verwendung eines sterilen Kondoms die Zervixlänge ermittelt werden.

Die Beurteilung der Fruchtwassermenge erfolgt durch Abdominalsonographie. Hierbei werden die intraamnialen Flüssigkeitsdepots quantitativ und die Vitalität des Feten beurteilt. Sie dient neben der CTG-Überwachung auch der Beurteilung des fetalen Zustands.

Therapie. Das Vorgehen richtet sich nach dem Schwangerschaftsalter. In jedem Fall ist körperliche Schonung wichtig.

- **22.–24. SSW:** Die Therapie sollte nach neonatologischem Konsil und intensiver Aufklärung der Eltern festgelegt werden. Bei negativen Entzündungsparametern (CRP, Leukozyten, fieberfreie Schwangere, zeitgerechtes CTG) ist die Fortführung der Schwangerschaft problemlos möglich. Ob eine Lungenreifeinduktion erfolgen soll, ist mit den Eltern zu diskutieren. Eine antibiotische Therapie sollte eingeleitet werden (Tab. 17.4). Bei Wehentätigkeit muss eine Tokolyse erfolgen.
- **24.–34. SSW:** Die Lungenreife sollte induziert werden. Bei wehenfreiem Uterus und unauffälligen Entzündungsparametern wird eine antibiotische Therapie eingeleitet. Bei Auftreten von Wehentätigkeit, einem sonographischen fetalen Schätzgewicht von <2.000 g und negativen Entzündungsparametern ist die Tokolyse indiziert. Ist sonographisch ein fetales Schätzgewicht von 2.000 g erreicht und die Lungenreifeinduktion abgeschlossen, kann eine vaginale Geburt erfolgen. Das Risiko für das Auftreten eines Amnioninfekt-Syndroms muss gegen die Fortführung der Schwangerschaft abgewogen werden.
- **Nach der 34. SSW:** Ist ein sonographisches Schätzgewicht von 2.000 g erreicht, erfolgt eine Antibiotikaprophylaxe mit Ampicillin 2 g i.v. als Initialdosis, gefolgt von Ampicillin 1 g i.v. alle 4 Stunden.

Wirkstoffe zur Hemmung der Wehentätigkeit (Tokolytika)

- Magnesiumsulphat (Muskelrelaxanz durch kompetetive Kalziumhemmung)
- Fenoterol (β_2-Sympathomimetikum)
- Atosiban (kompetetiver Oxytozinrezeptorantagonist)
- Nifedipin (Kalziumantagonist)
- Nitroglycerin (NO-Donator)
- Prostaglandinsynthesehemmer

17.2.3 Amnioninfekt-Syndrom (AIS)

Das Amnioninfekt-Syndrom bedroht Mutter und Kind gleichermaßen. Es entwickelt sich durch Keimaszension in den Uterus, auf die Eihäute und in die Fruchthöhle hinein (Chorioamnionitis). Besonders häufig sind Streptokokken der Gruppe B beteiligt. Die Keime sind bereits vorgeburtlich in der Vagina der Schwangeren vorhanden.

> Die vaginale Besiedlung durch Streptokokken der Gruppe B in Terminnähe ist antibiotisch zu behandeln.

Es erfolgt eine Chemoprophylaxe mit Ampicillin i.v. in einer Initialdosis von 2 g, die dann mit 1 g alle vier Stunden bis zur Entbindung fortgeführt wird. Bei Vorliegen einer Penicillinallergie sollte ein Cephalosporin, z.B. Cefazolin i.v. mit einer Initialdosis von 2 g und Fortführung mit 1 g in achtstündlichen Intervallen bis zur Entbindung gegeben werden. Alternativ kann Erythromycin eingesetzt werden.

Das Risiko für eine Neugeborenensepsis durch Streptokokken der Gruppe B ist bei maternalem Fieber über 38°C unter der Geburt erhöht.

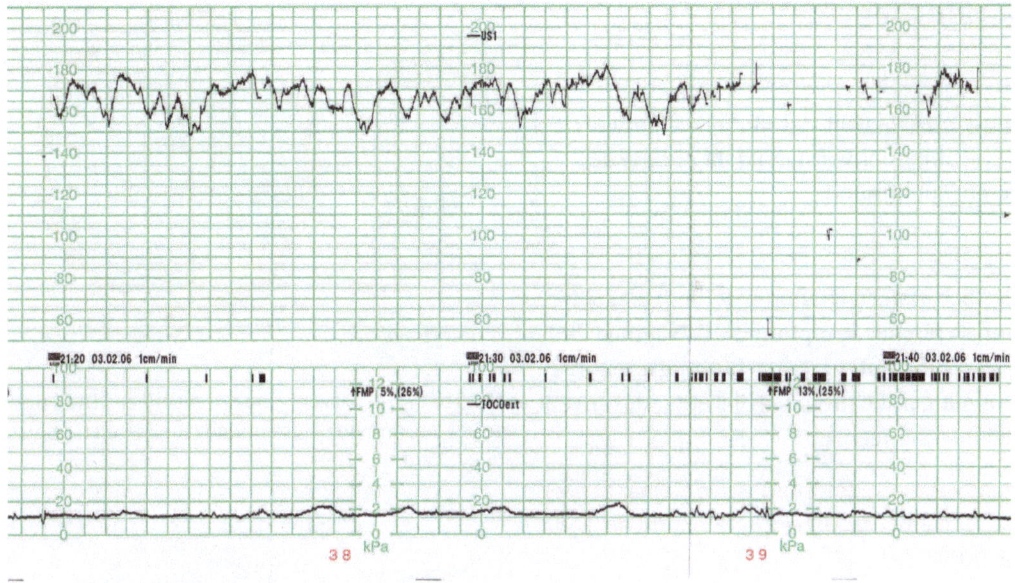

Abb. 17.13. Fetale Tachykardie (CTG mit >160 Spm) beim Amnioninfekt-Syndrom

Tab. 17.5. Symptome des Amnioninfekt-Syndroms

Parameter	Messwert
Maternale Temperaturerhöhung	>38°C
Maternale Tachykardie	>100–120 Spm
Uterus	Druckschmerzhaft
Wehentätigkeit	Zunehmend
Fruchtwasser	Trübe / übel riechend
Leukozyten	>20.000/µL
CRP	einmaliger Wert >40 mg/L bzw. zwei Werte im Abstand von 24 h >20 mg/L
Fetale Tachykardie	>160 Spm

Spm = Schläge pro Minute; CRP = C-reaktives Protein

! Ohne antibiotische Therapie der Mutter weisen bei vorzeitigem Blasensprung 4% der Kinder nach 24 Stunden eine Infektion auf. Nach 48 Stunden sind es bereits 20% der Kinder.

Symptomatik. Typische Symptome des Amnioninfekt-Syndroms sind die maternale Erhöhung der Körpertemperatur und die im CTG festgehaltene fetale Tachykardie (Tab. 17.5, Abb. 17.13).

Diagnostik. Entsprechend der Symptomatik erfolgen die Messung der maternalen Körpertemperatur, der Herzfrequenz und eine Laboranalytik der Entzündungs-, Elektrolyt und Gerinnungsparameter. Der fetale Zustand wird per CTG und transabdominellem Ultraschall ermittelt. Bei der Spekulumuntersuchung werden vaginale Sekrete beurteilt, mikrobiologische Abstriche entnommen und ein Blasensprung verifiziert.

Therapie. Therapie der Wahl ist die zügige Entbindung. Vor der Entbindung wird die Mutter mit Ampicillin, zum Schutz und zur Keimreduktion an der materno-fetalen Kontaktzone, abgedeckt.

Es wird abhängig vom Schwangerschaftsalter vorgegangen:

- **22.-24. SSW:** Antibiotische Behandlung der Mutter. Beendigung der Schwangerschaft nach neonatologischem Konsil und intensiver Aufklärung der Eltern wegen schlechter Prognose für den Neonaten und hohem mütterlichem Risiko.
- **Ab der 24. SSW:** Antibiotische Behandlung der Mutter. Zügige operative Entbindung per Sectio und intensivmedizinische Behandlung des Neonaten unter antibiotischer Abdeckung.

! Die antibiotische Therapie der Mutter ist ggf. unter Gabe von Kontraktionsmitteln (Oxytocin) postpartal fortzuführen.

17.2.4 Plazenta praevia

Definition
Bei der Plazenta praevia liegt der Mutterkuchen teilweise (Abb. 17.14) oder vollständig (Abb. 17.15) vor dem inneren Muttermund.

Bei 0,2–0,6% aller Schwangerschaften tritt diese plazentare Lageanomalie auf. Typisches Symptom ist die vaginale Blutung. Bei 20–25% aller antepartaler Blutungsereignisse kommt es zur vorzeitigen Lösung der Plazenta, das macht 10% aller Notfalleinweisungen aus.

> ! Bei der vorzeitigen Plazentalösung ist von einer fetalen Mortalitätsrate von 2% auszugehen, in 15% stirbt der Fetus intrauterin ab (IUFT).

Symptomatik. Typisch für die Plazenta praevia ist das plötzliche Auftreten einer vaginalen schmerzlosen Blutung. Sie entsteht entweder spontan, oder durch das Auftreten von Scherbewegungen an der plazentare Insertionsstelle. Diese Kräfte wirken bei körperlicher Anstrengung, beim uterinen Wachstum, bei Wehentätigkeit und bei fetaler Manipulation an der Plazenta. Die Insertion über dem inneren Muttermund bedingt eine sehr vulnerable Situation. Eine auftretende Blutung kann nicht durch Selbsttamponade gestoppt werden, da der innere Muttermund dem Druck der Blutung nachgibt. Dabei besteht die Gefahr einer kompletten Plazentalösung. Es können schnell große Mengen an maternalem und auch fetalem Blut freigesetzt werden.

> ! Bei starker vaginaler Blutung aus dem Plazentabett kann es rasch zu einer Schocksymptomatik mit der Ausbildung einer disseminierten intravasalen Gerinnung (DIC) kommen.

Diagnostik. Bei vaginaler Blutung erfolgt die vorsichtige Spekulumeinstellung. Bei blutungsbedingt schlechten Sichtverhältnissen wird die Scheide sehr behutsam ausgetupft.

> ! Eine vaginale Tastuntersuchung verbietet sich.

Bei einer Blutung ex utero liegt der Verdacht auf das Vorliegen einer vorzeitigen Plazentalösung nahe. Es muss umgehend eine transabdominelle Sonographie erfolgen. Dabei wird der fetale Zustand (fetale Blutungsanämie), der Plazentasitz und ggf. ein retroplazentraes Hämatom verifiziert. Bis zur Entbindung erfolgt ein externes Monitoring des fetalen Zustands mittels CTG.

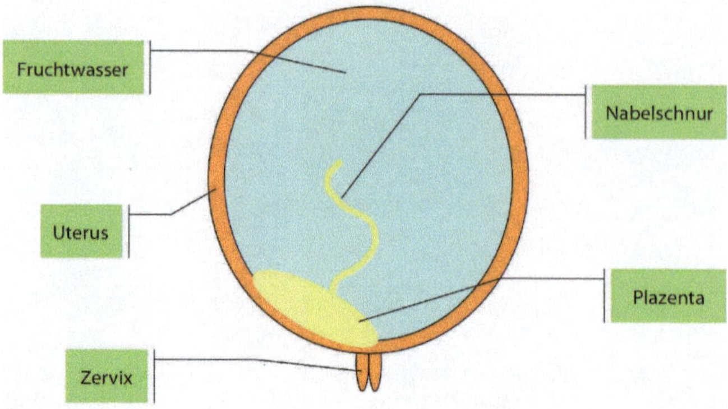

Abb. 17.14. Plazenta praevia marginalis. Die Plazenta liegt teilweise vor dem inneren Muttermund (zur besseren Übersicht ist der Fetus nicht dargestellt)

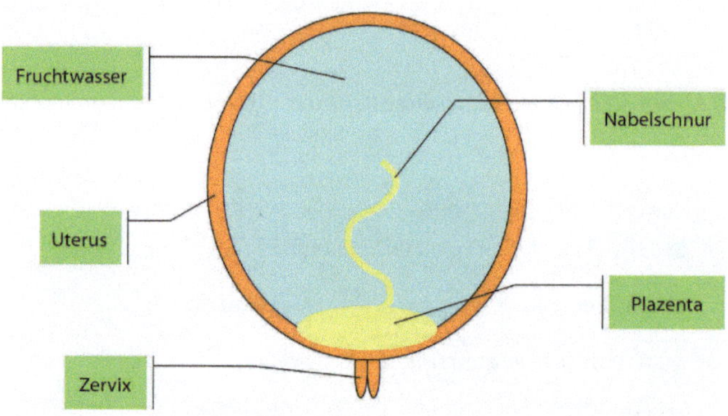

Abb. 17.15. Plazenta praevia totalis. Die Plazenta liegt komplett vor dem inneren Muttermund (zur besseren Übersicht ist der Fetus nicht dargestellt)

Der Plazentasitz ist aber meist vor der akuten Notfallsituation schon bekannt. Die Diagnose des Plazentasitzes erfolgt vaginalsonographisch. Das Risiko für die Auslösung einer Blutung ist dabei nicht erhöht, denn die Vaginalsonde wird in einem Winkel von 30–50° zum Gebärmutterhals eingeführt und tangiert nicht direkt den Zervikalkanal.

Therapie. In der hochakuten Notfallsituation muss eine Notsektio erfolgen. Die Gefahr des Verblutens besteht für Mutter und Kind, weshalb keine Zeit verloren werden darf. Die weitere Therapie besteht in der Schockbekämpfung mit Volumensubstitution und intensivmedizinischen Behandlung von Mutter und Kind.

Bei leichter vaginaler Blutung ist ein abwartendes, stabilisierendes Vorgehen vertretbar. Bei Lebensfähigkeit des Feten wird bis zur abgeschlossenen 34. SSW die fetale Lungenreife induziert. Zur Stabilisierung erfolgt eine tokolytische Behandlung mit Magnesiumsulfat und β-Sympathomimetika. Bei gleichzeitiger Gabe von Korticoiden und β-Sympathomimetika muss die Schwangere wegen der Gefahr des Auftretens eines Lungenödems einer Flüssigkeitsbilanzierug unterzogen werden. Wenn es nicht zur Geburt kommt, müssen rh-negative Schwangere bei jeder vaginalen Blutung in der Schwangerschaft eine Rhesusprophylaxe erhalten (Gabe von Anti-D-Immunglobulin i.m.). Ansonsten kann vor anti-D-Gabe auf die Bestimmung der kindlichen Blutgruppe gewartet werden.

17.2.5 Präeklampsie / Eklampsie

Der Verlauf der Präeklampsie kann von milder Symptomatik bis zum Vollbild der Eklampsie reichen. Ein erhöhtes Risiko für das Auftreten einer Präeklampsie tragen insbesondere sehr junge und ältere Erstschwangere, Adipöse, Diabetikerinnen und Schwangere mit Nierenerkrankungen. Die Inzidenz ist bei Mehrlingsschwangerschaften ebenfalls erhöht. Möglicherweise liegt der Präeklampsie eine Kompromittierung des gesamten Gefäßbettes zugrunde.

Symptomatik.

Symptome der Präeklampsie

- Hypertonie: RR >140/90 mmHg
- Proteinurie: >300 mg/24 h
- Oligurie
- ggf. begleitend Ödeme: Gesicht, Hände, Füße, Beine
- Starke Gewichtszunahme

Die Präeklampsie kann durch Aggravation in eine Eklampsie übergehen.

Symptome beim Übergang zur Eklampsie

- Starke Kopfschmerzen
- Augenflimmern, Sehstörungen (Flimmerskotome)
- Leberkapselschmerz
- Unwohlsein
- Eklamptischer Anfall

Tab. 17.6. Der eklamptische Anfall

Phase	Bezeichnung	Dauer
1	Prodromalphase	5-10 s
2	Tonische Phase	30 s
3	Klonische Phase	2 min
4	Komatöse Phase	2 h

s = Sekunden; min = Minuten; h = Stunden

Der Anfall dauert meist nur wenige Minuten und wird von Dyspnoe und Tachykardie begleitet. Eine postikterische passagere Blindheit ist möglich.

Definition

Bei der Eklampsie (Tab. 17.6) kommt es zu generalisierten tonisch-klonischen Krampfanfällen (eklamptischer Anfall). Prodromi des Anfalls können Augenflimmern und Aura sein.

Eklamptischer Anfall

Der eklamptische Anfall besteht aus einer tonischen und einer klonischen Phase. Zunächst treten prodromal fibrilläre Muskelzuckungen auf (Gesicht, Mundwinkel) und die Augen verdrehen sich nach obenlateral, während die Arme im Ellenbogengelenk gebeugt werden. Daraufhin folgt die generalisierte tonische Phase, die die gesamte Skelett- und Zwerchfellmuskulatur einbezieht: Gesicht, Lid, Kaumuskulatur, Opisthotonus, Pfötchenstellung, Armbeugung, Pronation der Beine, Apnoe. Dabei tritt eine Zyanose auf und es tritt Schaum aus dem Mund. Die Phase wird durch einen tiefen Atemzug beendet (Ende der Apnoe) und die klonische Phase mit Schüttelkrämpfen und Umherwälzen beginnt. Dabei kann es zu sekundären Ereignissen wie dem Zungenbiss und sturzbedingten Verletzungen kommen. Der klonischen Phase folgt eine Phase mit Bewusstlosigkeit und tiefer Atmung.

Die Dauer der komatösen Phase korreliert mit der Wahrscheinlichkeit für intrazerebrale Blutungen. Nach dem Anfall hat die Patientin eine retrograde Amnesie. Eine Eklampsie tritt bei 1:2.000-3.500 Geburten auf.

Auch nach der Geburt ist das Auftreten einer Eklampsie mit einer Inzidenz von 17-34% möglich (späte postpartale Eklampsie). Persistierende Hinterkopfschmerzen, Lichtempfindlichkeit, Sehstörungen und Oberbauchschmerz sind symptomatisch.

Diagnostik. Eine gründliche Anamneseerhebung weist auf eine Prädisposition durch vorangegangene Schwangerschaften mit Präeklampsie. Die Patientin wird nach Kopfschmerzen, Sehstörungen (Augenflimmern) und Schmerzen im Oberbauch (Leberkapselschmerzes) befragt. Berichtet die Patientin über schaumigen Urin, liegt die Vermutung auf eine Proteinurie nahe. Die Laboranalytik festigt das klinische Bild und muss zur Überwachung der Schwangerschaft repetetiv kontrolliert werden.

Laboranalytik bei Präeklampsie

- Blutbild: Thrombozyten, Hb, Leukozyten
- Leberwerte: GOT, GPT, γGT, Bilirubin gesamt
- Hämolyseparameter: LDH, Haptoglobin, ggf. großes Blutbild mit Fragmentozyten
- Gerinnung: Quick/INR, PTT, AT III
- Eiweiß im Urin: U-Stix, 24-h-Sammelurin (>0,3 g)
- Elektrolyte, Nierenwerte: Natrium, Kalium, Kalzium, Harnsäure, Kreatinin
- Blutzucker

Der Zustandsbeurteilung der Schwangeren dienen: Blutdruck (einmalig und als Tagesprofil), Leberdruckschmerz, Reflexstatus und Flüssigkeitsbilanz (ggf. ergänzt durch tägliches Wiegen der Schwangeren). Zur Abschätzung des Risikos der Schwangeren für die Entwicklung einer Eklampsie dient der Dopplerultraschall der Aa. uterinae (Nachweis eines Notching = frühdiastolische Inzisur der Dopplerflusskurve).

! Im Rahmen des eklamptischen Anfalls besteht für den Feten bei plazentarer Minderperfusion ein erhöhtes Risiko für Hypoxie und Azidose sowie vorzeitige Plazentalösung mit intrauterinem Fruchttod (IUFT).

Eine fetale Zustandsanalyse ist zwingend.

Während des Anfalls oder danach können Wehen einsetzen. Auch ein vorzeitiger Blasensprung und eine vorzeitige Plazentalösung sind möglich. Daher ist die Therapie der Schwangeren auch eine Prävention kindlicher Schäden. Zur fetalen Zustandsdiagnostik sollten regelmäßige CTG-Kontrollen erfolgen. Beurteilt werden sonographisch das Plazentagrading, die Fruchtwassermenge und die Kindsbewegungen, sowie die Dopplerflüsse in A. uterina, A. cerebri media und A. umbilicalis.

Nach dem eklamptische Anfall müssen eventuell Hirnblutungen und ein Hirnödem ausgeschlossen werden. Ist die Krampfursache nicht eindeutig (DD: Erstmanifestation einer Epilepsie), ist die Diagnostik breiter zu fächern (EEG, Hirngefäßdoppler, kraniales CT, kraniales MRT). Auch metabolische Störungen können zu einem Krampfanfall führen. Das Vorgehen muss mit dem Neurologen abgestimmt werden.

Therapie. Die Behandlung der **Präeklampsie** ist symptomorientiert. Magnesium ($MgSO_4$) dient der Gefäßrelaxation zur Erhöhung der Krampfschwelle und Senkung des Hypertonus. Die antihypertensive Therapie wird ergänzt durch Methyldopa, Dihydralazin, β-Blocker und Ruhe. Zu beachten ist, dass eine zu schnelle Senkung des Blutdruckes zu sekundären Schäden beim Feten führen kann (Hypoxigenierung der materno-fetalen Einheit, vorzeitige Plazentalösung).

Bei **Eklampsie** und Krampfanfall müssen Gegenstände, an denen sich die Krampfende verletzen könnte entfernt werden. Nach Legen eines Zuganges wird der Krampfanfall mit 10 mg Diazepam durchbrochen und die Patientin unter ständiger Kontrolle der Vitalfunktionen in eine Fachabteilung transportiert. Zur Prophylaxe eines erneuten eklamptischen Anfalls muss die Patientin gegen Reize (laute Geräusche, Erschrecken, helles Licht, schneller Wechsel von hellem und dunklem Licht) abgeschirmt werden.

> Sowohl bei Präeklampsie, als auch bei Eklampsie kann es erforderlich sein, die Schwangerschaft vorzeitig zu beenden.

Die Indikation kann mütterlich, fetal oder kombiniert sein. Es ist zu entscheiden, ob die Geburt per Sektio cesarea erfolgen muss. Tritt eine Präeklampsie vor der vollendeten 34. SSW auf und droht eine Aggravation, sollte die fetale Lungenreife induziert werden.

Eine Medikation mit $MgSO_4$ sollte wegen der Gefahr der **postpartalen Eklampsie** über den Geburtszeitpunkt hinaus beibehalten werden. Die antihypertensive Therapie wird bis zur Stabilisierung der Blutdruckwerte bei <150/100 mmHg weiter gegeben. Bei Patientinnen mit später postpartaler Eklampsie ist der Anteil an HELLP-Syndromen erhöht.

17.2.6 HELLP-Syndrom

Definition

Der Begriff **HELLP-Syndrom** bezeichnet das Vorhandensein einer Hämolyse (**h**emolysis), erhöhter Leberenzyme (**e**levated **l**iver enzymes) und einer erniedrigten Thrombozytenzahl (**l**ow **p**latelets) in der Schwangerschaft.

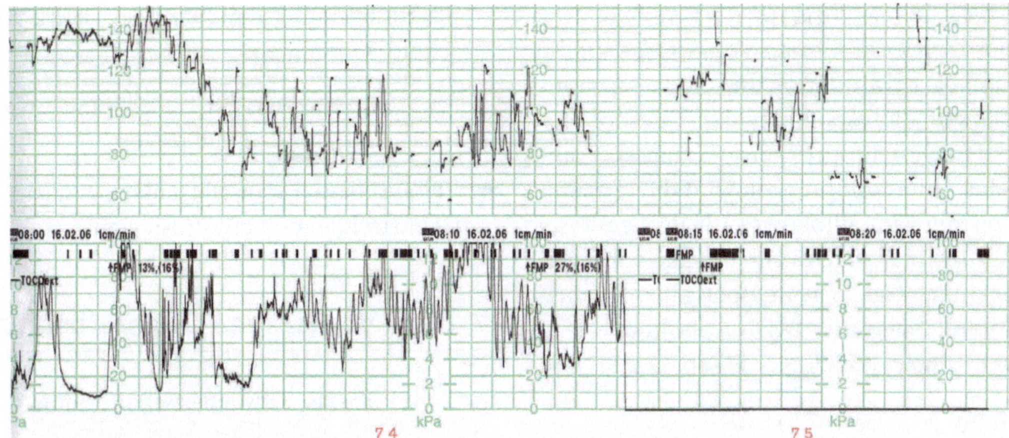

Abb. 17.16. 38+5 SSW, CTG der Eröffnungsphase in Seitenlage. Die fetale Herzfrequenz zeigt einen deutlichen Abfall von 130 Spm auf 80 Spm ohne Erholung. Die Gabe Fenoterol hatte keinen Effekt. Es wurde die Indikation zur Sektio gestellt

Das HELLP-Syndrom ist eine Sonderform der Präeklampsie und weist bei einer Inzidenz von 0,35% aller Schwangerschaften eine hohe kindliche und mütterliche Mortalität auf.

Symptomatik. Beim HELLP-Syndrom sind im Wesentlichen die Symptome der Präeklampsie führend können aber auch deutlich in den Hintergrund treten. Leitsymptom ist der meist rechtsseitig auftretende Oberbauchschmerz (Leberkapselschmerz).

Diagnostik. Insbesondere die Thrombozytopenie ist diagnostischer Marker für das HELLP-Syndrom. Andere Ursachen einer Thrombozytopenie sind auszuschließen (heparininduzierte Thrombozytopenie, HIT). Zur Verlaufsbeurteilung muss die Thrombozytendiagnostik mehrmals täglich erfolgen.

Therapie. Thrombozytopenie und Leberenzymerhöhung können durch Gabe von Glukokortikoiden (1-mal tgl. 40 mg Methylprednison i.v.) vorübergehend gebessert werden. Unter Lungenreifeinduktion ist deshalb oft eine Besserung der Gesamtsituation der Schwangeren zu beobachten. Bei weniger schweren Verläufen kann unter strenger stationärer Beobachtung (► Kap. 17.2.5) abgewartet werden. Bei Verschlechterung der maternalen oder/und fetalen Situation, muss umgehend die Sektio caesarea erfolgen. Von besonderer Bedeutung ist die Thrombozytenzahl für spontane Blutungen an der utero-plazentaren Haftfläche (vorzeitige Plazentalösung) und die Wahrscheinlichkeit verstärkter intrapartaler Blutungen (vaginal und bei Sektio). Die Bereitstellung von Thrombozytenkonzentraten, FFPs und Erythrozytenkonzentraten in ausreichender Zahl muss gewährleistet sein.

17.2.7 Fetale Bradykardie

Ursachen. Uterine Dauerkontraktion, Nabelschnurkompression (Nabelschnurvorfall, Nabelschnurumschlingung, Nabelschnurknoten), vorzeitige Plazentalösung, Plazentainsuffizienz und das Vena-cava-Kompressionssyndrom.

Symptomatik. Mütterlicher Schwindel und Blutdruckabfall beim Vena-cava-Kompressionssyndrom. Messung der mütterlichen Pulsfrequenz. Nachlassen oder Fehlen der Kindsbewegungen. Auffälliges CTG mit z. B. terminaler Bradykardie des Feten (Abb. 17.16) bzw. Registrierung einer uterinen Dauerkontraktion im Tokogramm. Eine Dauerkontraktion kann auch durch Auflegen einer Hand auf den uterinen Fundus verifiziert werden. Maternaler Schmerz kann hinzutreten.

Diagnostik. Kontinuierliche CTG-Schreibung und Palpation des Abdomens (Dauerkontraktion?). Überprüfen der maternalen Lage (Rücken- oder Seitenlage?) und Blutdruckmessung. Fetalsonographische Verifikation der kardiographischen Registrierung (fetale oder mütterliche Herzfrequenz? Ausschluss Nabelschnurvorfall durch vaginale Untersuchung) und vorzeitige Plazentalösung (Blutung?, Sonographie). Sonographische Beurteilung des Plazentagrading und der Fruchtwassermenge.

Therapie. Maternaler Lagewechsel von Rücken- in Seitenlage, wodurch der Druck des schwangeren Uterus auf die großen Blutgefäße (V. cava inferior und Aorta) genommen und die adäquate Blutversorgung der materno-fetalen Einheit wieder hergestellt wird. Bei der Dauerkontraktion und der Nabelschnurkompression wird die intrauterine Reanimation mit Notfalltokolyse (25 µg Fenoterol verdünnt in NaCl 0,9% auf ein Gesamtvolumen von 5 ml) im Bolus durchgeführt. Ggf. erneute Bolusgabe. Bei ausbleibender Erholung Notsektio. Bei Nabelschnurvorfall bzw. vorzeitiger Plazentalösung, ► Kap. 17.2.8 und ► Kap. 17.2.9.

17.2.8 Nabelschnurvorfall

Der Nabelschnurvorfall ist Folge eines Blasensprunges. Das vorangehende Kindsteil schließt nicht mit dem Beckeneingang ab und die Nabelschnur folgt dem Fruchtwasser ungebremst. Bei stehender Frau folgt das Kind der Schwerkraft und klemmt die Nabelschnur zwischen sich und dem Beckenknochen ein. Durch die Kompression ist der Fetus von der mütterlichen Versorgung abgeschnitten und droht abzusterben.

> Ein erhöhtes Risiko für den Nabelschnurvorfall besteht bei Polyhydramnion, regelwidriger Kindslage (Querlage), Blasensprung bei hoch stehendem kindlichem Kopf.

Symptomatik. Fruchtwasserabgang (vorzeitiger Blasensprung). Vaginale Blutung. Nachlassen oder Fehlen der Kindsbewegungen. Auffälliges CTG mit terminaler Bradykardie.

Diagnostik. Bei der vaginalen Tastuntersuchung tastet man die weiche und pulsierende Nabelschnur. Bei schon länger zurückliegendem Nabelschnurvorfall kann die Nabelschnur schlaff oder fest sein. Dann fehlt auch die Pulsation. Der Fetus ist in dieser Situation meist nicht zu retten. Sonographische Zustandskontrolle des Feten.

Therapie. Die Schwangere muss in eine horizontale Lage gebracht werden, damit das der Schwerkraft folgende Kindsgewicht nicht mehr gegen den inneren Muttermund drückt und die Nabelschnur frei gibt.

- **Bei vitalem Feten:** Durchführen einer Notsektio, um das Leben des Kindes zu retten. Bei vitalem Feten muss die Hand des Untersuchers in der Vagina der Patientin bleiben und den führenden Kindsteil vom Geburtskanal abschieben. Damit wird der Druck von der Nabelschnur genommen.

> ! Ein Zurückschieben der Nabelschnur ist gefährlich und stellt keine adäquate Therapie dar.

- Bei **avitalem Feten** (intrauteriner Fruchttod, IUFT): Geburtseinleitung mit Prostaglandinen.

17.2.9 Vorzeitige Plazentalösung

Tritt in 0,1-1% der Schwangerschaften auf.

Symptomatik. Leichte bis starke hellrote vaginale Blutungen. Nachlassen oder Fehlen der Kindsbewegungen. Kreislaufinstabilität und Gefahr des Volumenmangelschocks bis hin zum Verbluten. Auffälliges CTG mit sinusoidalem oder silentem Verlauf bzw. terminale Bradykardie.

Diagnostik. Abdominalsonographie zur Darstellung der Blutungsquelle und Zustandsbeurteilung des Feten (► Kap. 17.1.1).

> ! Für eine Spekulumeinstellung ist in der akuten Blutungssituation keine Zeit.

Therapie. Durchführen einer Notsektio, um das Leben des Kindes, aber auch der Mutter zu retten. Volumensubstitution und ggf. Transfusion von Blutprodukten (► Kap. 17.1.1).

17.2.10 Schulterdystokie

Die Schulterdystokie tritt mit einer Inzidenz von 0,5% auf und führt zu einer erhöhten neonatalen Morbidität. Prädisponierend für eine Schulterdystokie sind mütterliche Adipositas, Makrosomie des Kindes (mütterlicher Diabetes mellitus), Zustand nach Schulterdystokie, Übertragung, verlängerte Austreibungsphase, vaginal-operative Entbindung von Beckenmitte.

> **Definition**
> Die Schulterdystokie ist eine Einstellungsanomalie der Schultern nach der Geburt des Kopfes.

Symptomatik. Von besonderem Interesse ist der hohe Schultergeradstand. Hierbei hängt die vordere kindliche Schulter hinter der Symphyse fest und es kommt zum Geburtsstillstand mit drohender fetaler Asphyxie. Die Schulter kann nicht entwickelt werden (Gefahr einer Armplexusschädigung, Klavikulafraktur).

Diagnostik. Der geborene Kopf weicht trotz leichter Traktion wieder zurück und scheint von den Weichteilen in der Vulva gehalten fest zu sitzen (turtle-Phänomen). Die vordere kindliche Schulter hängt hinter der Symphyse fest.

Therapie. Umgehendes Abstellen einer Oxytozinunterstützung. Sofortige Tokolyse. Schneiden oder Erweitern einer Episiotomie.

! Keine Kristellerhilfe, kein Ziehen am kindlichen Kopf!

Durchführen des McRoberts-Manöver, falls nötig auch des Woods-Manövers.

Praxisbox McRoberts-Manöver

Beim McRoberts-Manöver werden die Beine der Kreißenden mehrmals in den Kniegelenken gebeugt und wieder gestreckt. Zusätzlich kann simultan mit der Faust suprasymphysär Druck ausgeübt werden. Der gleiche Handgriff ist auch bei gebeugten Beinen anzuwenden.

Woods-Manöver

Beim Woods-Manöver wird von der Rückseite des Kindes kommend in die Scheide eingegangen und die vordere kindliche Schulter um 45° in den schrägen Durchmesser rotiert.

Bleiben diese Maßnahmen ohne Erfolg, kann der Versuch unternommen werden, die hintere kindliche Schulter zu rotieren. Außerdem kann der in der Sakralhöhle stehende hintere kindliche Arm über die Bauchseite gelöst werden.

17.2.11 Atone Nachblutung

Symptomatik. Verstärkte vaginale Blutung nach Entbindung. Da der Blutverlust hoch sein kann, befindet sich die Patientin rasch in einer Schocksituation: Schwindel, Übelkeit, Erbrechen, niedriger Blutdruck, hoher Puls, Bewusstseinsverlust. Der Uterus ist schlecht kontrahiert und der Fundus steht hoch.

Diagnostik. Da rasch gehandelt werden muss beschränkt sich die Diagnostik auf die Überwachung der Vitalzeichen und die Entnahme von Blutbild und Gerinnungslabor. Zusätzlich Entnahme eines Röhrchens für Kreuzblut. Eine Spekulumeinstellung hilft bei der Sicherung der Diagnose (DD Blutung bei Zervixriss, hohem Scheidenriss).

Therapie. Als Sofortmaßnahme wird der Uterus mit der Hand ausgepresst und manuell stimuliert (Reiben erzeugt eine Kontraktion). Die Patientin erhält nach Legen großlumiger Zugänge Volumen und Plasmaexpander zur Schockbekämpfung. Falls erforderlich Gabe von ungekreuzten Erythrozytenkonzentraten und FFP. Außerdem werden Kontraktionsmittel (Oxytocin, Methylergometrin, Sulproston, Dinoproston) i.v. verabreicht. Bei Blutungspersistenz erfolgt die manuelle Nachtastung (Plazentareste) und Cürettage in Narkose.

> Sollte die Blutung mit den geschilderten Maßnahmen nicht beherrschbar sein, ist die Ultima Ratio die notfallmäßige Hysterektomie aus vitaler Indikation.

Leitsymptome

Ch. Altgassen. D. Finas

 Einführung

Der Begriff Symptom bezeichnet eine krankhafte Veränderung, die für eine bestimmte Erkrankung charakteristisch ist. Mit dem Wort Leitsymptom wird ein Symptom beschrieben, dass von der Patientin dominierend präsentiert wird. Es unterstellt, dass weitere Symptome von der Patientin angeboten werden. Für den Arzt gilt es nun, anhand der angebotenen Symptome, die Krankheitsursache herauszufiltern.

Im gynäkologischen Alltag werden im Wesentlichen vier Leitsymptome unterschieden:
- Genitale Blutung
- Vaginaler Ausfluss
- Schmerz
- Beschwerdefreiheit

18.1 Genitale Blutung

Definition

Der Begriff **genitale Blutung** fasst alle Blutungen aus dem Bereich der Schamlippen, der Scheide, der Vagina und der Gebärmutter zusammen, im weiteren Sinne auch Blutungen aus dem ableitenden Harntrakt.

Ursachen der genitalen Blutung
- Zystitis
- Blasenkarzinom
- Urethralpolyp
- Scheidenverletzungen
- Zervixdysplasie
- Zervixkarzinom
- Korpuskarzinom
- Korpuspolyp
- Klimakterische Störungen
- Postmenopausale Blutung
- Korpuspolyen
- Eileiterschwangerschaft
- Plazentareste
- Residuen nach einer Schwangerschaftsunterbrechung
- Fehlgeburten

Grundsätzlich sollte zwischen
- prämenopausalen, schwangeren,
- prämenopausalen, nicht schwangeren
- perimenopausalen und
- postmenopausalen

Patientinnen unterschieden werden.

Die Patientin muss gezielt nach Schwangerschaft (Mutterpass) gefragt werden.

Es nicht von Bedeutung, ob die von der Patientin angegebene Blutungsstärke mit dem zu erhebenden Befund übereinstimmt. Zur Objektivierung der Blutungsstärke kann die Anzahl der verbrauchten Vorlagen oder Tampons im Vergleich zu einer normalen Regelblutung erfragt werden. Begleitsymptome, wie blasse Konjunktiven (Anämie), bestehende Müdigkeit, Abgeschlagenheit können einen Hinweis auf die Dauer der Störung liefern.

Diagnostik

Vaginale Untersuchung

Ziel der vaginalen Untersuchung ist es die Blutungsquelle zu lokalisieren.

Die vaginale Untersuchung beginnt mit der Inspektion des Introitus gefolgt von der Beurteilung der Scheidenhäute.

Einsehbar sind
- Schamlippenbereich,
- Öffnung der äußeren Harnröhre,
- Scheide,
- äußere Gebärmutterhals,
- untere Anteil des Zervikalkanals.

Atrophe Verhältnisse bei einer postmenopausalen Patientin ohne nachweisbare Spuren von Blut sprechen für einen Harnwegsinfekt oder ein Malignom im ableitenden Harntrakt. Durch die Katheterisierung der Blase unter sterilen Bedingungen lässt sich eine Makrohämaturie verifizieren.

 Finden sich keine weiteren Hinweise auf ein gynäkologisches Geschehen, ist die Patientin den Kollegen der Urologie zuzuweisen.

Sonographie

Die Sonographie in der Gynäkologie wird im Wesentlichen wegen des höheren Auflösungsvermögens transvaginal durchgeführt. Kann bei der vaginalen Untersuchung eine Blutungsquelle diagnostiziert werden, hat der Vaginalschall nur noch einen Routinecharakter. Kommt die Blutung jedoch aus dem Zervikalkanal, ist der Vaginalschall eine wichtige und notwendige Erweiterung des diagnostischen Ablaufs. Folgende Fragen sind zu beantworten:

- Wie ist die Schleimhaut aufgebaut?
- Ist der Uterus vergrößert?
- Liegen Myome vor?
- Wie sind die Adnexregionen zu bewerten?

Eine abdominale Ultraschalluntersuchung kann notwendig werden, wenn ein größerer Adnexprozess vermutet wird, der nicht im kleinen Becken darzustellen ist oder der Verdacht auf eine intraabdominale Blutung besteht.

> In seltenen Fällen kommt es zu einer ausschließlich perihepatischen Ansammlung des Blutes, sodass der ausbleibende Nachweis von Blut im Douglas zu einer Fehldiagnose führen kann.

Eine homogene Verbreiterung der Schleimhaut spricht für eine hormonelle Stimulation. Sie kann durch externe oder interne Hormonzufuhr verursacht sein. Zu den internen Ursachen zählen bösartige Neubildungen, Neubildungen der Eierstöcke und eine Schwangerschaft.

Myome können Ursache für irreguläre Blutungen sein und werden mit dem Ultraschall verifiziert. Bei einem insgesamt vergrößerten Uterus spricht man von einem Uterus myomatosus. Hier kann die Abgrenzung einzelner Myomata unmöglich sein.

Laboruntersuchungen

Mit einem Schnelltest (Urin-Stick) wird der Urin auf Zeichen einer Infektion untersucht. Für das Vorliegen einer Zystitis spricht der Nachweis von Nitrit. Der Nachweis von Blut im Urin muss mit Vorsicht gewertet werden, da bei einer genitalen Blutung das Blut aus der Scheide stammen kann.

Beim Symptom der Blutung wird routinemäßig ein Schwangerschaftstest im Urin durchgeführt (positiv ab HCG über 50 I.E). Die Erfahrung zeigt, dass einem negativen Schwangerschaftstest nicht zu vertrauen ist, wenn klinischerseits der Verdacht auf ein Schwangerschaftsgeschehen aufrecht erhalten wird. Quantifizierende, serologische Bestimmungen helfen dann weiter.

Weitere Blutabnahmen dienen der Bestimmung des Blutgehaltes und einer möglichen Vorbereitung zu Operation. Spezielle Untersuchungen zur Bestimmung der hormonalen Situation sollten erst nach gereifterer Diagnose durchgeführt werden.

Hysteroskopie und fraktionierte Abrasio

Die Spiegelung der Gebärmutter (**Hysteroskopie**) und die getrennte Gewinnung von Gewebeprobe aus dem Gebärmutterhals und der Gebärmutterhöhle (**fraktionierte Abrasio**) haben zum Ziel, histologisch den Nachweis eines Zervix- oder Korpuskarzinom zu führen. Beide Verfahren werden üblicherweise kombiniert durchgeführt.

> **Praxisbox Hysteroskopie und fraktionierte Abrasio**
> Nach der Ausschabung des Gebärmutterhalses wird dieser dilatiert. Hierzu werden abgerundete Stifte (Hegarstifte) mit zunehmendem Durchmesser verwendet. Durch das Hysteroskop lässt sich die Gebärmutterschleimhaut in Augenschein nehmen. Polypen, submuköse Myome oder Karzinome können diagnostiziert und gezielt exstirpiert (**Resektoskopie**) werden. Nach durchgeführter Hysteroskopie folgt die Ausschabung der Gebärmutterhöhle.

Zervix und Korpus werden getrennt ausgeschabt, wegen des unterschiedlichen Lymphabflusses beider Regionen. Bei einem karzinomatösen Befall der Zervix muss in der folgenden Operation der Halteapparat mit entfernt werden (radikale Hysterektomie). Darauf kann bei einem isolierten Befall des Korpus uteri verzichtet werden.

Differentialdiagnostische Überlegungen

> **Definition**
> Das Zusammenführen der Anamnese und der diagnostischen Ergebnisse wird als differentialdiagnostische Überlegungen bezeichnet.

Alle Faktoren werden auf ihre Plausibilität durchdacht, um zu einer Arbeitshypothese (Arbeitsdiagnose) zu kommen, aus der sich therapeutische oder weitere diagnostische Schritte ableiten.

Eine homogen hoch aufgebaute Schleimhaut weist auf eine Schwangerschaft hin. Führt die Patientin einen Mutterpass mit einer zuvor bestätigten und fotodokumentierten intrauterinen Schwangerschaft mit sich, darf die Diagnose eines **Abortus incompletus** gestellt werden.

Ist dies nicht der Fall, könnte eine sehr frühe Schwangerschaft, die noch zu keiner sonographisch erkennbaren Fruchthöhle geführt hat oder eine lebensbedrohliche **Extrauteringravidität** (EUG) vorliegen. Liegt das Serum-

HCG über 1.000 I.E. muss eine intrauterine Fruchthöhle zu erkennen sein. Ist sonographisch keine Fruchthöhle vorhanden, sollte eine therapeutische Kürettage erfolgen. Sind hierbei Trophoblastenzotten zu erkennen, handelte es sich um eine **gestörte Frühschwangerschaft**. Können bei der therapeutischen Kürettage keine Zotten dargestellt werden, muss eine Laparoskopie zum definitiven Ausschluss einer EUG durchgeführt werden. Mit modernen Ultraschallgeräten und geschulten Untersuchern lassen sich Extrauteringraviditäten zunehmend klarer darstellen.

> Liegen die HCG-Werte unter 1.000 I.E. muss die Entscheidung zu einer therapeutischen Kürettage abhängig vom Schmerzzustand, der Blutungsstärke und des Schwangerschaftswunsches getroffen werden.

Ist das Endometrium sonographisch inhomogen und unregelmäßig hoch aufgebaut, spricht das gegen das Vorliegen eines Schwangerschaftsgeschehens. Gedacht werden sollte an **Residuen nach einer Interruptio, ältere Plazentareste, Polypen** und **Myome**. Ist die HCG-Bestimmung im Urin negativ, kann eine Schwangerschaft zunächst ausgeschlossen werden. Die Stärke der Blutung entscheidet nun über die Durchführung einer diagnostisch-therapeutischen Hysteroskopie. Bei der diagnostischen Kürettage versucht man repräsentatives Gewebe zur Stellung einer histopathologischen Diagnose zu gewinnen. Bei der therapeutischen Kürettage wird zusätzlich versucht, möglichst viel Gewebe aus der Gebärmutterhöhle zu gewinnen, um das Abbluten zu verkürzen und eine Ausgangssituation für eine hormonelle Behandlung zu schaffen. Nach Erhalt des histopathologischen Ergebnisses sollte eine definitive Therapie, sei sie medikamentös oder chirurgisch, in die Wege geleitet werden.

Als blutungsverstärkende Ursachen nach dem Ausschluss eines schwangerschaftsassoziierten Geschehens sind häufig hormonell aktive **Adnextumoren** und Myome. Beide lassen sich sonographisch zur Darstellung bringen. Auch in diesen Fällen entscheidet die Blutungsstärke und die Auswirkung auf den Kreislauf, wann eine Abrasio mit Hysteroskopie durchgeführt werden soll. Eine laparoskopische Adnexrevision wird dann meist nach Erhalt der histopathologischen Begutachtung der Uterusschleimhaut durchgeführt.

Auch **Malignome**, wie das Zervix- oder das Korpuskarzinom, können für die Blutung verantwortlich sein. Das Zervixkarzinom kann möglicherweise makroskopisch bei der Spiegeleinstellung erkannt werden. Bei dringendem Verdacht auf ein Zervixkarzinom sind die rektovaginale Untersuchung und die Entnahme einer Knipsbiopsie gerechtfertigt. Zur Blutungskontrolle kann eine straffe Tamponade eingelegt werden, durch die Blutungsstärke deutlich reduziert werden kann. Im Folgenden ist über eine kurative Radikaloperation oder eine Notfallbestrahlung zu entscheiden. Kann kein Fremdgewebe dargestellt werden, muss die Diagnose durch eine fraktionierte Abrasio herbeigeführt werden.

Der Vollständigkeit halber sei noch erwähnt, dass es vor allem nach einer geburtshilflichen Anamnese notwendig werden kann, eine Notfall-Hysterektomie durchzuführen. Bei Malignomen könnte es sinnvoll sein, die Blutungsstärke zu reduzieren, in dem man z. B. laparoskopisch die Aa. uterinae unterbindet, bzw. koaguliert.

18.2 Vaginaler Ausfluss

Definition

Der Begriff vaginaler Ausfluss beschreibt jede subjektiv als pathologisch erlebte, nicht blutige Sekretion aus Genitalbereich.

Der vaginale Ausfluss stellt ein in seiner klinischen Relevanz nicht zu unterschätzendes Symptom dar und führt oft zur Vorstellung bei einem Facharzt. Hinter ihm verbergen sich einer Reihe von Ursachen.

Ursachen des vaginalen Ausflusses

- Bakterielle Vaginose
- Kolpitis
- Herpes genitalis
- Fremdkörper
- Zervixkarzinom

Selten verbirgt sich hinter diesem Leitsymptom ein akut lebensbedrohlicher Zustand. Der vaginale Ausfluss stellt ein großes Ventil für psychosozial gefärbte Konflikte dar, die sich durch somatische Missempfindungen Gehör verschaffen. Oft verbirgt sich hinter dieser Symptomatik der Wunsch eine Schwangerschaftsbestätigung oder einen Schwangerschaftsausschluss zu erhalten. Zur Anamneseerhebung gehört die Frage nach der Dauer der Symptomatik, bereits durchgeführten Therapieversuchen und Konsultationen anderer Fachbereiche. So kann beispielsweise die antibiotische Therapie einer Infektion der oberen Luftwege zu einer Störung der vaginalen Flora führen, die sich in einem gestörten vaginalen Ausfluss bemerkbar macht.

Diagnostik

Vaginale Untersuchung

Der Schwerpunkt beim Leitsymptom vaginaler Ausfluss liegt bei der vaginalen Untersuchung. So lassen sich bei der Inspektion der Schamlippen, des Introitus und der Scheide klassische Entzündungszeichen, Hinweise auf Verletzungen und Herpesläsionen diagnostizieren. Der Ausfluss kann in seiner Menge, Konsistenz und Geruch beurteilt werden. Fremdkörper in der Scheide (Tampons, Kondomreste, Spielzeug, Medikamentenreste) oder auch ein nekrotisch zerfallender Tumor werden sichtbar.

Die weitere vaginale Untersuchung hat das Ziel eine aufsteigende Entzündung (Adnexitis) oder ein Karzinom auszuschließen.

Spezielle Untersuchungen im Rahmen der vaginalen Untersuchung

Der vaginale Ausfluss erlaubt es, mit relativ einfachen, kostengünstigen Mitteln eine Diagnose zu stellen. Mit einem pH-Streifentest lässt sich das bakterielle Milieu abschätzen. Ein pH-Wert zwischen 4,0 und 4,5 weist auf eine physiologische Flora hin, eine Verschiebung in den alkalischen Bereich (pH >5,0) auf eine Kolpitis bzw. Adnexitis.

Mit physiologischer Kochsalzlösung und/oder blau gefärbter Lösung kann die Flora unter dem Mikroskop beurteilt werden. Finden sich Clue-Zellen oder Pilzhyphen kann eine gezielte Therapie eingeleitet werden. Vielfach wird auch die Behandlung des Sekretes auf einem Objektträger mit Kalilauge beschrieben, der bei einer Gardnerella-Infektion zum Fischgeruch führt.

Zur exakten mikrobiologischen Untersuchung kann ein Abstrichpräparat in einem Nährmedium entnommen werden.

Sonographie

Die sonographische Untersuchung dient der Vervollständigung der Untersuchung, auf Zeichen einer aufsteigenden Infektion ist zu achten.

Laboruntersuchungen

Die wichtige Untersuchung des Scheiden-pHs und die mikroskopische Beurteilung des Scheidensekretes werden im Zusammenhang mit der vaginalen Untersuchung durchgeführt.

Bei anhaltenden Beschwerden und vorausgegangenen antibiotischen Therapien sind mikrobiologische Untersuchungen (Keim- und Resistenzanalyse) gerechtfertigt. Bestimmung der Leukozyten und des CRP´s dienen dazu, die Schwere der Infektion und deren Verlauf abschätzen zu können. Bei Karzinomverdacht ist es sinnvoll eine Knipsbiopsie zu gewinnen und vor einer gezielten Therapie Tumormarker abzunehmen.

Differentialdiagnostische Überlegungen

Anamnestische Hinweise auf fachfremde Ursachen gewinnen an Bedeutung, wenn sich keine gynäkologische Diagnose ergibt.

Finden sich objektivierbare Veränderungen im Bereich der Flora, bei einem sonst unauffälligen gynäkologischen Status, liegt eine **bakterielle Vaginose** oder eine **Kolpitis** vor, die einer antimykotisch-antibakteriellen Therapie bedürfen.

Fremdkörper werden durch die Spiegeleinstellung entdeckt. Die weitere gynäkologische Untersuchung soll eine **aufsteigende Infektion** ausschließen, die üblicherweise mit Schmerzsymptomatik einhergeht.

Finden sich jedoch Veränderungen im epithelialen Bereich muss grundsätzlich ein Karzinom durch eine Probeentnahme ausgeschlossen werden.

! Erst wenn ein Karzinom ausgeschlossen worden ist, kann die Diagnose einer Infektion gestellt werden.

Finden sich keinerlei objektivierbare Hinweise für das Vorliegen einer somatischen Erkrankung, kann das der Patientin mitgeteilt werden. Man sollte nicht der Versuchung erliegen auf jeden Fall behandeln zu wollen. Das Angebot einer Verlaufsuntersuchung gibt der Patientin zusätzliche Sicherheit.

18.3 Beschwerdefreiheit

Definition

Unter dem Begriff Beschwerdenfreiheit wird der Umstand verstanden, dass Patientinnen, die sich nicht krank fühlen, mit gravierenden Diagnosen vorgestellt werden.

Der Begriff Beschwerdefreiheit steht zunächst im Widerspruch zum Begriff Leitsymptom. Durch fortschreitende diagnostische Mittel können krankhafte Befunde erhoben werden, bevor sie symptomatisch werden. Sie erfordern umgehend weitergehende diagnostische und/oder therapeutische Maßnahmen.

Krankheitsbilder bei Beschwerdefreiheit

- Missed abortion
- Eileiterschwangerschaft
- Präkanzerosen
- Sonographische Veränderung der Gebärmutter
- Sonographische Veränderungen der Adnexe
- Pille danach

Auch bei Beschwerdefreiheit muss die Anamnese im gezielten Gespräch erhoben werden.

Diagnostik

Vaginale Untersuchung

Die Untersuchung sollte standardisiert durchgeführt werden. So können auch unerwartete Befunde erhoben werden.

Weitere Diagnostik

Je nach erhobener Diagnose stehen die Sonographie, laborchemische und weiterführende Untersuchungsmethoden zur Auswahl. Hierzu zählt auch eine Probeentnahme (PE, fraktionierte Abrasio oder die Konisation) bei dem Verdacht auf eine Präkanzerose oder ein Karzinom.

Differentialdiagnostische Überlegungen

Bei **gestörten Frühschwangerschaften** fehlt außer einer möglicherweise ausbleibenden Monatsblutung eine Symptomatik. Die Schwangerschaft wurde zuvor sonographisch oder serologisch gesichert, eine Fruchthöhle konnte bislang noch nicht dargestellt werden oder zeigt keine regelhafte Entwicklung. Differentialdiagnostisch muss unbedingt eine **Eileiterschwangerschaft** erwogen werden (▫ Abb. 18.1).

Wurde zuvor eine intrauterine Schwangerschaft sonographisch gesichert, ist abzuklären, ob eine Fruchtanlage mit Herzaktionen zu erkennen ist. Wurden zuvor Herzaktionen nachgewiesen, die jetzt nicht reproduzierbar sind, liegt eine **missed abortion** nahe. Bei fehlender Herzaktion kann zunächst abgewartet und nach zwei Tagen eine Kontrolluntersuchung durchgeführt werden. Lassen sich wiederum keine Herzaktionen nachweisen, darf die Diagnose einer missed abortion gestellt werden.

Wurde zuvor keine Fruchthöhle sonographisch gesichert, muss eine serologische Bestimmung des HCG-Wertes (Alter einer möglichen Schwangerschaft) erfolgen. Korreliert der sonographische Befund der Gebärmutterhöhle nicht mit dem bestimmten HCG-Wert muss eine Eileiterschwangerschaft invasiv ausgeschlossen werden.

Die **Pille danach** stellt per se keinen Notfall dar, führt aber dazu, dass sich Patientinnen unmittelbar zur Behandlung vorstellen. Nach Erhebung einer Zyklusanamnese und dem Ausschluss einer bereits bestehenden Schwangerschaft kann das gewünschte Rezept ausgestellt werden. Von besonderer Bedeutung ist die Kontrolluntersuchung zwei Wochen später, bei der ein Therapieversagen ausgeschlossen werden soll.

Bei Verdacht auf eine **bösartige Neubildung** muss eine histologische Sicherung durch die Gewinnung einer Gewebsprobe angestrebt werden. Hierzu zählen die Entnahme einer Gewebsprobe (PE), die fraktionierte Abrasio (Korpus- und Zervixkarzinom) und die Konisation (Zervixkarzinom).

18.4 Schmerzen

Krankheitsbilder mit dem Leitsymptom Schmerz

- Bartholinitis
- Zystitis
- Kolpitis
- Appendizitis
- Adnexitis
- Tuboovarialabszess
- Ovarialzyste
- Rupturierte Ovarialzyste
- Eileiterschwangerschaft
- Rupturierte Eileiterschwangerschaft
- Mittelschmerz
- Endometriose
- Stieldrehung

Die Wahrnehmung der Patientinnen ist auf die Symptomatik fokussiert, die Patientin wird gerne detailliert darüber berichten. Es ist hilfreich die Schmerzen einzelnen Qualitäten zuordnen zu können:

- Stumpf oder scharf,
- lokalisierbar oder nicht klar lokalisierbar,
- Dauerschmerz oder im Intervall auftretender, kolikartiger Schmerz,

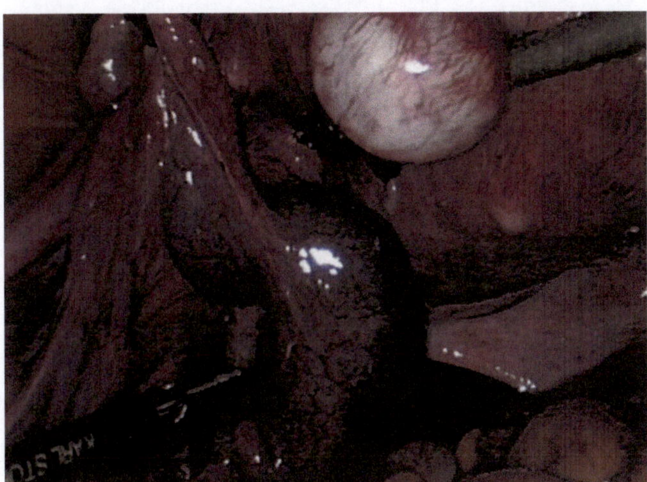

Abb. 18.1. Distale Eileiterschwangerschaft. Nebenbefundlich ein gestieltes Myom

- allmählich beginnend oder zu einer bestimmten Uhrzeit, akut beginnend,
- mit Übelkeit oder Erbrechen einhergehender Schmerz

Die Frage, ob die Art des Schmerzes, schon einmal vorgekommen ist, ist oft lohnenswert. Vielfach liefert die Patientin hierbei die Diagnose und gibt Hinweise auf eine ehemals erfolgreiche Behandlung.

Diagnostik

Wegen des begrenzten Informationsgehalts des Leitsymptoms Schmerz, ist das strukturierte diagnostische Vorgehen von besonderer Bedeutung.

Vaginale Untersuchung

Es sollte darauf geachtet werden, dass nicht am Punkt der größten Schmerzintensität mit der Untersuchung begonnen wird, um ein Abwehrverhalten zu vermeiden. Die Inspektion soll mögliche benigne und maligne Ursachen ausschließen.

> Die bimanuelle Untersuchung sollte einfühlsam erfolgen.

Das schließt eine rektovaginale Untersuchung, die von den meisten Patientinnen als äußerst schmerzhaft empfunden wird, aus. Sie ist wenigen speziellen Fragestellungen vorbehalten und sollte nach Möglichkeit in Narkose durchgeführt werden.

Sonographie

Bei der Abklärung des Leitsymptoms Schmerz tritt neben der bekannten Möglichkeit morphologische Veränderungen des inneren Genitale zu erfassen, die Möglichkeit den Ort der Schmerzentstehung sichtbar machen zu können in den Vordergrund. So kann die Adnexe vaginalsonographisch dargestellt werden und bei direktem, isoliertem Druck die Patientin befragt werden, ob das der ursächliche Schmerz ist. Die Assoziation zwischen dem Druckschmerz und einem morphologischen Korrelat erfolgt auf diese Art präziser als durch die manuelle gynäkologische Untersuchung.

Eine isoliert schmerzhafte Gebärmutter weist auf eine Endometritis hin.

Laborchemische Untersuchungen und weiterführende bildgebende Diagnostik

Initial sollte immer eine Untersuchung des Urins stattfinden. Auf einen Schwangerschaftstest kann bei sicher postmenopausalen Patientinnen zunächst verzichtet werden. Aus dem peripheren Blut sollte eine kleine Routine bestimmt werden. In der Gynäkologie empfiehlt es sich zusätzlich den Entzündungswert CRP und die LDH zu bestimmen. Eine weiterführende bildgebende Diagnostik, wie Abdomen im Stehen, eine CT- oder MRT-Untersuchung bleibt speziellen Fragestellungen vorbehalten.

Diagnostische Laparoskopie

Die Indikation zur diagnostischen Laparoskopie wird zunehmend großzügiger gestellt. Zur Abklärung unklarer abdominaler Befunde stand bis vor kurzer Zeit nur die Laparotomie zur Verfügung. Die Laparoskopie ermöglicht heute eine rasche Abklärung der schmerzauslösenden Ursachen, während die anderen Diagnoseverfahren lediglich einen mehr oder weniger sicheren Hinweis auf die zugrunde liegende Pathologie geben können. Im Idealfall geht die diagnostische Laparoskopie in eine therapeutische über, bei der eine notwendige operative Korrektur durchgeführt wird.

Differentialdiagnostische Überlegungen

Typisch für eine ausgereifte **Bartholinitis** ist ein veränderter Gang, da das Laufen wegen der Schwellung der Drüse schmerzhaft ist. Schon der erste Eindruck liefert einen Hinweis auf die zugrunde liegende Erkrankung. Die Inspektion des äußeren Genitales führt direkt zur Diagnose eines Bartholinischen Abszesses. Auch ein **Furunkel** oder **Karbunkel** kann zur schmerzhaften Veränderung im Schambereich führen, die durch Inspektion zu diagnostizieren ist. Solange noch keine Einschmelzung und keine Fluktuation des entzündlichen Tumors zu palpieren ist, ist ein konservativer Therapieversuch mit lokaler Kühlung und Zugsalbe

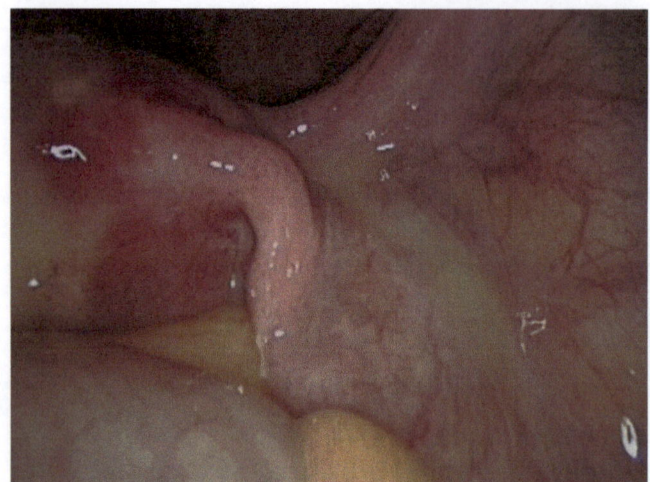

Abb. 18.2. Eiteransammlung im kleinen Becken bei einer schweren Adnexitis

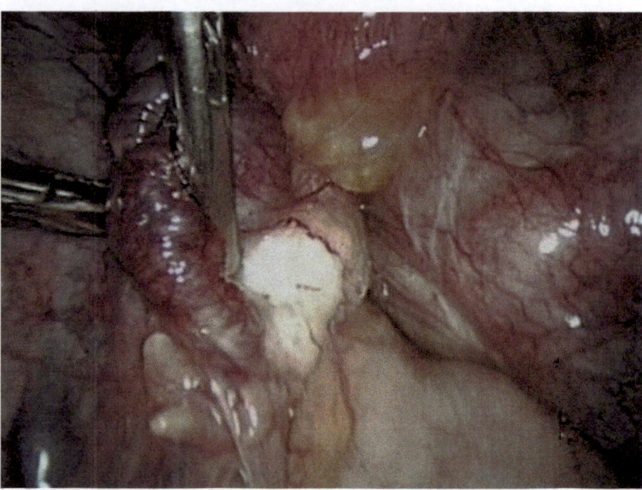

Abb. 18.4. Peritubare, ovarielle Adhäsionen, die zu stark ausgeprägten, persistierenden Schmerzen führen können

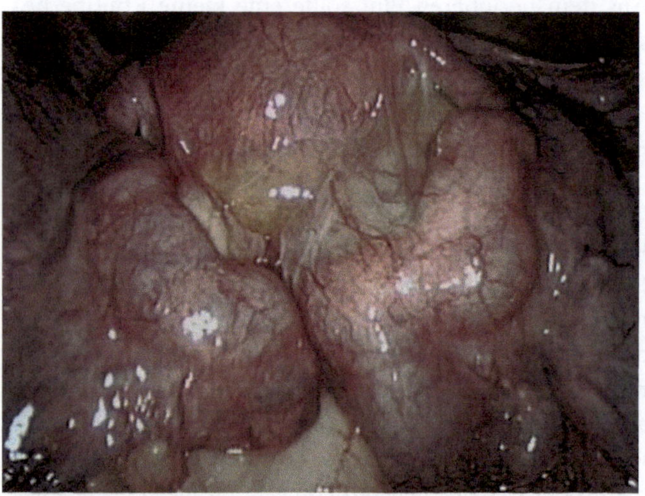

Abb. 18.3. Verlöteter Douglas, mäßig aufgetriebene Eileiter und Gefäßinjektion bei schwergradiger Adnexitis

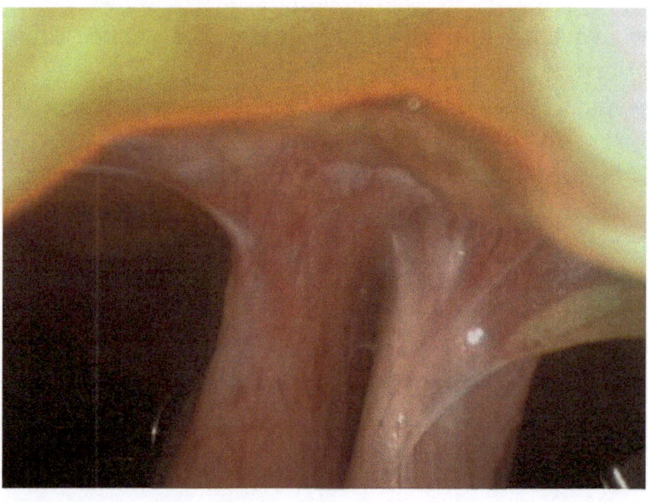

Abb. 18.5. Adhäsionen einer Dünndarmschlinge an der Bauchdecke

erlaubt, bei Einschmelzung mit Fluktuation ist die operative Inzision indiziert. Bei offener Wundbehandlung muss täglich gespült werden. Liegt keine begleitende Weichteilinfektion vor, ist eine Antibiotikatherapie nicht notwendig.

> Isolierte Schmerzensensationen im Bereich der Scheide ohne begleitenden Ausfluss sind selten.

Eine genaue Inspektion dient der Identifikation und Entfernung von **Fremdkörpern**.

Sie liefert ebenso Hinweise auf eine mögliche **Infektion des inneren Genitales**. Ein Scheiden-pH im Normbereich schließt eine Infektion weitgehend aus. Durch die bimanuelle Untersuchung kann der Portioschiebeschmerz (schmerzhafte Sensation des parietalen Beckenperitoneums bei Bewegung des Uterus) ausgelöst werden. Ebenso kann die Palpation der Adnexregionen eine schmerzhafte Sensation hervorrufen. Bei der Interpretation der Palpationsbefunde ist jedoch Vorsicht geboten, da gelegentlich keine differenzierten Angaben gemacht werden können. Hier führt die Sonographie weiter, bei der der Schmerz reproduzier- und objektivierbar ausgelöst werden kann. Bei sonst unauffälligem Ultraschallbild und schmerzhafter Unterleibssensation liegt die Diagnose einer **Adnexitis** nahe (Abb. 18.2, Abb. 18.3).

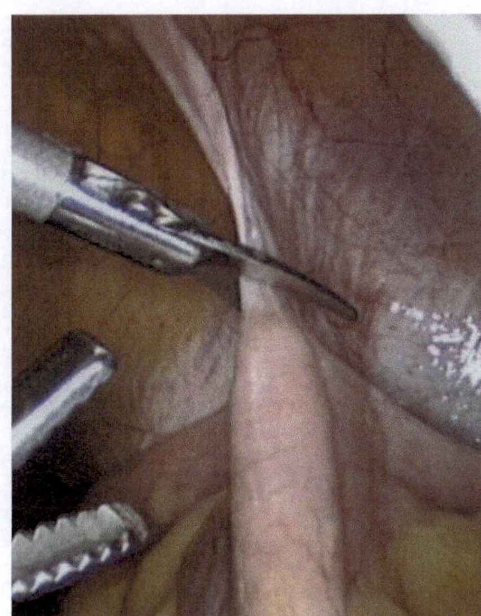

Abb. 18.6. Lösung von Verwachsungen im Bereich der Appendix

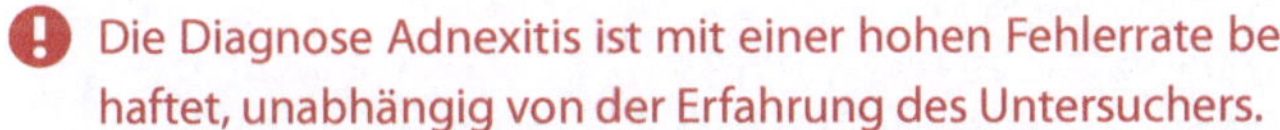

Die Diagnose Adnexitis ist mit einer hohen Fehlerrate behaftet, unabhängig von der Erfahrung des Untersuchers.

Sie bedarf einer Objektivierung durch erhöhte Entzündungswerte (Leukozytose und /oder CRP-Erhöhung) und einer Besserung der Symptomatik unter spezifischer antibiotischer und antiphlogistischer Therapie.

Passen Untersuchungsbefund, Laborwerte und der klinische Verlauf nicht eindeutig zusammen, ist eine diagnostische Laparoskopie indiziert.

Eine verschleppte Adnexitis kann zu einem **Tuboovarialabszess** führen, der mit **Verwachsungen** ausheilen kann, die wiederum Schmerzen hervorrufen können (Abb. 18.4, Abb. 18.5, Abb. 18.6).

Die Diagnose einer **Adnexitis** schließt sich nach einer Hysterektomie oder Sterilisation aus, da sie als eine aufsteigende Infektion angesehen wird.

Klinisch ist zu beobachten, dass eine Adnexitis nicht auftritt, wenn eine Seite zuvor operativ entfernt oder blockiert worden ist.

Ist der Schmerz rechtsseitig gelegen, kommt eine **Appendizitis** differentialdiagnostisch in Erwägung (Abb. 18.7, Abb. 18.8). Die Differenzierung kann nur durch einen sofortigen operativen Eingriff herbeigeführt werden, da die Lage der Appendix nicht exakt zu bestimmen ist.

Strategisches Vorgehen hilft: Hat die Patientin Schmerzen in einem Bereich, der nicht sicher von der

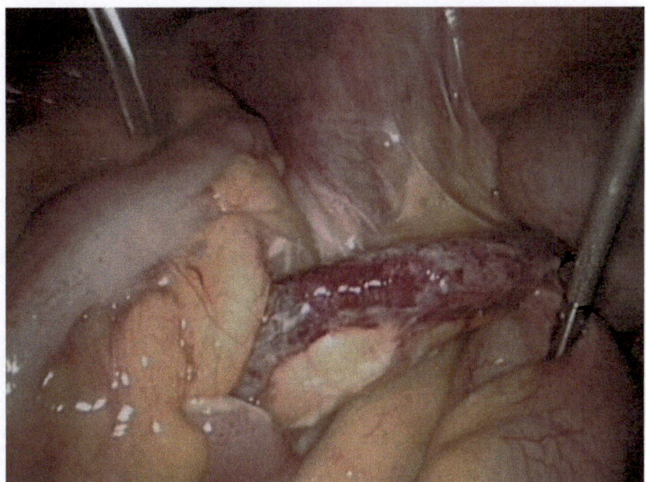

Abb. 18.7. Phlegmonöse Appendizitis

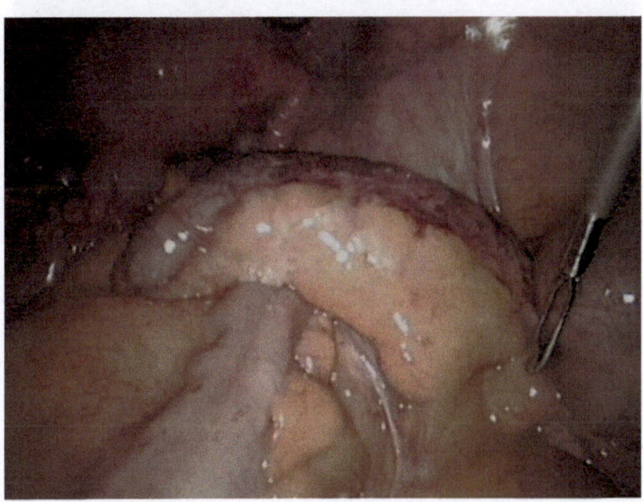

Abb. 18.8. Phlegmonöse Appendizitis

Adnexe zu unterscheiden ist? Wegweisend ist dann ein Scheiden-pH im physiologischen Bereich von 4,0–4,5, ein schmerzfreier linke Adnexbereich, das Wissen über eine vorangegangene Hysterektomie oder Sterilisation. Die Schmerzanamnese hilft nur bedingt. In beiden Fällen handelt es sich um einen peritonealen Schmerz, der langsam mit einer periumbilikalen Wahrnehmung beginnt und allmählich in der Appendixregion oder im Unterleib zu lokalisieren ist.

Endometriose ist ein Erkrankungsbild, das für mannigfaltige Schmerzzustände verantwortlich gemacht werden kann. Nicht selten werden Schmerzzustände als Unterleibsentzündungen behandelt, die in Folge chronifizieren. Die verzögerte Diagnose kann psychosoziale Konsequen-

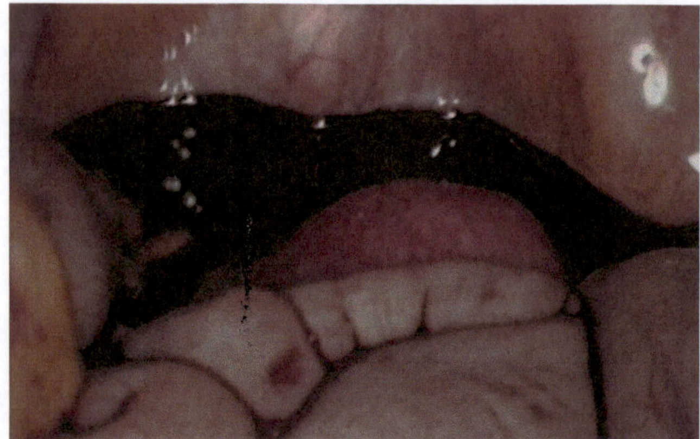

Abb. 18.9. Hämaskos bei Eileiterschwangerschaft

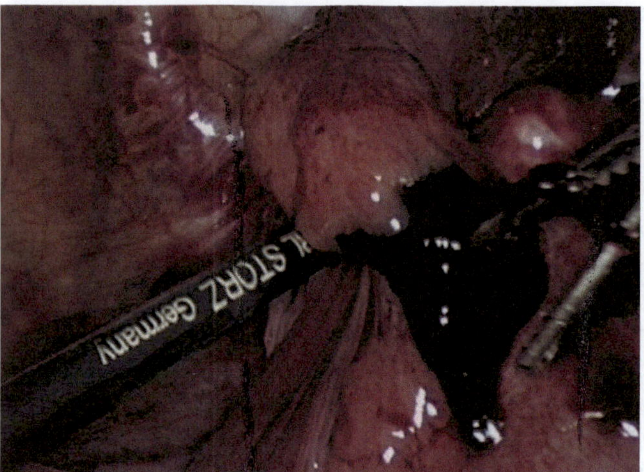

Abb. 18.10. Koagel am Fimbrientrichter bei distaler Eileiterschwangerschaft

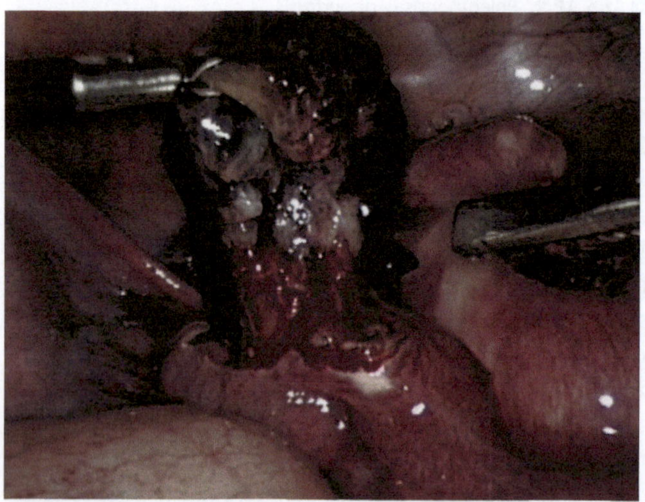

Abb. 18.11. Extraktion des Schwangerschaftsgewebes bei Eileiterschwangerschaft

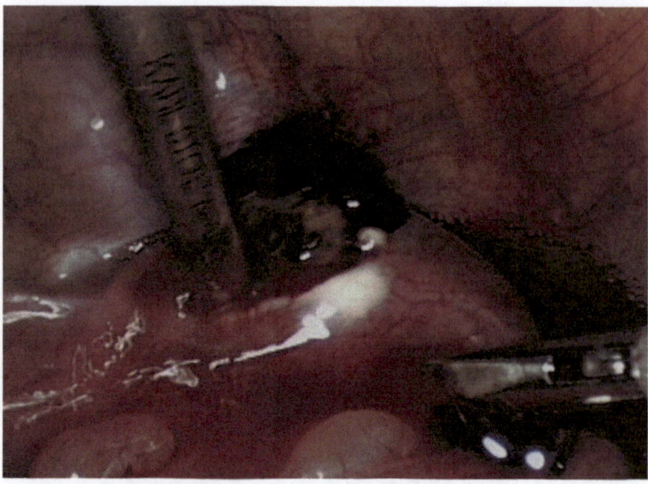

Abb. 18.12. Ausspülen des Schwangerschaftsgewebes nach Schlitzung der Tube

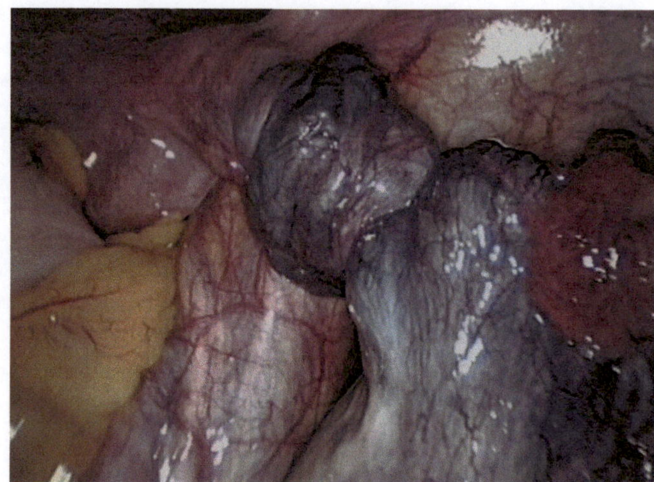

Abb. 18.13. Stieldrehung

zen für die Patientin und wirtschaftliche Konsequenzen für die Patientin und die Gesellschaft haben.

Gänzlich andere Differentialdiagnosen sind zu berücksichtigen, wenn sich im Ultraschall eine Raumforderung abgrenzt, über die der Schmerz reproduzierbar auszulösen ist. Diese Raumforderungen können durch **Myome** oder Adnexprozesse (Fibrome) bedingt sein, die beide als solide Strukturen imponieren. Sind zystische Areale vorhanden, weisen diese auf einen Prozess im Bereich der Adnexe hin. Freie Flüssigkeit im Douglas ist als weiteres Warnzeichen zu werten (Abb. 18.9), ist aber keine absolute Indikation für ein operatives Vorgehen, da sie auch bei einer **rupturierten Zyste** auftreten kann.

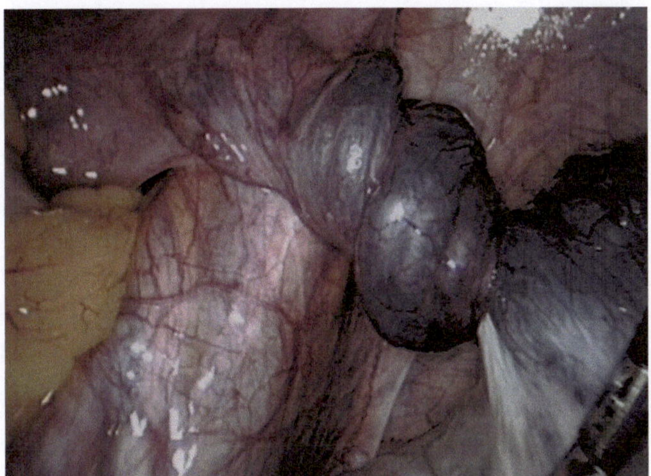

■ **Abb. 18.14.** Stieldrehung und bläulich, livide Verfärbung des distalen Anteils

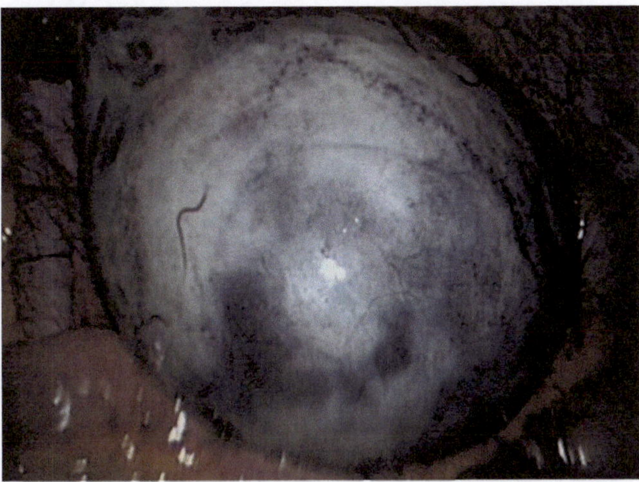

■ **Abb. 18.15.** Stieldrehung bei größerer Ovarialzyste

> Der plötzlich aufgetretene Schmerz lässt bei der rupturierten Zyste normalerweise rasch nach.

Die Frage nach einer Eileiterschwangerschaft ist zuerst zu stellen. Die Höhe und das homogene Erscheinungsbild des Endometriums können Hinweise liefern, sofern keine Laborwerte vorliegen. Abzugrenzen ist wiederum die Adnexitis bzw. der Tuboovarialabszess

> In beiden Fällen ist die umgehende diagnostische Laparoskopie zur definitiven Sicherung der Diagnose indiziert.

Beim Vorliegen einer Extrauteringravidität stellt die Laparoskopie zugleich die Therapie dar (■ Abb. 18.10, ■ Abb. 18.11, ■ Abb. 18.12). Im Falle eines Tuboovarialabszesses kann die korrekte Therapie eingeleitet werden. Eine erste Sanierung kann erfolgen (Eröffnung der Abszesshöhlen, Abtragung entzündlicher Fibrinbeläge).

Typisch für eine **Stieldrehung** eines Myoms oder der Adnexe ist der akut einsetzende Schmerz (■ Abb. 18.13, ■ Abb. 18.14, ■ Abb. 18.15).

Die Patientinnen sind meist in der Lage, die genaue Uhrzeit des Schmerzbeginns zu nennen. Er ist anhaltend und von äußerst starker Intensität, hält konstant an und nimmt allenfalls langsam und allmählich ab. Übelkeit und Erbrechen sind weitere Hinweiszeichen.

> ! Da es sich immer um eine Strangulation mit ausgeprägter peritonealer Reizung handeln kann, ist die sofortige operative Intervention indiziert um das Organ zu erhalten, das nach einer Latenz von knapp 6 Stunden nekrotisiert.

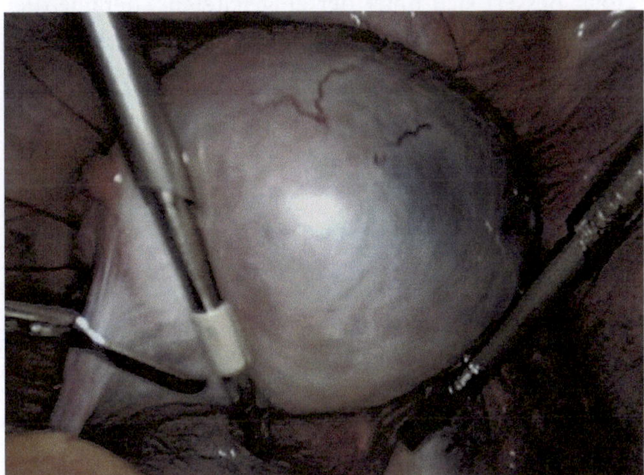

■ **Abb. 18.16.** Größere Ovarialzyste

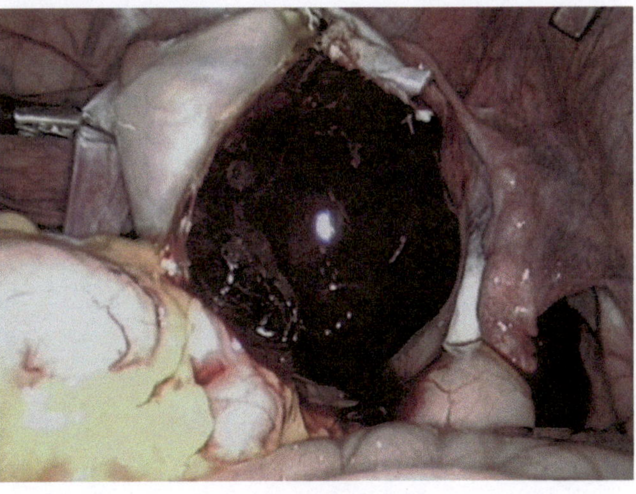

■ **Abb. 18.17.** Ruptur einer größeren eingebluteten Ovarialzyste

Lässt der Schmerz ebenso spontan nach wie er gekommen ist oder nimmt er rasch an Intensität ab und findet sich dazu etwas freie Flüssigkeit, ist bei einer nicht postmenopausalen Patientin an eine **Zystenruptur** zu denken (◘ Abb. 18.16, ◘ Abb. 18.17).

Definition

Die Zystenruptur tritt bevorzugt zur Zyklusmitte auf und wird deshalb als **Mittelschmerz** bezeichnet.

In dieser Situation und bei allen übrigen Schmerzzuständen mit einer sonographisch beschriebenen Raumforderung kann zunächst abwartend vorgegangen werden. Sofern sich beim sorgfältigen Vorgehen keine objektivierbaren Befunde erheben lassen, ist eine symptomatische Therapie vertretbar. Bessert sich unter der eingeleiteten Therapie die Schmerzsymptomatik nicht, ist eine frühzeitige diagnostische Laparoskopie indiziert.

Quellenverzeichnis

Kapitel 1 Funktionelle Anatomie der weiblichen Geschlechtsorgane

J. Pfisterer, M. Ludwig, E. Vollersen

Abb. 1.1, Abb. 1.2, Abb. 1.3, Abb. 1.4, Abb. 1.5, Abb. 1.7, Abb. 1.8, Abb. 1.13
Nach Tillmann B, (2005) Atlas der Anatomie, Springer, Berlin Heidelberg New York
Abb. 1.14
Kaufmann M, (2003) Gynäkologie, Springer, Berlin Heidelberg New York

Kapitel 2 Gynäkologische Untersuchung

M. Löning, M. Holweg

Abb. 2.12a
Kolposkop Leisegang Modell 3DLF der Fa. Leisegang, Berlin

Kapitel 7 Kontrazeption

B. Grüne, S. Gröger

Abb. 7.4
Cyclotest 2 plus der Fa. Uebe, Medical GmbH, Wertheim
Abb. 7.5
Diaphragma Wideseal der Fa. Kessel Sexual Healthcare, Moerfelden-Walldorf
Abb. 7.7a, b
Portiokappe FemCap der Fa. Kessel Sexual Healthcare, Moerfelden-Walldorf
Abb. 7.7c
Lea contraceptivum der Fa. Medisave Medicalproducts, Wiesbaden
Abb. 7.8
Femidome der Fa. ELKmedia, Berlin
Abb. 7.10a, b
Nuva-Ring der Fa. Organon GmbH, Oberschleißheim
Abb. 7.11
Evra der Fa. Janssen-Cilag GmbH, Neuss
Abb. 7.12a, b
Implanon der Fa. Organon GmbH, Oberschleißheim
Abb. 7.13b, c
IUS Mirena der Fa. Schering, Berlin

Kapitel 8 Lage- und Halteveränderungen der Organe des kleinen Beckens

K. Maass-Poppenhusen, Ch. Schem

Abb. 8.2
Nach Tillmann B, (2005) Atlas der Anatomie, Springer, Berlin Heidelberg New York
Abb. 8.7
Würfelpessar der Fa. Arabin GmbH & Co. KG, Witten

Kapitel 16 Pathologie von Schwangerschaft, Geburt und Wochenbett

W. Holzgreve, A. Geipel, I. Hösli, M. Löning, K. T. M. Schneider, P. V. Surbek, S. Tercanli

Abb. 16.28 b
Präparat, Prof. D.B. von Bassewitz, Münster

Sachverzeichnis

Hauptfundstellen sind mit fetter Schrift gekennzeichnet. ◘ Verweis auf Abbildungen

A

B

C

E

F

H

L

M

O

P

Q

R

S

U

W

Sachverzeichnis

X

Y

Z

Gynäkologie-Fallquiz

D. Finas

Liebe Leserin, lieber Leser,

passend zur neuen Approbationsordnung ist im Lehrbuch »Gynäkologie und Geburtshilfe« ein Fallquiz mit 24 authentischen Fällen aus einer gynäkologischen Klinik enthalten, wie Sie Ihnen im PJ oder während der ärztlichen Tätigkeit täglich begegnen können. Jeder Fall gliedert sich in 4 Schritte. Auf der **ersten Seite** finden Sie die **Anamnese** des Falles. Auf der **zweiten** und **dritten Seite** werden die primären und weiterführenden **diagnostischen Schritte** erklärt. Die Fallbeschreibung schließt auf der **vierten Seite** mit den Möglichkeiten zur **Therapie**. So können Sie den Ablauf, den Sie später in jeder Klinik oder Praxis im Schlaf beherrschen müssen, üben und Ihr Wissen anwenden und vertiefen. Nachfolgend 4 typische Seiten zur Orientierung:

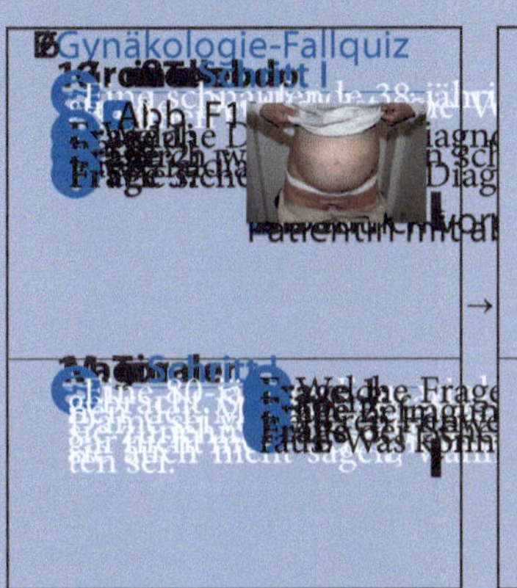

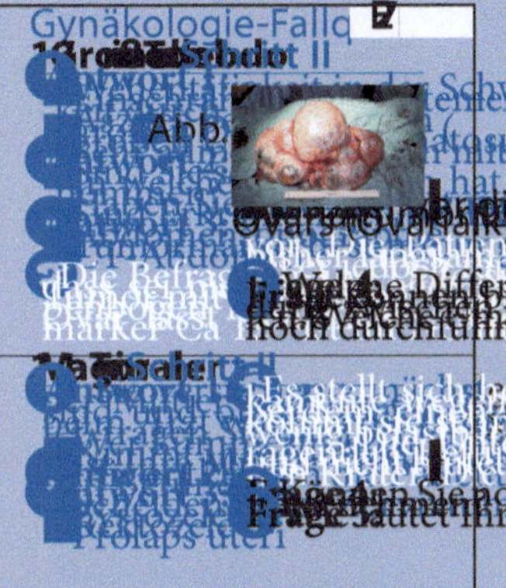

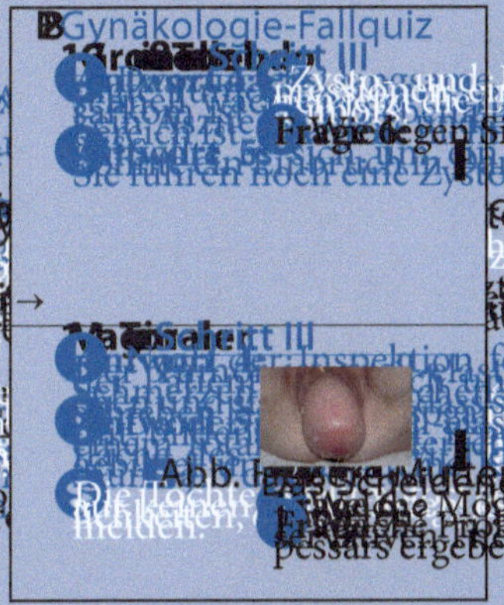

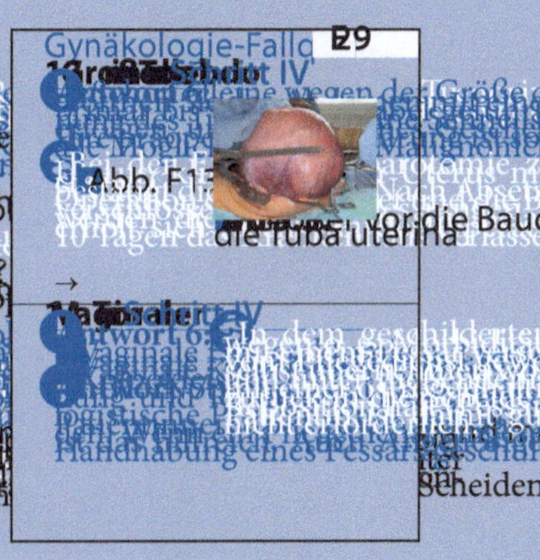

Schritt I:

- Erstkontakt mit dem Patienten, Anamnese.
- Welche Differentialdiagnosen kommen in Frage, welche weiteren diagnostischen Schritte werden eingeleitet?

Schritt II:

- Antworten zu Differentialdiagnosen und Maßnahmen.
- Darstellung erster diagnostischer Befunde und von Verdachtsdiagnosen.
- Welche weiterführende Diagnostik ist sinnvoll, wie lautet die endgültige Diagnose?

Schritt III:

- Antworten zur weiterführenden Diagnostik und Diagnosestellung.
- Darstellung der Diagnose.
- Welche Therapie ist jetzt angebracht?

Schritt IV:

- Antworten zur Therapie.
- Darstellung des weiteren Vorgehens und Abschluss des Falls.

Erklärung der Symbole:

- Frage
- Antwort
- Befunde und weitere Informationen zum Fall

Wir wünschen viel Spaß und Erfolg!

Ihr
Springer Lehrbuch-Team

1 Fluor genitalis Schritt I

In Ihre Sprechstunde kommt eine 70-jährige Patientin. Sie berichtet über Jucken und Brennen im Intimbereich, welches sich beim Wasserlassen noch verschlimmere. Seit einiger Zeit bestehe auch ein dünnflüssiger, oft bräunlicher Ausfluss. Wegen des Juckens habe die Patientin bereits verschiedene Salben erfolglos angewandt, jetzt wisse sie sich aber nicht mehr zu helfen.

Frage 1: Welche Differenzialdiagnosen kommen in Betracht?

Frage 2: Durch welche Fragen können Sie die Differenzialdiagnose eingrenzen?

Frage 3: Mit welchen Untersuchungen erhalten Sie weitere Hinweise zur Genese der Erkrankung?

→

2 Genitale Blutung Schritt I

Gegen 2 Uhr nachts wird eine blasse Patientin mit starker vaginaler Blutung in die Klinik gebracht. Die 36-jährige Frau (3G 2P) ist 1,62 m groß und wiegt 110 kg. Sie gibt an, schon vorher rezidivierende Blutungen gehabt zu haben. Insbesondere beim Geschlechtsverkehr sei es oft zu Blutungsereignissen gekommen, allerdings noch nie so stark wie in dieser Nacht. Der Zyklus ist unregelmäßig, eine Schwangerschaft kann anamnestisch nicht ausgeschlossen werden.

Frage 1: Welche Ursachen für die Blutung können Sie sich vorstellen?

Frage 2: Welche Schritte müssen zuerst unternommen werden, um die Situation der Patientin zu stabilisieren?

→

1 Fluor genitalis Schritt II

Antwort 1:
- Genitalinfektion
- Harnwegsinfekt
- Genitalkarzinom
- Fremdkörper (Scheidenpessar)
- Östrogenmangel

Antwort 2:
- Ist der Ausfluss übel riechend?
- Gibt es Stellen, die leicht bluten?
- Tragen Sie einen Scheidenring? Wann haben Sie diesen zuletzt gewechselt?
- Brennt es während des Wasserlassens selbst?
- Haben Sie schon einmal eine Hormoncreme angewendet und sind Ihre Beschwerden dann besser geworden?

Antwort 3:
- Untersuchung auf dem gynäkologischen Stuhl
- Inspektorische und olfaktorische Beurteilung der Vaginalsekrete
- Ausschluss eines Tumorgeschehens
- Entnahme eines Pap-Abstrichs von der Zervix
- Entnahme einer Biopsie
- Verifikation eines intravaginalen Pessars
- Ausschluss einer Blutung
- Beurteilung des Östrogenisierungsgrades der Schleimhaut
- Urinstix/Urinsediment/Urinkultur
- Bestimmung der Entzündungswerte (BB, CRP)

Bei der Untersuchung zeigt sich ein übel riechender Vaginalfluor. Hinweise für ein Karzinom (Tumorkrater, Tumorwucherungen) finden sich nicht. Der Cervixabstrich ergibt als Befund Pap III (schwere entzündliche Veränderungen). Die Schleimhaut ist dünn und verletzlich als Hinweis für einen in der Altersgruppe regelhaft zu findenden Östrogenmangel. Außerdem trägt die Patientin tatsächlich ein Scheidenpessar und gibt auf Nachfrage an, es sei seit 8 Wochen nicht gewechselt worden. Ob die Patientin bereits eine Hormoncreme angewendet hat, kann sie nicht sagen. Die Entzündungswerte im Labor sind nur leicht erhöht, die Untersuchung des Urins ist unauffällig. Beim Wasserlassen selbst hat die Patientin keine Beschwerden, diese beginnen erst kurz danach. →

Frage 4: Sind weitere Untersuchungen erforderlich um die Diagnose einzugrenzen?

2 Genitale Blutung Schritt II

Antwort 1:
- Abortus imminens/incipiens, Extrauteringravidität
- Hypermenorrhoe bei Uterus myomatosus, Endometrium-/Zervixpolyp
- Malignomblutung: Zervixkarzinom, Vaginalkarzinom, Korpuskarzinom (in der Altersgruppe unwahrscheinlich)
- Vaginale Verletzung

Antwort 2:
- Überprüfen der Vitalparameter
- Legen eines großlumigen Zugangs, Blutentnahme (Hb), ggf. Volumensubstitution
- Diagnostik zur Lokalisation der Blutungsquelle
- Vaginale Untersuchung: Verletzung, Tumor?
- Transvaginalsonographie: Beurteilung des Endometriums, Schwangerschaft, Extrauteringravidität, Ovarialtumor?
- Schwangerschaftstest

Der Schwangerschaftstest ist negativ. Das Endometrium ist flach. Ovarielle Tumoren und freie abdominelle Flüssigkeit sind nicht darstellbar. Bei der Spekulumeinstellung sind keine Verletzungen und kein Vaginaltumor sichtbar. Allerdings kann nach Austupfen der Scheide eine Blutung an oder aus der Zervix dargestellt werden. Da die Patientin sehr adipös ist, lässt sich aber keine genauere Aussage machen. →

Frage 3: Welche weiteren Schritte sind erforderlich, um die Blutungsquelle zu lokalisieren?

Frage 4: Wenn die Blutung nicht uterin ist, kann sie auch zervikalen Ursprungs sein?

1 Fluor genitalis Schritt III

Antwort 4: Die Entnahme eines Scheidenabstriches dient der Sicherung pathogener Keime. Die Betrachtung unter dem Mikroskop (Nativpräparat) sowie die mikrobiologische Untersuchung mit Antibiogramm sind zur Festlegung und gezielten Durchführung einer antibiotischen Therapie sinnvoll.

Im mikrobiologischen Abstrich finden sich bei der Phasenkontrastmikroskopie »clue cells« (dicht angeordnete Bakterien in Epithelzellen). Das Antibiogramm bestätigt die Sensibilität der Keime für Metronidazol. Das Fehlen von Beschwerden beim Wasserlassen und die unauffällige Urindiagnostik sprechen gegen einen Harnwegsinfekt. Die Beschwerden werden immer erst nach dem Wasserlassen schlimmer, was auf ein empfindliches und gereiztes Epithel von Vulva und Vagina hindeutet.

Frage 5: Wie ist Ihr Vorschlag zur Therapie der geschilderten Beschwerden?

Frage 6: Können Maßnahmen zur Verhinderung eines Wiederauftretens der Erkrankung unternommen werden?

2 Genitale Blutung Schritt III

Antwort 3: Da die Spekulumeinstellung wegen der Leibesfülle kein eindeutiges Ergebnis liefert, muss die Patientin in Narkose untersucht werden. Die relaxierte Patientin ist leichter zu untersuchen und das Cavum uteri kann hysteroskopisch beurteilt werden. Die Gewinnung einer Histologie durch fraktionierte Abrasio ist bei der Differenzierung der Höhe der Blutung (Zervix/Korpus) hilfreich und dient dem Ausschluss einer Malignomblutung.

Antwort 4: Die Blutung kann natürlich auch zervikalen Ursprungs sein. Veränderungen an der Portio deuten auf ein Zervixkarzinom hin, das in dieser Altersgruppe durchaus vorkommen kann. Bei V. a. eine Malignomblutung muss bei der Narkoseuntersuchung die Tumorausdehnung von vaginal und rektal beurteilt werden (Infiltration der Scheide und der Parametrien, Tumorausdehnung im kleinen Becken, rektale Schleimhaut). In gleicher Sitzung kann noch eine Zysto- und Rektoskopie erfolgen.

Bei der Patientin liegt eine chronische anämisierende Blutungsstörung vor (Hb 8,5 g/l). Bei der Spekulumeinstellung in Narkose zeigt sich die Portio zu einem Krater umgewandelt. Es ergibt sich der Verdacht auf ein Zervixkarzinom. Der Zervikalkanal ist mit dem Hysteroskop nicht passierbar. Die vorsichtige fraktionierte Abrasio erbringt in der Zervixfraktion den histologischen Nachweis eines niedrig differenzierten Plattenepithelkarzinoms. Der Tumor infiltriert die Parametrien, erreicht aber die Beckenwand nicht. Die rektale Schleimhaut ist glatt. Zysto- und Rektoskopie sind unauffällig.

Frage 5: Welche weiteren Schritte sind nun nötig, um die Operabilität der Patientin zu klären?

Frage 6: Welche Tumormarker können beim Plattenepithelkarzinom der Zervix sensitiv sein?

1 Fluor genitalis Schritt IV

Die Patientin leidet unter einer bakteriellen Vaginose auf dem Boden einer senilen Atrophie des Scheidenepithels bei Östradiolmangel. Der vaginale Fremdkörper (Pessar) ist ein Keimreservoir. Der Pap-III-Abstrich erklärt sich durch die Infektion, der ständige mechanische Reiz durch das Pessar trägt ebenfalls zu dieser Zellveränderung bei.

Antwort 5: Zunächst sollte das Pessar entfernt werden. Dann wird eine lokale Therapie mit Metronidazol und Milchsäurepräparaten durchgeführt. Unterstützend und auch dauerhaft wird die Patientin mit östriolhaltigen Vaginalzäpfchen behandelt.

Antwort 6: Das Fortführen der Östrioltherapie dient der Rezidivvermeidung. Das Pessar sollte erst nach vollständigem Abklingen der Symptomatik wieder eingesetzt werden. Es muss regelmäßig entfernt und vor dem erneuten Einsetzen gründlich gereinigt werden. Nach Beendigung der Therapie sollte der Pap-Abstrich kontrolliert werden, um die Entwicklung eines Malignoms auszuschließen.

Bei der bakteriellen Vaginose tritt eine Mischinfektion durch Gardnerella vaginalis und andere anaerobe Bakterien auf. Sie wird auch als Aminkolpitis bezeichnet und ist mit 10% die häufigste Vaginalinfektion. Typisch sind ein vermehrter Fluor mit üblem, fischartigem Geruch sowie »clue cells« im Nativpräparat. Die antibiotische Therapie mit Metronidazol wirkt zwar nicht gegen Gardnerella vaginalis, die Begleitinfektion mit Anaerobiern ist damit aber gut behandelbar. Die Östrogenisierung und das Senken des Scheiden-pH-Wertes durch Milchsäurepräparate bewirken eine Sanierung des Scheidenmilieus. Die Patientin wird mit diesem Therapiekonzept in weiteren ambulanten Kontrollen geführt und ein Rezidiv kann mit hoher Sicherheit vermieden werden.

2 Genitale Blutung Schritt IV

Antwort 5: Zur Klärung des Fernmetastasierungsstatus und des Stadiums der Erkrankung (Staging) müssen noch eine Lebersonographie, ein Rö-Thorax und eine Nierensonographie (ggf. i.v.-Pyelographie) durchgeführt werden. Zur genaueren Beurteilung der pelvinen Ausdehnung und des Lymphkotenstatus muss noch ein Becken-CT bzw. -MRT durchgeführt werden.

Antwort 6: Es sollte vor Therapie der Tumormarker SCC (Squamous Cell Cancer Antigen) bestimmt werden.

Leber und Lunge der Patientin waren in der Bildgebung frei von Metastasen und die Nieren waren beidseits nicht gestaut. Es liegt somit ein Plattenepithelkarzinom der Zervix uteri, klinisches Stadium FIGO IIb, G3 vor. Es wurde nach Auftransfusion auf einen Hb-Wert >10 g/l die Operation nach Wertheim-Meigs (Piver III) ohne Entfernung der Ovarien durchgeführt. Da die iliacalen Lymphknoten von Tumorzellen befallen waren (pN1 (3/40), paraaortale LK tumorfrei), erhielt die Patientin im Anschluss an die Operation eine adjuvante kombinierte Radiatio. Die Patientin wurde danach in die engmaschige, zunächst 3-monatliche onkologische Nachsorge mit psychoonkologischem Support entlassen.

3 Chronischer Unterbauchschmerz Schritt I

Eine schlanke 33-jährige Patientin (2G 1P) stellt sich zum wiederholten Male mit Unterbauchschmerzen in Ihrer Praxis vor. Vor 18 Monaten war sie das erste Mal bei Ihnen. Damals musste ein hartnäckiger genitaler Chlamydieninfekt behandelt werden. Die Patientin ist auch schon mehrmals operiert worden. Wegen einer rupturierten Extrauteringravidität mit Hämatoperitoneum musste eine operative Laparoskopie durchgeführt werden, die kleine Tochter der Patientin kam per Sectio zur Welt und vor 15 Jahren wurde die Appendix entfernt.

Bisher hatte die Patientin eine operative Abklärung der geschilderten Beschwerden nicht gewünscht. Da weder klinisch noch in der Bildgebung ein organisches Korrelat zu finden war, haben Sie einem expektativen und symptomatisch orientierten Vorgehen zugestimmt. Die Patientin wurde zwischenzeitlich schmerztherapeutisch betreut. Die Schmerzsymptomatik besteht trotz hoch dosierter Einnahme von Schmerzmitteln dauernd, ist lebenseinschränkend und progredient. Der Schwangerschaftstest ist negativ.

Frage 1: Wie sind die Differenzialdiagnosen des chronischen Unterbauchschmerzes eingedenk der Anamnese?

Frage 2: Welchen operativen Zugangsweg würden Sie bei in diesem Fall eindeutig gegebener Operationsindikation wählen?

4 Sekretion aus der Mamille Schritt I

Eine 35-jährige Frau berichtet über eine milchig-trübe Sekretion aus der Mamille und ist sehr besorgt, da sie ein Mammakarzinom vermutet. In der Familie sind die Großmutter und eine Tante am Mammakarzinom erkrankt.

Frage 1: Welche Differenzialdiagnosen der Mamillensekretion kennen Sie?

Frage 2: Ist die Befürchtung der Patientin wahrscheinlich?

Frage 3: Was wollen Sie noch von der Patientin wissen bzw. was wollen Sie klinisch untersuchen?

3 Chronischer Unterbauchschmerz Schritt II

Antwort 1:
- Peritoneale Adhäsionen z. B. nach Chlamydieninfektion, nach vorausgegangenen Operationen
- Chronische subakute Pelveoperitonitis
- Endometriose

Antwort 2: Die Wahl des Zugangsweges ist in dieser Situation nicht einfach. Wegen der vorausgegangenen Operationen, insbesondere nach ausgedehntem Hämatoperitoneum und Genitalinfektion mit Chlamydien, können Adhäsionen vorliegen. Der laparoskopische periumbilikale Zugang ist häufig von Adhäsionen betroffen. Die Veressnadel kann in dieser Situation leicht zu Verletzungen führen. Alternativ kann eine offene Laparoskopie erfolgen. Auch die Laparotomie ist in dem vorliegenden Fall aus Sicherheitsgründen vertretbar.

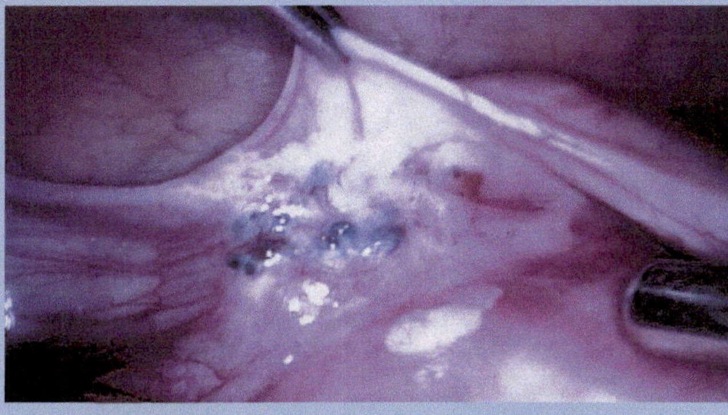

Abb. F3.1. Bläulicher Endometrioseherd an der Blasenumschlagsfalte, die durch die Zange angehoben wird

Sie haben eine offene Laparoskopie durchgeführt. Intraoperativ bestätigt sich die Verdachtsdiagnose einer Endometriose. Multiple endometriosebedingte Adhäsionen und Läsionen können Sie lösen bzw. exzidieren. Eine komplette Sanierung des Situs können Sie jedoch nicht erreichen, da der Darm im Douglasraum in die Endometriose einbezogen ist. Auf dem Blasendach finden Sie ebenfalls Endometrioseläsionen (Abb. F3.1).

Frage 3: Welche typischen Symptome erwarten Sie bei Vorliegen einer Endometriose?

Frage 4: Wie klären Sie den vermuteten Darmbefall und die mögliche Infiltration der Harnblase ab?

4 Sekretion aus der Mamille Schritt II

Antwort 1:
- Galaktorrhoe in Schwangerschaft und Stillzeit
- Hyperprolaktinämie: Prolaktinom, Psychopharmaka (Antidepressiva, Neuroleptika)
- Milchgangspapillom: häufig auch blutige Mamillensekretion
- Mammakarzinom
- Mastopathie
- Mastitis/Abszess

Antwort 2: Ein Mammakarzinom kann zwar eine Mamillensekretion hervorrufen, diese ist jedoch selten milchig. Hier ist eher mit einem blutig-serösen Ausfluss zu rechnen. Das Mammakarzinom kann aber aufgrund der Anamnese und der familiären Belastung nicht ausgeschlossen werden. Der Verwandtschaftsgrad ist jedoch nicht eng genug, um eine Risikosteigerung für die Patientin zu bedeuten. Von einer Risikosteigerung geht man bei betroffenen Verwandten 1. Grades (Mutter, Schwester) aus.

Antwort 3: Zur Klärung des Befundes müssen die Brüste und axillären, claviculären und cervicalen Lymphknotenstationen untersucht werden. Außerdem wollen Sie noch Folgendes wissen:
- Ist die Sekretion einseitig oder beidseitig?
- Gibt es Hautveränderungen an der Brust?
- Textur: Grobporigkeit, Ekzem
- Kolorit: Rötung
- Geometrie: Vorwölbungen, Einziehungen
- Lässt sich ein Tumor tasten?
- Liegt eine Mammillenretraktion vor?
- Ist die Brust überwärmt oder schmerzhaft?

Die Brüste und Lymphknotenstationen sind inspektorisch und palpatorisch unauffällig. Die Mamillensekretion ist beidseits nachweisbar. Der Schwangerschaftstest ist negativ. Die Mammographie/Mammasonographie ergibt keinen auffälligen Befund. Die endokrine Diagnostik zeigt einen erhöhten Prolaktinwert im Serum.

Frage 4: Welche Verdachtsdiagnose stellen Sie und wie gehen Sie nun vor?

Frage 5: Welche bildgebende Diagnostik schlagen Sie vor?

3 Chronischer Unterbauchschmerz Schritt III

Antwort 3:
- Dyspareunie: Geschlechtsverkehr ist bei der Patientin schmerzbedingt schon seit einem Jahr nicht mehr möglich
- Dysmenorrhoe: die Mens der Patientin ist regelmäßig und mit starken Schmerzen verbunden
- Defäkationsbeschwerden: Schmerzen, Obstipation bei stenosierenden Läsionen, Blut im Stuhl
- Dysurie, Hämaturie, Harnstau

Antwort 4: Koloskopie, Zystoskopie

Die Patientin ist nach der Operation schwer zu mobilisieren und hat einen hohen Schmerzmittelbedarf. Die Zystoskopie ist unauffällig. Bei der Koloskopie findet sich eine Stenose bei 20 cm ab ano. Die Nierensonographie zeigt einen einseitigen Harnstau II°.

Frage 5: Wie stellen Sie sich das weitere Vorgehen vor?

Frage 6: Gibt es Alternativen zu einer definitiven operativen Therapie?

4 Sekretion aus der Mamille Schritt III

Antwort 4: Unter dem Verdacht auf ein Prolakinom erfolgt nun die bildgebende Diagnostik der Hypophysenregion zum Ausschluss eines operationsbedürftigen Makroprolaktinoms.

Antwort 5: Die Patientin erhält ein MRT der Sellaregion.

Das MRT hat keinen Tumornachweis erbracht, obwohl dieses bildgebende Verfahren geräteabhängig Tumore ab 4 mm Größe darstellen kann. Makroprolaktinome sind mindestens 1 cm groß und können zu Sehnervenkompression und Gesichtsfeldausfall führen. Der Patientin sind solche Ausfälle nicht aufgefallen.

Frage 6: Ist das Prolaktinom nun doch nicht die richtige Diagnose?

Frage 7: Wie ist das therapeutische Vorgehen?

3 Chronischer Unterbauchschmerz Schritt IV

Antwort 5: Da eine komplette Sanierung durch die Laparoskopie nicht möglich war, muss die Patientin erneut operiert werden. Nun soll eine Laparotomie durchgeführt werden.

Die beteiligten Disziplinen sind:
- Urologie: eventuell präoperative Einlage von Harnleiterschienen, ggf. Harnleiterteilresektion und Blasenplastik
- Chirurgie: der stenosierte Darmabschnitt muss reseziert werden (Sigmateilresektion), ggf. sind im Rektumbereich weitere Resektionen erforderlich

Die Patientin muss medikamentös vorbehandelt werden. Sie erhält GnRH-Analoga über 3 Monate, damit die Endometriose nicht weiter proliferiert.

Antwort 6: Der Befund muss komplett chirurgisch saniert werden. Eine medikamentöse Therapie reicht definitiv nicht aus, die Beschwerden der Patientin zu behandeln.

Die Patientin wurde nach entsprechender medikamentöser Vorbehandlung radikal operiert. Das chirurgische Vorgehen orientierte sich dabei an den Richtlinien der Karzinomchirurgie. Bei der Patientin war dopplersonographisch der Verdacht auf eine Adenomyosis uteri gestellt. Auf ausdrücklichen Wunsch der Patientin erfolgte daher in gleicher Sitzung auch die abdominelle Hysterektomie. Es ging eine intensive Aufklärung über die Unumkehrbarkeit des Eingriffes und die Konsequenzen für die Fertilität voraus. Es wurden 8 cm Sigma und 5 cm des Rektums entfernt. Außerdem war eine Ureterteilresektion erforderlich. Der Ureter wurde unter Rekonstruktion mittels Psoas-Bladder-Hitch-Plastik in die Harnblase reimplantiert. Die Patientin konnte nach 20 Tagen in den ambulanten Bereich entlassen werden. Sie erhält zur Konsolidierung des erzielten Operationsergebnisses eine Gestagenpille im Langzyklus.

4 Sekretion aus der Mamille Schritt IV

Antwort 6: Neben dem Makroprolaktinom gibt es noch das Mikroprolaktinom. Die Hypophyse kann auch bei einer Tumorgröße unter 10 mm vermehrt Prolaktin sezernieren und so die mammäre Sekretion stimulieren.

Antwort 7: Die Therapie der Hyperprolaktinämie erfolgt mit Dopaminagonisten wie Bromocriptin oder Lisurid. Sie hemmen die Prolaktinsekretion. Dopaminagonisten wirken auch auf das kardiovaskuläre System und das Brechzentrum. Die Therapie sollte daher einschleichend begonnen werden. Die Wirk- und Erhaltungsdosis wird am Verlauf des Prolaktinspiegels orientiert. Eine moderne Therapiealternative mit geringerem Nebenwirkungsspektrum aber gleicher Wirksamkeit ist das Cabergolin.

Nach einiger Zeit sistiert die Mamillensekretion vollständig. Die Patientin leidet nicht unter Nebenwirkungen der Therapie, da bei ihr nur eine geringe Erhaltungsdosis nötig ist. Die regelmäßigen Blutentnahmen zur Therapiekontrolle kann sie gut in ihren Alltag einbauen.

5 Seitenlokalisierter Unterbauchschmerz Schritt I

Eine 45-jährige Frau stellt sich wegen langsam zunehmenden Unterbauchbeschwerden vor. Der Zyklus ist wohl regelmäßig, die letzte Regelblutung aber nicht erinnerlich. Die Frau nimmt keine Pille, sie verhütet mit einem Scheidendiaphragma. Beim Verkehr ist manchmal ein Schmerz im rechten Unterbauch zu spüren. Dieser tritt aber nur bei bestimmten Stellungen auf, bei denen der Partner tief eindringt. Die Patientin hat zwei Kinder, ihre Familienplanung ist abgeschlossen.

Frage 1: Könnte es sich um eine Eileiterschwangerschaft handeln?

Frage 2: Wenn eine Schwangerschaft ausgeschlossen werden kann, an welche Schmerzursache denken Sie?

Frage 3: Mit welchen diagnostischen Maßnahmen würden Sie beginnen?

→

6 Vulvärer Pruritus Schritt I

Eine 80-jährige Patientin aus einer Seniorenwohnanlage wird Ihnen konsiliarisch vorgestellt. Bei ihr besteht schon seit 3 Jahren ein Jucken der Vulva. Die Patientin wurde bereits mit den verschiedensten Salben und Sitzbädern behandelt. Sie schildert die Beschwerden und Therapieversuche in allen Einzelheiten. Schon des Öfteren habe sie den Arzt wechseln müssen, da die Symptome durch dessen Bemühen nicht verschwunden sind. Bestimmte Ärzte lobt sie sehr, bei denen der Juckreiz »wie durch ein Wunder« mit einer neuen Salbe fast verschwunden sei. Dieser Effekt habe aber nie lange angehalten und nun seien die Beschwerden so stark wie nie zuvor. Außerdem träten nun auch zunehmend Schmerzen und Brennen auf und sie habe eine Verhärtung an der Vulva bemerkt.

Frage 1: Welche Differenzialdiagnosen fallen Ihnen ein?

Frage 2: Welche Fragen möchten Sie noch stellen?

Frage 3: Worauf achten Sie bei der Untersuchung?

→

5 Seitenlokalisierter Unterbauchschmerz Schritt II

Antwort 1: Da die Patientin zur Verhütung eine wenig zuverlässige Methode gewählt hat, kann eine Schwangerschaft nicht ausgeschlossen werden. Zudem kann die Patientin keine genauen Angaben zur letzten Regelblutung machen. Dennoch spricht der langsam zunehmende Unterbauchschmerz gegen eine Eileiterschwangerschaft. Ein Schwangerschaftstest sollte aber in jedem Fall durchgeführt werden.

Antwort 2: Da der Schmerz eine klare Seitenlokalisation aufweist, könnte es sich um eine Adnexitis, einen Tuboovarialabszess oder einen Ovarialtumor handeln. Als Differenzialdiagnose sollten Sie immer auch an eine Appendizitis denken.

Antwort 3:
- Schwangerschaftstest
- Spekulumuntersuchung: Beurteilung des Fluors, Entnahme von mikrobiologischen Abstrichen
- Vaginale Tastuntersuchung: Portioschiebeschmerz, Druckdolenz im Adnexbereich?
- Transvaginalsonographie: Raumforderung im Adnexbereich, freie abdominelle Flüssigkeit?
- Blutentnahme: BB, CRP, Elektrolyte, Gerinnung; bei auffälligem Ovarialtumor in der Sonographie: Ca 125, Ca 19-9, CEA

Der Schwangerschaftstest ist negativ. Bei der Spekulumuntersuchung ergeben sich keine Auffälligkeiten. Die vaginale Untersuchung zeigt keinen Portioschiebeschmerz, aber ein druckdolentes rechtes Adnex. Die Sonographie ergibt den Nachweis einer 59 mm großen glattwandigen Ovarialzyste mit homogenem Binnenecho und ohne Malignitätskriterien. Das Labor ist unauffällig.

Frage 4: Sie denken an ein Endometriom (Endometriosezyste) des rechten Ovars. Was möchten Sie die Patientin noch fragen?

Frage 5: Was schlagen Sie der Patientin vor?

6 Vulvärer Pruritus Schritt II

Antwort 1: Infektion (Candidose, Dermatose), lokale Reizung, Allergie gegen Lokaltherapeutika, atrophische Hypertrophie (Lichen sclerosus, Leukoplakie), maligne Transformation (vulväre intraepitheliale Neoplasie (VIN), M. Paget, Melanom, Vulvakarzinom)

Antwort 2:
- Kommt es zu Verschorfungen und Blutungen?
- Haben sich Teile des verhärteten Bezirks abgelöst?
- Wurde schon einmal eine Probe der betroffenen Haut genommen?
- Haben Sie früher im Bereich der Vulva eine Bestrahlung erhalten?

Antwort 3:
- Hautveränderungen: Verfärbungen (z. B. Rötung, dunkle Effloreszenz, weiße Flecken), »peau d'orange«, Überwärmung, Schuppung, Erhabenheit, Ulkusbildung
- Ausdehnung des Befundes: multifokal vulvär (Klitoris, Meatus urethrae), perineal (anal), intravaginal
- Größe und Konsistenz
- Infiltratives Verhalten in benachbarte Strukturen
- Lymphknotenstationen (Leiste)
- Ödeme der unteren Extremitäten

Bei der Untersuchung sehen Sie, entgegen der relativ harmlosen Beschreibung der Patientin, bereits einen ausgedehnten Befund. An der rechten kleinen Labie, auf die große Labie übergehend, befindet sich eine kraterförmige Läsion mit Randwall. Die Stelle ist krustig belegt und fängt bei Berührung sofort an zu bluten. Das umgebende Gewebe ist induriert und schuppig. Der Tumor scheint auch in die Vagina zu infiltrieren. In der rechten Leiste sind mehrere deutlich vergrößerte, bewegliche Lymphknoten zu tasten. Die linke Seite der Vulva zeigt genau gegenüber einen deutlich weniger ausgeprägten, dennoch ähnlichen Befund. Sie vermuten eine Abklatschmetastase eines Vulvakarzinoms.

Frage 4: Sie vermuten mit hoher Sicherheit ein Vulvakarzinom FIGO III N1. Wie ist Ihr weiteres diagnostisches Vorgehen?

Frage 5: Welcher Tumormarker ist beim Vulvakarzinom sensitiv?

5 Seitenlokalisierter Unterbauchschmerz Schritt III

Antwort 4: Für die weitere Planung sollten Sie noch nach Stuhlunregelmäßigkeiten und Dysurie fragen. Wenn sich Auffälligkeiten ergeben, müssten Sie eine Koloskopie oder/und eine Zystoskopie durchführen.

Antwort 5: Die Ovarialzyste hat eine Größe erreicht, bei der eine operative Abklärung auch ohne Schmerzsymptomatik erfolgen sollte. Hinzu kommt aber der Schmerz, der die Patientin zu Ihnen geführt hat. Aus dieser doppelten Indikation heraus schlagen Sie eine operative Laparoskopie zur Ausschälung des Ovarialbefundes vor.

Da die Patientin keine Auffälligkeiten bei Defäkation und Miktion angibt, erübrigt sich eine weitergehende diesbezügliche Diagnostik.

Bevor Sie die Sonographie durchgeführt haben wurde bereits der Tumormarker Ca 125 bestimmt. Der Wert ist deutlich erhöht. Sie sind nun nicht mehr so sicher, ob der Tumor wirklich gutartig ist. Zur Erinnerung: der Tumor war glattwandig, einkammerig, von homogenem Binnencho, freie abdominelle Flüssigkeit war nicht nachweisbar (Abb. F5.1).

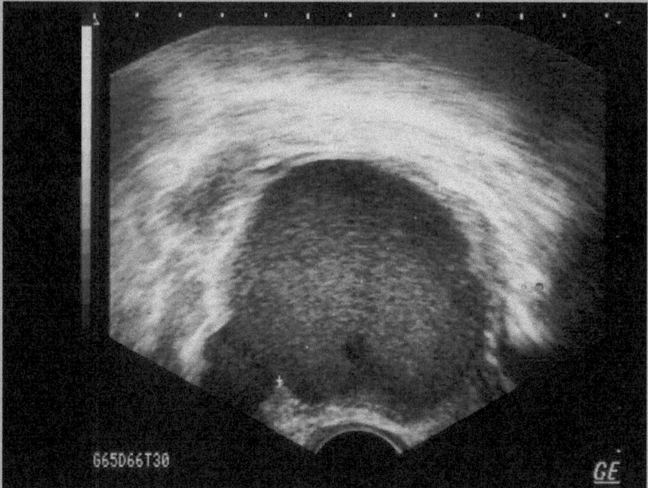

Abb. F5.1. Vaginalsonographische Darstellung eines ovariellen Endometrioms (Ø 59 mm). Das Binnenecho ist homogen und die Endometriosezyste glatt begrenzt

Frage 6: Wie wird Ihr Vorgehen durch die scheinbar unklare Situation beeinflusst?

Frage 7: Erwarten Sie intraoperativ weitere Endometriosebefunde?

6 Vulvärer Pruritus Schritt III

Antwort 4: Zur Sicherung der Diagnose entnehmen Sie tiefe Stanzbiopsien aus den Läsionen. Im Zweifelsfall sollte die Biopsie mit dem Skalpell durchgeführt werden. Die weitere Umfelddiagnostik zum Ausschluss von Filiae beinhaltet:

- Zystoskopie
- Rektoskopie
- Lebersonographie
- Rö-Thorax
- Nierensonographie, ggf. i.v.-Pyelogramm (Harnstau?)
- Becken-CT (Lymphknotenvergrößerung?)

Antwort 5: Vorausgesetzt es handelt sich um ein Plattenepithelkarzinom, sollte der Tumormarker SCC (Squamous Cell Cancer Antigen) bestimmt werden.

Die Stanzbiopsie bestätigt Ihren Verdacht an der rechten und linken Seite der Vulva. Auch eine aus einem suspekten Areal der Vagina entnommene Probe war positiv. Um das Karzinom findet sich noch ein Lichen sclerosus, dessen Ausdehnung gegenwärtig unklar ist. Die weitere Umfelddiagnostik ist überraschenderweise unauffällig. Damit ergibt sich ein mittelgradig differenziertes Plattenepithelkarzinom der Vulva FIGO III, pT_3 cN1 M0 G2

Frage 6: Was schlagen Sie als nächsten Schritt vor?

Frage 7: Wie muss die Nachsorge geplant werden?

5 Seitenlokalisierter Unterbauchschmerz Schritt IV

Antwort 6: Sie sollten sich nicht durch den erhöhten Tumormarker verunsichern lassen. In der Literatur gibt es viele Belege für einen erhöhten Wert des zölomepithelassoziierten Antigens Ca 125 bei Endometriose.

Antwort 7: Die Endometriose ist eine Erkrankung mit der Tendenz zur Ausbreitung. Daher ist mit weiteren Endometrioseherden zu rechnen. Die recht milde Symptomatik lässt aber einen wenig ausgedehnten Befund erwarten. Alle Endometrioseherde sollten exzidiert werden, denn Residuen sind Ausgangspunkte für ein Rezidiv.

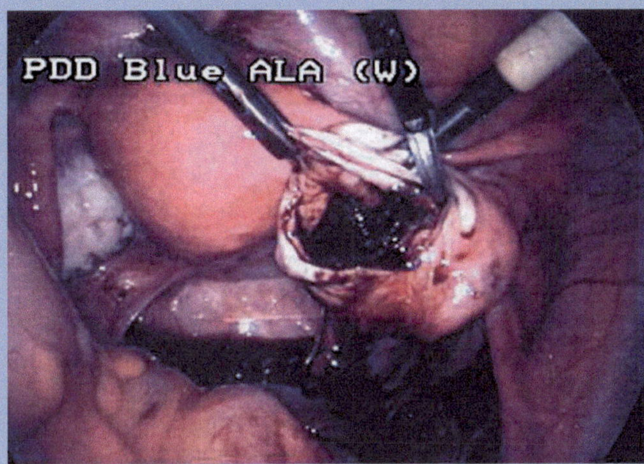

Abb. F5.2. Eröffnetes Endometriom des rechten Ovars. Die linke Zange fasst den Zystenbalg zur Entfernung desselben

Bei einer operativen Laparoskopie wurde der Befund exstirpiert (Abb. F5.2). Histologisch wurde die Diagnose eines Ovarialendometrioms bestätigt. Intraabdominell gab es keine weiteren Endometrioseherde. Die Endometriose gilt daher mit Ausschälung der Zyste als saniert. Der prämenopausalen Patientin kann zur Rezidivprophylaxe die Gabe einer Gestagenpille im Langzyklus angeboten werden. Wegen der Milde der Befunde ist aber auch ein abwartendes Vorgehen ein durchaus gangbarer Weg. Die Patientin hat die Klinik am Tag nach der Operation verlassen und ist auch nach einem Jahr ohne Pille rezidivfrei.

6 Vulvärer Pruritus Schritt IV

Antwort 6: Bei der Patientin muss eine komplette radikale Vulvektomie mit Entfernung der inguinalen Lymphknoten durchgeführt werden.

Antwort 7: In den ersten 3 Jahren soll sich die Patientin in 3-monatigen Abständen beim Frauenarzt vorstellen. Dort wird eine gynäkologische Untersuchung durchgeführt, um Rezidive früh zu erkennen. Danach erfolgen halbjährliche Kontrollen für weitere 2 Jahre. In jährlichen Abständen wird eine Nierensonographie durchgeführt. Wichtig ist der Ausschluss von Beinödemen, damit eine Therapie rechtzeitig eingeleitet werden kann (Lymphdrainage, Kompressionsstrumpfhose).

Die Patientin war zunächst über die Diagnose sehr bestürzt und stand einer operativen Therapie ablehnend gegenüber. Wegen der Aussicht auf eine Verbesserung der Lebensqualität hat sie schließlich doch zugestimmt. Die Rekonvaleszenz war schwierig, da die 80-jährige Patientin schlecht zu mobilisieren war. Nach intensiver krankengymnastischer Anleitung hat sie es jedoch geschafft und konnte schließlich entlassen werden. Sie ist nun im zweiten Jahr der Nachsorge und rezidivfrei. Wegen der Entwicklung von Lymphödemen der unteren Extremität benötigt die Patientin Lymphdrainage und trägt eine Kompressionsstrumpfhose.

7 Aszites Schritt I

Wegen einer plötzlichen Bauchumfangsvermehrung sucht Sie eine 54-jährige Frau auf. Der Stuhlgang sei schon länger nicht mehr so problemlos wie früher, aber das sei ja in ihrem Alter nichts Ungewöhnliches. Bisher hätten Backpflaumen und Milchzucker immer geholfen. In der letzten Zeit sei die Verstopfung aber doch etwas quälend. Die Patientin befindet sich ansonsten in einem guten Allgemeinzustand und weist keine relevanten Nebenerkrankungen auf. Sie vermuten wegen der schnellen Bauchumfangsvermehrung, dass die Patientin Aszites hat (Abb. F7.1).

Frage 1: Welche Differenzialdiagnosen als Ursachen des Aszites kennen Sie?

Frage 2: Wie lautet Ihre Verdachtsdiagnose bei den geschilderten Symptomen?

Frage 3: Welche weitere Diagnostik führen Sie durch?

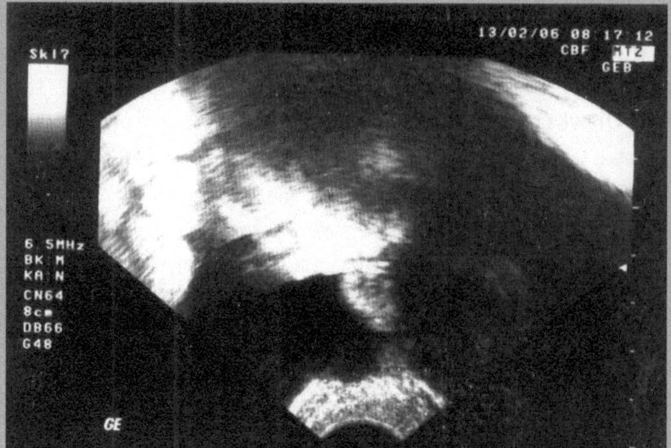

Abb. F7.1. Vaginalsonographie bei Aszites. Der echoleere Bezirk ist der Aszites, darin flottiert der Darm (echoreiche Strukturen)

8 Unerfüllter Kinderwunsch Schritt I

In Ihrer Kinderwunschsprechstunde stellt sich ein Paar vor. Die Frau ist 32 Jahre, der Mann 33 Jahre alt. Die beiden versuchen seit 1 ½ Jahren auf »normalem« Weg ein Kind zu bekommen, sind jedoch in ihren Bemühungen erfolglos. Besonders die Frau ist verzweifelt, da sie sich dringend ein Kind wünscht.

Frage 1: Welche Fragen haben Sie an das Paar?

Frage 2: Welche Fragen haben Sie speziell an die Frau?

Frage 3: Welche Fragen haben Sie speziell an den Mann?

7 Aszites Schritt II

Antwort 1: Aszites ist Ausdruck einer Grunderkrankung:
- Leberfunktionsstörungen (z. B. äthyltoxisch)
- Zirrhotische Prozesse mit portaler Hypertension
- Herzinsuffizienz
- Malignomerkrankung mit Peritonealkarzinose
- Peritonitis
- Ovarielles Überstimulationssydrom

Antwort 2: Die geschilderte Symptomatik könnte auf das Vorliegen eines peritoneal metastasierenden Prozesses hindeuten. Eine Peritonealkarzinose kann zu Aszites führen und eine ileusartige Symptomatik mit Obstipation erzeugen. Die Obstipation könnte aber auch auf einen stenosierenden Prozess am Darm hindeuten. In der Gesamtschau der Symptome könnte es sich um ein Ovarialkarzinom handeln.

Antwort 3: Diagnostische Schritte
- Palpation des Abdomens, Auskultation und Perkussion der Lunge
- Sonographie des Abdomens und der Pleura
- Spekulumeinstellung, vaginale und rektale Tastuntersuchung
- Rö-Thorax, CT Abdomen
- Labor: BB, Elektrolyte, Gerinnung, Leberwerte, Albumin, Creatinin, Tumormarker Ca 125, Ca 19-9, CEA
- Zystoskopie, Rektoskopie/Koloskopie

Das Ca 125 ist auf 998 U/l erhöht. Es findet sich reichlich Aszites. Im CT-Abdomen können einige vergrößerte Lymphknoten paraaortal dargestellt werden und das Peritoneum ist in einigen Anteilen unregelmäßig verdickt, was auf eine Peritonealkarzinose hinweist. Im rechten Adnexbereich findet sich ein ca. 8 cm großer, inhomogener, zystisch-solider Tumor. Die rechte Niere ist zweitgradig gestaut. Bei der Patientin wurde eine Koloskopie durchgeführt. Hierbei zeigte sich ein stenosierender Prozess 20 cm ab ano. Auf der Basis von Anamnese und Diagnostik wird der Verdacht auf ein Ovarialkarzinom FIGO IIIc gestellt.

Frage 4: Wie gehen Sie nun vor?

Frage 5: Welche Punkte müssen Sie bei der Operationsaufklärung ansprechen?

→

8 Unerfüllter Kinderwunsch Schritt II

Antwort 1:
- Haben Sie in einer anderen Beziehung schon ein Kind gezeugt?
- Ist eine vaginale Penetration möglich?
- Wie oft pro Woche haben Sie Geschlechtsverkehr?
- Sind bereits Voruntersuchungen zur Klärung der Problematik erfolgt?

Antwort 2:
- Ist Ihr Zyklus regelmäßig?
- Waren Sie schon einmal schwanger?
- Haben Sie Schmerzen bei der Regel (Dysmenorrhoe) oder beim Verkehr (Dyspareunie)?
- Hatten Sie schon einmal eine Eierstockentzündung (Adnexitis) oder Eileiterschwangerschaft?
- Sind Sie schon einmal im Beckenbereich operiert worden?

Antwort 3:
- Besteht eine erektile Dysfunktion? Haben Sie eine Ejakulation?
- Rauchen Sie?
- Lag bei Ihnen als Kind ein Hodenhochstand vor?
- Gab es Operationen im Genital- oder Beckenbereich?
- Können Sie sich an Infektionen im Genitalbereich erinnern?
- Wie häufig rasieren Sie sich?

Beide Partner haben bisher keine Schwangerschaft erzeugt. Geschlechtsverkehr findet 2-mal pro Woche problemlos statt. Beim Mann ist die sexuelle Appetenz allerdings reduziert. Infektionen oder ein Hodenhochstand sind nicht erinnerlich. Bei der körperlichen Untersuchung fällt Ihnen auf, dass die Hoden des Mannes sehr klein sind. Außerdem sind seine Beine sehr lang. Eine Rasur ist nur alle 3 Tage nötig, da der Bartwuchs nicht sehr ausgeprägt ist. Es findet sich ein leichter Ansatz zur Gynäkomastie. Die gynäkologische Untersuchung der Frau ergibt keine Auffälligkeiten.

Frage 4: Welche Verdachtsdiagnose scheint Ihnen als Ursache für die primäre Sterilität nahe liegend?

Frage 5: Welche weitere Diagnostik ist erforderlich?

→

7 Aszites Schritt III

Antwort 4: Beim Ovarialkarzinom ist es von größter Wichtigkeit für die Prognose der Patientin, dass der Tumor möglichst komplett entfernt wird. Sie planen daher die Durchführung einer Laparotomie mit dem Ziel einer R0-Resektion.

Antwort 5:

- Entfernung von Uterus, Adnexen und großem Netz
- Lymphknotenentfernung – Lymphödembildung, Lymphzystenbildung
- Darmresektion – Anlage eines Anus praeter
- Entfernung der Appendix bei einem muzinösen Ovarialkarzinom
- Harnleiterresektion – Rekonstruktion durch Ureter-/Blasenplastik
- Blasenresektion – Anlage einer Neoblase bzw. Nephrostoma
- Thrombose/Embolie
- Infektion
- Transfusion
- Optimaler Therapieerfolg nur durch Kombination von radikaler Tumorentfernung (R0-Resektion) mit adjuvanter Chemotherapie (Platin/Taxan)

Bei der Explorativlaparotomie hat sich eine Peritonealkarzinose bestätigt, über 3 l Aszites hatten sich im Bauchraum angesammelt. Die Schnellschnittuntersuchung des rechtsseitigen Ovarialtumors ergab ein Ovarialkarzinom mit muzinösem Aspekt, weshalb die Appendix entfernt wurde. Im Bereich des Kolon descendens mussten 10 cm stenosierter Darm über Stapler abgesetzt und eine End-zu-End Anastomose angelegt werden. Die endgültige Histologie ergab ein mittelgradig differenziertes muzinöses Ovarialkarzinom. Von den 40 entfernten Lymphknoten waren 8 paraaortale von Tumorzellen befallen. Der Tumor wurde R0 reseziert.

Frage 6: Wie lautet die Tumorformel?

Frage 7: Welches weitere Vorgehen schlagen Sie vor?

8 Unerfüllter Kinderwunsch Schritt III

Antwort 4: Die bei dem Mann geschilderten Auffälligkeiten lassen an ein Klinefelter-Syndrom denken.

Antwort 5: Durchführen eines Spermiogramms, Hormonanalytik (LH, FSH, Testosteron) und Chromosomenanalyse beim Mann.

Im Spermiogramm sind keine Spermien nachweisbar (Azoospermie). Das Hormonprofil ergibt einen hypergonadotropen Hypogonadismus mit Testosteronmangel. Für die Diagnose ist jedoch das Ergebnis der Chromosomenanalyse entscheidend. Hierbei zeigt sich ein überzähliges X-Chromosom: 47,XXY. Dieser Chromosomensatz ist beweisend für das Vorliegen eines Klinefelter-Syndroms.

Frage 6: Welche Möglichkeiten gibt es, um den Kinderwunsch evtl. doch noch umsetzen zu können?

Frage 7 : Welche Therapie hinsichtlich der Symptome können Sie dem Mann vorschlagen?

7 Aszites Schritt IV

Antwort 6: Muzinöses Ovarialkarzinom FIGO IIIc pT3c pN1 (8/40) M0 G2 R0

Antwort 7: Nach stadiengerechter Operation ohne verbleibenden Tumorrest wird die Durchführung einer Chemotherapie empfohlen. Die wirksamste Kombination ist in der Adjuvanz die Gabe von Carboplatin und Taxol über 6 Zyklen in 3-wöchigem Rhythmus.

Die Patientin hat sich gut von der Operation erholt. Die Darmresektion hatte keine negativen Effekte. Nach der Chemotherapie klagt die Patientin über neurologische Symptome in Händen und Füßen (Stechen, Kribbeln, Taubheit) und Hauterscheinungen (gelb-braune Verfärbungen insbesondere der Füße). Diese Symptome sind typische Folgeerscheinungen der taxanhaltigen Chemotherapie. Sie können reversibel sein. Bei der Patientin ist in nunmehr zwei Jahren engmaschiger Nachsorge in 3-monatigen Abständen kein Rezidiv aufgetreten. Die Patientin hat allerdings ein taubes Gefühl an Handflächen und Fußsohlen zurückbehalten.

8 Unerfüllter Kinderwunsch Schritt IV

Antwort 6:

- Homologe Option: Nur bei nur bei 3% der Klinefelter-Männer können Spermien gefunden werden. In unserem Fall sind im Spermiogramm keine Spermien nachweisbar. Die Entnahme von Hodenbiopsien zur Gewinnung von Spermien kann erwogen werden. Aus den Hodenproben gelingt in seltenen Fällen die Isolation von ICSI-fähigen Spermien (intracytoplasmatische Spermieninjektion).
- Heterologe Option: Bei dieser Form werden Spermien eines fremden, in der Regel anonymen, Spenders verwendet. Die Rechtslage ist allerdings kompliziert. Es bedarf einer intensiven Aufklärung der potentiellen Eltern. Das Paar kann sich erst für diese Methode entscheiden, wenn zuvor die Fertilität der Frau geprüft wurde. Die Befruchtung kann dann mittels Insemination, in-vitro Fertilisation oder ICSI erfolgen.
- Adoption

Antwort 7: Die Symptome des Mannes (z.B. Libidoverlust) sollten nur behandelt werden, wenn dieser einen Leidensdruck angibt. Allerdings können unbemerkte Veränderungen vorliegen. Der Testosteronmangel kann zu einer Osteoporose und zu einer relevanten Anämie führen. Insbesondere Knochenbrüche und Knochenschmerzen können durch eine Testosteronsubstitution verzögert oder verhindert werden. Testosteron kann transdermal (Pflaster, Gel), enteral (Tablette) und parenteral (intramuskuläres Depot, Implantat) substituiert werden.

Das Paar hat sich entschlossen, eine Hodenprobe entnehmen zu lassen. In der Probe fanden sich keine Spermien. Nun denken die beiden über eine Adoption nach. Der Mann hat sich nach Beratung über die Möglichkeiten der Testosteronsubstitution für eine 3-monatliche intramuskuläre Testosteroninjektion entschieden.

In Deutschland leben ca. 80.000 Jungen und Männer mit Klinefelter-Syndrom. Etwa 90% von diesen sind bisher noch nicht erkannt.

9 Zyklusstörungen Schritt I

Eine 42-jährige Frau wird mit dem Rettungswagen in Ihre Notfallambulanz gebracht. Der Notarzt berichtet, die Frau sei im nahe gelegenen Einkaufszentrum kollabiert. Man habe die Patientin stabilisieren können und festgestellt, dass sie eine starke genitale Blutung habe. Sie ist wach und ansprechbar. Die Patientin hat drei Kinder spontan vaginal geboren.

Frage 1: Welche Fragen haben Sie an die Patientin?

Frage 2: Welche Untersuchungen scheinen Ihnen geboten?

10 Vaginale Blutung in Geminischwangerschaft Schritt I

Sie leiten eine Sprechstunde für Risikoschwangerschaften an einem Perinatalzentrum. Dort betreuen Sie eine Patientin mit einer monochorialen monoamnialen Geminigravidität, die derzeit in der 20. Schwangerschaftswoche ist. Sie ruft in großer Aufregung bei Ihnen an und berichtet, dass sie soeben eine hellrote vaginale Blutung hatte. Sie veranlassen den sofortigen Transport in Ihre Klinik, da Sie wissen, dass ein Fet eine Insertio velamentosa hat.

Frage 1: Was ist eine Insertio velamentosa und warum ist das im Zusammenhang mit der Blutung wichtig?

Frage 2: Welche Ursachen können Sie sich für die Blutung denken?

Frage 3: Ist es wichtig, dass es sich um eine monochoriale monoamniale Geminischwangerschaft handelt?

9 Zyklusstörungen Schritt II

Antwort 1:
- Sind Zyklus und Menstruation auffällig?
- Gab es schon einmal ein solches Ereignis?
- Waren Sie in der letzten Zeit müde?
- Sind Ihnen Veränderungen im Genitalbereich aufgefallen?
- Nehmen Sie Medikamente ein, die die Gerinnung beeinflussen?

Antwort 2:
- Gynäkologische Untersuchung
- Sonographie zum Ausschluss intraabdomineller Blutungen
- Labor: BB, Gerinnung, Elektrolyte
- Kreislaufparameter: Blutdruck, EKG, BGA, O_2-Sättigung

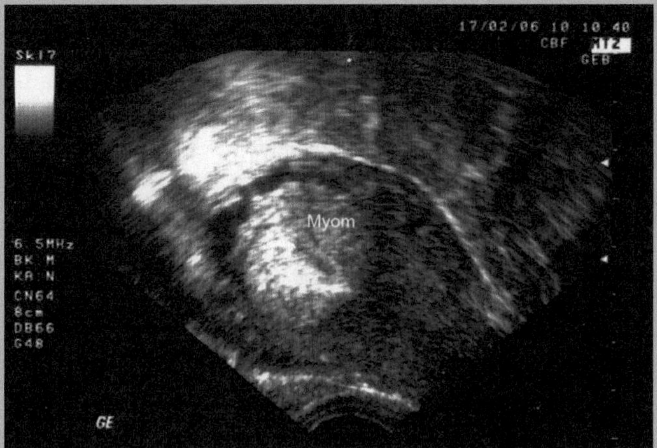

Abb. F9.1. Transvaginalsonographie: Uterus mit submucösem, nach intracavitär reichendem Myom

Bei den Untersuchungen fällt insbesondere auf, dass die Patientin einen Hb-Wert von 7,2 g/l und hypotone Blutdruckwerte hat. Sie hat sich trotz des niedrigen Hb-Wertes inzwischen wieder gut erholt, was darauf hindeutet, dass sie an diese Werte bereits adaptiert ist. Bei der gynäkologischen Untersuchung finden Sie keinen Tumor, dafür aber eine deutlich überregelstarke Blutung ex utero. Die Portio erscheint nach Austupfen der Scheide unauffällig. Transvaginalsonographisch kommt ein submucöses, nach intracavitär reichendes Myom zur Darstellung (Abb. F9.1). Die Patientin berichtet über schon seit längerem bestehenden verstärkte und verlängerte Menstruationsblutungen.

Frage 3: Können Sie anhand Ihrer Untersuchungen eine Malignomblutung sicher ausschließen?

Frage 4: Ist das Auftreten einer derartigen Symptomatik bei Uterus myomatosus überhaupt möglich?

Frage 5: Wie ist Ihr weiteres Vorgehen?

10 Vaginale Blutung in Geminischwangerschaft Schritt II

Antwort 1: Der Begriff bezeichnet den Ansatz der Nabelschnur an der Eihaut und nicht direkt an der Plazenta. Die Nabelschnurgefäße verlaufen dann über die Eihaut zur Plazenta und sind sehr vulnerabel. Durch Scherbewegungen, z. B. beim vorzeitigen Blasensprung, kann es leicht zum Einreißen der Gefäße kommen. Es besteht dann die Gefahr, dass der Fet verblutet.

Antwort 2: Blutung durch Verletzung von Nabelschnurgefäßen bei Insertio velamentosa, Blutung aus zervikalen Gefäßen, vorzeitige Plazentalösung

Antwort 3: Da sich die Feten einer monochorialen monoamnialen Zwillingsschwangerschaft Blutgefäße teilen, kann das Verbluten eines Feten das gleiche Schicksal beim anderen hervorrufen (Twin-to-Twin-Transfusion). Die vorzeitige Lösung der Plazenta betrifft immer automatisch beide Feten. Nur eine von 10.000 Schwangerschaften ist eine monochoriale monoamniale Schwangerschaft. Ein Drittel dieser Schwangerschaften weist eine Insertio velamentosa auf.

Beim Eintreffen in Ihrer Klinik hat die Patientin nur noch eine mäßige Blutung. Bei beiden Feten ist die Herzaktion sonographisch positiv. Bei der Sonographie sehen Sie jedoch ein retroplazentares Hämatom, die Fruchtwassermenge ist normal. Wehentätigkeit wird mittels Tokogramm ausgeschlossen. Die Diagnose lautet: Abortus imminens bei vorzeitiger partieller Plazentalösung.

Frage 4: Wie ist Ihr weiteres Management?

Frage 5: Können Sie für das Outcome der Feten etwas unternehmen?

9 Zyklusstörungen Schritt III

Antwort 3: Der Ausschluss einer uterinen Blutung auf dem Boden einer malignen Erkrankung kann nur histologisch erfolgen. Die sonographische Untersuchung ist nicht ausreichend sicher.

Antwort 4: Eine Hypermenorrhoe bzw. Meno-/Metrorrhagien können beim Uterus myomatosus auftreten. Die Integrität der kontraktilen uterinen Elemente kann empfindlich gestört sein. Bei Einsetzen der Menstruation können die eröffneten Gefäße so nicht mehr in allen Bereichen suffizient verschlossen werden. Die Frau kann über einen längeren Zeitraum relevante Mengen Blut verlieren, was den Hb-Abfall bei guter Adaptation erklärt. Beim zusätzlichen Auftreten von Störungen des Gerinnungssystems kann sich die Blutung deutlich verstärken.

Antwort 5: Zur histologischen Abklärung und zur Blutstillung wird eine fraktionierte Abrasio durchgeführt. In gleicher Sitzung führen Sie eine diagnostische Hysteroskopie und eine Narkoseuntersuchung durch.

Die Abrasio ergibt den histologischen Nachweis von Myomanteilen. Malignität ist am vorgelegten Material nicht nachweisbar. Hysteroskopisch konnten keine suspekten Areale dargestellt werden, sie konnten jedoch den Fundus nicht einsehen, da das Myom nicht passierbar war. Der Uterus tastet sich vergrößert und nach ventral können Sie das Myom abgrenzen. Wenn man an der Portio zieht, deszendiert der Uterus problemlos bis ins untere Vaginaldrittel.

Frage 6: Welche Therapie sollte die Patientin akut erhalten?

Frage 7: Welche weiteren Behandlungsoptionen schlagen Sie der Patientin vor?

→

10 Vaginale Blutung in Geminischwangerschaft Schritt III

Antwort 4:

- Stationäre Aufnahme
- Dauer-CTG
- Tokolyse
- Strenge Bettruhe
- Blutentnahme für Kreuzblut, Bereitstellung von Blutkonserven

Antwort 5: In der genannten Schwangerschaftswoche ist ein aktives Vorgehen (z. B. Lungenreifeinduktion, Sectio aus kindlicher Indikation) nicht möglich. Die Maßnahmen sind daher indirekt und nur auf die Erhaltung und Verlängerung der Schwangerschaft gerichtet.

Trotz maximaler Tokolyse und einer Patientin mit hoher Compliance treten rezidivierende Blutungen auf. Das Hämatom vergrößert sich sukzessive. Nach einer Woche tritt eine massive unstillbare Blutung auf. Sie können nur noch den Tod der beiden Feten feststellen.

Frage 6: Warum ist Ihre Patientin durch die Blutung gefährdet?

Frage 7: Welche Maßnahmen sind jetzt geboten?

→

9 Zyklusstörungen Schritt IV

Antwort 6: Die Patientin sollte Kontraktionsmittel (Methylergometrin) erhalten, damit die Blutung möglichst rasch sistiert. Bei deutlich erniedrigtem Hb-Wert Gabe von zumindest 2 Erythrozytenkonzentraten und Eisensubstitution.

Antwort 7: Ein expektatives Vorgehen erscheint nach Sistieren der Blutung aufgrund der Vorgeschichte nicht sinnvoll. Folgende Therapieoptionen schlagen Sie der Patientin vor:
- Hysteroskopische Myomabtragung
- Vaginale Hysterektomie sine Adnexe

Ursache für die starken Blutungen war das Myom. Daher ist die Entfernung des Myoms entweder gezielt oder durch Hysterektomie die adäquate Therapie. Die Patientin hat ihre Familienplanung abgeschlossen und wünscht eine definitive Lösung für ihr Problem. Sie ist die massiven blutungsbedingten Einschränkungen ihres Alltagslebens und die andauernde Müdigkeit leid. Daher entscheidet sie sich für die vaginale Hysterektomie, die dann auch problemlos durchgeführt wird. Die Lebensqualität der Patientin hat sich durch den Eingriff deutlich verbessert.

10 Vaginale Blutung in Geminischwangerschaft Schritt IV

Antwort 6: Bei der vorzeitigen Plazentalösung kommt es auch zu einer Blutung aus mütterlichen Gefäßen. Dabei können rasch große Mengen Blut verloren gehen, die Patientin kann verbluten.

Antwort 7: Durch die massive Blutung ist eine vitale Gefährdung ihrer Patientin entstanden. Sie müssen eine Sectio aus mütterlicher Indikation durchführen.

An der Plazenta sind sowohl die Insertio velamentosa, als auch das retroplazentare Hämatom deutlich zu erkennen (Abb. F10.1). Die Indikation zur Sectio wird durch den Befund bestätigt. Die schnelle Durchführung der Sectio hat bei Ihrer Patientin zu einem akzeptablen Blutverlust geführt. Sie hat einen postoperativen Hb von 9,5 g/l. Sie erhält eine Eisensubstitution und Kontraktionsmittel.

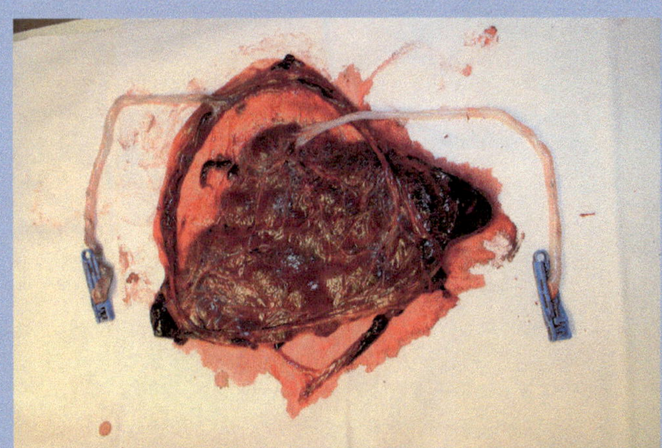

Abb. F10.1. Plazenta einer monochorialen monoamnioten Zwillingsschwangerschaft. Es ist zu erkennen, dass sich die beiden Feten eine Fruchtblase und eine Plazenta geteilt haben. An der rechten Seite der Plazenta ist ein großes Hämatom als Zeichen der vorzeitigen Plazentalösung zu sehen, die Gefäße der linken Nabelschnur verlaufen über die Eihaut (Insertio velamentosa)

11 Schmerzhafte vulväre Schwellung Schritt I

Eine 22-jährige Nulligravida kommt gestützt von Ihrem Partner gegen 22:30 Uhr in die Notfallambulanz Ihrer Klinik. Das Laufen fällt ihr sichtlich schwer, sie geht mit leicht gespreizten Beinen. Sitzen möchte die Frau auf gar keinen Fall.

Frage 1: Was möchten Sie von der Frau wissen?

Frage 2: Welche Differenzialdiagnosen fallen Ihnen ein?

Frage 3: Sie untersuchen die Frau auf dem gynäkologischen Stuhl – worauf achten Sie?

→

12 Pathologische Geburt Schritt I

Sie betreuen im Kreißsaal Ihrer Klinik eine Patientin in der 38+5. Schwangerschaftswoche. Sie hat bereits ein Kind am Termin spontan vaginal geboren. Die Patientin war gegen 10:00 Uhr in den Kreißsaal gekommen und berichtete über vaginalen Flüssigkeitsverlust seit 6:00 Uhr morgens. Jetzt spüre sie ein leichtes Ziehen im Unterbauch. Sie untersuchen die Patientin und stellen einen vorzeitigen Blasensprung fest, es geht klares Fruchtwasser ab. Die Portio steht mediosakral, ist auf 1 cm verkürzt und der Muttermund ist 2 cm geöffnet. Der kindliche Kopf ist schwer abschiebbar hinter dem inneren Muttermund zu tasten.

Frage 1: Was ist zu tun?

Frage 2: Das »leichte Ziehen im Unterbauch« ist für eine Entbindung noch zu wenig, die Entzündungsdiagnostik ist negativ. Wie beraten Sie die Patientin?

Frage 3: Rechnen Sie mit einer baldigen Entbindung?

→

11 Schmerzhafte vulväre Schwellung Schritt II

Antwort 1: Sie denken sich schon, dass die Frau Schmerzen hat und wollen wissen, wo und seit wann diese Schmerzen bestehen.

Antwort 2:
- Genitaltrauma
- Genitalinfekt
- Abszess

Antwort 3:
- Schwellung
- Rötung
- Überwärmung
- Wunden/Verletzungen
- Fremdkörper
- Ausfluss
- Dolenz

Die Patientin hat seit drei Tagend zunehmende Schmerzen an der linken kleinen Labie. Erst heute hat sie eine Schwellung bemerkt. Sitzen kann sie seit dem Vortag nicht mehr richtig, heute ist es ganz unmöglich geworden. So hat sie sich über den Tag gerettet und hält die pochenden Schmerzen jetzt nicht mehr aus. Darum kommt sie erst so spät am Tage zu Ihnen. Sie haben schon aufgrund der Anamnese einen gezielten Verdacht.

Die Untersuchung ergibt eine 2 cm große überwärmte Schwellung und Rötung der linken kleinen Labie. Die Kuppe der Schwellung ist durchscheinend. Es handelt sich um einen abszedierenden Prozess, der kurz vor der Ruptur steht. Ihre Diagnose lautet: Bartholinischer Abszess. Weitere Auffälligkeiten finden Sie nicht.

Frage 4: Welches weitere Vorgehen schlagen Sie vor?

Frage 5: Benötigt die Patientin eine systemische Therapie?

12 Pathologische Geburt Schritt II

Antwort 1: Sie machen einen transabdominellen Ultraschall, um sich einen Überblick über Fruchtwassermenge, Plazenta, fetale Herzaktion, Biometrie und Kindslage zu verschaffen. Außerdem legen Sie ein CTG an, um die uterine Aktivität und die fetale Herzfrequenz zu überwachen. Durch die Bestimmung der Entzündungsparameter (BB, CRP, maternale Temperatur) bei Aufnahme haben Sie Ausgangswerte. Bei der Spekulumeinstellung können Sie mikrobiologische Abstriche entnehmen.

Antwort 2: Sie schlagen vor, dass die Patientin sich ein wenig belastet und schicken sie spazieren.

Antwort 3: Prognosen dieser Art werden zwar im Kreißsaal immer gewünscht, können aber nicht abgegeben werden.

Die Patientin ist ausgiebig spazieren gegangen und die Kontraktionen sind langsam stärker und regelmäßig geworden. Allerdings hat dieser Prozess die letzten 8 Stunden in Anspruch genommen. Der Blasensprung ist nun 12 Stunden her. Die CTG Kontrollen waren bisher unauffällig. Der Muttermund ist jetzt auf 3 cm eröffnet.

Frage 4: Welche Maßnahmen ergreifen Sie in dieser Situation?

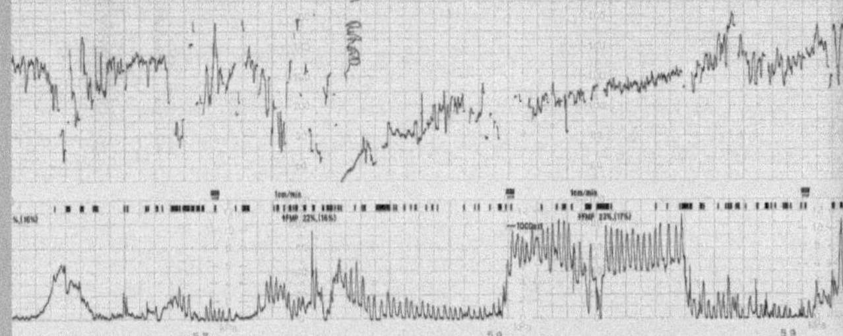

Abb. F12.1. Das CTG zeigt zunächst eine unauffällige Herzfrequenz (Baseline 130 spm). Allerdings sind rezidivierende wehensynchrone Dezelerationen (Dip 1) zu sehen. Dann tritt eine prolongierte Dezeleration mit positiven Zusatzkriterien auf: Akzeleration vor der Dezeleration, gute Oszillation in der Dezeleration, kompensatorische Akzeleration nach der Dezeleration. Die Erholung ist allerdings sehr langsam (14 Minuten) und man erkennt im Tokogramm eine Dauerkontraktion

Frage 5: Die Geburt ist nun gut vorangeschritten, der Muttermund hat sich in einer Stunde um einen weiteren Zentimeter eröffnet und die Portio ist in Führungslinie nur noch wulstig. Bei der nächsten CTG-Kontrolle zeigt sich eine prolongierte Dezeleration (Abb. F12.1). Was ist zu tun?

11 Schmerzhafte vulväre Schwellung Schritt III

Antwort 4: Der Abszess muss chirurgisch durch Inzision mit dem Skalpell eröffnet und die Wundhöhle gereinigt werden. Die Wundhöhle wird dann mit dem Finger palpiert, um weitere Abszessherde zu finden. Anschließend wird die innere Zystenwand mit der Haut der Labia minora vernäht. In die Wunde wird eine Lasche eingelegt, die die Abszesshöhle offen hält. Die Operation wird in Narkose durchgeführt, da sie sehr schmerzhaft ist. Eine Lokalanästhesie wirkt wegen der entzündlichen Veränderung des Gewebes nicht ausreichend.

Antwort 5: Ja, denn die Patientin sollte Schmerzmittel erhalten. Außerdem können Antiphlogistika systemisch eingesetzt werden. Eine antibiotische Therapie ist im geschilderten Fall nicht erforderlich. Entscheidend ist die lokale Therapie durch chirurgische Sanierung und tägliche Spülung.

Die Patientin hat den Eingriff gut überstanden und kann sich am folgenden Morgen schon wieder viel besser bewegen. Es erfolgt noch eine lokale Therapie mit Kühlung und Spülung. Da sie so spät in die Klinik gekommen ist, geht sie erst am Tag nach der Operation nach Hause.

Frage 6: Warum ist der gebräuchliche Begriff »Abszess« im Grunde nicht richtig?

Frage 7: Ist eine rezidivierende Abszedierung wahrscheinlich?

12 Pathologische Geburt Schritt III

Antwort 4: Sie kontrollieren die Entzündungsparameter und beginnen mit einer prophylaktischen i.v.-Antibiose (Ampicillin, Erythromycin; 6- bis 8-stündliche Gaben). Da die Kontraktionen nun regelmäßig und kräftig sind, können Sie den weiteren Verlauf abwarten. Voraussetzung ist, dass die Entzündungsparameter weiter unauffällig sind.

Antwort 5: In dieser Situation muss eine sofortige Bolustokolyse (Fenoterol i.v.) gegeben werden. Auf dem abgebildeten CTG-Streifen ist zu sehen, dass dies nach zwei Minuten erfolgt ist. Die Durchbrechung der Dauerkontraktion führt zu einer langsamen Erholung der fetalen Herzfrequenz.

Seit Blasensprung sind jetzt 16 Stunden vergangen. Das CTG zeigt eine Baseline von 160 bis 170 Schlägen pro Minute (spm) und rezidivierende variable Dezelerationen (Abb. F12.2). Die Temperatur der Mutter ist auf 38,2 °C gestiegen. Der Muttermundsbefund ist: Portio verstrichen, Muttermund fast vollständig eröffnet und der kindliche Kopf fest auf Beckeneingang. Die Patientin hat weiter regelmäßige Wehen.

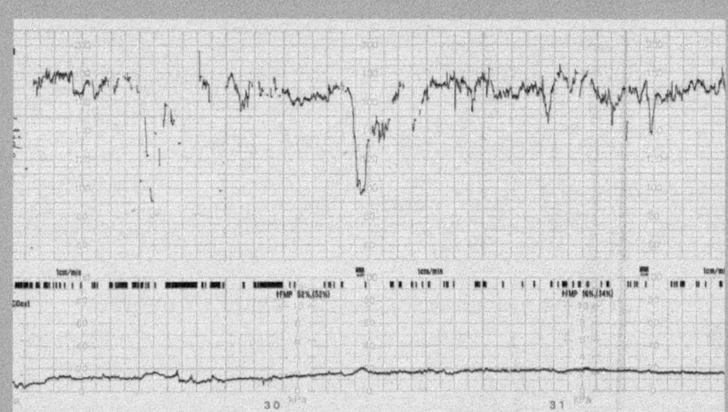

Abb. F12.2. Baseline 160 bis 170 spm, rezidivierende variable Dezelerationen. Wehentätigkeit nicht aufgezeichnet, klinisch-palpatorisch aber regelmäßig

Frage 6: Wie lautet Ihre Diagnose?

Frage 7: Welche Maßnahmen müssen ergriffen werden?

11 Schmerzhafte vulväre Schwellung Schritt IV

Antwort 6: Es handelt sich beim Bartholinischen Abszess um eine Abszedierung in einer vorbestehenden Höhle. In der Bartholinischen Drüse (Glandula vestibularis major), vor allem aber in ihrem Ausführungsgang, können Keime kumulieren. Es entwickelt sich eine Eiterblase, die Schmerzen verursacht. Der korrekte Begriff wäre daher: Bartholinisches Empyem.

Antwort 7: Bei korrekter Ausführung der Operation, die übrigens Marsupialisation heißt, sind Rezidive wenig wahrscheinlich. Trotzdem neigen manche Frauen zu rezidivierenden Abszessen.

Nach einer Woche hat die Patientin keine Beschwerden mehr und kann sich uneingeschränkt bewegen.

12 Pathologische Geburt Schritt IV

Antwort 6: Bei fetaler Tachycardie und mütterlichem Fieber lautet die Diagnose Amnioninfektsyndrom.

Antwort 7: Sie geben eine Tokolyse, damit sich das Kind nicht erschöpft und rufen zur eiligen Sectio. Außerdem informieren Sie den Neonatologen, damit die sofortige postpartale Versorgung unter optimalen Bedingungen erfolgen kann.

Nach Uterotomie entleert sich ein wenig grünes Fruchtwasser. Die Entwicklung des Kindes ist schwierig, da der Kopf fest auf das Becken gepresst ist. Das Kind wird sofort durch die Hebamme oral abgesaugt und an den bereitstehenden Neonatologen übergeben, der die weitere Versorgung übernimmt. Das Kind entwickelt postpartal Fieber und eine Atemanpassungsstörung, erholt sich aber unter antibiotischer Therapie gut. Die Patientin und ihr Kind konnten die Klinik nach etwas mehr als einer Woche verlassen.

13 Großer abdomineller Tumor Schritt I

Eine schnaufende 38-jährige Frau betritt Ihre Sprechstunde. Deutlich ist eine Vorwölbung des Bauches zu erkennen (Abb. F13.1).

Frage 1: Welche Differentialdiagnosen kommen in Betracht?

Frage 2: Durch welche Fragen schränken Sie die Differenzialdiagnose ein?

Frage 3: Wie sichern Sie Ihre Diagnose?

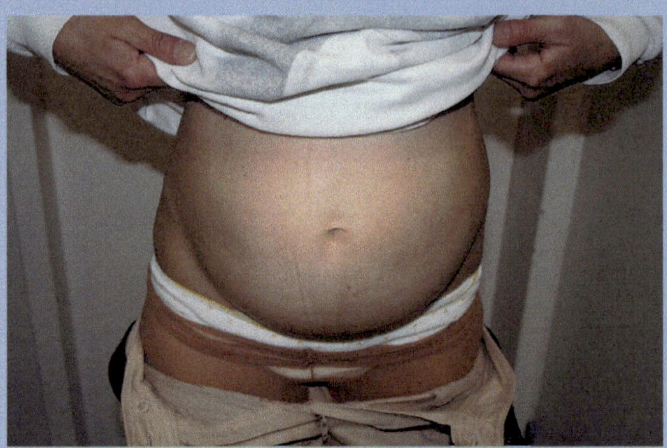

Abb. F13.1. Deutlich vorgewölbter Bauch bei einer stehenden Patientin mit abdominellem Tumor

14 Vaginaler Tumor Schritt I

Eine 80-jährige Frau wird von ihrer Tochter zu Ihnen gebracht. Sie habe etwas Komisches zwischen den Beinen der Mutter festgestellt. Der Ehemann der alten Dame sei vor einem halben Jahr verstorben, seitdem sei sie zunehmend wesensverändert und man könne sich gar nicht mehr richtig mit ihr unterhalten. Daher könne sie auch nicht sagen, wann »das da unten« aufgetreten sei.

Frage 1: Welche Fragen haben Sie noch an die beiden Frauen?

Frage 2: Die Befragung der beiden Frauen ergibt keine weiteren Hinweise. Wie gehen Sie nun weiter vor?

Frage 3: Aus der Scheide der Patientin ragt etwas heraus. Was könnte das sein?

13 Großer abdomineller Tumor Schritt II

Antwort 1:
- Wehentätigkeit in der Schwangerschaft
- Einschränkung der Atemexkursion mit Kurzatmigkeit durch
- Aszites bei Malignom
- großen Ovarialtumor (Abb. F13.2)
- großen Uterus myomatosus
- Sehr adipöse Patientin mit Ateminsuffizienz

Antwort 2:
- Sind Sie schwanger?
- In welchem Zeitraum hat Ihr Bauchumfang zugenommen?
- Haben Sie eine Verhärtung im Bauch bemerkt?
- Sind Erkrankungen bei Ihnen bekannt?

Antwort 3:
- Abdomensonographie
- Tumormarkerbestimmung
- CT-Abdomen

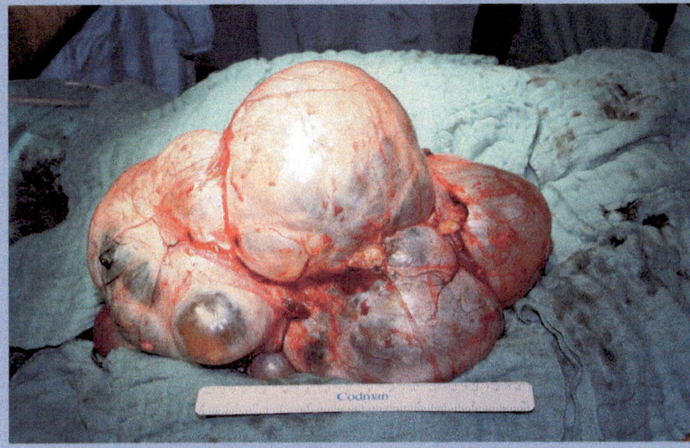

Abb. F13.2. Großer vor die Bachdecke luxierter zystisch-solider Ovarialtumor (Durchmesser: ca. 25 cm). Histologie: Zystadenom des Ovars (Ovarialkystom)

Die Befragung und Untersuchung der Patientin ergibt, dass sei nicht schwanger ist. Sie finden einen großen Tumor mit homogenem Binnenecho, der bis zum Rippenbogen reicht. Die Zugehörigkeit zu Uterus oder Ovar lässt sich nicht eindeutig klären. Der Tumormarker Ca 125 ist im Normbereich. Aszites liegt nicht vor. Die Patientin berichtet, dass der Bauchumfang bisher langsam zugenommen habe, in der letzten Zeit sei er jedoch rapide gewachsen.

Frage 4: Welche Differenzialdiagnosen sehen Sie jetzt?

Frage 5: Sie können bisher keine eindeutige Entscheidung zwischen benignem und malignem Befund treffen. Welche Umfelddiagnostik möchten Sie präoperativ noch durchführen?

→

14 Vaginaler Tumor Schritt II

Antwort 1: Sie versuchen zunächst ein Gespräch mit der Mutter und fragen sie, ob Blutungen aufgetreten sind und ob sie wegen der Veränderung schon mal beim Arzt war. Da die Patientin nicht adäquat antwortet, fragen Sie die Tochter:
- Wer kümmert sich um Ihre Mutter?
- Nimmt Ihre Mutter Medikamente ein?
- Ist Ihre Mutter stuhl- und harnkontinent?

Antwort 2: Sie entkleiden die Patientin und sehen sich den Befund an.

Antwort 3:
- Scheiden- oder Zervixtumor
- Zystozele
- Rektozele
- Prolaps uteri

Es stellt sich heraus, dass die Patientin mehrere Medikamente wegen eines Herzleidens einnimmt und außerdem einen Diabetes hat. Schon seit einem Jahr kommt sie schnell außer Atem und ist körperlich nur wenig belastbar.

Die Untersuchung ergibt einen aus der Scheide ragenden Befund, der eine schuppige Oberfläche hat und nicht blutet. Der Tumor hat in der Mitte einen kleinen Krater. Die Vulva ist unauffällig.

Frage 4: Können Sie noch weitere diagnostische Schritte unternehmen?

Frage 5: Wie lautet Ihre Diagnose?

→

13 Großer abdomineller Tumor Schritt III

Antwort 4: Das zunächst langsame, jetzt aber beschleunigte Tumorwachstum lenkt ihren Verdacht auf einen schnell wachsenden Uterus myomatosus. Ein Uterussarkom ist jedoch ebenfalls in Betracht zu ziehen. Da kein Aszites vorliegt und der Tumormarker im Normbereich ist, gehen Sie nicht von einem Ovarialkarzinom aus.

Antwort 5: Sollte es sich um ein Sarkom handeln, könnte ein Einbruch in Darm und/oder Blase vorliegen. Sie führen noch eine Zysto- und Rektoskopie durch.

Zysto- und Rektoskopie zeigen lediglich Tumorimpressionen, ein Tumoreinbruch liegt nicht vor. Sie planen jetzt die Explorativlaparotomie zur Entfernung des Tumors.

Frage 6: Wie legen Sie die Operation an?

14 Vaginaler Tumor Schritt III

Antwort 4: Nach der Inspektion folgt die Palpation. Der Tumor ist prall-elastisch. Die Untersuchung ist der Patientin sichtlich unangenehm und bereitet ihr Schmerzen. Sie versuchen auch die Scheide zu untersuchen und stellen fest, dass sich der Tumor in die Scheide schieben lässt, diese sogar mit bildet.

Antwort 5: Da der glatte prall-elastische, die Scheide mit bildende Tumor reponibel ist, können Sie von einem Totalprolaps uteri et vaginae ausgehen. Die Oberfläche des Tumors wird durch die evertierte Scheide gebildet und der kleine Krater ist der äußere Muttermund auf der Portio (Abb. F14.1).

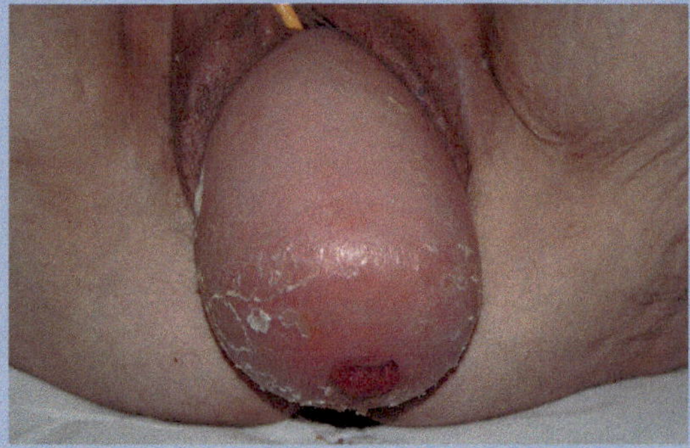

Abb. F14.1. Der Uterus ist komplett vor die Vulva prolabiert. Der äußere Muttermund ist leicht ektropioniert und markiert die Portio. Das Scheidenepithel ist atroph und schuppig

Die Tochter stellt sofort fest, dass sie die Mutter so auf keinen Fall pflegen kann. Sie fragt nach Möglichkeiten, ein Wiederauftreten des Befundes zu vermeiden.

Frage 6: Welche Möglichkeiten können Sie der Tochter anbieten?

Frage 7: Welche Probleme können sich aus einem konservativen Therapiekonzept mit Einlage eines Scheidenpessars ergeben?

13 Großer abdomineller Tumor Schritt IV

Antwort 6: Schon alleine wegen der Größe des Tumors eröffnen Sie das Abdomen mit einem Längsschnitt, der primär bis über den Nabel geführt wird. Nach Entfernung des Tumors soll eine Schnellschnittuntersuchung erfolgen, um ein malignes Geschehen auszuschließen. Ihre präoperative Aufklärung ist so umfassend, dass Sie alle Möglichkeiten der Malignomchirurgie haben.

Bei der Explorativlaparotomie zeigt sich ein großer Uterus, klinisch einem Uterus myomatosus entsprechend (Abb. F13.3). Die Schnellschnittuntersuchung bestätigt die Diagnose. Nach Absetzen des Uterus ist die Operation daher beendet und die Bauchdecken werden verschlossen. Wegen des jungen Alters der Patientin werden die Ovarien in situ belassen. Die Patientin erholt sich rasch von der Operation und kann nach 10 Tagen das Krankenhaus verlassen.

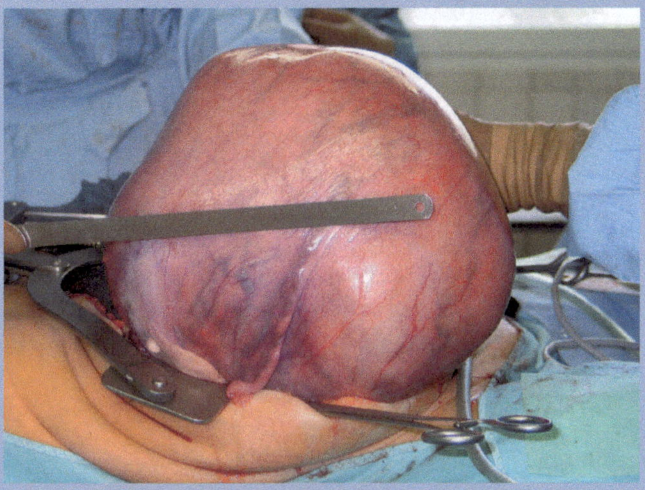

Abb. F13.3. Großer vor die Bauchdecke luxierter Uterus myomatosus (Durchmesser 25 cm). An der rechten Uterusseite erkennt man die Tuba uterina

14 Vaginaler Tumor Schritt IV

Antwort 6:
- Versorgung mit einem Scheidenpessar
- Vaginale Hysterektomie mit sacrospinaler Fixation
- Vaginale Hysterektomie mit Kolporrhaphie
- Vaginale Kolpohysterektomie
- Kolpokleisis

Antwort 7: Die Notwendigkeit regelmäßiger Entfernung und Reinigung des Pessars mit anschließender Wiedereinlage kann bei multimorbiden Patientinnen logistische Probleme mit sich bringen. Oft müssen die Patientinnen dazu zu einem Frauenarzt gebracht werden. Wenn ein Pflegedienst eingeschaltet werden kann, ist das hilfreich. Auch Angehörige können ggf. in der Handhabung eines Pessars geschult werden.

In dem geschilderten Fall wurde die Patientin auch wegen o. g. Morbidität primär nicht operiert, sondern mit einem Pessar versorgt. Dieses wird nun regelmäßig vom Pflegedienst gewechselt, da die Tochter dies nicht selbst übernehmen wollte. Das Pessar wird entnommen und unter fließendem Wasser gereinigt. Dann wird es mit einer östrogenhaltigen Creme versehen und wieder zurück in die Scheide geschoben, wo es den Uterus in Reposition hält (Pessar von lat. pessulum = Riegel). Die Patientin ist damit gut versorgt. Eine Operation war nicht erforderlich.

15 Inhomogener Unterbauchtumor Schritt I

Eine 20-jährige Patientin berichtet über seit dem Vortag bestehende und zunehmende Schmerzen im Unterbauch. Die Menstruation habe vor zwei Tagen eingesetzt und käme in 28- bis 30-tägigen Abständen. Eine Dysmenorrhoe sei bisher nicht aufgetreten. Der Schwangerschaftstest ist negativ.

Frage 1: Was möchten Sie die Patientin zunächst fragen?

16 Blutung in der Schwangerschaft Schritt I

Eine 24-jährige Patientin (2G 0P) kommt in der 16. Schwangerschaftswoche in Ihre Sprechstunde. Sie klagt über Ziehen im Unterbauch. Vor einer Stunde habe eine regelstarke hellrote vaginale Blutung eingesetzt. Die Patientin studiert im 4. Semester Jura.

Frage 1: Welche diagnostischen Schritte unternehmen Sie?

Frage 2: Was möchten Sie von der Patientin noch wissen?

Frage 3: Welche Empfehlung geben Sie der Patientin?

15 Inhomogener Unterbauchtumor Schritt II

Antwort 1:
- Weist der Schmerz eine Seitendominanz auf?
- Bestehen Beschwerden bei Miktion oder Defäkation?
- Bestehen Schmerzen beim Geschlechtsverkehr?

Der Schmerz ist im ganzen Unterbauch vorhanden, jedoch stärker links. Miktion und Defäkation sind ungestört, eine Dyspareunie liegt nicht vor.

Sie stoppen mit der Befragung und untersuchen die Patientin zunächst, da sie starke Schmerzen hat. Das Abdomen ist weich und druckdolent. Die Nierenlager sind frei, die Spekulumuntersuchung erbringt neben der Mens einen unauffälligen Befund. Bei der Tastuntersuchung bemerken Sie einen retrovesikalen Tumor, das Punctum maximum der Schmerzen liegt in diesem Bereich. Transvaginalsonographisch lässt sich ein 90 mm großer inhomogener Tumor im Unterbauch darstellen (Abb. F15.1), freie abdominelle Flüssigkeit findet sich nicht.

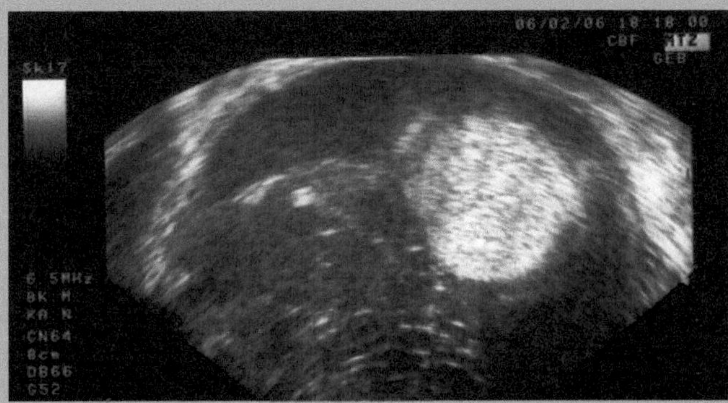

Abb. F15.1. Sonographie: inhomogener, ca. 9 cm großer Unterbauchtumor. Der Tumor zeigt echoarme und echoleere Anteile, außerdem echogemischte Areale und einen sehr echodichten Bezirk. Freie abdominelle Flüssigkeit ist nicht darstellbar

Frage 2: Welche Differenzialdiagnosen eines Unterbauchtumors mit diesem Echomuster kennen Sie?

Frage 3: Welches weitere Vorgehen schlagen Sie vor?

16 Blutung in der Schwangerschaft Schritt II

Antwort 1:
- Spekulumuntersuchung
- Sonographische Zervixlängenmessung
- Transabdominelle Sonographie: fetales Wachstum und Herzaktion, Plazentahämatom?
- Urinstix, Urinsediment, ggf. Urinkultur
- Nierensonographie: Harnstau?
- Labor: BB, Gerinnung, CRP

Antwort 2: Sie stellen Fragen zum bisherigen Schwangerschaftsverlauf, zu Stuhlgang und Miktion, Schmerzen im Flankenbereich, möglichen blutungsauslösenden Ereignissen (z. B. Geschlechtsverkehr, körperliche Anstrengung, psychischer Stress), Ausgang der vorherigen Schwangerschaft

Antwort 3: Sie empfehlen der Patientin körperliche Schonung. Gegebenenfalls ist der Patientin sogar die stationäre Überwachung nahe zu legen. Sie sollte Magnesium p.o. oder i.v. erhalten und körperlichen oder psychischen Stress vermeiden.

Bei der vaginalen Untersuchung finden Sie eine zirkuläre Portioektopie, von der Sie einen Pap-Abstrich nehmen. Außerdem sehen Sie eine deutliche frische Blutung ex cervicae. Die Zervixsonographie ergibt eine Länge

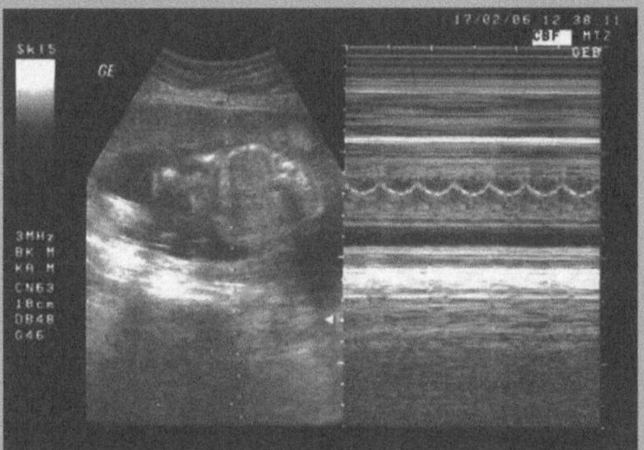

Abb. F16.1. Regelmäßige fetale Herzaktion im M-Mode sonographisch dokumentiert

von 46,7 mm. Bei der transabdominellen Sonographie kann eine regelmäßige fetale Herzaktion dargestellt werden (Abb. F16.1). Plazenta und Fruchtwassermenge sind unauffällig. Der Fet ist zeitgerecht entwickelt. Laut Mutterpass ist die Patientin in der 15+6. Schwangerschaftswoche, Blutgruppe 0 rh negativ, die erste Schwangerschaft endete mit Missed Abortion in der 9. Woche. Hinweise für einen Infekt finden Sie nicht.

Frage 4: Wie lautet Ihre Diagnose?

Frage 5: Was ist nun zu beachten?

15 Inhomogener Unterbauchtumor Schritt III

Antwort 2: Das beschriebene Muster und das sonographische Bild sind typisch für ein benignes reifes Teratom (Dermoidzyste). Ein malignes Teratom ist aber nicht auszuschließen. Auch ein Ovarialkarzinom könnte prinzipiell ein solches Bild erzeugen.

Antwort 3: Sie vermuten als Ursache der Beschwerden eine große Dermoidzyste. Diese muss wegen der Symptomatik und aufgrund ihrer Größe entfernt werden. Da die Patientin noch sehr jung ist, schlagen Sie als primären Operationsweg eine Laparoskopie mit der Option auf ein Umsteigen auf einen abdominellen Zugang (Pfannenstielschnitt) vor. Ziel ist der Erhalt des betroffenen Ovars. Mit der Patientin wird im Falle der Malignität ein zweizeitiges Vorgehen besprochen.

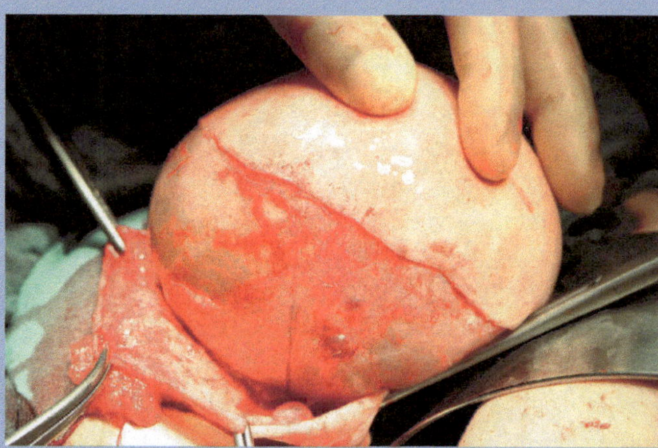

Abb. F15.2. Der Tumor wird vorsichtig ausgeschält. Dabei wird die Zystenkapsel von Klemmen gehalten

Bei der Operation sind Anzeichen für Malignität nicht zu erkennen. Es zeigt sich aber, dass der Tumor aufgrund seiner Größe laparoskopisch nicht entfernt werden kann. Wie besprochen wird auf eine Pfannenstiellaparotomie umgestiegen. Der Tumor wird vor die Bauchdecke luxiert, die Zystenkapsel eröffnet und der Tumor unverletzt ausgeschält (Abb. F15.2) und geborgen. Das Restovar kann erhalten werden.

Frage 4: Können Sie am Präparat erkennen, welchen Tumor Sie wahrscheinlich entnommen haben?

Frage 5: Woran erkennen Sie ein Dermoid?

16 Blutung in der Schwangerschaft Schritt III

Antwort 4: 24-jährige 2G 0P, Abortus imminens in der 15+6. Schwangerschaftswoche bei zeitgerechter fetaler Entwicklung ohne dezidierten Nachweis einer Blutungsquelle.

Antwort 5: Im Mutterpass ist die Blutgruppe der Mutter dokumentiert. Bei Rhesusnegativität muss eine Anti-D-Prophylaxe erfolgen.

Die Patientin entscheidet sich zur stationären Überwachung. Sie befindet sich in einem emotionalen Konflikt, da ihr Ehemann wahrscheinlich nicht der Kindsvater ist. Eine zusätzliche Belastung besteht dadurch, dass sie sich gerade in einer Klausurenphase befindet.

Frage 6: Wie sieht Ihr stationäres Regime aus?

Frage 7: Welche Empfehlung geben Sie der Patientin für die nachstationäre Phase?

15 Inhomogener Unterbauchtumor Schritt IV

Antwort 4: Durch Eröffnen des Tumors können Sie eine klinische Diagnose stellen. Sind in dem Tumor dermoid-typische Gewebe enthalten, ist die Diagnose relativ sicher.

Antwort 5: Benigne reife Teratome gehören zur Gruppe der Keimzelltumoren. Sie bestehen aus reifem Gewebe aller drei Keimblätter. Ein zystischer Hohlraum ist mit einem gelben talgartigen Material und Haaren gefüllt (Abb. F15.3). Andere Gewebe können ebenfalls enthalten sein (z. B. Zähne, Knochen, Nerven-, Drüsengewebe). Nur bei 2% aller Dermoide kommt es zu einer malignen Entartung einzelner Gewebebestandteile (Plattenepithel- oder Adenokarzinome).

Die Patientin hat sich gut von dem Eingriff erholt und das Krankenhaus nach sieben Tagen wieder verlassen. Sie sollte sich nun in regelmäßige gynäkologische Betreuung begeben, da nach alleinigem Ausschälen des Dermoids in bis zu 10% der Fälle ein Rezidiv auftreten kann und es bei 10% aller Patientinnen mit Dermoid zu einem bilateralen Auftreten kommt.

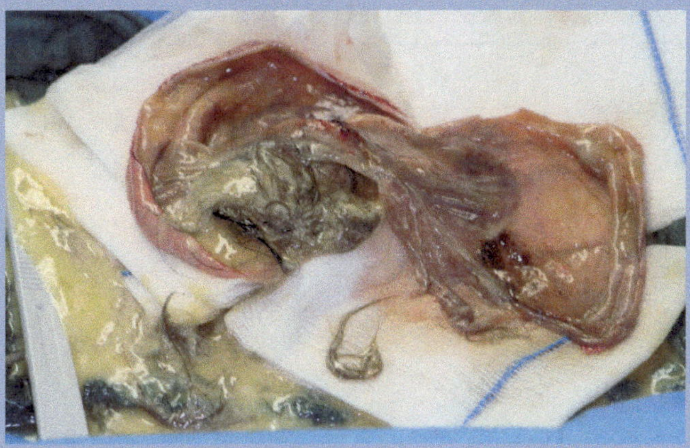

Abb. F15.3. Der Tumor wurde intraoperativ, aber extracorporal eröffnet. In der talgartigen gelben Masse sind Haare und ein Gefäßstiel mit einem hautähnlichen Gewebe zu erkennen

16 Blutung in der Schwangerschaft Schritt IV

Antwort 6: Sie geben Magnesium i.v. und die Patientin soll zunächst Bettruhe einhalten. Wegen des familiären Konfliktes bieten sie der Patientin professionelle psychologische Unterstützung an. Nach Sistieren der Blutung wird die Magnesiumgabe von i.v. auf oral umgestellt und die Patientin mobilisiert.

Antwort 7: Zur Stressreduktion raten Sie zur Aussetzung des Studiums und empfehlen die Klärung der familiären Situation. Außerdem soll sich die Patientin weiterhin körperlich schonen.

Die Patientin hat Ihr Angebot psychologischer Unterstützung angenommen und diese auch im nachstationären Bereich weiter beansprucht. Der Ehekonflikt konnte aber nicht gelöst werden. Das Paar hat sich ohne weitere Aussprache getrennt und die Patientin musste aus der gemeinsamen Wohnung ausziehen. Zudem lehnt der Kindsvater die Annahme der Vaterschaft ab. Durch Fortbestand und Aggravation der psychischen Belastung und die zusätzliche umzugsbedingte körperliche Belastung traten erneut rezidivierende Blutungen auf. Dennoch besteht die Schwangerschaft fort und der Fet entwickelt sich zeitgerecht weiter. Die Patientin hat inzwischen das Jurastudium abgebrochen.

17 Akuter Unterbauchschmerz mit Übelkeit Schritt I

Eine 34-jährige Frau stellt sich am Sonntagmorgen mit starken rechtsbetonten Unterbauchschmerzen, die ganz plötzlich einsetzten, vor. Am Vorabend war die Frau mit Freundinnen tanzen gewesen. Hierbei sei es ihr noch sehr gut gegangen. Jetzt klagt sie über Übelkeit und das Abdomen weist eine leichte Abwehrspannung auf.

Frage 1: An welche Differenzialdiagnosen denken Sie nach der Anamnese?

Frage 2: Welche Fragen möchten Sie noch stellen?

Frage 3: Welche Untersuchungen helfen Ihnen weiter?

→

18 Schmierblutung in der Frühschwangerschaft Schritt I

Eine 18-jährige Frau stellt sich in Ihrer Sprechstunde vor. Sie berichtet, dass ihre Regelblutung seit zwei Wochen »überfällig« sei. Die Regel kam im letzten Jahr immer alle 28 bis 30 Tage und dauerte etwa 5 Tage. Der Schwangerschaftstest im Urin ist positiv, die Patientin ist also rechnerisch ca. in der 6. Schwangerschaftswoche.

Jetzt berichtet die Patientin über eine leichte vaginale Blutung.

Frage 1: Erwarten Sie im Ultraschall eine Fruchthöhle mit Embryo darstellen zu können?

Frage 2: Welche Ursache könnte die Schmierblutung haben?

Frage 3: Wie stellen Sie Sich das weitere Monitoring der Schwangerschaft vor?

→

17 Akuter Unterbauchschmerz mit Übelkeit Schritt II

Antwort 1:
- Extrauteringravidität
- Stielgedrehtes Adnex
- Ruptur einer Ovarialzyste z. B. bei Follikelpersistenz
- Appendizitis

Antwort 2:
- Wann war die letzte Regelblutung? Das Ausbleiben der Regel ist ein mögliches Schwangerschaftszeichen, was die Differenzialdiagnose der Extrauteringravidität nahe legt.
- Gab es Zyklusunregelmäßigkeiten? Bei einer Follikelpersistenz kann das Blutungsintervall verlängert sein.
- Hatten Sie Fieber? Fieber ist Zeichen für Infektionen wie Appendizitis, Adnexitis oder Tuboovarialabszess.

Antwort 3:
- Zum Ausschluss einer Extrauteringravidität muss ein Schwangerschaftstest durchgeführt werden.
- Zum Ausschluss einer entzündlichen Ursache der Beschwerden muss ein Entzündungslabor (BB, CRP) abgenommen werden.
- Die Transvaginalsonographie dient der Beurteilung des inneren Genitale (intra-/extrauteriner Sitz einer Schwangerschaft, Ovarialzysten, -tumoren, Sactosalpinx, Konglomerattumor, freie Flüssigkeit im Douglasraum).

Der Schwangerschaftstest ist negativ, wodurch eine Extrauteringravidität als Schmerzursache ausgeschlossen ist. Trotzdem hätte die Regelblutung bei ansonsten regelmäßigem Zyklus bereits vor einer Woche stattfinden müssen. Die Patientin hat kein Fieber und die Entzündungswerte sind nur milde erhöht. In der Transvaginalsonographie ist etwas freie abdominelle Flüssigkeit zu sehen.

Frage 4: Welche Verdachtsdiagnose stellen Sie?

Frage 5: Sind noch weitere Untersuchungen notwendig?

18 Schmierblutung in der Frühschwangerschaft Schritt II

Antwort 1: Die Darstellung einer Fruchthöhle kann gelingen. Bei älteren Geräten kann dies allerdings schwierig sein. Einen Embryo können Sie noch nicht darstellen.

Antwort 2:
- Arrosion eines mütterlichen Gefäßes
- Blutung vom Muttermund ausgehend z. B. bei Portioektopie
- Gestörte Schwangerschaft, bei der Abortbestrebungen vorhanden sind
- Verletzungen z. B. beim Geschlechtsverkehr

Antwort 3: Da Sie sonographisch noch keinen Embryo darstellen können, haben Sie auch nicht die Möglichkeit einer Überwachung durch positive Herzaktion. Sie nehmen der Patientin daher Blut ab und bestimmen HCG und Progesteron. Durch die Werteentwicklung v. a. des HCGs können Sie die Entwicklung der Schwangerschaft verfolgen.

In der Transvaginalsonographie ist tatsächlich eine Fruchthöhle darstellbar. Erwartungsgemäß kann noch kein Embryo gesehen werden (Abb. F18.1). Das HCG beträgt 800 U/l.

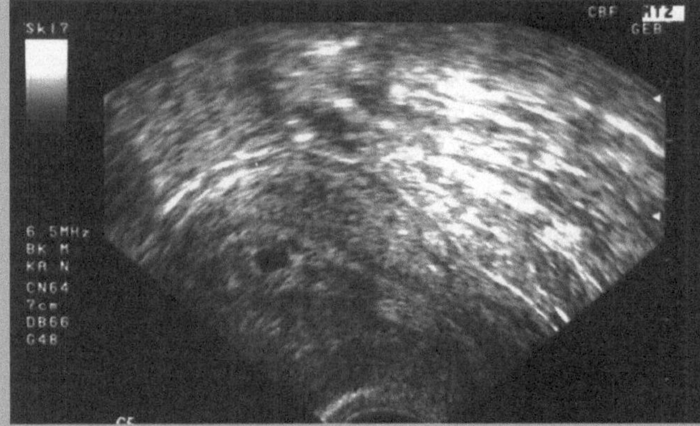

Abb. F18.1. Transvaginalsonographie: anteflektierter Uterus mit hoch aufgebautem Endometrium. Im Fundusbereich zystische Struktur, einer Fruchthöhle entsprechend

Frage 4: Wie gehen Sie jetzt vor?

Frage 5: Was müssen Sie bei einer Blutung in der Schwangerschaft unbedingt beachten?

17 Akuter Unterbauchschmerz mit Übelkeit Schritt III

Antwort 4: Bei negativem Schwangerschaftstest, etwas freier Flüssigkeit und plötzlich einsetzendem Schmerz kommt die Adnextorsion als Schmerzursache in Betracht. Bei milde erhöhten Entzündungsparametern und etwas freier Flüssigkeit kann eine Appendizitis aber nicht ganz ausgeschlossen werden. Die Regelunregelmäßigkeit lässt auch an eine Follikelpersistenz mit Zystenruptur denken. Dafür sprächen auch der plötzlich einsetzende Schmerz und die freie Flüssigkeit.

Antwort 5: Zum Ausschluss einer Appendizitis sollte eine Oberbauchsonographie und ein chirurgisches Konsil erfolgen.

Das chirurgische Konsil ergibt nach Oberbauchsonographie keinen Anhalt für eine Appendizitis (Abb. F17.1).

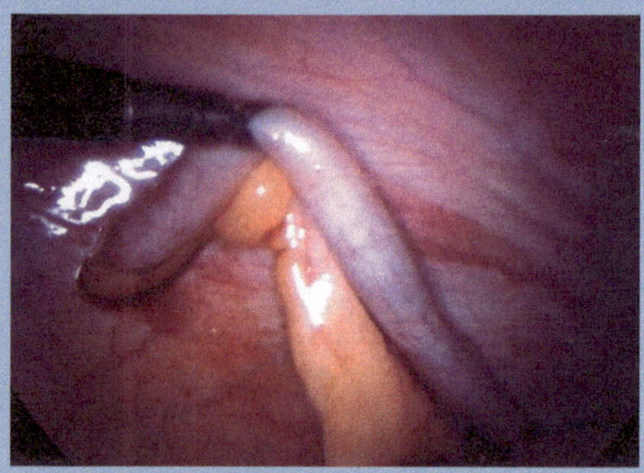

Abb. F17.1. Die Zange hält eine reizfreie Appendix

Frage 6: Ist eine Operationsindikation gegeben? Warum?

Frage 7: Welches Therapieverfahren schlagen Sie vor? Warum?

18 Schmierblutung in der Frühschwangerschaft Schritt III

Antwort 4: Eine Blutung in der Schwangerschaft gilt immer als drohende Fehlgeburt (Abortus imminens). Sie empfehlen der Patientin körperliche Schonung und geben ihr zur Relaxation der Uterusmuskulatur ein Magnesiumpräparat mit. Die Patientin soll sich in einigen Tagen zur erneuten Kontrolle wiedervorstellen.

Antwort 5: Sie müssen die Blutgruppe der Schwangeren bestimmen. Da eine Blutung immer kindlich sein kann, müssen rhesusnegative Schwangere eine Anti-D-Prophylaxe erhalten.

Bei der Wiedervorstellung der Patientin nach einer Woche berichtet diese über weiterhin bestehende leichte Schmierblutungen. Die Bestimmung des HCG ergibt nur einen Anstieg um 70 U/l.

Frage 6: Wie lautet Ihre Diagnose?

Frage 7: Wie ist das weitere Vorgehen?

17 Akuter Unterbauchschmerz mit Übelkeit Schritt IV

Antwort 6: Eine Operationsindikation ist gegeben, da die Patientin mit Schmerzen und einem abwehrgespannten Abdomen symptomatisch ist. Die freie Flüssigkeit im Abdomen kann auf eine Blutung hindeuten. Nur die direkte operative Exploration des Abdomens erlaubt den sicheren Ausschluss einer zunehmenden Blutung und eröffnet therapeutische Möglichkeiten.

Antwort 7: Die Symptomatik sollte mittels Laparoskopie abgeklärt werden. Bei den in Frage kommenden Krankheitsbildern (Adnextorsion und Follikelpersistenz mit Zystenruptur) sind Diagnose und Therapie laparoskopisch gut möglich:

- Ein stielgedrehtes Ovar kann laparoskopisch retorquiert werden. Sollte sich das Adnex nicht reperfundieren, kann ebenfalls laparoskopisch die einseitige Adnexektomie durchgeführt werden.
- Bei einer rupturierten Ovarialzyste kann die freie Flüssigkeit laparoskopisch entfernt werden. Eine Blutung aus dem Zystenbett lässt sich gut stillen.
- Trotz klinischem Ausschluss einer Appendizitis sollte die Appendix intraoperativ begutachtet werden.

Intraoperativ zeigte sich eine leichte Blutung aus dem Ovar als Hinweis für eine Zystenruptur (Abb. F17.2). Die Blutung wurde mit bipolarer Koagulation versorgt (Abb. F17.3). Im Douglasraum fand sich etwas freie Flüssigkeit, die mit Blut vermengt und Ursache für den peritonealen Reiz mit Übelkeit und Schmerzen war. Die Flüssigkeit wurde abgesaugt und der Bauchraum gespült. Das plötzliche Schmerzereignis ist durch eine Zystenruptur bei Bewegung (Tanz) gut erklärbar. Ursache der Zyste war wahrscheinlich ein peristierender Follikel bei verspäteter Regelblutung. Die Patientin konnte das Krankenhaus schnell beschwerdefrei wieder verlassen.

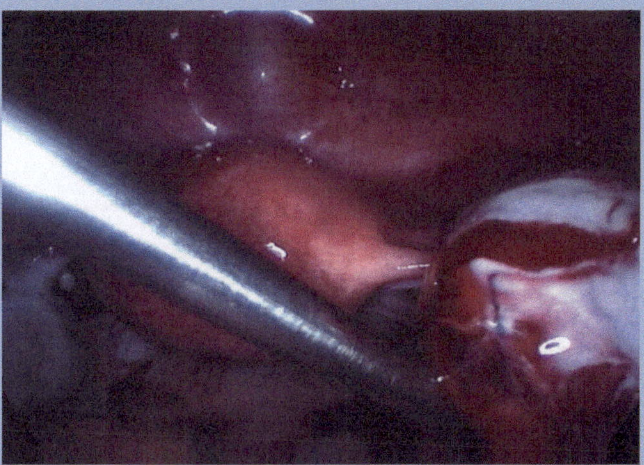

Abb. F17.2. In der Bildmitte befindet sich der unauffällige Uterus. Daneben das rechte Ovar mit einer Zyste. Man sieht deutlich die Blutung auf der Zystenkapsel

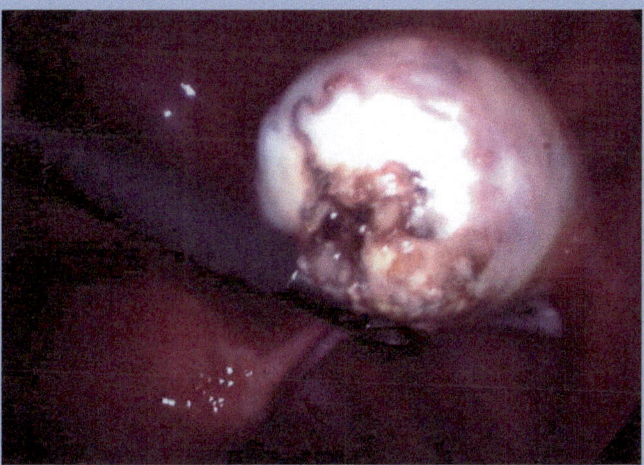

Abb. F17.3. Gleiches Ovar, wie in Abb. F17.2. Die Blutungsstelle wurde durch bipolare Koagulation versorgt

18 Schmierblutung in der Frühschwangerschaft Schritt IV

Antwort 6: Die Schwangerschaft entwickelt sich nicht normal, da das HCG schon einen deutlicheren Anstieg zeigen müsste. Die Diagnose lautet: gestörte Frühschwangerschaft.

Antwort 7: Sie klären die Patientin über den Sachverhalt auf und führen eine Abortcürettage durch.

Nach der Cürettage hat es nur 4 Monate gedauert und die Patientin ist erneut schwanger geworden. Diese Schwangerschaft entwickelt sich zeitgerecht.

19 Polyhydramnion Schritt I

In Ihrem Perinatalzentrum betreuen Sie schon seit einiger Zeit eine Schwangere, bei der ein Polyhydramnion bekannt ist. Die Frau hat bereits mehrfach wegen vorzeitiger Wehentätigkeit den Kreißsaal aufgesucht und auch schon einige Male eine i.v.-Tokolyse erhalten. Wegen der Wehenneigung ist die Lungenreife des Kindes induziert und abgeschlossen worden.

Frage 1: Welche Ursachen für ein Polyhydramnion kennen Sie?

Frage 2: Mit welchen Komplikationen müssen Sie ungeachtet der Ursache für das Polyhydramnion rechnen?

Frage 3: Welche Behandlungsmöglichkeiten des Polyhydramnion kennen Sie?

20 Unterbauchschmerz in der Schwangerschaft Schritt I

Eine 25-jährige Patientin (2G 1P) stellt sich in der 30+5. Schwangerschaftswoche mit ziehenden Unterbauchschmerzen vor.

Frage 1: Welche Fragen haben Sie an die Patientin?

Frage 2: Woran denken Sie differenzialdiagnostisch in der geschilderten Situation?

Frage 3: An welche Begleitproblematik denken Sie?

19 Polyhydramnion Schritt II

Antwort 1:
- Maternale Ursachen
  Diabetes mellitus, Morbus haemolyticus neonatorum (Rhesusinkompatibilität), Infektionen z. B. Lues, Varizellen, Ringelröteln
- Fetale Ursachen
  Fehlbildung des Gastrointestinaltraktes z. B. Ösophagusatresie, Duodenal-, Jejunalstenose; Zwerchfellhernie; Myelomeningozele; Anenzephalie; Tumor z. B. Steißbeinteratom, Teratom des Gehirns; Herzfehler z. B. Fallot-Tetralogie; Chomosomenaberration z. B. Trisomie 21; Mehrlingsschwangerschaft z. B. Feto-fetales-Transfusionssyndrom
- Plazentare Ursachen
  Chorangiom der Plazenta

Antwort 2: Zwei häufige Komplikationen wurden bereits genannt: vorzeitige Wehentätigkeit und (drohende) Frühgeburt. Weitere Komplikationen sind:
- Vorzeitiger Blasensprung
- Nabelschurvorfall
- Geburtsunmögliche Kindslage (z.B. Querlage)
- Abruptio plazentae
- Nabelschurkomplikationen (z.B. Nabelschnurumschlingung, Nabelschnurknoten)

Antwort 3: Die Behandlung erfolgt nach Möglichkeit ursachenspezifisch. Wenn eine spezifische Therapieoption nicht vorliegt oder nicht ausreicht, können serielle Amniondrainagen erfolgen. Gegebenenfalls muss die Schwangerschaft durch vorzeitige Entbindung beendet werden. →

Die Patientin ist in der 33. Schwangerschaftswoche. Eine Ursache für das Polyhydramnion konnte nicht gefunden werden. Sie kommt jetzt erneut wegen vorzeitiger Wehen in den Kreißsaal. Noch während sich die Patientin in der Anmeldung des Kreißsaals befindet, hat sie einen plötzlichen vaginalen schwallartigen Flüssigkeitsverlust.

Frage 4: An welche Diagnose denken Sie sofort?

Frage 5: Welche Maßnahme muss zuerst ergriffen werden?

20 Unterbauchschmerz in der Schwangerschaft Schritt II

Antwort 1:
- Seit wann bestehen die Schmerzen? Sind sie dauernd vorhanden oder wellenartig?
- Ist eine solche Situation auch in der vorhergehenden Schwangerschaft aufgetreten und mit welchem Ergebnis?
- Haben Sie Ausfluss oder eine Blutung?
- Haben Sie Fieber?
- Haben Sie Flankenschmerzen? Haben Sie Brennen oder Schmerzen beim Wasserlassen?
- Haben Sie ihren Blinddarm noch?

Antwort 2:
- Vorzeitige Wehentätigkeit
- Drohende Frühgeburtlichkeit
- Harnwegsinfekt
- Appendizitis
- Ovarialzyste/-tumor

Antwort 3:
- Harnstau
- Bakterielle Vaginose
- Vaginale Candidose
- Uterusmyom
- Uterusfehlbildung
- Zervixverkürzung
- Muttermundseröffnung
- Peritonitis

Im CTG zeigt sich eine vorzeitige Wehentätigkeit als Ursache für die ziehenden Unterbauchschmerzen. Die Untersuchung des Urins war unauffällig und die Patientin hat auch keine Beschwerden beim Wasserlassen bzw. im Flankenbereich. Das Entzündungslabor und die Nierensonographie sind ebenfalls unauffällig. Bei der Spekulumuntersuchung findet sich kein pathologischer Fluor und der Muttermund ist geschlossen. Damit ist eine entzündliche Genese der Wehentätigkeit unwahrscheinlich. Die Patientin berichtet, dass sie bereits in der ersten Schwangerschaft mehrere Wochen wegen vorzeitiger Wehentätigkeit stationär liegen musste. Ihr erstes Kind sei in der 35. Schwangerschaftswoche zur Welt gekommen. →

Frage 4: Was schlagen Sie zur weiteren Abklärung vor?

Frage 5: Welche Maßnahmen ergreifen Sie?

19 Polyhydramnion Schritt III

Antwort 4: Sie gehen von einem vorzeitigen Blasensprung aus, da dies eine häufige Komplikation des Polyhydramnion ist. Außerdem hat die Patientin vorzeitige Wehen als zusätzliches Risiko für den vorzeitigen Blasensprung.

Antwort 5: Die Patientin muss sofort hingelegt werden. Da der vorangehende Kindsteil beim Polyhydramnion die Beckeneingangsebene meist nicht abdichtet, ist ein Nabelschnurvorfall sehr wahrscheinlich. Beim Ablaufen des Fruchtwassers folgt die Nabelschnur der Schwerkraft und wird von dem nachfolgenden Kind gegen das Becken gedrückt. Durch horizontale Lagerung wird der Schwerpunkt verlagert und der Druck von der Nabelschnur genommen.

Sie untersuchen die Patientin unmittelbar nach horizontaler Lagerung vaginal, um einen Nabelschurvorfall auszuschließen. Dabei tasten sie eine weiche pulsierende Struktur und diagnostizieren die gefürchtete Komplikation.

Frage 6: Was sind Ihre nächsten Schritte?

20 Unterbauchschmerz in der Schwangerschaft Schritt III

Antwort 4:
- Palpatorische Erhebung des Zervixbefundes
- Vaginalsonographische Zervixlängenmessung
- Transabdominelle Sonographie:
- Erhebung des fetalen Zustandes
- Uterusfehlbildung?
- Uterusmyom?

Antwort 5:
- Tokolytische Behandlung
- Lungenreifeinduktion
- Bettruhe

Palpatorisch ist die Portio dorsal, mittelweich, erhalten und der Muttermund ist geschlossen. Die Zervixsonographie ergibt eine Zervixlänge von 46,7 mm (Abb. F20.1). Die transabdominelle Sonographie zeigt einen zeitgerecht entwickelten Feten, eine normale Fruchtwassermenge und eine unauffällige Plazenta. Sie sehen aber auch ein 6 cm großes Myom im Fundus uteri. Daraufhin erinnert sich die Patientin, dass dies auch schon während der ersten Schwangerschaft beschrieben worden sei, aber etwas kleiner. Eine Fehlanlage des Uterus ist nicht darstellbar.

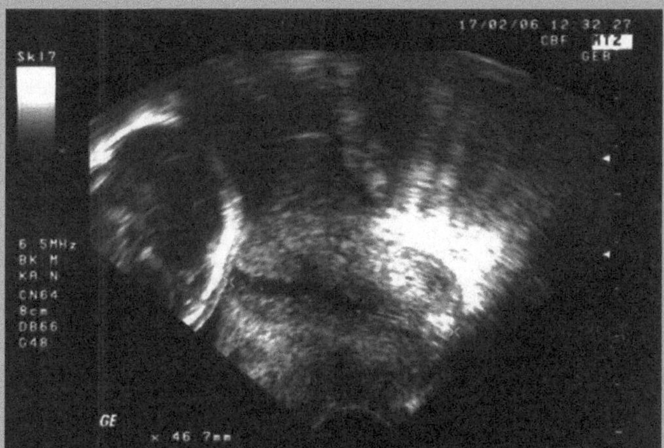

Abb. F20.1. Zervixsonographie. In der linken Bildhälfte ist das kindliche Köpfchen vor dem inneren Muttermund (innerer Meßpunkt) zu sehen. Der äußere Muttermund bildet den äußeren Meßpunkt

Frage 6: Ändert sich durch diese Informationen Ihr Vorgehen?

Frage 7: Ist eine Frühgeburt sehr wahrscheinlich?

19 Polyhydramnion Schritt IV

Antwort 6: Sie schieben den vorangehenden Kindsteil hoch, um den Druck von der Nabelschur zu nehmen. Unter Belassen der Hand in der Vagina der Patientin bis zur Geburt des Kindes geben Sie folgende Anweisungen:

- Auslösen einer Notsectio
- Sofortige Bolustokolyse mit Fenoterol
- Ggf. sonographische Überwachung der fetalen Herzfrequenz
- Ggf. sonographische Kontrolle auf Abruptio plazentae

Die Handlungskette hat reibungslos funktioniert und das Kind ist mit einem guten APGAR und Nabelschnurarterien-pH zur Welt gekommen. Es hatte Glück, dass seine Mutter in Ihrer Klinik bekannt war und der Blasensprung bei Ihnen stattfand. Postpartal hat es sich dennoch respiratorisch verschlechtert und erhielt passager eine cPAP-Therapie. Wegen der Notfallsituation, der Frühgeburtlichkeit und der Ateminsuffizienz blieb es noch einige Tage auf der neonatologischen Wachstation, konnte aber mit der Mutter eine Woche später entlassen werden.

20 Unterbauchschmerz in der Schwangerschaft Schritt IV

Antwort 6: Nein, Sie haben bisher alles richtig gemacht und bleiben bei den begonnenen Maßnahmen. Sie fügen aber sicherheitshalber noch eine Sectioaufklärung und eine Prämedikation hinzu. Die Wehen könnten trotz Maximaltokolyse persistieren und zu einer Zervixverkürzung mit Muttermundseröffnung führen. Auch ein vorzeitiger Blasensprung ist in dieser Situation möglich. Wegen der drohenden Frühgeburt ziehen sie außerdem den Neonatologen Ihres Perinatalzentrums zur Beratung der Eltern und Planung des weiteren Vorgehens hinzu.

Antwort 7: Schon alleine die Tatsache, dass die Patientin bereits ein frühgeborenes Kind hat, erhöht das Risiko der Frühgeburtlichkeit. Außerdem ist das wahrscheinlich wehenauslösende Myom noch da und es ist sogar größer als in der ersten Schwangerschaft. Hinzu kommt, dass die Patientin bereits Wehen hat. Eine erneute Frühgeburt ist daher sehr wahrscheinlich.

Die Lungenreifebehandlung des Kindes konnte abgeschlossen werden. Die Wehen sistierten nach dem dritten stationären Tag und die Tokolyse wurde reduziert. Dann begannen die Kontraktionen wieder und die Wehentätigkeit konnte trotz maximaler Tokolyse nicht gestoppt werden. Die Zervix verkürzte sich sukzessive und es kam zur Muttermundseröffnung bis auf 5 cm. In der 31+2. Schwangerschaftswoche wurde die sekundäre Sectio bei unhemmbarer Wehentätigkeit und Muttermundseröffnung durchgeführt. Das Kind wurde auf die neonatologische Wachstation übernommen und entwickelte sich sehr gut. Ein Jahr nach dieser Schwangerschaft überlegt die Patientin erneut schwanger zu werden. Die vorherige Myomenukleation wurde ihr dringend empfohlen.

21 Großflächige Veränderung der Mamma Schritt I

Eine 71-jährige Frau betritt zum ersten Mal Ihre Praxis. Beim Näherkommen fällt Ihnen ein unangenehm süßlicher Geruch auf. Die Frau berichtet, dass ihr Mann vor 5 Jahren verstorben sei und sie ganz alleine lebe. Vor 2 Tagen habe sie sich an der linken Brust gestoßen. Es sei dort ein großer Bluterguss entstanden, der sie schon sehr störe. Sie bittet Sie, sich den Bluterguss anzusehen und ihr eine Salbe zu verschreiben.

Frage 1: Wie gehen Sie vor?
Frage 2: Welche Fragen sollten Sie stellen?
Frage 3: Wie können Sie Ihre Verdachtsdiagnose sichern?

21 Großflächige Veränderung der Mamma Schritt II

Antwort 1: Sie vermuten wegen des Geruchs, dass es sich möglicherweise um mehr als ein Hämatom der Mamma handeln könnte. Um Vertrauen zu schaffen stellen Sie der Patientin zunächst einige allgemeine Fragen. Dann fragen Sie die Patientin, ob Ihre Brüste schon einmal untersucht worden sind. Sie bitten sie den Oberkörper zu entkleiden, um die Brust untersuchen zu können.

Antwort 2:
- Haben Sie an anderer Stelle Schmerzen: Leberregion, Knochen, Kopf?
- Neigen Sie zu Infekten?
- Neigen Sie zu Blutergüssen?
- Fühlen Sie sich matt und abgeschlagen?
- Können Sie ohne Einschränkungen atmen? Haben Sie Husten?

Antwort 3:
- Stanzbiopsie: Entnahme mehrerer Stanzzylinder mit der Hochgeschwindigkeitsstanze
- Punchbiopsie: Entnahme eines Gewebestücks mit dem Kreismesser

Die Patientin berichtet über Schmerzen im Rücken. Schon seit einiger Zeit neige sie tatsächlich zur Bildung von Blutergüssen. Sie kann sich nicht erinnern, dass sie dafür früher anfällig gewesen sei. Die Untersuchung der Brust zeigt, dass diese komplett in einen Tumor umgewandelt ist (Abb. F21.1). An der Mamille ist der Tumor aufgeplatzt. Die nässende Wunde ist schmierig belegt. Von dieser Stelle geht der beschriebene Geruch aus. Die Rötung der Brust spricht für das Vorliegen eines inflammatorischen Mammakarzinoms. In der Axilla tasten Sie ein Lymphknotenkonglomerat. Sie entscheiden sich für die Entnahme eines Punches.

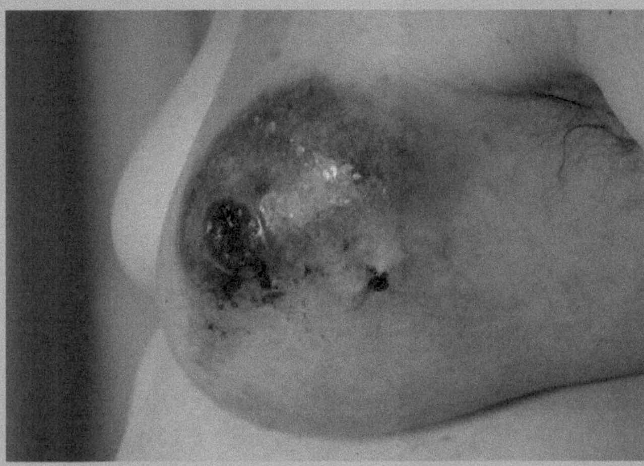

Abb. F21.1. Exulzeration an der Mamille der linken Brust bei ausgedehntem Mammakarzinom (Stadium T4d, inflammatorisches Mammakarzinom)

Sie teilen der Patientin Ihren Verdacht mit, diese bleibt jedoch bei der Version mit dem Hämatom nach Stoß und besteht auf einer Salbe. Sie willigt aber in die Entnahme eine Probe ein.

Frage 4: Womit rechnen Sie bei der Entnahme des Punches?

Frage 5: Welche weiteren Schritte sind erforderlich, wenn die Histologie ein Mammakarzinom bestätigt?

21 Großflächige Veränderung der Mamma Schritt III

Antwort 4: Die Hämatomneigung spricht für eine Störung der Gerinnung bzw. der Thrombozytenzahl. Sie rechnen daher mit einer verstärkten Blutung und halten Kompressen, Nahtmaterial und ein Hämostyptikum bereit.

Antwort 5: Die von der Patientin geschilderte Symptomatik weist schon auf eine Filialisierung in die Knochen hin. Auch die Hämatomneigung gibt einen indirekten Hinweis. Entweder hat die Patientin eine Gerinnungsstörung durch hepatische Filiae oder die Thrombozytenzahl ist durch eine Knochenmarkskarzinose reduziert. In jedem Fall indizieren Sie ein Staging: Lebersonographie, Knochenszintigraphie, Rö-Thorax.

Die Biopsie sichert Ihren klinischen Verdacht: Inflammatorisches Mammakarzinom. Bei der Staginguntersuchung finden Sie eine von Metastasen durchsetzte Leber. In den Knochen findet sich kein eindeutiger Hinweis für eine Filialisierung. Suspekte Herde werden aber im proximalen Humerus und in BWK12 bis LWK2 beschrieben. Die weitere Diagnostik sichert auch hier Metastasen, die nicht frakturgefährdet sind. In der Lunge werden drei verdächtige Rundherde beschrieben (Abb. F21.2). Somit ergibt sich das Tumorstadium pT4d cN2 M1 (HEP, OSS, PUL).

Frage 6: Welche Information möchten Sie vom Pathologen noch haben?

Frage 7: Ist die Entfernung der Brust indiziert?

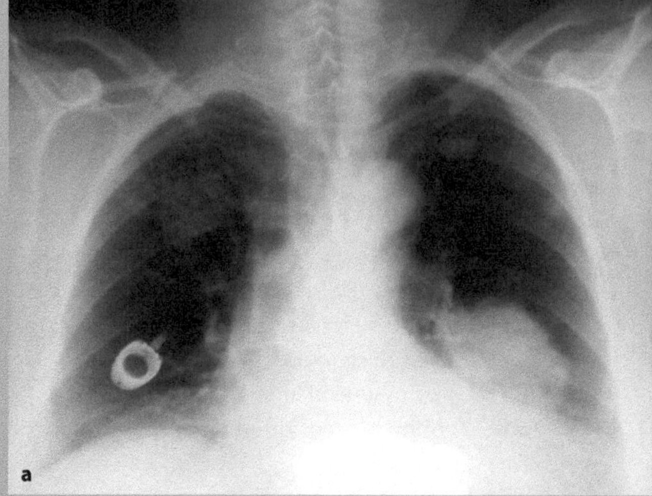

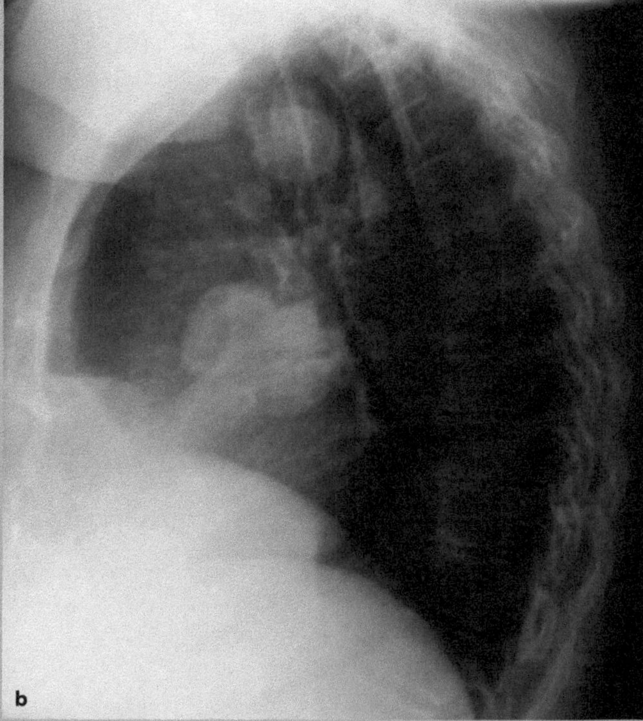

Abb. F21.2a,b. Röntgen-Thorax mit pulmonalen Metastasen. **a** ap-Aufnahme: in der oberen Hälfte der rechen Lunge 2 Filiae und in der linken neben dem Herzschatten eine große Filia, links ist auch das Portkathetersystem mit dargestellt, **b** lateraler Strahlengang: In der oberen Hälfte sind gut die beiden Filiae der rechten Lunge zu sehen, in Projektion auf das Herz kommt die große Filia der linken Lunge zur Darstellung

21 Großflächige Veränderung der Mamma Schritt IV

Antwort 6: Die Bestimmung des Hormonrezeptorstatus und des Her2-neu Rezeptorstatus fehlen noch. Die Bestimmung erbringt folgendes Ergebnis: Östrogenrezeptor pos., Progesteronrezeptor pos., Her2-neu 3+

Antwort 7: Da eine systemische Erkrankung vorliegt, profitiert die Patientin nicht von einer Mastektomie. Aus pflegerischen Gründen kann bei exulzeriertem Mammakarzinom die Entfernung der Brust dennoch erforderlich werden.

Die Prognose der Patientin ist ausgesprochen schlecht. Da der exulzerierte Bezirk noch relativ begrenzt ist und sie möglichst schnell mit einer systemischen Therapie beginnen möchten, sehen Sie von einer chirurgischen Intervention ab. Die Patientin erhält eine wöchentliche Therapie mit einem Taxan in Kombination mit einer Immuntherapie (Trastuzumab). Zur Behandlung der Knochenfiliae erhält sie ein Bisphosphonat. Sollte die Patientin die Chemotherapie nicht vertragen, wird sie eine endokrine Therapie mit Tamoxifen (Antiöstrogen) erhalten.

22 Mammatumor Schritt I

Wegen eines selbst getasteten Knotens in der Brust stellt sich eine 28-jährige Frau in Ihrer Sprechstunde vor. Die Patientin ist sehr beunruhigt und vermutet bei dem Knoten einen Brustkrebs. Mehrere Familienangehörige der Patientin sind an Malignomen erkrankt oder verstorben. Es handelt sich um Bronchial- und Leberzellkarzinome. Eine Tante ist an einem Ovarialkarzinom verstorben und eine Schwester im Alter von 35 Jahren ein Jahr zuvor am Mammakarzinom erkrankt. Die Patientin hat zwei Kinder, einen 8-jährigen Sohn und eine 5-jährige Tochter.

Frage 1: Welche Diagnostik schlagen Sie zur Abklärung des Brusttumors vor?

Frage 2: Worauf achten Sie bei den Untersuchungen?

Frage 3: Wie lauten Ihre differenzialdiagnostischen Überlegungen?

22 Mammatumor Schritt II

Antwort 1:

- Inspektion der Mammae: Die Brüste der Patientin werden bei entkleidetem Oberkörper angesehen. Die Patientin wird aufgefordert, verschiedene Positionen einzunehmen.
- Systematische Palpation der Mammae, der axillären, supra- und infraclaviculären sowie zervikalen Lymphabflusswege
- Mammographie
- Mammasonographie
- Stanzbiopsie: fächerförmige Entnahme mehrerer Stanzzylinder mit der Hochgeschwindigkeitsstanze nach Lokalanästhesie

Antwort 2:

- Inspektion der Mammae: Asymmetrie der Brustgröße oder -form, Vorwölbungen, Einziehungen, Orangenhaut, Rötung, Schuppung, Veränderungen der Mamille (z.B. Mamillenretraktion), Mamillensekretion
- Palpation der Mammae, Lymphabflusswege und Axillae: Tumor, Tumorsitz (Topographie), Tumorgröße, Tumorkontur, Verschieblichkeit, Anzahl der Tumoren, vergrößerte Lymphknoten, Lymphknotenkonglomerate
- Mammographie, Mammasonographie: Tumor, Tumorsitz, Tumorgröße, Anzahl der Tumoren, Mikrokalk, suspekte Lymphknoten, Malignitätskriterien

Antwort 3: Mastopathie, Lipom, Fibroadenom, Mammakarzinom

In der angegebenen Altersgruppe ist eine Mastopathie wenig wahrscheinlich. Typisch wäre ein Fibroadenom. Diese Mischtumoren tasten sich kompakt und glatt berandet, sind gut verschieblich und können multipel auftreten. Ein Mammakarzinom ist in dem Alter nicht häufig, kommt aber durchaus vor. Denkbar wäre auch das Vorliegen eines Lipoms, wenngleich diese weichen Tumoren nicht häufig und oft nicht zu tasten sind.

Die Brüste sind symmetrisch und inspektorisch unauffällig. Aber Sie tasten in der linken Brust im oberen äußeren Quadraten einen gut verschieblichen und unregelmäßig konturierten Tumor von 15 mm Größe. Die Lymphabflusswege sind unauffällig. Ihr Befund wird mammographisch und mammasonographisch bestätigt. In beiden Verfahren zeigen sich Zeichen der Malignität. Die Stanzbiopsie ergibt den Nachweis eines invasiven Mammakarzinoms vom duktalen Typ.

Frage 4: Welches weitere diagnostische und therapeutische Vorgehen schlagen Sie vor?

Frage 5: Die Patientin hat zwei weibliche Verwandte mit einer Krebserkrankung: Tante – Ovarialkarzinom, Schwester – Mammakarzinom, 35-jährig erkrankt. Was können Sie der Patientin an weiteren diagnostischen Optionen anbieten und worauf müssen Sie hinweisen?

22 Mammatumor Schritt III

Antwort 4:

- Präoperative Bestimmung des Tumormarkers Ca 15-3
- Tumorexzision und Evaluation der Axilla (bei der angegebenen Tumorgröße und tastbarem Tumor kann eine Sentinellymphknotenbiopsie nach präoperativer Markierung mit Technetium (^{99m}Tc) kombiniert mit intraoperativer Markierung mit Patentblau V erfolgen, ggf. sekundär konventionelle Axilladissektion)
- Postoperativ Umfelddiagnostik (Staging) mit Lebersonographie, Rö-Thorax und Skelettszintigraphie
- Nach Vorliegen der Histologie und der Ergebnisse der Umfelddiagnostik Entscheidung über die adjuvante Therapie

Antwort 5: Beim familiären Brust- bzw. Eierstockkrebs (erstgradige Verwandte) besteht die Möglichkeit einer genetischen Diagnostik. Hierbei werden Mutationen der BRCA-1 und -2 Genregionen auf dem Chromosom 17q bzw. 13q molekulargenetisch untersucht. Trägerinnen dieser Mutationen haben ein erhöhtes Lebenszeitrisiko, an diesen und bestimmten anderen Malignomen zu erkranken. Die Patientin muss vor der Untersuchung auf die Konsequenzen des Ergebnisses hingewiesen werden und nach Vorliegen des Ergebnisses humangenetisch beraten werden. Die Diagnostik erfolgt in enger Kooperation mit der psychoonkologischen Abteilung. Familienangehörige müssen nicht zwangsläufig über ein positives Ergebnis bei der getesteten Person unterrichtet werden. Der Betroffenen obliegt die Fürsorge für ihre weiblichen Nachkommen. Sie müssen sie daher auf ein möglicherweise erhöhtes Risiko für die Tochter hinweisen.

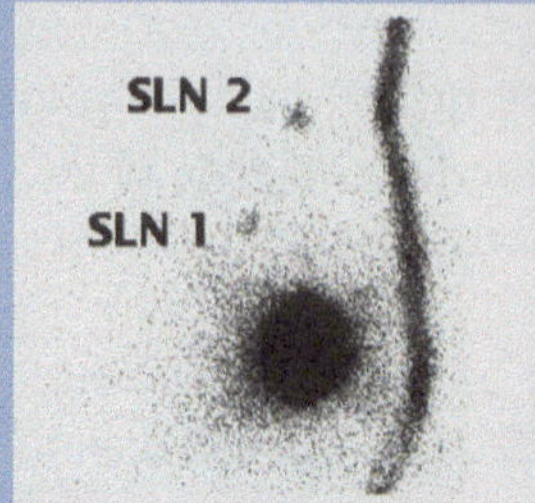

Abb. F22.1. Präoperative Lymphszintigraphie: Der große, stark anreichernde Herd ist das Malignom, da der Tracer peritumoral appliziert wurde. Die beiden schwächeren Herde sind die axillären Sentinellymphknoten (SLN 1 und 2)

Die Patientin wurde brusterhaltend operiert (BET). Nach Sentinelmarkierung haben zwei axilläre Lymphknoten szintigraphisch angereichert (Abb. F22.1). Einer der beiden szintigraphisch anreichernden Lymphknoten hat auch Blau angereichert (Abb. F22.2). Weitere Sentinel fanden sich nicht. Die Schnellschnittuntersuchung dieser beiden Lymphknoten ergab keinen Nachweis von Tumorzellen, eine konventionelle Axilladissektion war daher nicht erforderlich. Die Umfelddiagnostik (Rö-Thorax, Lebersono, Skelettszintigraphie (Abb. F22.3)) war unauffällig.

Der Tumor ist negativ für den Östrogen- und Progesteronrezeptor (ER und PR), exprimiert aber den Her2-neu Rezeptor.

Die postoperative Tumorformel lautet: Ductal invasives Mammakarzinom, pT1c (1,5 cm) pN0 (0/2 sn) M0 G3 L0 V0 R0 ER neg. PR neg. Her2-neu 3+

Frage 6: Welche adjuvante Therapie schlagen Sie vor?

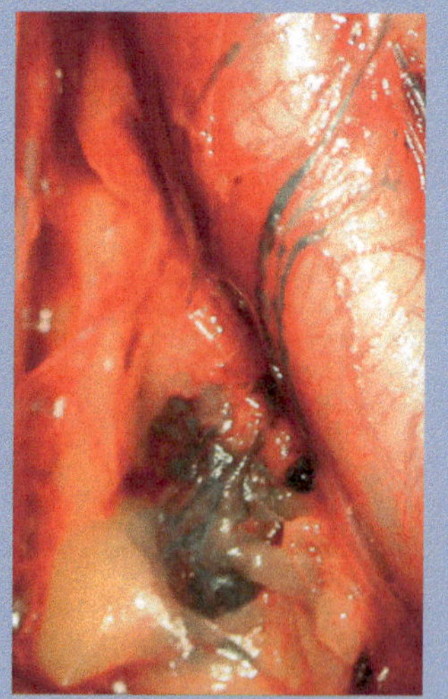

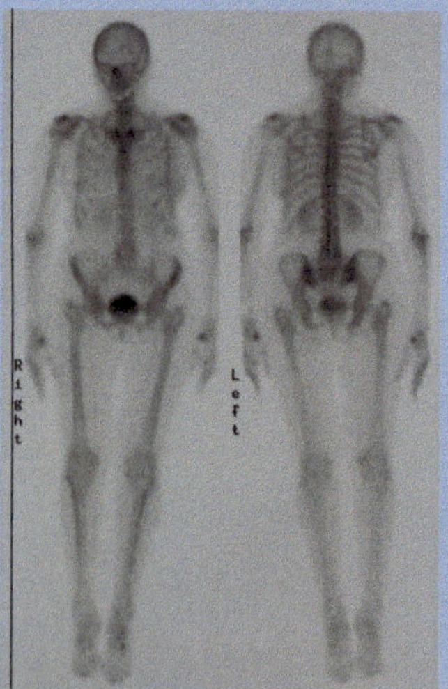

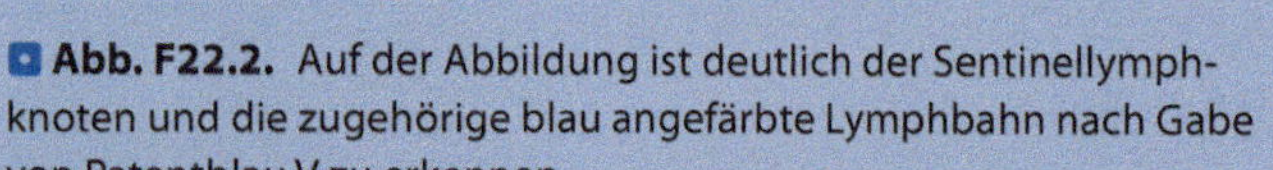

Abb. F22.2. Auf der Abbildung ist deutlich der Sentinellymphknoten und die zugehörige blau angefärbte Lymphbahn nach Gabe von Patentblau V zu erkennen

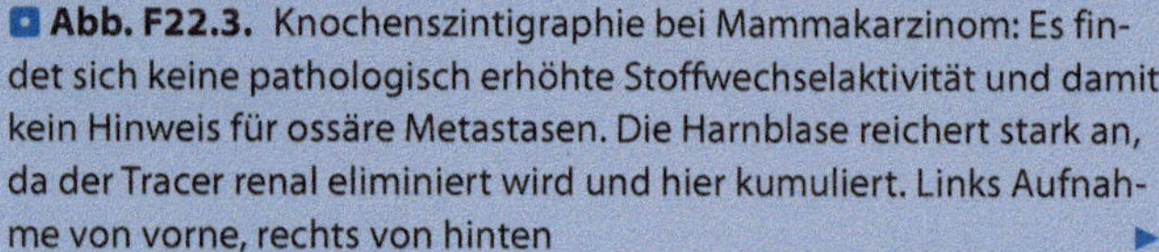

Abb. F22.3. Knochenszintigraphie bei Mammakarzinom: Es findet sich keine pathologisch erhöhte Stoffwechselaktivität und damit kein Hinweis für ossäre Metastasen. Die Harnblase reichert stark an, da der Tracer renal eliminiert wird und hier kumuliert. Links Aufnahme von vorne, rechts von hinten

22 Mammatumor Schritt IV

Antwort 6: Bei negativen Prognoseparametern (junges Alter, negativer Rezeptorstatus, hohes Grading, positiver Her2-neu Status) wird der Patientin eine adjuvante Chemotherapie empfohlen. Anschließend muss eine Bestrahlung der Restbrust mit Boost auf das Tumorbett (es wurde intraoperativ mit fünf Titanclips markiert) erfolgen. Außerdem bekommt die Patientin Trastuzumab (Her2-neu Antikörper).

Die Patientin hat die Chemotherapie mäßig gut vertragen. Nach jedem Zyklus litt sie trotz intensiver antiemetischer Therapie unter Nausea und Vomitus. Nach dem zweiten Zyklus entwickelte die Patientin eine febrile Neutropenie und wurde stationär schleusenpflichtig. Es wurde der Entschluss zur therapeutischen und in den nächsten Zyklen zur prophylaktischen GCSF-Gabe (Granulozyten-Kolonie-stimulierender-Faktor) gefällt. Die Bestrahlung machte der Patientin bis auf eine leichtgradige Hautrötung keine Probleme. Anschließend erhielt die Patientin Trastuzumab über ein Jahr.

Nach zwei Jahren der Tumorfreiheit berichtete die Patientin bei der letzten Nachsorge über Knochenschmerzen. Die Knochenszintigraphie ergab den Nachweis von ossären Filiae (Abb. F22.4). Seit dem erhält die Patientin eine Bisphosphonattherapie und eine erneute Chemotherapie in Kombination mit Trastuzumab (Her2-neu Antikörper).

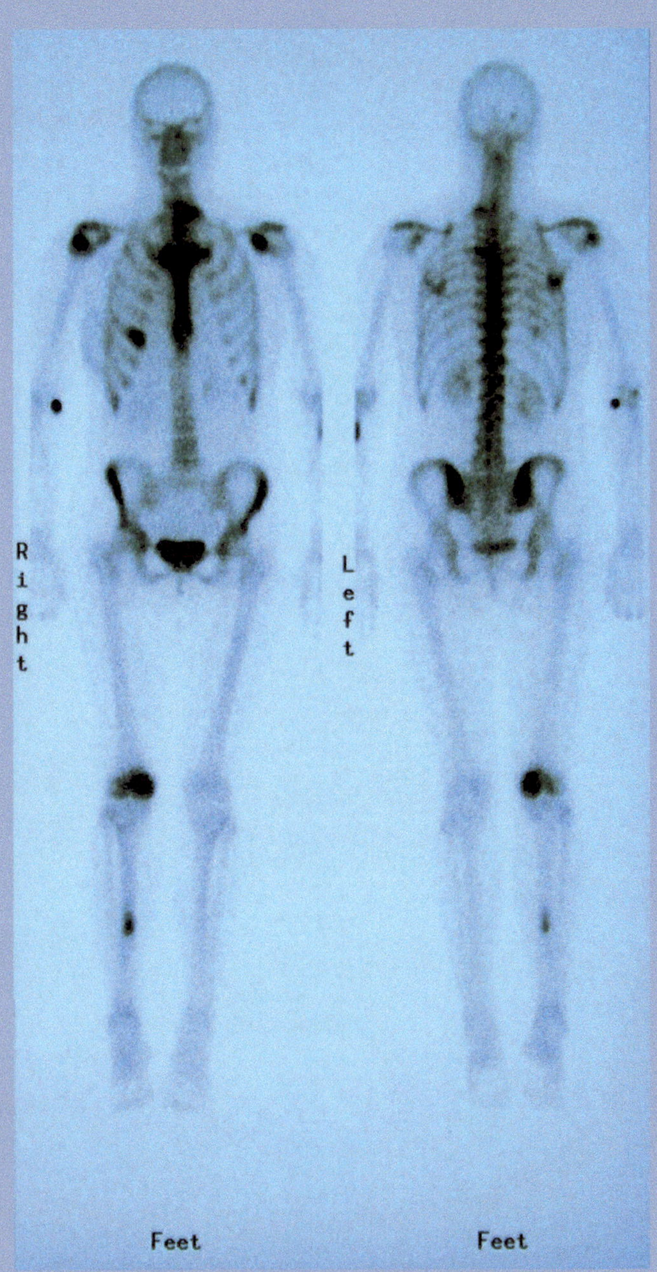

Abb. F22.4. Knochenszintigraphie bei Mammakarzinom: Es finden sich multiple Herde pathologisch erhöhter ossärer Stoffwechselaktivität (Kniegelenk rechts, Schienbein rechts, Rippe rechts, Hinterkopf rechts, Ellenbogengelenke bds.). Diese entsprechen einer multiplen ossären Metastasierung. Die Harnblase reichert stark an, da der Tracer renal eliminiert wird und hier kumuliert. Links Aufnahme von vorne, rechts von hinten

23 Flankenschmerz Schritt I

Eine Ihnen gut bekannte Patientin wird mit dem Rettungswagen in die Klinik gebracht. Die Patientin wurde bei Ihnen wegen eines ausgedehnten Plattenepithelkarzinoms der Vulva vor einem Jahr operiert. Nun klagt sie über stärkste Flankenschmerzen.

Frage 1: Wie kann man sich die Primäroperation bei ausgedehntem Vulvakarzinom vorstellen?

Frage 2: An welche Problematik denken Sie bei den geschilderten Beschwerden?

Frage 3: Welche Untersuchungen sind nötig?

23 Flankenschmerz Schritt II

Antwort 1: Bei der Primäroperation eines ausgedehnten Vulvakarzinoms handelt es sich um die komplette Vulvektomie mit Entfernung der Leistenlymphknoten. Die Wundränder der schmetterlingsförmigen Umschneidungsfigur werden möglichst spannungsfrei adaptiert. Bei der Operation wird auf den Erhalt der Kontinenz geachtet.

Antwort 2: Die geschilderten starken Flankenschmerzen lassen an einen Harnwegsinfekt bzw. eine Pyelonephritis, möglicherweise auf dem Boden eines Harnstaus bei intraabdominellem Rezidiv, denken.

Antwort 3: Zunächst führen Sie eine Nierensonographie durch. Dann folgt die genitale Untersuchung zur Abklärung von möglichen postvesikalen stenosierenden Prozessen sowie Lokalrezidiven. Eine Urinanalytik dient dem Nachweis von Keimen und der Erstellung eines Antibiogramms. Weitere Informationen bezüglich eines möglichen intraabdominellen Rezidivs erhalten Sie durch eine Darstellung des Perineums (MRT) bzw. des Beckens (CT).

Die Nierensonographie ergibt einen drittgradigen Harnstau (Abb. F23.1). Bei der Patientin fällt Ihnen sofort ein übler Geruch auf. Der Grund hierfür wird nach dem Entkleiden und Lagern der Patientin offenbar. Das Genitale präsentiert sich mit einem ausgedehnten Lokalrezidiv (Abb. F23.2). Zur Entlastung der Harnwege legen Sie einen Dauerkatheter in die Blase und entnehmen eine sterile Urinprobe zur weiteren Diagnostik.

Frage 4: Wie gehen Sie jetzt hinsichtlich des Karzinoms vor?

Frage 5: Welche Maßnahmen ergreifen Sie bzgl. der Flankenschmerzen?

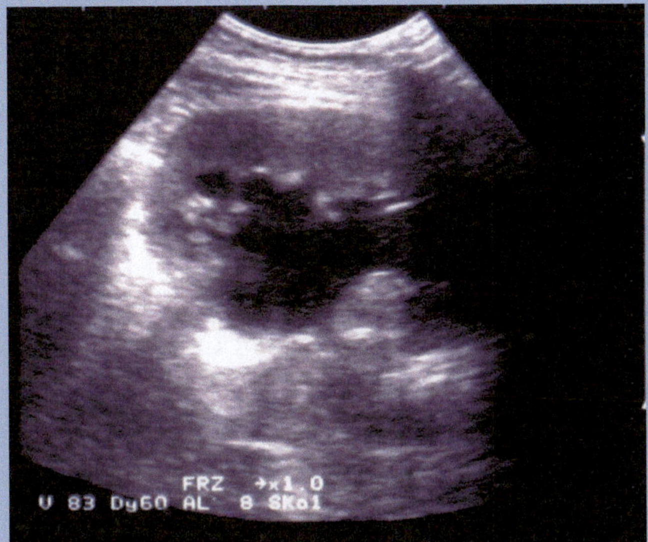

Abb. F23.1. Deutlich dilatiertes Nierenbecken-Kelch-System als Ausdruck eines Harnstaus III°

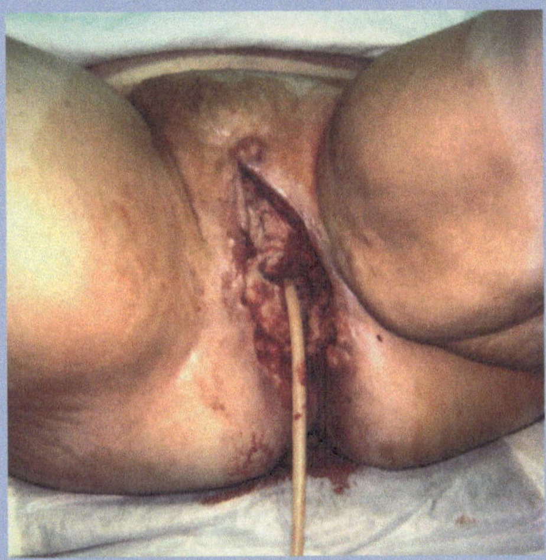

Abb. F23.2. Bei der in Steinschnittlage gelagerten Patientin zeigt sich das ausgedehnte Lokalrezidiv eines Vulvakarzinoms. In der Blase liegt ein Dauerkatheter

→

23 Flankenschmerz Schritt III

Antwort 4: Bei dem ausgedehnten Befund ist zu klären, welches Infiltrationsmuster vorliegt und ob der Befund operabel bzw. eine Radiotherapie möglich ist. Dazu sind folgende diagnostische Schritte notwendig:
- Zystoskopie
- Rektoskopie
- Rö-Thorax, Oberbauchsonographie, CT-Abdomen, ggf. Knochenszintigraphie

Antwort 5: Die Patientin erhält eine antibiotische Therapie. Außerdem benötigt sie eine schmerztherapeutische Einstellung und eine akute Spasmolyse. Über Infusionstherapie sichern Sie die kontinuierliche Perfusion und Funktion der Niere.

Bei der Umfelddiagnostik zeigt sich, dass das Karzinom in die Blase eingebrochen ist. Das Thoraxröntgen ergibt keinen Anhalt für Fernmetastasen, allerdings sind bei der Oberbauchsonographie Lebermetastasen darstellbar (Abb. F23.3).

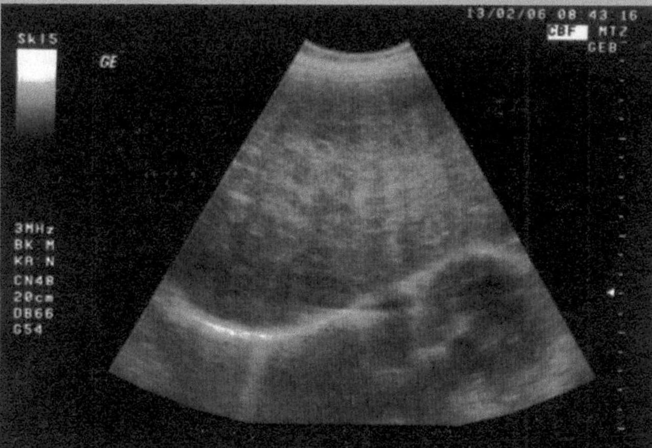

Abb. F23.3. Abdomensonographie: dissiminierte hepatische Filialisierung

Frage 6: Welche Therapieoptionen können Sie der Patientin anbieten?

Frage 7: Gibt es auch die Möglichkeit einer rein symptomatischen Behandlung?

23 Flankenschmerz Schritt IV

Antwort 6: Es besteht die Möglichkeit der vorderen Exenteration (Entfernung der Blase, Abb. F23.4). Damit wird zwar die Lebensqualität deutlich herabgesetzt, aber das pflegerische Problem des Lokalrezidivs minimiert. Eine Alternative besteht in der Bestrahlung des Befundes. Damit könnte die vesikale Infiltration reduziert werden. Beide Optionen werden in rein palliativer Intention angeboten.

Antwort 7: Wenn die Patientin die vorgenannten Eingriffe nicht wünscht, wird eine palliative symptomatische Behandlung durchgeführt. Es gilt dann die ableitenden Harnwege frei zu halten und der Patientin die bestmögliche Pflege zukommen zu lassen. Die gestaute Niere kann durch eine perkutane Nephrostomie entlastet werden.

Die Patientin hat sich dazu entschieden, keine Eingriffe vornehmen zu lassen. Es wurden Nierenfisteln angelegt und die Patientin in zunehmender Dosierung mit Morphinen behandelt. Zwei Wochen nach der stationären Aufnahme hat sich ihr klinischer Zustand deutlich verschlechtert. Eine Woche darauf verstirbt die Patientin. Bei der Obduktion zeigte sich eine disseminierte hepatische Filialisierung und eine komplette Ausmauerung des Beckens mit Tumormassen.

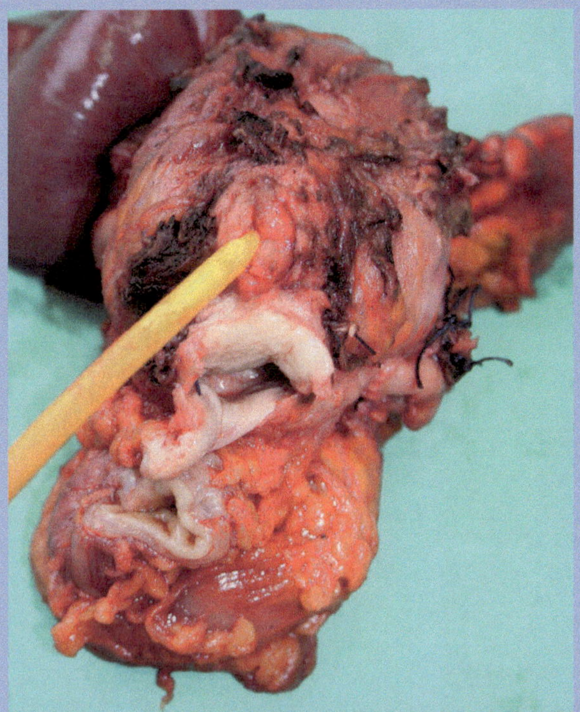

Abb. F23.4. Operationspräparat einer vorderen und hinteren Exenteration bei Tumoreinbruch in Blase und Darm und/oder Konglomeratbildung. Deutlich ist der gelbe Dauerkatheter ex urethrae mit darüber liegender Harnblase zu sehen. Darunter der Introitus vaginae und weiter kaudal der Anus. Am oberen linken Bildrand ist Darm mit angeschnitten

24 Abdominalschmerz in der Schwangerschaft Schritt I

Eine Patientin wird in die Notaufnahme Ihrer Klinik gebracht. Sie hat starke Unterbauchschmerzen. Der ebenfalls anwesende Ehemann gibt Ihnen den Mutterpass, aus dem hervorgeht, dass die Patientin in der 27. Woche schwanger ist und ihr zweites Kind erwartet. Es handelt sich um eine Einlingsschwangerschaft mit bislang unproblematischem Verlauf. In der vorherigen Schwangerschaft war es allerdings zu vorzeitigen Wehen mit Zervixverkürzung gekommen, das Kind wurde drei Wochen vor dem errechneten Termin geboren, es ist gesund und entwickelt sich gut.

Frage 1: Wie überprüfen Sie den Zustand der Schwangerschaft und warum?

Frage 2: Welche Diagnostik ist zur Klärung der Schmerzursache erforderlich?

24 Abdominalschmerz in der Schwangerschaft Schritt II

Antwort 1:
- Transabdominelle Sonographie: fetaler Zustand, Fruchtwassermenge und Plazenta
- CTG: vorzeitige Wehentätigkeit (Tokographie), kontinuierliche Zustandsdiagnostik des Feten (Kardiographie)
- Vaginale Untersuchung
- Vorzeitiger Blasensprung: Fruchtwasserabgang, Fruchtwassertest positiv?
- Zervixlänge und -konsistenz, Stellung der Portio, Muttermundsöffnung (Bishop-Score)
- Entnahme mikrobiologischer Abstriche
- Transvaginalsonographie zur Längenmessung der Zervix

Antwort 2:
- Nierensonographie (Harnstau?)
- Klinische Evaluation von Abdomen und Nieren (Abwehrspannung, lokalisierter Abdominalschmerz, klopfschmerzhafte Nierenlager?)
- Vitalparameter und Körpertemperatur
- Laboranalytik mit BB, CRP, Gerinnung, Elektrolyten, Creatinin, GOT, GPT, γGT, AP und evtl. Kreuzblut
- Urindiagnostik mit U-Stix, U-Sediment, U-Kultur (Harnwegsinfekt/Pyelonephritis?)

Sie führen rasch den Ultraschall durch und sehen, dass das Kind normal entwickelt, der Herzschlag regelmäßig und die Fruchtwassermenge normal ist. Die Plazenta erscheint unauffällig. Die Patientin hat jedoch weiterhin dumpfe Schmerzen, die in regelmäßigen Abständen kommen und gehen. Ihre Körpertemperatur ist auf 38,1°C erhöht. Das Labor zeigt eine Leukozytose, das CRP ist erhöht und im Urinstix finden sich Leukozyten, Blut und Nitrit. In der Nierensonographie sehen Sie auf der rechten Seite einen Harnstau mit erweitertem Nierenbecken. Die Patientin hat einen schweren Harnwegsinfekt mit Harnstau II°.

Im CTG finden sich regelmäßige Kontraktionen bei unauffälliger fetaler Herzfrequenz. Sie führen eine Zervixsonographie durch und sehen eine Verkürzung der Zervix. Die vaginale Untersuchung bestätigt diesen Befund, die Zervix ist nur noch 2 cm erhalten, aufgelockert, der Muttermund geschlossen. Sie diagnostizieren eine vorzeitige Wehentätigkeit mit Zervixverkürzung.

Frage 3: Welches therapeutische Vorgehen schlagen Sie vor?

Frage 4: Die Ergebnisse der mikrobiologischen Untersuchung (Urin, Vaginalabstrich, Antibiogramm) stehen aus. Müssen Sie auf die Ergebnisse warten, bis Sie mit der Therapie beginnen können?

24 Abdominalschmerz in der Schwangerschaft Schritt III

Antwort 3:

- Harnwegsinfekt – Multimodales Vorgehen:
- Antibiotische Therapie i.v. (Amoxicillin oder Erythromycin)
- Entlastung der ableitenden Harnwege: Gabe von Spasmolytika (Buscopan), ggf. Legen eines Dauerkatheters, bei hochgradigem Harnstau (III°) ist auch das Legen einer Harnleiterschiene zu erwägen
- Kontinuierliche Flüssigkeitszufuhr: Trinkmenge oder Infusion
- Fiebersenkung: Paracetamol (PCM)
- Spasmolyse und Gabe von PCM dienen gleichzeitig der Schmerzbehandlung
- Vorzeitigen Wehentätigkeit – tokolytisch und antiinfektiv:
- Tokolyse mit Magnesiumsulfat i.v., nach EKG (Ausschluss von Rhythmusstörungen) zusätzliche Gabe von Fenoterol i.v. (kontinuierlich oder Bolustokolyse), bei Versagen Wechsel des Medikamentes (z.B. Atosiban)
- Bettruhe wegen zervixwirksamer Kontraktionen
- Antibiose, Antimykose, Unterstützung des sauren Vaginalmilieus durch die Gabe von Lactobacillen
- Umgehend Lungenreifeinduktion wegen drohender Frühgeburt (Betamethason)

Antwort 4: Therapie sofort beginnen, da sonst eine Verschlimmerung der Gesamtsituation und Zunahme der vorzeitigen Wehentätigkeit mit weiterer Verkürzung der Zervix zu befürchten ist. Die Frühgeburtlichkeit in der 27. Schwangerschaftswoche ist mit einer sehr hohen fetalen Morbidität und Mortalität verbunden, daher sollte die intrauterine Verlegung in ein Perinatalzentrum erfolgen.

Sie haben die Therapie umgehend begonnen und das Fieber der Patientin ist gefallen. Trotzdem persistieren die Kontraktionen. Eine Umstellung der Tokolyse bleibt erfolglos und die Zervix verkürzt sich weiter. Am dritten Tag der Therapie entwickelt die Patientin wieder Fieber und die Entzündungswerte steigen. Bei der vaginalen Untersuchung stellen Sie außerdem fest, dass der Muttermund bereits 2 cm geöffnet und die Portio verstrichen ist. Im CTG ist ein Anstieg der fetalen Herzfrequenz auf >160 Schläge pro Minute (spm) zu verzeichnen (Abb. F24.1).

Frage 6: Wie ist Ihr weiteres geburtshilfliches Vorgehen?

Frage 7: Bestehen für die Patientin postpartale Risiken und wie werden diese behandelt?

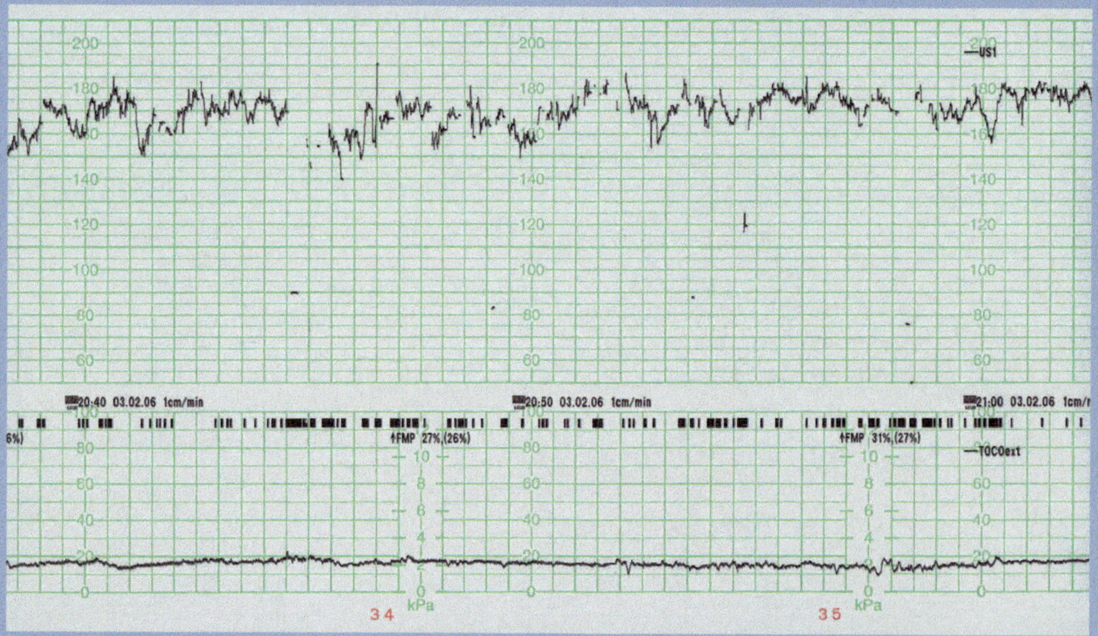

Abb. F24.1. Tachycardes CTG bei einer fetalen Herzfrequenz >160 spm

24 Abdominalschmerz in der Schwangerschaft Schritt IV

Antwort 6: Das CTG weist auf ein Amnioninfektsyndrom hin und die Untersuchungsergebnisse beschreiben deutliche Geburtsbestrebungen. Die Lungenreifeinduktion war nach 48 Stunden abgeschlossen. Bei Fieber und ansteigenden Entzündungsparametern besteht auch eine Gefahr für die Schwangere. In dieser Situation muss eine eilige Sectio caesarea aus kindlicher und mütterlicher Indikation erfolgen. Das fetale Risiko ist durch die rechtzeitige intrauterine Verlegung minimiert worden. Das Kind kann nun direkt postpartal neonatologisch versorgt werden.

Antwort 7: Bei der Patientin liegt ein generalisiertes Infektgeschehen vor. Eine Puerperalsepsis kann komplizierend auftreten. Die Vitalparameter, der Fundusstand und die Lochien müssen engmaschig kontrolliert werden. Die Wöchnerin sollte postpartal Kontraktionsmittel erhalten und weiterhin antibiotisch behandelt werden.

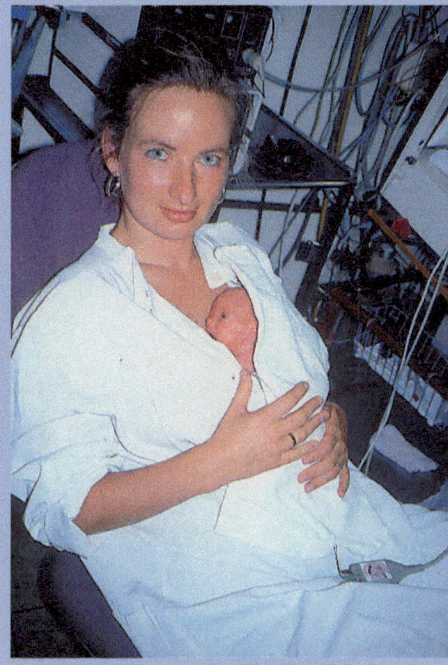

Abb. F24.2. Direkter Körperkontakt von Mutter und Kind durch die sog. Känguruh-Methode (Frühgeborenes der 28. Gestationswoche, Geburtsgewicht 840g) (Aus Koletzko, Kinderheilkunde 2004)

Das Kind kam schlapp zur Welt (APGAR 3/5/5) und wurde reanimiert. Trotz vorgeburtlicher Lungenreifeinduktion musste es intubiert werden und hat mehrmals Surfactant erhalten. Erst nach mehreren Wochen auf der neonatologischen Intensivstation konnte das Kind auf eine periphere Station verlegt und schließlich nach Hause entlassen werden. Es wird an eine pädiatrische Risikosprechstunde angebunden und dort in den kommenden Jahren weiter betreut.

Die Mutter hat sich nach einer Woche mit weiteren Fieberschüben langsam erholt und die Klinik nach zwei Wochen verlassen. Sie und ihr Partner besuchten das Kind in der Folge sehr regelmäßig und konnten einen intensiven Kontakt zu ihrem Frühgeborenen aufbauen (Abb. F24.2). Auch ihr erstgeborenes Kind wurde in den Prozess eingebunden und so auf die schwierige Situation vorbereitet.